# Spezielle pathologische Anatomie

Ein Lehr- und Nachschlagewerk

Band 13/I

*Begründet von Erwin Uehlinger und Wilhelm Doerr*

*Herausgegeben von*
*Professor Dr. Dres. h.c. Wilhelm Doerr, Heidelberg*
*Professor Dr. Gerhard Seifert, Hamburg*

# Pathologie des Nervensystems I

## Durchblutungsstörungen und Gefäßerkrankungen des Zentralnervensystems

Von

J. Cervós-Navarro · H. Schneider

Redigiert von

G. Ule

*Mit 263 Abbildungen in 374 Einzeldarstellungen*

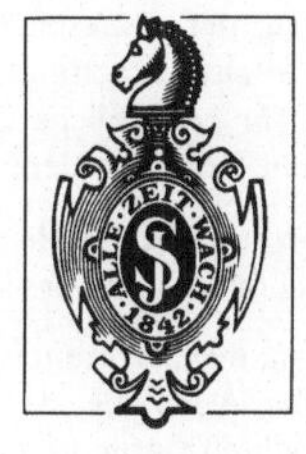

Springer-Verlag Berlin Heidelberg New York 1980

*Professor Dr. Günter Ule*
*Institut für Neuropathologie der Universität*
*D-6900 Heidelberg 1, Im Neuenheimer Feld 220/221*

*Professor Dr. Jorge Cervós-Navarro*
*Universitätsklinikum Steglitz, Institut für Neuropathologie*
*D-1000 Berlin 45, Hindenburgdamm 30*

*Professor Dr. Hartmut Schneider*
*Universitätsklinikum Steglitz, Institut für Neuropathologie*
*D-1000 Berlin 45, Hindenburgdamm 30*


ISBN 978-3-642-51153-0     ISBN 978-3-642-51152-3 (eBook)
DOI 10.1007/978-3-642-51152-3

CIP-Kurztitelaufnahme der Deutschen Bibliothek.
*Spezielle pathologische Anatomie:* e. Lehr- u. Nachschlagewerk / hrsg. von Wilhelm Doerr ... –
Berlin, Heidelberg, New York: Springer. NE: Doerr, Wilhelm [Hrsg.]
Bd. 13 → Pathologie des Nervensystems
Pathologie des Nervensystems / red. von G. Ule. – Berlin, Heidelberg, New York: Springer.
NE: Ule, Günter [Red.]
Teil 1. / Von J. Cervós-Navarro ... – 1980. (Spezielle pathologische Anatomie; Bd. 13)
ISBN 978-3-642-51153-0

NE: Cervós-Navarro, Jorge [Mitarb.]



Reproduktion der Abbildungen: Gustav Dreher GmbH, Stuttgart
2122/3130-543210

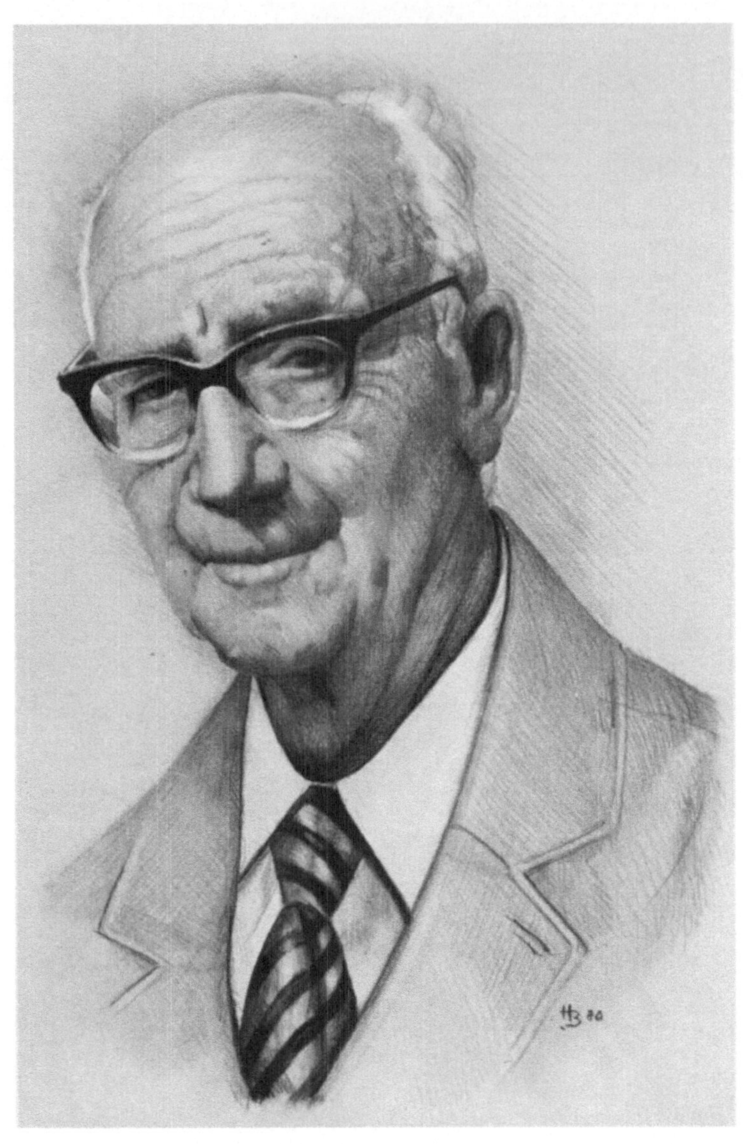

Erwin Uehlinger

8. 8. 1899–18. 4. 1980

Prof. Dr. med. Dres. med. h. c.

weiland Direktor des Pathologischen Institutes
der Universität Zürich

# Vorwort der Herausgeber

Der vorliegende Band (13/I) ist der erste, der nach dem Tode ERWIN UEH-
LINGERS erscheint. Die Herausgeber möchten den begonnenen Weg nicht fortsetzen, ohne einen Augenblick zu verweilen; sie möchten dem Entschlafenen danken; sie entsinnen sich der zahlreichen Gespräche, die sie mit E. UEHLINGER
über Ziele und Möglichkeiten unseres Buches hatten führen dürfen, gern und
mit lebhafter innerer Bewegung.

Die Geschichte des Unternehmens beginnt mit dem Jahre 1949, und zwar
mit dem Auftrag des Herrn Dr. FERDINAND SPRINGER an den einen von uns,
nämlich zu versuchen, ein Werk der pathologischen Anatomie zu schaffen,
das der „Anatomie" von HERMANN BRAUS und der „Pathologie" von EDUARD
KAUFMANN geistesverwandt wäre. Nach vielen Versuchen stellte sich heraus,
daß ein „neuer Weg", gleichsam ein Typus eines Werkes der morphologischen
Pathologie geprägt werden mußte, der im deutschen Sprachgebiet kein eigent-
liches Vorbild hatte. Das Jahr 1954 brachte auf F. SPRINGERS Anregung eine
Begegnung zwischen E. UEHLINGER, HEINZ GÖTZE und W. DOERR. Es entstand
die Konzeption des „Lehr- und Nachschlagebuches". Dieses sollte der Aufgabe
dienen, die pathologisch-anatomische Erfahrung des europäischen Raumes zu-
sammenzutragen und die Summe der Tatsachen „lehrbar und lernbar" darzustellen. Es sollte also kein Handbuch im konventionellen Sinne, sondern ein –
wenn der Ausdruck erlaubt ist – Handbuch mit didaktischem Einschlag entstehen.

Im Anschluß an die Jahrestagung 1955 der Deutschen Gesellschaft für Pathologie fand in Zürich eine Generaldebatte mit allen prospektiven Mitarbeitern
statt. Hier zeigte sich die Kunst E. UEHLINGERS, durch Festigkeit, Takt und
*überragenden Sachverstand* eine Konvergenz der Meinungen zu erreichen. In
den folgenden Jahren haben die Herausgeber erfahren, daß ein Unterschied
zwischen Wollen und Können besteht. Viele Collegen der ersten Stunde konnten
nicht Schritt halten. Die Summe der exogenen Widerstände war oft zu groß.
Diese lagen fast ausnahmslos in dem Strukturwandel unserer Institute begründet.
UEHLINGER selbst hat diesen Entwicklungstrend 1965 als Vorsitzender der
Deutschen Pathologen formuliert: „Obwohl eine Klasse von Forschern in unseren Arbeitsstätten herangewachsen ist, die sich einer bedingungslosen Spezialisierung verschrieben und gänzlich unangefochten den Verlust einer Übersicht in Kauf
genommen haben, gehört die Konsultation des Spezialisten zu einer moralischen
Selbstverständlichkeit". Weil dies wirklich so ist, d.h. unser Tagewerk durch
die eminente Spezialisierung durch neue Methoden, deren Arbeitsergebnisse
Beachtung finden müssen, schwieriger wurde, konnten manche Pläne nicht reali-
siert, vor allem aber Termine nicht eingehalten werden. Der Schwerpunkt der

pathologischen Anatomie wanderte unmerklich ab aus dem Sektionssaal in die Laboratorien. Unsere Institute sind zu riesenhaften Dienstleistungsbetrieben geworden. Und diese gestatten nicht immer eine ruhige, kritische, um nicht zu sagen geistige Auseinandersetzung mit den Problemen der zeitgenössischen wissenschaftlichen Pathologie. E. UEHLINGER hat in allen substantiellen und atmosphärischen Erschütterungen der pathologischen Anatomie Geduld, guten Willen, aber auch kritische Übersicht bewahrt. Er hat die innere Ruhe zu keiner Zeit verloren. Er hat uns durch sein *Beispiel* geführt und verpflichtet. UEHLINGER vollendete am 8. August 1979 das 80. Lebensjahr. Wir haben an anderer Stelle sein Leben und seine Arbeiten geschildert (Virchows Archiv, Abteilung A, *383*,1–4, *1979*). Noch am Tage seines Todes fand ein fernmündlicher Gedankenaustausch mit ihm statt. Er war heiter, zu Scherzen aufgelegt und, was die Zukunft *dieses* Buches anbetrifft, optimistisch. Er stellte eine gute Prognose.

Indem wir ihm danken, dürfen wir aussprechen, daß es tatsächlich gelungen ist, die Gesamtdisposition unseres Werkes zu überarbeiten und durch verbindliche Absprachen die Fertigstellung des Unternehmens zu sichern.

„Der Mensch ist ein Gehirntier *und noch etwas dazu*". Daß wir jetzt mit den Bänden zur Pathologie des zentralen und peripheren Nervensystemes beginnen dürfen, ist uns eine besondere Freude. Daß dies möglich wurde, verdanken wir der Tatkraft des Herrn Prof. Dr. G. ULE. Die Konturen des Bandes 13/II beginnen sich abzuzeichnen. Vier weitere Bände (Endokrine Organe; Skelettmuskulatur; Lungen; Knochen, Gelenke und Bänder) werden „ohne schuldhaftes Zögern" folgen.

Wir wünschen dem Band „Pathologie des Nervensystems I", der sich mit den Erkrankungen der zerebralen und spinalen Blutstrombahn und deren Folgen beschäftigt, eine gute Aufnahme. Wir fühlen uns wie immer dem Springer-Verlag und besonders Herrn Dr. Dres. h.c. H. GÖTZE zu aufrichtigem Dank verpflichtet.

Heidelberg und Hamburg                                    W. DOERR
1. Juli 1980                                              G. SEIFERT

# Vorbemerkung

Die ersten Planungen für den Abschnitt „Nervensystem" im Rahmen des Doerr-Seifert-Uehlinger — damals noch unter der Redaktion von S. SCHEIDEGGER — reichen bis in die fünziger Jahre zurück. Ihre Realisierung stieß lange auf Schwierigkeiten, da geeignete und einsatzbereite Mitarbeiter für die verschiedenen Kapitel der speziellen pathologischen Anatomie des Nervensystems nur schwer zu gewinnen waren.

Inzwischen sind mehr als zwanzig Jahre vergangen. Vieles hat sich geändert. Die Neuropathologie ist heute an den meisten westdeutschen Universitäten institutionalisiert, ihr Erfahrungsgut — soweit für die ärztliche Praxis wichtig — in den Gegenstandskatalog der ärztlichen Ausbildung aufgenommen.

Der ohnehin zeitraubende Aufbau von Abteilungen und Instituten für Neuropathologie fiel allerdings in jene schwierige und unproduktive Phase der Unruhe und Umstrukturierung an unseren Universitäten und wurde so beeinträchtigt und verzögert. Darüber hinaus haben zusätzliche Belastungen der Vertreter unseres Faches im Rahmen der an manchen Universitäten ausufernden akademischen Selbstverwaltung Kräfte gebunden, die der wissenschaftlichen Aktivität verloren gehen mußten. Zwar ist jeder von ihnen weiterhin bemüht, wissenschaftliche Anregungen aus der Tagesarbeit aufzugreifen und eigene Fragestellungen zu verfolgen; die Bereitschaft, sich zielstrebig und systematisch in größere Kapitel der Neuropathologie zu vertiefen, um sie zugleich übersichtlich, umfassend und dem aktuellen Wissensstand entsprechend darzustellen, ist jedoch immer geringer geworden. Vielen Fachkollegen erscheint diese Art der wissenschaftlichen Tätigkeit mit verbindlichen Terminverpflichtungen neben der Routine und zusätzlich zu persönlichen Forschungsinteressen zeitlich zu belastend und daher nicht tragbar.

Dabei erfuhr gerade in dieser Zeit die Neuropathologie international einen enormen Aufschwung und in vielen Bereichen einen tiefgreifenden Wissenszuwachs, der ein Überdenken bisher gültiger Vorstellungen und vielfach eine Neuorientierung erforderlich macht. Das bisher überwiegend beschreibende Vorgehen in der klinischen Neuropathologie wird derzeit in zunehmendem Maße vertieft und fortentwickelt durch verstärkte Einbeziehung auch der Erkenntnisse der modernen Neurowissenschaften, wobei allerdings, will nicht die Neuropathologie ihre Bedeutung im ärztlichen Bereich verlieren, niemals die Orientierung zur Klinik aufgegeben werden darf.

So konnte aus verschiedenen Gründen das ursprüngliche Konzept für den Band „Nervensystem" nicht mehr aufrecht erhalten werden, es mußte der neuen Situation angepaßt werden. Der umfangreicher gewordene Wissensstoff macht eine Erweiterung zu mehreren Teilbänden erforderlich. Deren Themenzusammenstellung muß bei der Schnellebigkeit unserer Zeit, sollen die Beiträge nicht schon vor Drucklegung überholt sein, sich nach dem Eingang der Manuskripte richten. Die uns früher selbstverständliche Stoffgliederung nach den klassischen Kategorien der Allgemeinen Pathologie kann damit nicht mehr eingehalten werden. Für zusammenhängende größere Stoffgebiete ist darüber hinaus eine Aufteilung auf mehrere Autoren kaum zu vermeiden.

Der erste Teilband bringt eine umfassende und in sich geschlossene Darstellung der Kreislaufstörungen und Gefäßerkrankungen von Gehirn und Rückenmark. Die gesonderte Behandlung der Verhältnisse im Rückenmark erschien in Anbetracht neuer Erkenntnisse und auch der verbesserten klinischen Diagnostik vaskulärer Spinalerkrankungen angebracht. Daß J. CERVÓS-NAVARRO, Berlin, und sein Schüler H. SCHNEIDER, Berlin, diese Kapitel übernommen haben, ist ein ganz besonderer Gewinn. Ihre bei den internationalen Erwin-Riesch-Symposien gesammelten Erfahrungen versetzten sie in die Lage, den aktuellen Stand der Pathomorphologie zerebro-spinaler Gefäßprozesse und Durchblutungsstörungen in einer Weise darzustellen, die auch die neuesten Ergebnisse der Pathophysiologie und der klinischen Forschung einbezieht und so einen zusammenfassenden Überblick über unseren derzeitigen Kenntniszustand auf diesem Gebiet vermittelt. Die Unterteilung der zerebralen Durchblutungsstörungen in solche der Mikrozirkulation und jene der Makrozirkulation ist hierfür ein Beispiel.

So dürfte dieser erste Teilband nicht nur den Pathologen ansprechen, sondern auch dem Pathophysiologen und dem Kliniker wichtige Informationen geben.

Heidelberg, Juni 1980                                           G. ULE

# Inhaltsverzeichnis

**Gefäßerkrankungen und Durchblutungsstörungen des Gehirns**

Von J. CERVÓS-NAVARRO, Berlin

## Kreislaufstörungen und Gefäßprozesse des Rückenmarks

Von H. SCHNEIDER, Berlin

# Gefäßerkrankungen
# und Durchblutungsstörungen des Gehirns

Von J. Cervós-Navarro, Berlin

## Allgemeine Vorbemerkungen

Der hohe Energieverbrauch sowie die fehlenden Reserven energetischer Substrate im ZNS bedingen, daß seine Funktionstüchtigkeit und gewebliche Integrität in besonderer Weise von einer gesicherten Zufuhr von $O_2$ und Glukose abhängen. Dies kommt schon in der Tatsache zum Ausdruck, daß die Durchblutung des gesamten Gehirns ohne Rückenmark etwa 750 ml/min, d.h. 15% des durchschnittlichen Herzvolumens bei nur 2% des Körpergewichtes beträgt. Die Kreislaufstörungen spielen daher eine wichtige pathogenetische Rolle in nahezu allen Gebieten der Neuropathologie. In dem vorliegenden Beitrag wird man in erster Linie und eingehender die primären Erkrankungen des Gefäßapparates behandeln und die bei anderen kausalgenetischen Kreisen vorhandenen Gefäß- und Kreislaufstörungen nur im Rahmen der großen zirkulatorischen Syndrome berücksichtigen. Die mit der höheren Lebenserwartung zunehmende epidemiologische Bedeutung der zerebrovaskulären Erkrankungen sowie die Entwicklung von neuen neurochirurgischen Methoden für die Behandlung dieser Krankheiten haben das Interesse der Morphologen für dieses Gebiet stark angeregt. Zudem haben die Fortschritte sowohl in der angiographischen Diagnose der Gefäßwanderkrankungen als auch in der Möglichkeit einer Bemessung der allgemeinen und regionalen Hirndurchblutung Befunde zutage gebracht, deren Verständnis eine neuropathologische Nachprüfung bzw. Korrektur erfordern.

Histologische Konstruktionsprinzipien und gewebliche Reaktionsmuster weisen in den verschiedenen Gebieten des ZNS beträchtliche Unterschiede auf. Die Eigentümlichkeiten des Rückenmarks sowohl in der Makro- und Mikrozirkulation als auch in seinen Beziehungen gegenüber den umgebenden Meningen und knöchernen Hüllen lassen eine Trennung der Hirn- und Rückenmarkpathologie in einzelnen Kapiteln zweckmäßig erscheinen.

In den letzten Jahren zeichnete sich immer stärker eine Abgrenzung der großen und größeren Gefäße, die Zufuhr, Abfuhr sowie Verteilung des Blutes im ZNS bewerkstelligen, gegenüber der terminalen Strombahn ab, die für den Stoffaustausch zwischen Blut- und Nervengewebe die entscheidende Gefäßstrecke ist. Dementsprechend werden die Störungen der Makro- und Mikrozirkulation in verschiedenen Abschnitten behandelt.

Die Einteilung der Kreislaufstörungen des ZNS in Störungen der Makro- und Mikrozirkulation ist wegen ihrer innewohnenden Abgrenzungsschwierigkeiten nicht unproblematisch. Einmal, weil die Störungen der Blutzufuhr bzw. -abfuhr in der Regel nur dann relevant sind, wenn sie eine Beeinträchtigung des Stoffaustausches in der Terminalbahn verursachen. Zum anderen, weil es kausal-genetisch einheitliche Erkrankungen gibt, die primär zu Störungen sowohl der Mikro- als auch der Makrozirkulation führen.

Während die Morphologie der Makrozirkulation ausschlaggebende Anstöße von der Angiographie erhalten hat, ist die Mikrozirkulation mit physiologischen und biochemischen Methoden erfaßbar und ihre Störungen wurden z.T. als patho-physiologische Konstellation von der Morphologie unabhängig behandelt. Die intravitale Mikroskopie und die Elektronenmikroskopie haben hier jedoch so wichtige Befunde erbracht, daß für die Morphologie das Verständnis der Mikrozirkulation und ihrer Störungen nunmehr als unabdingbar gelten muß. Damit wird eine integrierte Darstellung der patho-physiologischen und patho-morphologischen Gegebenheit möglich und es kann auf ein gesondertes Kapitel für die normale und pathologische Physiologie verzichtet werden.

Auch von den üblicherweise der Pathologie vorangestellten Kapiteln über Entwicklungsgeschichte und Anatomie wurde Abstand genommen. Entwicklungsgeschichtliche Kenntnisse, die für das Verständnis der speziellen Pathologie der Gefäßmißbildungen notwendig sind, werden in diesem Abschnitt behandelt. Ansonsten werden die normal-anatomischen Befunde nach Möglichkeit im Zusammenhang mit demjenigen Krankheitsbild erläutert, für das sie von besonderer Bedeutung sind.

# Störungen der Mikrozirkulation

## 1. Einleitung

Der deutsche Begriff „terminale Strombahn" bzw. der angelsächsische „terminal vascular bed" erwiesen sich als weniger durchschlagskräftig als die Bezeichnung Mikrozirkulation, die zum ersten Mal von FULTON (1957) angewandt wurde und schließlich auch in Deutschland übernommen worden ist. In keiner der beiden Bezeichnungen wird jedoch die Unklarheit, die dem Begriff anhaftet, beseitigt. Grund dieser Unklarheit ist das Fehlen eines gut abgegrenzten morphologischen Substrates.

Als „terminale Strombahn" oder „Endstrombahn" wurde nämlich die funktionelle Einheit von kleinsten Arterien, Arteriolen, Kapillaren und Venolen bezeichnet. Der Begriff umfaßt also mehr als die eigentlichen Kapillargefäße. In neuester Zeit bürgerte sich jedoch hierfür immer mehr der aus dem anglo-amerikanischen Schrifttum stammende Ausdruck „Kapillarbett" ein. Er stammt aus der Lebendbeobachtung und ist morphologisch unbestimmt. In anatomischer Hinsicht entspricht er am ehesten dem submakroskopischen Teil des Gefäßsystems. Während die „terminale Strombahn" des deutschen Schrifttums (vor allem bei RICKER, 1924, und seiner Schule) im allgemeinen die kleinsten Arterien — und damit wohl auch alle sogenannten Widerstandsgefäße — mit einbezieht, wird die proximale Grenze des „Kapillarbettes" im anglo-amerikanischen Schrifttum häufig schon zwischen den terminalen Arteriolen und den kleinsten Arterien gezogen, so daß die Widerstandsgefäße nur zum Teil zu ihm gehören.

Als erschwerendes Moment für die Erörterung der Mikrozirkulation des ZNS kommen methodische Schwierigkeiten hinzu. Im herkömmlichen histologischen Schnitt können die Routine-Färbungen begrenzt Informationen über die Gefäßwände der Arterien und Venolen geben, während bei den Kapillaren nur die Kerne der Endothelzellen mit Deutlichkeit zu erkennen sind.

Bei den Trichromfärbungen und den Markscheidenmethoden ist durch die hervorragende Färbung der Erythrozyten der Verlauf der kleinen Gefäße gut zu erkennen, aber nicht die Struktur der Gefäßwand.

Die Methoden der Intravital-Mikroskopie der kleinsten Blutgefäße sind — zum Teil unabhängig voneinander — innerhalb verschiedener Fachgebiete der Medizin, vor allem von Pathologen, Physiologen und Anatomen entwickelt worden. Im anglo-amerikanischen Sprachgebrauch faßt man ihre Ergebnisse heute unter dem Begriff der „mikrozirkulatorischen Physiologie und Pathologie" zu einer Spezialwissenschaft zusammen. Aber auch diese Methoden geben über die Morphologie der Gefäßwand nur begrenzte Informationen.

Mit Hilfe eines Schädelfensters ist es möglich, am Säugetier die größeren und kleineren Gefäße der Dura mater und vor allem der Pia mater lebend zu beobachten; die Untersuchung kann allerdings nur im auffallenden Licht durchgeführt werden. Da das Hirnparenchym ganz undurchsichtig ist, sind nur die in der Pia mater verlaufenden zu- und abführenden Gefäße, jedoch nicht die dicht unter der Organoberfläche gelegenen selbst einzusehen.

In physiologischer Hinsicht ist die wesentliche Funktion der Mikrozirkulation die Abgabe von Sauerstoff und Anaboliten an das Gewebe sowie die Abfuhr von Kataboliten. Die Mikrozirkulation muß daher auf jeden Fall die Gefäßstrecke einbeziehen, bei der der Stoffaustausch zwischen Blut und Nervengewebe stattfindet. Dies geschieht nicht nur in den Kapillaren, sondern auch in den Arteriolen, wie es sich durch die Tatsache zeigt, daß in ihrer Umgebung ein kapillarleerer Raum vorhanden ist (CERVÓS-NAVARRO u. IGLESIAS-ROZAS, 1978). Auch die Venolen spielen für den Stoffaustausch eine in der letzten Zeit immer besser erkannte Rolle. Der Permeabilitätsbereich ist unter pathologischen Bedingungen noch weniger als unter physiologischen auf die eigentlichen Kapillaren begrenzt.

PFAFF und HEROLD beobachteten schon 1937 am Kaninchenmesenterium nach Injektion der Fluoreszenzfarbstoffe Aeskulin und Uranin eine Permeabilitätssteigerung, wenn schwere Kreislaufstörungen vorlagen. Der Farbstoffaustritt spielte sich an den Arteriolen, Kapillaren und Venolen ab und bevorzugte die Verzweigungsstellen der Gefäßkrümmungen. WITTE (1957) konnte diese Befunde bestätigen. Der Bereich des Stoffaustausches erstreckt sich selbst für Makromoleküle von den Arteriolen bis zu den Venolen; der Schwerpunkt des Austrittes scheint an den Venolen zu liegen, also nicht am Ort des höchsten Filtrationsdruckkes. Das bedeutet, daß Gefäßwandfaktoren von größerer Bedeutung sein müssen als man früher angenommen hatte, und daß die Venolen nicht nur für die Bildung von Stase und Thrombose sowie für den Austritt der Erythrozyten besonders disponiert sind, sondern auch für den Durchtritt von Flüssigkeit und Eiweißkörpern.

Erschwert wird die ganze Fragestellung durch die Tatsache, daß in der Neuropathologie und z.T. auch in der Neuroanatomie eine genaue Abgrenzung der Arteriolen gegenüber kleinen Arterien, oder der Metarteriolen gegenüber Kapillaren sowie der Venolen gegenüber kleinen Venen selten unternommen wurde. Auch die englische Bezeichnung „microvessel" ist unklar und für die morphologische Beschreibung unzureichend. Die Elektronenmikroskopie hat uns eine solche Abgrenzung weitgehend erleichtert. Die Mehrzahl der elektronenmikroskopischen Arbeiten beschäftigen sich mit den Kapillaren. Sie werden im Zusammenhang mit dem Phänomen der Bluthirnschranke behandelt (s.S. 166). An dieser Stelle werden die neusten Kenntnisse der Ultrastruktur von Arteriolen und Venolen beschrieben.

## 2. Arteriolen

Über die Arteriolen des ZNS liegen nur sehr wenige ultrastrukturelle Untersuchungen vor, obwohl ihnen in physiologischer und pathologischer Hinsicht eine besondere Bedeutung zukommt. MAYNARD et al. (1957) erwähnten in ihren Untersuchungen über das gesamte Gefäßbett der Hirnrinde die Arteriole nur sehr kurz, HAGER (1961) beschrieb intrazerebrale Arterien, ohne davon Arteriolen überhaupt abzugrenzen. Neuerdings haben sich DAHL (1973) und DROMMER (1973) mit der Ultrastruktur intrazerebraler Arteriolen befaßt. Die Wichtigkeit der Arteriolen rückte in den Vordergrund, als die Innervation intrazerebraler Arteriolen elektronenmikroskopisch bewiesen werden konnte (CERVÓS-NAVARRO u. MATAKAS, 1974). Aufgrund eigener Untersuchungen (ROGGENDORF u. CERVÓS-NAVARRO, 1977) kann zumindest bei der Katze eine genaue Beschreibung ultrastruktureller Merkmale gegeben werden.

Das *Endothel* der zerebralen Arteriolen (Abb. 1) bildet eine geschlossene porenfreie Schicht. An der Grenze zwischen benachbarten Endothelzellen, wo sich die ins Lumen

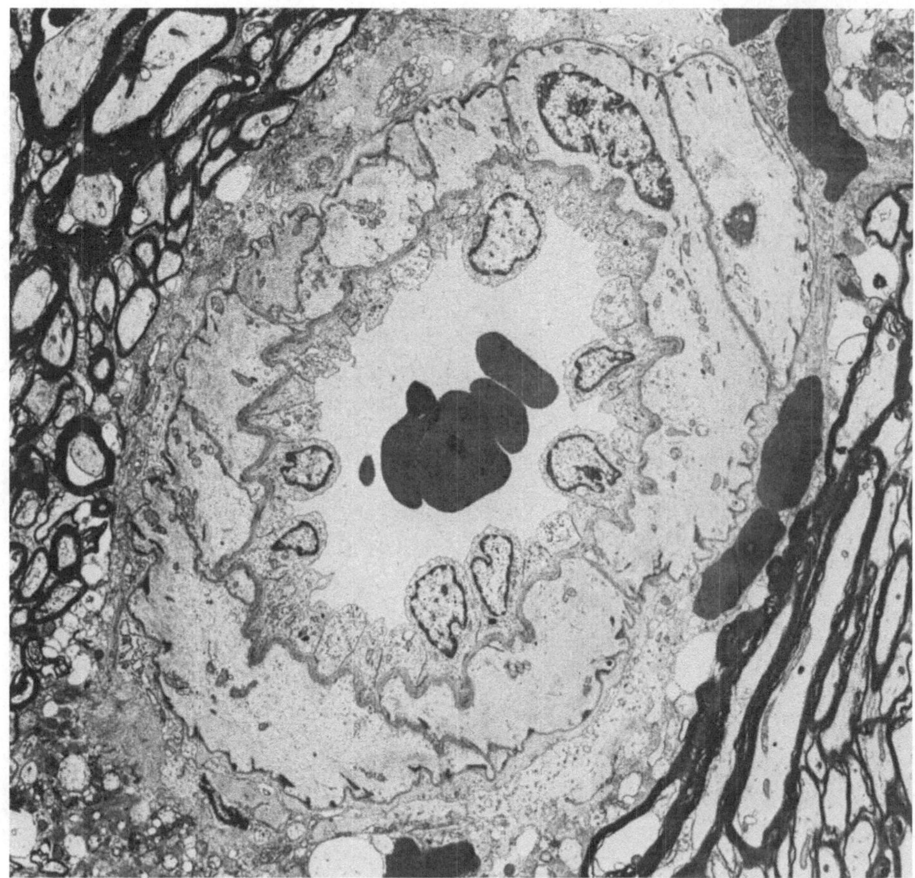

**Abb. 1.** Arteriole des parietalen Marklagers der Katze. Leicht kontrahiert. × 4 500

vorragenden Plasmafortsätze meist überlappen, werden Zonulae occludentes und adhaerentes gebildet.

Die schmal ausgezogenen bipolaren Zellkerne mit der Kernmembran angelagerten Chromatinklumpen schmiegen sich im unkontrahierten Gefäß der Wand an. Das Zytoplasma enthält spärliches granuliertes, endoplasmatisches Retikulum, wenig freie Ribosomen, eine geringe Anzahl Mitochondrien, verschieden entwickelte Golgi-Apparatus, daneben gelegentlich Lysosomen, Lipideinschlüsse und multivesikuläre Körper. Pinozytosevesikel reihen sich der Plasmamembran auf oder verschmelzen mit ihr, so daß sie als eine Invagination der Zellmembran erscheinen. Filamente liegen teilweise in Bündeln, teilweise ungeordnet im Zytoplasma. Sie sind vorzugsweise nahe dem subendothelialen Raum lokalisiert, treten vermehrt nahe der myoendothelialen tight junction auf. Ihre Verlaufsrichtung ist entgegengesetzt zu den Myofilamenten: In Längsschnitten der Gefäße trifft man in der Regel quergeschnittene Myofilamente, während die endothelialen Filamente längsgerichtet sind. Vereinzelt ragen Endothelzungen mit dicht gebündelten Filamenten lumenwärts vor. Mikrotubuli werden selten und nur vereinzelt angetroffen. Im Gegensatz zu den Filamenten finden sie sich häufiger in den luminalen Gebieten des Zytoplasmas.

Im *subendothelialen Raum* der Arteriolen werden zellige Elemente nicht ausgemacht. Bei nicht kontrahierten Arteriolen ist der subendotheliale Raum glatt gestreckt, während er in kontrahiertem Zustand mäßig bis stark gewellt erscheint. Am Aufbau des subendothe-

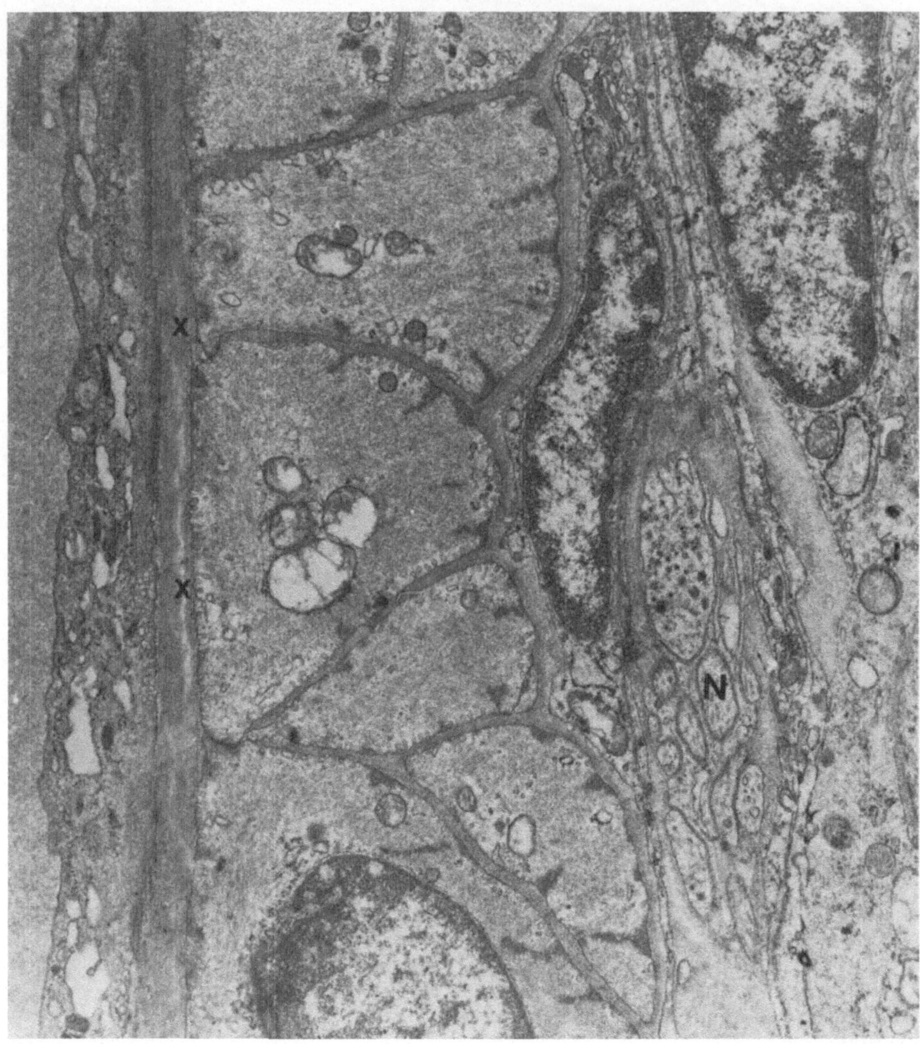

**Abb. 2.** Arteriole der Parietalrinde der Katze. Auf der linken Seite die Gefäßlichtung. Im subendothelialen Raum Fragmente von elastischem Material, die sich als schmales, wenig elektronendichtes Material (*X*) zwischen Basalmembranen einlagern. Die Haftplatten sitzen der Zellmembran breitbasig auf und unterbrechen in unregelmäßigen Abständen die Aufreihung der Pinozytosevesikel. Im adventitiellen Raum ein Nervenbündel (*N*).
× 20000

lialen Raumes sind die Basalmembranen der Endothel- und der Muskelzelle gleichermaßen beteiligt, wobei in Arteriolen mit einschichtiger Media und einem kleinen Gefäß-Gesamtdurchmesser beide Membranen eine homogene Grundsubstanz bilden. Mit zunehmendem Gesamtdurchmesser der Arteriole und Mehrschichtigkeit der Media nimmt auch die Breite des subendothelialen Raumes zu. Gelegentlich finden sich dann Fragmente von elastischem Material, die sich als schmales, wenig elektronendichtes Material zwischen beiden Basalmembranen einlagern (Abb. 2).

Die Basalmembran im subendothelialen Raum wird durch myoendotheliale Schlußleisten unterbrochen. Mit abnehmendem Durchmesser der Arteriole werden sie häufiger.

Die Anzahl der glatten Muskelzellagen der *Media* steigt mit wachsendem Gefäßdurchmesser an. In intrazerebralen Arteriolen fanden wir maximal drei Muskelzellagen.

Die Muskelzellen sind schmal und lang ausgezogen und zeigen auf Längsschnitten bei einer mehrschichtigen Media eine mehr polygonale, bei einschichtiger Media eine mehr spindelförmige Gestalt. Die Ausrichtung der Muskelzellen ist nahezu zirkulär zur Gefäßachse. Bei kleinen Gefäßen umgreifen 1–2 schmale Zellen die gesamte Gefäßzirkumferenz. Das Zytoplasma der glatten Muskelzellen enthält die üblichen Zellorganellen, welche sich oft als regelrechte „Kernkappen" um den Kern gruppieren. An der Zellmembran sind zahlreiche Pinozytosevesikel aufgereiht. Myofilamente mit einem Durchmesser von 6 nm sind in der Regel in der Längsachse der Muskelzellen ausgerichtet. Gelegentlich verdichten sich die Myofilamente zu Haftplatten hin und finden dort einen Ansatzpunkt. Diese Haftplatten („attachment devices"), dreieckige bis polygonale elektronendichte Zonen, sitzen der Zellmembran breitbasig auf. Sie liegen überwiegend an der adventitiellen Seite und unterbrechen in unregelmäßigen Abständen die Aufreihung der Pinozytosevesikel (Abb. 2). Die Muskelzellen sind regelmäßig mit der Nachbarzelle mittels myomyaler pentalaminärer Schlußleisten verknüpft, die in ihrer Struktur den myoendothelialen Schlußleisten entsprechen.

Bei kontrahierten Arteriolen ist der Kern der Muskelzelle zusammengestaucht und weist tiefe Einkerbungen auf. Die Muskelzellmembran ist stark gewellt und zeigt eine charakteristische Anordnung der prominenten Haftplatten. Sie sitzen der Zellmembran breitbasig auf und reichen wie eine stützende Gürtung in die Zelle hinein, während das Zytoplasma mit den an der Zellmembran aufgereihten Pinozytosevesikeln zwischen den attachment devices in den adventitiellen Raum vorquillt.

Das ultrastrukturale Konstruktionsprinzip der *Adventitia* zeigt Unterschiede, die sowohl von der Topographie als auch von dem Gefäßdurchmesser abhängig sind.

1. Nahe der Eintrittsstelle der Arteriole von den Meningen in das Parenchym findet sich sowohl im Bereich der Hemisphäre als auch im Hirnstamm ein breiter extrazellulärer Raum, in welchem sich Kollagenbündel, Nervenfasern und Adventitiazellen befinden.

2. In den tieferen Rindenschichten ist der perivaskuläre Raum spaltförmig reduziert, an die Adventitiazellen schließt sich die Basalmembran des Neuropils an. Darüber hinaus besteht eine Abhängigkeit der Adventitiastruktur zum Gefäßdurchmesser: In kleinen Gefäßen unter 25 µ Durchmesser wird die Adventitiazellschicht inkomplett, so daß oft nur noch schmale Zellfortsätze angeschnitten sind.

3. In den Arteriolen des Hirnstammes sind die Adventitiazellen zahlreicher und der adventitielle Raum ist größer als in der Rinde.

Unabhängig von Topographie und Gefäßdurchmesser findet man regelmäßig schmale zungenförmige Ausstülpungen des adventitiellen Raumes im Neuropil. In größere derartige „Gliataschen" reichen Adventitiazellfortsätze hinein. Die Innervation der Arteriolen wird in Zusammenhang mit den hämodynamischen Mikrozirkulationsstörungen (s.S. 90) erörtert.

## 3. Metarteriolen

Der Durchmesser der Metarteriolen ist kleiner als 15 µ. Das Endothel zeigt keinen Unterschied zu den anderen Gefäßen. Im subendothelialen Raum sind myoendotheliale Schlußleisten zahlreicher als in den Arteriolen. Darüber hinaus sieht man an Längsschnitten, daß Muskel- und Endothelzellen sich über eine lange Strecke einander anlagern. Die Media ist aus einer Muskelzellage oder aus mehreren sehr schmalen Muskelzellfortsätzen aufgebaut. Sie umgreifen nicht die ganze Gefäßzirkumferenz, sondern weisen Lückenzonen auf (Abb. 3). Die einzelnen Muskelzellen sind einfacher gebaut als die der Arteriolen.

## 4. Venolen

Über intrazerebrale Venolen liegen nur wenige Untersuchungen vor (TAKAHASI, 1968). MAYNARD et al. (1957), NELSON et al. (1961), HAGER (1961), HOGAN und FEENEY (1963),

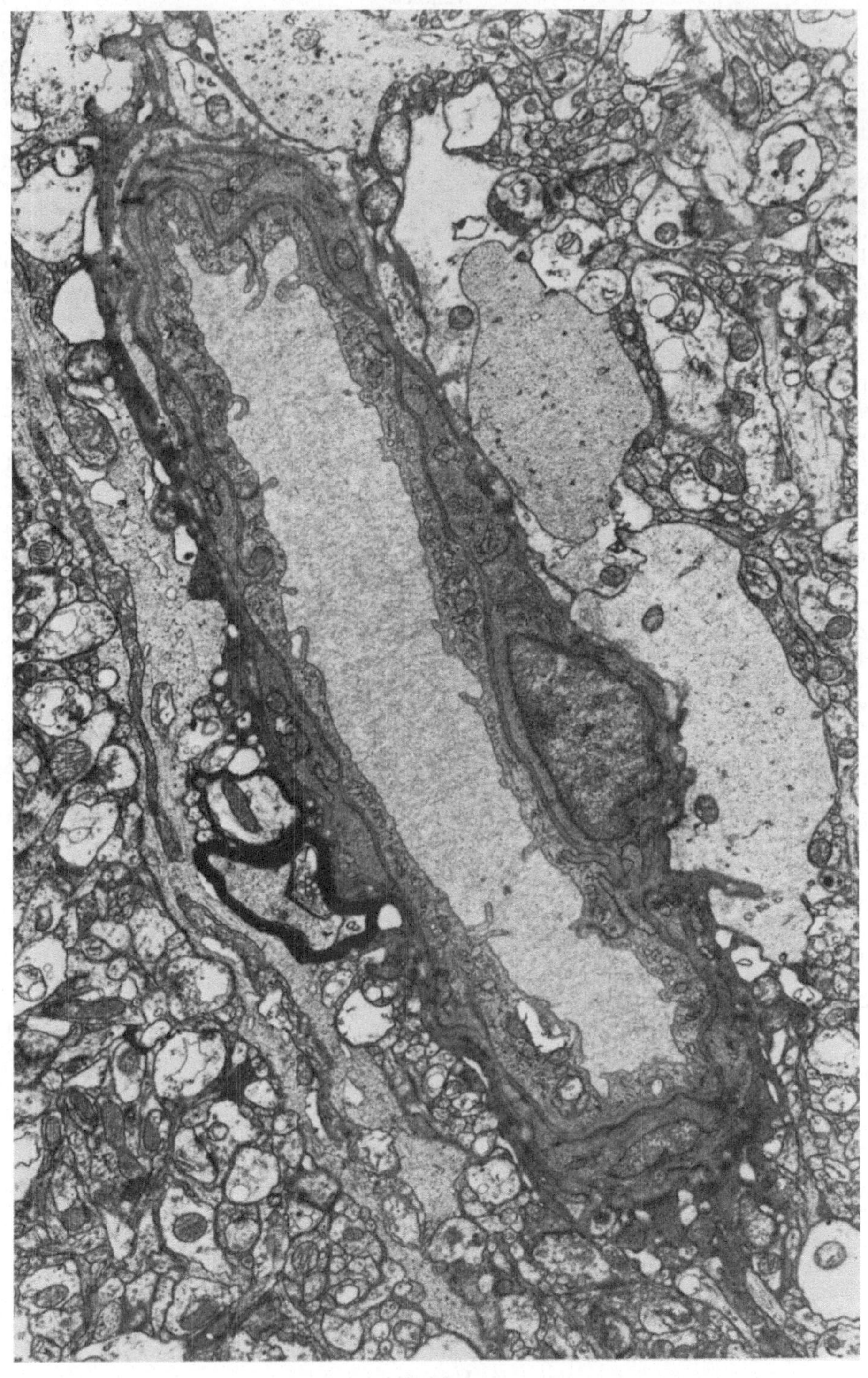

**Abb. 3.** Metarteriole der Parietalrinde der Katze. Die Muskelzellage umgreift nicht die ganze Gefäßzirkumferenz, sondern weist Lückenzonen auf. × 10000

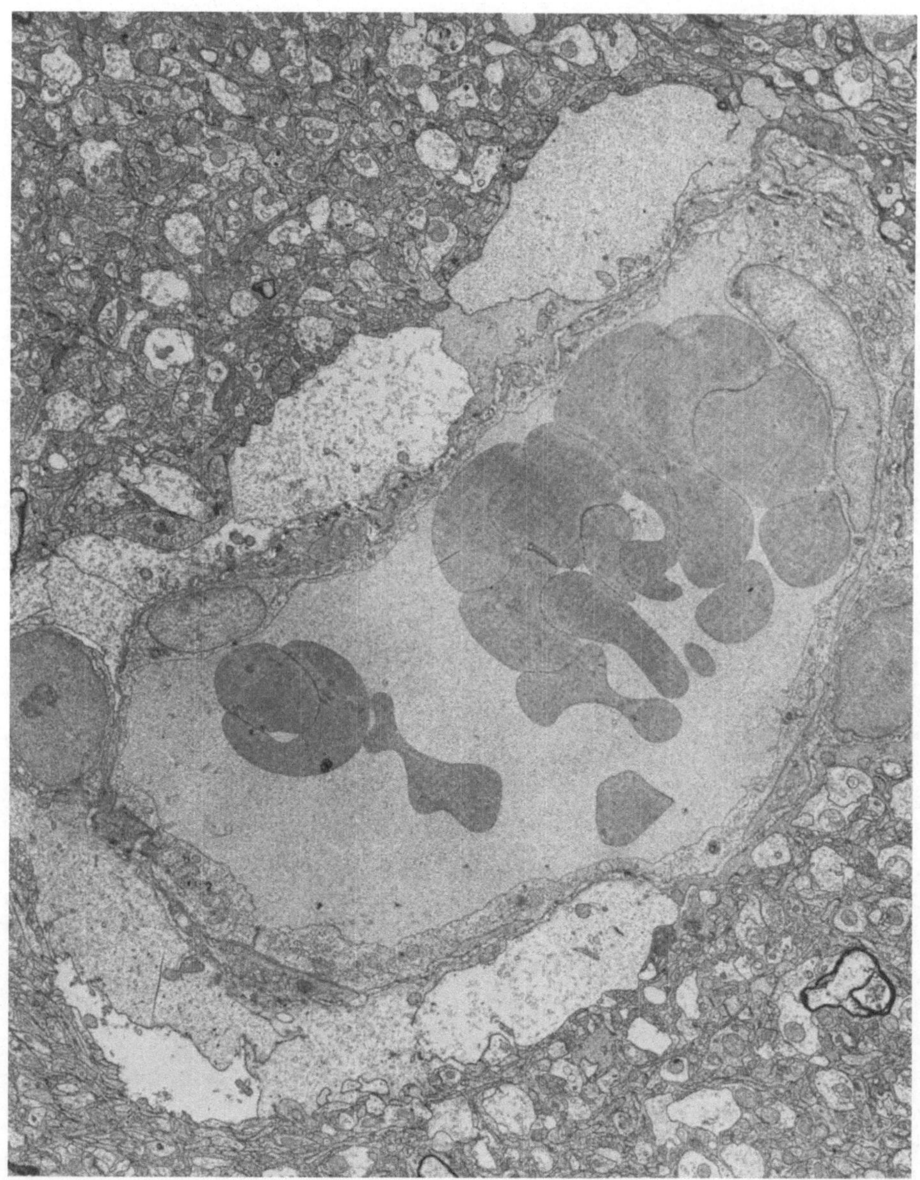

**Abb. 4.** Sammelvenole der Parietalrinde der Katze. Zwischen Endothel und Neuropil befindet sich keine Mediaschicht. × 3000

BUBIS und LUSE (1964) und FREDRIKSON und LOW (1969) erwähnen im Rahmen des gesamten zerebralen Gefäßsystems oder unter dem Aspekt des Übergangs meningealer Gefäße zu den parenchymalen, die Venolen nur sehr kurz.

Grundlegend zur Definition des venösen Schenkels der terminalen Strombahn ist die Unterteilung der subdermalen venösen Gefäße des Kaninchens von RHODIN (1968) in: 1. postkapilläre Venolen mit einem Durchmesser von 8–30 μ, einer ansteigenden Anzahl von Perizyten sowie gelegentlich auftretende Adventitiazellen; 2. Sammelvenolen mit einem

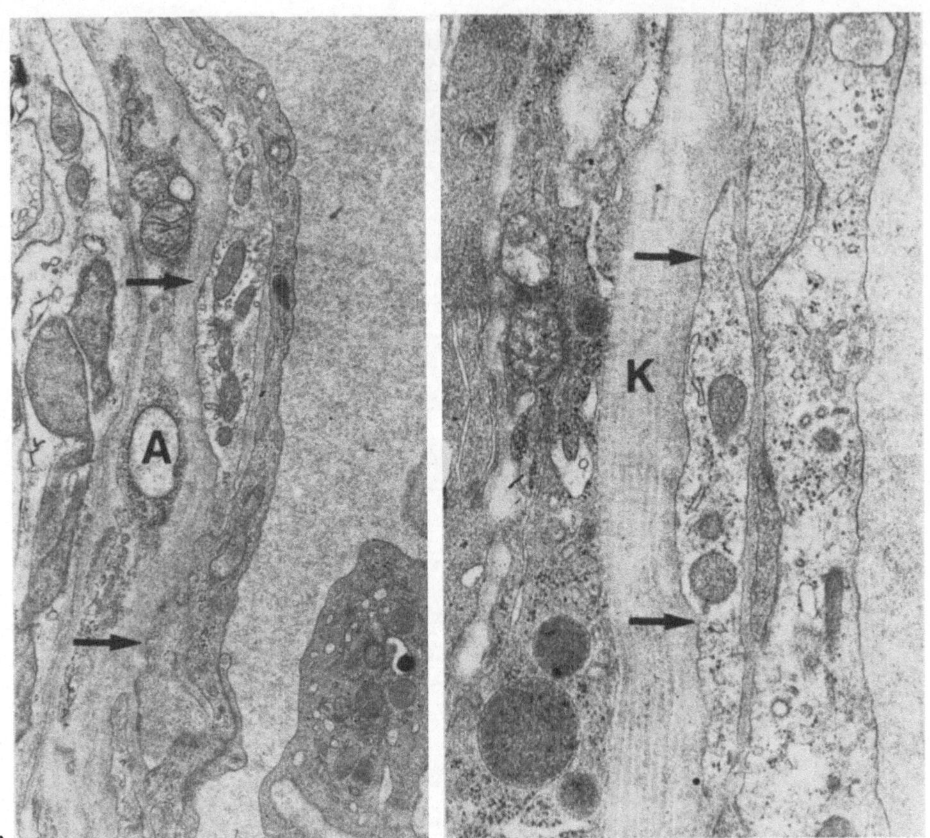


**Abb. 5a u. b.** Sammelvenolen bei **a** parietaler Rinde und **b** Hirnstamm des Katzengehirns. Die periendothelialen Zellen (*Pfeil*) bilden eine nahezu kontinuierliche Schicht um das Endothel. Ihre strukturellen Merkmale ähneln denen der Perizyten und z.T. auch denen der Muskelzellen. Bei **a** Anschnitte von Adventitiazellen (*A*) in einer elektronendichten Substanz eingebettet. Bei **b** dichte Kollagenfaserbündel (*K*) in der Adventitia. **a** × 12000; **b** × 17000

Durchmesser von 30–50 μ. Eine geschlossene Lage von Perizyten mit gelegentlichen primitiven Muskelzellen sowie lückenlose Umhüllung der Adventitiazellen; 3. muskularisierte Venolen mit einem Durchmesser von 50–100 μ und typischen glatten Muskelzellen und 4. kleine Sammelvenen mit einem Durchmesser von 100–300 μ, mehrschichtige Media und lückenlose Fibrozytenhüllen.

Im Katzenhirn konnten Cervós-Navarro und Roggendorf (1978) nur postkapilläre und Sammelvenolen finden. Muskularisierte Venolen mit einer aus typischen glatten Muskelzellen aufgebauten Media oder kleine Sammelvenen wurden in der untersuchten Region nicht gefunden.

Die Endothelzelle bildet eine geschlossene porenfreie Schicht, deren luminale Oberfläche in der Regel glatt ist (Abb. 4). An der Grenze zwischen zwei benachbarten Endothelzellen werden tight junctions und gap junctions gebildet.

Das Endothel wird von Zellen umgeben, die weder als Perizyten noch als glatte Muskelzellen eindeutig einzuordnen sind (Abb. 5a, b) und zweckmäßigerweise als periendotheliale Zelle bezeichnet werden (Rhodin, 1968). Die Basalmembranen der periendothelialen Zelle und des Endothels verschmelzen in der Regel bei den üblichen Fixierungstechniken zu einem homogenen, mäßig elektronendichten Band. Eine Aneinanderlagerung von periendothelialer und endothelialer Zellmembran in Form von Zonulae adhaerentes sind in postkapillären Venolen die Regel, während in Sammelvenolen darüber hinaus abschnittsweise Verschmelzungen mit pentalaminären Membranen vorkommen. Regelrechte Protrusionen des Zytoplasma der periendothelialen Zelle in das der endothelialen Zelle oder umgekehrt sowie Zellmembrankontakte von periendothelialen Zellen sind selten.

Die Ausdehnung und Struktur der perivaskulären Räume der intrazerebralen venösen Strombahn weist bezüglich der Lokalisation im Gehirn und bezüglich des jeweiligen venösen Gefäßabschnittes erhebliche Unterschiede auf. In postkapillären Venolen der Hirnrinde ist abschnittsweise die Basalmembran des Endothels mit der glialen Basalmembran verschmolzen, so daß ein perivaskulärer Raum fehlt. In den übrigen Abschnitten sind nur vereinzelte kollagene Faserbündel und mäßig elektronendichte Grundsubstanz in den spaltförmigen perivaskulären Raum eingelagert (Abb. 5a). In postkapillären Venolen des Hirnstammes enthält der perivaskuläre Raum mitunter breite und dichte Kollagenfaserbündel (Abb. 5b). Sammelvenolen der Hirnrinde besitzen einen schmalen perivaskulären Raum mit einem Grundgerüst aus Kollagenfasern und Grundsubstanz, in das zwei Zelltypen eingelagert sind: einmal Adventitiazellen ohne Basalmembran und mit schmalen langausgezogenen Zytoplasmaausläufern, zum anderen Zellen mit ähnlichen Merkmalen wie die Adventitiazellen, deren Zytoplasma neben den üblichen Organellen zahlreiche Lysosomen enthält. Sie kommen bevorzugt an Einmündungsstellen von Kapillaren und postkapillären Venolen vor.

In den Sammelvenolen des Hirnstammes treten darüber hinaus weit verzweigte, gelegentlich labyrinthartige Erweiterungen des perivaskulären Raumes auf, die weit in das umgebende Nervengewebe hineinreichen. Oftmals erscheinen solche von einer Basalmembran ausgekleideten Verzweigungen des perivaskulären Raumes in der jeweiligen Schnittebene schlauchartig innerhalb des Nervengewebes und enthalten mitunter Kollagenfasern.

ROGGENDORF et al. (1978) wiesen auf die Bedeutung ultrastruktureller Konstruktionsprinzipien für die Funktion der Venolen sowohl in physiologischen als auch pathologischen Reaktionen hin.

# A. Veränderungen der Gefäßwand

Wandveränderungen der für die Mikrozirkulation zuständigen Gefäßstrecken treten selten primär auf. Meistens handelt es sich um Teilerscheinungen innerhalb komplexer Krankheitsbilder. Die Abgrenzung, der Verlust der Integrität der Gefäßwand mit Durchtritt von grobdispersem Bluteiweiß mit/oder von Blutzellen ohne grobe Unterbrechung der Gefäßwand gegenüber einer pathologischen Steigerung der Gefäßpermeabilität, ist in vielen Fällen undurchführbar. Aufgrund der Systematisierung wird die pathologische Steigerung der Permeabilität ohne Austritt zelliger Bestandteile innerhalb der Störungen des Stoffaustausches und die Zelldiapedese als Folge der Gefäßveränderungen behandelt.

Wegen der in einem Teil der neuropathologischen Arbeiten ungenügend durchgeführten Abgrenzung zwischen den verschiedenen intrazerebralen Gefäßen (s.S. 4) ist die Zuordnung der verschiedenen Gefäßveränderungen zu den Arteriolen, Kapillaren oder Venolen nicht immer möglich. Darüber hinaus gibt es Veränderungen, die in allen drei Gefäßarten vorkommen. Wir haben jedoch versucht, eine genauere Lokalisation der jeweiligen Wandveränderungen herauszuarbeiten.

## 1. Hyalinose

Bei Patienten mit Hochdruck zeigen vor allem die Arteriolen verschiedener Organe eine Verdickung der Gefäßwand, die aufgrund ihrer Färbbarkeit als Hyalinose bezeichnet wurde. Die oft gebrauchte Bezeichnung Arteriolosklerose ist bezüglich der Lokalisation der Veränderungen adäquat, grenzt sich aber gegenüber vornehmlich altersbedingten Arteriolofibrosen nicht ab. Die vollständige Bezeichnung Arteriolohyalinose ist aus sprachlichen Gründen wenig brauchbar. Die übrigen Synonyma: fibrinoide Quellung (BEITZKE, 1931), plastische Gefäßzerstörung (WOLFF, 1932 u. 1937), fibrinoide Nekrose (STAEMMLER, 1927), hypertensive fibrinoide Arteriitis (FEIGIN u. PROSE, 1959), Angionekrose (WESTPHAL, 1936), plasmatische Arterionecrosis (OONEDA et al., 1973), beziehen sich meistens auf Erscheinungsformen bzw. Stadien der Hyalinose, die nicht immer vorkommen und die auch bei anderen Gefäßerkrankungen in Erscheinung treten können. Die Tatsache, daß die Hyalinose hauptsächlich die Arteriolen befällt, kommt nicht immer in der morphologischen Literatur zum Ausdruck, weil die Arteriolen häufig durch unpräzise Beschreibungen als „kleine Gefäße", „penetrierende Gefäße" oder auch fälschlicherweise als „kleine Arterien" bezeichnet werden (s.S. 4).

Ein Übergreifen der Hyalinose auf die Kapillaren wird gelegentlich angegeben (KLISSUROW, 1930; ANDERS u. EICKE, 1941; SCHEINKER, 1943). Dabei soll man aber auf eine Abgrenzung gegenüber der Venolenfibrose (s.S. 21) achten. Nach LUND (1964) soll eine Hyalinose der Venen vorkommen. Nach unseren eigenen Erfahrungen handelt es sich dabei um eine Adventitiafibrose, die auch von anderen Autoren mit der Hyalinose verwechselt wurde (BAKER u. IANNONE, 1959).

Die Veränderungen sind im Marklager spärlicher als in der grauen Substanz, was z.T. seinen Grund in der geringen Zahl von Arteriolen im Mark hat. Eine Bevorzugung der Hyalinose für die Stammganglien wurde wiederholt gefunden (STAEMMLER, 1927; RÜHL, 1929; WOLFF, 1937; SCHOLZ u. NIETO, 1938; ULE u. KOLKMANN, 1972). Sie wurde von ANDERS und EICKE (1941) bestritten, die gelegentlich eine Einschränkung der Veränderungen auf einigen Versorgungsgebieten der großen Hirnarterien, meistens jedoch eine Verbreitung durch das ganze Gehirn fanden. ARAB (1959) stellte eine Prädilektion der Hyalinose für den Okzipitallappen fest.

### a) Histologie

Der Prozeß beginnt mit der Schwellung der Endothelzellen und Auftreten eines homogenen Stoffes im subendothelialen Raum (Abb. 6), der nicht immer so homogen, sondern auch körnig oder blätterig erscheinen kann (STOCHDORPH u. MEESSEN, 1957). Die subendotheliale Substanz färbt sich bei der Elastika van Gieson gleichmäßig gelb-braun, bei Nissl metachromatisch blau-violett, bei Fibrin-Färbung nach Weigert gleichmäßig dunkelviolett bis blau, ähnlich bei der Amyloid-Färbung mit Methylviolett, bei der keine Metachromasie auftritt.

Bei Silberimprägnation liegt ein hellgrauer bis grau-brauner Ring unter dem Endothel. Mit Sudan und Scharlachrot entsteht ein gleichmäßig, sich intensiv

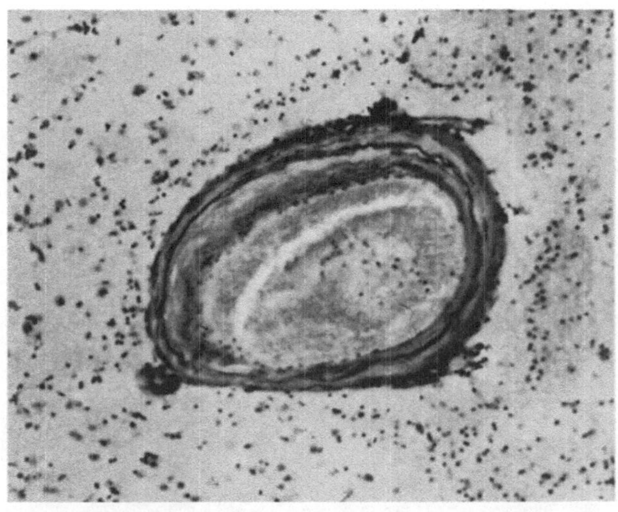

**Abb. 6.** 54jähriger Patient mit Hochdruck, Arteriole mit Hyalinose im Frühstadium. Auftreten eines homogenen Stoffes im subendothelialen Raum. Elastika van Gieson. × 80

verfärbender Ring. Nach BAKER und SELIKOFF (1952) handelt es sich um Cholesterol und ungesättigte Fettsäuren. Mit der Kupfer-Phthalozyanin-Methode lassen sich Phosphatide nachweisen (ARENDT u. BACHMANN, 1966). Wenn der Lipidanteil einer Verquellung eine gewisse Größe erreicht, tauchen im subendothelialen Lager Schaumzellen, mitunter auch einige Lymphozyten auf (STOCHDORPH u. MEESSEN, 1957). Nach FRIEDE (1972) zeigt die Wand hyalinotischer Gefäße einen Mangel an oxydativen Enzymen.

Bei elektronenmikroskopischen Untersuchungen bei Patienten, die mindestens 5 Jahre vor dem Tod klinische Anzeichen von Hochdruck gezeigt hatten, konnten IGLESIAS-ROZAS et al. (1978) eine Erweiterung des endothelialen Raumes sowie des extrazellulären Raumes zwischen den Muskelzellen der Media feststellen (Abb. 7).

In der allgemeinen Pathologie wird die Bezeichnung Hyalinose im wesentlichen für Veränderungen an den Milzarteriolen, die unabhängig vom Hypertonus vorkommen, gebraucht. Bei der Hyalinose der Milzgefäße kommt es zu einer ziemlich gleichmäßigen Verquellung der einzelnen Gefäßwandteile mit gleichmäßiger Hellrotfärbung bei van Gieson, aber keine hellbraune und auch keine Metachromasie bei Nissl. Aufgrund des bei der van Gieson-Färbung unterschiedlichen Verhaltens des Hyalins in den Hirngefäßen hat man eine qualitative Abgrenzung desselben gegenüber demjenigen des übrigen Organismus durchgeführt. ULE und KOLKMANN (1972) weisen darauf hin, daß es sich lediglich um altersabhängige Unterschiede handelt, weil altgewordenes Hyalin sich mit Pikrin-Säure nicht mehr gelb-braun, sondern rot anfärbt (RANDERATH, 1954). Mit dem gleichen Argument lehnen sie die von FEIGIN und PROSE (1959) vorgenommene Unterscheidung zwischen fibrinoidem und kollagenem Hyalin ab.

Beim Fortschreiten der Veränderungen befällt der Prozeß die primär intakte Media, das Hyalin erscheint zwischen den Muskelfasern, diese degenerieren, und am Ende wird das Mediaparenchym gänzlich durch die Hyalinmassen ersetzt. Das Gefäß ist in einen breiten, strukturlosen Ring verwandelt und zeigt

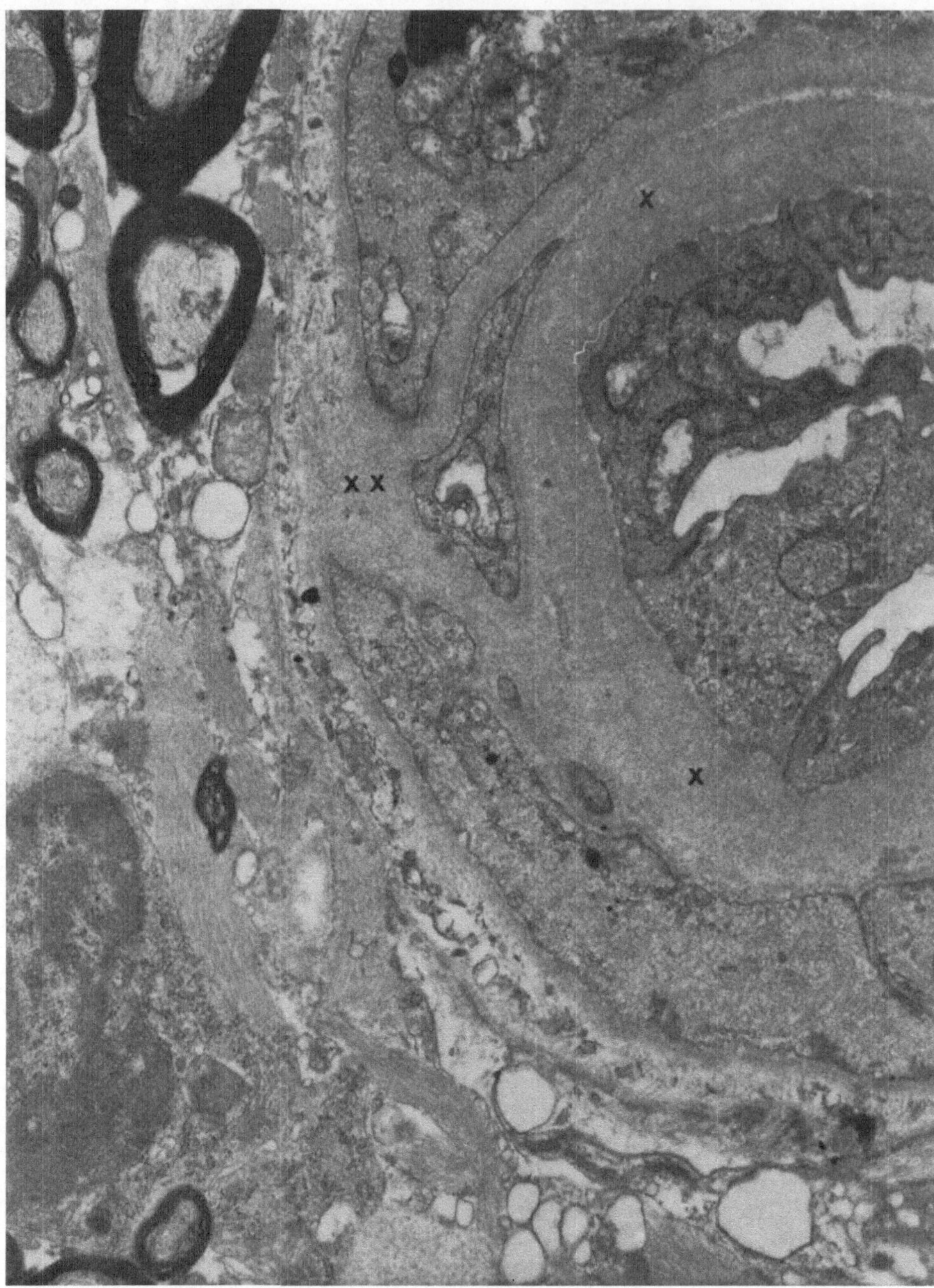

**Abb. 7.** 73jährige Patientin mit langjähriger Hypertonie. Subkortikale Arteriole. Erweiterung des subendothelialen Raumes (*x*) sowie des extrazellulären Raumes (*xx*) zwischen den Muskelzellen der Media. ×15000

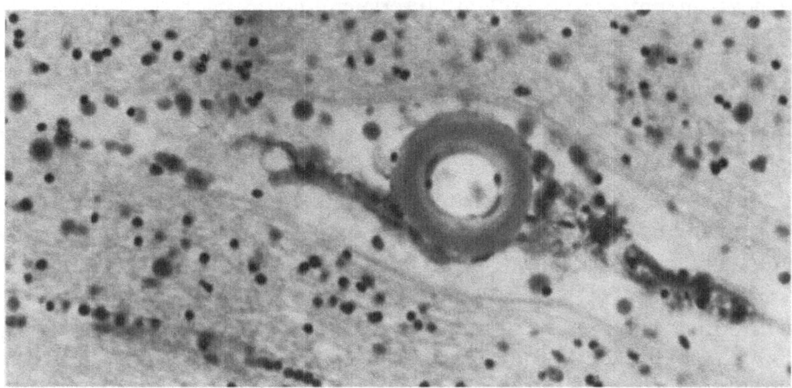

**Abb. 8.** 44jährige hypertonische Patientin. Hyalinose einer Marklagerarteriole mit einem breiten strukturlosen Ring und stark reduzierte Lichtung. Van Gieson. × 120

in der Regel eine stark reduzierte Lichtung (Abb. 8). Die in der Literatur wiederholt beschriebene Erweiterung der Gefäße bei der Hyalinose (PENTSCHEW, 1933) trifft in der Regel nur für die akut verlaufende Angionekrose zu. Bei den kleinen Arterien mit deutlicher Elastica interna kommt eine Vermehrung und Aufsplitterung derselben — im Gegensatz zu der Arteriosklerose — nicht vor. Dagegen kann man schon frühzeitig Ausweitung und Dehnung der Elastica mit Zeichen von örtlichen Defekten finden. In späteren Stadien ist sie völlig zugrundegegangen.

### b) Ätiopathogenese

Die Hauptursache der Hyalinose ist der Hochdruck. Bezüglich der pathogenetischen Mechanismen, die zur Hyalinose der Hirnarteriolen führen, kann man die unterschiedlichen Theorien in zwei Hauptgruppen zusammenfassen:

1. Die hyaline Substanz ist autochthon und Folge einer Nekrose der Gefäßwand (SPIELMEYER, 1922).

Verantwortlich für die anämischen Parenchymnekrosen sollen lokale, hypertrophisch verursachte Gefäßspasmen (WESTPHAL u. BAER, 1926; SPATZ, 1939) oder eine hyperergische Reaktion (BEITZKE, 1937; HUECK, 1938) sein. ALTSCHULER und ANGEVINE (1954) fassen die hyaline Substanz als eine Umwandlung der Mucopolysaccharide der Grundsubstanz auf. MONTGOMERY und MUIRHEAD (1953) nehmen aufgrund histochemischer Untersuchungen an, daß die hyaline Substanz aus den Muskelzellen stammt und vermuten ihr Einströmen von der Media in den subendothelialen Raum.

2. Die hyaline Substanz stammt aus dem Blut.

Ihr Eindringen in die Gefäßwand wurde unterschiedlich erklärt. SCHOLZ und NIETO (1938) stellten fest, daß die Anfänge der Hyalinose in der subendothelialen Arteriolenwand zu erkennen sind und nehmen daher eine Richtung vom Lumen in die Gefäßwand für die zum hyalinen Niederschlag führende Substanz an. SCHÜRMANN und MCMAHON (1933) nehmen eine Erhöhung der Permeabilität durch den Hochdruck an. KAUFFMANN (1933) und MUNK (1937) führten sie auf neurogene Vasospasmen zurück. Nach DUGUID und ANDERSON (1952) schlägt sich die hyaline Substanz an der inneren Seite des Endothels nieder und wird von der Gefäßwand einverleibt. STOCHDORPH und MEESSEN (1957) schließen sich der Auffassung einer thrombotischen Genese der Hyalinose an.

Die elektronenmikroskopischen Untersuchungen sowohl bei dem experimentellen Hochdruck (ESTERLY u. GLAGOV, 1963; OONEDA et al., 1965; SPIRO et al., 1965; WIENER et al., 1965; KERENYI et al., 1966; SAWATAR, 1966; HÜTTNER et al., 1968; GARDNER u. MATTHEWS, 1969) als auch bei Nierenbiopsien (McGEE u. ASHWORTH, 1963; BIAVA et al., 1964) sowie eigenen Untersuchungen bei Gehirnen von Hochdruckpatienten (IGLESIAS-ROZAS et al., 1978) haben deutlich gezeigt, daß die ersten Veränderungen im subendothelialen Raum auftreten. Veränderungen in der Media sind auch vorhanden, treten jedoch in experimentellen Untersuchungen später auf. Eine Ausnahme stellen nur die Befunde einer früheren Arbeit von HATT et al. (1962) dar.

Die Endothelzellen zeigen in ihrer Schwellungsphase eine Zunahme der Pinozytose und in akuten und subakuten Stadien eine Öffnung der Schlußleisten zwischen benachbarten Zellen (OONEDA et al., 1965; RAPOPORT u. THOMPSON, 1975). WIENER et al. (1969) fanden in den Gefäßen des Pankreas und Mesenteriums von Ratten mit experimentellem renalem Hochdruck Unterbrechungen des Endothels, deren Ausdehnung von kleinen interzellulären Öffnungen bis zum Verlust von ganzen Endothelzellen reichen. Sie nehmen an, daß die Unterbrechungen nicht durch Retraktion benachbarter Endothelzellen, sondern durch Degeneration einzelner Zellen entstehen. KERENYI et al. (1966) beobachteten große, sich basalwärts öffnende Vakuolen. Demnach sollte die hyaline Substanz primär aus dem Blut kommen, nicht aus der Media. Nur in einer früheren Arbeit haben WIENER et al. (1965) einen Beginn der Hyalinose in der Media als wahrscheinlich postuliert.

Bezüglich der Natur der hyalinen Substanz haben verschiedene Autoren, die sie elektronenmikroskopisch untersucht haben, unterschiedliche Ergebnisse. Einige fanden ausschließlich eine Substanz, die dem Blutplasma (McGEE u. ASHWORTH, 1963; BIAVA et al., 1964) oder den Basalmembranen (WIENER et al., 1965) ähnelte. HAZAMA et al. (1976) beobachteten in den extrazerebralen Hirnarterien und intrazerebralen Arteriolen bei spontan hypertensiven Ratten eine Zunahme des subendothelialen Basalmembranmaterials und deuteten dies als ultrastrukturelles Substrat der Hyalinose. Die Arteriolen in der Umgebung intrazerebraler Blutungen zeigten im subendothelialen Raum eine Anhäufung fibrinoider Substanz mit einer Querstreifung von 220 Å.

Die Mehrzahl der Autoren (OONEDA et al., 1965; KERENYI et al., 1966; HÜTTNER et al., 1968; GARDNER u. MATTHEWS, 1969) konnten z.T. gleichzeitig mit der feingranulären Substanz (SAWATARI, 1966) feinfibrilläre Strukturen erkennen, die eine Querstreifung mit einer Periodizität von etwa 230 Å auswiesen, entsprechend der, die bei Fibrin beschrieben wurde (LEVENE, 1955; MAJNO u. PALADE, 1961; HALL u. SLAYTER, 1959). Allerdings handelt es sich dabei um akute bzw. subakute, durch experimentelle Hypertonie herbeigeführte Veränderungen, die der Angionekrose entsprechen (s.S. 17).


Der Hochdruck beschränkt sich nicht nur auf eine Druckerhöhung im Gefäßsystem, sondern geht mit einer Reihe biochemischer Abweichungen einher, die möglicherweise als weitere pathologische Faktoren mitwirken. Einen Hinweis in dieser Richtung geben BRUNNER et al. (1972), die bei einer Gruppe von essentiellen Hypertonikern den Plasma-Renin-Spiegel sowie die Natrium- und Aldosteron-Ausscheidung bestimmten und zu dem Ergebnis kamen, daß man essentielle Hypertonien mit erniedrigtem und mit normalem oder erhöhtem Plasma-Renin-Spiegel unterscheiden muß. Nur in der letzten Gruppe fanden sich gehäuft zerebrale Insulte und Herzinfarkte und die Autoren meinten, daß ausschließlich oder überwiegend dieser Hochdruck gefäßpathogen sei.

### c) Folgen der Hyalinose

Die Folgen der Arteriolosklerose im Bereich der Mikrozirkulation sind mannigfaltig und bis jetzt noch nicht systematisch erfaßt worden. Während die zerebrale Durchblutung entweder normal oder leicht vermindert sein kann, ist die *zerebrovaskuläre Resistenz* bei den Hochdruckpatienten immer erhöht (HAFKENSCHIEL et al., 1955). Auf jeden Fall kann eine Erhöhung der unteren Schwelle für die *Autoregulation* (ECKSTRÖM-JODAL et al., 1971; GOTTSTEIN, 1965) sowie die Minderdurchblutung bei den hypoxischen neurologischen Erscheinungen von 40 auf 70 mm Hg vorkommen (STRANDGAARD et al., 1973). Obgleich die pathogenetischen Mechanismen, die zu diesen pathologischen und klinischen Erscheinungen führen, nicht genau bekannt sind, ist anzunehmen, daß wegen der Hypertrophie der Gefäßwand der Arteriolen eine kompensatorische Gefäßerweiterung stark behindert ist und dadurch die Störungen der Autoregulation zustandekommen (FOLKOW, 1971; STRANDGAARD et al., 1973). Die ganze Variationsbreite der Gefäßveränderungen (IGLESIAS-ROZAS et al., 1978) hat wahrscheinlich auch eine störende Wirkung auf die Autoregulation der Hirndurchblutung (AGNOLI et al., 1968).

## 2. Angionekrose

Sowohl in der menschlichen Hochdruck-Enzephalopathie, wie vor allem bei akuter und subakuter experimenteller Hypertonie, treten Veränderungen auf, die man als Angionekrose, Arteriolonekrose oder fibrinoide Nekrose bezeichnet.

Im Gegensatz zur Hyalinose erscheint die Gefäßwand im histologischen Bild mit einer körnig geronnenen, oft mit Erythrozyten durchsetzten Masse durchtränkt (Abb. 9). Mit der Intima werden zunächst die inneren Mediaschichten befallen. Die Wandstruktur kann weitgehend aufgelöst sein, so daß lediglich noch die Fasern der Adventitia erhalten sind. Das färberische Verhalten dieser Nekrosen unterscheidet sich nicht von dem der Hyalinose. Wenn sie nicht herdförmig auftreten, sondern den gesamten Gefäßumfang ergreifen, lassen sich die fibrinoiden Veränderungen nur durch die Intensität der Färbung, welche auch im Nissl-Bild einen kräftigen, schmutzig blauen Farbton (Abb. 10) gibt, von der Hyalinose differenzieren. In den nekrotischen Bezirken lassen sich mit der Fibrin-Färbung nach Weigert Fibrinäquivalente nachweisen. Die fibrinoide Angionekrose wird meist von lympho-mono- und histiozytären Infiltraten im perivaskulären Raum begleitet; jedoch sind sie nicht obligat.

Alle Indizien sprechen dafür, daß zwischen Hyalinose und fibrinoider Arteriolonekrose keine prinzipiellen Unterschiede bestehen (ULE u. KOLKMANN, 1972). Vielmehr handelt es sich um gleiche Prozesse, die lediglich mit quantitativen Differenzen sowie unterschiedlicher Intensität und Akuität ablaufen. Das relevanteste Differenzierungsmerkmal ist, daß die Arteriolonekrose im Gegensatz zu der Hyalinose zu einer Erweiterung der Gefäßlichtung führt. Möglicherweise spielt der Verlauf des Grundleidens, die Malignität der Hypertension eine Rolle. Diese Aussage läßt sich jedoch nicht zur Regel erheben, da man immer wieder Fälle schwerer, rasch verlaufender Hypertonie ohne einschlägige Angionekrose findet. Eine besondere Korrelation zu den verschiedenen Formen der Hypertonie besteht nicht.

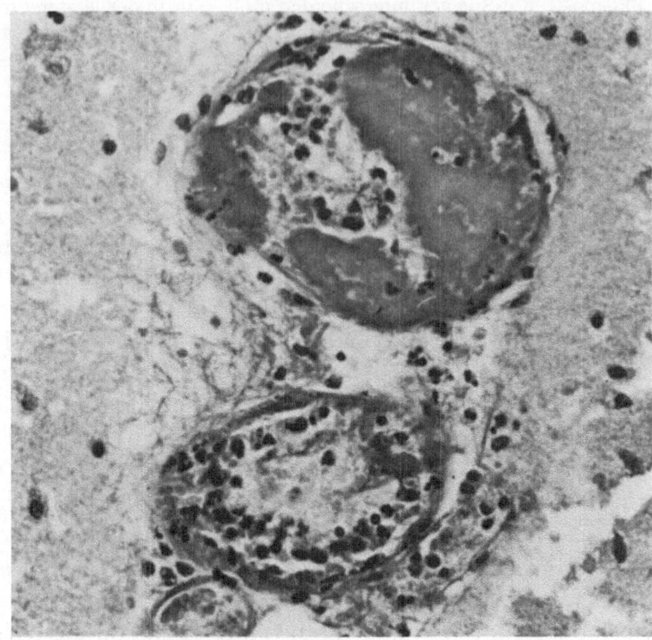

**Abb. 9.** 80jähriger Patient mit frischem Hirninfarkt. Arteriolonekrose im Erweichungsgebiet. Die Gefäßwand ist mit einer körnig geronnenen Masse durchtränkt. HE. ×200

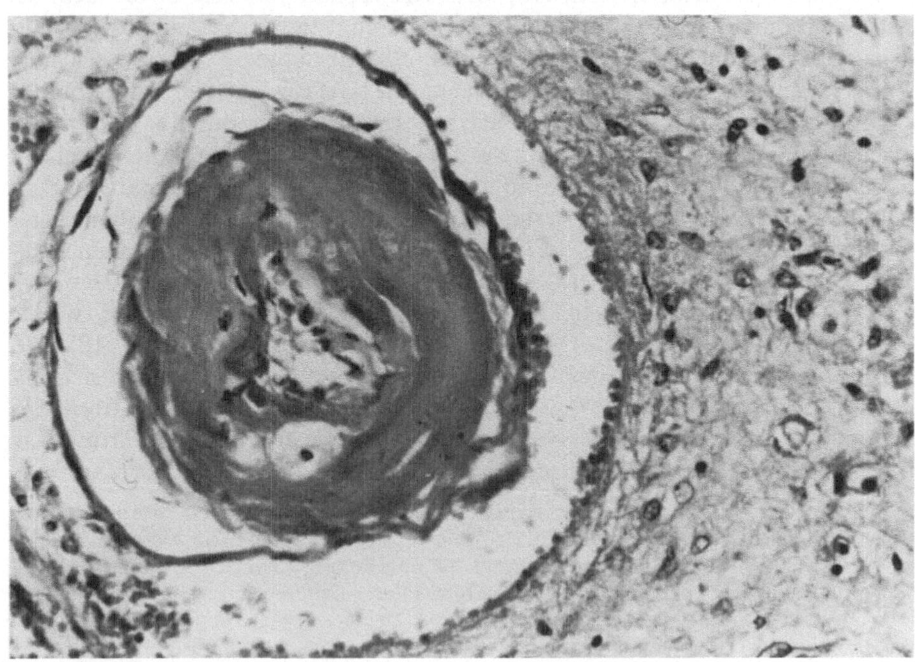

**Abb. 10.** 72jährige Patientin. Intraoperative hypertonische Massenblutung bei Anlage einer Endoprothese. Arteriolonekrose. Nissl. ×320

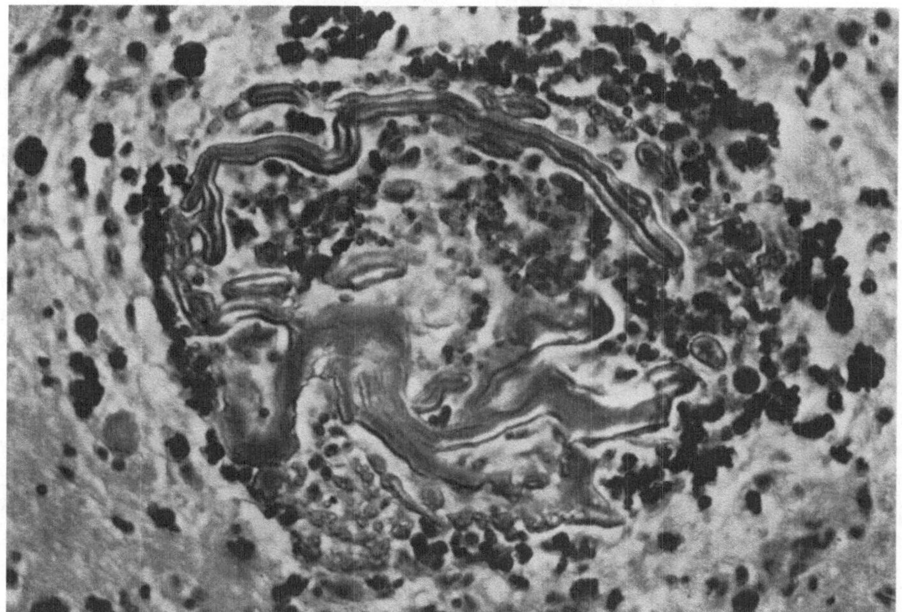

**Abb. 11.** 67jährige Patientin. Chronische Hypertonie mit disseminierten Blutungen im Gehirn. Die Elastica interna ist weitgehend zerstört. Van Gieson. × 300

In dem durch Angiotensin akut erzeugten Hochdruck bei Ratten zeigte OLSEN (1969), daß eine Zerstörung der Elastica interna schon in den ersten Stadien der Angionekrose festzustellen ist. Dies wird auch im menschlichen Gehirn immer wieder festgestellt (Abb. 11).

Differentialdiagnostisch müssen die hypertonischen bzw. die primären Angionekrosen von den sekundären Angionekrosen abgegrenzt werden, die nicht nur um Massenblutungen, sondern auch um ischämische Hirninfarkte (Abb. 11) und um traumatische Blutungen gefunden werden (BAER, 1924; HILLER, 1953; ZÜLCH, 1971). JELLINEK (1967) zeigte die Unspezifität der Angionekrose in Gefäßen verschiedener Organe bei Anwendung unterschiedlicher Noxen.

Primäre Angionekrosen kommen u.a. bei der Eklampsie und bei toxischen Infektionen, z.B. bei Pneumokokkenmeningitis, an den kleinen Hirnhaut- und Hirngefäßen vor (CAIRNS u. RUSSEL, 1946). Besonders häufig sind die fibrinoiden Angionekrosen rheumatischer Genese (s.S. 354). Die Angionekrosen spielen eine große Rolle in der Polyarteriitis nodosa und in einer Reihe von Erkrankungen der Gefäße (Lupus erythematodes; Sklerodermie), die man unter dem Begriff der nekrotisierenden Angiitiden zusammenfaßt (s.S. 347). Da diese Krankheitsbilder in der Mehrzahl der Fälle mit einem Hochdruck einhergehen, ist eine genaue Abgrenzung der bei ihnen vorkommenden Gefäßveränderungen gegenüber denjenigen der Hochdruckerkrankung nicht mit Sicherheit durchzuführen. In der Mehrzahl dieser Erkrankungen treten die Veränderungen vornehmlich in den zur Mikrozirkulation gehörenden Gefäßen des ZNS auf. Aufgrund der Systematisierung jedoch werden sie im Rahmen der Makrozirkulation behandelt.

## 3. Fibrose der Hirn- und Meningengefäße

Die Abgrenzung der Fibrose gegenüber der Hyalinose wurde bei älteren Arbeiten der lichtmikroskopischen Aera mit wenigen Ausnahmen nur mangelhaft durchgeführt und häufig mit einem Übergreifen der Hyalinose auf die Kapillaren verwechselt (KLISSUROW, 1930; PENTSCHEW, 1933; ANDERS u. EICKE, 1941; SCHEINKER, 1943; BAKER u. IANNONE, 1959). Als wesentliches Differenzierungsmerkmal gaben SCHOLZ und NIETO (1938) das Ergebnis der Retikulin-Färbung an. Dabei zeigt sich, daß die Wand der fibrotischen Gefäße in der Hauptsache aus sehr zahlreichen, wohlgebildeten, meist spiralig verlaufenden Mesenchymfibrillen besteht (Abb. 12). Die dicke Gefäßwand wird von einem kernarmen kollagenen Bindegewebe gebildet. Eine Eigentümlichkeit der Veränderungen besteht darin, daß sie ziemlich unvermittelt im Vergleich zum Gefäßlumen dicke, bindegewebige Umscheidungen auf eine kurze Strecke ihres Verlaufes darstellen. Regelmäßig macht diese Verdickung entweder in der Tiefe, sehr oft aber auch unmittelbar unter der Hirnoberfläche, übergangslos wieder dem gewöhnlichen Bau der Kapillaren oder Venolen Platz. Im van Gieson-Präparat stellt sich die Gefäßwandfibrose leuchtend rot dar (Abb. 13). In der Umgebung solcher fibröser Venen sieht man oft kleine perivaskuläre, reaktionsarme Aufhellungsbezirke des Markes, die an die Verhältnisse bei der subkortikalen Pseudoenzephalitis von Binswanger erinnern (s.S. 327).

Während die Vorzugslokalisation dieser Veränderungen im subependymären Bereich und in den oberen Rindenschichten von der Mehrzahl der Autoren bestätigt wird, gingen die Meinungen über die Art der Gefäße, welche von der Fibrose befallen werden, auseinander. Einige Autoren lokalisierten die Fibrosen in den Kapillaren, während die Mehrzahl sie für eine Fibrose der Adventitia der Arteriolen und kleinen Arterien hielten. Die initialen fibrotischen Veränderungen wurden oft in der Media beschrieben (OBERSTEINER, 1884; NEUBÜRGER, 1930; BAKER u. IANNONE, 1959). GELLERSTEDT (1933) sowie SCHOLZ und NIETO (1938) haben die fibrotischen Gefäße am ehesten für Venolen gehalten. Bei der von LUND (1964) in den Venen beschriebenen Hyalinose handelt es sich ebenfalls um eine Adventitiafibrose.

Die Fibrose der Venolen nimmt mit dem Alter konstant zu und wird daher als normale Erscheinung im Alter (KLISSUROW, 1930; GELLERSTEDT, 1933; SCHOLZ u. NIETO, 1938; BAKER u. IANNONE, 1959) gewertet. Allerdings tritt die Fibrose bei Patienten mit Hochdruck oder Diabetes in jüngerem Lebensalter auf. An den Venolen und Kapillaren der Hirn- und Rückenmarksoberfläche sowie der weißen Substanz findet man schon beim jugendlichen Diabetiker Wandfibrose. Bei älteren Diabetikern nimmt die Gefäßfibrose zu. Es handelt sich dabei um eine regressive Veränderung und es ist eine Ermessensfrage, bei welchem Grad derartiger Fibrosen von pathologischen Veränderungen gesprochen wird.

In elektronenmikroskopisch untersuchten Gehirnen von Patienten, die mindestens 5 Jahre vor dem Tod an Hochdruck gelitten hatten, fanden wir fast konstant bei allen Venolen, besonders in der weißen Substanz, zahlreiche kollagene Fasern in den perivaskulären Räumen (Abb. 14). Bei mehreren Kapillaren der Molekularschicht und der weißen Substanz werden kollagene Fasern zwi-

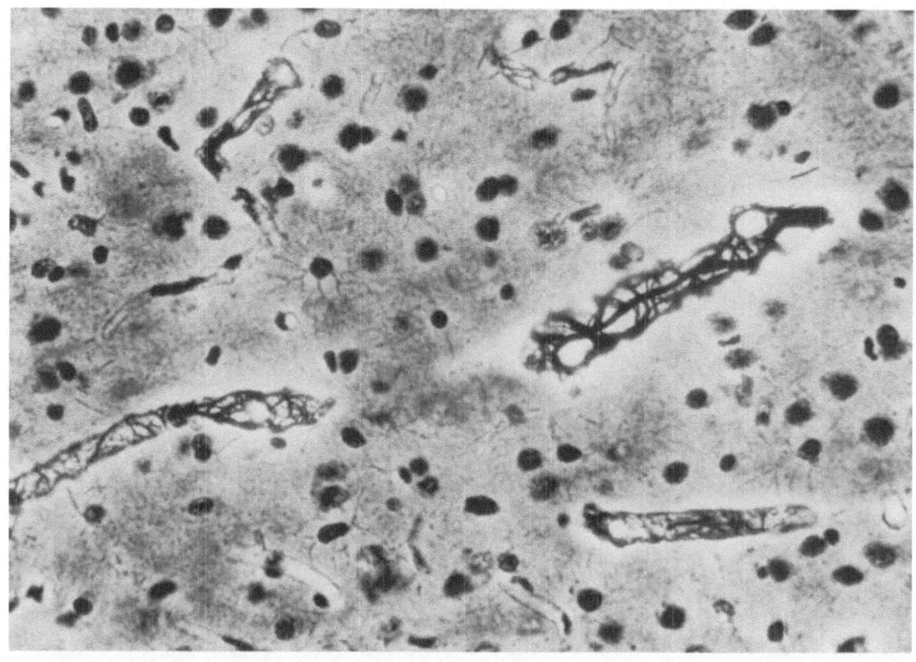

**Abb. 12.** 81jähriger Patient. Todesursache Bronchopneumonien. Spiralig verlaufende Mesenchymfibrillen in der Wand von fibrotischen Kapillaren. Silberimprägnation für Retikulin nach del Rio Hortega. × 180

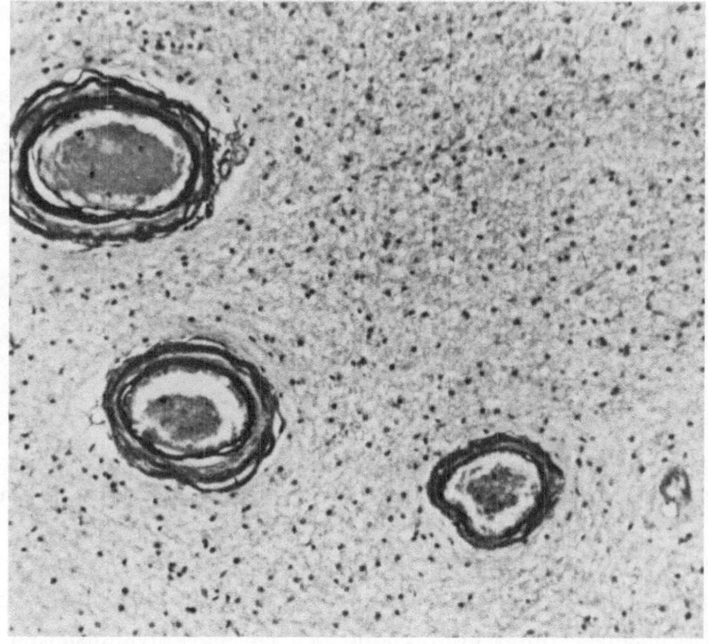

**Abb. 13.** Gefäßwandfibrose der ektatischen Sammelvenolen beim gleichen Patienten wie in Abb. 12. Van Gieson. × 80

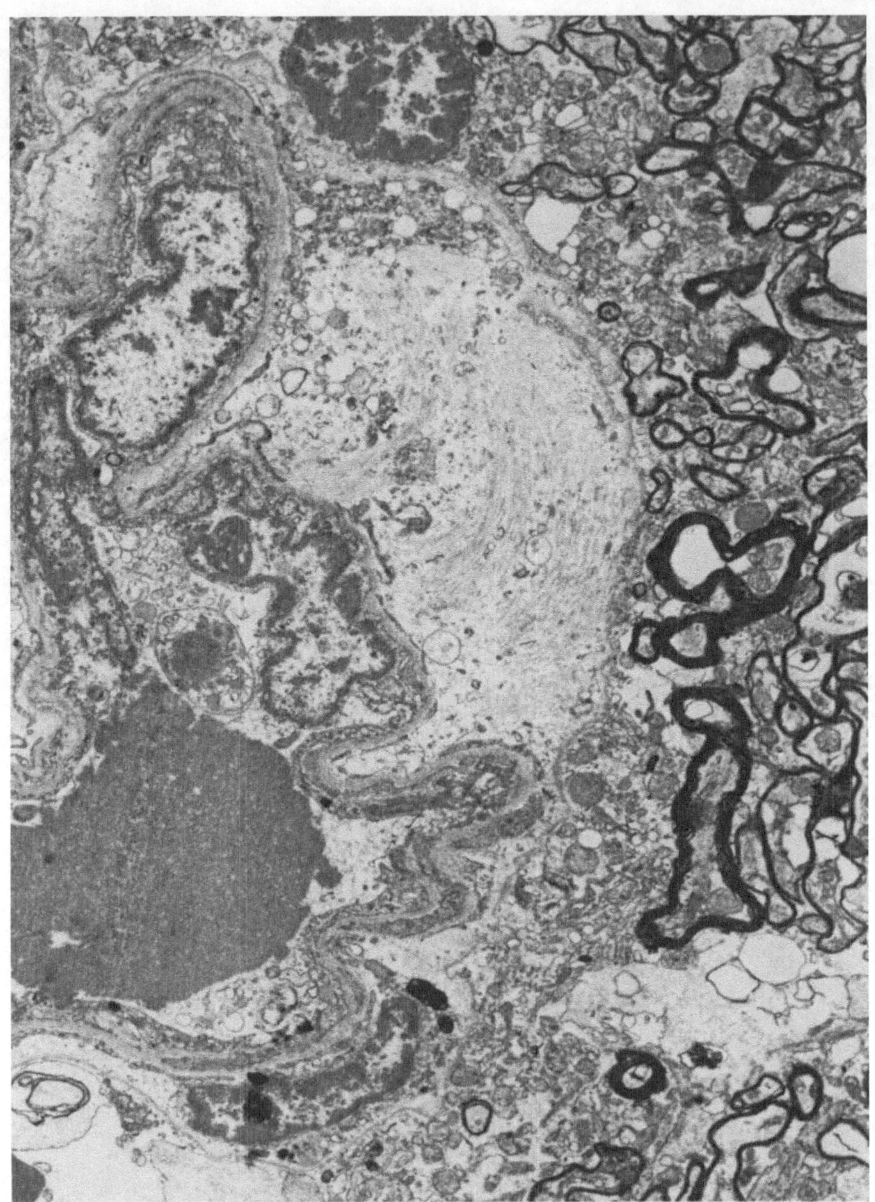

**Abb. 14.** 73jährige Patientin mit langjährigem Hochdruck. Hochgradige Arterio- und Arteriolosklerose. Venole des frontalen Marklagers mit zahlreichen kollagenen Fasern im perivaskulären Raum. × 4500

schen der Basalmembran des Endothels und Basalmembran des Neuropils sichtbar (Abb. 15). Demgegenüber konnten nur bei sehr stark hyalinisierten Arteriolen und auch seltener bei Metarteriolen der Großhirnrinde, des Marklagers und der Stammganglien herdförmige Ansammlungen von kollagenen Fasern

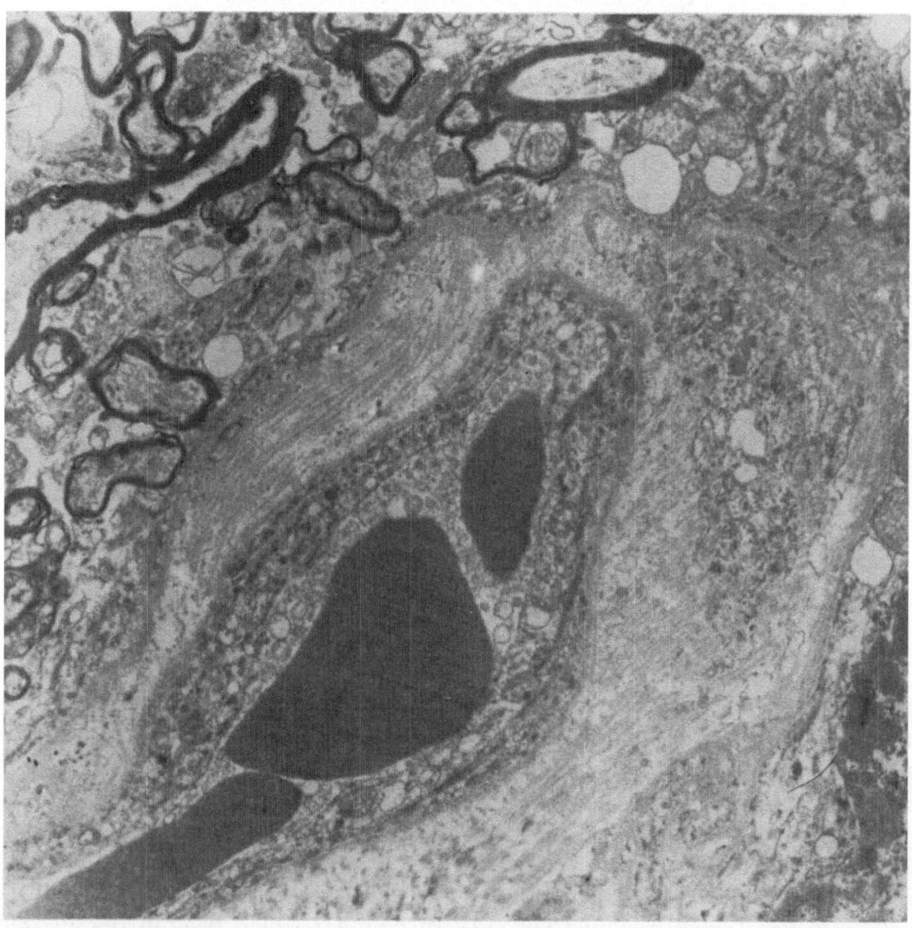

**Abb. 15.** Gleiche Patientin wie in Abb. 14. Parietallappen mit Wucherung kollagener Fasern zwischen den Basalmembranen des Endothels und des Neuropils. Kapillare des subkortikalen Marklagers. × 5000

in der Adventitia und in den stark verbreiterten homogenen, interzellulären und subendothelialen Räumen festgestellt werden.

## 4. Verkalkungen der intrazerebralen Gefäße (Morbus Fahr)

In einer Reihe von Erkrankungen oder auch in einer als „Morbus Fahr" bekannten idiopathischen Form treten Verkalkungen der intrazerebralen Gefäße auf. Symmetrische Pseudokalkablagerungen sind nach SANDRITTER (1951) schon in Fetengehirnen und in allen Gehirnen Erwachsener nachweisbar. Diese scheinbar spontanen bzw. primären Kalkablagerungen in den Gefäßen von morphologisch intaktem Hirngewebe (Morbus Fahr) müssen gegenüber sekundären Kalkablagerungen im Bereich unvollständiger Nekrosen oder geschädigtem und morphologisch verändertem Hirngewebe abgegrenzt werden.

### a) Lokalisation und makroskopisches Bild

Unabhängig von der Ätiologie einzelner Erkrankungen ist die Lokalisation der intrakraniellen symmetrischen Verkalkungen ungewöhnlich uniform. Klinisch kann die Diagnose durch die röntgenologisch erkennbare Stammganglienverkalkung gestellt werden. Zwischen den leichten, klinisch stummen und den schweren progressiven Formen bestehen weder qualitativ histochemische noch histologische Unterschiede (ERBSLÖH u. BOCHNIK, 1957; KALAMBOUKIS u. MOLLING, 1962). Als Prädilektionsstellen der symmetrischen Kalkablagerungen im Gehirn gelten beim Menschen und auch beim Tier der Globus pallidus, Nucleus dentatus, Kleinhirnrinde, und in fortgeschrittenen Fällen ist die weiße Substanz des Capsula-interna-Gebietes befallen (LIEBALDT u. DESCALZO, 1963). Offenbar besteht eine lokale Disposition zur Verkalkung der Hirngefäße, die artunspezifisch ist. Bei der Zerlegung des Gehirns findet man in diesen Bereichen eine stoppelbart- oder sandpapierartige Beschaffenheit der Schnittfläche, die den hervorragenden Kalkscheiden der kleinen Hirngefäße entsprechen (KALAMBOUKIS u. MOLLING, 1962; WECHSLER, 1962).

### b) Histologie

An dem Prozeß sind sowohl Arteriolen als auch Venolen und Kapillaren, vorzugsweise aber Arteriolen, beteiligt. Sämtliche Kalkablagerungen zeigen sich mikroskopisch als kokken-, korallen- oder tropfenförmige Gebilde. In den Kapillaren sind sie perlschnurartig aneinandergereiht, dicht an das Endothel angelagert. Oft sind es nur vereinzelte Tröpfchen, oder man sieht sie zu Trauben oder Kokken zusammengeschlossen (Abb. 16). Zwischen den einzelnen Tröpfchen sind spaltförmige Gewebsbrücken erhalten. Es entsteht der Eindruck, daß die Kalkablagerungen, die an den Gefäßen entstehen, in das Gewebe hineinwachsen und sich verzweigen, wobei nur noch eine kleine gemeinsame Berührungsstelle mit dem Gefäß besteht (Abb. 17). In den Arteriolen beginnt der Prozeß an den bindegewebigen Strukturen (Kollagen, elastische und Muskelfasern) von Media und Adventitia (JELLINGER u. SUMMER, 1960; NORMAN u. URICH, 1960; KALAMBOUKIS u. MOLLING, 1962; WECHSLER, 1962; PILLERI, 1966), kann aber in fortgeschrittenen Fällen auch die Intima befallen. Die Media ist bei der Verkalkung körnig-bröckelig umgewandelt und weist eine perlschnurartige Aneinanderreihung von Kalktröpfchen auf. Daneben existieren auch Gefäße, bei denen die Media in Form einer homogenen konzentrischen Verkalkung befallen ist. Hierbei erscheinen die Intima und die äußeren Anteile der Adventitia frei von Kalkablagerungen. Selten allerdings sind auch diese Schichten kalkig verändert. Die Intima zeigt dann Kalkpenetrationen bis in das Lumen, so daß die Kontinuität der Schicht unterbrochen ist. Die Grenzen der Adventitia werden ebenfalls durchbrochen und die Verkalkungen schreiten in die Peripherie fort. Die Kalkeinlagerung kann so massiv sein, daß der Schichtenaufbau durch die dicht aneinandergelagerten Kalktröpfchen nicht mehr deutlich zu erkennen ist. Als Endzustand sieht man homogene starre Gefäßbildungen, die bei stärkerer Beteiligung der Adventitia nach außen unregelmäßig begrenzt sein können (Abb. 18). Neben diesen ringförmigen Kalkscheiden erkennt man Gefäße mit

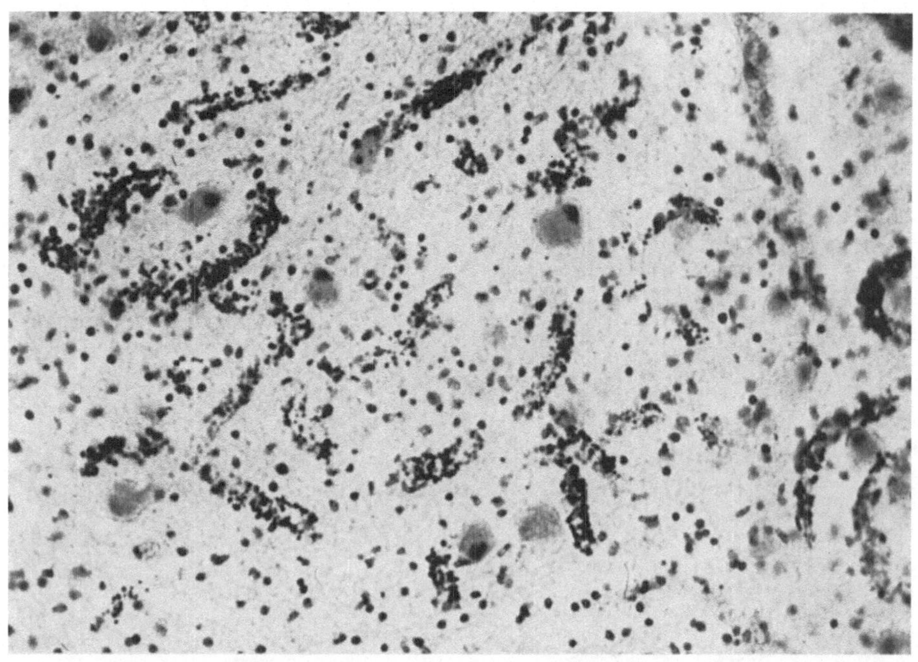

**Abb. 16.** 66jährige Patientin. Morbus Fahr. Kalkablagerungen um die Kapillaren des Pallidums. Nissl. × 80

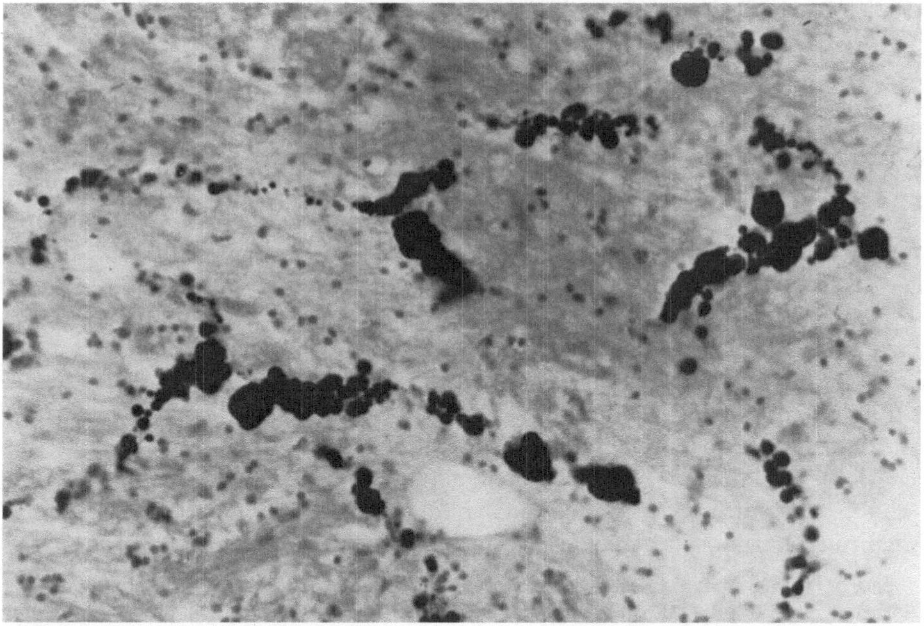

**Abb. 17.** 48jährige Patientin. Strahlenschäden im Zwischenhirn. Kalkablagerungen als vereinzelte Tröpfchen und auch als Trauben und perlschnurartig aufgereiht. Die Beziehungen zur Gefäßwand sind nicht immer deutlich. Kossa. × 120

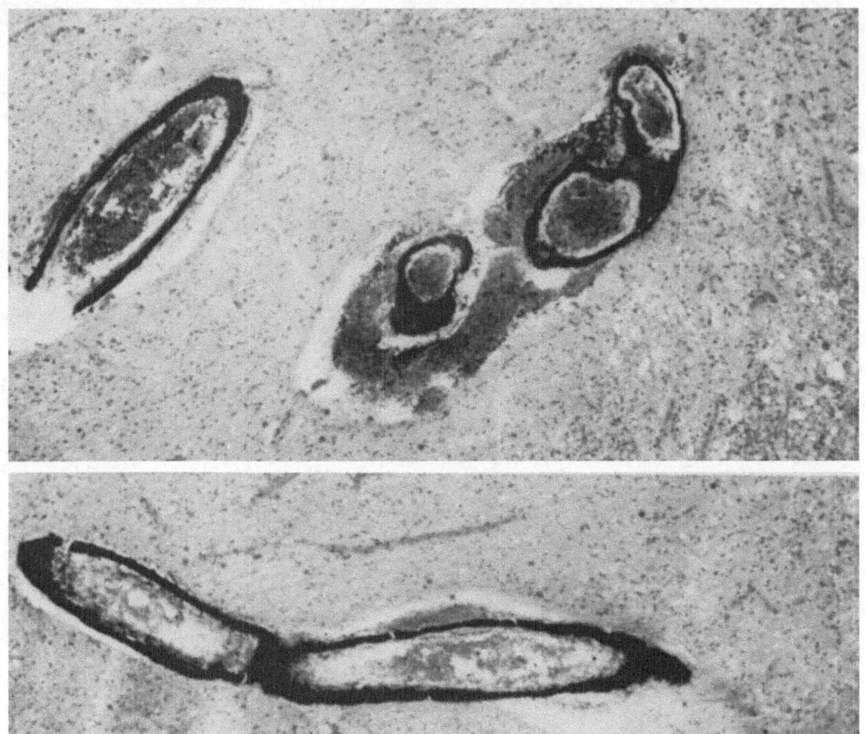

**Abb. 18.** Gleiche Patientin wie in Abb. 16. Pallidum. Homogene starre Gefäßbildung als Endzustand der Kalkeinlagerungen. Nissl. × 40

nur teilweise kalkiger Umwandlung und solche, die vollkommen frei von Veränderungen sind. Gelegentlich werden außer den Gefäßverkalkungen auch frei im Gewebe liegende Kalkabscheidungen beschrieben (NORMAN u. URICH, 1960; LEVIN et al., 1961; WECHSLER, 1962). Bei genauerer histologischer Untersuchung stellten ERBSLÖH und BOCHNIK (1957) fest, daß auch diese Konkremente an das Gefäßsystem bzw. den perivaskulären Raum gebunden sind.

Neuroektodermale Gewebsbestandteile spielen als Gerüst- und Grundsubstanz für die primäre Abscheidung von Pseudokalk keine Rolle. Dies wird durch die geringe Beteiligung von Nerven- und Gliagewebe verdeutlicht. Es tritt höchstens reaktiv eine leichte Vermehrung der Gliazellen und eine geringe Abnahme der Ganglienzellen auf (JELLINGER u. SUMMER, 1960). Kalkablagerungen werden in beiden Zellarten nicht gefunden (KALAMBOUKIS u. MOLLING, 1962). Erst später werden sie sekundär infolge von Konkrementkompressionen, Ernährungsstörungen, Anoxie und Ödemen geschädigt.

SPATZ (1922) nahm an, daß die Ausfällung von Mineralsalzen im Gehirn in eine intravital abgelagerte kolloidale Grundsubstanz, die er als Pseudokalk bezeichnete, erfolgt. Demnach sollte den Kalkablagerungen eine Verdickung und Quellung sowie Hyalinisierung der Gefäßwände vorausgehen. ERBSLÖH und BOCHNIK (1957) berichteten, daß die Pseudokalkablagerungen sich in verschiedenen Altersstufen färberisch voneinander unterscheiden lassen. Histochemisch haben JELLINGER und SUMMER (1960) den Pseudokalk nachgewiesen.

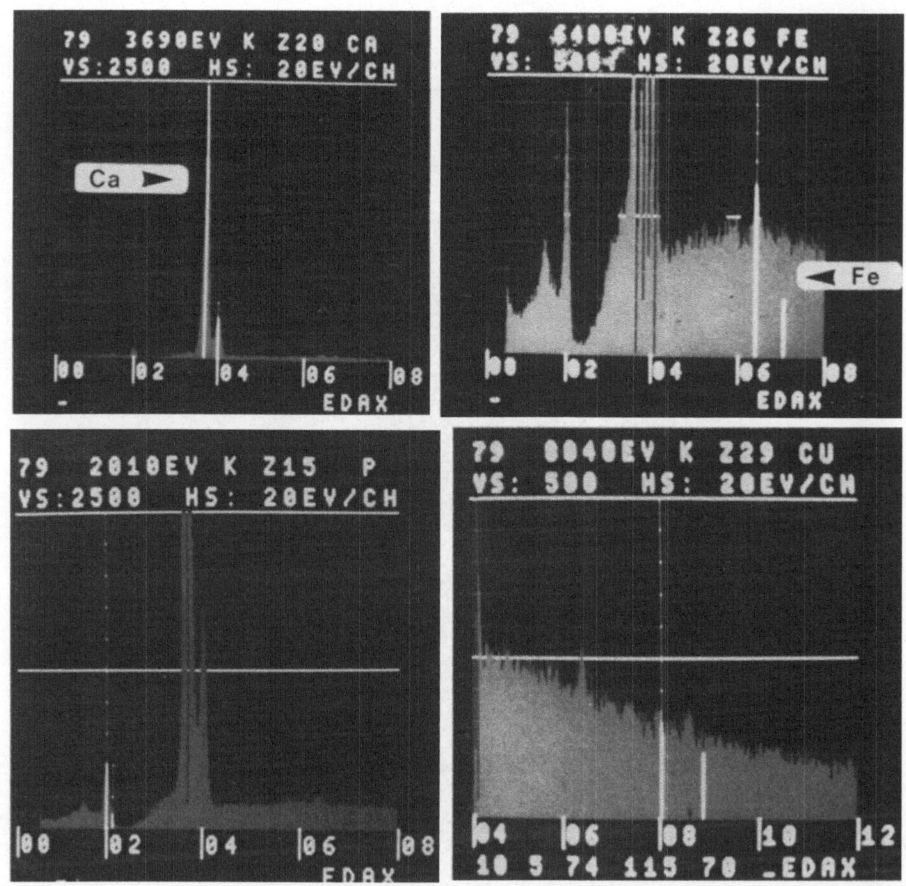


**Abb. 19.** Gleiche Patientin wie in Abb. 20. EDAX-Untersuchung der Kalkablagerungen. Ca. $\alpha$: 3,7 KeV, Ca $\beta$: 4,1 KeV; P $\alpha$: 2,0 KeV; P $\beta$: 2,1 KeV; Fe $\alpha$: 6,2 KeV, Fe $\beta$: 6,5 KeV

Sie analysierten durch verschiedene histochemische Reaktionsmethoden vor und nach Entkalkung nur diese kolloidale Substanz und stellten fest, daß im Pseudokalk keine gerichteten submikroskopischen Strukturen zu erkennen sind. Nach ihren Untersuchungen besteht der Pseudokalk aus Polysaccharid-Protein-Komplexen mit einem hohen Gehalt an hochpolymerisierten, vorwiegend proteingebundenen, sauren Mukopolysacchariden. Diese Ergebnisse entsprechen der von ALTSCHULER und ANGEVINE (1954) entwickelten Vorstellung, wonach im perikapillären Raum saure Mukopolysaccharide mit basischen Proteinen präzipitiert werden können. MÜNTER und WHISNANT (1968) behaupteten, daß die Verkalkungen regelmäßig Eisen enthalten und nur gelegentlich Kalzium. BABBIT et al. (1969) sprachen bei einem familiären Fall von intrazerebralen Gefäßverkalkungen nur von Ferrocalcinosis.

Die Frage, in welcher Verbindung der Kalk in den Konkrementen vorliegt, ist noch nicht eindeutig geklärt. BEYME (1945), SCHIFFER et al. (1961) und andere Autoren konnten einen stabilen kristallinen Kalziumkomplex in Form von Hydroxylapatit nachweisen. Diese Meinung wird heute allgemein vertreten, obwohl aus anderen Untersuchungen von RAAFLAUB (1961) über die Basozität der Knochenmineralien hervorgeht, daß wahrscheinlich eher ein tertiäres Phosphat vorliegt. Eigene Untersuchungen mit EDAX (Element Detection by Absorbed X-

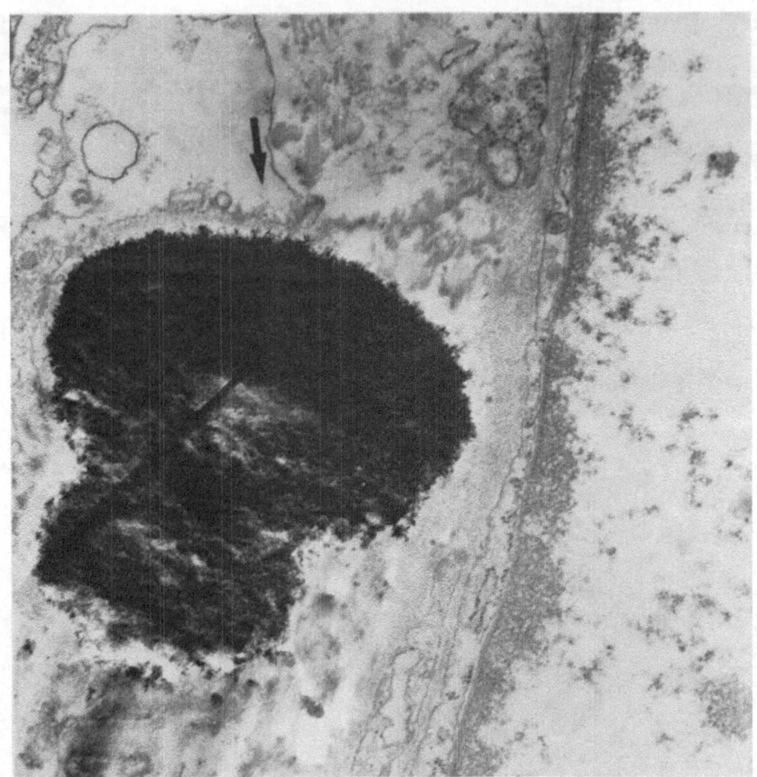

**Abb. 20.** 54jährige Patientin. Morbus Fahr. Kapillare des Pallidums. *Rechts* Endothelzelle. Stark adielektronische Kalkablagerungen mit einem Saum von feinsten Stacheln in der Peripherie. Die Basalmembran ist z.T. erkennbar (*Pfeil*). × 17000

Rays) zeigen den starken Kalzium-Gehalt (Abb. 19) neben Phosphor und dem ebenfalls stark vorhandenen Eisen, das den positiven Ausfall der Berliner-Blau-Reaktion in den Konkrementen erklärt (Cervós-Navarro u. Matakas, 1974). Die röntgenspektrographische Untersuchung ergab das typische Spektrum eines Hydroxylapatits mit relativ ungeordneter Kristallstruktur. Ule u. Jacob (1978) fanden bei einem Kind von $2^1/_2$ Jahren mit ausgedehnten Kapillarkalzinosen kein Eisen.

Während im amerikanischen Schrifttum (Norman u. Urich, 1960; Kalamboukis u. Molling, 1962) bei den histologischen Untersuchungen nie von dem Nachweis von Pseudokalk gesprochen wird, ist es in der deutschen Literatur üblich, von Pseudokalk und Kalk zu sprechen, ohne histologisch eine scharfe Trennung vorzunehmen. Isolierte Kalkablagerungen ohne Pseudokalkbeimengung werden in keiner Arbeit histologisch beschrieben. Wir konnten ebenfalls keine Differenzierung vornehmen.

### c) Elektronenmikroskopie

Elektronenmikroskopisch wurden die Kalkablagerungen in wenigen Fällen untersucht (Cervós-Navarro u. Matakas, 1974; Guseo et al., 1975). Sie zeich-

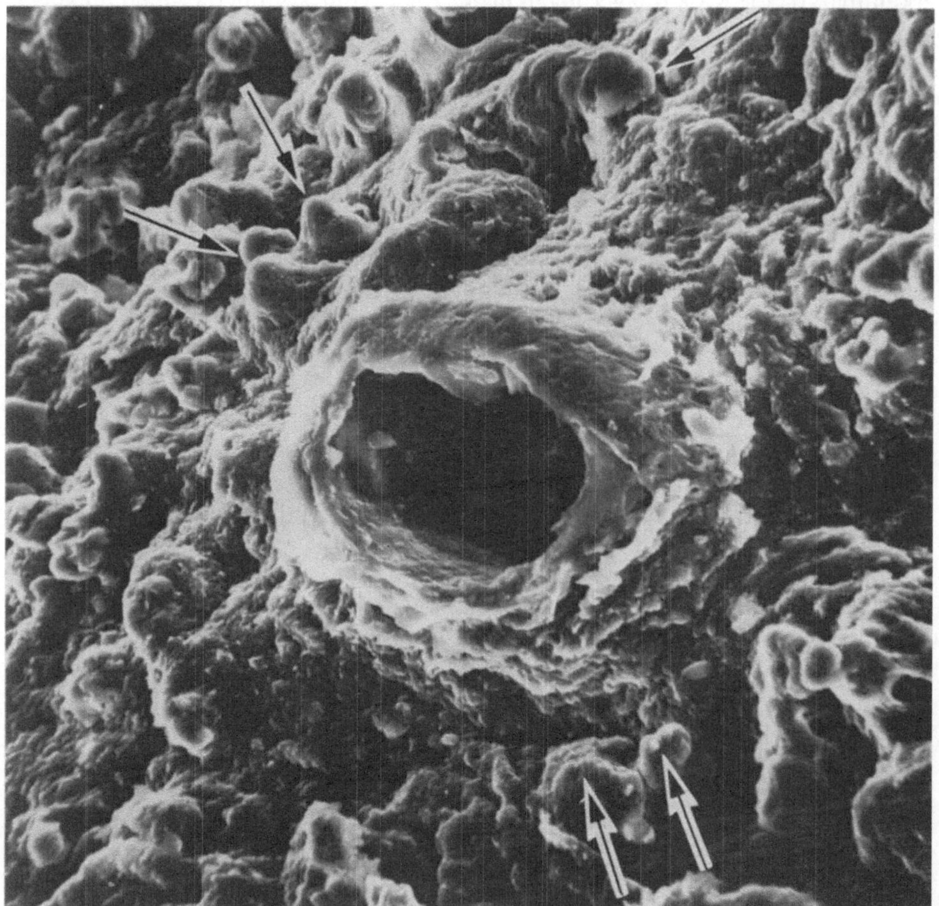

**Abb. 21.** Gleiche Patientin wie in Abb. 20. Im Raster-Elektronenmikroskop imponiert der Kalk als schollenförmige Auflagerung (*Pfeile*). ×1200

nen sich durch ihre starke Adielektronie und einen Saum von feinsten Stacheln aus (Abb. 20). In der weitaus größten Zahl der Fälle erkennt man, daß die bei den Semidünnschnitten und vor allem bei den normalen Schnitten als frei im Gewebe liegend imponierenden Kalkablagerungen von einer Basalmembran begrenzt sind. Die Kalkkonkremente liegen mit ihren feinstacheligen Ausziehungen in einer Tasche der Basalmembran außerhalb des Neuropils. In keinem Fall war eine intrazelluläre Verkalkung zu erkennen.

Es ist auffällig, daß die kleinen Konkremente, die das Anfangsstadium zur Bildung eines größeren Konkrementes darstellen sollen, vor allem im interstitiellen Raum vorkommen. Auch hier erkennt man eindeutig die Abgrenzung von der Zelle durch die Basalmembran.

Im dreidimensionalen Bild des Rasterelektronenmikroskops imponiert der Kalk als dicke, plumpe, schollenförmige Auflagerung, die deutlich im Gefäßverlauf nachweisbar ist (Abb. 21). Die Spiculae des Kalkes sind meistens nicht erkennbar, da die Kalkablagerungen in der Regel von Basalmembranen umgeben sind und sich damit in der Aufsicht nicht darstellen.

### d) Pathogenese

Die Stellung des Pseudokalks als organische Matrix führte zu Überlegungen über ihre Entstehungsmöglichkeiten. WECHSLER (1962) legte das Schwergewicht auf die Permeabilitätsstörungen der Hirngefäße bei eiweißreicher Exsudation, während ERBSLÖH und BOCHNIK (1957) Strukturveränderungen des mesenchymalen Strombettes und die damit verbundene Behinderung des Stoffaustausches zwischen Blut und Gewebe für entscheidend hielten.

Als Ursache für die Kalkablagerungen (bei geringem Serum-Kalzium-Spiegel) vermuteten GUSEO et al. (1975) eine Stoffwechselstörung infolge der Entstehung eines sauren Milieus durch das phosphatreiche Serum bei einer Permeabilitätsstörung der Gefäßwand. Die Ausfällung von Kalziumphosphat mit Bevorzugung der eisenreichen Hirnareale nach Überschreiten einer kritischen Grenze kann dann erklärt werden, da kleine Mengen von Metallionen die Präzipitation beschleunigen (TERMINE u. EANES, 1974).

Die Rolle des Eisens in diesem Prozeß ist noch nicht geklärt. Die Voraussetzung eines Zusammentreffens von anorganischen Elementen und Kalzium ergibt sich aus den von LIEBALDT und DESCALZO (1963) gemachten Beobachtungen, daß die primären Prädilektionsgebiete der Pseudokalk- und Kalkablagerungen im Gehirn den Zentren mit dem größten Eisen- (Globus pallidus, Substantia nigra, Nucleus ruber) und Kupfergehalt (Cerebellum) entsprechen.

Aus der Tatsache, daß elektronenmikroskopisch kein selbstständiger Pseudokalk nachgewiesen werden konnte, ist zu entnehmen, daß Pseudokalk und Kalk zu gleicher Zeit abgelagert werden, d.h. daß das Kalzium schon primär eine entscheidende Rolle bei der Entstehung der Pseudokalk- und Kalkkonkremente spielt.

### 5. Pseudoendarteriitis der Pia- und Rindenarteriolen

Die Endarteriitis der kleinen Hirnrindengefäße besteht aus einer Gefäßverdickung, welche durch die Wucherung, hauptsächlich der Intimazellen, entsteht und wurde ursprünglich von NISSL (1904) als diffuse Hirnlues aufgefaßt. In der Folge berichtete ALZHEIMER (1904, 1909) über weitere Beobachtungen und gab eine sorgfältige Beschreibung dieser Gefäßveränderungen. In Verbindung mit der Endarteriitis der Hirnarteriolen kann ein ähnlicher Prozeß in den mittleren und kleineren Gefäßen der Meningen in Erscheinung treten.

Am häufigsten hat die Gefäßerkrankung ihren Sitz in der Hirnrinde. Die Veränderungen wurden weiterhin im Thalamus opticus, in der Medulla oblongata und im Kleinhirn beobachtet (JAKOB, 1920; SIOLI, 1922; KUFS, 1926). Das Striatum und die übrigen basalen Kerne sind in der Regel in geringerem Maße durch die Erkrankung geschädigt als die Rinde.

Im nach Nissl gefärbten Präparat treten schon im Übersichtsbild die Rindengefäße aufgrund ihrer dunklen Färbung stark hervor (Abb. 22). Dies ist auf eine gesteigerte Anfärbbarkeit des Zellkörpers und Vergrößerung der Kerne

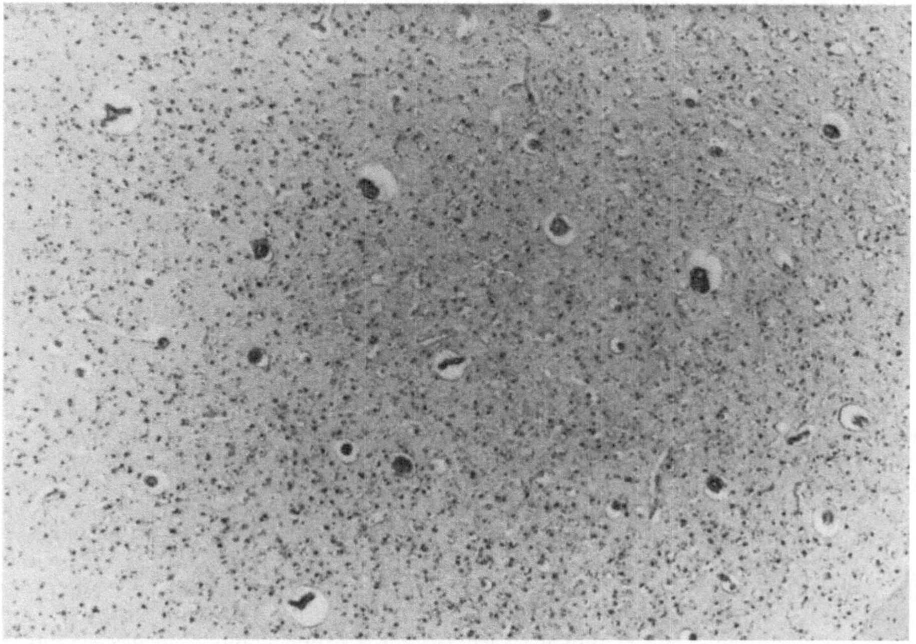

**Abb. 22.** 72jähriger Patient. Senile Demenz. Im Übersichtsbild starkes Hervortreten der Rindengefäße. Nissl. × 40

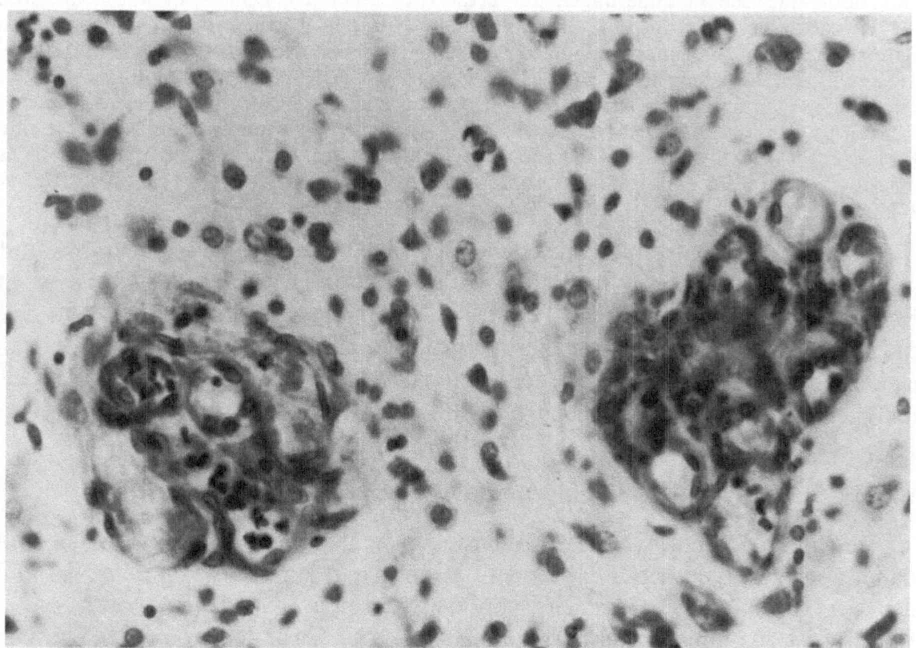

**Abb. 23.** Gleicher Patient wie in Abb. 22. Frontale Hirnrinde. Gefäßpakete und Knäuel. Nissl. × 180

der proliferierten Gefäßelemente zurückzuführen. Die Pia- und Rindenarteriolen zeigen starke Proliferation endothelialer, adventitialer, und nach HAGER (1968) an den Kapillaren auch perizytärer Elemente. Allerdings sind endarteriitische Veränderungen in den Kapillaren — wenn überhaupt vorhanden — äußerst selten. Die Kerne der Gefäßwandzellen vergrößern sich; infiltrative Erscheinungen sind in ausgeprägter Form nicht wahrzunehmen. Die Wände der Gefäße erscheinen verquollen, aber Lipoideinlagerungen finden sich in der Regel nicht. Charakteristisch ist eine Bildung von Sprossen mesenchymaler Zellen bzw. Neubildung von Gefäßpaketen und Knäueln (Abb. 23). Im Bereich der Konvolutbildungen pflegt man mehrere Lumina zu Gesicht zu bekommen.

### a) Ätiopathogenese

Die Alterationen der Rindengefäße sind keineswegs — wie die Erstbeschreiber geglaubt hatten — ausschließlich auf luetische Erkrankungen zurückzuführen. Das pathologisch-anatomische Bild der symptomatischen Endarteriitiden ist unspezifisch. Meist ist ohne Kenntnis der Vorgeschichte oder bestimmter klinischer Daten die Differenzierung nicht möglich, ob es sich um eine Endangitis handelt, die z.B. auf dem Boden einer eitrigen oder luischen Meningitis entstanden ist. Die Veränderungen wurden als Gefäßknäuelbildungen, Gefäßgeflechte und Gefäßbündel von CERLETTI (1910) in Patienten mit „Malaria perniciosa" beschrieben. In frischen Herden von multipler Sklerose kann die Wucherung der Intimazellen zu regelrechten endarteriitischen Prozessen (JAKOB, 1929) mit Verengung und sogar Verlegung des Lumens führen. Auch bei Intoxikationen durch Bleiverbindungen (BONIFIGLIO, 1909), Alkohol (PENTSCHEW, 1958; CHRISTOMANOS u. SCHOLZ, 1933) und Insulin (TÖBEL, 1948; HEMPEL, 1949) werden endarteriitische Veränderungen der Rindenarteriolen beschrieben. Ähnliche Veränderungen wurden bei der senilen Demenz (SARTESCHI, 1909) und beim normalen Senium (GELLERSTEDT, 1933) beschrieben. HASSLER (1965, 1967c) konnte eine Beziehung der Veränderungen mit dem Alter erkennen, aber nicht mit dem Grad der Hirnatrophie. Er fand darüber hinaus diese Veränderungen auch bei Gehirnen von Patienten zwischen 40 und 50 Jahren. Schließlich können Herzinsuffizienz (PENTSCHEW, 1935) und Anfallsleiden (MALAMUD, 1926; WINKELMAN u. ECKEL, 1929) zum gleichen Bild führen. Die mannigfaltigen Ätiologien, die ihr zugrundeliegen, lassen auf eine allgemeine Reaktionsweise des Endothels schließen. Als pathogenetisch gemeinsamen Nenner stellte PENTSCHEW (1935) hypoxische Zustände des Gehirns fest. Auch experimentell gelang es durch Hypoxidose im ZNS Endothelproliferationen zu erzeugen (MEYER, 1932; STEEGMANN, 1962).

Obgleich der Entstehungsmechanismus der Veränderungen als unbekannt gilt, ist eine überschüssige Proliferation als Reaktion gegenüber der hypoxischen Endothelschäden anzunehmen. HASSLER (1967a) wies auf die Tatsache hin, daß die Längenzunahme der Arteriolen so groß ist, daß sie keine relative, sondern eine absolute sein muß, und daher nicht als Sekundärerscheinung einer diffus mäßigen Hirnatrophie angesehen werden kann.

### b) Folgen für das Hirngewebe

Ob diese endangiitischen Veränderungen zu Parenchymveränderungen und damit auch zu klinischen Symptomen führen, hängt einerseits von dem Ausmaß der Veränderungen, andererseits von der gesamten Kreislauflage ab. In der Regel weist das umgebende Hirnparenchym keine Veränderungen auf. Die von KUFS (1926) beschriebenen laminären Verödungen sind nicht mit den arteriolären Veränderungen in kausalen Zusammenhang zu bringen. Nach HASSLER führen die Veränderungen zu einer Verlangsamung der Durchblutung des Hirnparenchyms, obgleich er selbst bestätigt, daß um die Gefäßveränderungen keine Alterationen des Nervengewebes zu erkennen sind.

SCHOLZ (1949) beschrieb reaktive Erscheinungen im gliösen Interstitium, die auf das Vorliegen einer erheblichen Permeabilitätsstörung der endarteriitischen Gefäße hinweisen sollten. Sie können jedoch nicht der einfachen Endarteriitis zugeordnet werden, sondern stellen vielmehr gliös-mesenchymale Reaktionen als Folge ödematöser und eiweißreicher plasmatischer Gewebsinfiltrationen dar.

## 6. Verlust der Gefäßwandintegrität: Exsudation, Diapedese

Wandschädigungen in den Gefäßen der Mikrozirkulation führen zur Exsudation des grobdispersen Bluteiweißes, des Fibrinogens. Die *Fibrinausscheidung* kommt meistens nicht isoliert, sondern in der Regel kombiniert mit diapedetischen Prozessen vor. Während die niedermolekularen Eiweiße, also die Albumine und die Globuline, nach ihrem Austritt aus dem Gefäß im Gewebe in Lösung bleiben, wird das exsudierte Fibrinogen als feines Netzwerk ausgefällt. Fibrinausfällungen sind bei infizierten Hirnverletzungen und bei hämatogenen Infektionen häufig. In der Regel sammelt sich dabei das Fibrin in der nächsten Umgebung der Gefäße, selten entfernter davon.

Das Symptom der *Erythrodiapedese* im ZNS tritt bei besonders schweren Gefäßwandschädigungen auf. In der Regel ist sie vergesellschaftet mit dem Austritt von ungeformten Blutbestandteilen oder Leukozyten. Ort des Erythrozytenaustritts sind in erster Linie die arteriellen Schenkel der Kapillaren; doch können auch die vorgeschalteten Arteriolen und die nachgeschalteten venösen Schenkel der Kapillaren sowie die Venolen hierfür in Frage kommen. Sie kann sich auf Ansammlungen roter Blutkörperchen innerhalb der Virchow-Robinschen Räume beschränken, greift aber auch auf das umgebende Nervengewebe über.

Eine Schädigung der Gefäßwand ist für die Erythrozytendiapedese eine notwendige Voraussetzung (TANNENBERG, 1926). Weder mit rein vasomotorisch wirksamen Reizen (TANNENBERG, 1925; ILLIG, 1955), noch mit gerinnungshemmenden Mitteln allein (DIETRICH, 1930; COPLEY u. CHAMBERS, 1953) gelingt es im Tierversuch, regelmäßig Diapedeseblutungen hervorzurufen; es muß noch eine lokale Gefäßwandveränderung hinzukommen. Eine Strömungsverlangsamung, die früher als wichtige Vorbedingung angesehen wurde, wird zwar häufig beim Eintritt einer Diapedeseblutung beobachtet (ARENDT et al., 1953; ILLIG, 1955), kann aber völlig fehlen (WITTE, 1960). Wichtig ist dagegen als treibende Kraft für die Beförderung der Erythrozyten durch die Gefäßwand ein Gefäßinnendruck. COHNHEIM (1877) und TANNENBERG (1926) fanden die Schnelligkeit des Erythrozytenaustrittes abhängig von der Höhe des (lokalen) Blutdruckes. Umgekehrt stellt eine arterio-spastisch bedingte Strömungsverlangsamung bzw. -unterbrechung infolge der mangelnden vis a tergo eine ungünstige Ausgangslage für die Diapedeseblutung dar. Nur wenn das stagnierende Blut unter hohem Druck steht, kommt es manchmal zu Blutaustritten, z.B. bei venöser Stauung oder bei der „Stase".

### a) Purpura cerebri

Im Rahmen einer Reihe von Infektionen, Intoxikationen und sonstigen ätiologischen Konstellationen treten im ZNS eine Vielzahl kleiner Diapedeseblutungen auf, die von früheren Autoren zunächst bei Entzündungen als „Encephalitis hemorrhagica" bezeichnet wurde. Als immer mehr Fälle bei nicht entzündlichen Erkrankungen beschrieben wurden, bürgerte sich die von SCHMIDT (1905) angewandte Bezeichnung „Hirnpurpura" ein. Sie tritt vornehmlich im Marklager auf, kommt aber in der grauen Substanz ebenfalls vor. Die gelegentlich aufgeführte Unterscheidung zwischen Markpurpura und Purpura der grauen Substanz ist in der Regel nicht durchführbar, weil auch bei gleicher Ätiologie von Fall zu Fall eine unterschiedliche Verteilung der Blutungen in der weißen und grauen Substanz vorkommt. Die im Marklager lokalisierte Hirnpurpura wurde von VAN BOGAERT (1947) wegen ihres Vorkommens bei den verschiedensten Ätiologien als ein Teil des „hämodynamischen Hirnsyndroms" aufgeführt.

*Makroskopisch* weisen die Fälle mit ausgedehnter Hirnpurpura in der Regel Zeichen einer Hirnvolumenvermehrung auf. Die punktförmigen, flohstichartigen Blutungen können das gesamte Marklager von Groß- und Kleinhirn gleichmäßig durchsetzen (Abb. 24) oder in bestimmten Gebieten gehäuft auftreten, ohne daß eine konstante Prädilektionsreihe der Hirnareale festzustellen wäre. Eine Bevorzugung des tieferen gegenüber dem subkortikalen Mark des Großhirns kann nur als Faustregel gelten. Im Kleinhirn bevorzugen die Blutungen häufig die Molekular- und Körnerschicht sowie die Markstrahlen, während im tieferen Mark die Blutungen nur vereinzelt anzutreffen sind. Meistens sind die Blutungen in Mittelhirn, Brücke und verlängertem Mark weniger zahlreich. Größere Blutungen, entstanden durch Konfluenz von mehreren kleinen, kommen ebenfalls vor.

*Mikroskopisch* stellen sich einzelne Blutungen im Schnitt entweder als Scheiben- oder Ringblutung dar (Abb. 25a–d). Ein Teil der makroskopisch größer imponierenden Blutungen stellen sich mikroskopisch als zahlreiche, dichtbeieinanderliegende Scheiben- oder Ringblutungen dar. Das Gewebe zwischen den Blutungen ist aufgelockert und bei der Markscheidenfärbung stellenweise kaum noch angefärbt.

Die Scheibenblutungen bestehen aus einer kompakten, gut umschriebenen Erythrozytenansammlung, die manschettenartig eine Kapillare umhüllt. Die Ringblutungen sind etwas größer, haben eine kugelige Gestalt und lassen einen nekrotischen Kern erkennen. Das zentrale Gefäß in der ring- und scheibenförmigen Blutung ist zumeist nicht sehr deutlich zu erkennen und gelegentlich mit PAS-positiver Substanz ausgefüllt. Das Endothel ist oft verquollen und färbt sich ebenfalls PAS-positiv an (fibrinoide Verquellung). Bei der Fibrinfärbung findet sich in den Gefäßen der Ringblutungen immer wieder Fibrin. Die Glia im erythrozytenfreien Zentrum der Ringblutungen zeigt im Anfangsstadium, das je nach Ätiologie der Hirnpurpura unterschiedliche Dauer hat (in der Regel 3–6 Tage), einen Verlust der Kernfärbbarkeit, aber keine progressive Veränderung. Bei längerer Überlebenszeit ist sie immer progressiv verändert. Im Zentrum der Ringblutung färben sich die Markscheiden nicht mehr an.

In allen Fällen von Purpura cerebri mit Ringblutungen findet man bei genauer Untersuchung rundliche, perivaskulär gelegene Nekroseherdchen ohne Blutung.

### Ätiologie

An *Infektionen*, bei denen eine Markpurpura beobachtet wurde, sind aufzuführen: Masern, Scharlach, Keuchhusten, Diphtherie, Grippe, Pneumonien,

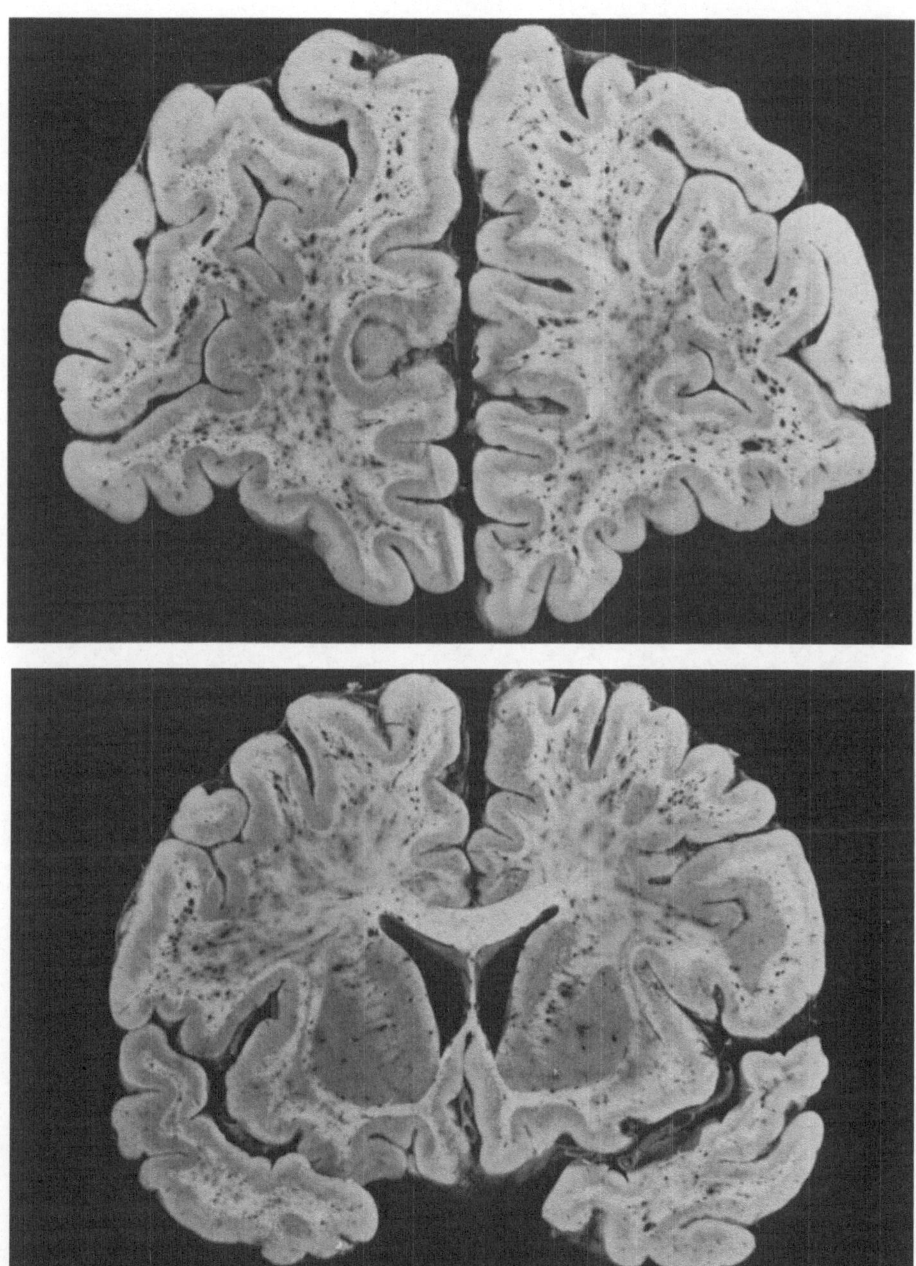

**Abb. 24.** 69jähriger Patient. Infektiöse Enteritis mit akuter Urämie. Purpura cerebri. (Überlassen von Prof. Dr. P. MEHRAEIN)

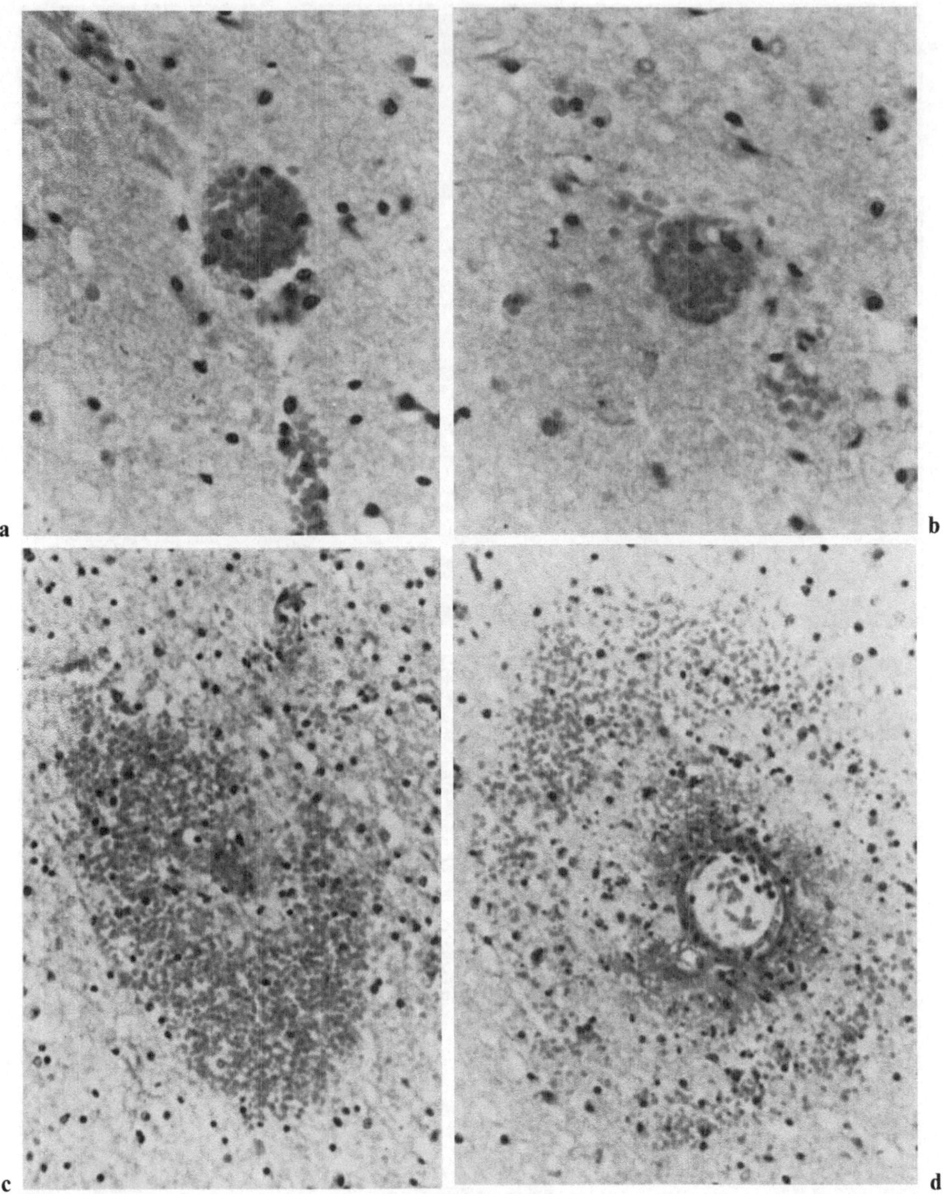

Abb. 25a–d. 16jähriger Patient. Umgebung eines 10 Tage vor dem Tode operierten Oligodenglioms des Hirnstammes. **a** und **b** Scheibenblutungen. × 120. **c** und **d** Ringblutungen. × 80

akuter Gelenkrheumatismus, Fleckfieber, Cholera, Ruhr, Typhus, Malaria, Erysipel, septische Allgemeininfektionen, unspezifische Infekte der ersten Lebensmonate. *Toxische Hirnpurpura* kommt bei Vergiftungen mit Quecksilber, Arsen, Salvarsan, Phosphor, Kampfstoffen der Phosgen- und Lostgruppe, nitrosen Gasen, Schwefelsäuredämpfen, Kohlenoxyd sowie mit organischen Lösungsmitteln wie Benzol, Toluol und Xylol, bei Schlafmittelvergiftungen, bei Einwirkung von Schlangengiften (Kobra), Pilzgiften (Knollenblätterschwamm) und sonstigen Pflanzengiften — wie z.B. dem Cicutoxin des Wasserschierlings — vor. Ferner kann eine Markpurpura bei *Erkrankungen der inneren Organe*, Urämie, bei perniziöser Anämie, Sichelzellanämie, Thrombozytenthrombose, bei Vitaminmangelschäden (Skorbut), bei Zwischenfällen bei Gaben von Antibiotika und im Verlauf von Chemotherapien, bei *physikalischen Reizen* wie Insolation, Hitzschlag, Strahlenschäden sowie Verbrennungen und Verbrühungen auftreten. Klassische Bilder der Hirnpurpura kommen bei *Fettembolie* zustande. Leukämische wie Milzbrandblutungen überschreiten häufig den Rahmen einer Hirnpurpura.

Perivaskuläre scheibenförmige und Ringblutungen werden auch beschränkt auf umschriebenen Bezirken des ZNS beobachtet. Sie kommen in der Umgebung von tieferreichenden Rindenprellungsherden, in der Umgebung von operativ gesetzten Defekten, Schußkanälen, Massenblutungen, Abszessen und Geschwülsten sowie bei hämorrhagischen Infarkten infolge thrombotischen Verschlusses von Brückenvenen und bei arteriellen Gefäßverschlüssen vor.

*Pathogenese*

Auch wenn der Erythrozytendiapedesis strukturelle Veränderungen der Gefäßwand zugrundeliegen müssen, sind die Art und die Lokalisation dieser Veränderungen innerhalb der verschiedenen Gefäßwandbestandteile noch unklar. Theoretisch kommen eine Schädigung des endokapillären Eiweißfilms, eine gröbere „Undichtigkeit" des Endothelrohres oder eine Veränderung des Grundhäutchens als Ursache in Betracht.

Ältere Vorstellungen über die Entstehung der Ringblutungen führten zu einer Reihe von Theorien: 1. rhektische Genese (CAMMERMEYER, 1953); 2. die Verlegung eines Gefäßes mit nachfolgender anämischer Nekrose und Blutung aus benachbarten Gefäßen der Randzone (GRÖNDAHL, 1911; LINDAU, 1924; EPSTEIN, 1968); 3. Diapedese aus dem in der Nekrose liegenden Gefäß und Abwanderung der Erythrozyten in die Randzone (SCHMIDT, 1905; OELLER, 1913; MEESSEN u. STOCHDORPH, 1957a); 4. Umblutung einer bereits bestehenden Nekrose (KIRSCHBAUM, 1920; DIETRICH, 1921). NORDMANN (1957) wies auf die besondere Bedeutung einer hämorrhagischen Diathese hin, ohne allerdings deren Rolle in der Genese der Ringblutungen schärfer zu präzisieren. SESSNER et al. (1962) sowie JANSSEN (1967) haben die Rolle der Störungen der Mikrozirkulation und der Veränderungen des Gerinnungssystems auch in der terminalen Strombahn hervorgehoben.

Die von SESSNER et al. (1962) über allgemeine hämorrhagische Diathese und vaskuläre Fibrinabscheidung im sekundären Stadium der experimentellen Fettembolie durchgeführten Untersuchungen sind in diesem Zusammenhang von besonderer Bedeutung. Sie stellten — angeregt durch entsprechende Beobachtungen beim Menschen — im Tierversuch fest, daß im Gefolge einer experimentellen Fettembolie (durch intravenöse Injektionen von Olivenöl) nach initialer Hyperkoagulabilität nach einem Intervall von 24–48 Std eine Verbrauchskoagulopathie mit Abnahme von Fibrinogen und Verminderung von Thrombozyten im strömenden Blut auftritt. Die resultierende Hypokoagulabilität manifestiert sich in einer hämorrhagischen Diathese, begleitet von entsprechenden klinischen Erscheinungen. Während die histologische Untersuchung der nach einigen Stunden nach der Ölinjektion verstorbenen Tiere keine Blutungen ergab, fanden sich bei den nach mehr als 24 Std nach der Injektion eingegangenen Tieren regelmäßig Petechien. In den Gefäßwänden dieser nach einem Intervall (protrahierte Verläufe) ad exitum gekommenen Tiere waren subendothelial polsterförmige Fibrinablagerungen feststellbar, welche die Lumina mitunter einengten. Bei den rascher verstorbenen Tieren (akuter Verlauf), bei denen die Gerinnungsanalyse intra vitam keine Verbrauchskoagulopathie hatte erkennen lassen, konnten entsprechende Fibrinablagerungen nicht nachgewiesen werden. SESSNER et al. (1962) nehmen an, daß die Gerinnungsstörung nicht direkt durch das embolische Fett in Gang gebracht wird, sondern mittelbar auf dem Weg über Zirkulationsstörungen und Gefäßwandschädigungen entstehe.

Die Entstehung der Ringblutungen wurde von HENN (1976) anhand der Fettembolie (s. S. 152) erklärt. Nach Passage des Lungengefäßfilters gelangen Fettemboli in den großen Kreislauf und in das Gehirn, wo sie bei der langsamen Passage der Kapillaren durch kürzer oder länger dauernde Gefäßverlegung des Endothel und umliegende Gewebe schädigen. An dem geschädigten Endothel lagern sich Thrombozyten und Fibrin ab. Letzteres tritt auch in die Gefäßwand und in das perivaskuläre Parenchym aus (Abb. 26). Es resultiert zunächst eine Einengung der Gefäßlumina (Abb. 26a). Ist das Gefäß durch wandadhärentes Fibrin hochgradig eingeengt und schließlich vollständig und wahrscheinlich irreversibel verschlossen, so wird das umgebende Gewebe nekrotisch (Abb. 26b). Wenn die Zahl der Thrombozyten und der Fibrinogenspiegel im strömenden Blut eine kritische Grenze unterschritten haben (Verbrauchskoagulopathie), dann treten an den Stellen der Blutgefäße Hämorrhagien auf, an denen die Wand geschädigt ist und an welche die unter einem gewissen Druck stehende Blutsäule heranreicht. Diese Gegebenheiten treffen für das an den Fibrinpfropf angrenzende proximale Gefäßstück zu (Abb. 26c). Von hier gelangen die Erythrozyten durch Diapedese in das Gewebe und breiten sich, dem geringsten Widerstand folgend in der aufgelockerten Zone zwischen Nekrose und noch intaktem Parenchym kugelschalen- oder zylinderförmig aus. Je nach Schnittführung und Stadium des Prozesses können sich dann bei der mikroskopischen Betrachtung scheibenförmige Blutungen, Ringblutungen oder perivaskuläre Nekroseherdchen ohne Erythrozytenschale ergeben.

Die Progressivität der Glia in der Nekrose oder Blutung läßt gewisse Rückschlüsse auf das Alter der Veränderungen zu. Die weitgehende Uniformität der mehr scheibenförmigen Blutungen und die fehlende progressive Veränderung der Gliazellen können als Hinweis auf eine besonders rasche Entwicklung einer Verbrauchskoagulopathie im Rahmen der zur Purpura cerebri führenden Erkrankung gewertet werden.

In den auf umschriebene Hirngebiete beschränkten Diapedeseblutungen ist ein allgemeiner Faktor nach Art einer Verbrauchkoagulopathie bzw. hämorrhagischer Diathese zumeist nicht im Spiel. Diese Blutungen sind also aus lokaler Schädigung des Gewebes bzw. lokaler Störung der Mikozirkulation zu erklären. SESSNER et al. (1962) und JANSSEN (1967) waren der Meinung, daß ein Teil der umschriebenen Diapedeseblutungen auch durch Störungen des Gerinnungssystems im Rahmen der Mikrozirkulation in den betroffenen Hirnabschnitten bedingt sein können.

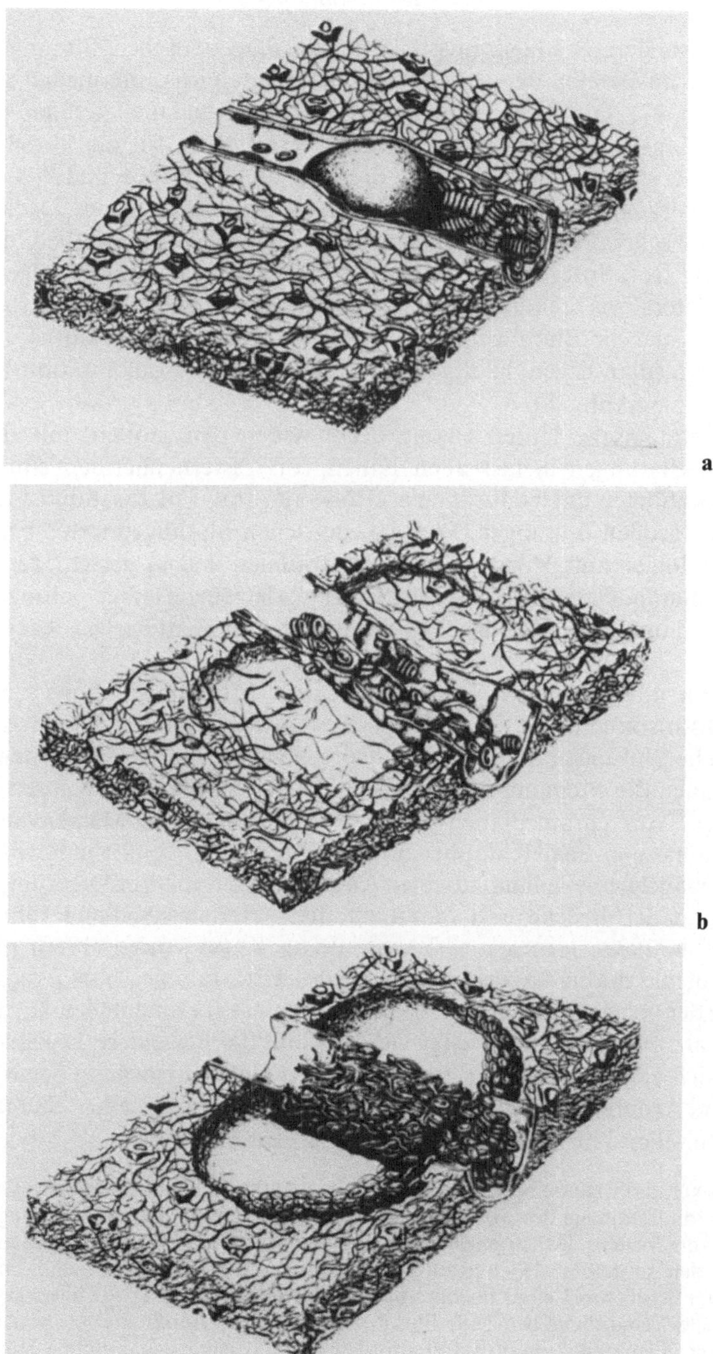

**Abb. 26 a–c.** Schematische Darstellung der Entstehung von Ringblutungen bei der Fettembolie. **a** Gefäßverschluß; **b** Gefäßwand- und perivaskuläre Nekrose; **c** Blutung. (Modifiziert nach HENN, 1976)

### b) Hirnstammblutungen

Eine besondere Prädilektionsstelle für die diapedetischen Blutungen ist der Hirnstamm im Bereich der Brücke und des Mittelhirns, oft medial aber auch lateral (Abb. 27). Die Hirnschenkel, der Brückenfuß und die lateralen Abschnitte bleiben fast ausnahmslos verschont. Charakteristisch ist für die Mittelhirnebene eine schmale, streng median liegende Blutung, die die Haube und Aquäduktumgebung bevorzugt und fast immer bis in den dorsalen Teil des Daches reicht, obwohl ein schmaler Randsaum meistens freibleibt. Gelegentlich dehnt sich die Blutung trotz ihrer bevorzugt medianen Lage mehr oder weniger stark in die homolateral verbreiterte Mittelhirnhälfte aus oder liegt isoliert in ihr. In der Brücke sind die Blutungen meist größer oder kommen multipel vor. Dabei können sie median liegen, häufiger ist eine paramediane Lokalisation beiderseits der Mittellinie (Abb. 28).

Die histologische Untersuchung deckt neben den großen, mit dem Auge sichtbaren Blutungen in fast allen Fällen von Zisternenhernien einzelne oder multiple Blutungen unterschiedlicher Größe auf. Ihre Lokalisation ist die gleiche wie bei den großen Blutungen. Die diapedetischen Blutungen treten bei verschiedenen Ätiologien auf; Hirntumoren, Hirntraumen und in verschiedenen in den Hirntod einmündenden Prozessen (s.S. 131). Als gemeinsamer pathogenetischer Nenner ist immer eine Hirndrucksteigerung im supratentoriellen Raum vorhanden.

SCHEINKER (1945) und PIA (1957) haben die Mittelhirnblutungen als Venorrhagien, JOHNSON und YATES (1956), LINDENBERG (1957) und KLINTWORTH (1968) als arterielle Blutungen bezeichnet. Entsprechend der unterschiedlichen Bezeichnung ist auch die Meinung über ihre Genese verschieden. Sie wurden als Folge der Ruptur von paramedianen Arterien angesehen. Die Massenverschiebung von mediobasalen Schläfenlappenanteilen durch den Tentoriumsschlitz in die hintere Schädelgrube sollten zu einer Anterior-Posterior-Verlängerung des Mittelhirns und der Brücke und damit zu der Arterienzerreißung führen (DILL u. ISENHOUR, 1939; JOHNSON u. YATES, 1956). KLINTWORTH (1968) führte ihre Genese auf die durch Axialverschiebung des Hirnstammes hervorgerufene Abknickung der penetrierenden Gefäße zurück. Beim experimentellen Hirntod (MATAKAS et al., 1973) konnte gezeigt werden, daß die besondere Lokalisation der Blutung sich einerseits aus der eigentümlichen Gefäßversorgung der Mittelhirnregion und andererseits erklärt aus der Tatsache, daß bei einer Steigerung des supratentoriellen Hirndruckes ein Druckgradient entsteht.

HOLDORFF und CERVÓS-NAVARRO (1971) haben, aufbauend auf Ergebnissen von HASSLER (1967b, c), die Drainage des Mittelhirngebietes bei Menschen mit Hilfe angiographischer Methoden untersucht. Dabei zeigte sich, daß das Mittelhirn von Venen drainiert wird, die durch den supratentoriellen Raum abfließen, meist in die V. Galeni. Diese Venen werden offensichtlich bei einer hochgradigen Axialverschiebung des Gehirns komprimiert. Die arterielle Versorgung des Mittelhirns geschieht aber durch die A. basilaris. Wenn der Stop der Hirnzirkulation im infratentoriellen Raum beim ischämischen Hirnödem mit einer Verspätung gegenüber dem supratentoriellen Raum auftritt, muß es eine Phase geben, in der supratentoriell die Zirkulation schon völlig sistiert, während sie infratentoriell noch stattfindet.

In dieser Phase der Dissoziation zwischen supra- und infratentoriellem Raum gibt es noch eine arterielle Versorgung des Mittelhirns, während die venöse Drainage extrem

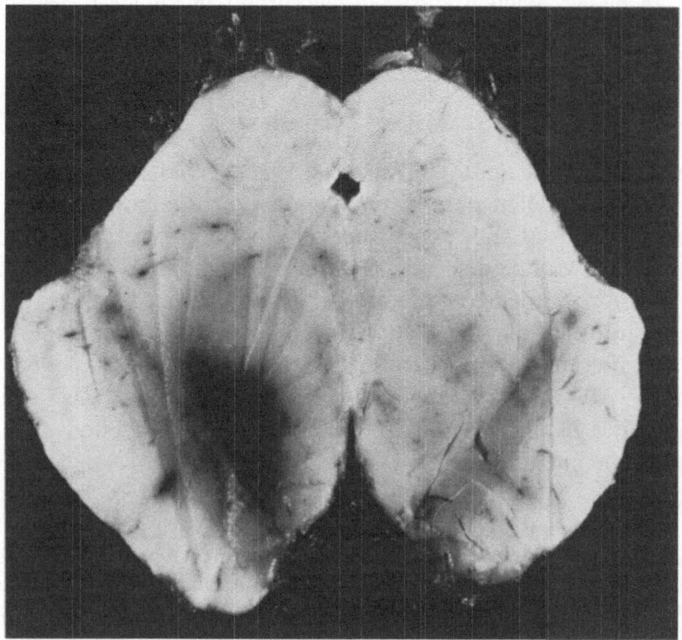

**Abb. 27.** 33jährige Patientin. Sekundäre Mittelhirnblutung nach Schädelhirntrauma

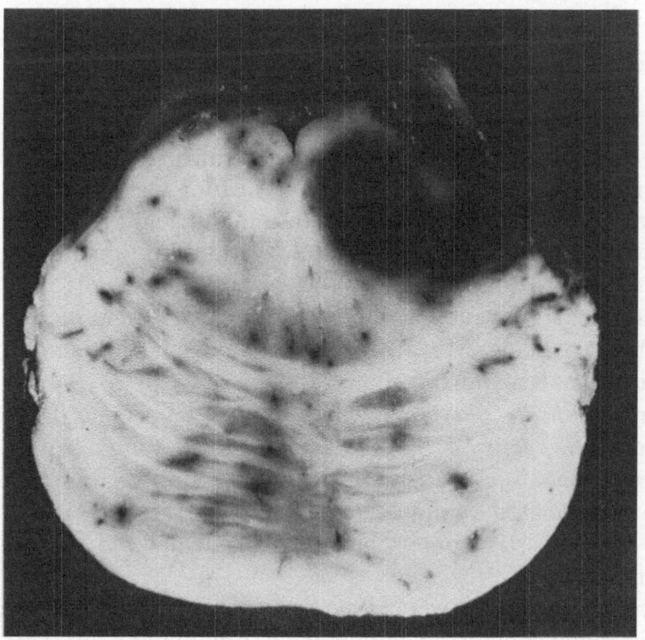

**Abb. 28.** 54jähriger Patient. Multiple sekundäre Blutungen in der Brücke nach Schädelhirntrauma

behindert ist. In diesem Stadium entstehen die Hirnstammblutungen. Sie sind demnach als echte Stauungsblutungen zu bezeichnen.

### c) Leukodiapedese

Die Durchwanderung der Gefäßwand ist eine aktive Leistung der Leukozyten selbst. Die Venolen stellen den Hauptsitz der zur Leukodiapedese führenden Wandveränderungen dar. Die Auswanderung erstreckt sich auf Granulozyten, Lymphozyten und Monozyten; die Granulozyten können die Gefäßwand am leichtesten und am schnellsten passieren, und zwar entlang der Schlußleisten zwischen den Endothelzellen oder auch durch das Zytoplasma der Enothelzellen, einen Vorgang, den man „Emperipolesis" nennt (ÅSTRÖM et al., 1968; BARINGER u. GRIFFITH, 1970). Ansammlungen von Infiltratzellen im ZNS zeigen selten die Neigung, über den perivaskulären Bereich hinauszugreifen und ins umgebende Hirngewebe einzudringen.

Die perivenolare Lokalisation ist so ausgeprägt, daß am Mesenterium das Freibleiben der Arterien, Arteriolen und Kapillargefäße von randständigen Leukozyten zur Unterscheidung von Arterien und Venen bzw. zur Bestimmung der Kapillargrenze herangezogen werden kann (ILLIG, 1955). Nach Verlassen der Blutbahn folgen die Granulozyten eventuell vorhandenen chemotaktischen Reizen; innerhalb der Blutbahn kann die Chemotaxis nur bei gleichzeitiger Endothelschädigung wirksam werden. Die Lymphozyten sind an der Emigration weniger beteiligt und reagieren auf chemotaktische Reize nicht.

Für die Leukodiapedese tritt als weiterer Faktor zur Erythrodiapedese (s.S. 37) die aktive amöboide Eigenbeweglichkeit der weißen Blutzellen hinzu. Der Faktor Strömungsverlangsamung ist nicht obligat; er kann aber bei der Anreicherung im Plasmarandstrom und beim Haftenbleiben der Leukozyten eine recht erhebliche, unterstützende Rolle spielen.

Bereits in früheren Stadien der Enzephalitis treten meist zusammen mit ungeformten Blutelementen *Granulozyten* aus Kapillaren und kleinen Venen aus. Hier handelt es sich aber in der Regel um einen rasch vorübergehenden Zustand, der keinen Einfluß auf den weiteren Ablauf des Entzündungsprozesses hat, insbesondere nicht zu eitrigen Einschmelzungen führt. Erst die Gefäßwandschädigungen schwersten Grades, wie sie nach Lösung der Blutstase beobachtet werden, haben intensivere Granulozytenansammlungen zur Folge. Einer wohl vorübergehenden Beschränkung der Granulozyteninfiltration auf die Gefäßwand folgt rasch ein Übertritt ins Nervengewebe. Nach LETTERER (1959) ist die *eitrige Infiltration* eine Leukodiapedese geringeren Grades, während die *eitrige Exsudation* einen stärkeren Leukozytenaustritt voraussetzt und mit stärkerer Abscheidung der Blutplasmabestandteile einhergeht.

*Lymphozyteninfiltrate* der Gefäßwand werden bei keiner Entzündung des Zentralnervensystems vermißt. Sie sind auch bei allen Vorgängen nachzuweisen, bei denen Gewebsabbau oder auch nur veränderte Stoffwechselprozesse vorhanden sind. Die so bedingten Lymphozyteninfiltrate, z.B. bei Nekrosen, bei Blutungen und bei Geschwülsten, unterscheiden sich allenfalls in der Intensität von denen bei entzündlichen Prozessen.

Elektronenmikroskopisch werden die reaktiven Veränderungen der intrazerebralen Gefäße untersucht bei experimenteller Entzündung (BLINZINGER u. HAGER, 1961), bei unmittelbarer Gewebszerstörung verschiedener Art (HAGER, 1960; MAXWELL u. KRÜGER, 1965; SAMORAJSKI et al., 1967) sowie durch korti-

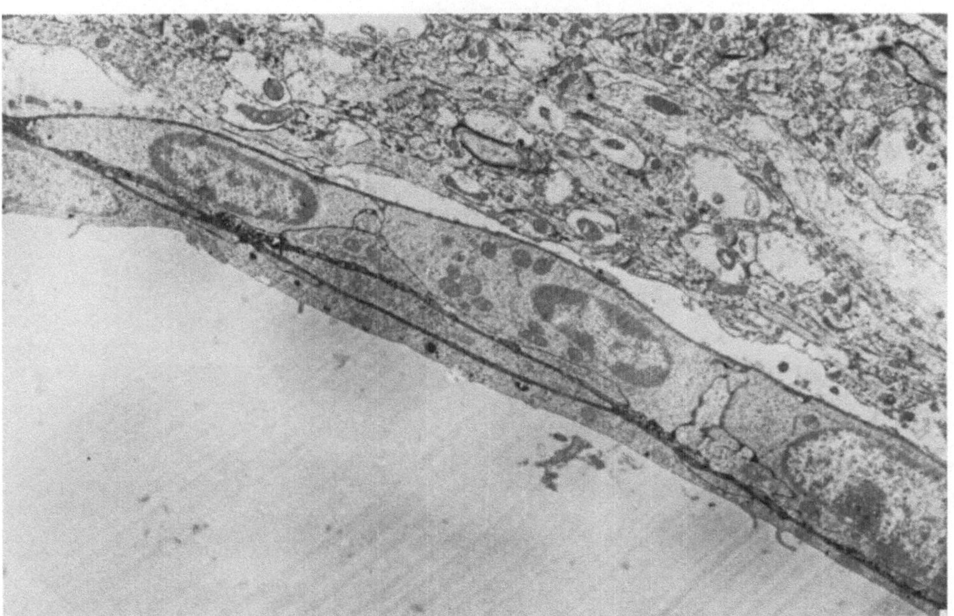

**Abb. 29.** Parietalrinde des Katzenhirns in der unmittelbaren Nähe einer Nekrose durch Ultraviolett-Bestrahlung. Die Entzündungszellen reihen sich entlang des perivaskulären Raumes einer Venole. (Bei diesem Tier wurde Peroxydase angewandt, die an verschiedenen Stellen durch die starke Schwärzung erkennbar ist.) × 3 500

kale Ablatio herbeigeführte retrograde Degeneration im Thalamus (BARRON et al., 1974; MATTHEWS, 1973 u. 1976). Dabei zeigen sich vor allem in den Venolen Zellanhäufungen zwischen der Basalmembran des Endothels und derjenigen des Neuropils (Abb. 29).

Meistens wird dabei die Grenze des perivaskulären Raumes gegenüber dem Neuropil respektiert. So geben die perivaskulären Strukturverhältnisse im ZNS durch ihre Sperrwirkung Veranlassung zur Ausbildung der bei entzündlichen Prozessen lichtmikroskopisch in Erscheinung tretenden perivaskulären Zellmäntel (Abb. 30a–c).

Gelegentlich werden Leukozyten bei der Wanderung durch die Endothelschicht nachgewiesen.

### Leukodiapedese und Mikroglia

Nach der Diapedese werden die Monozyten außerhalb der Blutbahn zu Makrophagen. Im Gehirn wurde durch DEL RIO-HORTEGA (1919) die phagozytäre Tätigkeit der Mikroglia und ihre Umwandlung in Gitter- bzw. Körnchenzellen nachgewiesen. Aufgrund der umstrittenen Herkunft der Mikroglia wird ein Sonderstatus für die Makrophagen des ZNS angenommen, die sich aus ruhenden Mikrogliazellen entwickeln sollten. SANTHA und JUBA (1933) hatten für die Mikroglia eine Entstehung aus Blutzellen schon postuliert. Auch die Ergebnisse

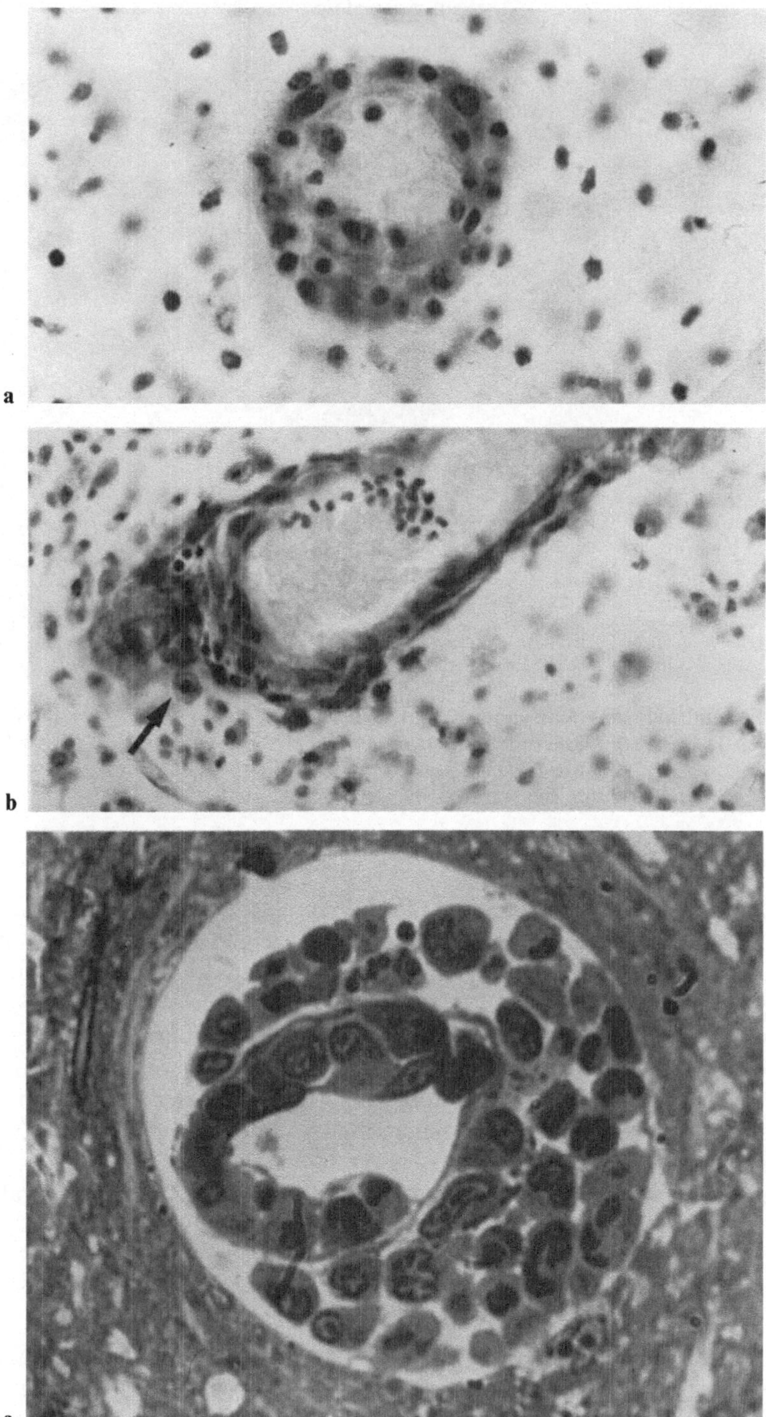

**Abb. 30 a u. b.** 62jährige Patientin. Perivaskuläre Infiltrate in der Nähe einer frischen Erweichung im Bereich der A. cerebri media nach Karotisverschluß. Mitotische Kernteilungen der Infiltratzellen (*Pfeil*). **c** Semidünnschnitt von dem gleichen Tier wie in Abb. 29. Giemsa. ×800

der Gewebezüchtung hatten die Beziehungen zwischen Monozyten und Mikroglia gezeigt (COSTERO, 1930; DUNNING u. FURTH, 1935; MIHALIK, 1935). Erst die Anwendung autoradiographischer Methoden hat es jedoch ermöglicht, eine hämatogene Herkunft der Hirnmakrophagen, d.h. der Mikroglia, nachzuweisen (KONIGSMARK u. SIDMAN, 1963; HUNTINGTON u. TERRY, 1966; ROESSMANN u. FRIEDE, 1968; ADRIAN u. SMOTHERMON, 1970). Die Leukodiapedese kommt ausschließlich bei Venolen vor, perivaskuläre Infiltrate mikroglialer Makrophagen demgegenüber werden auch bei Gefäßen gefunden, die weder Margination noch Diapedese aufweisen. Daher wird von einigen Autoren für einen Teil der Mikroglia eine Abstammung von den Perizyten angenommen (MATTHEWS u. KRÜGER, 1973; MATTHEWS, 1976).

Die sternchen- bzw. knötchen- und rosettenförmigen Gliawucherungen, die aus Mikrogliazellen aufgebaut sind, und die bei gewissen entzündlichen Prozessen im Zentralnervensystem das gewebliche Bild mitprägen, zeigen eine deutliche Gefäßbeziehung (CAJAL, 1925; CONE, 1928; DEL RIO-HORTEGA, 1932). In der unmittelbaren Nähe der Gefäße findet man immer wieder mitotische Teilungen der mikroglialen Makrophagen (Abb. 30b).

Mit am eindruckvollsten sind die vorwiegend aus mikrogliösen Elementen zusammengesetzten Zellansammlungen entlang großer Venen bei postvakzinalen bzw. parainfektiösen Enzephalitiden, die breite, über lange Strecken hin zusammenhängende Säume bilden können. Elektronenmikroskopisch wurde eine perivaskuläre Ansammlung von Mikrogliazellen in traumatischen (MATTHEWS, 1976), entzündlichen (ÅSTRÖM et al., 1968; LAMPERT, 1969) und ischämisch-anoxischen Modellen sowie in der Leukoenzephalitis (GONATAS, 1969) bestätigt.

## 7. Kongophile Angiopathie

Die kongophile Angiopathie (PANTELAKIS, 1954) wird gekennzeichnet durch eine mit Gefäßerweiterung einhergehende Ablagerung von Amyloid in der Gefäßwand. Sie wurde von SCHOLZ (1938) unter der vorläufigen Bezeichnung „drusige Entartung der Hirnarterien und -kapillaren" ausführlich dargestellt, nachdem früher schon FISCHER (1907), OPPENHEIM (1909), SIMCHOWICZ (1924), LÖWENBERG (1925) u.a. eine gute morphologische Beschreibung der Bilder gegeben haben. Weitere für die kongophile Angiopathie angewandte Bezeichnungen waren „dysorische Angiopathie" (MOREL, 1946) und „senile Gefäßwandnekrobiose" (v. BRAUNMÜHL, 1950). SCHOLZ (1938) fand die Veränderungen bei etwa 12% der untersuchten Gehirne von Patienten über 60 Jahre, die allerdings meistens in Psychiatrischen Krankenhäusern verstorben waren. Daher wird die Erkrankung in den Formenkreis der altersbedingten Hirngefäßveränderungen eingeordnet.

Allerdings wurden auch Fälle mit 47 und 52 Jahre alten Patienten beschrieben (GERHARD et al., 1972, ULRICH et al., 1973), die auf altersunabhängige Faktoren für das Auftreten dieser Krankheit hinweisen. Im Kleinhirn und Hippocampus von 200 Gehirnen von Patienten, die im Alter von 90–100 Jahren in einem psychisch „normalen Senium" verstorben waren, konnten wir keine kongophilen Veränderungen nachweisen.

## a) Histologisches Bild

Betroffen werden vor allem die intrazerebralen und meningealen Arteriolen. Die Okzipitalrinde stellt eine Prädilektionsstelle dar. Man findet sie dort vorzugsweise in der 4. Rindenschicht, sie ist außerdem im Kleinhirn und seltener auch im Striatum anzutreffen. Nach v. BRAUNMÜHL sollen die Gefäße der weißen Substanz verschont sein, eine Feststellung, die auch auf das seltene Vorkommen von Arteriolen im Marklager zurückgeführt werden könnte. GERHARD (1968) fand keine Beteiligung der Gefäße des tieferen Hirnstammes und des Kleinhirnmarklagers.

In der Tunica media findet sich ein mit allen Anilinfarbstoffen metachromatisch und mit van Gieson gelblich-bräunlich färbbares Ablagerunsmaterial. In der Silberimprägnation nach v. BRAUNMÜHL sind die kongophilen Ablagerungen argyrophil und entsprechen damit der Beschreibung der drusigen Gefäßveränderung von SCHOLZ (1938). Die Substanz färbt sich mit Kongorot positiv an und ist polarisationsoptisch doppelbrechend. In der kongophilen Media sind nur einzelne Kerne von Muskelzellen erkennbar. An dünnwandigen Gefäßen und im Flachschnitt läßt sich erkennen, daß das kongorot positive Material die glatten Muskelzellen wie mit einem Mantel umschließt und die Zellterritorien auseinanderdrängt. STOCHDORPH (1968) weist auf das schon mit HE-Färbung auf dem Längsschnitt feststellbare Häkelmuster der Gefäßwand hin, das durch den Kontrast zwischen den quer getroffenen Muskelfasern und den interzellulären Ablagerungen entsteht.

SCHLOTE (1965) wies an den betroffenen Arteriolen jenseits des Endothelrohres vier aufeinanderfolgende Schichten nach, die aus der zunehmend schmaler und strukturärmer werdenden Media und Lagen faseriger optisch anisotroper, abwechselnd parallel und senkrecht zur Gefäßlängsachse ausgerichteter anisodiametrischer Teilchen bestehen. Elektronenmikroskopisch fand er feine Filamente mit einem Durchmesser von 100 Å oder weniger vor, die bald parallel zur Gefäßlängsachse, bald bogenförmig oder unregelmäßig, bald senkrecht zur Gefäßachse und radiär um das Lumen angeordnet sind. Wo die Filamente zu Bündeln zusammengefaßt sind und der Abstand zwischen den Bündeln die lichtmikroskopische Auflösungsgrenze erreicht, entsteht lichtmikroskopisch der Eindruck einer Streifung, wie es vor allem in der inneren, auf die Media folgenden Schicht der Fall ist. Die Filamentbündel sind stets miteinander verflochten.

Anfänglich beschränkt sich der Prozeß auf die Media. In diesen Initialstadien trifft man gelegentlich auf Gefäße, an denen nur eine umschriebene Stelle der Wandung den positiven Ausfall der Kongorot-Färbung erkennen läßt. An solchen Stellen ist dann meistens die Gefäßwand flach ausgebeult. In späteren Stadien bilden sich senkrecht zur Gefäßachse kristalloid-nadelartige Ausfällungen und Verdichtungen, die über die Gefäßwand hinaus in das perivaskuläre Gewebe wachsen.

STOCHDORPH (1968) beschrieb eine „Verdoppelung" der Gefäßwand, die durch eine Neubildung von Intima, Basalmembran, Elastica interna und glatten Muskelzellen im Lumen der Gefäßwand entsteht. In fortgeschrittenen Stadien findet sich ein „äußeres" Gefäßrohr, oft in erheblichem Abstand zu dem „inneren" und kann mit ihm gelegentlich durch Stränge von kollagenen und seltener elastischen Fasern verbunden sein. Das „äußere Gefäßrohr besteht immer aus der ursprünglichen Elastica interna, die in der Regel meist ungefältet ist, starr und vielfach dünn und körnig erscheint. Nach außen liegt in wechselnder Dicke eine im El. v. Gieson-Präparat gelbliche, meist kongophile Media an. Abgeschlossen wird das äußere Gefäßrohr durch eine membranartige, dünne Schicht elastischer und kollagener Fasern, die der Adventitia des ursprünglichen Gefäßes entsprechen. Das „innere" Gefäßrohr ist selten Kongorot-positiv. Die Verdoppelung der Gefäßwand ist jedoch nicht spezifisch für die kongophile Angiopathie und kommt ebenfalls bei der Hyalinose der Hirngefäße vor.

## b) Ätiopathogenese

SCHOLZ (1938) ließ die Frage der Pathogenese der kongophilen Angiopathie offen, er wies aber bereits auf die tinktorielle und formale Ähnlichkeit der Veränderungen mit denjenigen hin, die an den Nierengefäßen bei allgemeiner Amyloidose zu beobachten sind. Für eine Beziehung der drusigen Entartung der Hirngefäße zum Amyloid sprach sich DIVRY (1941/42) aus, während SURBEK (1961) deren amyloide Natur bezweifelte. SCHLOTE (1965) zeigte eindeutig die Übereinstimmung des färberischen, polarisationsoptischen und elektronenmikroskopischen Verhaltens der kongophilen Hirngefäße mit dem des Amyloids der Körperorgane.

Die amyloide Natur der Ablagerungen erklärt die Tatsache, daß die senilen Plaques eine konstante Begleiterscheinung der kongophilen Angiopathie sind. Elektronenmikroskopisch stellen sich die senilen Plaques als Anhäufung von veränderten Nervenfasern dar (TERRY et al., 1964; KIDD, 1964; GONATAS et al., 1967), zu denen später eine Anlagerung von Amyloidfibrillen hinzukommt. Die Frage, ob ein unterschiedliches Verteilungsmuster von kongophiler Angiopathie und Dichte der senilen Plaques ein Korrelat zu verschiedenen Verlaufsformen eines Grundprozesses darstellen, wurde von BERGENER et al. (1972) untersucht.

STOCHDORPH (1968) interpretierte die kongophile Angiopathie als Ausdruck und Konsequenz einer unspezifischen, toxisch entzündlichen Gefäßwandalteration und Permeabilitätsstörung, kombiniert mit lokalen Störungen des Polysaccharidstoffwechsels. Für SCHLOTE (1965) spricht die Tatsache, daß eine kongophile Media auch allein vorkommen kann, auf jeden Fall nie fehlt, wenn die äußeren gestreiften Schichten vorhanden sind, dafür, daß der Vorgang in Richtung Lumen → Gewebe erfolgt. Da dem Eiweißkörper die Fähigkeit innewohnen muß, die inneren, von der filamentären Substanz bereits erfüllten Räume zu durchdringen, ist zu vermuten, daß es sich um ein niedermolekulares Protein handelt, das erst am Ort der Ausfällung die filamentäre Gestalt annimmt.

In den Fällen von WORSTER-DROUGH et al. (1944), CORSELLIS und BRIERLEY (1954), LÜERS (1968) sowie GERHARD et al. (1972) ergaben sich eine auffallende Häufung ähnlicher oder gleichartiger Krankheitsbilder bei Familienmitgliedern, z.T. über mehrere Generationen verfolgbar. Auch aus dem großen Untersuchungsgut von SURBEK (1961) wird die Bedeutung hereditärer Faktoren erkennbar. GERHARD et al. (1972) haben auf die ursächliche Bedeutung von Erkrankungen des rheumatischen Formenkreises hingewiesen. Dies entspricht der Erfahrung, daß die primär chronische Polyarthritis zu den häufigsten Grundkrankheiten bei sekundärer Amyloidose gehört.

Kongorotfärbbare Gefäßwandveränderungen kommen auch im mittleren und jüngeren Lebensalter unter verschiedenen Bedingungen im Zentralnervensystem vor, so nach Röntgenbestrahlung des Gehirns (FISCHER u. HOLFELDER, 1930), in der Umgebung von Tumoren

(MORGENSTERN, 1935), bei Periarteriitis nodosa (KNEZEVIC, 1944) und bei primärer oder Paramyloidose in den Marklagergefäßen (PETERS, 1949) und in den pialen und infundibulären Gefäßen (KRÜCKE, 1955). Daher wurde von SCHLOTE (1965) der Vorschlag gemacht, den Terminus kongophile Angiopathie, statt ihn für eine Spielart der eigentümlichen Erkrankungen der Hirngefäße im Senium in Anspruch zu nehmen, als allgemeinen übergeordneten Begriff für diese Erkrankungen zu verwenden.

### c) Folgen für das Hirnparenchym

Die geweblichen Alterationen des Gehirns, die in Verbindung mit der kongophilen Angiopathie gebracht wurden, sind sehr unterschiedlich. In der Mehrzahl der Fälle wurde eine leichte bis mäßige Atrophie, gelegentlich mit Betonung im Frontallappen erwähnt. Da es sich aber um Patienten höheren Alters handelt, ist ein unmittelbarer Zusammenhang mit der kongophilen Angiopathie nicht festzustellen. Desgleichen geschieht mit den von ULRICH et al. (1973) erwähnten Kreislaufschäden in Form von fokalen Nervenzellausfällen sowie disseminierter Nervenzellatrophie.

Gesichert scheint demgegenüber der kausale Zusammenhang zwischen kongophiler Angiopathie und Blutungen. GERHARD et al. (1972) weisen auf das Vorhandensein von Kugelblutungen in denjenigen Arealen hin, in denen die kongophile Angiopathie besonders ausgeprägt ist, vor allem in den Okzipitallappen. Massenblutungen, bei denen eine kongophile Angiopathie als Grundleiden und Blutungsursache bzw. Mitursache vorlag, wurden wiederholt berichtet (NEUMANN, 1960; JELLINGER, 1977b, SCHMITT, 1977). Im höheren Lebensalter schlägt die kongophile Angiopathie als Ursache atypischer Massenblutungen mit 2–3% aller intrakraniellen Blutungen zu Buche (JELLINGER, 1977b, MOLLIEN et al., 1980). SCHMITT und BARZ (1978) zeigen die Entstehung von Mikroaneurysmen aus Wandaussackungen in Gefäßen mit segmental akzentuierter amyloider Degeneration.

# B. Störungen des Gefäßinhaltes

Störungen des Gefäßinhaltes können 1. auf primären Veränderungen des Stoffangebotes im Blut; 2. auf hämodynamischen Störungen mit Veränderungen des Fließvolumens und der Fließgeschwindigkeit des Blutes und 3. auf hämorrheologischen Störungen mit Veränderungen der Blutbestandteile beruhen.

Die mit jeder Mikrozirkulationsstörung gegebene und durch sie bedingte Stoffwechselstörung ist in erster Linie gekennzeichnet durch die Einschränkung der Versorgung mit Sauerstoff. Wenn sie den primär auslösenden Faktor darstellt, handelt es sich um Anoxie bzw. Hypoxie, bei denen lediglich ein mangelndes Sauerstoffangebot vorhanden ist. Wenn der Sauerstoffmangel Folge einer hämodynamischen Störung wie Oligämie oder Ischämie ist, werden nicht nur das Sauerstoffangebot bis zur totalen Anoxie, sondern auch die Aufräumung der Kataboliten sowie das Angebot an Glukose beeinträchtigt. Die Zellveränderungen jedoch, die sowohl bei der Ischämie, der Oligämie und der hypoxischen Hypoxie vorkommen, sind die gleichen. Daher werden die bei den verschiedenen

Mikrozirkulationsstörungen mit einem gemeinsamen hypoxisch-ischämischen Nenner vorkommenden Veränderungen der Nerven- und Gliazellen vorab be-handelt.

## 1. Ischämische Ganglienzellveränderungen

Diese für die verschiedenen Mikrozirkulationsstörungen typischen Veränderungen kommen ungeachtet der herkömmlichen Bezeichnung „ischämisch" sowohl bei einer ischämischen als auch bei einer oligämischen, anoxischen, hypoxischen oder hypoglykämischen Situation vor.

Die ischämische Ganglienzellveränderung ist zwar sehr charakteristisch für $O_2$-Mangel, aber nicht pathognomonisch. Man findet sie auch bei akuten Hirnkontusionen, bei Virusenzephalitiden und bei den verschiedenen Mangelzuständen bzw. toxischen Schäden (HIERONS, 1957). Unter anderem sah COLMANT (1965) sie reichlich im Thalamus im Rahmen der Wernickeschen Enzephalopathie.

Die klassischen lichtmikroskopischen Beschreibungen der ischämischen Zellveränderungen wurden anhand von menschlichen Hirnbefunden erhoben (SPIEL-MEYER, 1922; NEUBÜRGER, 1928; BIELSCHOWSKY, 1932; SCHOLZ, 1933).

Die ischämische Ganglienzellveränderung hat bereits SPIELMEYER (1922) als Koagulationsnekrose im Sinne von WEIGERT (1880) aufgefaßt, also als Gerinnungszustand, der sich durch die besondere Beschaffenheit der Zelleiweiße von den Zellverflüssigungszuständen durchaus absetzt. CRÉDÉ (1939) hat durch Elektrokoagulation von Hirngewebe ganz ähnliche Zellveränderungen erzeugen können. Versuche mit typischen Enzymen (MÖNNINGHOFF, 1939; MOEGEN, 1940) bewiesen, daß tatsächlich ein Gerinnungszustand vorliegt. Koagulierte Gewebe setzen einer enzymatischen Verdauung durch ihre mangelnde Quellungsfähigkeit besonderen Widerstand entgegen. Doch unterliegen sie schließlich ebenfalls einer Kolliquation, wenn auch in sehr verschiedener Zeit. Verflüssigung und Gerinnung sind somit nach MÜLLER (1955) keine grundsätzlich entgegengesetzten Prozesse.

COLMANT (1967) sowie BRIERLEY (1973) wiesen darauf hin, daß ischämische Zellveränderungen ein Prozeß mit einem bestimmten Zeitverlauf und nicht eine statische Veränderung darstellen. Durch tierexperimentelle Untersuchungsreihen hat man ein dynamisches Bild der verschiedenen Stadien, welche die lädierten Zellen bis zur Ausbildung der ischämischen Zellveränderungen durchmachen. Nach BRIERLEY (1973) wird der Zeitverlauf nur durch die Größe der Nervenzellen beeinflußt und soll schneller als die kleinen Nervenzellen als für die großen sein. Demgegenüber wirkt sich der Grad der Hypoxie nur auf die Zahl der veränderten Zellen aus. GARCIA (1975) hat dies bestritten und fand beim experimentellen Herzinfarkt Unterschiede in den verschiedenen Nervenzellen bezüglich des Zeitablaufes der Veränderungen. Obgleich elektronenmikroskopische Unterschiede bei verschiedenen Modellen beschrieben wurden (LITTLE et al., 1974; GARCIA et al., 1975) und eine Übereinstimmung der lichtmikroskopischen Befunde mit den elektronenmikroskopischen nur zum Teil erzielt werden konnte, sind wir in unserer Beschreibung den von COLMANT (1967) angeführten Stadien gefolgt.

### a) Tigrolyse

Zu Beginn des Prozesses beobachtet man stets, besonders deutlich an den Ganglienzellformen mit großem Plasmaleib, einen staubförmigen Zerfall der Nissl-Schollen (Abb. 31a), dem eine leichte Zellblähung folgt. Die Läsion ist

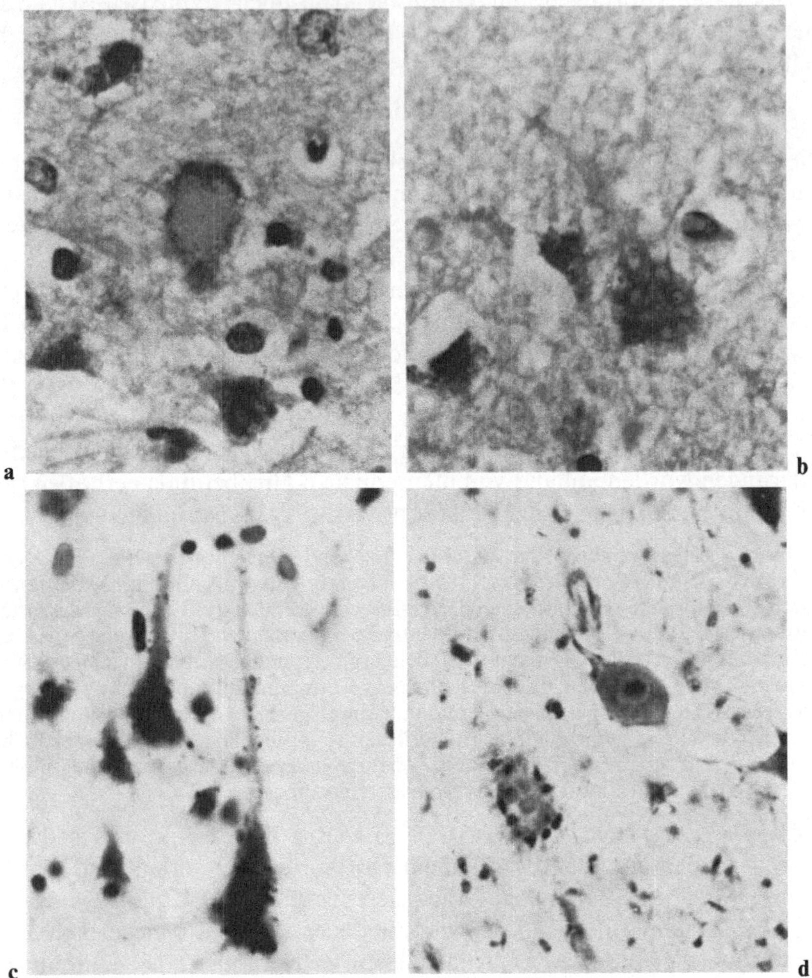

**Abb. 31 a–d.** 58jähriger Patient. Herzstillstand. Tod 4 Std nach Reanimation. Hirnrinde des Temporallappens. **a** Tigrolyse, **b** Vakuolisierung. × 400. **c** Schrumpfung, **d** Inkrustation. × 200

noch reversibel. In der Tigrolyse stellt sich häufig gleichzeitig oder kurz nach ihrer Ausbildung eine Abblassung der Kernmembran und eine Trübung des Kerninhaltes ein. Das Undeutlicherwerden der Kernmembran ist in einigen Zellen das sicherste Kennzeichen früherer Veränderungen. Das Kernchromatin wird undeutlicher, das Nukleoplasma zeigt bei Kresylviolett-Färbung eine diffus graublaue Tinktion mit noch deutlich sichtbarem Nucleolus.

Hypoxidotisch verursachte Tigrolysen wurden von HEMPEL (1941) beim tödlichen Insulinschock sowie von SCHOLZ und JÖTTEN (1951) nach Cardiazolschock und als „akute Schwellung" nach NISSL (1904) beschrieben worden. KROGH (1950) hat vorgeschlagen, von subakuter Schwellung zu sprechen. GARCIA und KAMIJYO (1974) sprachen auch von Zellschwellung für offensichtlich tigrolytische Zellveränderungen nach lokaler Ischämie.

Die quantitativen UV-spektroskopischen Untersuchungen von HOCHBERG und HYDEN (1948), CASPERSON (1950), HYDEN (1952) u.a. zeigten, daß sich hinter der Tigrolyse ein Schwund von Ribonukleinsäure und Plasmaprotein verbirgt, der deutlich von der Ischämiedauer abhängt. ALTMANN (1955) bezeichnete die Tigroidstruktur als labiles Zytoplasmaeiweiß, dessen frühe und rasche Zerstörung geradezu als Indikator anders nicht zu erkennender Zellschäden angesehen werden dürfe.

Über die Manifestationszeit der Tigrolyse im Sauerstoffmangel sind die Angaben unterschiedlich. Von MÜLLER (1903) wurden 1–2 Std angegeben. TUREEN (1938) sah sie nach 30 min andauernder Ischämie des Rückenmarks schon eine Stunde später auftreten. ALTMANN (1955) und COLMANT (1965) fanden sie 20 min nach einem 4 min währenden Durchblutungsstop bzw. Beatmung im Stickstoff.

In bestimmten Fällen geht die Tigrolyse in Zellverflüssigungszustände über (SCHOLZ, 1957). Manche Nervenzellen persistieren sogar als hydropisch veränderte Elemente, besonders in Randgebieten geschädigter Bezirke mehr oder weniger lange Zeit. Die Frage, ob es sich dabei um ein Verbleiben der Zellen in der Tigrolyse oder um die von verschiedenen Autoren beschriebene Zellschwellung als zweite Art von anoxisch-ischämischer Zell-Läsion handelt, ist z.Z. nicht zu entscheiden.

Die bei der primären Reizung nach Axonotomie beschriebenen ultrastrukturellen Veränderungen (CERVÓS-NAVARRO, 1961) wurden bis jetzt bei keiner der elektronenmikroskopischen Untersuchungen ischämischer Läsionen nachgewiesen. Für HAGER (1968) beginnt die akute Zellveränderung mit einer Schwellung der Zelle und ihrer Fortsätze unter der auch elektronenmikroskopisch zu verifizierenden Auflösung der „rauhen“, d.h. mit Ribosomen besetzten Ergastoplasmastrukturen, die das Substrat der sog. Nissl-Schollen sind. GARCIA et al. (1975) erklärten die allgemeine Blässe der Nervenzellen durch die elektronen-mikroskopisch feststellbare Abnahme der RNS in Kern und Zytoplasma. In dieser Phase soll die Nervenzelle nur kurze Zeit verharren und nimmt, wenn keine prompte Erholung zustande kommt, des Aspekt der „schweren“ Zellveränderungen an, bei denen vor allem der Kern durch Hyperchromatose und Schrumpfung den Grad der Schädigung zu erkennen gibt.

### b) Zellschrumpfung

Der Tigrolyse schließt sich eine leichte Schrumpfung von Zytoplasma und Kern an. Die ganze Zelle ist dunkler verfärbt (Abb. 31 c). Um die geschrumpften Zellen erscheinen perizelluläre Schrumpfräume bereits vor Auftreten eines allgemeinen Ödems, da der Wassergehalt des Gehirns nach $O_2$-Mangelschädigung erst nach einigen Stunden anzusteigen beginnt (SPECTOR, 1961). Daher sind die perizellulären Räume als Folge einer Flüssigkeitsverschiebung zwischen verschiedenen Zellelementen innerhalb des Nervengewebes zu deuten. Elektronenmikroskopische Untersuchungen bei verschiedenen experimentellen anoxisch-ischämischen Modellen (BRIERLEY, 1973; LITTLE et al., 1974) haben gezeigt, daß es sich bei diesen Räumen um geschwollene Astrozyten handelt (Abb. 32).

LOWENBERG et al. (1936) sahen Zellschrumpfungen schon 25 min nach der hypoxischen Phase auftreten, COIMBRA (1964) erstmals nach 3 Std, MORRISON

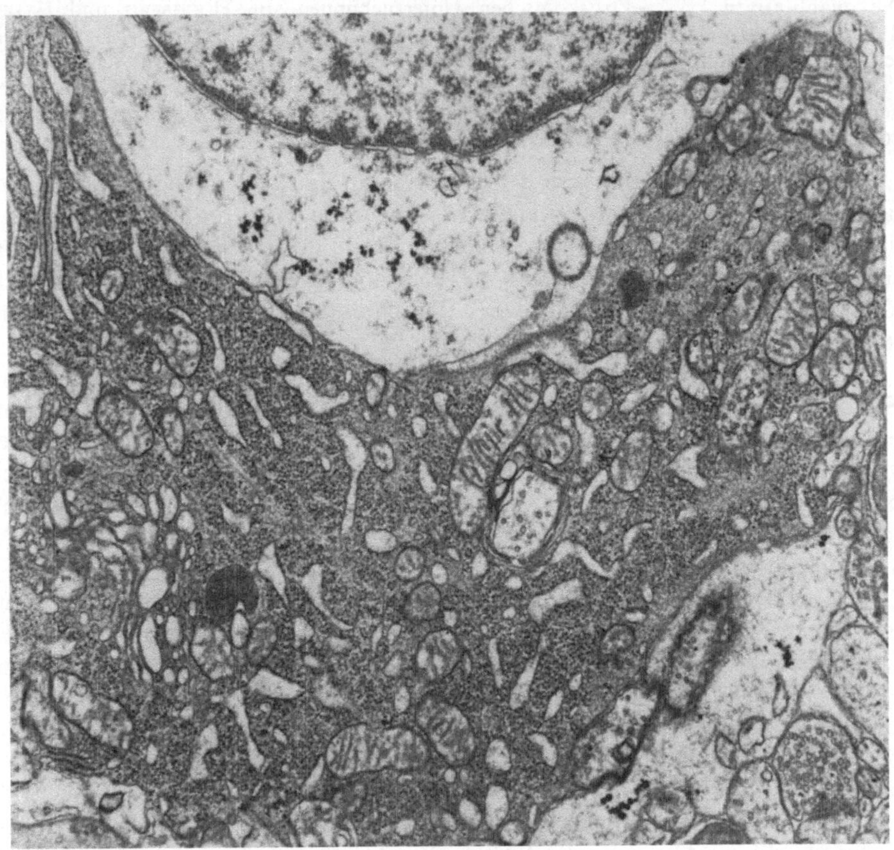

**Abb. 32.** Parietalrinde einer Katze 6 Std nach einer 15 min dauernden Ischämie (Insufflation eines subduralen Ballons). Schwellung der Astrozyten um eine geschrumpfte Nervenzelle. × 20 000

(1946) dagegen erst nach wiederholtem Sauerstoffmangel. GRENELL (1946) und GRENELL und KABATT (1947) fanden sie nach akuter temporärer Ischämie. KROGH (1945) betonte, ebenso wie LUCAS und STRANGEWAYS (1963), daß sie bei akuter Schädigung nur ein ganz passagerer Zustand sein kann. Die Frage, ob es sich um einen noch reversiblen Zustand handelt, wird von COLMANT (1965) für die Frühstadien bejaht.

Die akute Ganglienzellschrumpfung nach Sauerstoffmangel ist in der mangelnden Energieversorgung begründet, die für die Aufrechterhaltung des stark hydrierten Zustandes der Plasmakolloide benötigt wird (ALTMANN, 1955). Ein weiterer Faktor sind die unter Hypoxiebedingungen durch anaerobe Glykolyse rasch auftretenden pH-Verschiebungen zur sauren Seite (CHORNIAK, 1948). NETTER (1950) zeigte, daß hierdurch Zellschrumpfung erzeugt werden kann. Die Zellschrumpfung muß von artefiziellen Veränderungen abgegrenzt werden, die nicht sicher von intravital entstandenen Schrumpfungen unterschieden werden können. Mit Vorbehalt muß daher vielen Angaben über die $O_2$-Mangel- bedingten Nervenzellschrumpfungen begegnet werden. Vor allem, wenn sie wie von GILDEA und COBB (1930) sowohl in den ersten Stadien nach schwerer Ischämie als auch noch einige Tage danach beobachtet wurden. COLMANT (1965) sah selten geschrumpfte Nervenzellen als Spätveränderung. Allerdings muß die Annahme CAMMERMEYERS (1962), der eine intravitale Entstehung dunkler Neurone glänzlich ablehnte, widersprochen werden. Aus den Untersuchungen von LEUCHTENBERGER (1949) über die Kernpyknose geht hervor, daß es bereits zu einer Depolymerisierung der DNS, verbunden mit Proteinverlust (Histone) kommt.

BRIERLEY (1973) unterschied einen zweiten Typ von neuronaler Schrumpfung, bei dem die Nervenzellen ebenfalls von perineuronalen Räumen umgeben sind, die, wenn sie eine gewisse Größe erreicht haben, eine Zunahme der Dichte des Zytoplasmas und z.T. auch des Kernes erreichen. Diese Veränderungen führen nicht zur Vakuolisierung des Zytoplasmas bzw. zu keiner Hyperchromasie des Kernes. Er identifizierte diese Nervenzellveränderungen mit den akuten Zellveränderungen von NISSL (1904) und, da elektronenmikroskopisch keine beträchtlichen Veränderungen der zytoplasmatischen Organellen erkennbar sind, nimmt er an, daß, wenn sich die geschwollenen Astrozytenfortsätze rückbilden, die Veränderungen reversibel sind.

## c) Vakuolisierung

Bevor die Schrumpfung stärkere Grade erreicht hat, erkennt man eine feinwabige Veränderung (Abb. 31 b). Sie beginnt in der Zellperipherie, um rasch auf den ganzen Zelleib, zellnahe Axonen und Dendriten überzugreifen. Die Vakuolen sind zunächst sehr klein und an kleinen Zellen u.U. nur mit Ölimmersion zu erkennen. Sie treten aber ganz konstant auf, um meist nur einige Stunden anzuhalten. Die Vakuolen werden z.T. größer, konfluieren oder brechen ganz nach außen auf. Besonders große Waben finden sich regelmäßig im Endblatt und im lateralen dorsalen Band des Ammonshorns.

Elektronenmikroskopisch konnte BRIERLEY (1973) zeigen, daß die Mikrovakuolen durch geschwollene Mitochondrien entstehen. Dabei wird die doppelte Grenzmembran der Mitochondrien erhalten, während die inneren Cristae unterschiedliche Zerstörungen zeigen. BAKAY und LEE (1968) stellten nach mehrstündiger reinen bzw. hyperkapnischen Hypoxie als einzige Veränderung Mitochondrienschwellung fest. LITTLE et al. (1974) fanden nur gelegentlich eine Schwellung der Mitochondrien und führten wie HAGER (1968) einen Teil der Mikrovakuolen auf die Schwellung des endoplasmatischen Retikulums und der Golgi-Cisternae zurück. GARCIA et al. (1975) fanden Mitochondrienschwellung in der lokalen, aber nicht in der globalen Ischämie und ein umgekehrtes Verhalten des endoplasmatischen Retikulums, das nur in der Ischämie des gesamten Gehirns vorkommt (Abb. 33).

WINDLE et al. (1944) fanden Vakuolisierung der Nervenzellen im Gehirn neugeborener Meerschweinchen nach Nabelschnurabklemmung. ALTMANN und SCHUBOTHE (1942) beschrieben sie bei ihren Unterdruckversuchen an der Katze, ebenso LUFT (1937, 1938) und vor allem KROGH (1952) nach Ischämie des Kaninchenrückenmarks. Hier trat die Vakuolisierung etwa eine Stunde nach Beendigung des Versuches auf. MORRISON (1946) beschrieb beim Hund nach Mangelbeatmung Tigrolyse und Vakuolisation der Zelle bis in die Dendriten hinein. Er sprach von „schwerer Zellerkrankung". Ebenso fand JACOB (1952) bei Tod am Strang im Subiculum in einem Falle rasch entstandene größere Vakuolen im Plasma. SCHOLZ (1957) hatte Vakuolisierung in den großen Pyramidenzellen nach akutem Höhentod gefunden, schließlich sah sie auch LINDENBERG (1956).

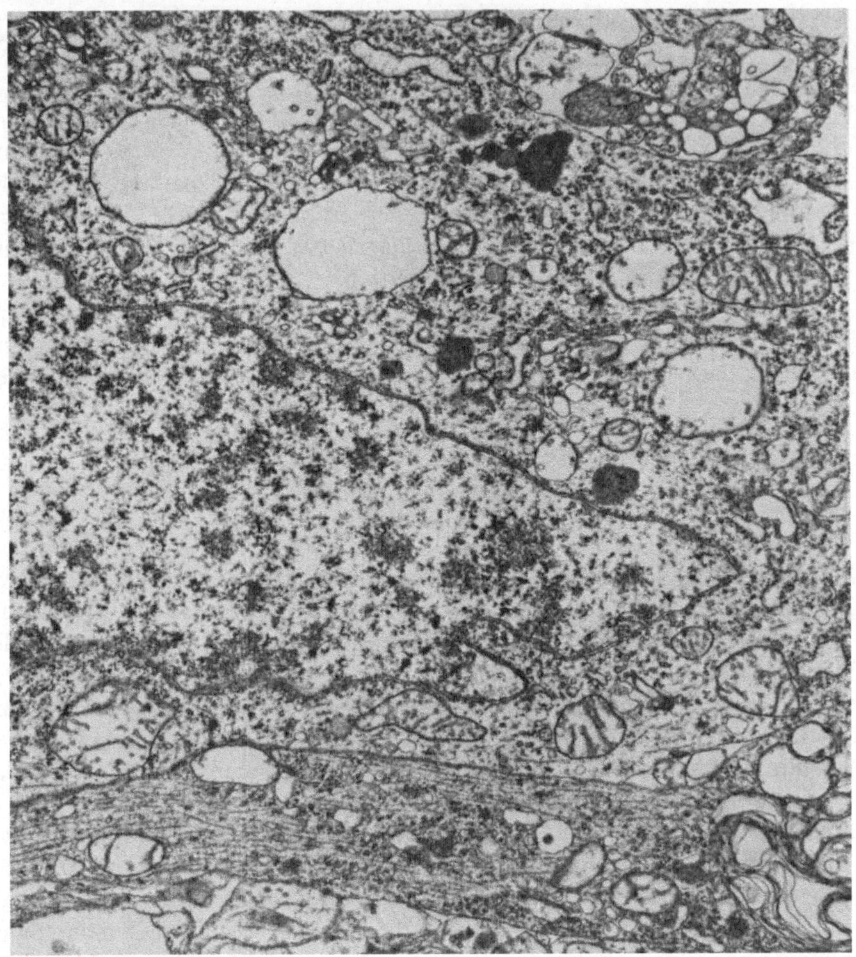

**Abb. 33.** Frontalrinde der Katze nach Unterbindung der A. cerebri media. Schwellung der Mitochondrien. (Überlassen von Prof. Dr. J. GARCIA, Baltimore.) × 20 000

### d) Inkrustation

Durch fortschreitende Schrumpfung der Zelle entsteht eine Retraktion von Plasmateilen in Strängen und Bändern. In diesem Stadium treten die Inkrustationen der Ganglienzelle auf (Abb. 31 d). Auch sie lassen sich meist nur wenige Stunden bis zu einem Tag verfolgen und dürfen nicht mit der chronischen Zellinkrustierung (s.S. 61) verwechselt werden.

Bezüglich der Inkrustation finden sich recht große und offensichtlich kernspezifische Unterschiede. Regelmäßig treten sehr deutliche Inkrustationen an den Nervenzellen des Endblattes und des dorsalen Bandes im Ammonshorn, den kleinen Striatumzellen und den kleinen Pyramidenzellen oberer Rindenschichten in Erscheinung. Meist völlig fehlen sie im Thalamus, am dichten Band des Ammonshorns und an den großen Pyramidenzellen der 5. Rindenschicht.

Nach COLMANT (1965) sind sie an die vorausgehende vakuolige Veränderung gebunden. Für ihre Entstehung ist ein Fortschreiten des Schrumpfungsprozesses wesentlich. Durch Zunahme des Schrumpfungsraumes reißen Teile der äußeren Zellschicht ab und bleiben z.T. am äußeren Ufer des Schrumpfungsraumes zurück. KÖRNEY (1955) hebt hervor, es sei ungewiß, ob die Inkrustation an gliöse oder nervöse Strukturen gebunden sei und vermutet einen Zerfall der Nervenendigungen. Eine ähnliche Auffassung vertreten LINDEN-BERG (1956) und COLMANT (1965). Inkrustationen sind nur an der Ganglienzelle bekannt, dagegen nicht an anderen Zellen des Organismus. Für ihre Entstehung ist zu berücksichtigen, daß die Oberfläche der Ganglienzelle ja durch Verbindungen mit ihrer Umgebung verknüpft ist. Die synaptischen Kontakte der Zelle mit ihrer Umgebung könnten die Hauptursache dafür sein, daß die Retraktion des vakuolisierten Zelleibes bei der fortschreitenden Schrumpfung behindert wird. Lakunenartige Einbuchtungen könnten andererseits auch durch die Flüssigkeitsverschiebungen in den Astrozytenfortsätzen mitbedingt sein.

Das Elektronenmikroskop zeigt als Äquivalent der Inkrustation, daß um die Peripherie der Nervenzelle Fragmente des neuronalen Zytoplasma mit einer Elektronendichte, die derjenigen des geschrumpften Kernes entspricht, sich von weniger dichten und strukturlosen Arealen abheben. Ob es sich dabei um synaptische Kontaktstellen handelt, konnte aufgrund der starken Adielektronie dieser Gebiete nicht erörtert werden. LITTLE et al. (1974) stellen eine 75%ige Reduktion der axo-somatischen, und etwas weniger der axo-dendritischen Synapsen fest. Diese Autoren beschreiben multilamelläre Gebilde, die bei den Golgi-Zonen gebildet werden und einen Teil der Inkrustationen ausmachen sollen.

### e) Endbild der ischämischen Ganglienzellnekrose

Im Endstadium verkleinert sich der Kern, wird pyknotisch und nimmt im typischen Falle, jedenfalls sehr häufig von der Fläche aus gesehen, Dreiecksform an (Abb. 34a–c). Eine Besonderheit pyknotischer Kerne ist ein roter Farbeffekt in mit Kresylviolett gefärbten Präparaten bei Beobachtungen im Phasenkontrast. Nunmehr blaßt das Nisslsche Bild des Perikaryons ab, bis es schließlich nur noch bei starker Abblendung als blaß-bläuliches Scheibchen zu erkennen ist. Bei der Färbung mit Eosin wird dagegen eine leuchtend rote Tinktion erzielt. In der gleichen Zeit blassen meist auch die Inkrustationen vollständig ab, obwohl sie manchmal etwas länger färbbar bleiben können als der Zelleib (MEESSEN, 1947).

Die Elektronenmikroskopie zeigt eine Zunahme der Dichte des Zytoplasmas mit Anhäufung von einzelnen Ribosomen und Polysomen. Die Bläschen und Sacculi der Golgischen Zonen sowie des endoplasmatischen Retikulums sind häufig geschwollen (Abb. 35). Das Nukleoplasma ist ebenfalls verdichtet und das Kernkörperchen meistens nicht mehr erkennbar. Die Nervenzelle wird umgeben von geschwollenen Astrozytenfortsätzen.

COLMANT (1967) versuchte, für die verschiedenen Stadien der ischämischen Zellschädigung kennzeichnende enzymhistochemische Veränderungen festzustellen. Er konnte jedoch nur zeigen, daß oxydierende Enzyme (Diaphorasen und Dehydrogenasen) und saure Phosphatase sich noch erstaunlich lange, erstere sogar 48 Std nach der Schädigung in den Ganglienzellen nachweisen lassen. Er stellte weiterhin fest, daß bei den Diaphorasen und Dehydrogenasen etwa nach $1^1/_2$–2 Std ein irreversibler Aktivitätsverlust im Neuropil erkennbar ist. Ein charakteristisches Phänomen ist der Reichtum an oxydierenden Exzymen

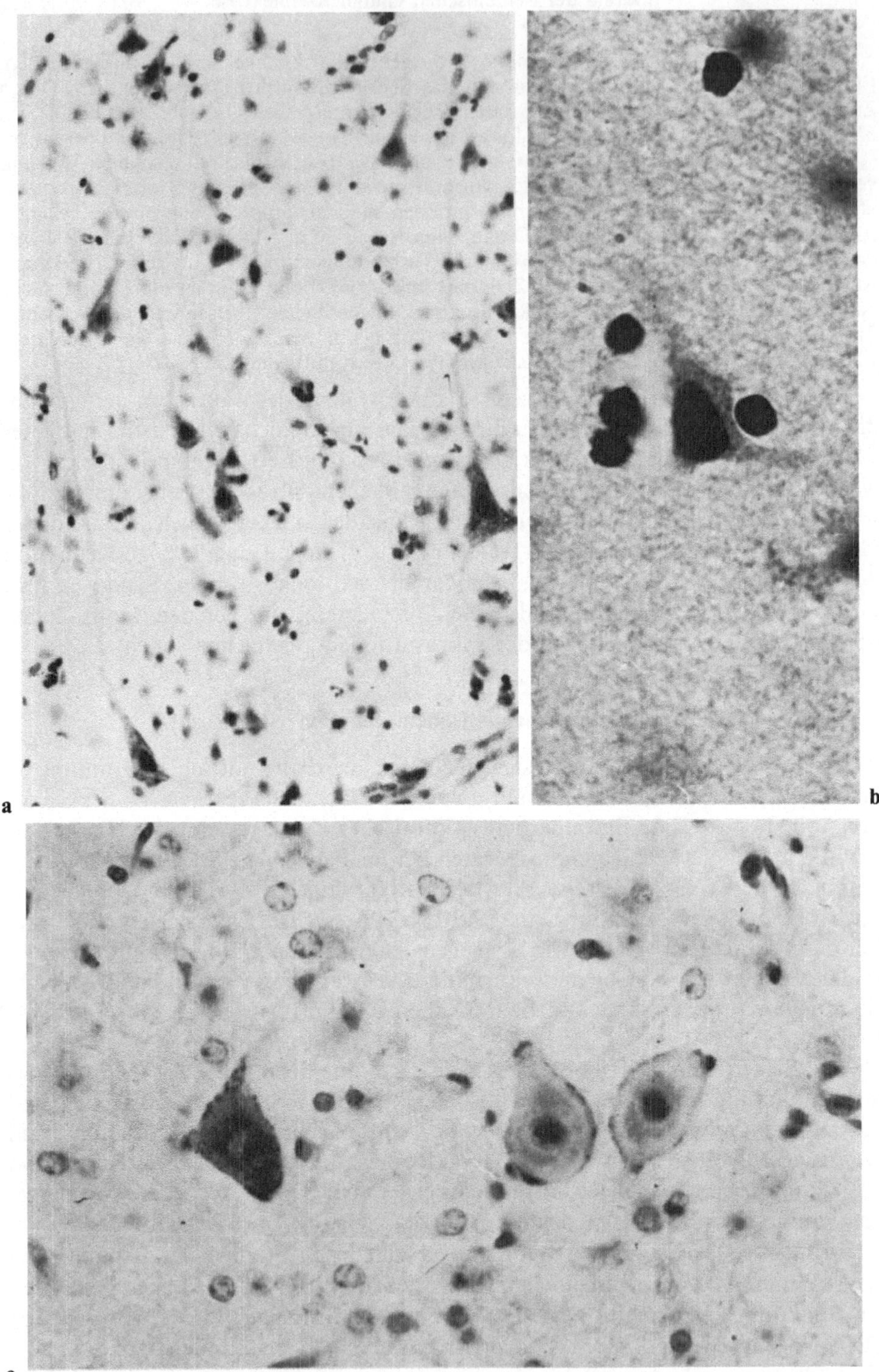

**Abb. 34a–c.** 27jähriger Patient. Ischämische Enzephalopathie. Akute Hirnschwellung bei Virusenzephalitis. **a** u. **b** Ischämische Zellveränderungen in der Hirnrinde. Die pyknotischen Kerne weisen eine Dreiecksform auf. Nissl. **a** ×100; **b** ×500; **c** Atypische ischämische Zellveränderungen im Nucleus oculomotorius. Pyknotische Kerne mit gleichzeitiger Zytoplasmaschwellung. Nissl. ×400

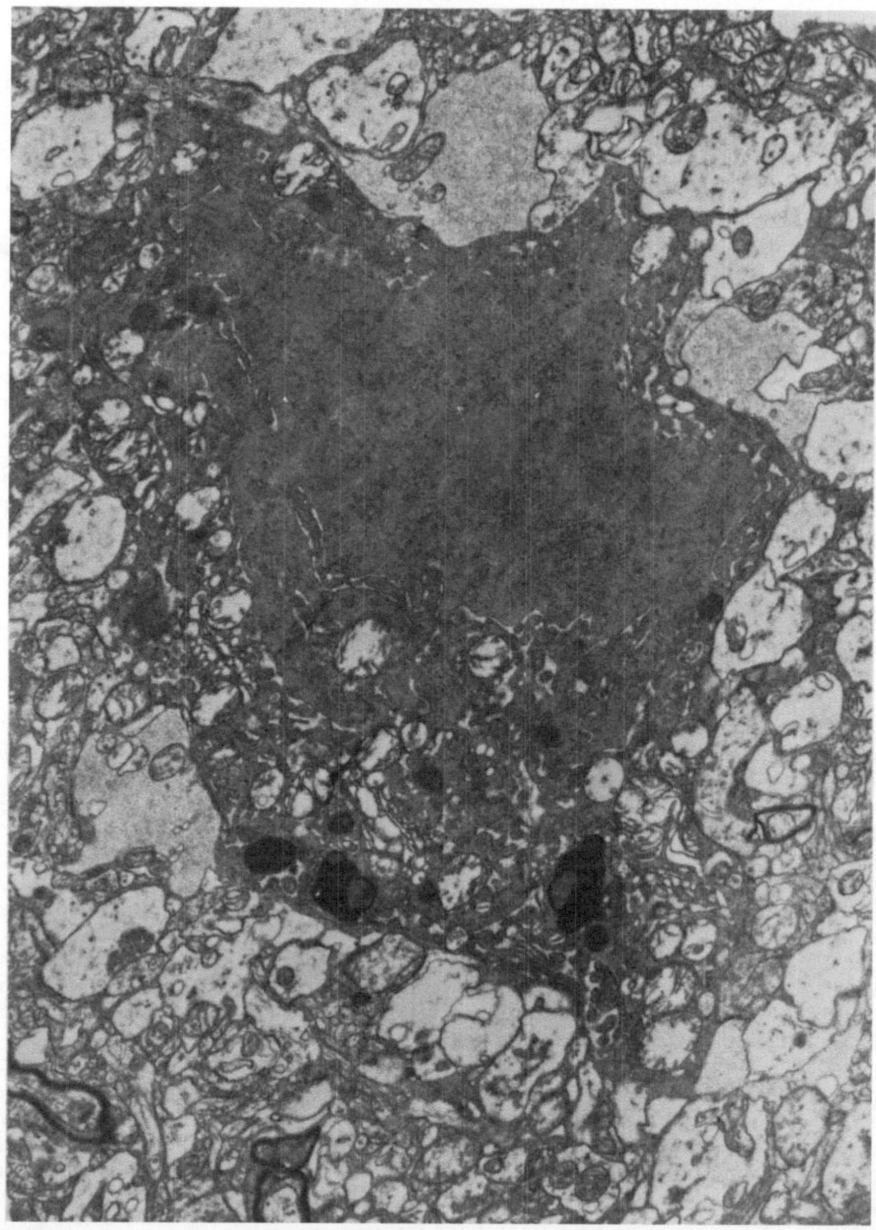

**Abb. 35.** Frontalrinde der Katze. Ischämische Zellveränderungen. Verdickung des Nukleo-
und Zytoplasmas. Schwellung der Mitochondrien und der Sacculi der Golgischen Zone.
$\times 14000$

in den Axonschwellungen, welche offenbar an den Fortsätzen nicht erkennbar geschädigter Perikarya auftreten.

Angaben darüber, nach welcher Zeit das typische Bild der ischämischen Ganglienzellnekrose nachweisbar ist, sind spärlich und nicht einheitlich. SPIEL-MEYER (1925) nahm 6 Std an, NEUBÜRGER (1928) fand vergleichbare Veränderungen als Fernwirkung bei Hirnschüssen schon nach einer Stunde. JACOB (1963) gab als Manifestationszeit frühester Veränderungen eine halbe Stunde an, während er das Vollbild nach 10 Std beobachtete.

Eine große Unsicherheit besteht auch hinsichtlich der Frage, wie lange ischämische Ganglienzellnekrosen nachweisbar bleiben. KÖRNYEY (1955) bezweifelte die Möglichkeit eines längeren Erhaltenbleibens im Gewebe generell und versuchte, abweichende Befunde mit einem Zweitschaden zu erklären. JAKOB (1927), SCHOLZ (1957) und JACOB (1963) konnten zeigen, daß sie noch nach mehr als einer Woche aufzufinden sind. Nach COLMANT (1965) sind ischämische Zellveränderungen manchmal außerordentlich resistent und konnten im dorsalen Ammonshorn noch nach 7 Monaten unverändert gefunden werden. GARCIA und KAMIJYO (1974) fanden sie noch 16 Tage nach einem experimentellen ischämischen Insult und nehmen an, daß sie nur durch Makrophagen abgeräumt werden können.

### f) Reversibilität der ischämischen Ganglienzellveränderungen

Der Zeitpunkt des Zelltodes läß sich nicht erkennen, er ist nur als der Zustand zu definieren, bei dem die Zelle ihre strukturell-funktionelle Integrität verliert und nicht mehr in der Lage ist, ihr spezifisches inneres Milieu, das sich von dem ihrer Umgebung unterscheidet, aufrechtzuerhalten. Bevor dieser Zeitpunkt eintritt, sind strukturelle Veränderungen nachweisbar, die sich bei Verbesserung der energetischen Situation wieder zurückbilden können.

Zur Zeit gibt es noch keine sichere Antwort auf die Frage, bis zu welchem Stadium der ischämischen Zellveränderung der Prozeß reversibel ist. Die vorhandenen Befunde sprechen nach BRIERLEY (1973) dafür, daß eine Reversibilität nur in den Stadien der Mikrovakuolation, d.h. in den ersten 30 min nach der hypoxischen oder ischämischen Veränderung möglich ist. LINDENBERG (1963) hält die Reversibilitätszeit der Veränderungen bei großen Nervenzellen wie den Pyramidenzellen für noch länger. COLMANT (1965) hält die Veränderungen im Stadium der Zellschrumpfung für reversibel.

In Gewebekulturen von der Retina fanden WEBSTER und AMES (1965) 3 min nach Sauerstoff- und Glukoseentzug Mitochondrienschwellung und Abnahme der synaptischen Bläschen. Nach längerer Zeit tritt eine Schwellung der Golgi- und e.R.-Membranen auf. Anoxie allein führte zu ähnlichen Veränderungen, während Glukoseentzug kaum Wirkung zeigte. Bis zu 20 min Dauer der Anoxie blieben die Veränderungen reversibel. Nach 30 min jedoch irreversibel.

Die Reversibilität der ischämischen Ganglienzellveränderungen ist für die Frage, wie lange eine Ischämie vorhanden sein muß, um zu irreversiblem Hirninfarkt bzw. Hirntod zu führen, wichtig, aber nicht der einzige Faktor. Vor allem bei der zum Hirntod führenden globalen Ischämie sind zusätzliche Faktoren im Rahmen der Mikrozirkulation ausschlaggebend (s.S. 135). Daher ist die Überlebenszeit des Gehirns bei der globalen Ischämie kürzer als die Reversibilitätszeit der ischämischen Ganglienzellveränderungen.

### g) Abgrenzung gegenüber postmortalen Veränderungen

Die physikochemischen und autolytischen Veränderungen in den Zellen laufen auch beim Tod des Gesamtorganismus ab, der ebenfalls einen Zustand permanenter stagnierender Anoxie darstellt. Wichtig in diesem Zusammenhang ist, daß postmortale Zellveränderungen kein konstanter Befund bei den in der Sektion gewonnenen Gehirnen sind. LINDENBERG (1956, 1963) führt die unterschiedliche Ausprägung der postmortalen Veränderungen auf die metabolische Situation vor Eintritt des Todes zurück. Das terminale Auftreten von zeitlich ausgedehnteren hypoxischen Mangelzuständen bedingt die postmortale Strukturerhaltung („morphostatische mortale Nekrobiose"). Bei der „morphotropen mortalen Nekrobiose" dagegen, für die in der Regel nur eine kurzzeitige terminale Hypoxie prägend sein sollte, treten Tigrolyse, Schwellung, Vakuolisation, Schrumpfung, Inkrustation und Abblassung als postmortale Veränderungen auf. Die von LINDENBERG aufgestellte Hypothese, daß die präterminalen Bedingungen die entscheidenden Faktoren für die formale Ausbildung des nekrotischen Zellbildes sind, weist auf die Bedeutung von Unterschieden des mortalen Zellmilieus und den damit veränderten Bedingungen für die Wirksamkeit der ursprünglich strukturgebundenen zelleigenen hydrolytischen Enzymgarnituren hin.

Die postmortalen Phänomene erschweren die Beurteilung intravitaler Zellveränderungen außerordentlich. Bei postmortaler Entstehung findet man diese Veränderungen aber fast immer sehr ausgedehnt und in allen Abschnitten des Gehirns. Wenn postmortale Inkrustationen vorhanden sind (meist nur örtlich begrenzt nachweisbar), dann zeigt der Rest des Gehirns ausgedehnte Veränderungen. In derartigen Fällen wird die eigenartige Abblassung des Grundgewebes, die die elektive Parenchymnekrose frühzeitig auszeichnet, immer vermißt. Postmortale Veränderungen pflegen wenigstens beim Menschen langsamer voranzuschreiten und zeigen niemals jene glänzend-opake Beschaffenheit des Plasmas und jene scharf konturierte eckige Kernform, wie die intravital entstehende ischämisch-nekrotische Ganglienzellveränderung.

Erst Heterolyse und Reparation stellen vitale Reaktionen auf nekrotische Zellen und Gewebe dar. Beim menschlichen Material, das nicht durch Perfusion fixiert werden kann, sind die ischämischen von den postmortalen Veränderungen der Nervenzellen nur dann zu unterscheiden, wenn die Überlebenszeit nach dem ischämischen Insult lang genug war.

## 2. Andersartige Erkrankungsformen der Ganglienzelle nach Sauerstoffmangel

### a) Homogenisierende Zellerkrankung

Als Abwandlung der ischämischen Zellveränderungen tritt bei den Purkinje-Zellen der Kleinhirnrinde die homogenisierende Zellerkrankung auf, die sich bei den Zellen der unteren Olive, dem Nucleus dentatus und nach LAWRENCE et al. (1942) in den Pyramidenzellen ebenfalls einstellen kann. Sie wurde von SPIELMEYER (1922) und später von BIELSCHOWSKY (1932) und WERTHAM und

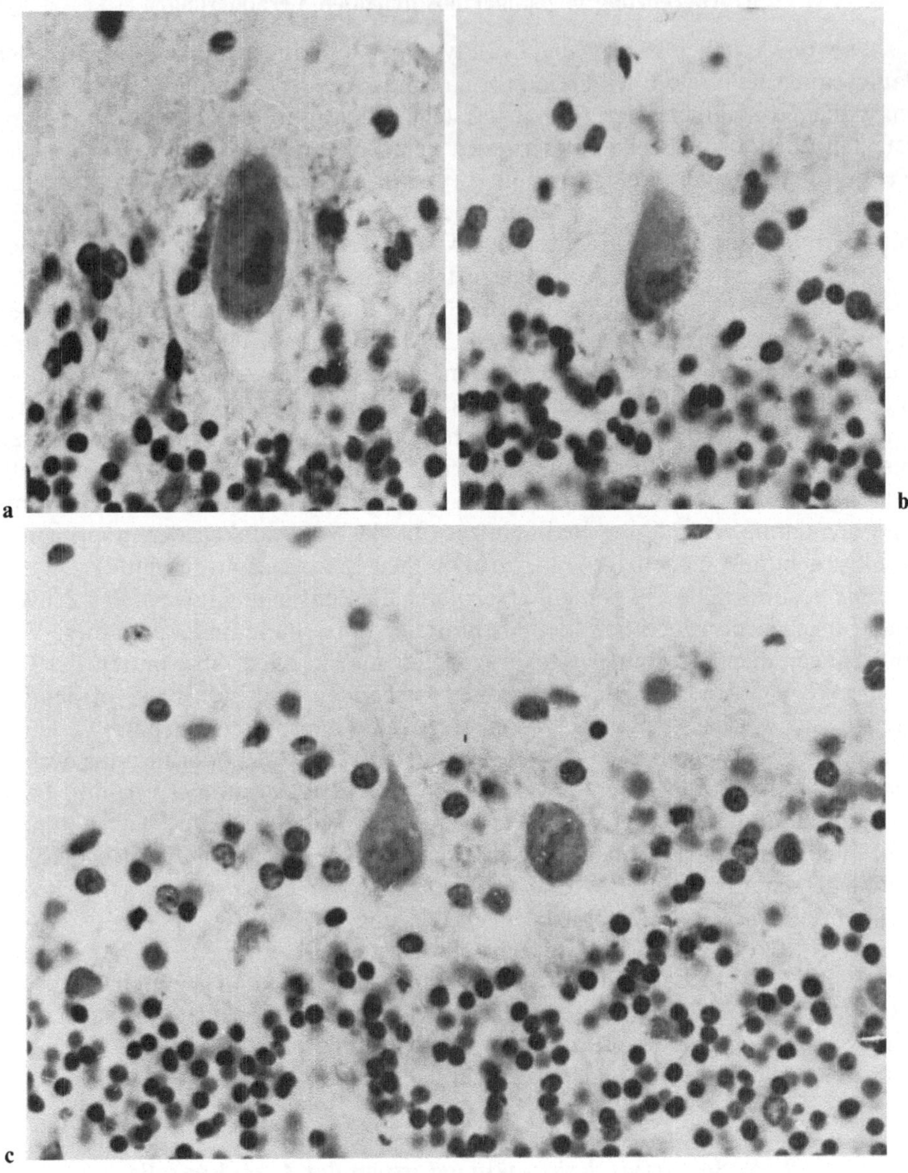

**Abb. 36a–c.** 73jähriger Patient mit älterem atheromatösem Verschluß der rechten und frischem thrombotischem Verschluß der linken A. vertebralis. Homogenisierende Zellveränderungen der Purkinje-Zellen. **a** ischämischer Zellveränderungstyp. Nissl. × 300

WERTHAM (1934) zusammen mit der üblichen ischämischen Zellnekrose gefunden. Die Schrumpfung des Zelleibes ist kaum ausgeprägt, gelegentlich sogar durch eine Schwellung ersetzt. Das Perikaryon wird blaß, opaleszent und eosinophil. Mit den Anilin-Färbungen bleibt es ungefärbt oder wird gelblich und stark refringent. Der Kern schrumpft, die Kernmembran zerfällt und die Chromatingranula verklumpen sich um das Kernkörperchen. Letzteres färbt sich blasser als normal und erscheint leicht geschwollen (Abb. 36).

Das elektronenmikroskopische Pendant zu den homogenisierenden Zellveränderungen ist noch nicht mit Sicherheit identifiziert worden. BRIERLEY (1973) war der Meinung, daß das neuronale Zytoplasma verhältnismäßig elektronendicht bleibt, daß aber die verschiedenen Zellorganellen kaum erkennbar sind.

### b) Inkrustierung der Nervenzellen

Ein möglicher Ausgang der Koagulationsnekrose ist die Inkrustierung mit Eisen- und Kalksalzen. Sie kann sich aber auch an andersartige Zellveränderungen anschließen. Nach GREENFIELD und MEYER (1963) ist trotz der Affinität für Hämatoxylin nicht sicher, daß es sich dabei um Kalk handelt, während die Färbung nach Turnbull den Eisengehalt beweist, daher zieht er die Bezeichnung „Ferrugination" vor. Nach unseren Befunden bei den Gefäßverkalkungen (s.S. 23), bei denen ähnliche Überlegungen angestellt wurden, ist das Vorhandensein von Kalksalzen anzunehmen. Die Inkrustierung findet sich im Zelleib, den Dendriten und in den Axonfortsätzen, wo sie sogar beginnen kann. Der Kalk lagert sich am Anfang der Inkrustierung in kleinsten Körnchen und Kügelchen ab, die später zusammenschmelzen. Der Kern bleibt häufig ausgespart. Manchmal sind auch periganglionäre Strukturen und umgebende Gliazellen verkalkt. Die Zellen können in diesem Zustand über Jahre und Jahrzehnte erhalten bleiben (Abb. 37). SCHRÖDER und SCHÄFER (1977) nahmen an, daß die Mineralisation nicht schlagartig einsetzt, sondern allmählich immer neue Ganglienzellen betrifft. Da nekrotische Nervenzellen im Randgebiet im allgemeinen aber nach 14 Tagen bereits nicht mehr sichtbar sind, sollen auch Neurone verkalken, die kurz vorher ein noch unauffälliges Zellbild geboten haben. Der Zelltod kann also in Übereinstimmung mit den elektronenmikroskopischen Befunden und im Gegensatz zu der Annahme älterer Autoren (CAJAL, 1911; SPIELMEYER, 1922; SCHOLZ et al., 1938) nicht notwendige Voraussetzung sein. Es handelt sich daher nicht nur um eine postnekrotische, sondern auch um eine postdystrophische Veränderung.

### c) Zellschwellung und Zellverflüssigung

Im Abschnitt über Tigrolyse wurde schon erwähnt, daß ein Teil der tigrolytisch veränderten Zellen in Verflüssigungszustände übergehen. In den Frühstadien unterscheiden sich diese Formen von den ischämischen Zellveränderungen nicht, später aber zeigt sich, daß bei einem Teil der Zellen die Schrumpfung von Zellkern und Plasma ausbleibt. In der stark tigrolytischen und geschwollenen Zelle treten unscharf begrenzte Hohlräume auf, die sich durch ihre unregelmäßige Form von dem Vakuolisierungsstadium der ischämischen Ganglienzellveränderungen unterscheiden und später zu größeren Vakuolen konfluieren können (Abb. 38). Der Kern ist auch geschwollen mit Verlust der Chromatinfärbbarkeit, aber deutlich erkennbarem Nucleolus. Auf die Unterschiede zwischen dieser Art von Zellschwellung und der akuten Zellschwellung Nissls hat SCHOLZ (1957) aufmerksam gemacht.

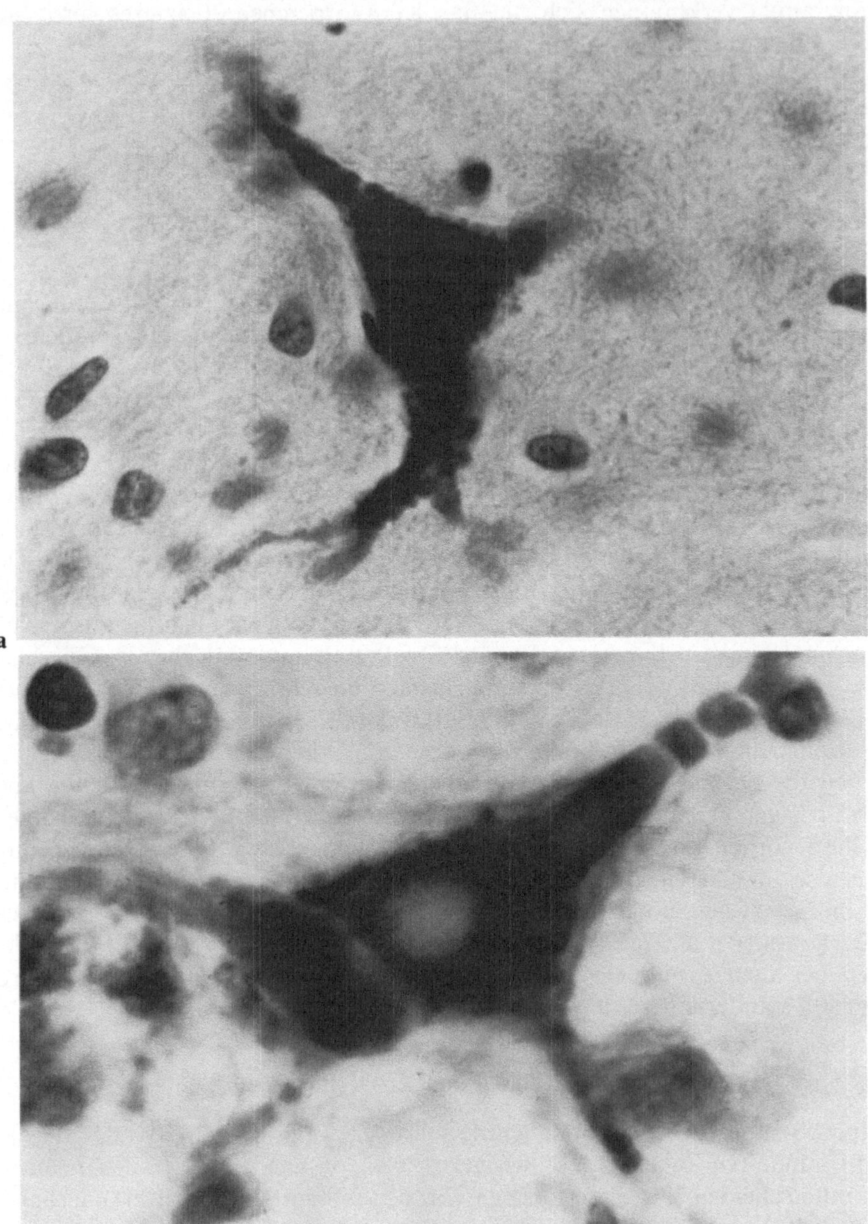

**Abb. 37 a u. b.** 4jähriges Kind. BNS-Krampfleiden. Status epilepticus. Verkalkte Nervenzellen des Thalamus. Nissl. **a** × 500, **b** × 750

Es besteht vielmehr das Bild der „hydropischen Veränderungen" (ALTMANN, 1955) und der Zustand erinnert dann an die von MEYER (1949) beschriebene „stachelige Zellerkrankung", manchmal auch an fortgeschrittene Stadien der sog. „Wasserveränderung". ALTMANN hatte diese hydropischen Veränderungen mit analogen Zellalterationen der Leber

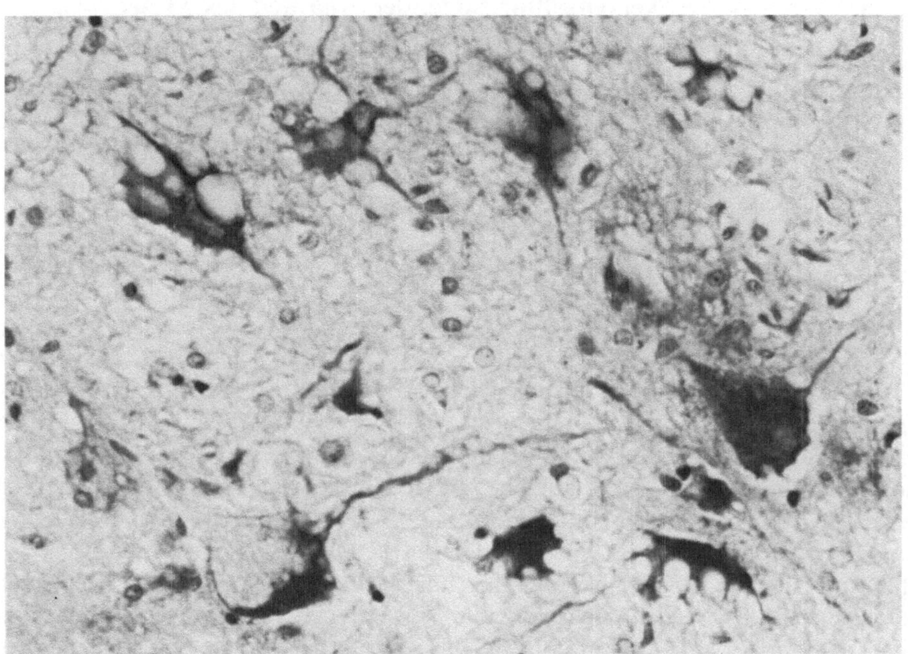

**Abb. 38.** Ratte. Rückenmark 18 Std. nach 18minütiger Abklemmung der A. thoracalis. Hydropische Veränderungen der Nervenzellen. Nissl. × 300

(„blasige Zellerkrankung") verglichen und hervorgehoben, daß sie stets auf eine zeitlich ausgedehnte und nicht zu schwere Schädigung hinweisen. Er vermutete, daß das hochgradige Ödem ihre Entstehung begünstigt. In späteren Stadien geht offenbar ein Teil dieser Zellen zugrunde, andere aber erholen sich. $4^1/_2$ Std nach Unterbindung der mittleren Hirnarterie von Affen fanden LITTLE et al. (1974) im ischämischen Gebiet licht- und elektronenmikroskopisch einige Nervenzellen, die statt geschrumpft wie die übrigen, geschwollen waren. 24 Std später konnten die Autoren keine Zellschwellung mehr feststellen. Lediglich geschwollene nackte Kerne lagen noch zwischen dem Neuropil, manchmal umgeben von Inkrustationen.

Die Frühphasen von Gerinnungs- und Verflüssigungsprozessen an den einzelnen Ganglienzellen sind die gleichen, und koagulierte Zellen fallen schließlich — und sei es erst nach Monaten — der Verflüssigung anheim. Ein prinzipieller Unterschied zwischen beiden Nekroseformen besteht, wie sich auch an anderen Körperorganen gezeigt hat, nicht. Es gibt, wie LETTERER (1959) ausführte, nur eine Nekrose, in deren Verlauf die autolytischen und heterolytischen, die lösenden und die gerinnungsbewirkenden Faktoren in abwechselnder Stärke vorhanden sind.

Die *Zellverflüssigung* ist eine häufige Folge schwerer Kreislaufstörungen. Den pathogenetischen Merkmalswert der ischämischen und homogenisierenden Veränderungen besitzt sie jedoch nicht. Einmal ist sie als Folge ihrer wandelbaren Erscheinungform häufig schwer bestimmbar, zum anderen kommt sie in diffuser Verbreitung in mehr oder weniger charakteristischer Form auch bei toxischen und infektiösen Prozessen vor, bei denen die Mitwirkung von Kreislaufstörungen nicht jedesmal nachzuweisen oder anzunehmen ist (SCHOLZ, 1957).

## 3. Verhalten der Nervenzellfortsätze, der Glia und des Mesenchyms

Die Empfindlichkeit der Elemente des Hirngewebes gegenüber Sauerstoffmangel ist unterschiedlich. Sie staffelt sich vor allem nach der Umsatzrate der Oxydationsprozesse. Was die Empfindlichkeit anbelangt, besteht Einigkeit darin, daß die Nervenzellen am empfindlichsten sind, und daß am Ende der Skala die mesenchymalen Gewebsbestandteile mit Einschluß der als Mikroglia an das Hirngewebe adaptierten Makrophagen stehen. Bezüglich der Astrozyten und der Oligodendroglia sind die Angaben bei verschiedenen Autoren widersprüchlich.

### a) Veränderungen der Nervenzellfortsätze

Bei der Nekrose der Nervenzellen gehen die von ihnen abhängigen Fortsätze mit zugrunde. Anders ist es mit den in Bezirke elektiver Parenchymnekrosen oder kleinerer Mikroinfarkte einstrahlenden Nervenfasern andersörtlichen Ursprungs. SCHOLZ (1949) wies auf die geringe Empfindlichkeit dieser Strukturen gegen $O_2$-Mangel hin. Jedenfalls kann man in Erbleichungsgebieten der Hirnrinde, in welchen der gesamte Ganglienzellbestand der Nekrose verfallen ist, die einstrahlende Radiärfaserung mit nur. geringen Schäden antreffen; auch in narbigen Sklerosen, in denen fast alle Nervenzellen verschwunden sind, stößt man im Markscheidenpräparat noch auf überraschend viele erhaltene Fasern. DÜRCK (1921) und WOHLWILL (1921) konnten bei Mikroinfarkten erhaltene Axone nachweisen.

Das Vorkommen von axonalen Auftreibungen in der reaktiven Zone um und für kurze Zeit innerhalb von ischämischen Infarkten wurde lichtmikroskopisch beschrieben (SPIELMEYER, 1922; FEIGIN u. BUDZILOVICH, 1972) und elektronenmikroskopisch bestätigt (GARCIA u. KAMIJYO, 1974). Eine hohe Aktivität der oxydierenden Enzyme in den Axonschwellungen konnte COLMANT (1967) feststellen. Die Möglichkeit abortiver Regenerationsansätze mit dem Einsprossen von Nervenzellfortsätzen, die nicht selten auch mit Markscheiden ausgestattet werden, in die narbigen Endzustände hypoxischer Herde, wurde oft diskutiert (STOCHDORPH, 1964). JACOB (1951) wies auf die Möglichkeit hin, daß eine Markscheidenmethode die Gliafasern mitfärbt, und daß so ein Fehlen von Markscheiden verdeckt oder sogar eine Hypermyelinisation vorgetäuscht wird. In den experimentellen Ischämien wurde wiederholt das frühzeitige Auftreten (nach 120 min) von Schwellung der postsynaptischen Dendriten (Abb. 39) festgestellt (WILLIAMS u. GROSSMANN, 1970; GARCIA, 1973).

### b) Neurogliale Veränderungen

*Astrozyten* gelten als relativ widerstandsfähig gegen Sauerstoffmangel, und ihr Verschontbleiben bei Zugrundegehen der Nervenzellen wird als ausschlaggebener Faktor für die Entstehung der elektiven Parenchymnekrosen angesehen. Die herkömmliche Auffassung ist, daß für den morphologischen Befund des Endzustandes nach einer Kreislaufstörung die Einbeziehung der Glia in den Zelluntergang bzw. ihre Erhaltung eine entscheidende Rolle spielt. In der Tat aber gehen bei Kreislaufstörungen schweren Grades die Astrozyten unter dem

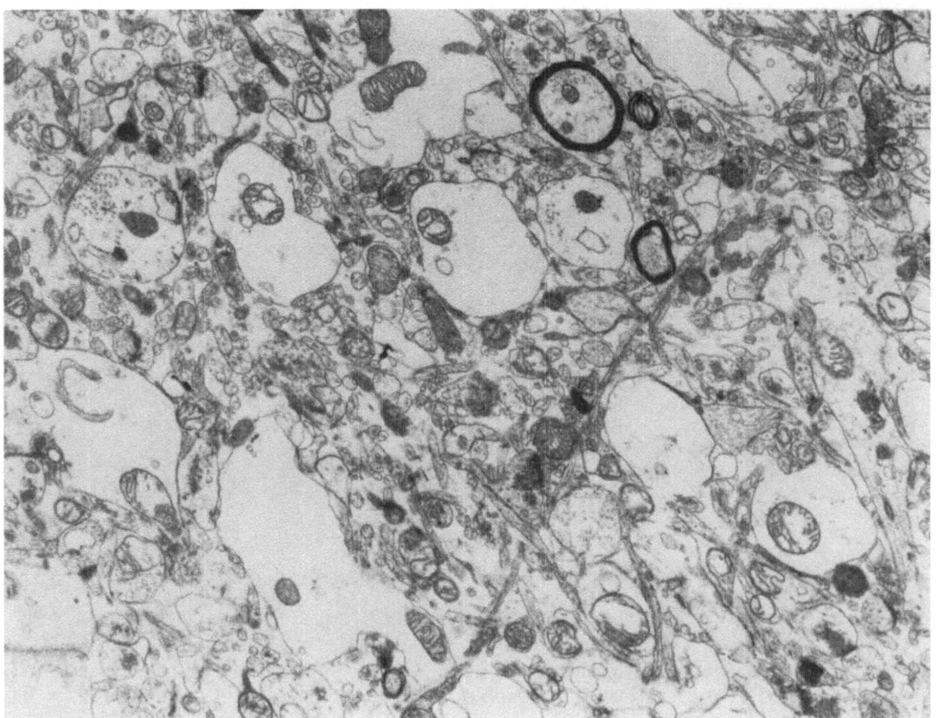

**Abb. 39.** Parietalrinde der Katze. Molekularschicht 3 Std nach der Unterbindung der A. cerebri media. Schwellung der postsynaptischen Dendriten. × 12000

Bild der Amöboidose und der Klasmatodendrose unter. Die frühesten gliösen Reaktionen sind im Nissl-Bild schon nach wenigen Stunden sichtbar (JACOB, 1963). COLMANT (1965) fand innerhalb der hypoxischen Herde kaum Astrozytenkerne. Die reaktiv veränderten, am Herdrand liegenden Elemente treten im Nissl-Präparat nicht hervor, obwohl ihr enzymhistochemisches Verhalten für eine gesteigerte Zellaktivität spricht. Es ist anzunehmen, daß sie auch bei den elektiven Parenchymnekrosen frühzeitig im Herdinnern untergehen, wie es für ischämische Veränderungen im Rückenmark bewiesen werden konnte (SCHNEIDER u. DRALLE, 1973), erst, wenn die untergegangene astrogliale „Füllmasse" ein ausgedehnteres Gebiet einnimmt, kommt es zur Erweichung. Jedenfalls werden in experimentell erzeugten Hypoxieherden erst in der 3.–4. Woche, selten schon früher, Astrozyten gefunden. Sie stellen sich als protoplasmatische Astrozyten oder gemästete Glia dar.

Über das Verhalten der *Oligodendroglia* kann nur wenig ausgesagt werden. Gelegentlich hielt man sie als besonders vulnerabel gegenüber Sauerstoffmangel. Schwellung und Proliferation der Oligodendroglia wurden 8 Std nach anoxischischämischen Episoden festgestellt (STEEGMANN, 1968). GARCIA (1975) demgegenüber fand sie lange Zeit nach dem Verschluß der A. cerebri media ultrastrukturell unverändert. Reaktionsformen wurden kaum gefunden, mit Ausnahme einer leichten Schwellung in den ersten Tagen, die PENFIELD und CONE (1926) für

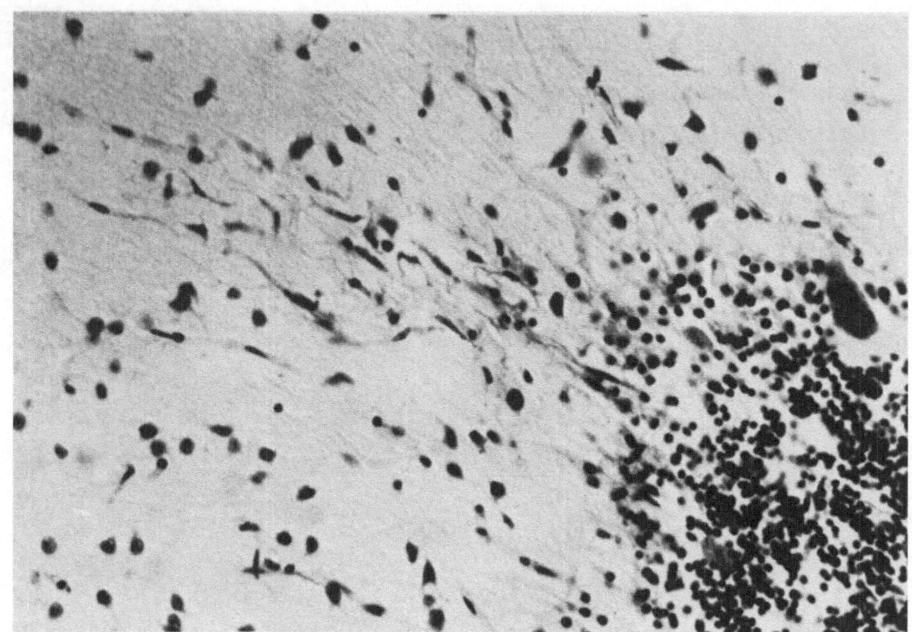

**Abb. 40.** 57jähriger Patient. Meningitis. Untergang von Purkinje-Zellen mit Gliastrauch-werkbildung als Folge des thrombotischen Verschlusses meningealer Arterien. Nissl. × 200

einen postmortalen Artefakt hielten. SCHOLZ et al. (1959) fanden 5 Std nach Herzstillstand Pyknosen der Oligodendrogliazellen. Deutlicher ist nur ihre Vermehrung in späteren Stadien.

### c) Mikroglia und Gefäße

Sicher am resistentesten ist die mesenchymale Komponente des Hirngewebes, also die Gefäße und die Mikroglia, die von Auswirkungen der Ischämie, aber auch der Hypoxie auf die Nerven- und Gliazellen zu lebhafter Aktivität stimuliert werden. Im Kleinhirn wird häufig die Abräumung der untergegangenen großen Fortsätze der Purkinje-Zellen durch Neuronophagie beobachtet. Dabei kommt es zu einer Anordnung der abräumenden Mikroglia in ein „Strauchwerk" (Abb. 40). In den anderen grauen Strukturen ist gelegentlich die Abräumung des Zelleibes, die der Nervenzellfortsätze nur ausnahmsweise zu erkennen. Die Gefäßanordnung tritt am deutlichsten im II. Stadium des Hirninfarktes zutage (s.S. 113).

## I. Störungen des Stoffangebotes

In der Humanpathologie verfügt man im Einzelfall selten über eine genaue Information über die vorangegangene klinische Situation. Die von SCHOLZ (1963) herausgestellten Unterschiede der Verteilungsmuster von Veränderungen bei der Hypoxie und Ischämie konnten experimentell nicht mehr bestätigt werden

(NICHOLSON et al., 1970). Trotzdem erlauben die inzwischen angesammelten Ergebnisse über verschiedene Verteilungsmuster von hypoxischen, ischämischen und oligämischen Veränderungen des ZNS eine weitgehende Systematisierung. Diejenigen pathogenetischen Situationen, bei denen eine Störung des Stoffangebotes das Primäre ist, werden in diesem Abschnitt behandelt. Sie entsprechen den hypoxämischen Hypoxidosen von ULE (1974). Die durch Intoxikationen und Bluterkrankungen verursachten Störungen des Sauerstofftransportes werden in den Kapiteln über neuropathologische Befunde bei Erkrankungen der inneren Organe beschrieben. Die oligämischen und ischämischen Hypoxidosen (ULE, 1974), bei denen eine Störung der Durchblutung den auslösenden Faktor darstellt, werden innerhalb der hämodynamischen Störungen behandelt.

Dabei soll nicht vergessen werden, daß ein bestimmter pathomorphologischer Befund in der Regel einer pathogenetischen Konstellation, selten einem isolierten pathogenetischen Faktor zuzuordnen ist. So z.B. kann nach einem Herzstillstand bis zur totalen Normalisierung der Hirndurchblutung längere Zeit vergehen, und damit können zu den ischämischen weitere oligämische und hypoxische Veränderungen hinzukommen.

## 1. Hypoxie

Kliniker und Pathologen weisen immer wieder auf die klinischen Symptome und die morphologischen Veränderungen des ZNS nach hypoxischen Episoden hin. In der umfangreichen Literatur fehlen jedoch genaue Angaben über Grad und Dauer der Hypoxieauswirkung auf die Blutgase und auf den Kreislauf.

Eine Senkung des $PaO_2$ wird von dem gesamten Gehirn gut vertragen. Die bei der Hypoxie in der Regel vorhandene Aufrechterhaltung der Spülfunktion bedeutet eine wesentliche Verzögerung des Eintritts in den Bereich der Nekrobiose. Bei einem jungen Patienten mit intaktem Gehirn, der an einer pulmonalen Insuffizienz leidet, können die $PaO_2$-Werte bis auf 40 Torr oder sogar tiefer absinken, ohne daß klinisch eine Hirnläsion zu erkennen wäre.

Die kritischen Werte liegen bei Patienten mit verschiedenen Erkrankungen, vor allem des ZNS, nicht mehr so tief und hängen vom Alter des Patienten, vom Vorhandensein eines intrakraniellen Druckes bzw. Ödems ab. Darüber hinaus gibt die Bestimmung des Sauerstoffverbrauchs des Gehirns nur einen Gesamtwert. Die regionalen Unterschiede werden nicht erfaßt, bei normaler Aufrechterhaltung des Sauerstoffverbrauchs des gesamten Gehirns können bestimmte, besonders vulnerable Areale unter Sauerstoffmangel leiden und irreversible Läsionen davontragen (HAMER et al., 1975).

Beim Absinken des $PaO_2$ im Gehirn werden verschiedene Regulationsmechanismen in Gang gesetzt: 1. Steigerung der Hirndurchblutung, 2. Steigerung des Hirndrucks und des Herzminutenvolumens und 3. erhöhte Ventilation. Experimentelle Arbeiten konnten zeigen, daß bei der chronischen Hypoxie ein Adaptationsmechanismus mit Verlagerung der Dissoziationskurve des Sauerstoffs durch respiratorische Alkalose und numerische Zunahme der Erythrozyten sowie des Hämoglobins stattfindet. Die Steigerung der Hirndurchblutung kann in Sekunden 400–600% des Normalen erreichen. Im Gegensatz zur bisherigen Schulmeinung scheint es, daß die Zunahme der Hirndurchblutung nicht allein durch die Laktatakkumulation, sondern durch neurogene Mechanismen herbeigeführt wird. Wenn der $PaO_2$ unter 50 mm Hg sinkt, wird die Glykolyse stimuliert, die zur Anhäufung von Laktat und Pyruvat führt. Die dadurch entstandenen biochemischen Veränderungen beeinträchtigen die Synthese von Katechol- und Indolaminen, was zu der Vasoparalyse führen kann. Demgegenüber sind die Konzentrationen von ATP, ADP und AMP (energetischer pool) wenig verändert.

Bei allgemeiner hypoxämischer Hypoxie, aber erhaltener Durchblutung des Gehirns kommt es meist nur zu morphologisch erfaßbaren Veränderungen der Ganglienzellen, aber nicht des gesamten Neuropils. Dadurch entstehen unvollständige Nekrosen, für die sich im deutschen Schrifttum die Bezeichnung „elektive Parenchymnekrose" eingebürgert hat.

Wenn es sich um eine *chronische Hypoxie* handelt, die über lange Zeit andauert, wie z.B. bei den chronischen Gefäßerkrankungen, wird das morphologische Phänomen der Nekrose von dem der *Atrophie* abgelöst. Die kausalen Beziehungen zwischen einfacher Atrophie und chronischer Hypoxie sind besonders erkennbar bei Jugendlichen mit angeborenen Anomalien im großen Kreislauf, bei denen die Hirnveränderungen mit einer Altersatrophie verbunden vorkommen. Ein Beispiel dafür ist der numerische Schwund und die individuelle Atrophie der Pallidum- und Dentatumzellen beim Morbus coeruleus (SCHOLZ, 1957). Allerdings war SCHOLZ der Meinung, daß die kortikalen Verödungsherde bei der Arteriosklerose (s.S. 302) mit einer chronischen Mangeldystrophie nicht zu erklären sind, denn einmal findet man darin keine atrophischen Nervenzellen und zum anderen entspricht ihre Lokalisation derjenigen von Initialstadien herdförmiger elektiver Parenchymnekrosen.

## a) Elektive Parenchymnekrosen

Die elektiven Parenchymnekrosen bestehen in dem Schwund sämtlicher oder der Mehrzahl der Nervenzellen in einem umschriebenen Gebiet ohne weitere Zeichen einer Nekrose des Gewebsverbandes. Ein diffuser Zelluntergang sollte aus Gründen einer der morphologischen Aussagekraft angepaßten Begriffsbestimmung nicht als elektive Parenchymnekrose bezeichnet werden; ungeachtet der ätiopathogenetischen Gemeinsamkeiten. Auch die von SPIELMEYER (1922) im Marklager beschriebenen Erbleichungen können nicht der elektiven Parenchymnekrose zugerechnet werden.

SCHOLZ (1949) zog es aus Gründen einer klaren Begriffsbildung vor, die Veränderungen als reine oder elektive Parenchymnekrose zu bezeichnen, statt von unvollständigen Erweichungen zu sprechen, da ein Erweichungsstadium sich am Leichenbefund nicht feststellen läßt.

*Makroskopisch* sind elektive Parenchymnekrosen erst in dem mit basischen Anilin-Farben gefärbten Präparat und nur, wenn sie eine bestimmte Größe erreichen, sichtbar. Sie heben sich in dem blau-violetten Band der Hirnrinde als farbloser Bezirk ab. SPIELMEYER (1928) hat sie daher „Erbleichungen" genannt. Am deutlichsten werden sie bei Lupenübersicht erkennbar (Abb. 41). Sie sind am ausgeprägtesten in frischen Stadien. Wenn nur wenige Ganglienzellen einzeln oder in kleinen Grüppchen verstreut nekrotisch geworden sind, ist der Farbunterschied gegenüber der Norm kaum merklich. Graue Gebiete mit dichter Besetzung durch plasmareiche Nervenzellen, wie die Großhirnrinde und das Corpus striatum, bieten das Phänomen mit größerer Deutlichkeit dar als solche geringerer Dichte, wie Thalamus und Globus pallidus, oder solche mit sehr plasmaarmen Ganglienzellen, wie die Körnerschicht des Kleinhirns, wo die Erkennung mitunter nicht leicht ist. Eine disseminierte Nervenzellnekrose im Thalamus wird kaum das Bild einer Erbleichung hervorrufen. Da sich die für den frühen Nachweis kreislaufbedingter Gewebsschäden bedeutsamen Erbleichungen nur mit der Nisslschen Methode darstellen lassen, und in der Regel bei Durchmusterung breiterer Hirnareale auffallen, werden sie bei Untersuchung kleinerer Gewebeschnitte mit HE-Färbungen oft übersehen.

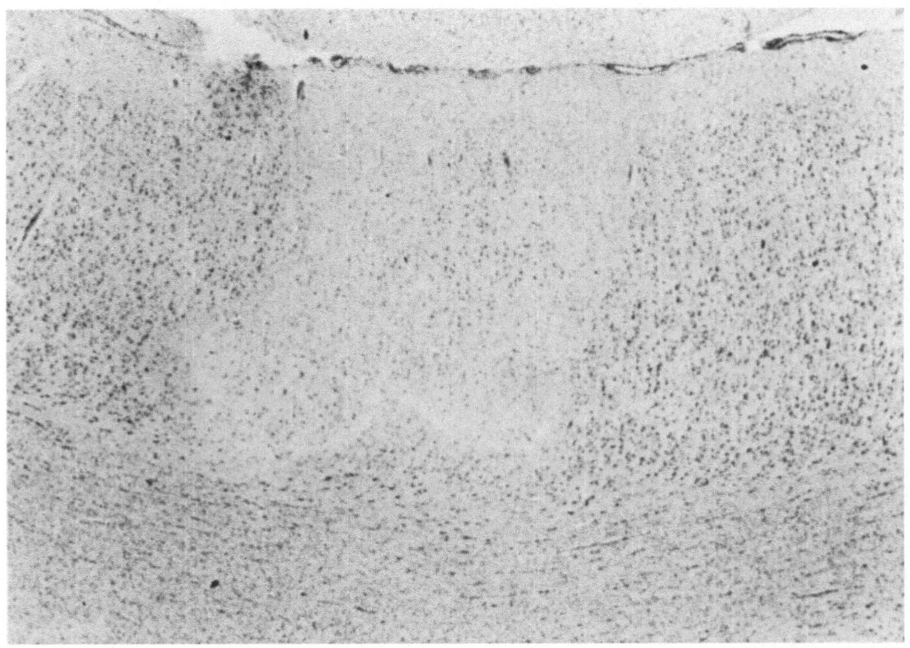

**Abb. 41.** 63jährige Patientin. Vorhofmyxom. Rezidivierende embolische Verschlüsse. Frontalhirn, Erbleichungsherd bei Lupenübersicht. × 32

Die Erbleichung ist nur eine verhältnismäßig flüchtige Erscheinung im frühesten Stadium der elektiven Parenchymnekrose. Mit dem Ingangkommen und Fortschreiten reaktiver Vorgänge verwischt sich durch die Vermehrung der erhaltengebliebenen Gliazellen das Bild, d.h. die Färbbarkeit des ehemals erbleichten Gebietes nimmt wieder zu (Abb. 42).

*Mikroskopisch* erkennt man ischämisch veränderte Ganglienzellen (s.S. 48) und bei bestimmten Zellarten die homogenisierende Zellerkrankung (s.S. 59). Es können vorübergehend Bilder entstehen, die der akuten Schwellung auch ähnlich sind.

Im Gegensatz zu dieser werden im aufgehellten Plasma dabei aber frühzeitig kleine, stippchenförmige, tiefdunkle Partikel sichtbar. Der Kern beteiligt sich an der Schwellung in der Regel nicht, sondern verliert unter Beibehaltung seiner rundlichen Gestalt an Volumen, färbt sich dunkel und bald stellt sich Kernwand- oder Totalhyperchromatose ein (SCHOLZ, 1957). Die Zelle verschwindet ziemlich schnell und die Auflösung tritt durch Verflüssigung des Plasmas ein. SPIELMEYER (1922) hat deshalb die schwere Zellveränderung im Gegensatz zur ischämischen zu den Zellverflüssigungsprozessen gerechnet.

Einige Tage nach Eintritt des Schadens beherrschen zahlreiche Neuronophagien das Bild. Häufig findet man an ihrer Stelle eine gleichmäßig diffuse mikrogliöse Stäbchenzellproliferation, die in der Großhirnrinde eine vertikale, zur Rindenoberfläche verlaufende Ausrichtung wie bei der progressiven Paralyse zeigt. Die Stäbchenzellen in elektiven Parenchymnekrosen sind bis in ihre feinsten protoplasmatischen Verzweigungen mit Fetttröpfchen vollgepackt, aber sie wandeln sich selten in Körnchenzellen um. Gleichzeitig mit der Mikrogliawucherung

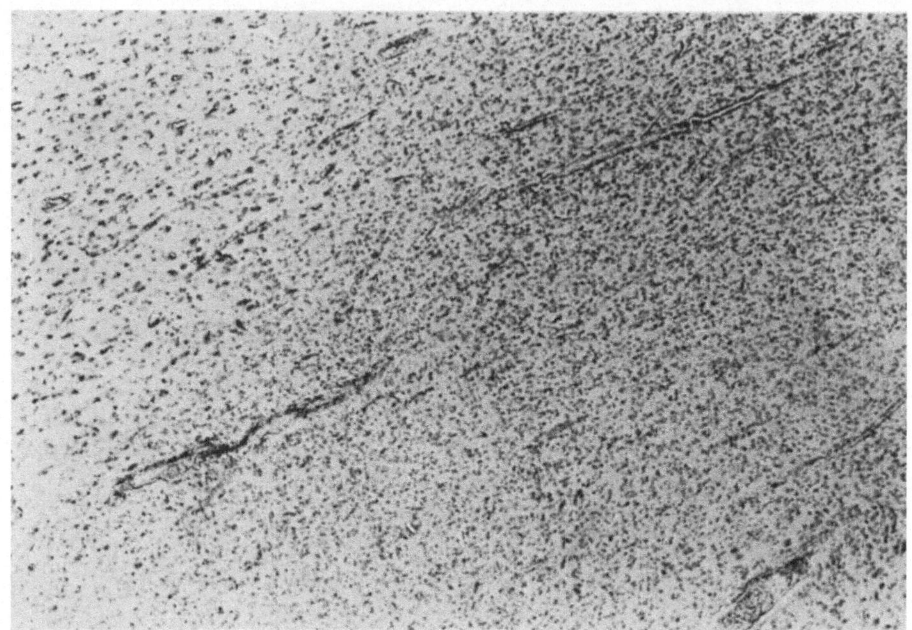

**Abb. 42.** 79jährige Patientin. Arteriosklerose. Die Färbbarkeit eines ehemals erbleichten Gebietes nimmt durch die Gliavermehrung wieder zu. × 48

tauchen auch die ersten progressiven Astrozyten mit vergrößertem bläschenförmigem Kern und vermehrtem, im Nissl-Präparat deutlich dargestelltem Plasma auf. Große plasmareiche Formen von der Art der sog. gemästeten Gliazellen bilden die Ausnahme und hängen von dem Grad der Beteiligung der Markfaserung ab. Die Mikrogliareaktion verschwindet allmählich wieder, während die gliöse Faserproduktion durch Vermehrung der Astrozyten fortschreitet. Mit zunehmendem Alter vermindert sich jedenfalls die Zahl der Astrozyten wieder, während die Dichte der Gliafasern zunimmt.

Im *Endstadium* findet man eine Glianarbe, die im Nissl-Präparat eine dem ersten Stadium ähnliche, aber gegenüber dem umgebenden Gewebe weniger gut abgegrenzte Blässe zeigt. Der betroffene Hirnteil ist unter Beibehaltung seiner äußeren Form geschrumpft, verhärtet und die ehemals graue Substanz zeigt eine weißliche Farbe. Solche Endzustände sind von der Ammonshornsnekrose und den sklerotischen Läppchenatrophien her geläufig.

Mit der Holzer-Methode färben sich die entsprechenden Stellen dunkelviolett an (Abb. 43). Die stets rein gliösen Narben halten sich recht genau an die Areale des Nervenzellausfalles und umschließen bei multiplem Auftreten von Anfallsbezirken häufig mehr oder weniger zahlreiche Gewebsinseln, in denen die Ganglienzellen erhalten geblieben sind.

Gelegentlich weist das Markscheidenpräparat in den gliösen Rindennarben nicht das erwartete Weniger, sondern eher ein Mehr an Markfasern auf. Die dabei auftretenden Strukturen fallen aber aus der normalen Architektonik heraus, sie tragen den Charakter der anisomorphen Gliose und zeigen an geeigneten

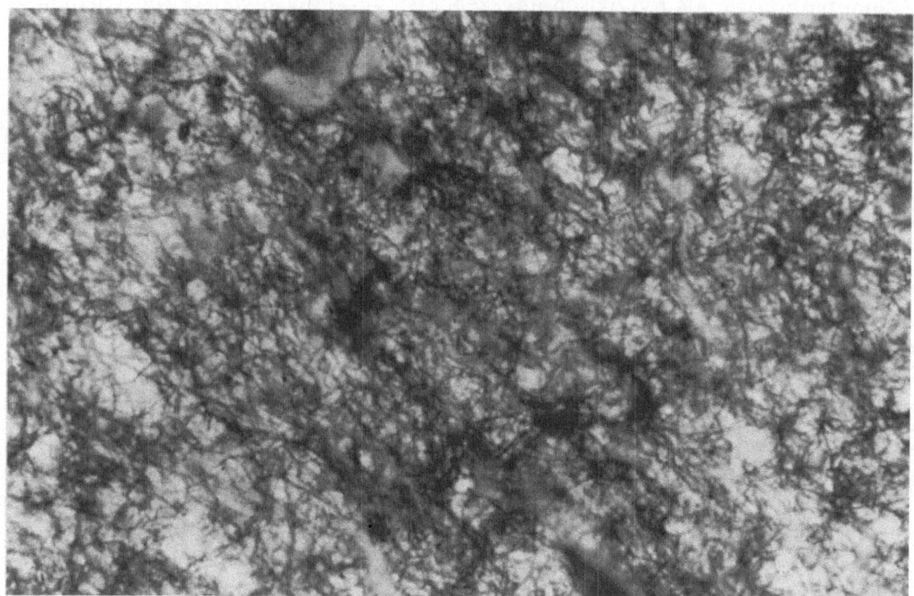

**Abb. 43.** 47jähriger Mann. Anfallsleiden. Ammonshornsklerose mit Wucherung der Gliafasern. Holzer. × 320

Stellen eine einwandfreie räumliche Deckung mit Gliafasernarben. Es handelt sich um sog. „plaques fibromyéliniques" (C. VOGT, 1911), die durch sekundäre, von der Glia ausgehende Markscheidenproduktion gebildet werden. Sie können auch in der Rinde in einer Dichte auftreten, die dem Bild des Status marmoratus im Striatum und Thalamus entspricht. Allerdings behält die Glia der Großhirnrinde offenbar die Fähigkeit zur regeneratorischen Myelinneubildung über das ganze Leben hin, während der Status marmoratus nur als Folge perinataler Kreislaufstörungen beobachtet worden ist (s. Beitrag NOETZEL — Frühkindliche Hirnschäden, Bd. 13/II dieser Reihe).

### b) Pathogenese

In der experimentellen Pathologie ist es sehr schwierig, bei der akuten einfachen hypoxischen Hypoxämie Hirngewebsschäden zu finden. In den sehr sorgfältig ausgeführten Experimenten von VAN BOGAERT et al. (1938) mit Kohlenoxyd, erhöhter Stickstoffbeimengung zur Atemluft und Methämoglobinämie zeigten die von ihnen benutzten Affen, trotz schwerer klinischer Erscheinungen, keine Hirngewebsveränderungen. Auch MERK (1940), ALTMANN und SCHUBOTHE (1942) und MORRISON (1946) mußten bei ihren Versuchen mit Katzen und Affen in der Unterdruckkammer wiederholt bis zur letalen Schwelle gehen, um zu pathologisch-anatomisch positiven Ergebnissen zu gelangen. Aus diesem Grunde wurde die Entstehung morphologisch erfaßbarer Veränderungen des Hirngewebes bei einfacher unkomplizierter Hypoxie immer wieder abgelehnt und man versuchte, zusätzlich pathogenetische Faktoren für die Entstehung der in der

Humanpathologie als hypoxisch angesehenen Veränderungen verantwortlich zu machen.

KINDT et al. (1967) sowie SENGUPTA et al. (1974) zeigten, daß während der durch Unterbindung einer A. carotis herbeigeführten Hypoxie die *Autoregulation* gegenüber Veränderungen des systemischen arteriellen Druckes beeinträchtigt ist. Die Beeinträchtigung war eine Woche nach der Karotisunterbindung noch vorhanden und soll für die Spätapoplexie, die in der Klinik und im Tierexperiment nach Karotisunterbindung beschrieben wurden (HILLS, 1964), verantwortlich sein.

SPIELMEYER (1927) sowie SCHOLZ (1957) führten die für die Hypoxie charakteristischen elektiven Parenchymnekrosen auf *spastisch-ischämische Zustände* zurück. Auf die Mitwirkung des Gefäßapparates beim Zustandekommen anoxischer Schäden wurde auch von anderen Autoren wiederholt hingewiesen (MEYER, 1926; BÜCHNER u. LUFT, 1936; HILLER, 1936; BÜCHNER, 1942; NOELL u. SCHNEIDER, 1942; OPITZ u. SCHNEIDER, 1950; KÖRNYEY, 1955). Die Wertung angiospastischer Zustände basiert auf bioptischen Beobachtungen des Gehirns im generalisierten Krampf (FOERSTER, 1926) und ging auf die Darlegung von VON RECKLINGHAUSEN (1883) auf die möglichen Auswirkungen spastischer Ischämie und auf den Bestand der Gewebe zurück. Ihre gewebszerstörende Wirkung wurde aber von einer Reihe von Autoren aufgrund experimenteller Erfahrungen an anderen Geweben auch für das ZNS abgelehnt (RICKER, 1927; NORDMANN, 1957). Grund für die ablehnende Haltung war die Annahme, daß angiospastisch-ischämische Zustände nie so lange anhalten, als daß sich daraus ein Gewebsuntergang entwickeln könnte, sondern daß sie noch vorher von einer Hyperämie abgelöst werden; außerdem sollte durch venösen Rückfluß die Ischämie im Kapillargebiet verhindert werden (HILLER, 1936). Nach den heutigen Kenntnissen über das Vorkommen von Spasmen in intrazerebralen Arteriolen (s.S. 98) muß die von SPIELMEYER und seiner Schule vertretene spastisch-ischämische Pathogenese der elektiven Parenchymnekrose wieder in Betracht gezogen werden. Maßgebliche Bedeutung besitzt dabei weniger eine abgestufte Verminderung des zugeführten Blutquantums, als vielmehr die Dauer einer mehr oder weniger vollständigen Blockade des örtlichen Kreislaufes. Daß hierbei keine ischämischen Veränderungen auftreten, ist auf die Kürze der Zeit, während der die Blutung sistiert, zurückzuführen. Auch wenn es sich dabei meistens um sich wiederholende Zustände handelt, ist jeder einzelne als eine akute Hypoxie anzusehen.

COLMANT (1965) wies darauf hin, daß eine reine Hypoxämie mit einer *Oligämie* bzw. oligämischen Kollaps einhergehen kann. BRIERLEY (1973) kam aufgrund von Tierversuchen zu dem Ergebnis, daß eine primäre Hypoxie nur über den Weg einer sekundären Oligämie zu Hirnveränderungen führt.

### c) Selektive Vulnerabilität, Pathoklise

Alle Zellen und Hirnareale werden theoretisch in der gleichen Weise von der hypoxämischen Hypoxie betroffen, die elektiven Parenchymneskrosen treten jedoch in bestimmten Regionen des Gehirns bevorzugt auf, und innerhalb bestimmter Grenzen sterben nur die Zellen ab, die besonders vulnerabel sind.

Die Prädilektionsstellen variieren je nach Spezies und nach Art der Hypoxie. In Versuchen mit erniedrigtem $O_2$-Partialdruck werden bei Nagetieren die Purkinje-Zellen des Kleinhirns, die Ganglienzellen des Ammonshorns sowie die Kerne im Hirnstamm und in der Medulla oblongata nekrotisch, während bei Katzen die Ganglienzellnekrose hauptsächlich in der Groß- und Kleinhirnrinde, im Pallidum und in den Nuclei dentati des Kleinhirns auftritt. Eine bestimmte Versuchsanordnung zieht eine ziemlich konstante, nur wenige Ausnahmen zulassende Vulnerabilitätsordnung nach sich. Man kann daraus den Schluß ziehen, daß eine wiederkehrende Faktorenkoppelung vorliegt, als deren Resultat eine bestimmte Ordnung der scheinbaren Empfindlichkeit hervortritt (COLMANT, 1965). Angesichts der wechselnden Vulnerabilitätsordnung bei verschiedenen Versuchsbedingungen ist es daher sehr schwierig, eine besondere Empfindlichkeit für ein bestimmtes Kerngebiet zu sichern. Der Tatbestand einer holotopistischen Schädigung im Sinne von C. und O. VOGT (1922), d.h. eines Schadensbereiches, der eine topistische Einheit einerseits vollständig einbezieht, andererseits seine Grenzen aber auch nicht überschreitet, ist sowohl in der menschlichen wie auch in der experimentellen Pathologie bei Sauerstoffmangelzuständen selten erfüllt (SCHOLZ, 1957).

Unterschiedliche Empfindlichkeit läßt sich am besten in Gebieten der gemischten Nervenzellpopulation aufzeigen. Aus der Humanpathologie ist die Vulnerabilitätsordnung innerhalb der Kleinhirnrinde, bei der die Purkinje-Zellen am Anfang stehen, gefolgt von Körnerzellen und Golgi-Zellen und die größere Empfindlichkeit des Sommerschen Sektors gegenüber dem dichten Band der Ammonshornrinde bekannt. Das elektive Persistieren einer einzelnen Zellart beim Betroffensein eines ganzen Griseum oder großer Teile desselben kann auf bestimmte, ihr eigenen Stoffwechseleigentümlichkeiten zurückgeführt werden. Mit COLMANT (1965) muß allerdings festgestellt werden, daß bis heute kein verläßlicher Befund vorliegt, der die besonderen Eigenschaften einer Zellart, die sie für Sauerstoffmangel in einer seiner Formen empfindlich machen soll, näher definiert.

C. und O. VOGT (1922) hatten zunächst den Begriff *Pathoklise* auf Eigenschaften beschränkt, die der Ganglienzelle selbst immanent seien und auf einem besonderen *Physikochemismus* beruhen sollen. Damit wurde allerdings keine konkrete Erklärung des Phänomens gegeben und nur die Summe aller möglichen Bedingungen umschrieben (MEYER, 1936). Die bisher vorliegenden histochemischen bzw. enzymhistochemischen Befunde stellen zwar eine interessante Ergänzung zytoarchitektonischer Abgrenzungen dar, z.B. die bei Tieren (MASKE, 1955) und beim Menschen (FRIEDE, 1966) nachgewiesenen Konzentrationsunterschiede für Zinn im Hippocampus und zwar hoch in H2 und H3 und niedrig in H1. FOLBERGROVA et al. (1970) zeigten im Tierexperiment unterschiedliches Verhalten der Metaboliten und Energiereserven verschiedener Rindenschichten bei der Ischämie. Sie lassen aber keineswegs eine generelle Voraussage darüber zu, ob ein bestimmtes Griseum bzw. ein bestimmter Ganglienzelltyp gegenüber hypoxidoseerzeugenden Noxen empfindlicher ist als andere.

Angaben über den *Sauerstoffverbrauch* verschiedener Grisea, wie sie etwa von HIMWICH und FAZEKAS (1941) für den Hund gemacht wurden, gestatten keine generellen Rückschlüsse auf „die" Vulnerabilität der untersuchten Hirngebiete.

SCHNEIDER (1952) zeigte, daß passagerer Sauerstoffmangel eine überdauernde Störung setzt, die sich bei wiederholtem Sauerstoffmangel in einem *Erholungsrückstand* (GÄNSHIRT u. ZYKLA, 1952), d.h. einer verlängerten Wiederbelebungszeit manifestiert. FODOR et al. (1964) fanden bei der experimentellen Kohlenoxydvergiftung der Ratte, daß Dauerbeatmung mit 0,1 Vol.-% CO für eine Stunde weniger schwere Hirnschäden hervorruft, als eine dreimal innerhalb der gleichen Zeit akut auf 0,1 Vol.-% erhöhte CO-Konzentration. SCHNEIDER (1953) hob hervor, daß Summationsschäden noch nach Tagen eintreten können. Daher muß mit Beendigung der spontanen oder experimentell gewollten Mangelsituation die Mangelwirkung zeitlich noch nicht beendet sein und eine länger anhaltende Blutdruckkrise, lokales Ödem, allgemeiner Hirndruck u.a. können bei Bestehen von unterschiedlichen „Erholungsrückständen" für verschiedene Nervenzellen sehr wesentlich die Lokalisation des Gewebeschadens mit beeinflussen.

Nach LINDENBERG (1963) ist die *Einstellungszeit* ausschlaggebend. Wenn der $O_2$-Mangel plötzlich und schwer auf die Ganglienzelle einwirkt, entstehen morphotropische, d.h. morphologisch manifeste Veränderungen, wenn die Einwirkung leichter und protrahiert ist, sind die Veränderungen morphostatisch, d.h. nicht feststellbar. Im letzteren Falle soll die Zelle die Mangelsituation für eine längere Zeit vertragen können. Diese Tatsache kann jedoch das Vorhandensein einer selektiven Vulnerabilität nicht erklären.

Die Verhältnisse im Bereich der terminalen Strombahn stellen auch einen wichtigen *vasalen Faktor* dar. COLMANT (1965) konnte bei Anwendung der Blutkörperchenschwärzungsmethode nach Slonimski-Cunge fleckförmige, unterschiedlich große Oligämien bzw.

Ischämien mit laminärer oder großräumiger Ausbreitung in hypoxischen Ratten nachweisen. Diese persistierenden Oligämien bestätigen die Ergebnisse von DRESZER und NEUBÜRGER (1938), DRESZER und SCHOLZ (1938), SCHOLZ und HÖTTEN (1951), KYO et al. (1952), SCHOLZ und SCHMIDT (1952) sowie DENNY-BROWN et al. (1956) bei verschiedenen Schädigungsarten. SCHOLZ (1957) zeigte, daß besonders vasomotorische Vorgänge herdförmige Hirnschäden innerhalb empfindlicher Griseabezirke wie etwa im Pallidum hervorrufen. Daher weisen sektorförmige Veröffnungen innerhalb topistischer Einheiten auf ihre vaskuläre Entstehung hin. Allerdings werden die fokalen Merkmale im mikroskopischen Präparat mit Zunahme der Herdgröße mehr und mehr verwischt.

Die große Variationsbreite der inzwischen aus menschlichen Gehirnen von Patienten, die hypoxische Episoden durchgemacht hatten, und aus in Tierversuchen gesammelten Befunden über eine selektive Vulnerabilität kann nur durch die Auswirkung einer multifaktoriellen Konstellation erklärt werden. LINDENBERG (1963) führt den Vulnerabilitätsunterschied zwischen den einzelnen Nervenzelltypen eines Gebietes auf eine den Nervenzellen immanente Pathoklise und die Lokalisation der Veränderungen im Gehirn auf einen vaskulären Faktor zurück. Der vaskuläre Faktor tritt besonders in den Vordergrund in den unterschiedlichen Verteilungsmustern der hämodynamisch bedingten Oligämien (s.S. 100).

## 2. Anoxie

Die Anoxie des Gehirns kommt entweder bei vollständigem Fehlen des Sauerstoffes in eingeatmeter Luft oder bei Behinderung des Atmens überhaupt vor. Im zweiten Falle geht der $O_2$-Mangel mit einer Akkumulation des $CO_2$ einher und wird „Asphyxie" genannt. Die Bezeichnung „Anoxie" wird aber von einigen Autoren für das Fehlen von Sauerstoff im Gewebe unabhängig von der Pathogenese und den durch Kreislaufstillstand (Ischämie) herbeigeführten Sauerstoffmangel verursacht. Häufig wird nicht nur das Fehlen, sondern auch eine Minderung des Sauerstoffes, d.h. eine „Hypoxie" als „Anoxie" bezeichnet.

Die Schwierigkeiten in der Nomenklatur beruhen vor allem auf der Tatsache, daß vollständige Anoxien in der Humanpathologie selten vorkommen und sehr schnell zum Kreislaufversagen führen, dessen Folgen sich den rein anoxischen Schäden hinzugesellen. Daher ist eine Einteilung der einzelnen Fälle nach rein physiologischen Typen kaum möglich. Noch komplizierter ist die Pathogenese der anoxischen Veränderungen im Gehirn bei neurologischen Erkrankungen, die zu einer Atemlähmung führen können (Poliomyelitis, Polyradikuloneuritis, Landry-Syndrom usw.), bei denen die der primären Erkrankung eigenen Veränderungen das Bild mitgestalten (ALAJOUANINE et al., 1952).

SCHOLZ (1957) nahm für die Veränderungen nach schnell eintretender Anoxie mit erhaltener Durchströmung ein eigenes Verteilungsmuster, bei dem das Pallidum und Striatum mit der gleichen Intensität wie Groß- und Kleinhirnrinde betroffen werden, an. Allerdings räumt SCHOLZ ein, daß ein schneller Eintritt hochgradigen, allgemeinen Sauerstoffmangels meist zu ausgedehnten vasomotorischen Reaktionen führt, noch bevor die allgemeine Anoxie Zeit gehabt hätte, bleibende Veränderungen an den Strukturen hervorzurufen. Bei Anoxien auf der Basis einer Ausschaltung der äußeren Atmung (Trachealdrosselung, Atemlähmung durch Äthernarkose, Lähmung der Atemmuskulatur durch Kurare) im Gehirn der Katze fanden SCHOLZ und SCHMIDT (1952) mit Hilfe von Benzidinfärbung ausgeprägte vasomotorische Reaktionen in Form zahlreicher, mehr oder minder ausgedehnter Anämiebereiche unterschiedlicher Intensität. Bei einmaligem Atemstillstand waren sie nur dann nachzuweisen, wenn dieser ohne wesentliche Beeinträchtigung der Herztätigkeit über eine längere Zeitspanne hin aufrecht erhalten werden konnte. Wenn in Anbetracht drohender Herzschwäche der Atemstillstand auf kürzere, durchschnittlich 3minütige Zeitspannen beschränkt bleiben mußte, so ließen sich dieselben Durchblutungsstörungen nur dann feststellen, wenn in kurzen Zeitabständen hintereinander zwei- oder mehrmals Atemstillstand erzeugt wurde.

MYERS (1974) konnte deutliche Unterschiede in dem Verteilungsmuster zwischen rein anoxischen und oligämisch-hypoxischen Schäden bei Primaten nachweisen. Auf jeden Fall gibt es eine Reihe von pathologischen Konstellationen, bei denen die Anoxie eindeutig den auslösenden bzw wichtigsten Faktor darstellt.

## a) Narkosezwischenfälle

Eine anoxische Situation wegen fehlenden Sauerstoffes in Beatmungsluft kommt in der Humanpathologie bei Narkosezwischenfällen vor, bei denen sauerstofffreies Gemisch eingeatmet wird. Von diesen Fällen wurde bis jetzt m.W. keiner mitgeteilt, bei dem nach einer vorübergehenden Anoxie und längerer Überlebenszeit das Gehirn untersucht wurde. Demgegenüber ist eine solche Prozedur im Tierexperiment häufig angewandt worden.

BECKER (1961) setzte Ratten einer 100%igen Stickstoffatmosphäre für 60–90 sec aus und tötete sie nach 30 min, 6 und 24 std. Die Gehirne zeigten keine histologischen bzw. histochemischen Veränderungen.

HAGER (1961) ließ Meerschweinchen mehrmals eine 100%ige Stickstoffatmosphäre während 30–40 sec einatmen. Nach 15 min Überlebens fand er Mikrochondrienschwellungen in den Nervenzellen. MEYER et al. (1962) führten bei künstlich beatmeten Affen durch Ausschaltung des Respirators oder bei Einatmen von 100%igem Stickstoff eine komplette Anoxie herbei. Sie fanden u.a. eine starke Erhöhung des K und eine Abnahme des Na im extrazellulären Raum. Die Kationenverschiebungen waren nach $4^1/_2$ min Anoxie reversibel, nach 5 min aber nicht mehr. Morphologische Untersuchungen wurden nicht durchgeführt. CHEN et al. (1967) haben durch die gleiche Methode beim neugeborenen Kaninchen nach 30 min Steigerung der Pinozytose in den Hirnkapillaren sowie Schwellung von Mitochondrien und e.R. festgestellt.

Hirnveränderungen als Folge der Narkose wurden vor allem in früheren Zeiten häufig beschrieben (LOWENBERG et al., 1936; FORD et al., 1937; GEBAUER u. COLBMAN, 1938; STEEGMANN, 1939; COURVILLE, 1948; KOLKMANN, 1967). Ein in der Humanpathologie häufiger Zwischenfall bei der Narkose ist der Atemstillstand. Nach W. SCHOLZ (1957) stellt gerade er ein gutes Beispiel einer reinen Anoxie dar, die nicht durch äußere Einwirkung auf das Gefäßsystem, wie er bei der Strangulation oder Karotisunterbindung eintritt, kompliziert ist. Die Lokalisierung der Veränderungen läßt nach SCHOLZ gewisse Rückschlüsse auf den Entstehungsmechanismus zu. Während bei reiner Kreislaufunterbrechung, bei der neben $O_2$-Mangel vor allem auch der mangelnde Spüleffekt des Blutes von Bedeutung ist, vornehmlich Rindenläsionen in Groß- und Kleinhirn auftreten, ist bei der reinen Atemlähmung der Schwerpunkt der Veränderungen vor allem in das Strio-Pallidum verlagert. Wenn gleichzeitig oder danach kein Herzstillstand vorkommt, entwickeln sich systematische Gewebsschäden im Sinne holotopistischer Veränderungen (C. u. O. Vogt, 1922) an erster Stelle in dem Globus pallidus, Corpus Luysi, Nucleus dentatus, an zweiter Stelle im Striatum, in der Substantia nigra und in den Oliven. Die Großhirnrinde ist dabei kaum beteiligt, wenn, dann meist nur im Ammonshorn; auch die sonst so empfindlichen Purkinje-Zellen bleiben verschont. Ein solches Verteilungsmuster konnten Colmant und Elsässer (1958) an einer Patientin, die einen Atemstillstand unter Eunarkon-Narkose 6 $^3/_4$ Jahre überlebte, zeigen.

### b) Höhenkrankheit

Bei der Höhenkrankheit ist immer noch ein bestimmter Sauerstoffteildruck in den Alveolen vorhanden. Höhen, bei denen kein Sauerstoffteildruck mehr in den Alveolen vorhanden ist, führen zu einer Druckfallkrankheit. Allerdings kommen in der Höhenkrankheit Situationen vor, z.B. bei plötzlichem Verlust des Kabinendruckes bei Flügen über 15250 m (90 mm Hg), bei denen die Hypoxie der Anoxie naheliegt.

Die einzige neuropathologische Untersuchung eines menschlichen Gehirns nach tiefer Hypoxie wurde bei einem Ballonfahrer durchgeführt, der mit dem Fallschirm ohne Sauerstoff aus 16700 m (65,6 mm Hg) sprang, lebend landete, sofort intensiv behandelt wurde und 6 Monate später starb. Man fand eine ausgedehnte Nekrose der gesamten Hirnrinde (Nicholson, 1971). Experimentelle Untersuchungen der Veränderungen des ZNS bei akuter atmosphärischer Hypoxie wurden wiederholt beschrieben (Büchner u. Luft, 1936; Rotter, 1938; Thorner u. Lewy, 1940; Altmann u. Schubothe, 1942).

Beim Menschen soll eine globale Ischämie durch gleichzeitige Kompression der Karotiden und Vertebrales bereits in 6–10 sec zur Bewußtlosigkeit führen (Rossen et al., 1943), während bei der Höhenkrankheit bei 10668 m die Bewußtlosigkeit erst nach 3 und bei 12192 m nach 1 min. auftritt.

Brierley und Nicholson (1969) fanden bei Exposition von Affen auf 13000 m während 14 min nach vier Tagen Überlebenszeit Nekrosen, die entlang der Grenzzonen akzentuiert waren. Hypocampus, Striatum und Pallidum sowie die vorderen und dorso-medialen Kerne des Thalamus waren weniger, das Kleinhirn nur geringgradig betroffen. In einer weiteren Untersuchung (Brierley, 1971) wurden die Tiere bei einem Druck von 160 mm Hg, entsprechend 11500 m, ausgesetzt und nach Eintreten der Atemlähmung rekomprimiert ohne Wiederbelebungsmaßnahmen. Fünf Tiere, die 23–141 Tage überlebten, zeigten Nekrosen, ebenfalls akzentuiert in den Grenzzonen mit einem Minimum in der Dreieckgrenze zwischen den Versorgungsgebieten der vorderen, mittleren und hinteren Hirnarterien, während in der Grenzzone zwischen den Versorgungsgebieten der A. cerebri media und anterior die Veränderungen stärker waren. In zwei weiteren Tieren mit einer Überlebenszeit von 7 bzw. 28 Tagen waren die Veränderungen besonders stark in den Stammganglien, bei einem mehr im Pallidum, beim anderen im Striatum. Diese Gebiete werden als Grenzzone zwischen den r. corporis striati der A. cerebri media angesehen. Die Veränderungen in den Grenzzonen können als Hinweise genommen werden, daß eine schnelle Reduktion der Hirndruchblutung in einer Zeit, in der der arterielle Sauerstoffinhalt niedrig war, stattgefunden hatte.

### c) Druckfallkrankheit

Bis 9144 m (30000 f) wird die hochgradige Hypoxie nicht durch weitere Faktoren kompliziert. Ab dieser Höhe treten die Mechanismen der Druckabfallkrankheit auf.

Eine reine Anoxie, die mit Sicherheit bei 19000 m erreicht wird (BANCROFT, 1971) wird durch den Embolismus und Bildung von Wasserdampfblasen in allen Geweben und Flüssigkeiten des Körpers kompliziert. Darüber hinaus tritt während der ersten Sekunden eine Atem- und Kreislauflähmung auf. Wegen all der zusätzlichen Faktoren ist sie bezüglich der Hirnveränderungen der globalen Ischämie des Gehirns (s.S. 125) gleichzusetzen.

KOESTLER und REYNOLDS (1968) fanden beim Schimpansen eine vollständige Erholung nach schneller Dekompression (weniger als 1 sec) in der Nähe des Vakuums, wenn die Rekompression innerhalb von weniger als 3 min stattfand. Andererseits zeigten NICHOLSON und ERNSTING (1967), daß eine Dekompression von 124 mm Hg (12950 m) und eine Exposition auf 7620 m (282 mm Hg) für die Dauer von 6 m und 40 sec zu irreversiblen Hirnschäden führen kann. DUNN et al. (1965) fanden bei einer Dekompression innerhalb einer Sekunde bis zur Nähe des Vakuums mit einer Aussetzung von etwa 2–4 min kaum Veränderungen. Nur in einigen der Tiere kamen Veränderungen im Rückenmark oder im Marklager vor. ERNSTING und NICHOLSON (1971) waren der Meinung, daß bei Exposition bei einem Druck von 160 mm Hg Hirnveränderungen auftreten, ohne daß eine systemische Hypotension hinzuzukommen braucht.

## d) Erstickung

Eine Behinderung des Atmens kann in Fällen von Obstruktion der Luftwege bei Asthmaanfällen oder durch Fremdkörper sowie bei Verschüttung, Ertrinken und Strangulation vorkommen.

Die morphologisch feststellbaren Veränderungen im Gehirn können in diesen Fällen selten als Folge reiner anoxischer Zustände angesehen werden. Bei denjenigen Fällen mit genügender Überlebenszeit für die Manifestation von morphologischen Veränderungen handelt es sich entweder um eine unvollständige Erstickung, bei der als pathogenetischer Hauptfaktor keine Anoxie, sondern eine Hypoxie zugrundeliegt, oder um eine kurzzeitige Anoxie. Im letzteren Falle kommt in der Regel als zusätzlicher Faktor eine von der Anoxie herbeigeführte und sie überdauernde Schädigung des Herzmuskels und damit eine Ischämie bzw. Oligämie hinzu (SCHNEIDER; 1963; LINDENBERG, 1963).

Den verschiedenen Erstickungsarten liegen, neben dem gemeinsamen Nenner der anoxischen Anoxie, unterschiedliche zusätzliche pathogenetische Mechanismen zugrunde. Daher reicht die mit Ausnahme der Strangulation verhältnismäßig kleine Zahl kasuistischer Mitteilungen mit eingehenden neuropathologischen Untersuchungen nicht aus, um eine Systematisierung der pathologischen Veränderungen durchzuführen.

Zerebrale Komplikationen bei *Asthmaanfall* wurden gelegentlich berichtet (LEIGH, 1955; COURVILLE, 1956; FARKAS u. HAJOS, 1956; MATTYUS, 1959). Bei den Asthmaanfällen ist die Ursache der anoxischen Anoxie in den meisten Fällen eine Verstopfung der kleinen Bronchi mit Schleim (WALZER u. FROST, 1952; CARDELL, 1956), während der Bronchospasmus nach den meisten Autoren eine untergeordnete Rolle spielt. Im Fall von LEIGH (1955), der im Status asthmaticus starb, waren frühanoxische Veränderungen mit marginalen Gliosen zu finden. Nach COURVILLE (1956) sind die Läsionen verschiedenen Alters am ehesten als durch wiederholte anoxische Zustände verursacht, aufzufassen. Im Fall von MATTYUS (1959) entwickelte sich im Anschluß an einen schweren Asthmaanfall ein Dekortikationszustand, der fast ein Jahr lang überlebt wurde; die Veränderungen waren in der Großhirnrinde, Striatum, Pallidum, Kleinhirnrinde, Dentatum und in leichtem Grade in der unteren Olive lokalisiert.

Anoxieschädigungen des Gehirns durch *Verschüttung* wurden selten und nur klinisch berichtet. Dabei fällt auf, daß auch nach längerer Zeit wie 10 min Verschüttung von einem 21jährigen Mann in einem Sandberg (PUCHSTEIN, 1959), nur reversible Störungen bis auf eine kurze retrograde Amnesie für einen Tag und zerebellare Symptome berichtet wurden. TÜRK (1916) und GERSTMANN (1918), die über durch Schneelawinen verschüttete Soldaten berichteten, gaben an, daß ihre Patienten z.T. stundenlang unter den Schneemassen begraben lagen, bevor sie geborgen werden konnten. In keinem Falle blieben jedoch neurologische Ausfallerscheinungen als Dauerschäden zurück. Die Tatsache, daß trotz der langdauernden Asphyxie eine volle Reparation eintrat, wird man mit der in diesen Fällen gleichzeitig bestehenden Unterkühlung erklären können, die ihrerseits sauerstoffsparend wirkt.

Das *Ertrinken* unterscheidet sich vom reinen Ersticken durch das Eindringen von Wasser in die Luftwege, durch die den Gasaustausch verhindernde Schaumbildung in den Alveolen und kleinen Bronchien sowie durch die Wirkung des aspirierten Wassers auf die Blutflüssigkeit.

Hypotones Süßwasser tritt in die Blutbahn über und bewirkt zunächst, neben der akuten Vermehrung des Kreislaufvolumens, eine Hämolyse mit Verdünnung der Plasmakonzentration sowie des Serumelektrolytgehaltes. Durch die Hyperkaliämie kommt es bei gleichzeitig bestehender Hypoxämie zum Herzkammerflimmern, in den meisten Fällen letztliche Todesursache. Bei Aspiration von Salzwasser dagegen werden durch die hypertone Flüssigkeit in den Alveolen Wasser und Eiweißbestandteile aus den Lungenkapillaren abgezogen, während Natrium und Chlorid in die Blutbahn diffundieren (BALSER, 1969).

In zwei Fällen, die nach dem Ertrinken in Süßwasser reanimiert wurden und 3 bzw. 5 Tage überlebten (Abb. 44, 45), waren die Veränderungen in der Groß- und Kleinhirnrinde, im Nucleus dentatus und in den unteren Oliven lokalisiert. Darüber hinaus waren in einem der Fälle Veränderungen im Thalamus, Colliculus inferior und N. vestibularis und in dem anderen in den Stammganglien und Substantia nigra vorhanden.

### e) Strangulation

Die Strangulations- bzw. Drosselungsschäden werden im allgemeinen der Erstickung und damit der asphyktischen Anoxie zugerechnet. In der Tat aber ist der Erhängungsvorgang mit seinem schnellen Bewußtseinsschwund in erster Linie auf die Kompression der Aa. carotis internae und vertebrales zurückzuführen. Die Veränderungen im Gehirn entsprechen daher in der gelungenen Erdrosselung denjenigen, die bei der globalen Ischämie vorkommen (s.S. 125) und werden nur dann morphologisch manifest, wenn nach wenigen Minuten eine Wiederbelebung stattfindet.

Bei der sachgemäß durchgeführten Strangulation erfolgt eine Kompression der Atemwege dadurch, daß das Strangulationswerkzeug das Zungenbein nach oben gegen die Schlundmuskulatur drückt. Dabei wird der Zungengrund an die Hinterwand des Rachens gepreßt und die In- und Expiration wird verhindert. Diese Atembehinderung erfolgt jedoch keineswegs in allen Fällen der Strangulation und ist somit von sekundärer Bedeutung, wie erfolgreiche Selbsttötungen tracheotomierter Patienten durch Suspension beweisen.

Bei der Selbsttötung durch Erhängen ist häufiger mit einer atypischen Lage des Strangwerkzeuges zu rechnen. Dabei kann zwar die zerebrale Blutzufuhr auf das stärkste gedrosselt, die Atmung jedoch in geringem Umfang noch möglich sein. In diesen Fällen gelingt eine Wiederbelebung trotz tiefer Bewußtlosigkeit auch nach längerer Suspension, wenn die Herztätigkeit nicht zum Stillstand kam und das Atemzentrum erregbar geblieben ist. Darüber

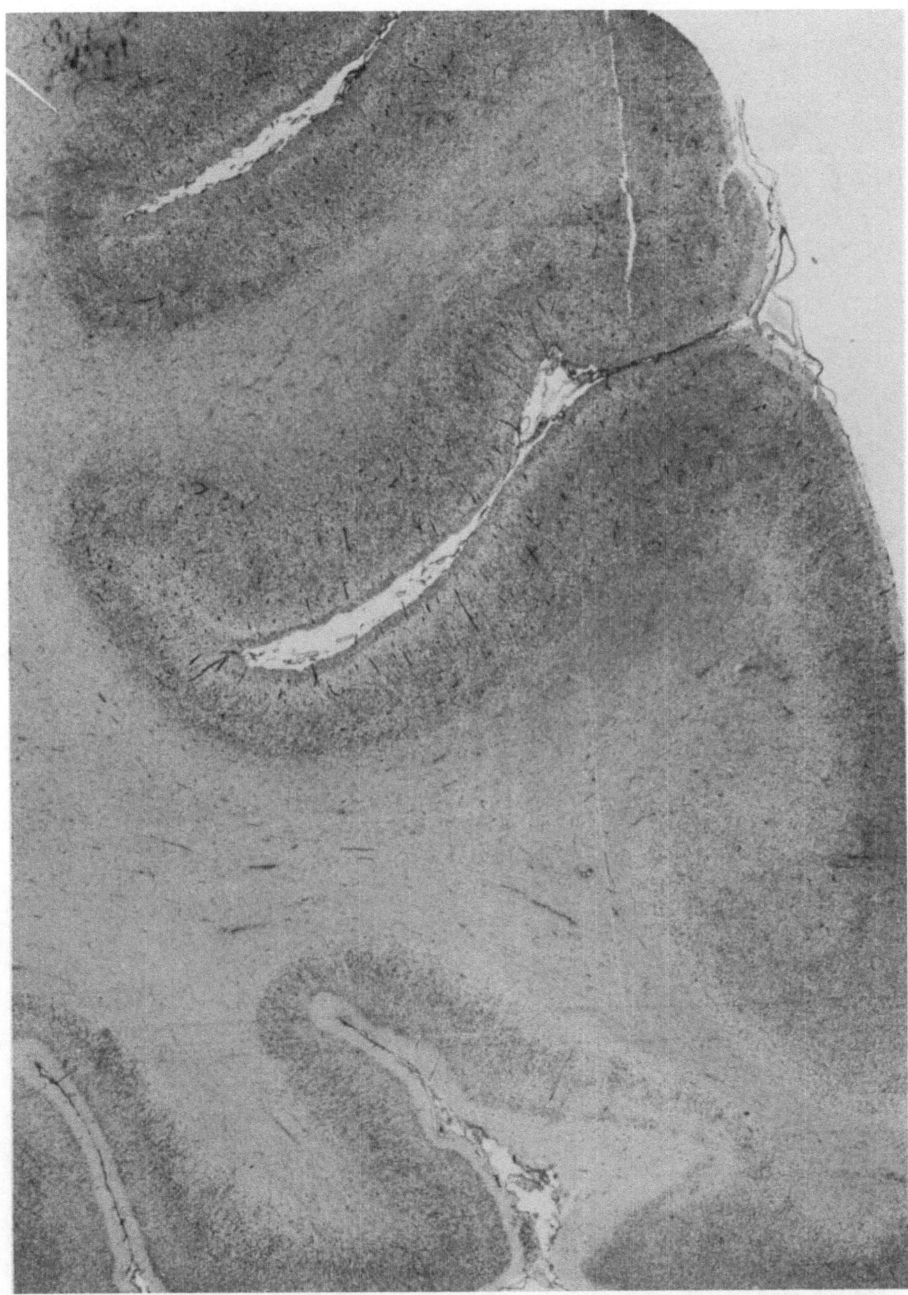

**Abb. 44.** 8jähriger Junge. Fünftägige Beatmung nach dem Ertrinken. Frontalhirn. Ubiquitäre
ausgeprägte Schädigung der Hirnrinde. Nissl. × 8

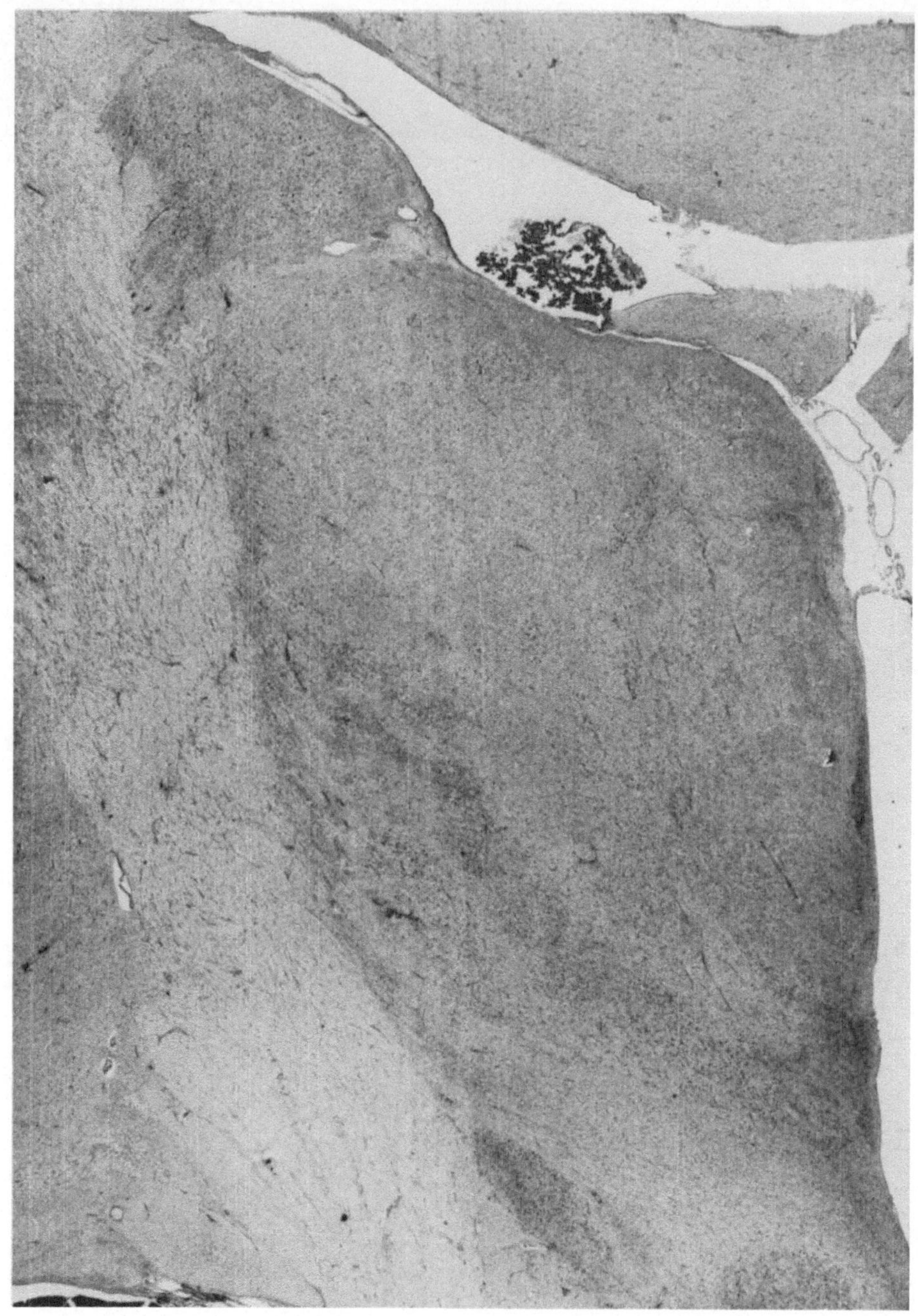

**Abb. 45.** Gleicher Patient wie in Abb. 44. Diffuse Schädigung der anterioren und medialen Thalamuskerngruppen. Nissl. × 6

hinaus besteht bei atypischer Suspension die Möglichkeit, daß die Aa. vertebrales oder eine der Karotiden nicht gedrosselt wurden und ein Restkreislauf im Gehirn erhalten blieb.

Innerhalb der oligämisch-hypoxischen Konstellation sind viele Varianten möglich, sofern nicht durch die perakute Asphyxie schnell, d.h. innerhalb von 20 min, der Tod eintritt. Oft geht der Drosselung der arteriellen Blutzufuhr eine Kompression der Halsvenen voraus, so daß die venöse Abflußstauung zu Stauungsblutungen in der Haut und den Schleimhäuten oberhalb der Strangulation sowie in den Konjunktiven und im Gehirn führt.

Die akuten ischämischen Ganglienzellveränderungen stehen in den *subakuten Fällen* im Vordergrund, bei denen der Tod protrahiert bereits unter der Suspension eingetreten ist (Jacob u. Pyrkosch, 1951). Man findet sie in den Prädilektionsstellen hypoxischer Veränderungen: 3. und 5. Rindenschicht, Purkinje-Zellen, Ammonshorn, Striatum, Pallidum und underen Oliven. Die Tatsache eines neuropathologischen Befundes spricht in diesen Fällen dafür, daß die Strangulation nicht „idealtypisch" verlief und weder zur sofortigen Anoxie noch Ischämie geführt hatte,wodurch die Zeitspanne erreicht oder überschritten wurde, die zur Ausbildung eines neuropathologischen Befundes erforderlich ist. Nach Ansicht von Jacob (1957) beträgt diese Zeit in Zusammenhang mit der Strangulation knapp 30 min, auf jeden Fall länger als 10–15 min (Sommer, 1969).

Die *Spättodesfälle* nach Strangulation lassen zwei Verlaufsformen erkennen. In der einen Gruppe erfolgt der Tod unter anhaltender Bewußtlosigkeit. In anderen Fällen aber hellt sich zunächst das Bewußtsein wieder auf und die Erkrankten können dann unauffällig erscheinen, bis plötzlich erneut Ausfälle in Gestalt mehr oder weniger plötzlichen Bewußtseinsverlustes, von Krampfanfällen, pyramidalen und extrapyramidalen Störungen und Zeichen schwerer vegetativer Fehlregulation auftreten.

Je länger die Lösung vom Strang überlebt wird, desto ausgeprägter werden die morphologischen Veränderungen. Bei den Spättodesfällen sind letztere nicht nur das Ergebnis der primären strangulationsbedingten Ischämie und Hypoxie, sondern auch der sekundären postasphyktischen Oligämie, sowie des begleitenden Ödems. Dabei verstärken zentralbedingte Kreislaufstörungen und statusartige, epileptiforme Anfälle die akute Hirnschädigung.

Nach Vergleich mit den bisher bekanntgewordenen Beobachtungen von Spättod nach Strangulation wird der Auffassung von Jacob (1957) zugestimmt, daß ein bestimmtes Verteilungsmuster der Parenchymveränderungen in der grauen Substanz nicht vorhanden ist. In dem Fall von Wünscher und Möbius (1960) war die Rinde am stärksten im Ammonshorn geschädigt und im Hirnstamm waren der Thalamus und das Corpus subthalamicum schwerer erkrankt als das Striatum und das Pallidum. Im Falle von Bingel und Hampel (1934) lag gleichfalls eine schwere Schädigung der grauen Substanz vor; im Hirnstamm war aber das Striatum erheblich erkrankt und der Thalamus blieb verschont. In dem Falle von Deutsch (1917) war die Großhirnrinde frei von Veränderungen; in beiden Linsenkernen und im Caudatum hingegen lag eine symmetrische Erweichung vor. Gamper und Stiefler (1937) hoben hervor, daß in ihren Beobachtungen das Pallidum weniger betroffen war als das Striatum.

## 3. Hypoglykämie

Steht bei genügendem Sauerstoffangebot im Stoffwechsel zu wenig Brennmaterial zur Verfügung, so kommt es zu einer Nährstoffmangelhypoxidose. Hypoglykämie ist vor allem die Folge von Insulinmedikation. Sie tritt aber auch bei Inselzellenadenomen des Pankreas, bei Tumoren der Nebenniere und bei Dysfunktion der Schilddrüse (Myxödem) auf.

Ungleich den übrigen Organen, welche für ihren Energiebedarf Kohlehydrate, Proteine und Fette oxydieren können, stellen für das Gehirn die Kohlehydrate die hauptsächlichste Energiequelle dar (SOSKIN u. LEVINE, 1946). Die Reservedepots von Kohlehydraten sind im Gehirn gering, obwohl die vorhandenen sehr stabil sind. Die Hauptsubstanz ist die Glukose, für welche das Gehirn auf den Blutstrom angewiesen ist und welche im Nervenge-webe im gleichen Prozentsatz wie im Blut vorhanden ist. Das gesunde menschliche Gehirn entnimmt pro 100 g und Minute dem arteriellen Blut 5,5 mg Glukose. Auf 24 Std umgerech-net ergibt sich damit für das Gesamthirn ein Glukoseverbrauch von rund 115 g. Dieser Glukoseverbrauch ist mit etwa 50% der normalen täglichen Kohlehydrataufnahme eines gesunden Menschen enorm hoch, besonders, wenn man berücksichtigt, daß das Gewicht des Gehirns 1–2% des Gesamtkörpergewichtes beträgt (GOTTSTEIN,1969). Nach den Unter-suchungen von BAUER et al. (1963) sowie GEIGER et al. (1963) muß die These von der Glukose als alleiniger Energiequelle für das Hirngewebe als zu einseitig angesehen werden. Andere Wege der Energiegewinnung durch Katabolisierung von Amino- und Nukleinsäuren sind ggf. mindestens in der Lage, den Strukturstoffwechsel des Nervengewebes zu decken.

Die zerebrale Durchblutung erfährt weder durch Hyperglykämie noch durch eine milde Hypoglykämie eine signifikante Änderung. Im Gegensatz zur Hypox-ämie, die eine zentrale Vasodilatation bewirkt, entfällt bei der Hypoglykämie dieser Schutzmechanismus. Die Hirngefäße verhalten sich also bei Sauerstoff- und Glukosemangel unterschiedlich (GOTTSTEIN u. HELD, 1967). Tiefe hypoglyk-ämie kann jedoch über längere Zeiträume toleriert werden. GEIGER (1958) konnte im Experiment mit dem perfundierten Katzenkopf zeigen, daß Hirnfunktionen und ein ausreichend normales EEG bei glukosefreier Perfusion über 1 Std erhal-ten blieben. Auch beim Menschen lehrt uns die Insulinkomatherapie der Psycho-sen, daß tiefe Hypoglykämien über 30–180 min offenbar ohne bleibende Schäden vertragen werden. Als Ursache der bei der Insulinvergiftung auftretenden Hirn-veränderungen wurden daher zusätzliche lokale Kreislaufstörungen verantwort-lich gemacht (GRAYZEL, 1934; SAHS u. ALEXANDER, 1939; WINKELMANN u. MOORE, 1940). Dies um so mehr, als in der tiefen Hypoglykämie eine Abnahme der Durchblutungsgröße einsetzt.

Die durch Hypoglykämie erzeugten strukturellen Hirnveränderungen über-treffen an Unregelmäßigkeit, sowohl hinsichtlich des Gewebs- als auch des topi-stischen Musters, die durch andere Hypoxidosearten bewirkten irreparablen Hirnschäden. Bei den akuten Hypoglykämie-Todesfällen findet man innerhalb der ersten 24–30 Std meist nur eine ausgesprochene Blutüberfüllung der Gefäße mit Hirnödem, wobei eindeutige histologische Veränderungen fehlen können (H.B. ANDERSON, 1930; SMITH u. SEIBEL, 1931; BOWEN u. BECK, 1933; SALM, 1937; JANSEN u. WAALER, 1940; COURVILLE, 1957). Bei insulinerzeugten Hypo-glykämien im Tierexperiment haben BRIERLEY et al. (1971) die ersten Stadien der ischämischen Zellveränderungen elektronenmikroskopisch festgestellt.

In einer sehr großen Gruppe von Fällen mit prolongiertem Koma und Über-lebenszeit von mehr als 2 Tagen sind weitverbreitete, manchmal kontinuierliche Parenchymschäden vorwiegend in der Hirnrinde (Abb. 46), aber auch in anderen grauen Teilen des Gehirns beschrieben worden (WOHLWILL, 1928; TERPLAN, 1932; BODECHTEL, 1933; FROSTIG et al., 1936; LEPPIEN u. PETERS, 1937; ACCOR-NERO, 1938; CAMMERMAYER, 1938; WEIL et al., 1938; APPEL et al., 1939; FERRARO

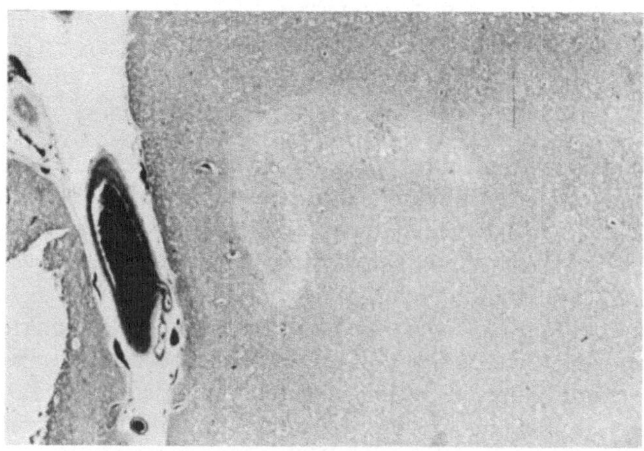

**Abb. 46.** 18 Monate altes Kind. Hypophysär bedingte Hypoglykämie. Todesursache hypoglykämischer Schock. Parietalhirn. Erbleichungsherd in den unteren Rindenschichten. × 30

u. Gervis, 1939; Inose, 1939; Ostertag, 1939; Jansen u. Waaler, 1940; Tannenberg, 1940; Lawrence et al., 1942; Faurbye, 1943; Hempel, 1941; v. Braunmühl, 1955; Környey, 1955; Meyer, 1963). Die hauptsächlichen Veränderungen waren Nissls „schwere" Zellerkrankungen sowie ischämische und homogenisierende Zellveränderungen. Außerdem wurden einfache Tigrolyse und Nissls akute Schwellung erwähnt.

Ähnliche Befunde wurden im Tierexperiment bei lichtmikroskopischer Untersuchung erhoben (Weil et al., 1938; Winkelman u. Moore, 1950).

Neuropathologische Untersuchungen bei Patienten mit langer Überlebenszeit nach hypoglykämischem Koma wurden gelegentlich mitgeteilt (Terbrüggen, 1931; Malamud u. Grosh, 1938; Baker, 1938; Courville, 1957). Die Veränderungen bestehen in diffuser Atrophie oder auch weitgehenden Nekrosen der Hirnrinde und bei Courville auch der Stammganglien und des Hippocampus.

Bei Kindern wurde nach langem Überleben eines hypoglykämischen Komas Mikroenzephalie mit Atrophie der Rinde und Mark sowie Veränderungen der Stammganglien (Banker, 1967; Rubinstein, 1967) beschrieben. Myers und Khan (1971) fanden bei langzeitigen Tierversuchen nach hypoglykämischem Koma Nekrosen der Stammganglien, Hirnrinde und Hippocampus. Am stärksten und konstantesten waren die Veränderungen im Striatum. Eine Gliose des Marklagers als Folge des Ödems konnten sie nicht finden.

Rauch (1948) stellte die Behauptung auf, daß bei allen beschriebenen Todesfällen und bei allen getöteten Tieren im Experiment übereinstimmend über Hirnödeme berichtet worden wäre. Er hob eine unabhängig von Nervenzellschädigungen auftretende Gliaproliferation hervor, die als Spätfolge einer leichteren elektiven Permeabilitätsstörung im Sinne eines reversiblen, die Markscheiden nur wenig schädigenden Ödems aufzufassen ist. Ähnliche Befunde wurden von Lemke (1937), Lawrence et al. (1942), de Morsier und Mozer (1936), Layne und Baker (1939), Környey (1955) und Pentschew (1958) gefunden. Ostertag (1949) fand in Hirnzylindern schocktherapieresistenter Kranker einen vollständigen Abbau der Marksubstanz und reaktive Gliawucherung. Seiner Meinung nach handelte es sich um Parenchymschwund aufgrund rezidivierender Schwellungszustände. Michaux et al. (1950) haben in eindeutiger Weise das Frühstadium in Form eines Hirnödems histologisch erfassen können.

## 4. Hyperglykämie (Diabetisches Koma)

Der Diabetes mellitus führt, wenn er nicht ausreichend kompensiert ist, meist zu morphologisch erfaßbaren, diffusen Hirnschäden. Dabei ist zu unterscheiden zwischen akuten Schäden, die im diabetischen Koma entstehen können, und mehr chronischen Anpassungsvorgängen und Gewebsveränderungen. Makroskopisch findet man in Gehirnen nach Tod im *diabetischen Koma* Zeichen des Hirnödems, gelegentlich auch Gefäßektasien sowie Blutpunkte, die oft die Stammganglien und den Boden des 4. Ventrikels bevorzugen. Mikroskopisch sind die Hirnveränderungen trotz des schweren klinischen Bildes des diabetischen Komas äußerst geringfügig. BODECHTEL und ERBSLÖH (1958) fanden unter 35 Gehirnen von im Koma vorstorbenen Diabetikern bei sechs, trotz makroskopischer Zeichen des Hirnödems, keine sicheren histologischen Veränderungen. Die Mehrzahl der Hirne der gesamten Serie hat allerdings in weiterer Verbreitung leichte und gestaltlich in der Regel wenig charakteristische Ganglienzellveränderungen, meist nach Art einfacher Erblassungen mit oft starken Kernblähungen, Karyolysen und seltener pyknotisch veränderten Zellkernen. Gelegentlich fanden sie auf weite Strecken in der Großhirnrinde und an den Purkinje-Zellen akute Schwellungszustände mit stark hervortretenden, verbreiterten Dendriten.

Die *chronischen Veränderungen* finden ihren Ausdruck in degenerativen Ganglienzellveränderungen und Parenchymnekrosen, mehr noch in leichten, ausgebreiteten Gliareaktionen mit ausgesprochener Neigung zu regressiven Umwandlungen und Gefäßveränderungen. Der Diabetes wirkt akzellerierend in der Entwicklung der Arteriosklerose (s.S. 309).

Es gibt einen klinischen Verlaufstyp beim jugendlichen Diabetiker, der durch rezidivierende zerebrale Insulte, ähnlich dem Bild der zerebralen Thrombangitis obliterans, und manchmal noch durch gleichzeitige schwere koronare Durchblutungsstörungen charakterisiert ist. Dabei braucht der Diabetes keineswegs sehr hochgradig zu sein, auch wenn er bereits seit der Kindheit besteht. In solchen Fällen ergibt die Sektion meist nur eine geringe bis mäßig allgemeine Arteriosklerose, auch Hirnbasisgefäße sind bei der Inspektion keineswegs schwer verändert. Die Handinnenflächen und das Schädeldach sind meist deutlich gelb tingiert. Im Gehirn findet man eine hochgradige xanthomatöse, stenosierende und obliterierende Arteriosklerose der intrazerebralen Gefäße sowie kleine, oft zystische Erweichungen mit Bevorzugung des Pallidums und der inneren Kapsel.

### Diabetische Mikroangiopathie

Der Diabetes führt auch zu Veränderungen der intrazerebralen Gefäße, die als diabetische Angiopathie beschrieben werden.

Die Gefäßveränderungen des Diabetikergehirns kommen schon in jungen und jüngsten Lebensjahren vor und bestehen in einer Endarteriitis der Arteriolen (s.S. 30) und Fibrose der Kapillaren und Venolen (s.S. 20). Besonders schwere Intimawucherung, Mediahyalinose und Adventitialfibrose wurden von DE JONG (1950 u. 1977) beschrieben. Lokale Kapillarektasien können als Gelegenheitsbefund im Diabetikergehirn vorkommen. Sie sind jedoch nicht mit den an den Augenhintergrundsgefäßen gefundenen Kapillaraneurysmen zu vergleichen. In der Qualität bieten diese Gefäßveränderungen nichts pathognomonisches, so daß man anhand der lichtmikroskopischen Befunde nicht von einer spezifisch diabetischen Gefäßerkrankung sprechen kann (BODECHTEL u. ERBSLÖH, 1958). Trotzdem fanden ALEX et al. (1962) bei Diabetikern proliferative Läsionen der kleinen intraparenchymalen zerebralen Arterien ungefähr 2,5mal häufiger als bei nicht an Diabetes erkrankten Personen. DAMM und TRAUMANN (1972) folgerten, daß bereits bei der Diagnose Diabetes mit Gefäßschäden zu rechnen ist. WAHL und DEPPERMANN (1972) nahmen an, daß das vaskuläre Syndrom — die Mikroangiopathie — weitgehend das Schicksal des Diabetikers bestimmt, allerdings nicht nur im ZNS.

Die Auswirkung des Diabetes auf die Hirnarterien, besonders die Mikroangiopathie des jugendlichen Diabetikers untersuchten RESKE-NIELSEN et al. (1965). Sie fanden in 16 Gehirnen von solchen Kranken, die an ihrer Angiopathie verstorben waren, ein typisches Bild, das sie diabetische Enzephalopathie nennen. Sie besteht in einer diffusen Degeneration der Hirnsubstanz mit Pseudokalzinosis oder Atrophie des Nucleus dentatus, Fibrose der Leptomeninx und einer Angiopathie. Die Autoren vermuten, daß sich in diesem histologischen Bild die Folgen der Angiopathie mit primären Störungen des Stoffwechsels kombinieren. Die diesen strukturellen Veränderungen entsprechenden klinischen Manifestationen waren sehr wechselnd; es bestanden keine klaren Beziehungen zwischen dem Ausmaß der zerebralen Angiopathie und dem klinischen Bild. Die Fibrose der Leptomeninx und die Pseudokalzinose kamen sowohl bei Kranken mit, als auch ohne klinische Symptome vor. Die Höhe des Blutdrucks und die Häufigkeit von hypoglykämischen Zuständen hatten keinen sicheren Einfluß auf das Ausmaß der zerebralen Veränderungen.

Auch aufgrund elektronenmikroskopischer Befunde wurde der diabetischen Angiopathie weiterhin ein spezifischer Charakter zugesprochen. Elektronenmikroskopisch wurde zunächst in den Nierenglomeruli von Diabetikern eine Verdickung und Reduplikation der perikapillären basalen Membran nachgewiesen, später wurden ähnliche Veränderungen in den Kapillaren der Muskel (ZACKS et al., 1962; BENCOSME et al., 1966), Haut (MCMILLAN et al., 1966) und peripheren Nerven (BISCHOFF, 1967; LAPRESLE, 1968) gefunden. Die Mikroangiopathie beginnt mit einer Einlagerung von Glykoproteinen und Mukopolysacchariden in die Gefäßwand der Arteriolen, Kapillaren und Venolen. Es entsteht eine Hypertrophie und Proliferation der Intima und eine Verdickung der Basalmembran mit Verengung des Lumens. Die Mikroangiopathie soll schon im prädiabetischen Stadium, also vor dem Auftreten einer chemisch faßbaren Störung des Kohlenhydratstoffwechsels, vorhanden sein (CAMERINI-CAVALOS et al., 1963), was mit der heutigen Vorstellung über ihre Genese schwer zu vereinbaren ist. ROSENBAUM et al. (1963) wiesen schon auf die Unspezifität der Veränderungen in den Nierenglobuli hin.

In den intrazerebralen Gefäßen von Diabetikern wurden elektronenmikroskopische Untersuchungen bis jetzt noch nicht durchgeführt. Trotzdem lassen unsere Untersuchungen bei hypertonischen Gehirnen Veränderungen erkennen, die denjenigen, die in anderen Organen als diabetische Mikroangiopathie beschrieben wurden, entsprechen. Demnach sollten auch ultrastrukturell keine für den Diabetes spezifischen Veränderungen zu erwarten sein.

## 5. Hyper- und Hypokapnie

Die Prognose neurochirurgischer und neurotraumatologischer Patienten wird in entscheidendem Maße durch Störungen der Atmung mit Hyper- bzw. Hypoventilation beeinflußt. Die respiratorische Azidose und Alkalose, die als eine Veränderung des Kohlenoxydangebotes anzusehen sind, führen zu neurologischen Symptomen. Ihre Auswirkungen auf das ZNS sind morphologisch nur zum Teil untersucht worden, vor allem, weil lichtmikroskopische Befunde bei der akuten Azidose bzw. Alkalose aufgrund der erforderlichen Manifestationszeit nicht zu erwarten sind.

### a) Azidose

Das $CO_2$ spielt eine besonders wichtige Rolle in der Regulation der Hirndurchblutung (s.S. 89). Die Hyperkapnie hat eine komplexe Wirkung auf die Hirnfunktion. Sie führt zu einer Änderung der EEG-Amplitude (SWANSON et al., 1958; CUTLER u. BARLOW, 1966) bis zu einer isoelektrischen Linie, sowohl beim Menschen (LAMISSE et al., 1970) als auch beim Tier.

Die bei neurochirurgischen und neurotraumatologischen Patienten vorkommende *akute Hyperkapnie* wurde bei experimentellen Tiermodellen nachgeahmt. Demgegenüber liegen experimentelle Befunde bei *chronischer Hyperkapnie* kaum vor, obgleich das Bild der *pulmonalen Enzephalopathie*, die zum größten Teil auf eine chronische Hyperkapnie zurückzuführen ist, gut bekannt ist.

*Akute Hyperkapnie* wurde von CERVÓS-NAVARRO et al. (1969) bei mit einem Druckrespirator beatmeten Katzen herbeigeführt. Die wesentlichen ultrastrukturellen Veränderungen waren Verminderung und Verklumpung der synaptischen Vesikel in den Axonen und Schwellung von Astrozytenfortsätzen um stark adielektronische Nervenzellschnitte mit einer deutlichen Anhäufung von Glykogengranula. Auffallend war die große Zahl von adielektronischen Nervenzellen mit häufigen Schwellungen der Mitochondrien. Das endoplasmatische Retikulum war leicht erweitert, ebenso die Zisternen der Golgi-Zonen. SCHLOTE et al. (1975) stellten bei ähnlicher Versuchsanordnung eine Schwellung der Dendriten fest. Bei hochgradig respiratorischen Azidosen fand BETZ (1967) eine Reduktion des Kreatininphosphats.

Die Gewebsazidose kann eine frühere Reaktion auf Hypoxämie sein und die Auswirkung der Hypoxie überdecken. Während der Sauerstoffmangel durch eine Steigerung der Durchblutung kompensiert wird, bleibt die Azidose länger bestehen (SIESJÖ u. NILSSON, 1971; LINDENBERG, 1971). Die Bedeutung der lokalen Gewebsazidose in den Vorgängen der Nekrobiose des Zelltodes und Nekrophanerose wurden von LINDENBERG (1963) und wegen ihrer Wirkung auf die autolytischen und heterolytischen Enzyme von COLMANT (1965) hervorgehoben (s.S. 54).

Für die Untersuchung der *chronischen Hyperkapnie* wurden Kaninchen in einem Käfig mit einer täglich zunehmenden $CO_2$-Konzentration in der Atemluft von 1 bis zu 9% und während 8 Wochen unter der 9%igen $CO_2$-Konzentration gehalten.

Die hyperkapnisch gehaltenen Kaninchen zeigten gegenüber den unter gleichen Bedingungen, aber normokapnisch gehaltenen Tieren eine Abnahme der motorischen Aktivität, die bis zu tiefer extremer Apathie reichte. Man fand auch eine Zunahme der respiratorischen Frequenz von 50 auf 130/min, die sich im Verlaufe des Versuches wieder auf 60/min einpendelte. In der 5. Woche erreichte das $CO_2$ im Blut 60 mm, was das doppelte gegenüber den Kontrolltieren war.

Histologisch konnten keine Veränderungen, weder in den inneren Organen noch im Zentralnervensystem festgestellt werden. Die Bluthirnschranke blieb undurchlässig für das Evans-Blau. Im Gehirn konnte lediglich eine Zunahme der Laktathydrogenase in den Nervenzellen, Astrozyten und Oligodendrozyten sowie eine Zunahme der unspezifischen Esterasen in den perivaskulären Zellelementen festgestellt werden. Elektronenmikroskopisch fand man lediglich eine Schwellung der Astrozyten, vor allem der perivaskulären Gliascheide (MATAKAS et al., 1978).

### Pulmonale Enzephalopathie

Die primäre, chronisch fortschreitende pulmonale Insuffizienz führt zu einer $CO_2$-Anreicherung im Blut mit entsprechender, abnorm hoher Hirndurchblutung und zugleich zu einer respiratorischen Azidose, welche über Transmineralisationsvorgänge eine besonders starke Ödemneigung, auch am Gehirn, mit sich bringt (DIENST, 1939; BERNSMEIER et al., 1955). Blutfülle und Ödemneigung stellen die pathogenetische Grundlage des beim Cor pulmonale häufig unter Kopfschmerzen und Stupor eintretenden Hirndruckes mit Bradykardie und schließlich Koma dar. Durch Sauerstoffbeatmung unter Zunahme der respiratorischen Azidose kann dieser Zustand noch weiter verschlimmert werden (DAVIS u. MacKINNON, 1949; MITHOEFER, 1952).

Die Hirnveränderungen beim chronischen Cor pulmonale, bei dem allerdings die respiratorische Azidose mit einem Sauerstoffmangel einhergeht, wurden zuerst von URECHIA (1930) beschrieben. Er machte auf die charakteristische Kombination von Blutfülle, miliären Blutungen und Hirnödem einerseits und multiplen Erbleichungen und mikroskopischen Erweichungsherden andererseits aufmerksam. Weitere Fälle, die durch Hirnödem und Blutstauung mit kleinen Blutaustritten gekennzeichnet waren, wurden von anderen Autoren beschrieben (BODECHTEL, 1932; DAVIS u. MacKINNON, 1949; BERNSMEIER et al., 1955).

Bei Patienten mit chronischer respiratorischer Insuffizienz, die langzeitig künstlich beatmet wurden, fehlen häufig die anoxischen Schäden des Gehirns, während als Folge des chronischen Hirnödems als einziger Befund eine diffuse Entmarkung feststellbar ist.

### b) Alkalose

Die Bedeutung der respiratorischen Alkalose ist vor allem dadurch gegeben, daß die Hyperventilation als therapeutische Maßnahme oft gebraucht wird.

HAMER et al. (1976) konnten zeigen, daß in der hypoxämischen Hypoxie und bei der Hyperkapnie zwei verschiedene regulatorische Mechanismen im Gehirn vorhanden sind, um den Sauerstoffverbrauch über eine sehr breite Abweichungsgrenze konstant zu halten. Die Hypoxie führt zu einer Hyperämie, während die Hypokapnie, die von selbst zu einer Minderung der Durchblutung führt, durch eine Steigerung des Sauerstoffverbrauches des Hirngewebes ausgeglichen wird.

Ein klinisches Bild als Folge einer chronischen Alkalose analog der pulmonalen Enzephalopathie ist nicht bekannt. Im Tierexperiment konnte bei der akuten

Hypokapnie keine histologische Veränderung festgestellt werden. Elektronenmikroskopisch wurde nach 80 min einer extremen respiratorischen Alkalose im Neuropil eine ödematöse Schwellung der Astrozytenanschnitte und eine Einengung — aber kein Kollaps — der Kapillaren festgestellt (CERVÓS-NAVARRO et al., 1969). Bemerkenswerterweise waren die Zellorganellen auffallend gut erhalten.

Der zerebrale Blutfluß korrelierte in der grauen Substanz von Katzen mit extremer respiratorischer Alkalose mit dem arteriellen $PCO_2$. Demgegenüber fehlte eine solche Korrelation im Marklager (CERVÓS-NEVARRO et al., 1971, 1972). Als Erklärung wird eine sekundäre Gewebsazidose als Folge des bei der Hypokapnie verminderten Blutflusses mit entsprechender Steigerung der Laktate im extrazellulären Raum angenommen. Dafür würde sowohl die von MEYER und GOTOH (1960) festgestellte Verlangsamung des EEG bei der Hyperventilation von Affen und Katzen als Folge der durch die hypokapnische Konstriktion der Hirngefäße herbeigeführte Hypoxie als auch die Zunahme der Laktatdehydrogenase im Marklager bei extremer Hypokapnie sprechen (CERVÓS-NAVARRO et al., 1972). Das Vorkommen von spastischen Konstriktionen bei extremer Hypokapnie wurde elektronenmikroskopisch nachgewiesen (CERVÓS-NAVARRO, 1977).

## II. Hämodynamische Störungen

Störungen des Fließvolumens oder der Fließgeschwindigkeit entsprechen z.T. den in der alten Nomenklatur als vasomotorisch bezeichneten Kreislaufstörungen. Inwiefern sie ausschließlich die Störungen in Gefäßen erfassen sollten, die muskularisiert sind, d.h. im Bereich der Mikrozirkulation, vor allem der Arteriolen, ist umstritten. Die Auffassung, daß die Kapillaren und Venolen keine Kontraktilität besitzen und sich an diesen Störungen nicht beteiligen, wird nicht allgemein akzeptiert und die Diskussion über die von manchen Autoren postulierte Kontraktilität der Endothelien (CONSTANTINIDES u. ROBINSON, 1969; SHIMAMOTO, 1974) ist noch nicht abgeschlossen.

### a) Normale Durchblutung des Gehirns

Seit KETY und SCHMIDT (1945) ihre Methode zur Messung der Gehirndurchblutung unter Anwendung von Stickoxydul entwickelten, hat eine sehr intensive Forschung auf diesem Gebiet stattgefunden. Eine morphologische Korrelation zwischen den neuropathologischen Befunden und den pathologischen Messungsergebnissen war jedoch nicht möglich, weil die Methoden zur Messung der Durchblutung der Morphologie des ZNS entsprechende topographische Werte nicht zu liefern vermögen.

Die *Stickoxydul-Methode* erlaubt nur die Bestimmung der Gesamthirndurchblutung. Lokalisierte Durchblutungsstörungen können nicht erfaßt werden; sie gehen lediglich in den Gesamtwert ein. Auch andere entwickelte Modifikationen ermöglichten keine den morphologischen Gegebenheiten Rechnung tragende Lokalisation. Bei der *Xenon-Methode* kann durch eine bikompartimentale Bewertung der Ergebnisse lediglich eine grobe Aussage über die unterschiedliche Durchblutung der grauen und weißen Substanz erzielt werden. In den letzten Jahren sind Methoden zur Hirndurchblutungsmessung entwickelt worden, die Detektoren zur Erfassung der Radioaktivität über kleinen Hirnarealen verwenden (LASSEN u. INGWAR, 1961). Diese Methoden messen aber in strengerem Sinne nicht regional, d.h. sie geben keine Durchblutungswerte bestimmter Hirnstrukturen, sondern sie bestimmen einen Mittelwert der Hirndurchblutung in einem unbestimmten Gewebskegel, der von der Sonde erfaßt wird.

Die Methoden, die auf dem Meßprinzip von *geheizten Thermoelementen* (GIBBS, 1933) beruhen, erlauben Messungen in umschriebenen Hirngebieten, bleiben aber auf qualitative Werte beschränkt. Erst neuerdings wurde eine quantitative Messung bei dieser Methode eingeführt (BETZ, 1972). Die von LANDAU et al. im Jahre 1955 beschriebene *autoradiographische Methode,* die erste quantitativ und regional messende Technik der Hirndurchblutungsbestimmung, erlaubt jedoch keine fortlaufenden Messungen. Sie gibt nur einen auf einen Zeitpunkt beschränkten Wert der Durchblutung wieder.

Eine weitere Schwierigkeit für die Erarbeitung einer Korrelation zwischen den pathophysiologischen Veränderungen der Gehirndurchblutung und ihres morphologischen Substrats besteht darin, daß die Mehrzahl der im Tierexperiment gewonnenen Ergebnisse auf akuten Versuchen beruhen, bei denen keine Zeit zur Manifestation pathologischer Veränderungen gegeben ist. Wichtig ist, daß schon in den wenigen, morphologisch korrelierten Untersuchungen gezeigt werden konnte, daß eine Änderung der Durchblutung ausschließlich vom Vorhandensein bestimmter Gefäßstrukturen abhängen kann und keinen für den Stoffwechsel des Hirngewebes relevanten Meßwert darstellen muß (SYMON u. BRIERLEY, 1975).

Eine Korrelation der Hämodynamik des Hirnkreislaufes erfordert zunächst die Erörterung bestimmter Aspekte der normalen und pathologischen Struktur der Hirngefäße sowie die ihr eigentümliche funktionelle Autonomie gegenüber dem übrigen Kreislauf. Im anatomischen Bereich sind vor allem die Fragen nach der Existenz arteriovenöser Anastomosen im ZNS und der Innervation der Hirnarteriolen wichtig.

### b) Autoregulation der Hirndurchblutung

Der Ausdruck Autoregulation wird für den Mechanismus angewandt, der den zerebralen Blutstrom konstant hält, auch bei Veränderungen des Perfusionsdruckes. Dieser Ausdruck schließt die noch nicht bewiesene Vermutung ein, daß der zerebrale Blutstrom sich dem zerebralen Perfusionsdruck durch Mechanismen anpaßt, die von Einflüssen des übrigen Organismus völlig unabhängig sind. Mehrere Mechanismen werden als Erklärung für die Autoregulation der Hirndurchblutung diskutiert.

Die *metabolische Theorie* besagt, daß Änderungen im zerebralen Perfusionsdruck zeitweilig passive Veränderungen in der zerebralen Blutströmung verursachen können, die dann die Konzentration der extrazellulären vasoaktiven Substanzen verändern, um so den zerebralen Blutstrom auf Kontrollwerte durch eine entsprechende Neueinstellung des vaskulären Radius zurückzubringen. ECKSTRÖM-JODAL (1970) hat bewiesen, daß weder Sauerstoff- noch Kohlendioxyd-Spannungsveränderungen im Extrazellularraum die zerebrale Autoregulation aufgrund von Veränderungen des arteriellen Systemdruckes bewirken. ZWETNOW (1970) berichtet, daß Veränderungen des zerebralen extrazellulären pH's nicht für die Autoregulation verantwortlich sein können, die beim absteigenden Intrakranialdruck auftritt.

Nach der *Gewebedrucktheorie* von RODBARD (1971) finden die Widerstandsveränderungen, die die Autoregulation bilden, im Kapillarbett statt, nicht in den Arteriolen. Ein arterieller Druckanstieg hängt mit den Kapillaren zusammen und bewirkt einen Netto-Flüssigkeitsaustausch zu den Geweben. Der Anstieg an extravaskulärem Flüssigkeitsvolumen wird eingeschränkt durch die Ausdehnung des Organs, weil erhöhter Gewebedruck, kapillare *Kompression und erhöhter* Widerstand entstehen, die den Strom wieder auf Kontrollniveau zurückbringen. Ein reduzierter arterieller Druck ergibt einen reduzierten Kapillardruck, eine Vergrößerung des Kapillarbettes durch Flüssigkeitseinfluß aus den Geweben und erniedrigten Widerstand. Dieser Mechanismus ist jedoch nicht verantwortlich für die Erhaltung des normalen zerebralen Blutstroms, wenn ein primäres Ansteigen des Intrakranialdrucks und wahrscheinlich auch des zerebralen perikapillären Gewebedrucks vorhanden ist.

Der dritte Mechanismus zur Erklärung der Autoregulation ist die *myogene Theorie*, ursprünglich von BAYLISS (1902) erwähnt und ausgiebig von FOLKOW (1948, 1956) experimentell untersucht. Nach seiner Hypothese haben die Widerstandsgefäße einen hochgradigen Ruhe-Vasokonstriktor-Tonus der glatten Muskulatur in der Media. Ein Anstieg des intraluminalen Druckes bewirkt eine weitere Tonuserhöhung, in dem der gedehnte Muskel mit einer Kürzung der Radialfasern reagiert und damit eine Reduktion des Gefäßradius bewirkt. Ein Absinken des intraluminalen Druckes hat den entgegengesetzten Effekt, der passiven Konstriktion folgt eine Erweiterung des Gefäßradius. Der myogene Mechanismus erklärt die Existenz der Autoregulation beim ansteigenden Intrakranialdruck (ZWETNOW, 1970; JENNETT et al., 1970) und ebenso die Koexistenz sowohl intakter als auch beeinträchtigter Autoregulation aufgrund von Veränderungen des arteriellen Systemdruckes und des Intrakranialdruckes (MILLER et al., 1971). Ein teleologischer Einwand gegen die transmurale Druck-myogene Autoregulationstheorie ist, daß es unwahrscheinlich erscheint, daß eine so wesentliche homöostatische Funktion in Form eines eigenständigen vaskulären Reflexes auftreten sollte, und wenn dies der Fall wäre, daß ein derartiger Mechanismus so anfällig gegenüber Ischämie (LASSEN u. PAULSON, 1969), Hypoxie (HÄGGENDAL, 1968) und Gehirntrauma (REIVICH et al., 1969) sein sollte.

Aus verschiedenen Gründen sollte bei einer differenzierten Autoregulation der Hirndurchblutung ein *neurogener Mechanismus* beteiligt sein. Ein neurogener Mechanismus wurde aufgrund des Einflusses neurogener Faktoren (Sympathikus-Durchtrennung und Sympathikus-Stimulation) auf die zerebrale Durchblutungshöhe, bei der die Autoregulation auftritt (JAMES et al., 1969), angenommen. Trotzdem wurde aufgrund experimenteller Untersuchungen angenommen, daß eine nervöse Regulation der Hirndurchblutung entweder nicht faßbar oder von nur untergeordneter Bedeutung sei. Durch Sympathikotomie bzw. Stellatumblockade konnten verschiedene Autoren keine Änderung in der Wirkung der $CO_2$-Spannung des Blutes auf die Hirndurchblutung oder auf die Autoregulation der Hirndurchblutung gegenüber Variationen des Systemdruckes feststellen (FORBES u. WOLFF, 1928; FOG, 1934; FORBES u. COBB, 1938; SCHMIDT u. HENDRIX, 1938; MEYER et al., 1954).

### c) Innervation der zerebralen Arteriolen

Frühe lichtmikroskopische Untersuchungen über die Innervation der Hirngefäße (KÖLLIKER, 1896; HUNTER, 1900; PENFIELD, 1932; STÖHR, 1938; HAGEN, 1954; LAZORTHES, 1961) bestätigten, daß sich die nervöse Gefäßversorgung im Gehirn kaum von der anderer Organe unterscheidet. Demgegenüber ließ die Anwendung neuer Methoden starke Zweifel an der Richtigkeit der früheren lichtmikroskopischen Beobachtungen über eine nervöse Gefäßversorgung im Gehirn aufkommen. Durch Fluoreszenzmethoden (FALCK et al., 1965 u. 1968; NIELSON u. OWMAN, 1967) und elektronenmikroskopische Untersuchungen (NELSON u. RENNELS, 1970; NELSON et al., 1972) wurden nur die Innervation der Arterien des Circulus Willisi und der Arterien und Arteriolen der Hirnhäute nachgewiesen. CERVOŚ-NAVARRO und MATAKAS (1974) konnten jedoch das Vorkommen von Nerven in der Gefäßwand in 57 von 86 untersuchten Arteriolen des Katzengehirnes nachweisen.

Die Nervenbündel bestehen aus 2 bis 12 Axonen und bleiben immer im adventitiellen Raum (Abb. 2). Das Axoplasma beinhaltet osmiophile Bläschen, die in breiteren Varikositäten besonders zahlreich sein können (Abb. 47). Die gegenteiligen Befunde, bei denen keine

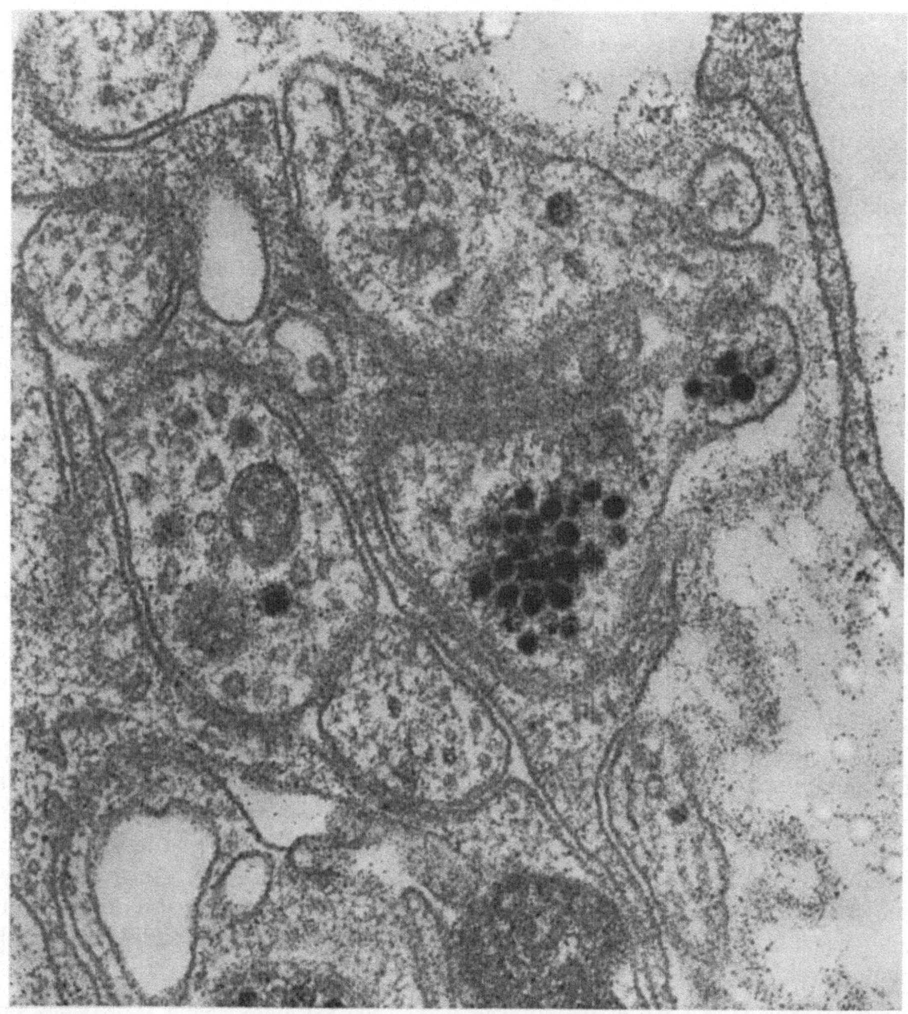

**Abb. 47.** Okzipitalrinde der Katze. Nervenbündel in der Adventitia einer Arteriole. Zahlreiche osmiophile und einzelne helle Bläschen im Axoplasma der verschiedenen Axonen.
× 60000

Innervation der intrazerebralen Arteriolen festgestellt werden konnte (DAHL, 1973 u. 1976), sind auf regionale Unterschiede zwischen Hirnstamm und Rinde sowie zwischen verschiedenen Rindenarealen zurückzuführen (MATAKAS et al. 1976). Die einwandfrei nachgewiesene Nervenversorgung intrazerebraler Arteriolen ist wegen der spärlichen Varikositäten der Nervenfasern und der Verbindung der Muskelzellen miteinander durch myale „tight junctions" (s.S. 7) dem Typ C der Gefäßinnervation nach BURNSTOCK (1968) zuzuordnen. Darüber hinaus ist eine Einbeziehung des Endothels in die nervöse Steuerung der Gefäßregulation mittels myoendothelialer „tight junctions" und kontraktiler Endothelfibrillen wahrscheinlich.

Eine Beeinträchtigung der Autoregulation, wenn auch in verschiedenem Ausmaß, liegt allen hämodynamischen Störungen der Mikrozirkulation zugrunde. Sie ist dabei in der Regel die Folge in einer Reihe von pathologischen Mechanismen. In bestimmten Formen der primären orthostatischen Hypotension kann sie der auslösende Faktor sein.

## 1. Hyperämie und Vasoparalyse

Die *reaktive Hyperämie* ist eine der Gesetzmäßigkeit der Autoregulation unterzogene Mehrdurchblutung, die eine gewöhnliche Reaktion des Gehirns auf verschiedene Insulte darstellt, aber selbst keinen pathologischen Wert hat. Gemeinsamer Nenner der verschiedenen Faktoren, die zu Vasodilatation und damit zu Hyperämie führen, ist die Gewebsazidose, die in der Regel zu einer reaktiven Hyperämie, aber auch zu einer Vasoparalyse führen kann. Letztere hat einen pathologischen Wert, ist jedoch postmortal im morphologischen Bild von einer reaktiven Hyperämie nicht mit Sicherheit abzugrenzen.

Die Hyperämie der weichen Hirnhäute und auch des Gehirns ist naturgemäß bei der direkten Infektion, also bei Meningitis und Meningoenzephalitis, sehr kräftig. Besonders eindrucksvoll ist sie in den akuten Stadien einer Enzephalomyelitis erkennbar. Die starke Hyperämie der Rückenmarksvorderhörner bei der akuten Poliomyelitis ermöglicht bereits bei makroskopischer Betrachtung die Diagnose. Aber auch frische Stadien anderer Enzephalitiden zeigen schon bei Betrachtung mit unbewaffnetem Auge die starke Blutfüllung innerhalb der Entzündungsherde. Allerdings ist die Hyperämie kein obligater Befund und in späteren Stadien bewirkt die Enzephalitis in der Regel keine Hyperämie des Gehirns, die auf den ersten Blick auffällt. Bei einer Reihe von Vergiftungen ist die auffallende Hyperämie des Gehirns und seiner Häute ein ständiges Syndrom. In diesem Zusammenhang ist darauf hinzuweisen, daß, wenn das Gehirn zusammen mit der Dura mater fixiert wird, das Blut in den Brückenvenen bleibt und eine Hyperämie vorgetäuscht werden kann.

Umschriebene Hyperämien kommen in der Umgebung einer Eiterung, einer Erweichung oder einer Geschwulst vor. Dabei ist zumindest bei den Gliatumoren aufgrund der Durchblutungsmessungen eher eine Vasoparalyse mit Verlust der Autoregulation anzunehmen (BROCK et al., 1971; HADIJDIMOS et al., 1975). In allen diesen morphologisch feststellbaren Blutfüllungen eines umschriebenen Gebietes oder des Gehirns ist die Abgrenzung einer durch Mehrdurchblutung gegenüber einer durch Stase herbeigeführten Blutfüllung morphologisch nicht durchführbar.

NORDMANN (1957) vertrat die Ansicht, daß es bei der fluktionären Hyperämie, die begrifflich mit der aktiven Hyperämie zusammenfällt, beim Tode für die postmortale Blutbewegung keinerlei Behinderung gäbe und daher keine Möglichkeit, sie am anatomischen Präparat zu sehen. Demnach hat alles, was bei der Leiche auffallend hyperämisch ist, während des Lebens im Zustand der peristatischen Hyperämie gestanden. Nur in gelähmten Kapillaren soll bei einer postmortalen Blutbewegung eine wesentliche Menge Blut festgehalten werden. Die peristatische Hyperämie, die auch als venöse oder passive Hyperämie bezeichnet wurde, war bei NORDMANN Ausdruck der Stauung bei allgemeinen und lokalen Kreislaufstörungen und Voraussetzung für jedes Hirnödem. Sie soll mit einer Verengung der Arterien und der Erweiterung der Kapillaren und Venen einhergehen und ist daher eher bei der Stase einzuordnen. Letztere steht auf dem Boden einer Endothelläsion mit Plasmaverlust und führt zu einer zunächst passageren, evtl. aber auch irreversiblen Verstopfung der Gefäßlichtung (s.S. 139). Vasomotorische Störungen können diese Vorgänge begünstigen, jedoch nicht erzeugen. Es ist daher nicht zulässig, den sprachlich etwas unglücklichen Begriff „Stase" für einen einfachen Strömungszustand des unveränderten Blutes in den Gefäßen zu gebrauchen.

Die *Vasoparalyse* ist eine über bestimmte Grenzen hinausgehende Mehrdurchblutung des Gehirns mit Verlust der Autoregulation und stellt einen Tonusverlust der Arteriolen mit maximaler Dilatation der Gefäßabschnitte der Mikrozirkulationsstrecke dar. Sie kann entweder durch Entzündungsmediatoren oder durch eine direkte Schädigung der glatten Muskulatur auf mechanischer, thermischer, aktinischer oder chemischer Grundlage zustandekommen. Ursache der Vasoparalyse neben den lokalen Läsionen können die Hypoxie mit einem $PaO_2$ unter 60 mm Hg (HAGGENDAL et al., 1967), Hyperkapnie mit einem $PaO_2$ über 70 mm Hg (HARPER, 1963), eine extreme arterielle Hypertension (ALBA et al., 1967) und im allgemeinen alle diejenigen Faktoren sein, die zu einer maximalen zerebralen Vasodilatation führen. Beim Verlust der Autoregulation folgt die Hirndurchblutung den Schwankungen des Blutdruckes im übrigen Körper nach. Der Verlust der Autoregulation kann zu Veränderungen der gesamten Hirndurchblutung oder auch zu lokalen Störungen in umschriebenen Hirngebieten führen.

### a) Shy-Drager-Syndrom

Im Krankheitsverlauf der „primären orthostatischen Hypotension" treten fortschreitend Funktionsausfälle des autonomen Nervensystems auf, die unter anderem zu einer orthostatischen Fehlregulation (in fortgeschrittenen Stadien in Form von Synkopen) führen (SHY u. DRAGER, 1960). Klinische wie morphologische Befunde deuten darauf hin, daß der „primären orthostatischen Hypotension" zwei verschiedene degenerative Prozesse zugrundeliegen: Bei einem Teil der Beobachtungen besteht wohl eine Beziehung zur idiopathischen Parkinson-Erkrankung, bei den restlichen Fällen handelt es sich um eine eigenständige Erkrankung, deren morphologische Gewebsveränderungen denen der olivopontozerebellären Degeneration ähnlich sind (GRAHAM u. OPPENHEIMER, 1969). Ein Verlust der Autoregulation der Hirndurchblutung wurde sowohl bei dem Shy-Drager-Syndrom (GOTOH et al., 1971; CARONNA u. PLUM, 1972; MEYER et al., 1973) als auch bei anderen Formen von orthostatischer Hypotension gefunden.

### b) Hämodynamische Schwellung des Gehirns

Die hämodynamische Schwellung geht auf eine lokal oder allgemein arterioläre Vasodilatation mit Zunahme des intrakraniellen Blutvolumens zurück. Die hämodynamische Schwellung des Gehirns als solche hat keine unmittelbare Auswirkung auf das Hirngewebe, aber sie ahmt klinisch das Hirnödem nach (s.S. 200) und führt zu ähnlichen Hirndrucksymptomen. Die Möglichkeit, daß sie bei längerem Bestehen zu einem echten Ödem führt, wurde von LAZORTHES und CAMPAN (1974) angenommen. Die Möglichkeit, daß eine Vasodilatation mit einer Zunahme des intrakraniellen Druckes einhergeht, wurde zunächst von FORBES (1928) und später von LEBEAU und BONVALLET (1938), OBRADOR und PISUÑER (1943) sowie ELLIOTT und JASPER (1949) bei experimentellen Tierversuchen beschrieben. Beim Menschen wurde das gleichzeitige Vorkommen von Vasodilatation und intrakranieller Hypertension von GUILLAUME und JANNY (1951), RIDER et al. (1951) und LUNDBERG et al. (1968) bei Messungen des intrakraniellen Druckes festgestellt. LANGFITT et al. (1968a) zeigten, daß die Vasodilatation durch lokales Trauma herbeigeführt werden kann. ZWETNOW (1968) sowie LANGFITT et al. (1968a) führen die Vasodilatation auf eine Vasoparalyse und Verlust der vasomotorischen Autoregulation zurück. Als Folge der Vasoparalyse tritt eine plötzliche Zunahme des Blutdruckes und damit ein weiterer schwellender Effekt auf das Gehirn ein (LANGFITT et al., 1968b). Der Verlust der Autoregulation ist allerdings nur ein vorübergehender Zustand, da die Herbeiführung einer Alkalose durch Hyperventilation zu einer schnellen Rückbildung der Schwellung führt, die man am Operationstisch beobachten kann.

### c) Veränderungen bei regional umschriebener Vasoparalyse

In dem Territorium eines Hirninfarktes oder in den umgebenden Gebieten kann die Gewebsazidose in den ersten Stunden bzw. Tagen nach der Infarzierung zu einem Verlust der Autoregulation der betroffenen Arteriolen führen. Dabei kann es sowohl zu einer lokalen Luxusdurchblutung als auch zu einer Reihe von pathologischen Reaktionen kommen, die z.Z. der Morphologie nicht zugänglich sind, aber ein besseres Verständnis einmal für den Ausbreitungsmodus ischämischer Veränderungen, zum anderen der Korrelation von Makrozirkulationsstörungen und ihren Folgen im Hirnparenchym geben können.

Bei der *Luxusdurchblutung* handelt es sich um eine Mehrdurchblutung, die bei gleichzeitiger Beeinträchtigung des Stoffaustausches wegen Schädigung der Gefäßwand bzw. des Hirnparenchyms mit einer Hypoxidose einhergeht. Die Sauerstoffausschöpfung ist nicht ausreichend und die arteriovenöse Sauerstoffdifferenz erreicht Werte um 40 mm Hg. In vivo fallen die Venen durch ihre rote Verfärbung auf (FEINDEL et al., 1965; LASSEN, 1966).

Ein intrazerebrales Steal-Syndrom (HøEDT-RASMUSSEN et al., 1967) kommt dann vor, wenn ein vasodilatorisches Mittel, z.B. $CO_2$ bei den vasoparalytisch erkrankten Gebieten aufgrund des Verlustes der Autoregulation zu keiner weiteren Vasodilatation führt, aber durch die Erweiterung der Gefäße in den gesunden Hirngebieten eine Entziehung von Blut aus dem erkrankten Areal stattfindet (Abb. 48).

Umgekehrt, wenn man ein vasokonstriktorisches Mittel (z.B. Hypokapnie) anwendet, wird eine Vasokonstriktion im gesunden Gehirn herbeigeführt mit Umleitung des Blutes zu dem vasoparalytischen Gebiet, dessen Arteriolen zu keiner Veränderung mehr fähig sind (Abb. 49). Dieses *Gegen-Steal-Syndrom* wird meistens aufgrund der mit der Vasoparalyse gleichzeitig vorhandenen Luxusdurchblutung keine Besserung des Stoffangebotes für das geschädigte Nervengewebe herbeiführen. Vielmehr werden in der Regel die in der unmittelbaren Umgebung intakten Gefäße, die durch eine geringe Gewebsazidose hyperämisch erweitert, aber nicht paralytisch sind, am ehesten eine Vasokonstriktion eingehen. Dadurch wird eine effiziente kollaterale Durchblutung der Grenzgebiete des Infarktes verhindert und eine Ausdehnung des infarzierten Gebietes herbeigeführt (LASSEN u. PALVOLGYI, 1968).

### d) Arteriovenöse Anastomosen

Das Verständnis für die bei der Vasoparalyse auftretenden Syndrome hängt von der bis jetzt ungeklärten Frage der arteriovenösen Anastomosen im Gehirn ab.

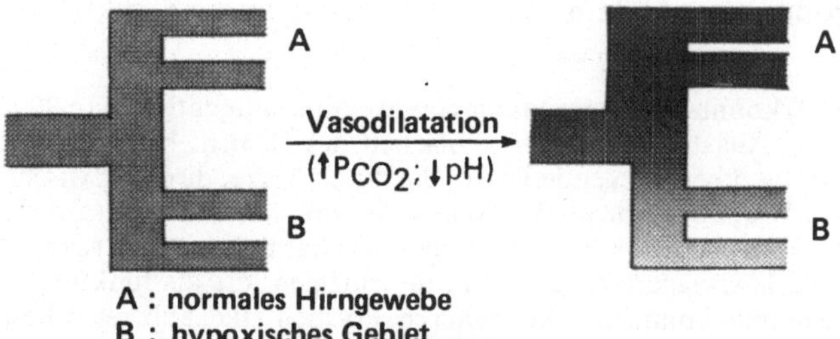



**Abb. 48.** Mechanismus des intrazerebralen Blutentzugssyndroms. Die Vasodilatation im gesunden Hirngewebe führt zu einer Minderung des Blutflusses im hypoxischen Gebiet

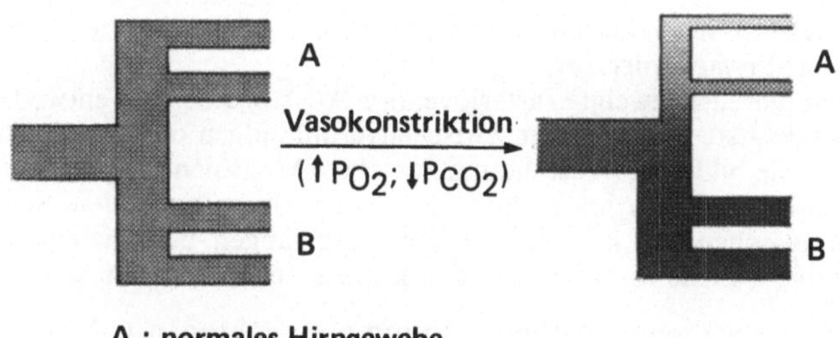



**Abb. 49.** Umgekehrtes Blutentzugssyndrom. Durch Vasokonstriktion der normalen Gefäße kommt es zu einer passiven Zunahme des Blutflusses in den paralytischen Gefäßen. Das Blut wird von den *reichlich* zu den *arm* versorgten Gebieten umgeleitet. (Robin-Hood-Effekt)

In verschiedenen Organen und Geweben kommunizieren Arterien und Venen nicht nur im Kapillarbett, sondern stehen stellenweise auch durch sog. arteriovenöse Anastomosen (a.v.A.) miteinander in Verbindung. Viele dieser Kurzschlüsse („shunts") zeichnen sich durch besondere morphologische Merkmale aus, andere bieten das Bild gewöhnlicher Arterien, die sich über mehr oder weniger uncharakteristische Zwischenstücke oder Intermediärstrecken in Venen fortsetzen. Sie zeichnen sich anatomisch durch eine oft speziell differenzierte, zumeist aber auffallend nervenreiche Wand aus und werden funktionell als Gefäße definiert, „die das Blut auf Wegen besonders geringen Strömungswiderstandes von den Arterien in die Venen leiten und eine spezifische Regulation besitzen" (GOLENHOFEN, 1967). Dieser Autor wies darauf hin, daß die Realisierung eines nutritiven „Kurzschlusses" eng an strukturelle Merkmale gekoppelt sei und von „Kurzschlußdurchblutung" durch kapillare Strecken nur mit besonderer Vorsicht gesprochen werden dürfe. Daher sollte man grundsätzlich a.v.A. von allen noch innerhalb des Kapillarschwammes selbst gelegenen „shunts" (Stromkapillaren, arteriovenöse Randschlingen, Metarteriolen, a.v.-bridges usw.) abgrenzen.

Obgleich a.v.A. im normalen menschlichen Gehirn von ROWBOTHAM und LITTLE (1965) nachgewiesen wurden, ist im ZNS die Existenz von Anastomosen mit Shunt-Funktion umstritten und morphologisch nicht mit Sicherheit bewiesen. Die morphologischen Möglichkeiten bestehen im wesentlichen in einer Gefäßwand- oder Gefäßinhaltsdarstellung. Die Schwierigkeit besteht darin, beide Darstellungen gleichzeitig optimal zu erreichen. Darüber hinaus lassen geläufige histologische Schnitte keine räumlichen Zusammenhänge bzw. keine ausreichend langen Gefäßstrecken erkennen, die Aufschluß über arteriovenöse Anastomosen geben könnten. Die dafür erforderlichen dicken Schnitte wiederum lassen keine höhere Vergrößerung und damit keine Aussage über die Struktur der Gefäßwand zu.

RAVENS (1974) konnte bei Anwendung von Metallimprägnationen in 80 μ dicken Schnitten drei Arten von Anastomosen im Vaskularbett des Gehirns beobachten:

1. Die vereinzelte überbrückende Form, die durch kurze, direkte Zwischenverbindungen von Arterien und Venen (arteriovenöse Anastomosen), von Arterien (arterio-arteriale Anastomosen) und Venen (veno-venöse Anastomosen) charakterisiert werden. Die ersten kommen in Rinde und Marklager vor und sind die einzigen, die als funktionelle Kurzschlüsse („shunts") in Betracht kommen. Die weiteren Formen sind äußerst selten und kommen nur in der Rinde bzw. in der Hirnoberfläche vor.

2. Die vereinzelte überbrückende Form auf der Präkapillarebene, die durch kurze und direkte Zwischenverbindungen von Arteriolen und Venolen (arteriolo-venolare Anastomosen), von Arteriolen (arteriolo-arteriolare Anastomosen) und von Venolen (venolo-venolare Anastomosen) gekennzeichnet ist. Dieser Anastomosentyp war nur selten in der Rinde zu sehen, jedoch des öfteren in der weißen Substanz. Man bemerkte außerdem, daß diese Formationen in Kleinkindergehirnen in größerem Maße vorhanden sind als in den Gehirnen älterer Kinder und Erwachsener.

3. Die präkapillare, verzweigte, arteriovenöse Anastomose, die entweder durch lange oder kurze, zentrale Äste präkapillarer Zwischenverbindungen der Arteriolen und Venolen charakterisiert ist. Sie bilden die Verbindung zwischen Arteriolen und Venolen, von welchen verschiedene, echte Kapillaren im Verlauf ihrer Bahn abzweigen. Diese Strukturen bilden die Verbindung zwischen den kurzen, mittleren und langen penetrierenden Arterien mit den entsprechenden Venen, vor allem mit den kurzen Venen der Ventrikelwand.

Die bisher angegebene Größenordnung der echten a.v.A. erfolgte für die menschliche Hirnrinde mit 8–12 μ (HASEGAWA et al., 1967) für das Marklager entweder 25 oder 14 μ. Auch die experimentellen Angaben für die Katze entsprechen etwa diesen Größenordnungen (PFEIFFER, 1928; CAMPBELL, 1938).

Moderne Verfahren mit Anwendung von Röntgenmikroskopie in Zusammenwirken mit der Histochemie (SAUNDERS u. BELL, 1971) oder radioaktiv markierten Albuminaggregaten determinierter Größenordnung sowie Mikrosphären in Kombination mit der Autoradiographie oder der Fluoreszenzmikroskopie haben das Vorkommen der a.v. Kurzschlüsse bestätigt.

Die histologische Untersuchung der mit Mikrosphären injizierten Gehirne zeigte im Negativ (Fehlen von Mikrosphären größer als 14 μ), daß a.v. Kurzschlüsse in Kortex und Subkortex angenommen werden können.

Die Partikelkinetik spielt beim funktionellen Shuntnachweis eine besondere Rolle. Es gelang nachzuweisen, daß an ihr nur Lunge und Gehirn beteiligt sind (GRUNERT et al., 1970; VALENCAK et al., 1969). Darüber hinaus erfolgte der Abtransport der Partikel aus dem Gehirn beträchtlich rascher als in anderen Organen. Die Halbwertzeit der Elimination beträgt etwa 10–12 Std für die untere Extremität bzw. 6–8 Std für die Lunge, während im Gehirn ein Halbwert von durchschnittlich 100 min gefunden wurde. PROSENZ (1971) konnte experimentell mit Hilfe von Mikrosphären verschiedener Größenordnung zeigen, daß die Filterkapazität des Gehirns unter verschiedenen Bedingungen (z.B. Hyperkapnie, Hypoxie) sich deutlich ändert. Die geringsten Shuntvolumina von 0,5–1% wurden bei apallischen Patienten gefunden (VALENCAK, 1973).

## 2. Minderdurchblutung

Das Hirngewebe weist eine relativ geringe Kapillarisierung auf: auf 1 mm$^3$ Rindengrau entfällt eine Kapillarstrecke von 1 200–1 400 mm, auf die weiße Substanz sogar nur 300–400 mm. Vergleicht man damit die am quergestreiften Muskel beobachteten 6000–8000 mm oder die am Herzmuskel festgestellten 11000 mm pro mm$^3$, so wird der Unterschied recht deutlich. Die relativ geringe Kapillardichte des Gehirns reicht trotz des erheblichen Blutbedarfes aus, weil die Fließgeschwindigkeit sehr hoch ist. Eine verminderte Durchblutung kann sowohl mit erhöhtem Blutvolumen bei gleichzeitiger Abnahme der Fließgeschwindigkeit (Stauung) als auch mit vermindertem Blutvolumen (Oligämie) einhergehen.

Die *Stauung* entspricht der „stagnant hypoxia" in der Einteilung von BARCROFT (1925). Sie hat eine venös-okklusive Pathogenese und ist von der Stase im engeren Sinne, die nur dann angenommen wird, wenn Veränderungen der Viskosität und der Erythrozytenaggregation vorhanden sind (s.S. 139), zu unterscheiden. Die Stauungshyperämien können sich auf das ganze Gehirn oder auf umschriebene Gebiete erstrecken.

Eine eindrucksvolle Blutfüllung des gesamten Gehirns sieht man bei Erhängten (s.S. 81), bei denen in der Regel alle zu- und abführenden Gefäße des Gehirns durch die Schlinge abgedrückt werden, mit Ausnahme der Wirbelarterien und Arterien des Wirbelkanals, die wegen ihres Verlaufes durch die Knochen geschützt sind. Der normale Blutgehalt des Kopfes wird erhalten und durch die beiden Wirbelarterien noch vermehrt (NORDMANN, 1957). Ähnliche Grade von Minderdurchblutung mit Blutfüllung des Gehirns finden sich bei allen Zuständen mit Behinderung des Abflusses vom Kopf, beispielsweise durch einen Mediastinaltumor, durch Thromben im Bereich der V. cava superior und ihrer Zuflüsse und bei dem Aortenaneurysma. Ähnlich wie die arterioläre Vasodilatation und Vasoparalyse kann eine akut einsetzende venös-okklusive Stauung zu einer hämodynamischen Schwellung führen. Ein Begleitödem hierzu ist keine obligate Folge. MATAKAS et al. (1976) konnten 80 min nach der durch Blockade der V. cava superior herbeigeführten hämodynamischen Schwellung keine Zunahme des Wassergehaltes feststellen. Lokale Stauungshyperämien erreichen im Gehirn beträchtliche Grade um raumfordernde Prozesse mit durch Massenverschiebung herbeigeführter Drosselung des venösen Abflusses.

Die *Oligämie* führt zu einer Reduktion der Durchblutung des Gehirns. Wenn sie das gesamte Gehirn beeinträchtigt, sprechen wir von globaler, wenn nur ein umschriebenes Gebiet erfaßt wird, von lokaler Oligämie. Sie verursacht in erster Linie eine ungenügende Anlieferung von Sauerstoff, daneben aber auch ein Minus an Substratnachschub, insbesondere einen Mangel an Glukose. Die wenigen klinischen Daten, die wir aus diesem Gebiet haben, sowie die Tiermodelle weisen darauf hin, daß die Hirnveränderungen wegen Oligämie davon abhängen, wie schnell der Blutdruck fällt, der niedrigste Druck, der erreicht wird, seine Dauer und wie schnell die Rückkehr zum normalen Zustand ist.

Wegen der vorhandenen Autoregulation der Gehirndurchblutung (s.S. 89) können Veränderungen bei der Oligämie erst dann erwartet werden, wenn eine maximale Vasodilatation der Arteriolen des Gehirns keine Möglichkeit für eine zusätzliche Autoregulation bei weiterem Abfall des Blutdruckes zuläßt. Demnach ist ohne Verlust der Autoregulation, der in der Regel erst beim Fallen des systemischen Blutdruckes unter 40 mm Hg eintritt, keine allein auf die Oligämie zurückzuführende Veränderung im Gehirngewebe zu erwarten.

Zellveränderungen, die bei der Oligämie vorkommen, sind nicht pathognomonisch, sie entsprechen vielmehr denjenigen, die bei allen pathologischen Zuständen, die mit Sauerstoffmangel einhergehen, angetroffen werden (s.S. 49).

Demgegenüber wird die Bevorzugung bestimmter Hirngebiete als weitgehend bezeichnend für verschiedene pathogenetische Konstellationen angesehen, bei denen entweder eine lokale oder eine globale Oligämie im Vordergrund steht.

### a) Lokale Oligämie

Eine Minderung des Fließvolumens innerhalb einer einzelnen Arterie kommt entweder bei einer starken Stenosierung oder bei der Kombination einer Stenose mit einer systemischen Hypotension vor. Das Endresultat ist ein Hirninfarkt, der mit dem durch Arterienverschluß herbeigeführten Infarkt gleichzusetzen ist.

Zunehmende *Vasokonstriktion* der kleinen Arterien und Arteriolen führt zu entsprechender Strömungsverlangsamung in den Kapillaren, meist verbunden mit einer relativen Erythrozytenverarmung des Blutfadens. Kann infolge der Lumenverkleinerung nur noch Plasma zirkulieren, so werden die Kapillaren von Erythrozyten leergewaschen und man spricht von Abrahmung („skimming") (s.S. 138). Sistiert die Strömung in diesem Zustand, stellen sich die stagnierenden Kapillaren nur noch mit Plasma gefüllt dar.

Eine maximale Vasokonstriktion mit Okklusion des Gefäßlumens stellt der *Vasospasmus* dar.

Die jahrelang durchgeführte Diskussion, ob Gefäßspasmen im Gehirn vorkommen oder nicht, wurde in den letzten Jahren endgültig geklärt. Allerdings beschäftigen sich die Mehrzahl der neueren Arbeiten mit den Gefäßspasmen größerer Arterien als Folge subarachnoidaler Blutungen nach Aneurysmaruptur (s.S. 262).

FOERSTER und PENFIELD (1930) konnten am freigelegten Hirn nach einem Krampfanfall Erbleichung durch Verengung der kleinen Gefäße erkennen. Langzeitige Verengung der meningealen Gefäße wurde ebenfalls bei Mikroembolisierung mit bestimmten Substanzen beobachtet (s.S. 146). SCHOLZ (1939), ECHLIN (1942) sowie ALEXANDER und LÖWENBACH (1944) konnten darüber hinaus segmentale Gefäßspasmen in den Meningen nach Kardiazol- bzw. Elektroschock nachweisen, und ALKSNE und GREENHOT (1974) mit Katecholaminen. Auch bei der akuten Hypertension lassen die kleinen meningealen Arterien und Arteriolen Spasmen erkennen (s.S. 125).

Die von früheren Pathologen und Klinikern (RICKER, 1924; HILLER, 1933; ALAJOUANINE u. THUREL, 1936; FISCHER-WASELS, 1938) verfochtene Anschauung, daß arterielle Spasmen wegen ihrer kurzen Dauer keine Gewebsschäden hervorzurufen vermögen, wurde von SCHOLZ (1939) anhand seiner Befunde an Hunden, bei denen Kardiazolkrämpfe erzeugt worden waren, widersprochen. Die durch hypoxische Zustände hervorgerufenen elektiven Parenchymnekrosen (s.S. 68) zeigen, wie SCHOLZ (1939) und KÖRNYEY (1955) nachweisen konnten, eine vollständige Übereinstimmung mit kapillaren Ischämien bei Krampfzuständen. Vor allem die Ausbreitung kleinerer Erbleichungsherde in der Hirnrinde sind am ehesten durch die Annahme, daß ein arterioläres Versorgungsgebiet beeinträchtigt wurde, zu erklären. DINSDALE et al. (1976) führen die ischämischen Veränderungen in den arteriellen Grenzzonen bei akuter Hypertension auf Spasmen der Arteriolen zurück. Nach VAN CITTERS (1966) soll der vollständige Verschluß des Gefäßlumens nur mit Hilfe des Endothels als Dichtungsmasse zustandekommen. Aus diesem Grunde soll ein spastischer lokaler Verschluß auf Gefäße beschränkt sein, deren Umfang die Zahl von 10 Endothelzellen nicht überschreitet.

Bei Katzen konnten wir (CERVÓS-NAVARRO et al., 1978) sowohl durch extreme Hypokapnie als auch durch arterielle Hypertension und durch Anwendung von elektrischer Reizung Spasmen arterieller Gefäße erzeugen. Die spastische Verengung der Gefäße war unregelmäßig verteilt. Spasmen fanden sich sowohl auf

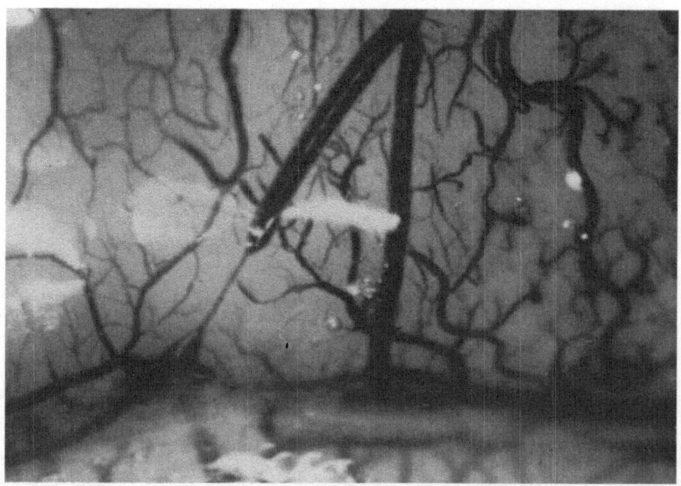

**Abb. 50.** Hirnoberfläche der lebenden Katze. Segmentaler Spasmus einer Arterie in den Meningen 5 min nach einer Serie von 3 Elektroschocks

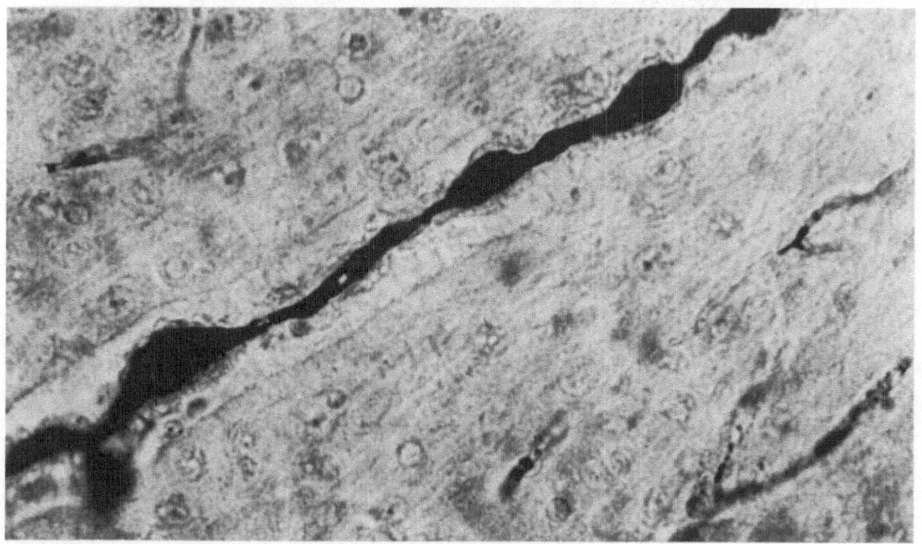

**Abb. 51.** Parietalrinde der Katze. Tuscheinjektion 20 min nach einer Elektroschockserie. Segmentale Spasmen einer Arteriole. Gefrierschnitt. × 120

der Oberfläche (Abb. 50) wie im Parenchym des Großhirns. Durch Tuscheinjektion konnte nachgewiesen werden, daß die spastischen Verengungen immer segmental begrenzt waren (Abb. 51) und gelegentlich lokale ischämische Bezirke verursacht hatten. Ultrastrukturell gab es fließende Übergänge zwischen normaler Gefäßweite, starker Verengung (Abb. 52) und spastischer Verengung (Abb. 53) des Gefäßlumens. Bei spastischer Kontraktion war das Lumen oft bis auf einen schmalen Spalt verengt. Die Gefäßwand war dabei gefaltet, was

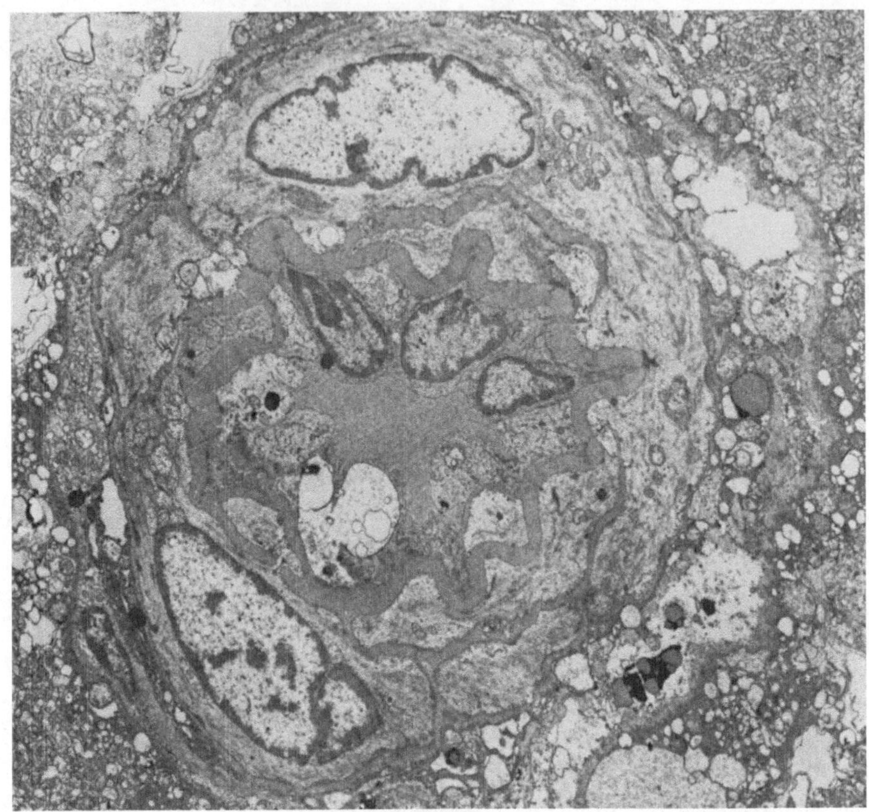

**Abb. 52.** Frontalrinde der Katze 3 Std nach Hyperventilation. $P_{CO_2} < 10$ Torr. Stark kontrahierte Arteriole. $\times 5000$

auf eine spiralig-zirkuläre Anordnung der Gefäßmuskulatur hinweist. Die Spasmen bildeten sich nur langsam, innerhalb von Stunden spontan zurück.

### b) Verteilungsmuster der Gewebsveränderungen bei der globalen Oligämie des Gehirns

ADAMS et al. (1966) beschrieben bei allgemeiner Oligämie als Folge von arterieller Hypotension drei verschiedene Verteilungsmuster der ischämischen Zellveränderungen und Nervenzellschwund.

1. Die ischämischen Veränderungen liegen entlang der Grenzzonen zwischen den Versorgungsgebieten der Hirn- und Kleinhirnarterien. Sie sind gering oder fehlen ganz im Hippocampus und zeigen eine unterschiedliche Intensität in den basalen Ganglien. In der Hirnrinde kommen die ischämischen Nekrosen vor allem in dem parieto-okzipitalen Gebiet vor, wo die Versorgungsgebiete der vorderen, mittleren und hinteren Hirnarterien konfluieren (sog. Dreiländereck). Entlang der Grenzzonen nehmen die Nekrosen in Richtung Frontal- und Temporallappen ab. Diese Verteilungsmuster sieht man in der Regel, wenn

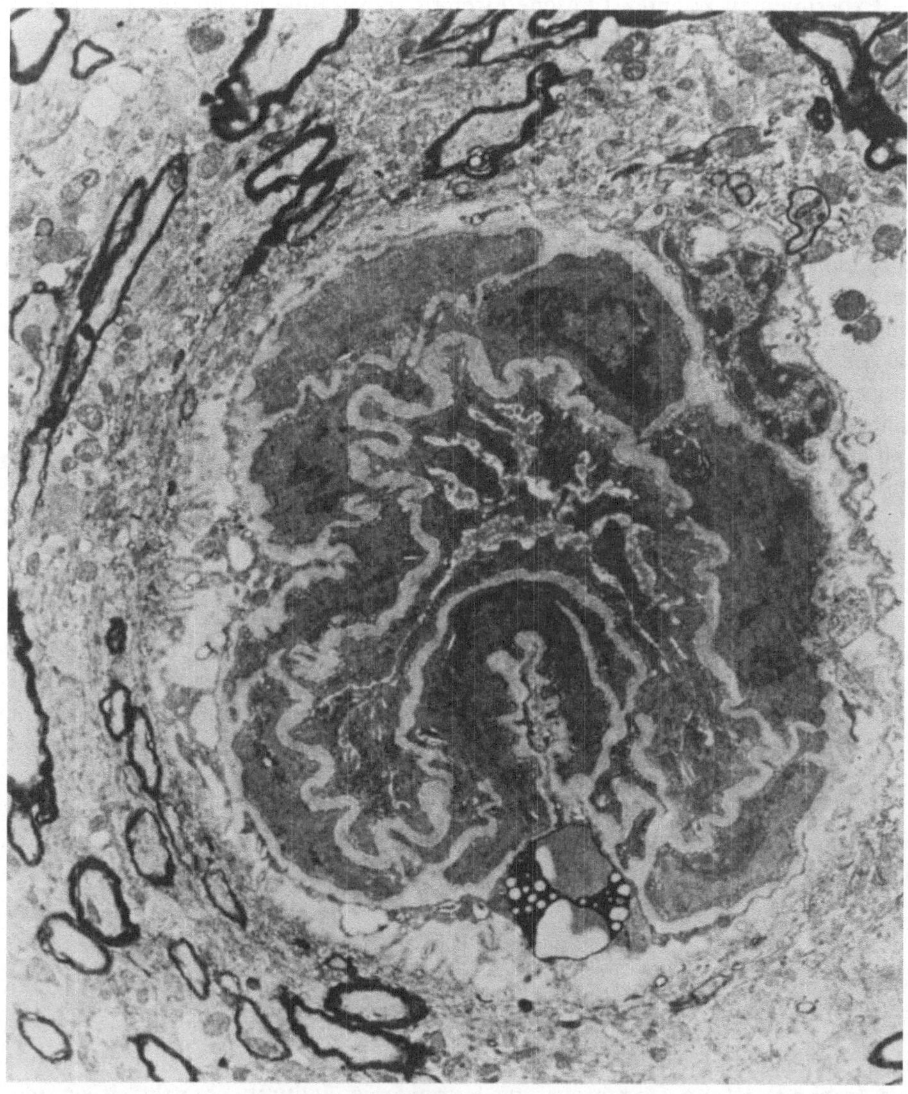

**Abb. 53.** Gleiches Tier wie in Abb. 52. Subkortikales Marklager. Spastisch kontrahierte Arteriole. × 5000

ein Patient in wachem Zustand wegen plötzlicher Minderung des Herzvolumens als Folge eines Verschlusses der Herzkranzgefäße, einer Kardiomyopathie oder einer Myokarditis kollabiert. Eine hypotensive Phase kann sich auch einstellen, wenn ein zahnärztlicher oder neurochirurgischer Eingriff, vor allem im Sitzen (ADAMS et al., 1948; BRIERLEY, 1970) vorgenommen wird. Bei allen diesen Fällen handelt es sich um einen plötzlichen und starken Sturz des arteriellen Blutdrukkes.

Experimentell konnten typische Grenzzonenveränderungen durch akute hypotensive Phasen ohne Hypoxämie von BRIERLEY und EXCELL (1966) sowie BRIERLEY et al. (1969a) bei Rhesusaffen erzeugt werden.

2. Generalisierte ischämische Veränderungen in der Hirn- und Kleinhirnrinde sowie im Hippocampus und Thalamus. Diese Verteilungsmuster fand man in Gehirnen von Patienten, die unter Narkose eine hypotensive Phase als Folge von Kammerflimmern, von Herzstillstand mit sofortiger Herzmassage oder von der Anwendung von Ganglion-Blockern bei Kopfhochlagerung durchmachten. Die kleine Gruppe von Patienten, die diese Verteilungsmuster aufwiesen, hatten selten wieder das Bewußtsein erlangt und in der Regel leben sie ihr Leben lang in dezerebriertem Zustand. Die anamnestischen Daten der Patienten weisen darauf hin, daß bei dem Vorkommen eine langsam einsetzende, aber langdauernde Hypotension ausschlaggebend ist. Der pathogenetische Mechanismus sollte eine maximale initiale Vasodilatation einschließlich der Anastomosen sein und ein langsamer Abfall des Perfusionsdruckes bis zu einer kritischen Senkung der Durchblutung sein.

Veränderungen mit ähnlichen Verteilungsmustern hat man bei Affen durch einen hochgradig hypotensiven Schock bei gleichzeitigem intrazerebralem Hochdruck und Hirnödem herbeigeführt (BRIERLEY et al., 1969a).

3. Ischämische Veränderungen der gesamten Rinde in Groß- und Kleinhirn, aber mit besonderer Betonung entlang der Grenzzonen. Der Hippocampus ist meistens verschont und in den Stammganglien sind die Veränderungen fleckförmig vorhanden. Diese Verteilungsmuster entstehen bei einer Kombination von plötzlicher Reduktion des Blutdruckes, gefolgt von einer späteren Minderung der Durchblutung.

Die Veränderungen bei der globalen Oligämie treten symmetrisch in beiden Hirnhemisphären auf. Allerdings können Anomalien bzw. Kaliberunterschiede der Hirnarterien zu einer asymmetrischen Ausbreitung führen (LINDENBERG, 1971).

## 3. Ischämie

Die Ischämie stellt das Sistieren der Blutzirkulation und damit die schwerste hämodynamische Störung dar, die zur vollständigen Gewebsnekrose führt. Die Ischämie ist im Gegensatz zur Hypoxämie dadurch charakterisiert, daß das Blut alle Substrate und Sauerstoff in genügender Konzentration enthält, durch Blutkreislaufstörungen die Gewebe aber mit Substrat und Sauerstoff nicht versorgt werden. Allerdings nicht jedes Sistieren der Durchblutung hat die voll ausgebildete ischämische Veränderung des Nervengewebes zur Folge. Wenn die Ischämie eine bestimmte Zeit nicht überschreitet, können sich die Veränderungen zurückbilden, oder sie stellen sich als elektive Parenchymnekrose dar (s.S. 68). Andererseits wird vor allem in der angelsächsischen Literatur die Bezeichnung „ischämisch" häufig für Veränderungen, die bei Kreislaufstörungen aller Arten vorkommen, angewendet.

Die Nervenzellveränderungen in der lokalisierten und generalisierten Ischämie zeigen, soweit sie lichtmikroskopisch erfaßbar sind, keine Unterschiede.

Sie entsprechen der ischämischen Zellveränderung sowie akuten Zellschwellung und schweren Zellerkrankung Nissls. Elektronenmikroskopisch haben GARCIA et al. (1975) Unterschiede festgestellt, die dahingehend zu interpretieren sind, daß in der lokalisierten Ischämie aufgrund der kollateralen Rezirkulation in weiten Arealen des ischämischen Gebietes keine ischämische, sondern eine hypoxisch-oligämische Situation vorhanden ist.

Die als ischämisch bezeichneten Nervenzellveränderungen lassen keine sichere Korrelation mit gut abgegrenzten pathogenetischen Mechanismen erkennen und kommen ebenfalls bei hypoxisch-oligämischen Situationen vor (s.S. 49). Sie können nur während einer begrenzten Zeit nach Auftreten des ischämischen Ereignisses erkannt werden.

Die durch Wiederbelebungs- und Intensivtherapie immer häufiger in Erscheinung tretenden Bilder nach Herzstillstand lassen es ratsam erscheinen, die von SPATZ (1939) und SCHOLZ (1957) herausgearbeitete Einteilung der Gewebssyndrome bei Durchblutungsstörungen in totale und elektive Parenchymnekrosen zu erweitern. Eine Einteilung in lokalisierte und generalisierte Ischämie des Gehirns trägt dem jetzigen Stand unserer Erkenntnisse aufgrund der in der Klinik vorkommenden Situation am besten Rechnung. Im Gegensatz zu LINDENBERG (1957), der das Wort „totale Ischämie" für die lokalisierte Ischämie, die das gesamte Versorgungsgebiet einer Haupthirnarterie umfaßt, und „partielle Ischämie", wenn nur ein Teil des Versorgungsgebietes beeinträchtigt ist, benutzte, bezeichnen wir als totale oder generalisierte Ischämie das Sistieren der Durchblutung im gesamten Gehirn.

### a) Lokale Ischämie

Bei der lokalisierten Ischämie hört die Durchblutung in dem Versorgungsgebiet eines einzelnen Gefäßes auf. Bei Verschluß der intrazerebralen Arteriolen und Kapillaren bilden sich Mikronekrosen. Wenn es sich um ein größeres Gefäß handelt, tritt ein Hirninfarkt auf.

### b) Mikronekrosen

Beim Verschluß eines kleinen Gefäßes entsteht in seiner unmittelbaren Umgebung ein kleiner nekrotischer Herd. Die Mikronekrosen zeichnen sich nicht nur durch ihre kleine Ausdehnung und ihre gefäßbezogene Lokalisation, sondern auch durch die Art der Gewebsnekrose aus. Es handelt sich dabei um eine Koagulationsnekrose.

Die Koagulationsnekrose ist ein besonderer und extremer Fall der vollständigen Nekrose, bei der auch die mesenchymalen Anteile des betroffenen Bezirkes schwer geschädigt sind. Als ihr histologisches Kennzeichen gelten nach NEUBÜRGER (1930) Fehlen von Zerfall und Organisation, Auftreten von doppeltbrechenden Ausfällungen von Cholesterin, von extrazellulären Lipoidtröpfchen und von diffusen Kalkniederschlägen. Der total nekrotische Gewebsbezirk liegt wie ein Fremdkörper im umgebenden Gewebe und löst entsprechende Gewebsreaktionen aus. Die Koagulationsnekrose unterscheidet sich von der Erweichung

– der Kolliquationsnekrose – dadurch, daß der Gewebsverband nicht in sich, sondern gar nicht oder allenfalls langsam von der Peripherie umgebaut wird. Allerdings kommen auch derartige Herde innerhalb eines Hirninfarktes neben typischen Gewebsbildern vor.

Die Mikronekrosen gelangen nur dann in einem frischeren Stadium zur Untersuchung, wenn das ihnen ursächlich zugrundeliegende Leiden bald zum Tode führt. In der Regel handelt es sich dabei pathogenetisch um Mikroembolien (s.S. 146). Vereinzelte Nekroseherdchen, die als Lakunen bei der Arteriosklerose gefunden werden (s.S. 302), können nicht immer als Endstadium der hier zu besprechenden Mikroinfarkte aufgefaßt werden, weil sie meist ausgedehnter sind und die gleichen Stadien einer Kolliquationsnekrose wie beim ischämischen Hirninfarkt durchmachen.

Mikronekrosen zeigen eine Prädilektion für zentrale Gebiete, in erster Linie für das Marklager der Groß- und Kleinhirnhemisphären und das Höhlengrau. Die räumliche Rekonstruktion von perivaskulären Nekroseherdchen zeigte anhand von Serienschnitten (HENN, 1970) kugelige und eiförmige, seltener auch langgestreckte Körper unterschiedlicher Größe mit einer Ausdehnung von 200 µ bis 1 mm. Bemerkenswerterweise ist ihr Bau immer wieder der gleiche, ganz unabhängig von der zugrunde liegenden Ätiologie. Das Gewebe im inneren Bezirk dieser Herdchen ist schollig zerfallen (Abb. 54). Mitunter sieht man Fibrinnetze und -sterne, die das nekrotische Zentrum vom Gefäß aus durchsetzen. Vielfach aber sind fibrinoide Massen nicht sicher nachweisbar. Die Zellen sind im inneren Bezirk des Herdes fast immer vollständig zugrunde gegangen. Nur gelegentlich begegnet man Resten zerfallener Kerne. Sehr auffallend ist das Fehlen einer Färbbarkeit der Markscheiden; selbst bei sehr frischen Herden sind primäre oder sekundäre Zerfallsprodukte derselben nicht nachweisbar.

In der Mitte der Herdchen sieht man in der Regel ein Gefäß mit Zerfall des Endothels. In den Fällen von Fettembolie erkennt man gelegentlich im Lumen einen Fettpfropfen, aber am häufigsten, sowohl bei Fettembolie als auch bei Mikroinfarkten anderer Ätiologien, läßt sich ein „Fibringerinnsel" oder ein hyaliner Thrombus feststellen. Vor Eintritt des Gefäßchens in den nekrotischen Herd ist oft eine pralle Füllung mit Blut zu erkennen. Auch wenn viele Fälle mit Mikroinfarkten Ringblutungen aufweisen, sind die Nekrosen von den letzteren unabhängig. Dafür spricht das Vorkommen, neben den Ringblutungen in den selben Gehirnen, von gleichartig gebauten, koagulierenden Herdchen ohne Blutung. Das Zustandekommen der Blutungen hängt von einer allgemein hämorrhagischen Diathese ab (s.S. 142). Wenn solche Störungen fehlen, können die Herdchen auch ohne Blutung auftreten, wie SPIELMEYER (1922) bei Malaria, perniziöser Anämie und bei Skorbut beschrieben hat.

Für SPIELMEYER war das Ausbleiben einer Mobilisierung von Gitterzellen sowie einer Erweichung das Charakteristische an diesen Nekroseherdchen. Nur in der Randzone außerhalb der eigentlichen Nekrose fand er eine Aufnahme von Zerfallstoffen roter Blutkörperchen und Fetttröpfchen durch die wuchernden Gliazellen. Das Auftreten von Koagulationsnekrosen in den Mikroinfarkten kann jedoch nicht mehr mit dieser Ausschließlichkeit angenommen werden. Sowohl in Sektionsbefunden von Fettembolie als auch in Tierexperimenten konnten Aufräumungszellen in den Mikronekrosen nachgewiesen werden.

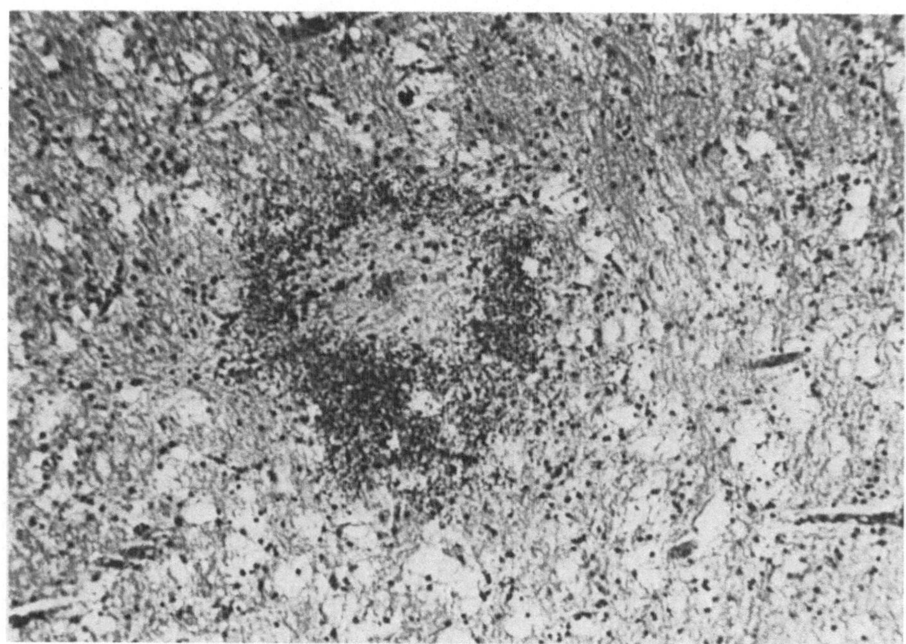

**Abb. 54.** 67jährige Patientin. Rezidivierende venöse Abflußstörungen. Capsula interna. Mikronekrose, umgeben von einer Ringblutung. HE. × 100

SWANK und HAIN (1952) fanden 2 Tage nach der experimentellen Mikroembolisierung mit Paraffin eine honigwabige Auflockerung des Hirngewebes und zahlreiche Granulozyten, einige Gitterzellen und Erythrozyten und keine adventitielle oder gliale Reaktion. Im Zentrum der Läsion waren die Nervenzellen verschwunden. Nach 7 Tagen waren die Granulozyten nahezu verschwunden, die Gitterzellen hatten zugenommen. Eine deutliche Zellanhäufung in der Adventitia und eine beginnende Gliose konnten um diese Zeit festgestellt werden. Am 10. Tag waren die Gitterzellen weiterhin sehr zahlreich, während die adventitiellen Zellen kaum vorhanden waren. Die gliale Reaktion blieb noch auf die Peripherie begrenzt, um am 12. Tag deutlich zu werden. Am 20. Tag waren die Gitterzellen verschwunden und am 30. Tag fand man eine ausgesprochene Glianarbe.

Die bei Neugeborenen von SCHWARTZ und ANDERSON (1972) beschriebenen Mikroerweichungen (Abb. 55) zeigen in der Größe und in den Übersichtsbildern eine gewisse Ähnlichkeit mit den ischämischen Nekrosen. Die fehlenden Beziehungen zu den Gefäßen sowie die starke Entwicklung der mit Fett beladenen Gliazellen zeigen, daß es sich dabei wahrscheinlich um Prozesse mit einer anderen Pathogenese handelt.

## c) Hirninfarkt (Ischämische Erweichung; Enzephalomalazie)

Ischämische Infarkte entstehen dadurch, daß eine Hirnarterie, die funktionell einer Endarterie entspricht, verschlossen oder so hochgradig eingeengt ist, daß die Stenose hämodynamisch einem Verschluß gleichzusetzen ist. Wenn das entsprechende Gebiet aus Kollateralen nicht mehr versorgt werden kann, entsteht eine lokalisierte Ischämie, die bei einer ausreichenden Dauer von wenigen Minu-

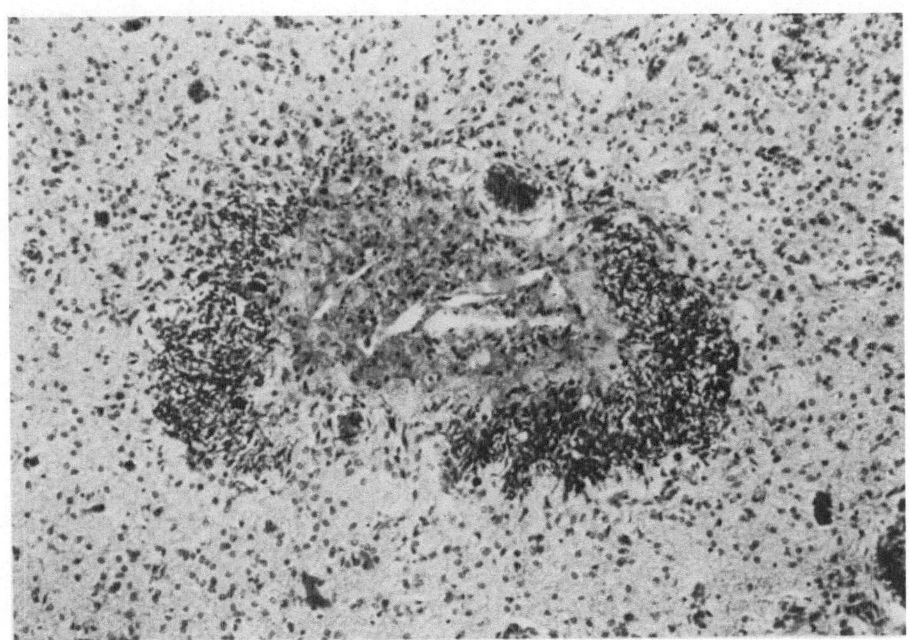

**Abb. 55.** 15wöchiges Kind. Frühgeburt. Postnatale Asphyxie. Mikroerweichung im frontalen Marklager. Sudan IV. × 120

ten zur Nekrose führt. Die Folgen für das Hirngewebe sind unabhängig von der Lokalisation und hängen unmittelbar von der im Bereich der Mikrozirkulation vorhandenen ischämischen Situation ab.

Die morphologischen Veränderungen als Folge des Verschlusses einer größeren Hirnarterie zeigen eine voraussehbare Verteilung zu dem Versorgungsgebiet des betreffenden Gefäßes. Die Verteilungsmuster der Hirninfarkte werden in dem Kapitel über Gefäßverschlüsse der Hirnarterien im Rahmen der Störungen der Makrozirkulation behandelt (s.S. 387).

## Nomenklatur

Eine lokalisierte Ischämie führt zu einer vollständigen Nekrose des betroffenen Gebietes, das sich in einer Erweichung des Hirngewebes manifestiert. Aus diesem Grund werden die ischämischen Folgen im Hirngewebe als „Erweichung" bzw. „Enzephalomalazie" bezeichnet. Eine Schwierigkeit besteht darin, daß es Erweichungen verschiedener Ätiologien gibt und auch wenn SPIELMEYER (1922) die Bezeichnung Erweichung nicht auf alle Veränderungen, die mit dem Konsistenzverlust des Hirngewebes einhergehen, ausweiten wollte, unterschied HASSIN (1942) von der gefäßbedingten Erweichung die degenerative, die entzündliche und die traumatische. Daher schlägt GARCIA (1975) die Bezeichnung „ischämische Enzephalomalazie" vor. Die Tatsache aber, daß die Erweichung nur ein vorübergehendes Stadium im ganzen Prozeß der Nekrose darstellt und keine

Beziehung mit der allgemeinen Pathologie hat, wirkt sich nachteilig auf diese Bezeichnung aus.

Infarkt bzw. Infarzierung beschreibt die Parenchymveränderungen, die nach dem Verschluß von größeren Blutgefäßen vorkommen und stellt einen, in der allgemeinen Pathologie klar umrissenen Begriff dar. Allerdings bedeutet das lateinische Verb „infarcio" Hineinstopfen und ein Angestopftsein mit Blut trifft nur für den hämorrhagischen Infarkt zu. Eine weitere Schwierigkeit besteht darin, daß beim Infarkt in der Regel ein Gefäßverschluß unterstellt wird, der obgleich bei einem beachtlichen Teil, doch nicht bei allen Hirninfarkten (Nicht-Obturationsinfarkt) zugrundeliegt. Auf jeden Fall handelt es sich aber bei einem Infarkt immer um einen zerebrovaskulären Prozeß.

Wenn innerhalb eines Hirninfarktes, der ein arterielles Versorgungsgebiet umfaßt, Diapedeseblutungen in größerer Zahl auftreten, spricht man von hämorrhagischem Infarkt. Da es sich dabei um eine zusätzliche Qualität in einem Hirninfarkt handelt, sollte ihr Fehlen keine besondere Bezeichnung benötigen. Der Ausdruck anämischer Hirninfarkt wird jedoch häufig gebraucht.

Venen- bzw. Sinusverschlüsse führen immer zu hämorrhagischen Erweichungen. Durch die Bezeichnung „Infarzierung" sollten sie von dem eigentlichen Hirninfarkt unterschieden werden. Dies ist um so zweckmäßiger, da nicht nur Verteilungsmuster, sondern auch die Veränderungen im Hirngewebe in beiden Prozessen unterschiedlich sind. Die Infarzierung wird zusammen mit den Venen- und Sinusthrombosen, deren Folge sie ist, behandelt.

### Zeitlicher Ablauf der Veränderungen

Je nachdem, in welcher Zeit nach der ischämischen Episode das Gehirn zur Untersuchung gelangt, ist der morphologische Befund sehr unterschiedlich. Der makroskopische und lichtmikroskopische Ablauf der Hirninfarkte wurde von GUIZETTI (1897), LHERMITTE und SCHAFFER (1910), SPIELMEYER (1922), NEU-BÜRGER (1930) und SPATZ (1939) anhand von Sektionsgehirnen eingehend beschrieben.

Der Prozeß wurde von früheren Autoren in vier Stadien eingeteilt: 1. normale Erscheinung; 2. Demarkierung; 3. Übergangsstadium und 4. Erweichung. SPATZ (1939) gab eine übersichtlichere Gliederung in drei Stadien, die hier übernommen wird. Allerdings scheint es aufgrund neuer experimenteller Untersuchungen zweckmäßig, den drei Stadien von SPATZ ein Frühstadium vorzulegen.

### Frühstadium

Die ischämischen Veränderungen im menschlichen Gehirn konnten bis jetzt nur lichtmikroskopisch untersucht werden. Einerseits aufgrund der längeren Manifestationszeit, welcher die Nervenzellveränderungen bedürfen, bevor sie lichtmikroskopisch erkannt werden, zum anderen wegen der Ähnlichkeit post-mortaler und ischämischer Nervenzellveränderungen können die frühesten Veränderungen, die in den ersten 12 Std nach dem Hirninfarkt auftreten, im Sektionsmaterial nicht festgestellt werden. Erst Untersuchungen bei verschiedenen Modellen experimenteller, sowohl bei lokalisierter als auch bei generalisierter Ischämie, haben uns weitere Einsichten in die Frühveränderungen ermöglicht.

Allerdings sind solche Untersuchungen im Vergleich mit der großen Variationsbreite der voneinander abgrenzbaren pathophysiologischen Parameter, welche zur Ischämie führen, noch spärlich und nicht unproblematisch. Eine Schwierigkeit besteht darin, daß sowohl die lichtmikroskopisch als auch die ultrastrukturell erfaßbaren Frühstadien der Zellveränderungen naturgemäß mit denjenigen der postmortalen Veränderungen übereinstimmen, die in der Zeit zwischen der durch den Tod herbeigeführten Ischämie bis zum vollständigen Aufhören der enzymatischen Aktivität des Nervengewebes auftreten (s.S. 59). Eine weitere Schwierigkeit für den Nachweis von Frühveränderungen ist, daß die verschiedenen Versuchsanordnungen für die Erzeugung ischämischer Infarkte aufgrund der Kollateralen, die bei der Mehrzahl der Versuchstiere zahlreicher als beim Menschen sind, nur in einem Teil der Fälle zu dem gewünschten Effekt führen. Daher kann man nicht wissen, ob die festgestellten Frühveränderungen bei weiterer Überlebenszeit sich zum Infarkt weiterentwickelt hätten.

CROWELL und OLSSON (1973) fanden bei kurzfristig lokalisierter Ischämie Defekte in der Reperfusion der Gefäße, die dem „no-reflow"-Effekt bei der globalen Ischämie entsprechen (s.S. 136). Demgegenüber machten GARCIA et al. (1975) auf das Fehlen eines „no-reflow" im gesamten ischämischen Gebiet nach Unterbindung der A. cerebri media aufmerksam.

Eine Zunahme der Gefäßpermeabilität nach einer zeitbegrenzten lokalisierten Ischämie wurde für Glukose (SPATZ et al., 1974), Evans-Blau (KLATZO et al., 1974) und Meerettichperoxydase (WESTERGAARD et al., 1976) nachgewiesen.

Als mikrozirkulatorische Störung der pialen Gefäße im Frühstadium des Hirninfarktes beobachteten WALTZ und SUNDT (1967): a) Verdunklung des venösen Blutes, b) Erythrozytenverklebungen in den Venolen, c) kleine Herde mit kortikaler Blässe, d) Spasmen der kleinen Arterien.

GARCIA et al. (1975) fanden eine multizentrische Entstehung der Frühveränderungen innerhalb des Versorgungsgebietes der unterbundenen A. cerebri media mit einer leichten Betonung in den tiefen Rindenschichten.

In den Nervenzellen bestehen die Frühveränderungen in Tigrolyse bzw. akuter Zellschwellung, d.h. die gleichen Veränderungen, die im Initialstadium der ischämischen Zellveränderungen und der Zellverflüssigung vorkommen (s.S. 50). Von verschiedenen Autoren wird für sie eine unterschiedliche Manifestationszeit angegeben. In jedem Fall treten sie in den ersten 2 Std nach der Ischämie auf. Demgegenüber hielten BROWN und BRIERLEY (1971) die Mikrovakuolisierung des Zytoplasmas für die ersten Veränderungen an den Nervenzellen. BECKER (1963) fand in Ratten, die unmittelbar nach einer ischämischen Episode getötet wurden, eine Schwellung der Lysosomen. In den ersten 3–6 Std zeigt das Rindengrau ebenfalls eine vakuoläre Erscheinung, die auch als Mikrovakuolisierung bezeichnet wird, aber mit derjenigen der Nervenzellen nicht verwechselt werden darf. Diese Mikrovakuolisierung tritt, bevor eine Permeabilitätssteigerung der Gefäße bzw. eine absolute Wasserzunahme des Gewebes nachgewiesen werden kann, auf. Das elektronenmikroskopische Substrat der vakuolären Erscheinungen des Neuropils besteht in einer Fortsatzschwellung vor allem der Astrozyten (VAN HARREVELD et al., 1965; SHAY u. GONATAS, 1973) sowie der postsynaptischen Dendriten (WILLIAMS u. GROSSMAN, 1970; GARCIA, 1973). WIECK (1964) stellte ebenfalls als erste elektrographische Veränderung 4 min nach Hypoxiebeginn eine Negativität der postsynaptischen Dendritenpotentiale in der Hirnrinde fest. GROSSMAN und WILLIAMS (1971) kamen zu ähnlichen Ergebnissen.

Die Veränderungen entsprechen den Phasen 2 (Störungen der Ionen- und

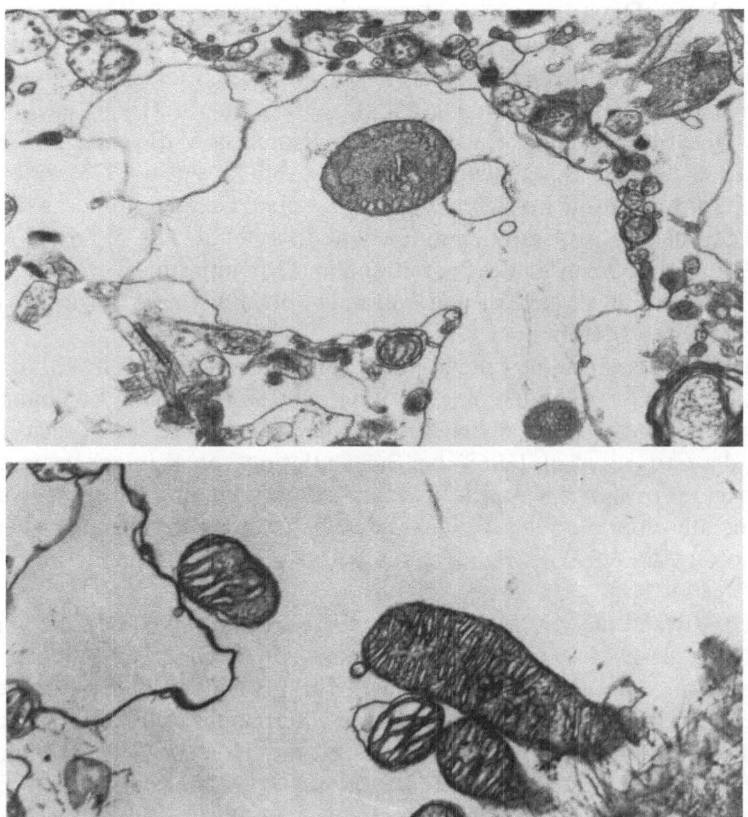

**Abb. 56.** Parietalrinde des Affen. Hirntrauma. Störung der Zellkompartimente mit hochgradiger Schrumpfung der Mitochondrien. × 20 000

Volumenregulation), 3 (Störungen in den Zellkompartimenten) und 4 (Störungen der Membranpermeabilität) der von TRUMP et al. (1974) aufgestellten Entwicklung des akuten Zelltodes. In der Phase 3 sind die Mitochondrien geschrumpft (Abb. 56) und erst in der Phase 4 kommt es zu einer Schwellung derselben. Demnach sollte die von BROWN und BRIERLEY (1971) und BRIERLEY (1973) beschriebene Mikrovakuolisierung der Nervenzellen, die auf Mitochondrienschwellung beruht, nicht die erste morphologische Erscheinung in der Ischämie darstellen.

ZEMAN (1963) konnte in der Levine-Präparation (Unterbindung der Carotis communis und Beatmung mit einem Stickstoff-Sauerstoffgemisch) eine Stunde nach der ischämischen Phase eine verminderte Aufnahme von $^3$H-Leucin, d.h. Reduktion der Proteinsynthese nachweisen. MACDONALD und SPECTOR (1963) untersuchten bei Rattengehirnen die oxydativen Enzyme ebenfalls bei der Levine-Präparation während 30 min. Nach 90 min fanden sie eine leichte Abnahme der Zytochromoxydase und der Succinyldehydrogenase. Die Abnahme der Glutamatdehydrogenase trat nach 3 Std und die der Adenosintriphosphatase erst

nach 5 Std ein. Die Isozitratdehydrogenase stellte sich als das empfindlichste
Enzym dar und ihre Aktivität war schon eine Stunde nach der anoxisch-ischämischen Läsion beträchtlich vermindert (SPECTOR, 1963). Eine Steigerung der Adenosinkonzentration wurde von DEUTICKE und GERLACH (1966) nachgewiesen.
Schon wenige Stunden nach Einsetzen einer Kälteläsion, die einer ischämischen
Kolliquationsnekrose weitgehend entspricht, fand KLATZO (1973) eine erhöhte
Serotoninkonzentration im geschädigten Gewebe. Demgegenüber wurde beim
Gerbil 1 Std nach Karotisabklemmung von LUST et al. (1975) sowie MRSULJA
et al. (1976) eine Abnahme des Noradrenalin, Dopamin und Serotonin nachgewiesen. MRSULJA et al. (1975a und b) fanden ebenfalls eine abrupte Abnahme
der energetischen Metabolite.

Gefäßveränderungen, bestehend aus Kapillarnekrose mit Schwellung der Endothelzellen, fanden GARCIA et al. (1971) erst 12 Std nach Erzeugung eines
Hirninfarktes. Diese Befunde stehen im Widerspruch zum Phänomen des „noreflow", das CHIANG et al. (1968) bei Strangulation von Kaninchen beschrieben
haben (s.S. 136). Meistens wurde das „no-reflow"-Phänomen bei Versuchsmodellen, die mit einer globalen Ischämie des Gehirns einhergehen, gesehen. CRO
WELL und OLSSON (1973) hatten es auch bei lokalisierter Ischämie im Affenhirn
beschrieben.

Durch Anwendung von Markierungssubstanzen hatten eine Reihe von Autoren (BROMAN, 1949 u. 1950; EICH u. WIEMERS, 1950; DENNY-BROWN u. MEYER,
1957) bewiesen, daß die Bluthirnschranke für Proteine mehrere Stunden nach
einer ischämischen Läsion erhalten bleibt. Fluoreszenz- und elektronenmikroskopisch wurden diese Befunde von OLSSON und HOSSMANN (1971) und HOSS
MANN und OLSSON (1971a, b) sowie OLSSON et al. (1972) bestätigt. Eine Extravasation von Proteinen konnten diese Autoren erst 4 Std nach dem ischämischen
Insult nachweisen. Auch erst nach 4 (SPECTOR, 1961) bzw. 5 Std (PLUM et
al., 1963) konnte eine Flüssigkeitsaufnahme des ischämischen Rattenhirns nachgewiesen werden. HARRISON et al. (1975) stellten 8 Std. nach Unterbindung
der Karotis beim Gerbil Wasserzunahme und Schwellung der betreffenden Hemisphäre fest.

Das sowohl in der Humanpathologie (SHAW et al., 1959; NG u. NIMMANNITYA,
1970) als auch in Tierexperimenten (O'BRIEN et al., 1974) makroskopisch feststellbare Ödem mit deutlicher Massenverschiebung tritt nach mehr als 12 Std
auf und gehört daher schon zum Stadium I. Die von BROWN und BRIERLEY
(1968) 30 min nach Ischämie beschriebene Schwellung sollte hämodynamisch
bedingt sein, aber kein Ödem darstellen.


### Stadium der Nekrose im engeren Sinne

Dem nekrotischen Bezirk entspricht bei Betrachtung des unzerschnittenen
Gehirnes eine geringe örtliche Volumenvermehrung mit etwas stärkerer Füllung
der darüberliegenden pialen Gefäße. Auf der Schnittfläche ist der nekrotische
Herd gequollen, glasig, bräunlich-weiß; zunächst ist er steifer, um bald danach
weicher als das umgebende Gewebe zu werden, ohne aber schon zu zerfließen.
Die Rinde ist im Nekrosebezirk auch etwas verbreitert, blaß und schon frühzeitig
nicht mehr ganz scharf gegen das Mark abzutrennen (Abb. 57). Vereinzelt

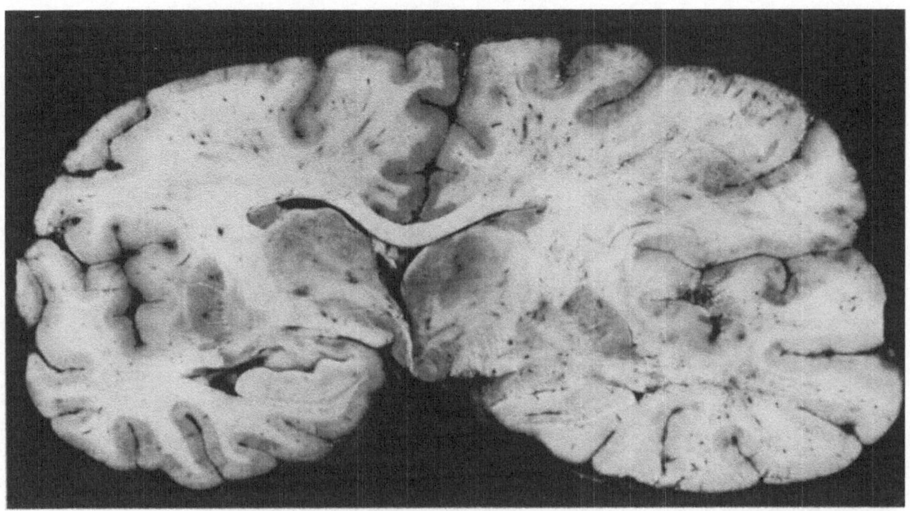

**Abb. 57.** 64jähriger Patient. Thrombotischer Verschluß der A. carotis interna. Frische Erweichung im Versorgungsgebiet der A. cerebri media

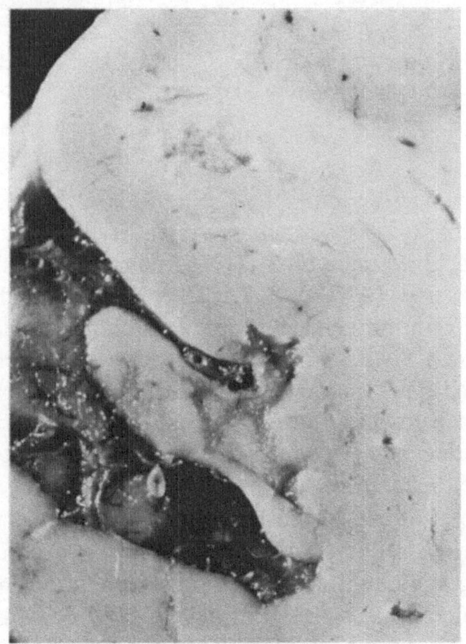

**Abb. 58.** 46jährige Patientin. Endokarditis. Parietalhirn. 2 Tage alt Erweichungsherde, die gegenüber der Schnittfläche einsinken

kommt es innerhalb der grauen Substanz zu Blutaustritten. Nicht mehr ganz frische, 1–2 Tage alte Herde, sind deutlich weicher als die Umgebung, gelbstichigweiß und sinken ein, wenn die Schnittfläche eine zeitlang der Luft ausgesetzt war (Abb. 58). Auf die ödematöse Schwellung des Nekrosebezirkes wurde von

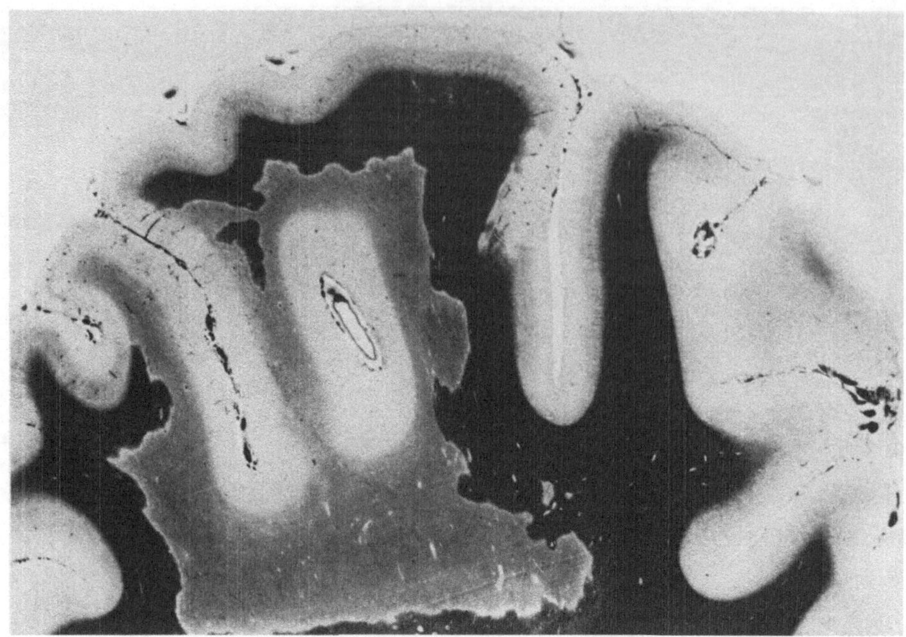

**Abb. 59.** 67jährige Patientin. Thrombophlebitis. Embolischer Verschluß der A. cerebri media. Ausgeprägte Blässe des Myelins. Heidenhain-Woelcke. × 3

SHAW et al. (1959) sowie NG und NIMMANNITYA (1970) besonders hingewiesen. Mikroskopisch ist der Nekrosebereich im ersten Stadium durch eine ausgedehnte „Erbleichung" im Zellbild nach NISSL (1904) und seine Blässe im Markscheiden-Präparat gekennzeichnet (Abb. 59). Die Nervenzellen gehen unter dem Bild der ischämischen und homogenisierenden Zellveränderungen oder der Zellver-flüssigung zugrunde (s.S. 49, 59), innerhalb der ischämischen Nekrose fanden GARCIA und KAMJYO (1974) axonale Schwellung schon nach 18 Std, sie zeigten aber eine maximale Entwicklung erst nach 24 Std und sind nach 3 Tagen in der nekrotischen Zone nicht mehr zu erkennen. Die Autoren wiesen auf die Bedeutung dieser zeitlichen Grenzen hin, um das Alter von ischämischen Infark-ten in der Humanpathologie festzustellen. Die Gliakerne zeigen Pyknose, Ka-ryorhexis und Karyolyse. Die Markscheiden sind nach den üblichen Methoden nur rauchgrau dargestellt und zeigen Zerfallserscheinungen. Der Gewebsgrund ist stärker lichtbrechend als sonst und krümelig. Die Gefäßwandelemente sind meist noch deutlich angefärbt. Die Gefäße bieten Bilder der Stase und enthalten vermehrt Leukozyten. Außerdem sind Leukozyten in einem lockeren Schleier und in umschriebenen Herden im ganzen Nekrosebezirk verstreut. Die leuko-zytäre Phase verschwindet sehr bald wieder und wird am ehesten in einigen Stunden alten Herden gefunden.

*Elektronenmikroskopisch* fand HAGER (1963), daß wenige Stunden nach Ein-tritt der Nekrose ein Teil der Fortsätze, ungeachtet schwerer Veränderungen des Zytoplasmas, noch von einer ununterbrochenen Membran umgeben war.

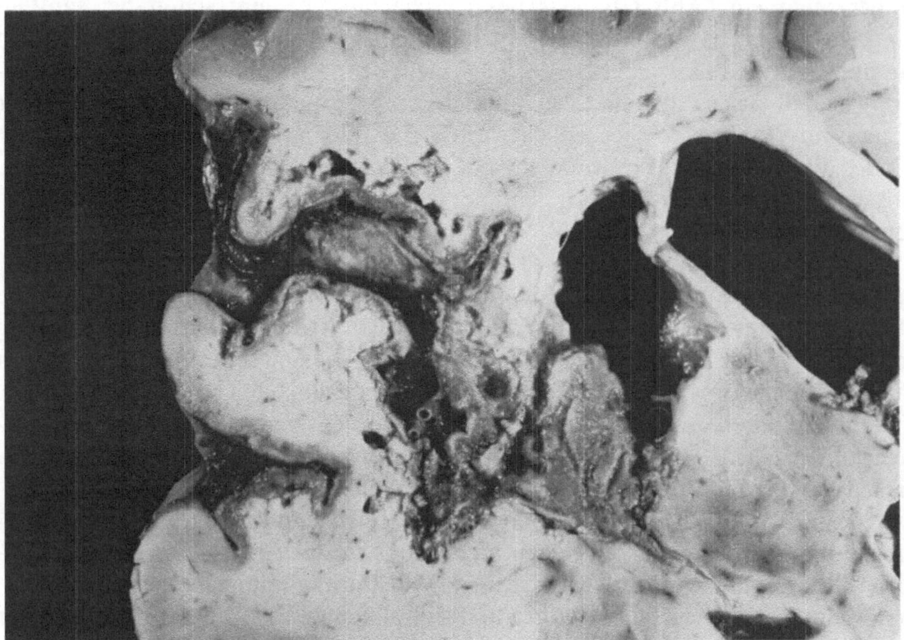

**Abb. 60.** 47jährige Patientin. 4 Monate alte Thrombose der A. cerebri media. Hirninfarkt mit fortgeschrittener Verflüssigung (Stadium II) neben einem älteren Infarkt (subependymale Zyste, Stadium III)

Auch Anhäufungen von Synapsenbläschen waren innerhalb der ersten 24 Std nach Einwirkung der Ischämie noch erkennbar. In der Folge zeigte sich jedoch eine fortschreitende Dissoziation des Neuropils, verbunden mit einem vermehrten Auftreten extrazellulärer Flüssigkeit. Bei fortschreitender Dissoziation des Gewebes zerfielen die nekrotischen Zellfortsätze in Bruchstücke. Die Fragmente blieben jedoch von den Membranen umschlossen, so daß man vorwiegend kreisförmig abgerundete Anschnittprofile vorfand.

Im Randgebiet zum Gesunden hin reichen die Nervenzellveränderungen weiter als die Glia. Bei Plasmafärbungen, bei denen durch die Azidophilie die Nervenzellnekrosen deutlich herausgehoben werden, und im Markscheidenbild ist der Nekroseherd schon frühzeitig durch eine schmale Lückenzone (SPATZ, 1939) mit vielbuchtigem Verlauf gegen die Umgebung demarkiert. Der Nekrosebezirk zeigt auch außerhalb der Lückenzone ein diffuses Ödem mit entsprechender Auflockerung des Markscheidenmusters und Schwellung der Oligodendroglia. Die Lückenbänder bilden nach JACOB (1941) die Voraussetzung und Einleitung der zelligen Abräumung, sie stellen die erste erkennbare Reaktion der überlebenden Gewebsbestandteile dar und werden bei der Koagulationsnekrose vermißt.

*Stadium der Resorption und Verflüssigung*

Frühestens nach 2–3 Tagen ist der Nekroseherd deutlich gelblich, wesentlich weicher als die Umgebung und sinkt als Folge der fortschreitenden Verflüssigung immer mehr ein (Abb. 60). Das nekrotische Gewebe gibt schon bei sanftem Fingerdruck nach, ist fettig-klebrig und bleibt am Messer haften. In diesem Stadium — etwa ab Ende der 1. Woche — fließt beim Einschneiden eine kalkmilch-ähnliche Flüssigkeit ab. Eine vielkammerige Zyste bleibt zurück, deren Ränder fetzig sind. Makroskopisch machen sich die ödematösen Lückenbänder der Rinde, die gelegentlich konfluieren, auf der Schnittfläche dadurch bemerkbar, daß sie aus dem Rindenband tangentiale, wie mit einem Hohlmeißel herausgeho-bene Sequester lösen.

Im Zellbild ist der Nekroseherd bei Lupenvergrößerung nicht mehr „bleich", sondern fleckig angefärbt und umgibt sich mit einer zelldichteren Randzone (Abb. 61). Letztere zeigt sich mikroskopisch als Ort der lebhaften Neubildung von Gefäßen und Bindegewebe. Das Muster der gliös-mesenchymalen Reaktion entspricht der vorhergehenden Verteilung der Lückenzone (JACOB, 1941).

Die Endothelkerne der Kapillaren und Venolen sind geschwollen und ver-mehrt. Man sieht Aussprossungen und eine Verdichtung des Kapillarnetzes, die teils auf Neubildung, teils auf Zusammenrücken zurückgeht (Abb. 62). Inner-halb des Herdes und auch im Demarkationsbereich sind kapilläre Diapedeseblu-tungen immer vorhanden, erreichen hier jedoch im Gegensatz zum hämorrhagi-schen Infarkt keine große Ausweitung. Mit Imprägnationsmethoden erkennt man eine erhebliche Neubildung von Retikulin um die Kapillaren, die später von Gliafasern, in anderem Falle von kollagenen Fasern abgelöst werden.

Das nekrotische Material kann sich vorübergehend mit Kalksalzen imprä-gnieren (JACOB, 1942), wird jedoch sehr bald von phagozytierenden Zellelemen-ten gespeichert. An der Speicherung beteiligen sich in erster Linie phagozytie-rende Elemente (Abb. 63), die erstmals von GLUGE (1841) in experimentell gesetz-ten Hirnwunden beobachtet und kurze Zeit später von VIRCHOW (1847) bei der „gelben Erweichung" als *Fettkörnchenzellen* beschrieben wurden. Sie entspre-chen den Gitterzellen Nissls.

Für die Fettkörnchenzellen wurde früher sowohl eine gliale als auch eine mesenchymale Genese angenommen. Durch den Beweis der hämatogenen Herkunft der Mikroglia (s.S. 43) ist eine Differenzierung zwischen mesenchymalen und glialen Gitterzellen nicht mehr stich-haltig.

Erste vereinzelte Mikrogliazellen können schon nach 24 Std auftreten, aber erst nach 3 Tagen sind sie deutlich entwickelt und nach 7 Tagen beherrschen sie das Bild. Sie runden sich ab und zeigen eine durchgehende Vakuolisierung des Zytoplasmas. In größeren Infarkten bleiben sie zumindest für 3 Monate, vereinzelt sogar für Jahre erhalten.

Ihr sudanophiler Inhalt besteht aus Neutralfett. Nach LINDLAR und LORENZ (1968) läßt es sich in freier und wiederveredelter Form bereits im Stadium II ohne Fettkörnchenzel-len nachweisen. Demgegenüber tritt Lignozerinsäure erst auf, wenn Fettkörnchenzellen vorhanden sind. Der Abbau der Sphingolipide scheint demnach im Gegensatz zu dem der Phosphatide obligat an die Gegenwart der Makrophagen gebunden.

Die Abbauprodukte des Markscheidenmaterials werden von den Fettkörn-chenzellen durch Wanderung oder stufenartig aufeinanderfolgende Speicherung und Freigabe durch Zerfall zu den perivaskulären Räumen transportiert. An den Kapillaren finden sich die Abbauprodukte in Form feinster sudanpositiver Körnchen in den Perizyten und auch in den Endothelien.

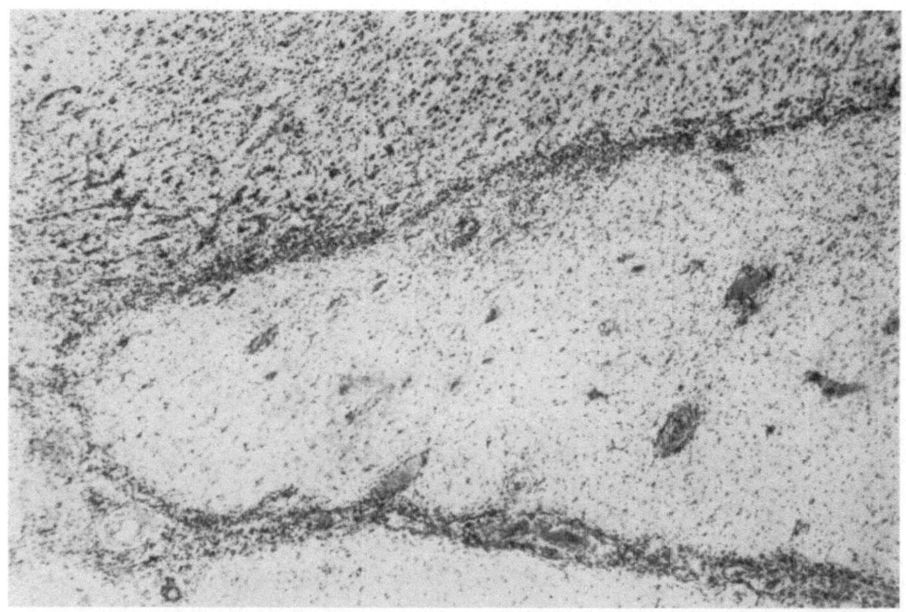

**Abb. 61.** 69jährige Patientin. Thrombarteriektomie der A. carotis interna 4 Wochen vor dem Tod. Frontallappen. Hirninfarkt im II. Stadium. Nissl. × 38

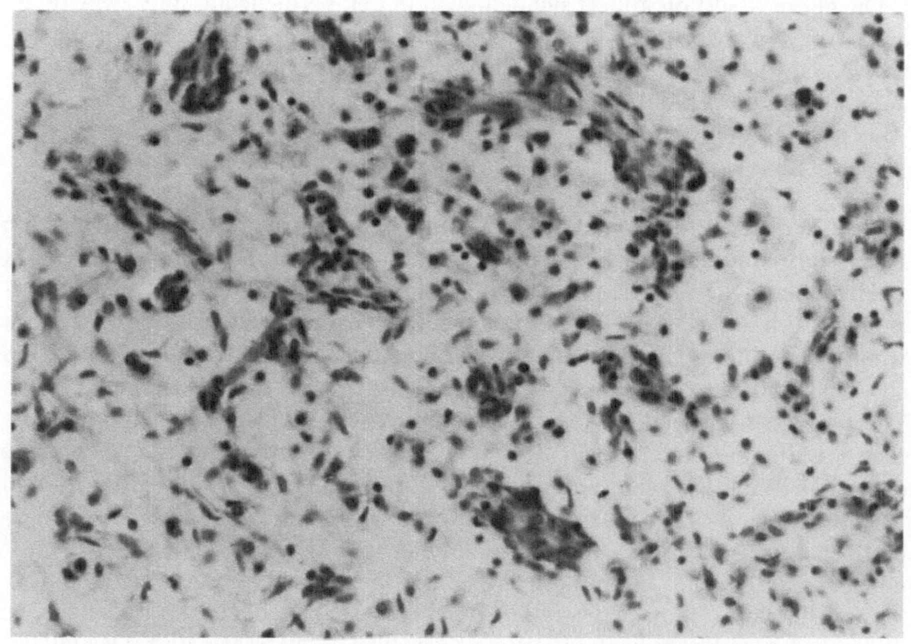

**Abb. 62.** Gleicher Fall wie in Abb. 61. Kapillarwucherung. × 200

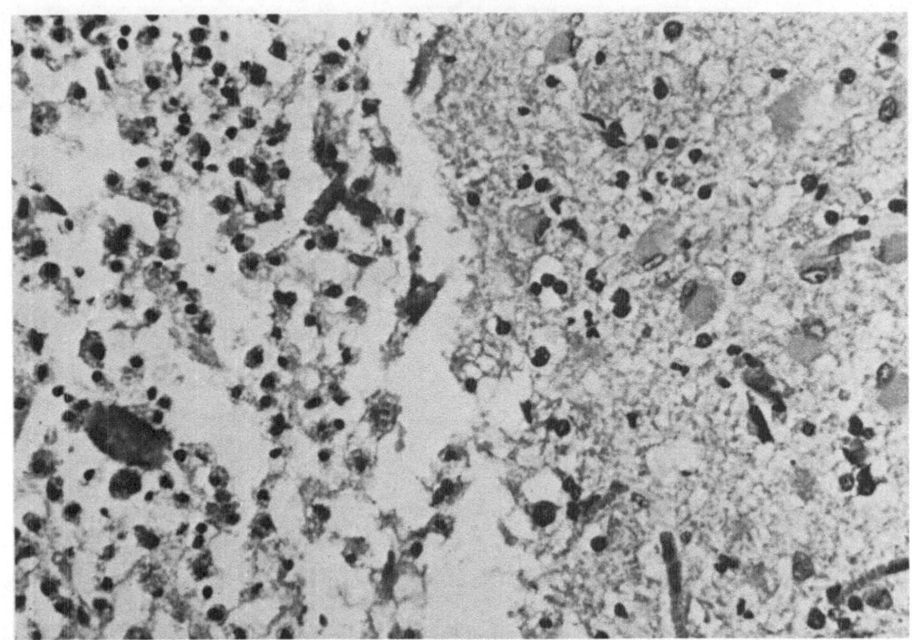

**Abb. 63.** 80jähriger Patient. Basilaristhrombose. Okzipitallappen. Infarkt im Bereich der A. cerebri posterior. Stadium der Fettkörnchenzellen. Im umgebenden Hirngewebe gemästete Astrozyten. HE. × 200

Die gliöse Reaktion äußert sich lediglich in der Vermehrung und „Mästung" der Astrozyten (Abb. 63) — soweit sie erhalten sind —, die sich ebenfalls, und zwar in der Peripherie des Zelleibes, mit Lipoidstoffen beladen (SCHOLZ, 1922; NEUBÜRGER, 1930).

*Stadium der Narbe oder Zyste*

Nach Wochen oder Monaten — bei kindlichen Gehirnen besonders frühzeitig — geht das Stadium II in den Endzustand über. Der Nekrosebezirk ist an der Hirnoberfläche an der Trübung und Einsenkung des pialen Überzuges erkennbar (Abb. 64). Die Bräunung der Oberfläche durch Hämosiderin ist meist gering. Die weiteren Befunde sind von der Ausdehnung des Nekrosebezirkes und dem Grad der Schädigung abhängig. Aus *kleinen Herden* entwickeln sich eingezogene, vorwiegend gliöse Narben mit wechselnd starker Beimengung kollagener Fasern, besonders wenn die Nekrose sich überwiegend auf die Rinde beschränkt. Wenn sie oberflächlich und mutipel in der Hirnrinde liegen, führen sie zu mehr oder weniger tiefen Einziehungen und verleihen dadurch der Rindenoberfläche ein höckeriges Aussehen, ein Zustand, der von PENTSCHEW (1933) und SPATZ (1939) als „granuläre Atrophie" bezeichnet worden ist (s.S. 348).

Die Glianarbe baut sich aus faserreichen Astrozyten auf, zwischen denen immer wieder noch vereinzelte Fettkörnchenzellen zu erkennen sind. Das Gliafasernetz ist gegenüber dem früheren Zustand umgebaut und im Gegensatz zu

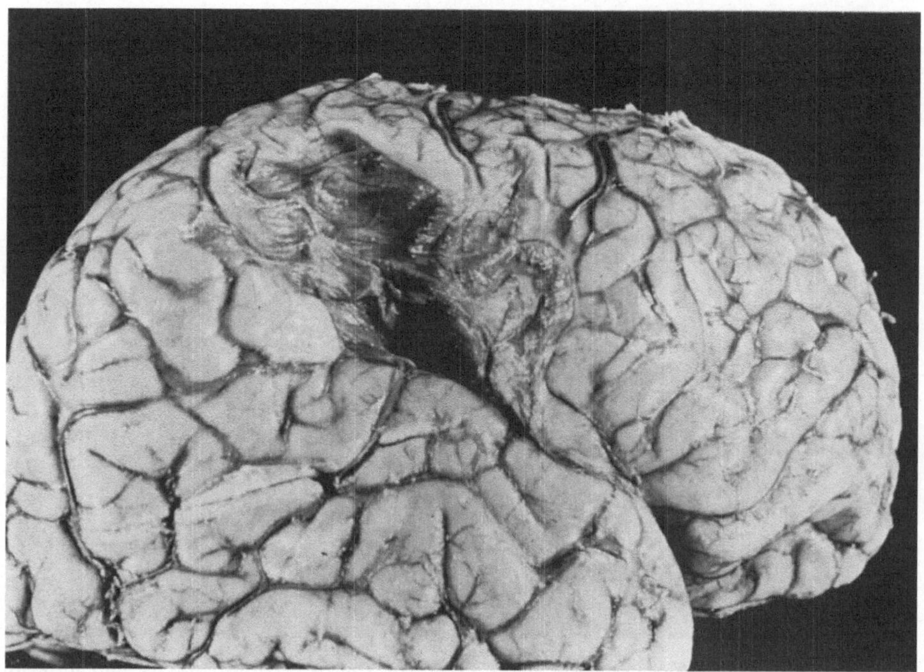

**Abb. 64.** 73jähriger Patient. Hochgradige Arteriosklerose mit altem Verschluß der A. cerebri media. Hirninfarkt im Stadium III

dem Endzustand elektiver Parenchymnekrosen anisomorph (MEESSEN u. STOCH-DORPH, 1957a). Bei laminären Ausfällen wird oft eine stärkere Beteiligung des Bindegewebes beobachtet (BRINKMANN, 1926; NEUBÜRGER, 1930). Die Residuen von Diapedeseblutungen machen den Herd etwas gelblich.

*Kleine Markherde* sind im Gegensatz zu den vernarbten Riesenherden meist ausgesprochen spongiös. Bei geringerem Ausmaß der gliösen Deckung entsprechen andererseits auch kleine Herde der grauen Substanz — wie die Lakunen in den Stammganglien (s.S. 302) — in ihrem zystischen Aufbau denen, die bei Untergang größerer Bezirke eines Gefäßversorgungsbereiches entstehen.

Bei *großen Infarkten* schreitet die Erweichung des Nekrosebezirkes bis zur Verflüssigung fort. Der Erweichungsherd ist schließlich nicht mehr durch einen homogenen, wenn auch aufgelockerten Gewebsverband ausgefüllt, sondern in ein vielkammeriges Zystensystem umgewandelt (Abb. 65). Die Grenzen der Herde sind gegenüber den benachbarten arteriellen Versorgungsgebieten auffallend gradlinig scharf. Sie sind endgültig und ändern sich nicht mehr. Nach weitgehendem Abtransport der lipoiden Zerfallsprodukte ist der Inhalt der Zysten nicht mehr wie im Stadium II eine kalkmilchähnliche Fettemulsion, sondern nur noch getrübt und schließlich sogar liquorartig klar. Die erste Schicht der Rinde ist bei gefäßabhängigen Erweichungen oft über den Defekt noch erhalten und gegen die Zysten durch eine Membrana limitans (SPATZ, 1939) abgegrenzt, die sich auch an dem Balken häufig feststellen läßt. Ebenfalls charakteristisch für alle Erweichungsherde ist, daß Ependym und eine dünne Lage subependymä-

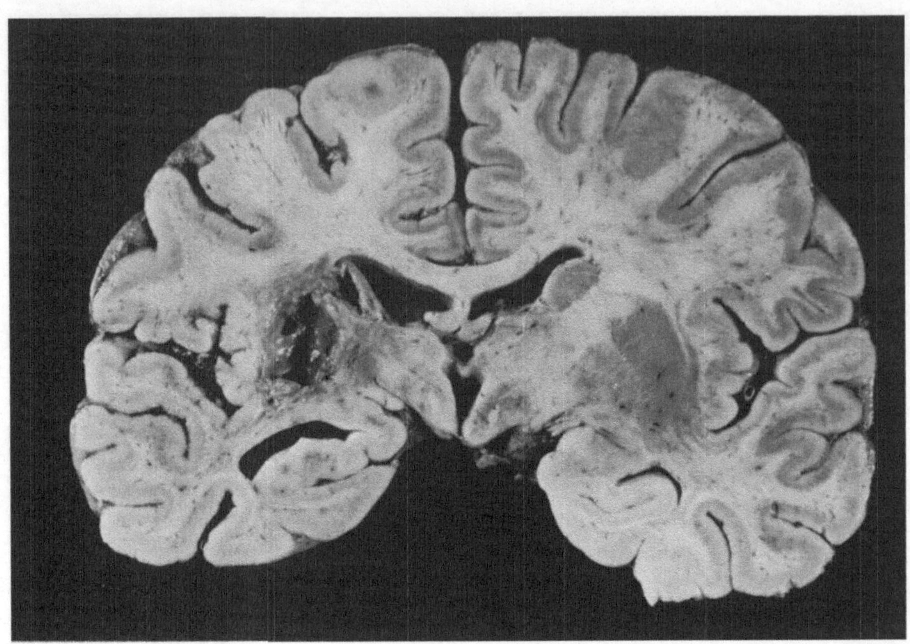

**Abb. 65.** 47jähriger Patient. Zustand nach Verschluß der Aa. cerebri media und anterior 10 Jahre vor dem Tod

ren Gewebes erhalten bleiben (Abb. 65). Dies kann von großer Hilfe sein, wenn es sich darum handelt, die ischämische Natur einer Erweichungszyste gegenüber einer alten Blutungszyste abzugrenzen.

Wenn ein Hirninfarkt im unreifen, fetalen oder frühkindlichen Gehirn auftritt, wird das nekrotische Gewebe auffallend schnell aufgelöst. Die resultierenden zystischen Lappendefekte sind im Gegensatz zu Erweichungszysten des Erwachsenengehirns glattwandig, was ihre Unterscheidung von ebenfalls glattwandigen Endzuständen fetaler intrazerebraler Blutung erschweren kann (s. Beitrag NOETZEL: Frühkindliche Hirnschäden, Bd. 13/II dieser Reihe).

Mikroskopisch findet man gefäßführende kleine Stränge, zwischen denen ein dürftiges gliöses Maschenwerk ausgespannt ist. Im Sediment des Zysteninhaltes finden sich unklassifizierbare Kerne und Zelltrümmer. In den adventitiellen Räumen werden auch bei alten Erweichungen immer noch Fettkörnchenzellen und hämosiderinbeladene Makrophagen angetroffen (Abb. 66). In kompakten Bezirken sind lymphozytäre Infiltratmäntel in den Gefäßscheiden, kollagene Faserbündel und wiederum Blutpigmentschollen nachzuweisen.

In umschriebenen Gebieten innerhalb des Infarktes können nekrotische Gewebsmassen erhalten bleiben. Sie werden meistens von einer kollagenen Kapsel umgeben und können mit Kalksalzen imprägniert werden. Gelegentlich bilden sich um Cholesterinnadeln Fremdkörpergranulome.

Die Arteriolen in der Umgebung alter Hirninfarkte können eine schwere Fibrose aufweisen, die STEHBENS (1972) auf die starke hämodynamische Bean-

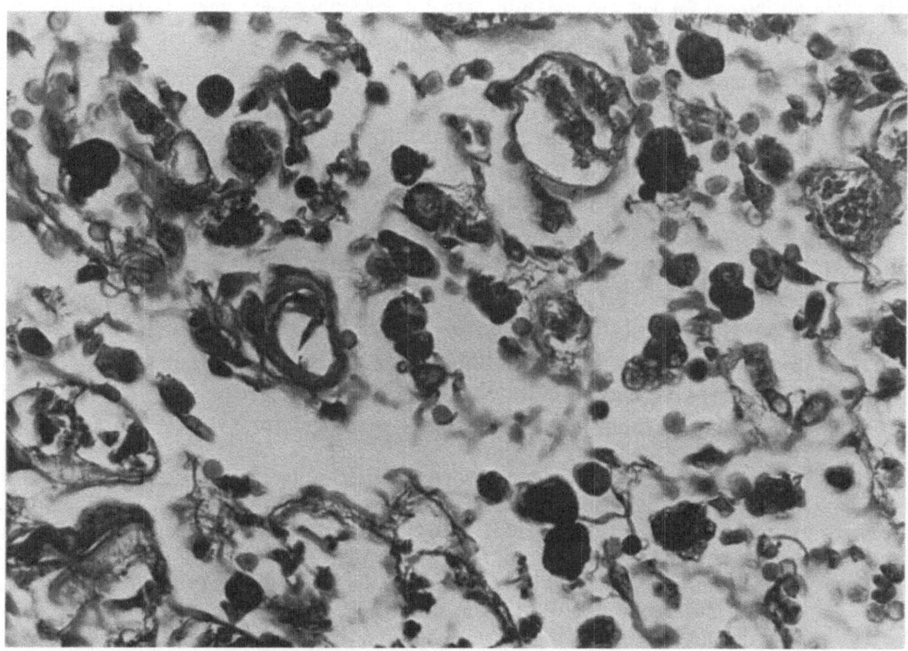

**Abb. 66.** Gleicher Patient wie in Abb. 65. Pigmentkörnchenzellen in der unmittelbaren Umgebung des alten Hirninfarktes. HE. × 280

spruchung während des Resorptionsstadiums zurückführte. Nach BAILEY (1963) führt die Fibrose der Leptomeningen als Folge der Aufräumung des Infarktes zu Veränderungen der meningealen Gefäße und damit zu hypoxischen Läsionen in dem benachbarten Rindengrau.

### *Hämorrhagischer Infarkt*

Wenn die in der Regel bei jedem Hirninfarkt in der grauen Substanz vorhandenen Blutaustritte nicht mehr vereinzelt, sondern massiv auftreten, spricht man von hämorrhagischem Infarkt. Der Benennung nach muß es sich um einen ischämischen Infarkt, bei dem es geblutet hat, handeln, und ist von der durch Venen- und Sinusthrombose entstehenden Infarzierung (s.S. 406) zu unterscheiden. Die Bezeichnung Purpura der grauen Substanz (MEESSEN u. STOCHDORPH, 1957b) gibt, obgleich es sich bei dem hämorrhagischen Infarkt um diapedetische Blutungen handelt, den richtigen Sachverhalt nicht wieder.

*Makroskopisch* kann der hämorrhagische Infarkt mit einer Massenblutung verwechselt werden, zumal um die Massenblutung auch sekundäre diapedetische Blutungen vorkommen können.

HILLER (1936) stellte die Kriterien für eine grundsätzliche Unterscheidung zwischen hämorrhagischer Erweichung und Massenblutung auf: a) die hämorrhagische Erweichung ist im sogenannten terminalen Stromgebiet lokalisiert. Die Massenblutung in der Putamen-Claustrum-Region, Thalamus und Hemisphärenmark, b) die hämorrhagische Erweichung dehnt sich auf einem Gebiet aus, das mit dem Versorgungsgebiet einer Arterie annähernd korreliert und in der Regel beschränkt sich die blutige Imbibition auf die graue Substanz (Abb. 67a). Die Massenblutung hält sich nicht an das Versorgungsgebiet einer Arterie, sie verschont weitgehend die graue Substanz und breitet sich im Marklager aus.

In der Regel wird der hämorrhagische Infarkt von einer subarachnoidalen Blutung begleitet. Sie kann so hochgradig sein, daß es schwierig wird zu bestimmen, ob sie oder der Infarkt das Primäre ist.

Der Abbauprozeß unterscheidet sich in allen drei Stadien nur durch das Blutpigment und dessen Abbaustoffe von dem der üblichen Hirninfarkte. Im Stadium I sind die betroffenen Gebiete der Rinde oder der Stammganglien rot gefärbt, im Stadium II treten bräunliche Farbtöne hinzu, nach 4–5 Wochen ist ein teilweiser Umschlag ins Gelbliche festzustellen; der Endzustand ist durch eine ziemlich intensive braun-gelbliche Tönung der Herdperipherie und auch der evtl. vorhandenen meningealen Deckung ausgezeichnet.

Die seit DURAND-FARDEL (1854) beibehaltene Bezeichnung „plaque jaune" bezog sich ursprünglich sowohl auf das Residuum eines hämorrhagischen Infarktes als auch auf das einer traumatischen Läsion. Im Laufe der Zeit wurde die Bezeichnung aber für den Endzustand der traumatischen Läsion reserviert. SPATZ (1939) arbeitete die histologische Differentialdiagnose dieses markoskopischen Befundes heraus. Er berücksichtigte dabei die Lokalisation – bei den nichttraumatischen Blutungen sind die Rindentäler bevorzugt –, die Form des Herdes – die nichttraumatische Läsion hat häufig Bandform –, die Abgrenzung gegen den Subarachnoidalraum – bei der nichttraumatischen Blutung bleibt meist die 1. Schicht erhalten – und den Erhaltungszustand des zwischen den Herden gelegenen Gewebes. Etwas weniger zuverlässig dürfte der Befund in den Meningen sein, da sich die Residuen einer symptomatischen oder Begleitblutung über einem gefäßabhängigen Herd höchstens gradweise von dem einer primären traumatischen Meningealblutung unterscheidet.

FAZIO (1949) hat in einem größeren Untersuchungsgut festgestellt, daß sowohl die makroskopisch faßbaren als auch die histologischen Veränderungen in ihrer Intensität bei den hämorrhagischen hinter denen bei anderen Hirninfarkten zurückbleiben. Er fand in den hyperämischen Bezirken die Erweichung merklich abgeschwächt. Auch nach NEUBÜRGER (1954) neigen die hämorrhagischen Infarkte der Rinde weit weniger zu zystischen Umwandlungen als die anämischen Nekrosen.

*Mikroskopisch* stellen sich die Gefäße der Hirnrinde erweitert und vollgestopft mit Blut dar. Gelegentlich sind die Erythrozyten dicht verklumpt und bilden hyaline Massen. Die diapedetischen Blutungen sind perivaskulär lokalisiert und können zusammenfließen. Benzidin-Methoden zeigen – im Gegensatz zu den übrigen Hirninfarkten, die eine einheitliche Blutleere aufweisen – ein ausgesprochen fleckiges Gefäßmuster (Abb. 67b) mit abruptem Nebeneinander von entleerten Anteilen des Kapillarnetzes und schwerer Hyperämie, Stase und Diapedese. Innerhalb des nekrotischen Gewebes kann man Hämatoidin und Hämosiderin meistens in den Makrophagen finden. Das Auftreten der Makrophagen ist zeitlich sehr unregelmäßig und die Angaben über die Zeit des Auftretens beider Pigmente unterschiedlich. Hämosiderin wurde zwischen dem 2. und 10. Tag nach dem Infarkt und Hämatoidin am Ende der 2. oder 3. Woche gefunden (ALPERS u. FORSTER, 1945; CHASON, 1959; THIERRY et al., 1970). Die gemästeten Astrozyten in der erhaltenen 1. Rindenschicht können Hämatoi-

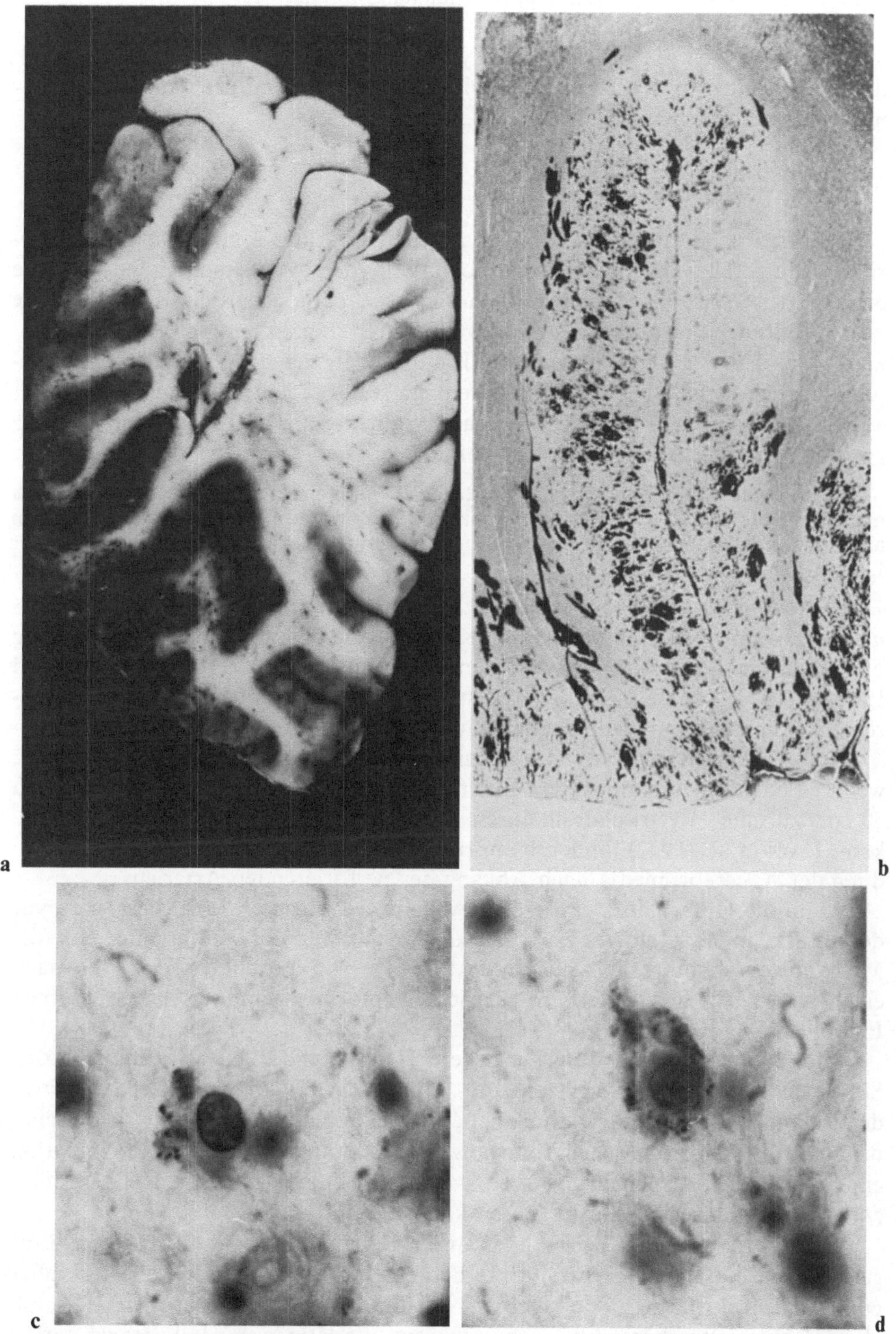

**Abb. 67a–d.** 43jähriger Patient. Alte Tb. Lungenemphysem. Rechtsüberlastung des Herzens. **a** Okzipitallappen. Hämorrhagischer Infarkt im Gebiet der A. cerebri posterior, **b** Lupen-übersicht. Heidenhain-Woelcke. ×6. **c** Hämatoidinspeicherung im Zytoplasma eines Astro-zyten und **d** in einer Nervenzelle. ×500

dingranula in der Peripherie ihres Zytoplasmas beinhalten (Abb. 67c). Auch die Nervenzellen in der Herdperipherie speichern gelegentlich Hämatoidingranula in ihrem Zytoplasma (Abb. 67d).

### Pathogenese

Für die Ausbildung eines hämorrhagischen Infarktes muß zunächst ein arterielles Blutgefäß verschlossen sein, so daß in dem zu versorgenden Gewebe eine Nekrose entsteht. Darüber hinaus müssen pathogenetische Faktoren, die zu den Blutungen im nekrotischen Gewebe führen, hinzukommen. Eine Möglichkeit wäre, daß der hämodynamische Blutdruck im nachgeschalteten Venenabschnitt so groß ist, daß die Kapillaren im Nekrosegebiet retrograd mit Blut aufgefüllt werden und es durch die Kapillarschädigung im Bereich der Nekrose zu Blutungen in das Nekrosegebiet kommt.

Diese Voraussetzungen erfüllt das Pfortadersystem unter physiologischen Bedingungen und das Pulmonalarteriensystem bei chronischer Linksherzinsuffizienz. Deshalb entstehen hämorrhagische Infarkte bevorzugt im Darm (Mesenterialarterienverschluß) und in der Lunge (Pulmonalarterienverschluß).

FAZIO und SACCHI (1954) erzeugten hämorrhagische Infarkte nach Luftembolisierung, wenn darüber hinaus durch Kompression der V. jugularis und Stellung der Hunde mit dem Kopf nach unten eine venöse Stase eintrat. GLOBUS und EPSTEIN (1953) konnten hämorrhagische Infarkte nach Unterbindung der A. cerebri media erzeugen, wenn sie den Blutdruck mit Norepinephrin erhöhten.

HARVEY und RASMUSSEN (1951) fanden in Affen hämorrhagische Infarkte, wenn es nach einer temporären Unterbindung der A. cerebri media von etwa 50 min zu einer Rezirkulation durch das ischämisch geschädigte Hirngewebe kam. HAIN et al. (1952) fanden hämorrhagische Hirninfarkte bei der Unterbindung der A. cerebri media nach Abgang der perforierenden Arterien.

Wenn die Unterbindung vor dem Abgang der Arterien lokalisiert war, war der Infarkt nicht hämorrhagisch. ADAMS (1958) war der Auffassung, daß die Mehrzahl der hämorrhagischen Infarkte Folge von Embolien seien, die nach einer kurzen Zeit zerbröckeln. In gemischten Infarkten nahm er eine wandernde Embolie an.

Nach 3–6 Std Unterbindung der A. cerebri media und Wiedereröffnung fanden SUNDT et al. (1969) bei Katzen und Affen keinen hämorrhagischen Infarkt der ischämischen Gebiete. Daraus schließen sie, daß der pathogenetische Mechanismus des hämorrhagischen Infarktes etwas komplexer als die Rezirkulation eines ischämischen Gebietes sein soll, obwohl klinisch eine solche Restitution zum hämorrhagischen Infarkt führen kann.

WHISNANT (1958) hat bei Hunden durch Einspritzung von 48 Std alten Blutgerinnsel in die Karotis Hirninfarkte herbeigeführt, bei $^2/_3$ der Fälle war über 60% der Infarktfläche hämorrhagisch. Bei Injektionen von Phenylazetat waren Hirninfarkte selten hämorrhagisch, nur wenn die Hunde mit Dikumarol vorbehandelt wurden, war ein viel höherer Prozentsatz der Infarkte hämorrhagisch.

Bei plötzlichem Abfall des systemischen Blutdruckes, wie im Herzinfarkt ohne arteriellen Verschluß, bilden sich hämorrhagische Infarkte in den Grenzgebieten (METTLER et al., 1954; BAILEY, 1963). Wenn das akute Stadium eine längere Zeit überlebt wird, findet man in dem betreffenden Gebiet eine bräunliche, z.T. zystische Veränderung der Rinde, aber im Gegensatz zu älteren Hirninfarkten als Folge eines arteriellen Verschlusses finden sich dazwischen Inseln von Rindengewebe, das weitgehend verschont geblieben ist. Der Endzustand der parasagittalen Infarzierungen als Folge von Sinusthrombosen (s.S. 403) bietet ein ähnliches Bild. In den benachbarten Gebieten finden sich darüber hinaus hypoxische Veränderungen in Form von laminären Nekrosen. Sie sind Folge einer progressiven Verschlechterung des lokalen Kreislaufes (COURVILLE, 1958; BAILEY, 1959).

### d) Flüchtige ischämische Anfälle

Wenn die Abnahme der Durchblutung in der lokalen Ischämie nur geringgradig oder nur von kurzer Dauer ist, tritt in einem umschriebenen Gebiet des Gehirns nur vorübergehend Hypoxidose auf, ohne daß es zu einem Untergang des Gewebes kommt. Für die Dauer von Sekunden oder Minuten treten neurologische Symptome auf, die mit völliger Restitution vorübergehen. Bei einem Blutstop fallen Funktionen, die an das betroffene Hirnareal gebunden sind, 8–12 sec nach völliger Blutsperre aus. Der Funktionsausfall ist jedoch vollständig reversibel, wenn der Zirkulationsstop 3–4 min nicht übersteigt.

Die neurologischen Symptome, die solche intermittierenden Ischämien charakterisieren, variieren naturgemäß bei den verschiedenen Kranken erheblich, je nachdem, welche Arterie von der Durchblutungsstörung betroffen ist. Neben dem orthostatischen Kollaps und synkopalen Anfällen finden sich Schwindelanfälle, allgemeine Reizbarkeit, Gedächtnis- und Merkfähigkeitsstörungen, vorübergehende oder bleibende Mono- und Hemiparesen, flüchtige Sehstörungen, Gesichtsfeldausfälle bis zur völligen Erblindung und andere fokale Symptome. Bei demselben Kranken treten die Anfälle aber fast regelmäßig mit gleicher Symptomatik auf. Es zeichnet sich gewissermaßen schon das Bild ab, daß er eines Tages einen Schlaganfall mit Enzephalomalazie haben wird, bevor er auftritt.

Wegen der vollständigen Restitution, die bei flüchtigen ischämischen Anfällen wesentlich ist, sind Hirnveränderungen dabei in der Regel nicht festzustellen. Diejenigen Patienten mit flüchtigen ischämischen Anfällen, die später sterben, zeigen in erster Linie die massiven Veränderungen, die zum Tode geführt haben und vorhergegangene Veränderungen in der Regel maskieren. Daher sind die von verschiedenen Autoren angenommenen unterschiedlichen pathogenetischen Mechanismen schwer zu widerlegen bzw. nachzuweisen.

*Ätiopathogenese*

ALAJOUANINE et al. (1960) fanden bei 23 von 40 Patienten, die einen oder mehrere flüchtige ischämische Anfälle gehabt hatten, angiographisch einen *Verschluß* der A. carotis interna bzw. der A. cerebri media. HOLLENHORST (1962) schätzte, daß 50% der Patienten mit flüchtigen ischämischen Anfällen nach einer durchschnittlichen Zeit von 3 Jahren einen Hirninfarkt entwickeln, 25% haben weitere flüchtige ischämische Anfälle und bei den übrigen 25% sistieren sie ganz. MARSHALL (1964) fand unter 158 Fällen von flüchtigen ischämischen

Anfällen im Alter zwischen 45 und 74 Jahren mit einem Gipfel zwischen 55 und 64, daß die Mehrzahl der Patienten, bei denen sich später der Verschluß eines größeren Gefäßes einstellte, vorher nur ein oder zwei flüchtige ischämische Anfälle gehabt hatten. Bei anderen, bei denen sich kein Hirninfarkt instaurierte, waren die flüchtigen ischämischen Anfälle mehrmals in der Woche während eines ganzen Jahres aufgetreten. Gelegentlich können flüchtige ischämische Anfälle auch Vorboten einer Hirnblutung oder die ersten Symptome eines Hirntumors sein.

Stenosen und Verschlüsse erklären als solche flüchtige ischämische Anfälle um so weniger, je herznäher sie lokalisiert sind und je langsamer sie sich bilden, weil Kollateralkreisläufe sofort benutzt werden können. Das akute Ereignis der flüchtigen ischämischen Anfälle läßt sich bei Arterienverschlüssen bzw. Stenosen nur über pathogenetische Zwischenglieder erklären.

Ein *Blutdruckabfall* durch Orthostase, Blutverlust oder Herzversagen kann zu einem Abfall der Durchblutung von vorbelastetem Hirngewebe hinter der Gefäßstenose oder dem Gefäßverschluß unter den kritischen Bereich führen.

Unter der großen Zahl ischämischer Insulte finden sich jedoch klinisch immer nur wenige Fälle, bei denen sich ein Zusammenhang zwischen einer akuten Störung im Körperkreislauf und dem Eintritt fokaler ischämischer Hirnsymptome nachweisen läßt, und bei Fällen mit flüchtigen ischämischen Anfällen konnten durch eine experimentelle Blutdrucksenkung nur ganz ausnahmsweise passagere fokale Symptome provoziert werden (KENDELL u. MARSHALL, 1963; FAZEKAS u. ALMAN, 1964). Die hämodynamische Krise gilt deshalb als eine eher seltene pathogenetische Form der Insult- und Infarktentstehung bei Hirngefäßverschlüssen. FIELDS (1968) glaubt, daß sie vorwiegend im Vertebralis-Basilaris-Gebiet eine Rolle spiele und weniger in dem der Karotiden.

Die Beobachtung des Zusammenhanges zwischen Amaurosis fugax, kontralateraler Hemiplegie, Karotisstenose und *Mikroembolien* in Fundusarterien geht auf FISHER (1959) zurück und fand vielfache Bestätigung (ASHBY et al., 1963; GUNNING et al., 1964; DYLL et al., 1966; PRATESI et al., 1968). SOLOWAY und ARONSON (1964) machten aufgrund unterschiedlichen Alters der atheromatösen Fragmente bei Mikroembolien im Gehirn eine intermittierende Verschleppung wahrscheinlich. Zwei histologisch verifizierte Fälle mit transistorischen zerebralen Symptomen bei rekurrierender Cholesterinembolie teilte MCDONALD (1967) mit. DENNY-BROWN (1960) sah in Blutplättchenembolien die Ursache jener transistorischen Insulte, die durch drastische Blutdrucksenkung nicht provoziert werden und die auf Antikoagulantien ansprechen.

Die Flüchtigkeit der Ausfälle und ihre weitgehende lokalisatorische Konstanz bei wiederholten Attacken scheint ihrer embolischen Genese entgegenzustehen. Die Flüchtigkeit wird erklärt mit dem Hinweis auf die Fragilität des embolischen Materials. Die Konstanz der Lokalisation soll dadurch entstehen, daß eingeschwemmte Emboli aus hämodynamischen Gründen immer wieder den gleichen Weg nehmen. Eine solche Erklärung ist deshalb nicht ganz überzeugend, weil die atheromatösen Usuren der A. carotis auf den extrakraniellen Abschnitt beschränkt sind (s.S. 299) und die von dort ausgehenden Cholesterinemboli am ehesten nach Art des Schrotschusses sich in weite Hirngebiete verteilen.

*Vasospasmen*

MARSHALL (1968) nimmt gestützt auf die tierexperimentellen Befunde von BYROM (1954) und MEYER et al. (1960) und auf eigene minutiöse Krankenbeobachtungen an, daß passagere fokale Lumeneinengungen an Arteriolen des Gehirns, die unter hohem Innendruck stehen, die Gewebsischämie auslöst. Im gleichen Sinne sprechen Beobachtungen von MEYER et al. (1968) von einer Abnahme des Hirngefäßwiderstandes und einem Anstieg der Hirndurchblutung nach medikamentöser Blutdrucksenkung bei Hypertensiven mit zerebrovaskulären Symptomen, was mit der Beseitigung eines Autoregulationsexzesses erklärt wird. Die Anpassung des Gefäßtonus an den jeweiligen Gefäßinnendruck zwecks Konstanthaltung der Organdurchblutung würde demnach bei der malignen Hypertonie mit dem Effekt lokaler Ischämie örtlich übersteigert. Die günstige Wirkung antihypertensiver Therapie auf die Frequenz flüchtiger ischämischer Anfälle bei Hochdruckkranken läßt sich hiermit gut vereinbaren.

## 4. Globale Ischämie

Die globale Ischämie des gesamten Gehirns setzt in der Regel einen Herzstillstand voraus. In der Humanpathologie entsprechen die Mehrzahl der Fälle von globaler Ischämie ohne Herzstillstand Episoden schwerer Hypotension von wenigen Minuten Dauer, die von unterschiedlich langen Zeiten der Rezirkulation gefolgt werden.

Trotz der Gleichmäßigkeit und Konstanz der Situation bei der globalen Ischämie zeigen verschiedene Befunde in menschlichen und tierischen Gehirnen eine große Variationsbreite der Hirnveränderungen, die häufig multifokal bzw. nur supratentoriell oder auch infratentoriell lokalisiert sind (MILLER u. MYERS, 1972; STEHBENS, 1972; BRIERLEY, 1973). Diese Variabilität spiegelt die verschiedenen Parameter bzw. Faktoren wider, die dabei eine Rolle spielen: Körpertemperatur, Plötzlichkeit der ischämischen Situation, Dauer der ischämischen Episode, Variationen in der Anatomie der Hirngefäße und der Anastomosen und schließlich das Alter und das Vorhandensein von Gefäßerkrankungen, vor allem von Arteriosklerose und Hyalinose. Die letztgenannten Faktoren spielen allerdings bei der globalen Ischämie eine geringere Rolle als bei der lokalisierten. Ausschlaggebend ist der Faktor Zeit. Eine temporäre globale Ischämie — wenn sie reversibel ist — führt zu Veränderungen, die unter der Bezeichnung „ischämische Enzephalopathie" subsummiert werden. Wenn die Ischämie eine bestimmte Zeit überschreitet, wird sie permanent und führt zum „Hirntod".

### a) Ischämische Enzephalopathie

Die temporäre globale Ischämie führt zu einer Reihe von Veränderungen, die je nach der Zeitdauer und der pathogenetischen Konstellation unterschiedliche Verteilungsmuster zeigt. Bei besonders kurzzeitigen ischämischen Episoden entsprechen die Veränderungen den verschiedenen Verteilungsmustern, die bei der globalen Oligämie vorkommen (s.S. 100). Eine solche Abgrenzung der morphologischen Veränderungen oligämischer gegenüber denjenigen ischämischer Pathogenese ist nicht immer möglich.

Eine Reihe von Veröffentlichungen über die ischämische Enzephalopathie setzt sich mit der Nomenklaturfrage auseinander (OBRADOR, 1970; INGVAR u. BRUN, 1972; JENNETT u. PLUM, 1972). Die Bezeichnung „apallisches Syndrom" (KRETSCHMER, 1940; ULE, 1959; GERSTENBRAND, 1967) bzw. „dyspallisches Syndrom" (INGVAR u. BRUN, 1972) entsprechen nicht den pathologischen Befunden, weil eine Zerstörung der gesamten Hirnrinde so gut wie nie vorhanden ist. Die Bezeichnung „akinetischer Mutismus" (CAIRNS et al., 1941; LHERMITTE et al., 1963) ist eine klinische Beschreibung der hervorstechenden Symptome. Die Bezeichnung „posttraumatische Dekortikation" (NYSTRÖM, 1960; GIRARD et al., 1963), „posttraumatische Dezerebration" (HUBACH u. POECK, 1964) und „posttraumatische Demenz" (ULE, 1959; DRAGENESCO et al., 1964) erfassen nur eine — wenn auch häufige — der möglichen Ätiologien.

### *Makroskopisches Bild und Lokalisation*

In Fällen von kongestivem Herzversagen, Asphyxie und anderen Situationen, bei denen eine Zunahme des venösen Druckes vorkommt, findet man eine Hyperämie der meningealen Gefäße. Ansonsten fallen die makroskopischen Veränderungen wenig auf. Auch in Fällen, die mehrere Tage überlebt werden, kann eine Atrophie fehlen, nur dann, wenn das Überleben noch länger andauert, ist eine Atrophie von unterschiedlicher Ausprägung vorhanden, die Windungen sind verschmälert und die Furchen klaffen. In diesen Fällen ist auch immer eine Verdickung der weichen Häute und eine Verminderung des Hirngewichts vorhanden.

Beim Schneiden des Gehirns stellt man einen geringgradig erhöhten Widerstand und eine diffuse, aber deutliche Verdünnung der Hirnrinde, die gelatinös und grau erscheint, und in Fällen mit langer Überlebenszeit eine granuläre Beschaffenheit und gelbliche Verfärbung zeigt, fest. Gelegentlich führen die laminären Nekrosen in der Hirnrinde zu einer Zerklüfung derselben (Abb. 69). Das Marklager zeigt eine deutliche Entfärbung und zystische Degenerationen kommen häufig vor (Abb. 68). Nach längerer Überlebenszeit sind Rinde und Mark der Kleinhirnwindungen sklerotisch, das zentrale Marklager atrophisch und der Nucleus dentatus geschrumpft und grau-bräunlich verfärbt. Die Basalganglien zeigen selten eine Atrophie, auch nicht bei längerer Überlebenszeit. Gelgentlich erkennt man eine Verfärbung der äußeren Hälfte des Nucleus caudatus und des oberen Drittels des Putamens. Der Globus pallidus kann eine rot-bräunliche Verfärbung aufweisen.

Die Veränderungen sind meist symmetrisch. Im Gegensatz zum Hirninfarkt zeigt die ischämische Enzephalopathie eine selektive Lokalisation in bestimmten Gebieten. Die vaskulären Faktoren sind für lokale Variationen in der Durchblutung verantwortlich und bestimmen damit die Topographie der Veränderungen (LINDENBERG, 1955). Die Kompression der Arterien in Massenverschiebungen sowie das Hirnödem mit Kompression der Venen spielen dabei zusammen mit den Variationen im Circulus Willisi (RIGGS u. RUPP, 1963) und im meningealen Plexus (STEEGMANN, 1960; ULE et al., 1961) die Hauptrolle.

Die Prädilektionsstellen sind die intermediäre Schicht der Hirnrinde, das Ammonshorn, die Kleinhirnrinde, der Thalamus und das Striatum. BRIERLEY (1961) machte auf die Veränderungen in dem Nucleus amygdalae aufmerksam.

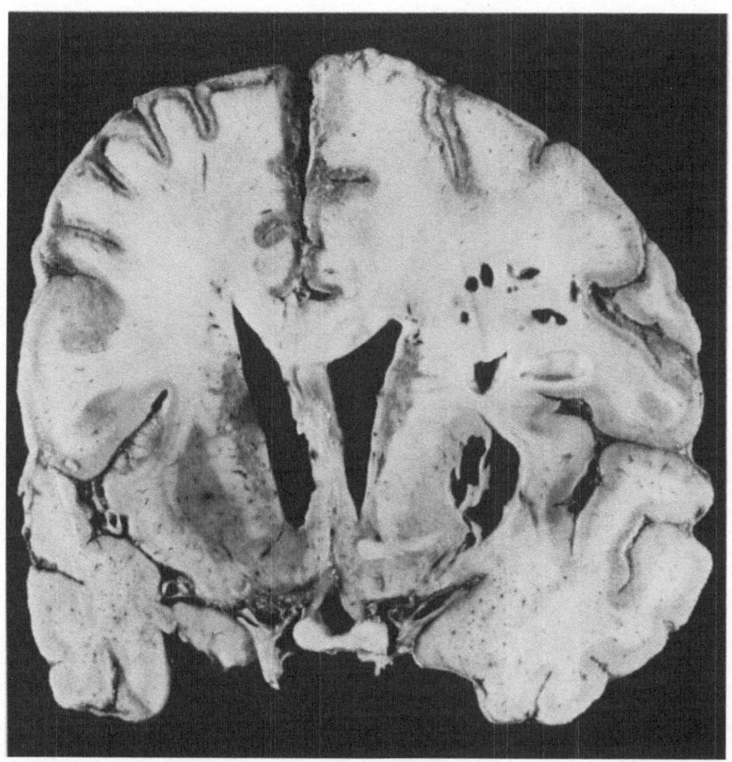

**Abb. 68.** 20jähriger Patient. Ischämische Enzephalopathie nach Hirnoperation 3 Monate vor dem Tod. Zerklüftung der Hirnrinde und zystischer Zerfall des Marklagers

In der Mehrzahl der Fälle sind die Veränderungen der Hirnrinde sehr ausgedehnt, besonders betont frontal zentral in der Fissura calcarina, aber auch parietal und temporal. Die Kleinhirnrinde ist ebenfalls stark betroffen. Meistens sind die Veränderungen sowohl im Groß- als auch im Kleinhirn ausgeprägter in der Tiefe der Sulci. Ausnahmen zu dieser Regel wurden gelegentlich mitgeteilt (LAMPERT, 1961).

In der Regel ist das Striatum stärker beeinträchtigt als das Pallidum. Im Thalamus lokalisieren sich die Veränderungen häufig in den anterioren Kernen (MEENCKE et al., 1978). Nach BRIERLEY (1963) wird der Thalamus mit zunehmender Überlebenszeit atrophisch und vor allem schrumpft das Pulvinar zu einem schmalen Keil. Nach BRIERLEY ist es schwierig zu entscheiden, wenn es sich um Gehirne von Patienten handelt, die lange überlebt hatten, ob es sich um primäre ischämische Veränderungen oder um eine retrograde bzw. transneuronale Degeneration nach der Nekrose der Hirnrinde im Frontallappen handelt. Dies wurde durch semiquantitative Untersuchungen von MEENCKE et al. (1978) widerlegt. NEUBÜRGER (1954) wies auf die Veränderungen des Zustandes der Formatio reticularis bei Fällen von Herzstillstand hin. LAPRESLE und MILHAUD (1962) fanden eine besondere Vulnerabilität der Zellen in den Brückenkernen und in den unteren Oliven. Die Vulnerabilität tegmentaler Kerngebiete bei Kindern

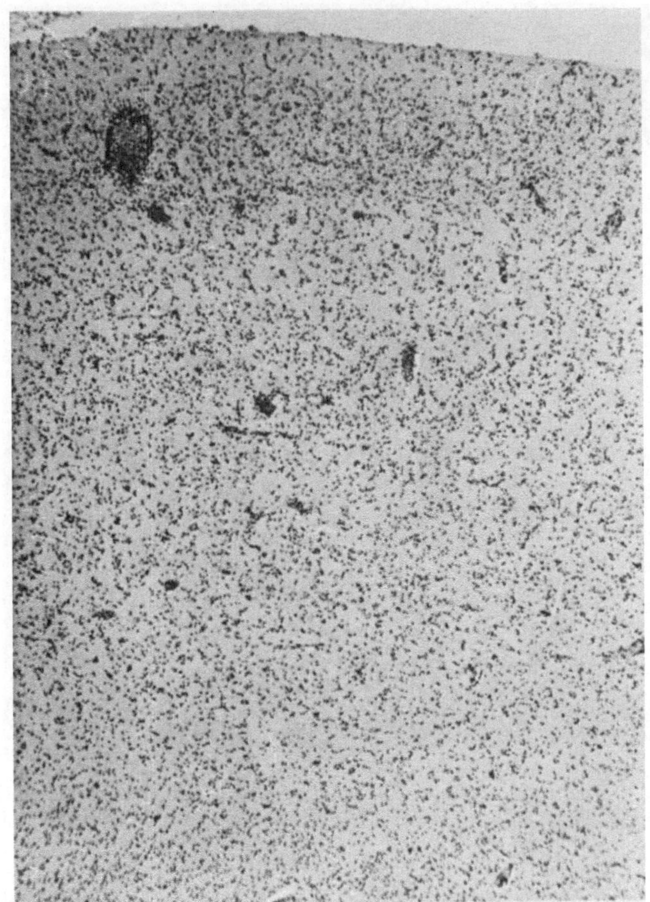

**Abb. 69.** 29jähriger Patient. Akute Hirnschwellung nach Wespenstich. 11 Tage vor dem Tod. Ischämische Enzephalopathie, später Hirntod. Frontalrinde. Elektive Paranchymnekrose mit vollständigem Schwund der Nervenzellen. Nissl. × 40

(WINDLE, 1963; BRIERLEY et al., 1973) und Neugeborenen (SCHNEIDER et al., 1975a) gegenüber Sauerstoff wurde mehrfach hervorgehoben. Eindrucksvolle Hirnstammläsionen konnten bei neugeborenen Affen (RANK u. WINDLE, 1959; MYERS, 1972) und beim erwachsenen Rhesus-Affen (MILLER u. MYERS, 1972) experimentell durch Kreislaufstillstand hervorgerufen werden. SCHNEIDER et al. (1975b) konnten auch bei Erwachsenen in 42% der Fälle nach Kreislaufstillstand Läsionen unterschiedlicher Schweregrade, bestehend aus nekrotischen Veränderungen, disseminierten Ganglienzelluntergängen und — vor allem bei länger überlebenden Patienten — Atrophie und Dystrophie der Hirnstammhaube nachweisen.

### Histologisches Bild

Die Veränderungen reichen von einer laminären elektiven Nekrose bis zu einer kompletten Nekrose der gesamten Hirnrinde (Abb. 69, 70). In den ersten

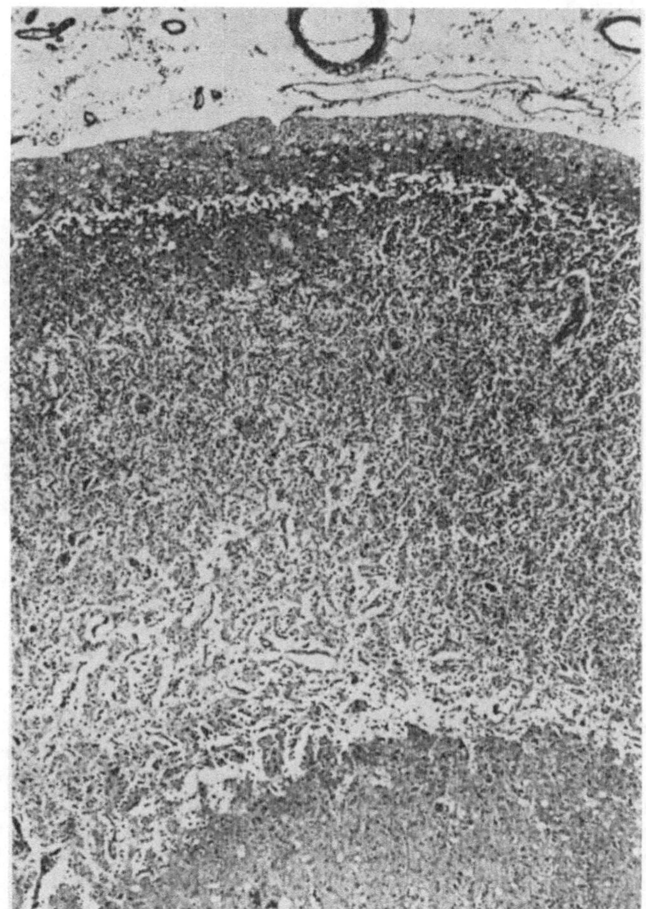

**Abb. 70.** 74jähriger Patient. Herzstillstand 17 Tage vor dem Tod. Reanimation. Frontalhirn. Vollständige Rindennekrose. HE. × 28

Stunden kontrastieren die ausgedehnten mikroskopischen Veränderungen mit dem makroskopisch normalen Aussehen des Gehirns. Man erkennt verschiedene Frühstadien der *ischämischen Nervenzellveränderungen* (s.S. 49) und nach 4–12 Std das vollständige Bild derselben sowie die homogenisierende Zellerkrankung. In Fällen mit längerer Überlebenszeit ist ein unterschiedlicher, meistens weitgehender Ausfall der Nervenzellen festzustellen. Bei einer vollständigen Nekrose der 5. und 6. Rindenschicht können die Nervenzellen der äußeren Schichten morphologisch intakt erscheinen, obleich das EEG in diesem Gebiet isoelektrisch wird (AMANN et al., 1971; INGVAR u. BRUN, 1972).

Nach 15–18 Std beginnt die *Mikroglia* zu wuchern. SCHOLZ et al. (1959) konnten Neuronophagien erst 4 Tage nach der ischämischen Episode feststellen. Die *Astrozyten* können etwa 60 Std nach der ischämischen Episode anfangen zu proliferieren, aber sie können auch unter dem Bild der Klasmatodendrose zugrundegehen (Abb. 71).

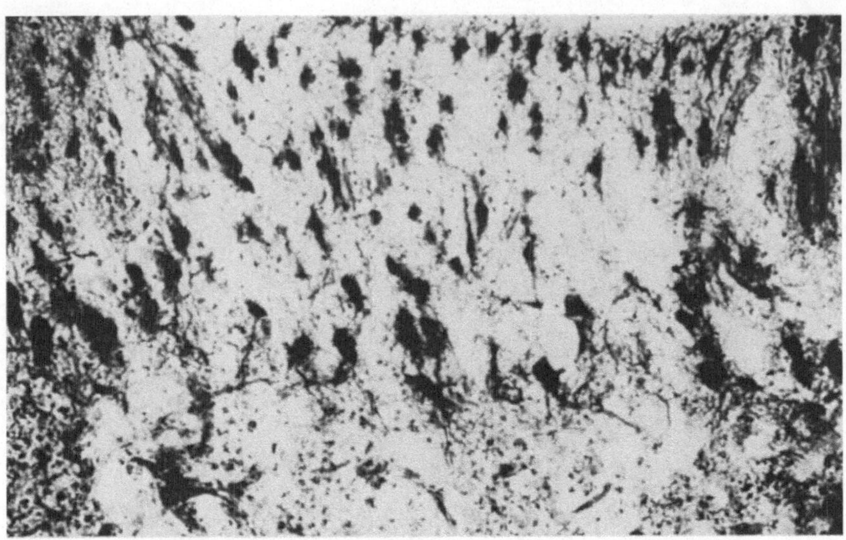

**Abb. 71.** 56jähriger Patient. Herzinfarkt 7 Wochen vor dem Tod. Reanimation. Frontalrinde. Klasmatodendrose der proliferierten Astrozyten. Dreifache Imprägnation nach del Rio Hortega. × 200

Ähnlich wie bei den ischämischen Zellveränderungen (s.S. 59) fanden LINDENBERG und NOELL (1952) eine gute Erhaltung der Astrozyten von Tieren, die eine Stunde vor dem Tode anoxisch gehalten wurden, auch wenn das Gehirn unfixiert bei Körpertemperatur blieb. Demgegenüber entwickelte sich die Klasmatodendrose der Astrozyten nach dem Tode, wenn die Anoxie nur wenige Minuten gedauert hatte. FRIEDE und VAN HOUTEN (1961) erklärten dieses Verhalten durch die größeren Reserven an Kohlehydraten in den nicht-anoxischen Zellen, die dann leichter auch zu anaerobischer Glykose und Azidose führen.

Die Bildung von Gliafasern beginnt etwa nach dem 3. Tage und schreitet bis zur glialen Narbe fort (Abb. 73). Ein anregender Faktor für die Proliferation der Gliafasern scheint das Ödem zu sein. Die gliale Fibrose ist in den nekrotischen Zonen anisomorph, aber häufig isomorph im Marklager. SCHNEIDER et al. (1975a, b) stellten in 90% ihrer Fälle eine Gliose im Hirnstamm fest, die im Tegmentum länger überlebender Patienten besonders auffällig war. Beim unreifen Gehirn findet sich nach ischämischen Episoden eine isomorphe Gliose im Globus pallidus, Corpus luysii, glegentlich auch im Nucleus dentatus, ohne daß die Nervenzellen geschädigt sind. Schwellung und Proliferation der interfasciculären *Oligodendroglia* wurden wenige Stunden nach einer globalen Ischämie beobachtet (STEEGMANN, 1968). Die Degeneration der *Markscheiden* in der ischämischen Enzephalopathie ist vor allem subkortikal wenig ausgeprägt. Sie ist etwas stärker in den tieferen Marklagern des Centrum ovalis.

MEYER (1961) fand in einer Reihe von Fällen, die nach einer Episode von globaler Ischämie des Gehirns sich mit Wiedergewinnung des Bewußtseins und der Hirnfunktion erholten, um nach einer Überbrückungszeit einen Rückfall zu erleiden, als gemeinsamen Nenner eine ausgedehnte Entmarkung mit auffallend wenig Veränderungen der Hirnrinde.

## b) Hirntod

Der zerebrale Tod ist das Ergebnis eines ischämischen Totalinfarktes der knöchern umgebenen Hirnabschnitte durch die Volumenvermehrung und den daraus resultierenden intrakraniellen Kreislaufstillstand.

Die ersten klinischen Beschreibungen des Hirntodes wurden von BERTRAND et al. (1959) und MOLLARET et al. (1959) unter der Bezeichnung „Coma depassé" veröffentlicht. Sie haben es als einen Verlust, nicht nur der psychomotorischen Funktionen (Bewußtsein, Sensorium, Motorik und Reflexe), sondern auch der Funktionen des vegetativen Lebens (Atmung, Kreislauf und Thermoregulation) definiert. Die Bezeichnung „Coma depassé" ist mißverständlich, weil das Wort „Coma" gerade für einen Zustand mit zerebralen Restfunktionen angebracht ist. Demgegenüber ist der Begriff „Mort du système nerveux central" (JOUVET, 1959; WERTHEIMER et al., 1960) zu weit gegriffen, weil, wenn die Phase des Hirntodes über 36–48 Std anhält, spinale autonome Restfunktionen auftreten, die darauf hinweisen, daß nach Abklingen des spinalen Schocks das Rückenmark im wesentlichen intakt geblieben ist. Die Bezeichnung „Anencephalie egu" ist wegen des von den Mißbildungen her gebräuchlichen Wortes „Anencephalie" mißverständlich. Auch die Bezeichnung „dissociated death" (KRAMER, 1963) könnte auf jedes Absterben eines Teiles des Organismus angewandt werden. Schließlich die Bezeichnung „respirator brain" (W.E. HUNT et al., 1962; KIMURA et al., 1968) weist auf die Tatsache hin, daß die weitere Erhaltung der Atmungs- und Herzfunktion während der Zeit, die notwendig ist um den Hirntod morphologisch festzustellen, nur artefiziell zu erreichen ist. Der Hirntod als solcher ist aber schon vorher irreversibel eingetreten. Darüber hinaus hat sie keinen begrifflichen Inhalt und könnte zu irreführenden kausalen Zusammenhängen führen. Die von GERSTENBRAND (1967) angewandte Bezeichnung „irreversibler Funktionsverlust des Gehirns" ist als Bezeichnung funktionell meistens für Veränderungen, die kein morphologisches Substrat aufweisen können, gebraucht worden.

### *Makroskopisches Bild*

Morphologische Veränderungen, die kurz vor Eintritt des Hirntodes entstanden, werden meist von der weitgehenden Autolyse des Hirngewebes überlagert (Abb. 72). Die eindrucksvollen Fälle von „intravitaler" Hirnautolyse werden erst nach einer gewissen Manifestationszeit (24–48 Std) beobachtet. Der Grad der Nekrose hängt nicht nur von der Zeitdauer der künstlichen Beatmung nach Eintritt des Hirntodes ab, sondern auch von den primären Veränderungen, die zum Hirntode führten.

Makroskopisch finden sich stets massive Druckzeichen mit Massenverschiebungen. Das durchschnittliche Hirngewicht von Kranken, die unter den Zeichen des Hirntodes verstorben sind, liegt etwa 12% über dem durchschnittlichen Gewicht sonstiger Gehirne. Als Zeichen der fortgeschrittenen Strukturauflösung ist das gesamte Gehirn extrem weich und zerfließt häufig bei der Herausnahme. Die Farbe ist grau-grün bis braun. In dem Subarachnoidalraum des Rückenmarks findet man nekrotisches Kleinhirngewebe, das durch den erhöhten intrakraniellen Druck durch das Foramen occipitale gepreßt und in den Spinalkanal verlagert wird (Abb. 73).

Bei Zerlegung des Gehirns findet man in einigen Fällen eine totale Auflösung umschriebener Hirnanteile. Die Ventrikel sind eingeengt und die periventrikuläre Hirnsubstanz hat eine puddingartige Konsistenz. Hämorrhagische Areale innerhalb des nekrotischen Gehirns kommen vor (MATAKAS et al., 1973). Thromben in den intrakraniellen, vor allem kortiko-basilaren Arterien, in den Venen und Sinus werden oft gefunden (BOTS u. KRAMER, 1964; KJELDSBERG, 1972).

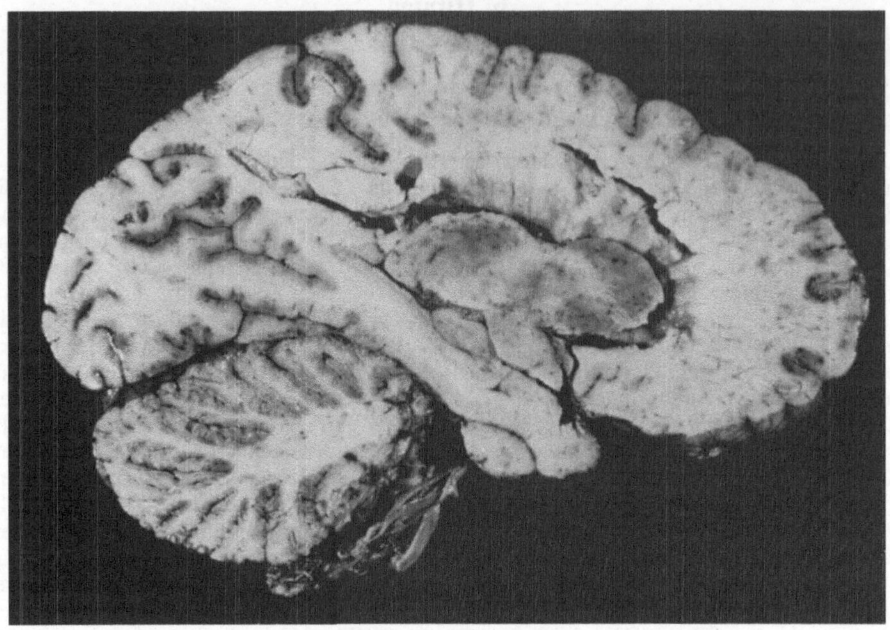

**Abb. 72.** 39jähriger Patient. Herzklappenoperation bei Endocarditis lenta vor 5 Tagen. Hirntod. Zeichen der Autolyse

### Histologisches Bild

Mikroskopisch findet man eine das ganze Gehirn, insbesondere die infratentoriellen Hirnabschnitte betreffende, areaktive Autolyse. Die regressiven Veränderungen der Ganglien-, Glia- und Mesenchymzellen sind unspezifisch. Areale mit vollständigem Nervenzellausfall können neben überraschend intakt aussehendem Nervengewebe vorkommen. Ungeachtet des Primärprozesses sind solche Strukturen stärker betroffen, die zu autolytischen Veränderungen neigen, insbesondere die Kleinhirnkörnerschicht. Die ausgedehnten Nekrosen sind nach Auftreten des Hirntodes entstanden. Im Gehirn fehlen trotz des tagelangen Koma hämatogene Reaktionen (SCHNEIDER et al., 1967). Demgegenüber lassen sich in den Randzonen des Gehirns regelmäßig Nekrosen des Hypophysenvorderlappens sowie der oberen Halssegmente des Rückenmarks nachweisen (Abb. 74a). Der Fasciculus opticus ist in der Regel wenige Millimeter vor dem Eintritt in den Canalis opticus nekrotisch (Abb. 74b). Die auffällig häufigen Netzhautblutungen können als eine Begleiterscheinung dieser Nekrosen gedeutet werden. Diese Demaskierungszonen im Randgebiet des nekrotischen Gehirns stellen eine abortive Sequestierung des abgestorbenen Gehirns dar.

### Ätiopathogenese

Auslösende Ereignisse sind meist intrakranielle raumfordernde Prozesse, in erster Linie gedeckte Schädel-Hirn-Verletzungen, Blutungen, Tumoren, Menin-

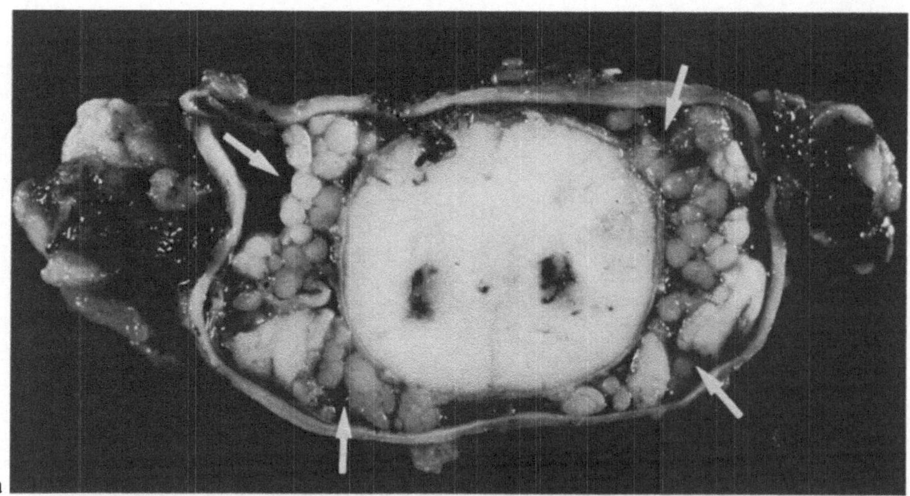

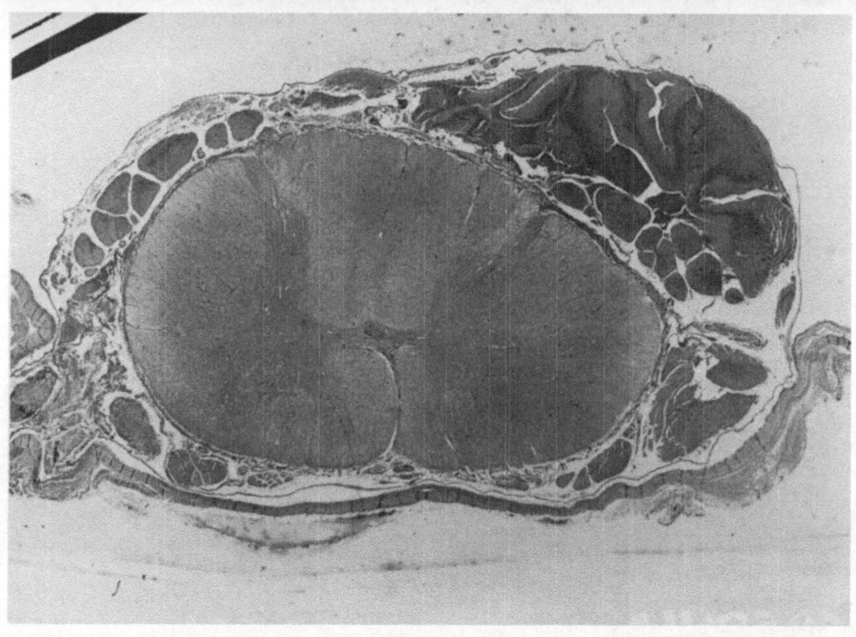

**Abb. 73a u. b.** 24jährige Patientin. Kreislaufstillstand nach Schlafmittelintoxikation vor 4 Tagen. Hirntod. Kleinhirngewebe im Spinalkanal (*Pfeile*). Die stichförmigen Blutungen im Rückenmarksgrau sind Folge der venösen Abflußbehinderung im Spinalkanal. **a** Makroskopisches Bild, **b** HE. × 6

goenzephalitiden, Hirnabszesse. Aber auch extrakranielle Ereignisse hypoxischer oder ischämischer Art, selten auch metabolische Entgleisungen (KÄUFER et al., 1969) und Intoxikationen (SCHNEIDER et al., 1969) können direkt oder intervallär in das Syndrom des Hirntodes einmüden. Bei 20 von insgesamt 95 eigenen Beobachtungen von Hirntod handelte es sich um primäre extrakranielle Prozesse (SCHNEIDER, 1970).

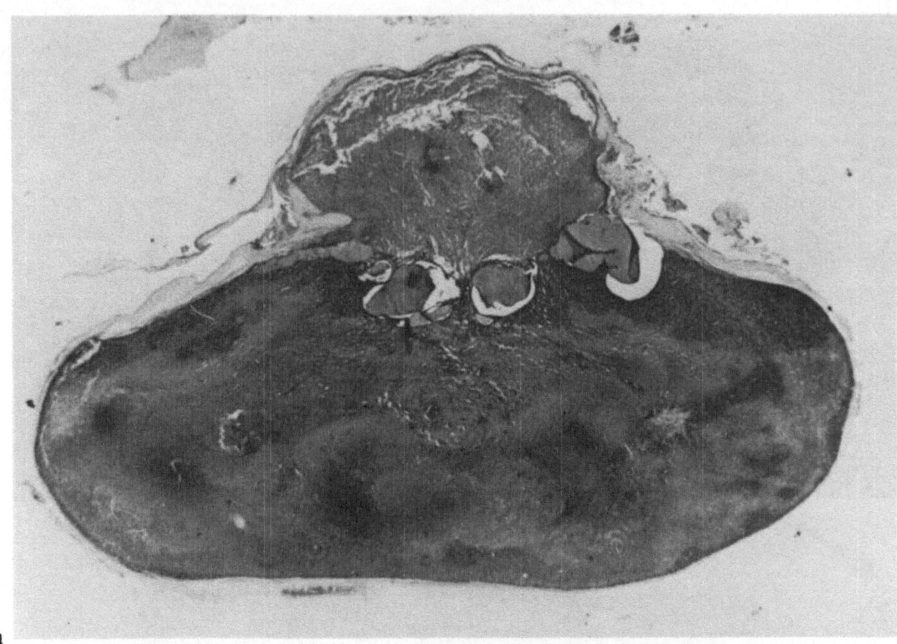

a

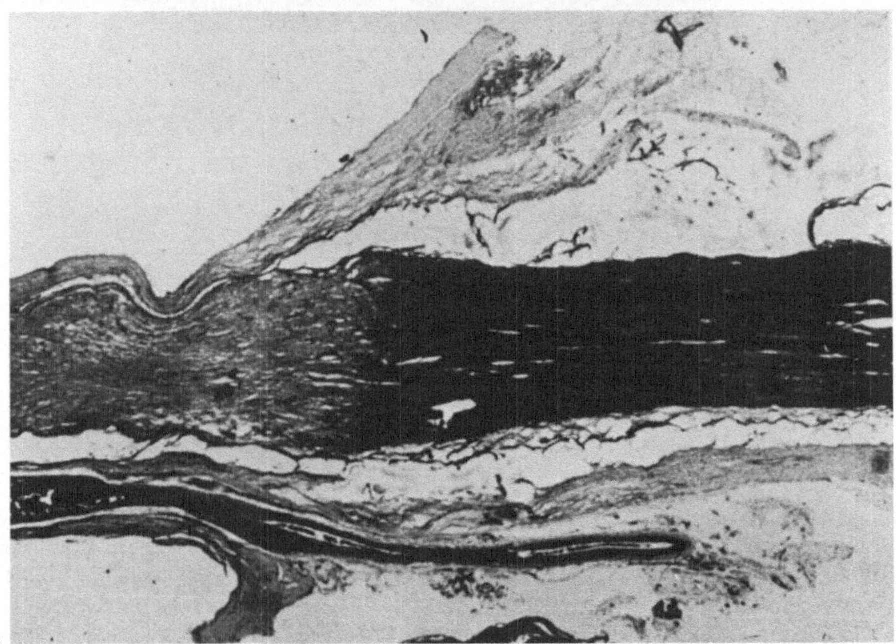

b

**Abb. 74a u. b.** Gleiche Patientin wie in Abb. 70. **a** Ausgedehnte frische Nekrosen in Hypophysenvorderlappen. HE. × 25, **b** Der intrakanalikuläre Teil des Nervus opticus zeigt entsprechende Blässe. HE. × 8

Der Circulus vitiosus, an dessen Ende der Totalinfarkt des Gehirns steht, wird durch die Neigung der Hirnsubstanz zur Ödembildung als unspezifische Reaktion auf eine Reihe von Schädigungen (s.S. 199) in Gang gesetzt. Die Volumenvermehrung des Gehirns kann bei einer Grenze von 10% nicht mehr durch Liquorverschiebungen in den Subarachnoidalraum des Rückenmarks kompensiert werden. Diese Volumenzunahme entspricht in etwa dem „Spielraum" zwischen Gehirn und Schädelkapazität (REICHARDT, 1965), wenn die von der starren Schädelkapsel maximal mögliche Volumenvermehrung erreicht wird.

LINDENBERG (1971) führte die Pathogenese des Hirntodes auf eine Drosselung der arteriellen Blutzufuhr durch die Schwellung des ödematösen Gehirns zurück. Experimentelle Untersuchungen konnten jedoch zeigen, daß eine venöse Stauung wie schon COURVILLE (1938) angenommen hatte, die erste Folge des exzessiven Hirnödems ist (SCHNEIDER et al., 1972; CERVÓS-NAVARRO u. SCHLIACK, 1973).

Bei Steigerung des Hirndruckes werden als erste die Oberflächenvenen komprimiert. Der erhöhte Venendruck führt zu einer Abnahme der Durchblutung, die wiederum eine Zunahme des Ödems bedeutet. Der Circulus vitiosus führt am Ende zu einem totalen Stop der zerebralen Durchblutung. Wenn der Prozeß supratentoriell in Gang gesetzt worden ist, bildet sich ein Druckgradient gegenüber dem subtentoriellen Raum. Erst durch die transtentorielle Massen- und Axialverschiebung kommt es ebenfalls zu einem infratentoriellen Durchblutungsstop. Diese Druckgradienten erklären, warum beim Hirntod oft während einer Zeit von einer bis zu mehreren Stunden radiographisch ein Stop der Karotisdurchblutung, aber eine Durchblutung des Vertebralisgebietes festgestellt wurde. Für diese zwei Phasen beim Beginn des Hirntodes sprechen auch die Neuronophagien und die leichte gliale Proliferation, die wir im Hirnstamm finden, während im Großhirn bis auf gelegentliche ischämische Nervenzellveränderungen nur autolytische Vorgänge zu finden sind.

Die Frage, wie lange eine globale Ischämie des Gehirns vorhanden sein muß, um zu irreversiblem Hirntod zu führen, wird unterschiedlich beurteilt, je nachdem wie man die gesamte vorkommende Situation in der Humanpathologie betrachtet oder besondere Versuchsanordnungen im Tierexperiment anwendet. Für das Gehirn wurden die Zeiten verschieden, zwischen 5 und 10 min (BRIERLEY, 1973) bis zu 30 min (HOSSMANN u. ZIMMERMANN (1974) angegeben. Während bei normothermischen Rhesus-Affen nach einem Herzstillstand von mehr als 14 min Hirnveränderungen auftraten (MILLER u. MYERS, 1972), konnte durch Unterkühlung auf 16–20° eine Unterbrechung der Hirndurchblutung von 75 min ohne erkennbare klinische oder neuropathologische Veränderungen toleriert werden (KOPF et al., 1975).

### c) „No-reflow"-Phänomen

Die globale Ischämie führt zu den gleichen Gefäßveränderungen wie bei der lokalen Ischämie (s.S. 107). Im Rahmen der globalen Ischämie wurden jedoch den durch sie herbeigeführten Veränderungen der intrazerebralen Gefäße eine besondere Bedeutung in der Überschreitung der Zeit, bei der eine Wiederherstellung der Funktion des Nervengewebes noch möglich ist, beigemessen. AMES et al. (1968) beobachteten im Kaninchenhirn ein multifokales Ausbleiben der Reperfusion mit Tusche nach einer globalen Ischämie von mehr als

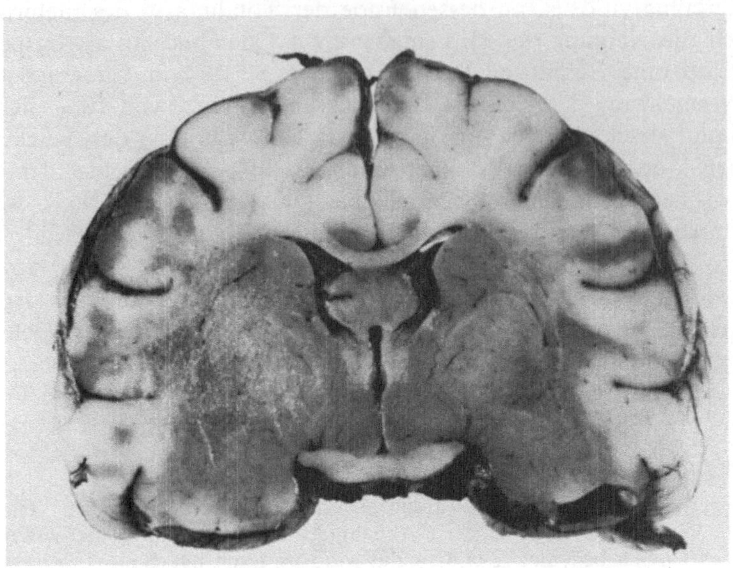

**Abb. 75.** Katzenhirn nach 20minütiger globaler Ischämie. In den hellen Zonen bestand keine Rezirkulation

5 min Dauer. Sie bezeichneten dieses Phänomen als „no-reflow" und sprachen ihm eine wichtige Rolle in der Irreversibilität der Veränderungen bei der globalen Ischämie des Gehirns zu. OLSSON und HOSSMANN (1971) stellten einen „no-reflow" im Katzengehirn nach 8 min globlaer Ischämie fest. Zahl und Ausdehnung der nicht perfundierten Gebiete (Abb. 75) nahm mit der Dauer der Ischämie zu. CHIANG et al. (1968) schlossen aus ihren elektronenmikroskopischen Untersuchungen, daß der pathogenetische Mechanismus des „no-reflow" auf eine Kompression des Gefäßlumens durch die perivaskuläre Glia und Schwellung der Endothelzellen zurückzuführen ist.

Schwellung der Kapillarendothelien bis zum Verschluß hat zum ersten Mal HILLS (1964) bei anoxisch-ischämischen Veränderungen beim Rattengehirn beschrieben, dies wurde von mehreren Autoren bestätigt (AMES et al., 1968; CHIANG et al., 1968; MATAKAS et al., 1973).

Obgleich die Astrozytenschwellung um die Gefäße, ähnlich wie die um die Nervenzellen, kurz nach einer hypoxischen Ischämie noch Wochen später zu erkennen ist, konnte BRIERLEY (1973) keine Kompression des Gefäßlumens durch Astrozytenschwellung erkennen. BALDY-MOULINIER und HUMEAU (1974) wiesen ebenfalls auf das Fehlen einer kapillären Kompression oder Obstruktion trotz vorhandener Schwellung der perikapillären Glia bei Ischämie hin. Dies entspricht den neuen Erkenntnissen bezüglich der vermeintlichen Auswirkung der Schwellung perivaskulärer Astrozyten beim Hirnödem (s.S. 185). Neben der Dauer der Ischämie spielen Druck (KLATZO et al., 1974) und Dauer der Reperfusion (CANTU et al., 1969) eine wichtige Rolle.

Bei Steigerung des intrakraniellen Druckes mit einem extraduralen Ballon fand HEKMAT-PANAH (1970) Aggregation mit Bildung von Mikroemboli in den Kapillaren als Ursache des „no-reflow"-Phänomens. Nach den Untersuchungen von MATAKAS und CUYPERS (1974) sind hämorrheologische Störungen mit Verlust der Verformungsfähigkeit der Erythrozyten und die erhöhte Viskosität ausschlaggebend. Durch arterielle Hypertension wird eine Reversibilität des „no-reflow"- Phänomens herbeigeführt. SUNDT et al. (1967) fanden eine Abnahme der Infarktgröße nach Abklemmung der A. cerebri media bei Katzen, wenn unmittelbar nach der Abklemmung eine Kombination von Serumalbumin und niedermolekularem Dextran intravenös verabreicht wurde. Sie führen diese Wirkung auf eine Senkung der Blutviskosität zurück.

Die Bedeutung des „no-reflow"-Phänomens für die Entwicklung irreversibler Veränderungen bei der globalen Ischämie wurde in der letzten Zeit in Frage gestellt (BRIERLEY, 1973; HARRISON et al., 1975a; LEVY et al., 1975), weil das Vorkommen ischämischer Veränderungen der Nervenzellen keine Korrelation mit dem Vorhandensein oder Fehlen des „no-reflow" ausweist. LITTLE et al. (1975) konnten zeigen, daß bei der lokalen Ischämie eine Verlegung der Mikrozirkulation erst nach mehr als 3 Std Ischämie vorkommt und daher keine Rolle bei der Entwicklung des Hirninfarktes spielen soll.

## III. Hämorrheologische Störungen

Die Rheologie — eine Wissenschaft, die sich mit Strömung und Verformung zusammengesetzter Materialien befaßt — hat in den letzten Jahren Eingang in die Medizin gefunden. Die „Hämorrheologie", d.h. die Fließkunde des Blutes, stellt daher einen wichtigen Teil der in dem Begriff „Mikrozirkulation" zusammengefaßten Phänomene dar. Aufgrund der methodischen Schwierigkeiten sind die nur aus Lebendbeobachtungen feststellbaren hämorrheologischen Störungen im ZNS mit Ausnahme der Hirnhäute nicht zu erkennen. Ein Teil dieser Schwierigkeiten wird durch Direktbeobachtungen der Gefäße im Augenhintergrund behoben. Aber auch hier ist eine Verallgemeinerung der Befunde auf das Gehirn nicht möglich. Eine aus der allgemeinen Pathologie der Mikrozirkulation entnommene systematische Darstellung der hämorrheologischen Störungen scheint jedoch zweckmäßig, weil sie die pathogenetischen Grundfaktoren für das in der letzten Zeit bei der experimentellen Ischämie beschriebene „no-reflow"-Phänomen (s.S. 135) darstellen. Darüber hinaus sollten sie einen Teil der Kreislaufstörungen des Gehirns, die ohne morphologische Grundlage einhergehen und in der früheren Literatur als funktionell bezeichnet wurden, erklären. Die „funktionellen" Kreislaufstörungen stehen wegen der noch ungeklärten Pathogenese flüchtiger ischämischer Anfälle wieder im Vordergrund des Interesses von Klinik und Pathologie.

In dem Kapitel über Veränderungen des ZNS bei Erkrankungen des Blutes und blutbildender Organe werden die Krankheitsbilder besprochen, die kausalgenetisch zu Veränderungen des Blutes führen. Im vorliegenden Abschnitt werden die pathogenetischen Mechanismen, die bei Blutveränderungen zu Störungen der Mikrozirkulation führen, behandelt.

Diese Mechanismen sind durch gegenseite Beeinflussung auf das engste miteinander verknüpft und in einem Circulus vitiosus kurzgeschlossen. Aus Gründen der Übersichtlichkeit werden sie jedoch im folgenden getrennt besprochen.

*Veränderungen der Blutviskosität*

Die Blutviskosität ist umgekehrt proportional dem Strom-Zeit-Volumen; das bedeutet, daß bei konstantem Perfusionsdruck mit steigender Viskosität die Durchblutung der Kreislaufperipherie abnehmen muß. Bei Verminderung der Suspensionsstabilität des Blutes infolge Veränderungen der Blutbestandteile oder infolge Strömungsverlangsamung kommt es aufgrund der baulichen Eigenart des Kapillarsystems zur *Separation* (Abrahmen — „skimming") von Plasma und korpuskulären Blutbestandteilen. An Kreuzungsstellen des kapillären Netzwerkes tritt eine relative Vermehrung des Blutplasmas und der Thrombozyten und Leukozyten in den seitlich abgehenden Ästen auf, wodurch die Aggregation von Thrombozyten begünstigt werden dürfte. In der mittleren abführenden Kapillare kommt es hingegen zu einer Anreicherung von Erythrozyten, die zur postkapillären Stase führen kann.

Aus methodischen Schwierigkeiten ist die Feststellung einer Separation im ZNS nicht möglich. Allerdings konnte eine besondere Vulnerabilität der aus den Arteriolen seitlich abgehenden Kapillaren bei der Binswangerschen Enzephalopathie festgestellt werden (s.S. 327).

Die unter normalen Bedingungen im Blut frei strömenden Erythrozyten zeigen bei Strömungsverlangsamung die Tendenz zur *Aggregation*, wodurch sich die sog. Strukturviskosität des Blutes erhöht und es zur Stase in den Kapillaren und postkapillären Venolen kommt. Dieser Vorgang hat als roter „sludge" Eingang in die Literatur gefunden (KNISELY et al., 1947).

Außer der hämodynamisch bedingten kann die Aggregationsneigung der Erythrozyten durch hochmolekulare kolloide Substanzen wie Fibrinogen oder hochmolekulares Dextran begünstigt werden, was als statische Erythrozytenaggregation bezeichnet wird (EHRLY, 1968). Bei Wiederherstellung einer ausreichenden Blutströmungsgeschwindigkeit können durch die hierbei auftretenden Scherkräfte die entstandenen Erythrozytenaggregate wieder desaggregiert werden, solange es nicht durch intravasale Gerinnungsvorgänge zur irreversiblen Fixation gekommen ist. Da schon bei gesunden Personen in den Kapillaren des Nagelwalles und der Konjunktiva zeitweise eine Erythrozytenaggregation zu beobachten ist, darf eine kausal-pathogenetische Bedeutung die Mikrozirkulationsstörung nicht überbewertet werden.

Erythrozytenaggregate in den Kapillaren und Venolen sind im ZNS von Katzen beschrieben worden, bei denen durch einen epiduralen Ballon ein intrakranieller Hochdruck erzeugt wurde (HEKMATPANAH, 1970; MATAKAS et al., 1973).

FIESCHI et al. (1974) haben durch selektive Infusion von ADP in der Carotis interna von Kaninchen Erythrozytenaggregate in den meningealen Arteriolen beobachtet. Sie bilden sich 40 sec bis 2 min nach der Infusion und verschwanden 4–6 min später. An einigen wenigen Gabelungsstellen blieben die Emboli bis 30 min bestehen. Die darauffolgende histologische Untersuchung konnte keine ischämischen Veränderungen zeigen, was wegen des Fehlens einer Latenzzeit keine Schlußfolgerung erlaubt.

*Formveränderung der Erythrozyten*

Die Formveränderung der Erythrozyten ist eine weit größere Gefährdung als die Erythrozytenaggregation. Durch seine bikonkave Form besitzt der Erythrozyt eine Flexibilität, die ihm den Eintritt durch die kleinsten Kapillaren ermöglicht. Nimmt der Erythrozyt durch Quellung oder trotz gleichbleibenden Zellvolumens durch Schrumpfung der Membran eine Kugelgestalt an, so geht diese Zellflexibilität verloren, und die Passage durch die kleinsten Gefäße ist behindert oder wird sogar blockiert. Bei einer mittleren Volumenzunahme der Erythrozyten von nur 6% beobachtete BRAASCH (1966) einen Anstieg des mittleren peripheren Widerstandes um 90%. Die in den Kapillaren fixierten Erythrozyten können durch weitere Quellung nach Überschreiten des kritischen Volumens hämolysieren.

## Hämokonzentration. Peristatische Hyperämie. Stase

Der Begriff *Hämokonzentration* stammt aus der angloamerikanischen Literatur (LANDIS, 1927). Er bedeutet *Bluteindickung* durch Plasmaverlust ins Gewebe mit Viskositätserhöhung des Blutfadens in den Kapillaren und Venolen und hierdurch bedingte Strömungsverlangsamung. Diese Eindickung des Blutfadens soll nach LANDIS sowohl durch eine Steigerung des Filtrationsdruckes als auch durch eine Schädigung des Endothels zustande kommen können. Es handelt sich also letzten Endes um die Folge einer umschriebenen Permeabilitätsstörung. Da die Hämokonzentration, zumindest im Fall einer ursächlichen Endothelschädigung, mit der *prästatischen* Strömungsverlangsamung identisch sein dürfte, erübrigt sich eine Trennung beider Begriffe. Die prästatische Strömungsverlangsamung ist wiederum identisch mit der *peristatischen Hyperämie* von Ricker und unterscheidet sich von der einfachen, vasomotorisch bedingten Strömungsverlangsamung dadurch, daß sie − wie die Hämokonzentration von LANDIS − auf einer Plasmaverarmung des Blutfadens mit einem Zusammenrücken der Erythrozyten bis zur scheinbaren Verschmelzung beruht, wobei der normalerweise sichtbare Plasmarandsaum völlig verschwindet. Die Erythrozyten neigen zu einer Verklebung untereinander und mit der Gefäßwand; wird die Reibung schließlich zu groß, so reicht die vis a tergo nicht mehr aus, um das pastenartig eingedickte Blut voranzutreiben und es resultiert eine komplette *Stase*, d.h. die betroffenen Gefäßabschnitte sind mit leuchtend roten, nicht mehr „körnig" sondern homogen erscheinenden, bewegungslosen Erythrozytensäulen völlig ausgefüllt. Eine Dilatation der Venolen geht den mit strukturellen Wandveränderungen verbundenen mikrozirkulatorischen Störungen oft voraus, ohne aber etwa in jedem Fall eine wesentliche Teilursache derselben darzustellen. Von der roten Thrombose unterscheidet sich die Stase durch das Fehlen von Fibrin. Bei mehrstündiger Dauer kann sie aber sehr wahrscheinlich in eine intravasale Gerinnung des Blutes überleiten.

NORDMANN (1957) führte als pathologisch-anatomischen Beweis von Stase im Gehirn Fälle aus der Literatur (NORTHFIELD u. RUSSEL, 1937) und eigene, bei denen in bestimmten Arealen des Gehirns, vor allem in der Umgebung von Blutungen oder auch Tumoren, mehrere Stunden nach der Injektion Thorotrast in großen Mengen noch in den Kapillaren und Venolen vorhanden war. In diesen Fällen war nämlich kein Befund zu erheben, der das Blut daran gehindert hätte, auf der anderen Seite abzufließen. Nach dem heute geltenden Konzept der Stase, das eine Läsion der Gefäßwand beinhaltet, werden solche Fälle besser als Ursache denn als Nachweis einer Stase zu interpretieren sein. In dem experimentellen Hirntod durch längerdauernde Ischämie (MATAKAS et al., 1973) ließen die festgepreßten Erythrozyten in den Venolen auf das Vorhandensein solcher Erythrozytensäulen zurückschließen (Abb. 76). Die elektronenmikroskopischen Bilder können selbstverständlich nicht mit Sicherheit auf hämorrheologische Phänomene in vivo zurückgeführt werden und sie können ebensogut Ausdruck eines „sludges" sein.

## Thrombozytenaggregation

Faktoren, die eine Thrombozytenaggregation auslösen oder begünstigen können, sind eine Verminderung der Blutströmungsgeschwindigkeit und die Separation mit relativer Anreicherung von Thrombozyten und Leukozyten in den seitenständigen Abzweigungen des Kapillarnetzes (PALMER, 1967). Adenosindiphosphat aus hypoxischem Gewebe oder aus gequollenen und hämolysierten Erythrozyten, freiwerdende biogene Amine wie Histamin und Serotonin und die im Schock vermehrt ausgeschütteten Katecholamine sind ebenfalls, wie aus zahlreichen Versuchen bekannt, zur Thrombozytenaggregation fähig (BORN et al., 1973).

Im Gehirn wurden *weiße Thromben* als Folge der Thrombozytenaggregation beschrieben (HONOUR u. ROSS RUSSELL, 1962; ROMANUL u. ABRAMOWICZ, 1964;

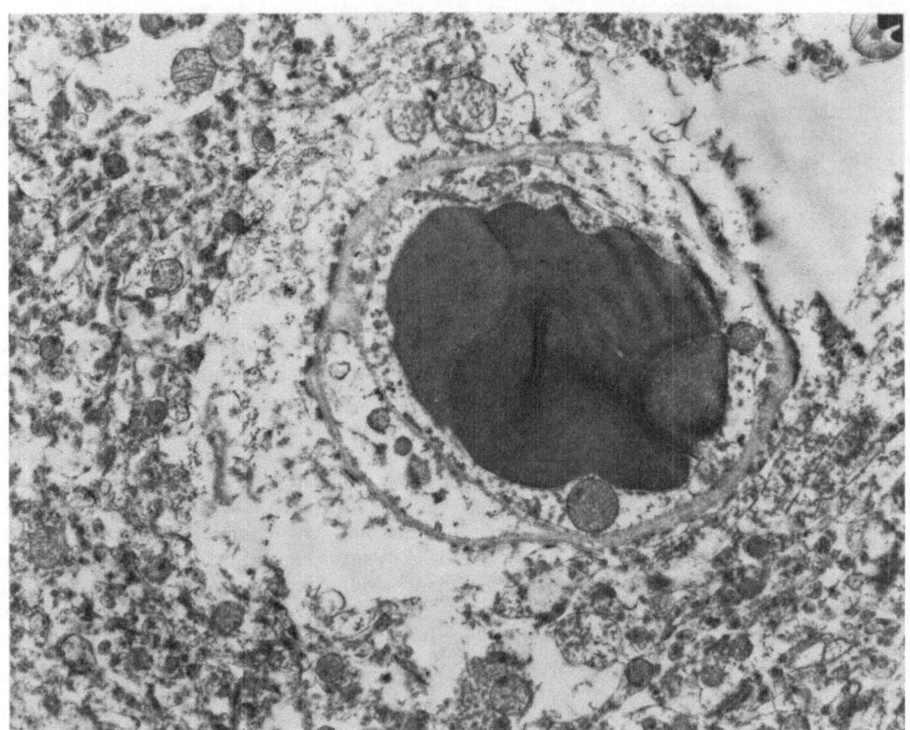

**Abb. 76.** Parietalrinde des Katzenhirns 36 Std nach 20minütiger Ischämie durch artefizielle Steigerung des Liquordruckes. Hirntod. Festgepreßte Erythrozyten im Lumen einer postkapillären Venole

BORN u. PHILP, 1965; WALTZ u. SUNDT, 1967). *Weiße Emboli* nach Arterienverschluß entstehen wahrscheinlich durch Abbröckelung aus der okklusiven Läsion. Sie wurden in den Rindengefäßen beim Tierexperiment (MEYER u. DENNY-BROWN, 1957) und in den Retinagefäßen beim Menschen (DYLL et al., 1966; SIEKERT u. MILLIKAN, 1966) beschrieben.

Die größere Bedeutung der Thrombozyten für die Störung der Mikrozirkulation ist nach den bisherigen Untersuchungen eher in ihrer Mitwirkung beim Start intravasaler Gerinnungsprozesse zu sehen als in einer mechanischen Behinderung der Blutströmung. Zu einer irreversiblen Thrombozytenaggregation führt die Einwirkung von prokoagulatorischen Substanzen aus ischämischem und traumatisiertem Gewebe und Gefäßwänden. Die Thrombozytenaggregation könnte einer der pathogenetischen Mechanismen sein, durch den die Steigerung des Serotonins im experimentellen Trauma und Ischämie (WELSH et al., 1972; KLATZO, 1973) zu Mikrozirkulationsstörungen führt.

## 1. Mikrothromben, Verbrauchskoagulopathie

Mikrothromben kommen als Folge lokaler Endothelschäden bei Entzündung, Bestrahlung sowie ischämischer Läsionen ohne die Mitwirkung allgemei-

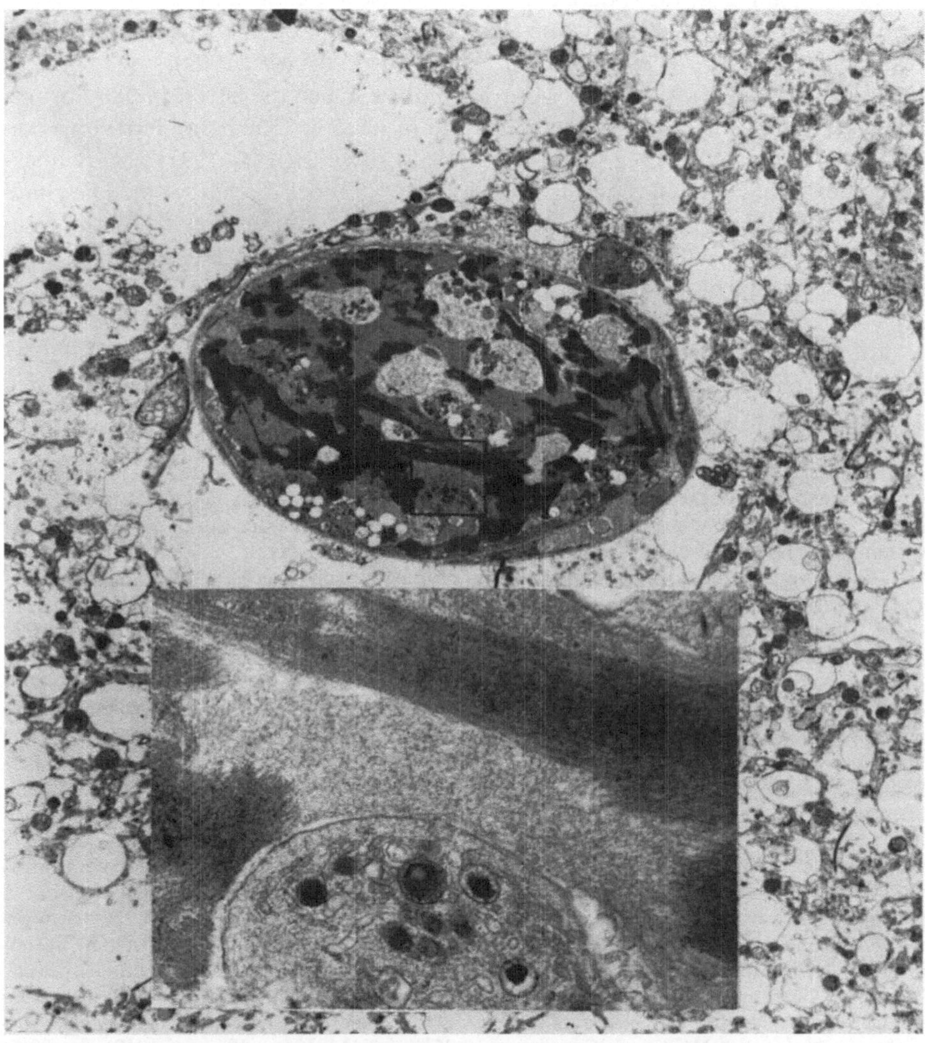

**Abb. 77.** Parietalrinde des Affenhirns 48 Std nach Bestrahlung und gedecktem Hirntrauma. Fibrinreiche Thromben mit Thrombozyten. × 4800; *Ausschnitt* × 25000

ner Gerinnungsstörungen vor. In den Kapillaren und Venolen von ischämischen Nekroseherden im Gehirn sind Mikrothromben konstant zu finden (HAZAMA et al., 1976). Da sie in der üblichen HE-Färbung leicht zu übersehen sind, ist es zweckmäßig, sogenannte Fibrinfärbungen (BENEKE, 1971; KRAULAND, 1957) zu verwenden.

Mikrothromben beinhalten immer Thrombozyten und nicht Fibrin allein und können daher nach der mikroskopischen Struktur von fibrinreichen Präzipitaten ("Fibringerinnsel") unterschieden werden. Entgegen der Vermutung früherer Arbeiten (BOHLE et al., 1958; PAPPAS et al., 1958) lassen sich elektronenmikroskopisch (Abb. 77) Thrombozyten in allen Mikrothromben nachweisen wie

LAPP (1971) in Lunge und Niere ebenfalls zeigen konnte. Sie können überwiegend aus Blutplättchen zusammengesetzt oder auch mehr oder weniger leukozytenreich sein (REMMELE u. HARMS, 1968; HARMS u. LEHMANN, 1969).

Eine besondere Variante der Mikrothromben stellen die zuerst in den Hirngefäßen von MANASSE (1892) mitgeteilten und in neuerer Zeit besonders von HARDAWAY (1966), SANDRITTER und LASCH (1967) sowie ROTTER (1971) bei Schockzuständen beobachteten Kügelchen („globules", „shock-bodies") dar. Die rundlichen bis ovalen Gebilde sind scharf begrenzt und weisen einen Durchmesser von 30–100 µ und darüber auf (Abb. 78). Besonders die kleinen Kügelchen sind bei Fibrinfärbung stark positiv und überwiegend homogen; demgegenüber zeigen die größeren Kügelchen gelegentlich eine etwas schwächer positive Fibrinreaktion und lassen mitunter blasige oder radiäre Strukturen erkennen. Im ZNS kommen Schockkügelchen am häufigsten in der Hypophyse, aber auch in den weichen Häuten und im Gehirn vor.

Nach SKJØRTEN et al. (1970) entstehen die Kügelchen durch spontane Aggregation von Fibrinspaltprodukten als Ergebnis einer fibrinolytischen Aktivität. Auch wenn man die Polymerisationstendenz des Fibrins durch Ph-Erniedrigung oder durch Harnstoffzusatz vermindert, lassen sich diese Gebilde (SKJØRTEN, 1969) produzieren.

Bei den verschiedenen Schockzuständen kommt es je nachUrsache zu mehr oder weniger starken Veränderungen im Blutgerinnungssystem. Eine anfängliche Hyperkoagulabilität geht später über in eine Hypokoagulabilität durch den Verbrauch von Gerinnungsfaktoren. Als Folge der verminderten Gerinnbarkeit kann sich eine hämorrhagische Diathese mit Blutungen in Haut und inneren Organen entwickeln, z.B. beim Endotoxinschock. Von LASCH et al. (1961) wurde dieser patho-physiologische Vorgang, bei dem es gleichzeitig zur intravasalen Gerinnung mit konsekutiver Gewebsnekrose und zur hämorrhagischen Diathese kommen kann, als *Verbrauchskoagulopathie* bezeichnet. Wird im Schock die Hyperkoagulabilität überkritisch, so kann es zur ubiquitären intravasalen Gerinnung kommen. Hierdurch schließt sich ein Circulus vitiosus: Eine ursprünglich funktionelle, humoral-nerval induzierte, reversible Störung der Mikrozirkulation wird durch Mikrothrombosierung irreversibel fixiert. Das Ausmaß der intravasalen Fibrinablagerungen wird nicht nur vom intravasalen Gerinnungsprozeß, sondern gleichermaßen auch von der im Schock nachweisbaren gleichzeitigen Aktivierung der gegensätzlich wirkenden Fibrinolyse bestimmt. Die pathogenetische Rolle der Verbrauchskoagulopathie in der Entstehung von diapedetischen Blutungen bei der Fettembolie ist nachgewiesen worden (s.S. 38). Mikrothromben („hyaline" Thromben der älteren Nomenklatur) in der peripheren Blutstrombahn sind das morphologische Substrat einer Verbrauchskoagulopathie (LASCH et al., 1961) bzw. *disseminierte intravasculäre Coagulation* (DIC) nach SCHNEIDER (1951) und McKAY (1965 u. 1969). In Haut und inneren Organen können sie zur Gewebsnekrose führen (SANDRITTER u. LASCH, 1967; REMMELE u. HARMS, 1968; HARMS, 1971; ROTTER, 1971).

REMMELE und HARMS (1968) fanden bei einer Studie der Beziehungen zwischen Schockursache und Häufigkeit der Mikrothrombose ein Vorherrschen negativer Beobachtungen in der Gruppe der Erkrankungen des ZNS. Es handelte sich allerdings um eine kleine Fallzahl. Das Gehirn wurde in systematischen Untersuchungen über das Vorkommen von Mikrothromben nicht miteinbezogen. Auf jeden Fall kamen Fibrinablagerungen ebenfalls im Gehirn vor. STURM et al. (1974) wiesen auf die Schwierigkeit ihres Nachweises hin; einmal, wenn eine intensive Behandlung der Hyperfibrinolyse vorangegangen ist, zum anderen, wegen der postmortalen Fibrinolysis. Da man die Zahl der Mikrothrombi, die durch therapeutische oder postmortale Fibrinolyse aufgelöst wurde, nicht feststellen kann, sind genaue Angaben über das Ausmaß der disseminierten

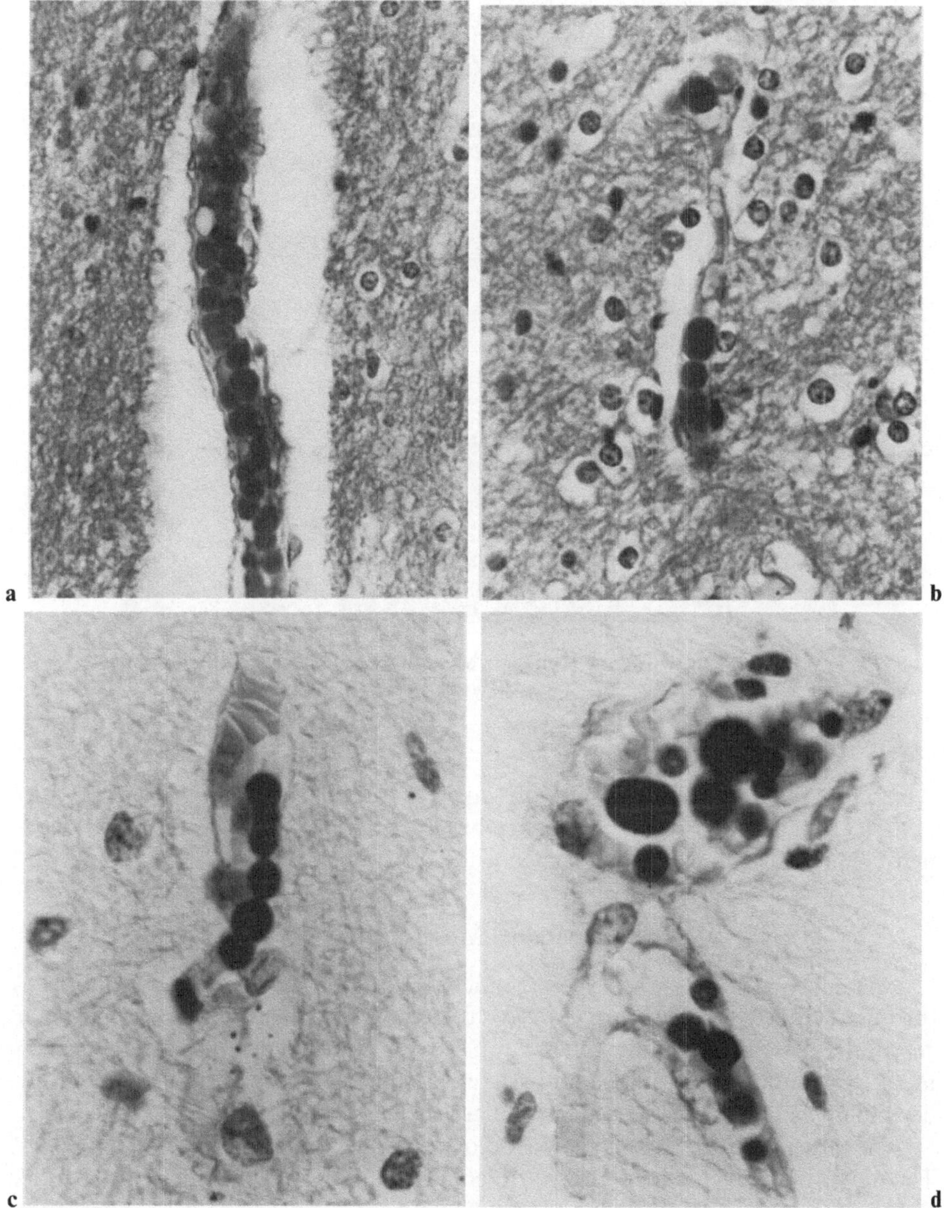

**Abb. 78a–d.** 69jährige Patientin. Rechtsherzinsuffizienz bei Bronchopneumonien. Schockkügelchen in den Gefäßen des Marklagers. **a** Weigert × 400, **b** Weigert. × 500, **c** Krauland. × 600, **d** Krauland. × 700

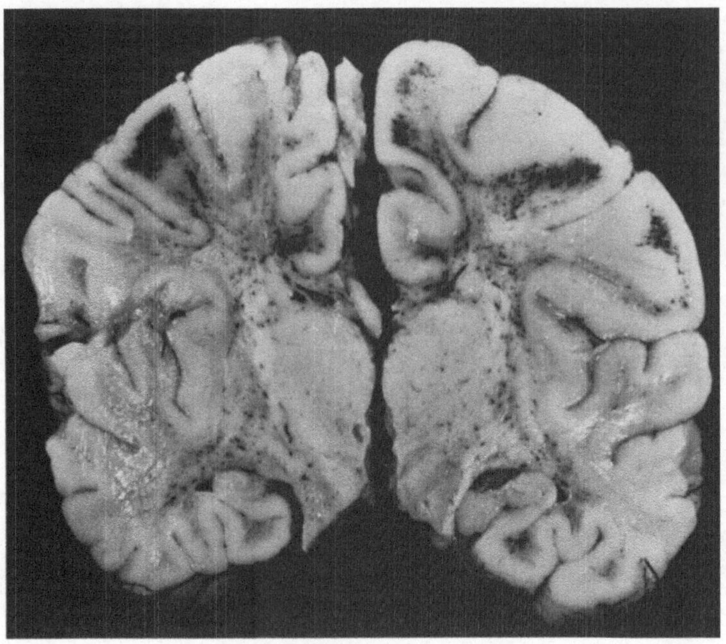

**Abb. 79.** Drei Tage alt gewordenes Kind mit Morbus Moschkowitz. (Überlassen von Prof. Dr. MEHRAEIN)

Koagulopathie im Gehirn sowie im übrigen Sektionsmaterial schwierig. JELLINGER (1977a) fand hyaline Thromben bei einer Serie von Fällen mit verschiedenen Grundleiden und Todesursachen ohne Schock.

### a) Morbus Moschcowitz

Als chronische Form einer Verbrauchskoagulopathie ist die thrombotisch-thrombozytopenische Purpura (MOSCHCOWITZ, 1925) einzuordnen, die mit einer zerebralen Beteiligung einhergehen kann (Abb. 79) und meist unter der Bezeichnung „thrombotische Mikroangiopathie" geführt wird, womit die Bedeutung der Gefäßwanderkrankung unterstrichen werden soll.

Die wesentlichen anatomisch-pathologischen Veränderungen sind „hyaline" Thromben (Abb. 80a) in den Arteriolen, Kapillaren und Venolen der Rinde, Basalganglien und Hirnstammkernen. Die Endothelien (Abb. 80b), aber auch die übrigen Gefäßwandzellen sind proliferiert. Entzündliche Reaktionen fehlen, höchstens werden vereinzelt Lymphozyten perivaskulär angetroffen.

Die Thromben färben sich mit HE blaßblau, nach Mallory lavendelblau, nach v. Gieson-Färbung mahagonibraun und sind PAS-positiv (PETERS, 1970). Ihre Natur ist nicht geklärt. Nach Ansicht einiger Autoren bestehen sie aus agglutinierten Thrombozyten.

Ausnahmen zu der Begrenzung der Veränderungen im wesentlichen auf die graue Substanz kommen gelegentlich vor und die weiße Substanz kann bevorzugt

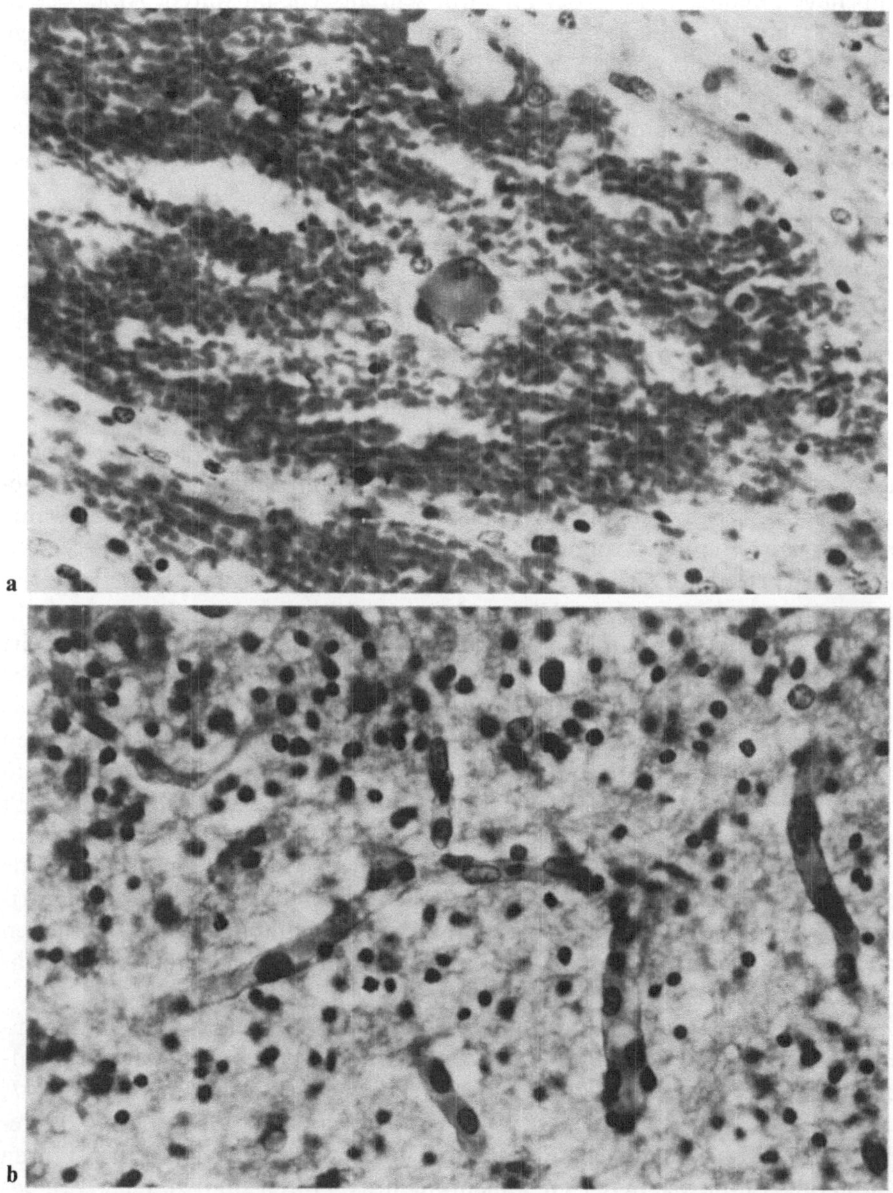

**Abb. 80a u. b.** Gleicher Fall wie in Abb. 79. **a** Subkortikales Marklager. In der Mitte
der Blutung Verlegung des Kapillarlumens durch einen hyalinen Thrombus. Van Gieson.
× 320, **b** Marklager. Kapillarvermehrung und Endothelschwellung. PAS. × 250

erkrankt sein (SYMMERS, 1956). In letzterer sind vor allem häufiger perivaskuläre
und Ringblutungen schon mit bloßem Auge erkennbar (Hirnpurpura). Im Falle
von SYMMERS (1956) war eine Überempfindlichkeit gegen Oxophenarsin vorhanden. Die Folgen der Thrombose sind fokale, partielle und totale Nekrosen,

die in einigen Beobachtungen der Literatur sehr ausgedehnt waren. ADAMS et al. (1948) berichten von nur leichten herdförmigen Parenchymalterationen. Einige der mitgeteilten Fälle waren vor der Erkrankung Allergiker. Andere litten an rheumatischem Fieber und häufigen Erkrankungen der oberen Luftwege. ADAMS et al. (1948) vergleichen die Veränderungen mit solchen beim Shwartzman-Phänomen. Die Krankheit gehört daher zum Formenkreis der Periarteriitis nodosa und des Lupus erythematodes. Nach BRETON et al. (1962) hat sie aber eine Sonderstellung wegen des Fehlens von zelligen Exsudationen bzw. perivaskulären Granulomen.

Über zerebrale Gefäßwandnekrosen mit formalpathogenetischer Beziehung zum Moschcowitz-Syndrom bei nicht rupturierten Hirnbasisaneurysmen berichtete KOZIK (1965).

## 2. Mikroembolien

Koaguliertes Blut und dem Blut beigemengte Fremdstoffe können zu embolischen Gefäßverschlüssen in der terminalen Strombahn führen. Das Vorzugsgebiet der embolischen Verstopfungen der Mirkozirkulationsgefäße hängt wahrscheinlich ganz von der Größe des embolischen Materials ab. So ist die Verteilung bei der Fettembolie meist eine ganz allgemeine. Ist das embolische Material etwas gröber und war es im Herzen bereits völlig mit dem Blut vermischt — in erster Linie Gas- und Luftembolie — so kann es vorzugsweise in die distalen Äste der Gefäßbäume gelangen. Das gilt auch gelegentlich für feinere Emboli, die sich bei Endokarditis von den Herzklappen ablösen können.

Mikroembolien verursachen in der Regel nur dann klinische Erscheinungen bzw. pathologische Veränderungen im Gehirn, wenn sie massiv auftreten und eine größere Anzahl von Gefäßen verstopfen. Eine Ausnahme hierzu besteht in den Fällen, wo die Mikroemboli *Tumorzellen* oder *infektiöses Material* beinhalten und zu einer Tumormetastase bzw. einer metastatischen Herdenzephalitis oder einem Hirnabszeß führen. In diesen Fällen treten die rein mikrozirkulatorischen Störungen gegenüber den tumoralen bzw. entzündlichen Erkrankungen ganz in den Hintergrund. Eine Ausnahme bilden die Herzmyxome, die zu Makro- und Mikroembolien führen können (Abb. 81).

Spontane *atheromatöse Mikroembolien* im Gehirn können durch Abschwemmung und Verschleppung cholesterinhaltigen Atherombreies aus geschwürig aufgebrochenen atheromatösen Beeten der Gefäßwand entstehen (MEYER, 1947; WINTER, 1957; SAYRE u. CAMPBELL, 1959; GORE u. COLLINS, 1960). Die Cholesterinkristalle im Blut sind nicht löslich und schwer emulgierbar. Daher führen Cholesterinkristalle, die in der Gefäßlichtung festgefahren sind, zu einer Fremdkörpergewebsreaktion mit Riesenzellen und seltenen Lipophagen. Im Initialstadium der Reaktion auf den Embolus können eosinophile Granulozyten stärker hervortreten. In der aufsteigenden Brustaorta sind geschwürige Wandaufbrüche im Rahmen der Arteriosklerose weitaus seltener als in der Bauch- und Lendenaorta. In den Hirnarterien fehlen sie weitgehend (s.S. 299), wenn man von der Gegend der Karotisgabel absieht, bei der atheromatöse Usuren vorkommen können. Verglichen mit dem ausgedehnten Quellgebiet atheromatöser Emboli in der Lendenaorta sind diese kleinen geschwürigen Herde weitgehend zu vernachlässigen. SOLOWAY und ARONSON (1964) fanden atheromatöse Emboli der

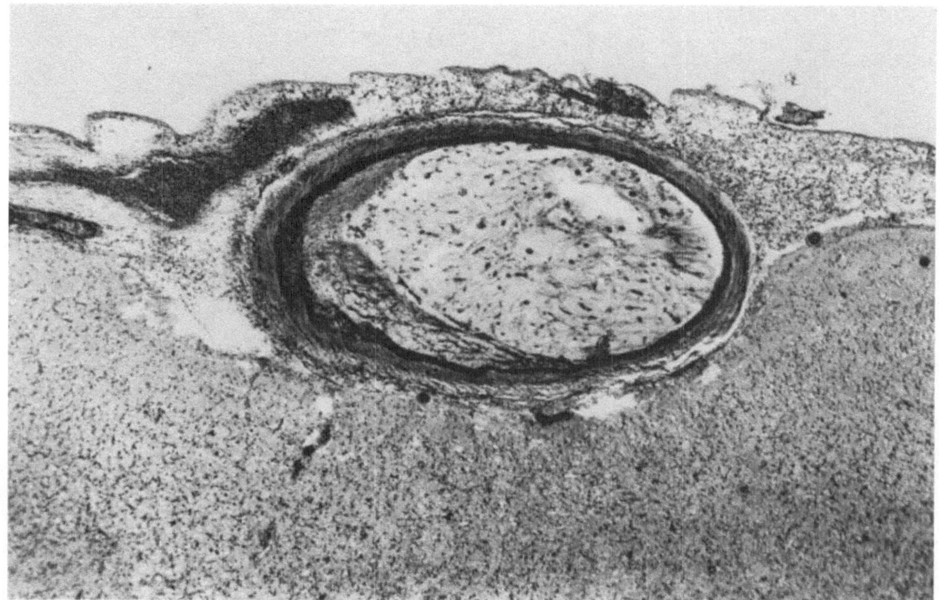

**Abb. 81.** 63jähriger Patient. Vorhofmyxom. Embolischer Verschluß einer meningealen Arterie durch Myxommassen. Elastika. Van Gieson. × 40

Hirngefäße nur in 16 Fällen unter 6685 Obduktionen an Erwachsenen. Der Durchmesser der verschlossenen intrazerebralen Gefäße war durchschnittlich 116 μ. ULE und KOLKMANN (1972) haben regelmäßig nach Residuen atheromatöser Embolisation im Bereich der Hirngefäße gefahndet und sie in mehr als 1000 Hirnuntersuchungen nur in 4 Fällen feststellen können. Wir haben sie äußerst selten beobachtet. Häufiger sieht man sie nach retrograder Aortenperfusion bei älteren Patienten sowie im Rückenmark.

Bei der Karotispunktion für die *Angiographie* kann es wie bei Gefäßwunden zu Embolien kommen (BODECHTEL u. WICHMANN, 1934; NORDMANN, 1936), bei denen die Größe der Embolie zwischen der der Makroembolien (s.S. 381) und der der für das ZNS wichtigsten Mikroembolien nach Luft- und Fetteinschwemmung liegt. Die Emboli können dabei von der Stelle der Wandverletzung oder von kleinen Thromben an der Punktionsnadel ausgehen. Bei früheren Kontrastmitteln (Thorotrast) konnten sie sich in der Punktionsspritze oder auch im strömenden, mit Kontrastmittel angereichertem Blut bilden. Auf die Möglichkeit einer offensichtlich gar nicht so seltenen Baumwollfaserembolie bei Angiographie haben SILBERMAN et al. (1960) hingewiesen.

Neuerdings wurden *Mikroembolien durch Fremdkörperteilchen*, wie z.B. Teflon-Partikel, die aus der Herz-Lungen-Maschine stammen, beschrieben (ULE u. KOLKMANN, 1972). Mikroembolien von Baumwolle aus Gazetupfern führen zu einer Fremdkörperreaktion (Abb. 82), die sowohl gegenüber athromatösen Mikroembolien als auch gegenüber Riesenzellarteriitis abzugrenzen sind (SILBERMAN et al., 1960). Tierexperimentell wurden Mikroembolien nicht nur nach Inji-

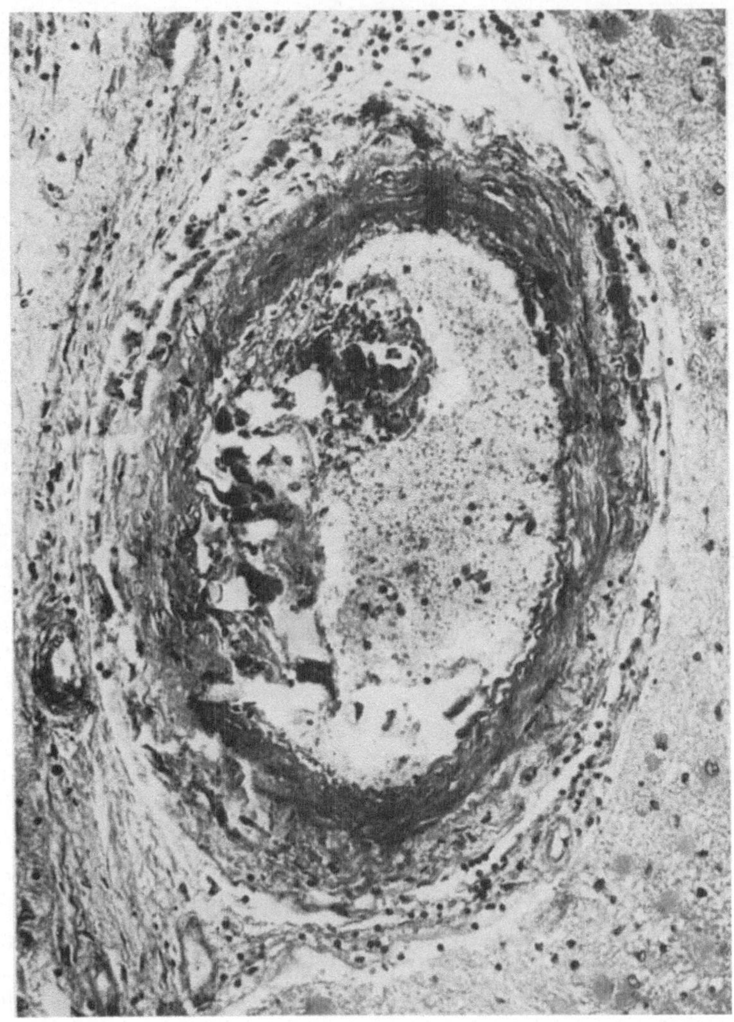

**Abb. 82.** Meningeale Arterie mit Fremdkörperreaktion gegenüber einer Mikroembolie von Baumwolle aus Gazetupfer. (Aus SILBERMAN et al., 1960)

zierung von Fett und Luft, sondern auch mit Lykopodiumkörnchen, Stärke, Paraffin, Glaswolle, Bimssteinpartikeln, Celloidin, Kunststoffmikrosphären u.a. (HOCHE, 1899; VILLARET u. CACHERA, 1939; BROMAN, 1940; SWANK u. HAIN, 1952; BAKAY, 1956; SCHMIDT, 1956; STEEGMANN u. DE LA FUENTE, 1959; BABCOCK u. NETSKY, 1960; MEYER et al., 1962a, b; TZONOS, 1964; BAKER u. MOORE, 1973) erzeugt.

### Lokale Folgen der Mikroembolisation

Mikroemboli führen zu Veränderungen in der Gefäßwand und im Nervengewebe. Sie sind abhängig von Zahl, Größe und Beschaffenheit der Mikroemboli sowie der Zeitdauer des durch sie herbeigeführten Gefäßverschlusses. Die von Fett- und Luftembolie herbeigeführten Läsionen werden gesondert beschrieben. Die morphologisch feststellbaren Frühveränderungen der Gefäße wurden im Tierexperiment untersucht und bestehen vor allem in einer Erhöhung der Permeabilität. SWANK und HAIN (1952) fanden, daß die Arteriolen schon 30 min nach der Embolisierung für Trypan-Blau durchlässig wurden. Nach 3 Std erreichte der Austritt von Farbstoff ein Maximum, um nach 24–30 Std zur Normalität zurückzukehren. Bei den Venolen wurde eine Zunahme der Durchlässigkeit erst nach 3 Std gefunden, war aber nach mehreren Tagen, sogar bis zu 2 Wochen danach, noch nachweisbar. STEEGMANN und DE LA FUENTE (1959) konnten den Durchtritt von Evans-Blau nur dann beobachten, wenn die Mikroemboli – größer als 25 µ – angewandt und eine Vielzahl von Gefäßen verstopft waren.

VILLARET und CACHERA (1939) beobachteten im Tierexperiment durch die Schädelfenster-Methode bei Embolien mit festem Material starke Spasmen der betroffenen, aber auch weiter entfernt gelegenen Piagefäße. Demgegenüber kam SCHMIDT (1956) zu dem Resultat, daß die kleinen Piagefäße bei embolischer Verstopfung mit geronnenem Blut, Stärke, Paraffin, Knochenmarksfett, Glaswolle oder Gas, in der Regel keine vasomotorischen Reaktionen aufweisen, sofern die Gefäßwand nicht mechanisch durch scharfkantige Glas- oder Bimssteinpartikel geschädigt wurde.

Die durch die Mikroembolien herbeigeführten Läsionen im Hirnparenchym bestehen meistens aus Mikroinfarkten (s.S. 103). Bei kleinsten Emboli können auch Entmarkungsherdchen mit Erhaltung einer unterschiedlichen Anzahl von Axonen vorkommen.

SWANK und HAIN (1952) fanden bei zerebraler Mikroembolisierung mit Paraffinemboli verschiedener Größe, daß die kleineren von 4–15 µ Läsionen im Marklager und die größeren von 8–60 µ sowohl in der Rinde als auch im Marklager herbeiführten. SCHMIDT (1956) erklärte die Seltenheit embolischer Schädigung der Hirnrinde gegenüber den häufigen Durchblutungsschäden der Stammganglien durch die Ring- und Netzbildung der meningealen Gefäße. Wenn eine einzige Ringarteriole durch einen Embolus verschlossen wird, hat dies keine geweblichen Folgen, weil die Strömungsunterbrechung durch Änderung der Strömungsrichtung innerhalb des betroffenen Arterienkreises ausgeglichen wird. Erst wenn viele oder größere Gefäße verstopft werden, ist dieser Ausgleich nicht mehr möglich.

Ringblutungen (s.S. 34) sind keine obligate Begleiterscheinung der mikroembolischen Schäden des ZNS. Sie kommen nur vor, wenn zu den lokalen mikroembolischen Nekroseherdchen allgemeine hämorrheologische Veränderungen im Sinne einer Verbrauchskoagulopathie hinzukommen. So kam es bei der Embolisierung mit Paraffin, einer ausgesprochen inerten Substanz, zu keiner Purpura cerebri, obgleich zwischen 7 und 24 Std nach der Embolisierung eine starke Erythrodiapedese festgestellt wurde (SWANK u. HAIN, 1952).

## a) Luftembolie

Dringt Luft in den venösen Schenkel des kleinen Kreislaufes, so führt dieses Ereignis zur *arteriellen Luftembolie* bzw. zur zerebralen Luftembolie. Die Hauptursache ist der Eintritt von Luft in die Lungenvenen. Dies kann bei Brustkorb-operationen, bei der Anlage eines Pneumothorax, bei Lungenoperationen, nach traumatischen Pleuraverletzungen und bei Herzoperationen geschehen. Der Eintritt der Luft erfolgt über die Vv. pulmonales oder die Vv. bronchiales. Die Vv. pulmonales fließen direkt in den linken Vorhof bzw. in die arterielle Kreislaufseite ein. Die Vv. bronchiales können über Anastomosen ebenfalls in den linken Vorhof abgeleitet werden, wenn auch ihr Sammelgebiet in erster Linie die V. cava superior ist.

Eine arterielle Luftembolie kann auch durch direkten Übertritt der *Lungenluft* in die Lungenvenen erfolgen. Hiernach handelt es sich um ein „Undichtwerden" des Atmungsorgans, das in den meisten Fällen zu einem Übertritt von Alveolarluft in die Lungenkapillaren führt. RÖSSLE (1947) gab hierfür als Ursache einmal Quetschungen der Lungen von innen durch maximale Anspannung der Expirationsmuskulatur unter der Voraussetzung einer Preßatmung bei gesperrten Luftwegen durch Fremdkörper oder krampfartigem Verschluß der Stimmritze (aktive Kompression) an. Sie kommt bei Keuchhusten, bei Bronchitis, in der Austreibungsperiode der Gebärenden, bei Erstickungsgefahr durch chemische Gase, beim Würgegriff im Ringkampf usw. vor. Zum anderen bei Quetschungen der Lungen von außen durch Zusammenpressen des Brustkorbes (passive Kompression). Unfälle dieser Art geschehen durch Überfahren, Sturz aus großer Höhe, künstliche Beatmung durch Überdruck, brustkorbnahe Explosionen mit einseitiger Wirkung auf den Thorax. Schließlich muß noch auf die Druckfallkrankheit hingewiesen werden (s.S. 76).

Die Auslösung der *venösen Luftembolie* erfolgt durch operativen Eingriff im Bereich der herznahen Venen des Halses, durch kriminelle Aborte, bei denen Luft in den graviden Uterus eingeblasen wird, oder durch Blasenspülungen bei hämorrhagischen Entzündungen. Auch Eingriffe am Kopf, die zu einer Eröffnung größerer Venen wie z.B. des venösen Sinus führen, sind mitunter die Ursache für eine venöse Luftembolie mit tödlichem Ausgang. Der Tod erfolgt durch das akute Cor pulmonale. Der mögliche Luftübertritt durch das alveoläre Kapillarnetz in den großen Kreislauf spielt klinisch dabei eine untergeordnete Rolle. Die venöse Luftembolie, bei der die Luft in den venösen Schenkel des großen Kreislaufes hineingedrückt wird und im pulmonalen Kapillargebiet die Lungenzirkulation blockiert, kann nur dann die Symptome einer zerebralen Luftembolie auslösen, wenn die Luft durch ein offenes Foramen ovale in das arterielle Stromgebiet eindringt oder arteriovenöse Anastomosen der Lunge bzw. das alveoläre Kapillargebiet den Luftübertritt in die Lungenvenen und damit in den arteriellen Körperkreislauf ermöglichen.

Der Hinweis einer Lufteinschwemmung in das Gehirn ist *makroskopisch* mit Sicherheit nicht zu erbringen. Alle angegebenen Methoden sind unsicher und mit Fehlern, die zu falschen Schlußfolgerungen führen können, behaftet. Das Gehirn weist mitunter eine leichte ödematöse Schwellung auf. Im Gegensatz zur Fettembolie entwickelt sich bei der Gasembolie nur selten eine Purpura cerebri. In einzelnen Fällen sind flohstichartige Blutungen beschrieben worden. Diese Befunde sind jedoch nicht spezifisch.

Die Möglichkeit eines *histologischen Nachweises* der Luftembolie wurde vor allem von RÖSSLE (1947) untersucht. Seiner Ansicht nach ist der Nachweis von Füllungsdefekten in Hirnkapillaren bei Anwendung von Benzidin-Methoden nur dann beweisend, wenn echte Unterbrechungen der Blutsäule in den Kapillaren und Präkapillaren etwa in der Art vorliegen, daß der „Gänsemarsch" der roten Blutkörperchen in der Kapillare an einer oder mehreren Stellen kugelige und würstchenartige Lücken aufweist. KÖHN (1952) sowie MEESSEN und STOCH-DORPH (1957b) gaben jedoch zu bedenken, daß agonale Eigenkontraktionen der Gefäße und Plasmalücken in der Blutsäule Füllungsdefekte bewirken, die zu Fehldeutungen Anlaß geben können.

NEUBÜRGER (1925) gab eine ausführliche Darstellung der mikroskopischen Veränderungen bei zerebraler Luftembolie. Im Vordergrund des Neubürgerschen Falles, der etwa 55 Std nach einer Luftembolie infolge artefiziellen Abortes bei offenem Foramen ovale ad exitum kam, fanden sich umschriebene und laminäre ischämische Erbleichungen der Rinde, deren Deutung als Folge einer Luftembolie nur durch die Kenntnis der Vorgeschichte möglich war. Nach NEUBÜRGER handelte es sich bei den Ganglienzellveränderungen um vaskulär bedingte Verödungsherde. Viele Autoren haben diese Befunde experimentell nachgeprüft und weitgehend bestätigt (BODECHTEL u. MÜLLER, 1930; NAQUET u. VIGOUROUX, 1966; BRIERLEY et al., 1970). Die Größe der Herde wechselt z.T. erheblich, bedingt durch die unterschiedliche Größe der Luftblasen, die teils schon in kleineren Arterienästen hängenbleiben, teils erst in den Präkapillaren.

Die in die Hirngefäße verschleppten Luftbläschen führen zu Wandveränderungen der Gefäße mit ödematöser Auflockerung der Schichten und Ablösung der Endothelzellen sowie am Parenchym zu ischämischen Partialnekrosen und unvollständigen Erweichungsherden. Gelegentlich findet man elektive Entmarkungsbezirke mit Persistenz der Axone und Ganglienzellen (SCHOLZ u. WECHSLER, 1961), die eine gewisse Ähnlichkeit mit den Entmarkungsherden der multiplen Sklerose und der progressiven Paralyse aufweisen. Sie werden auf lokale Ödeme im Rahmen der herdförmigen Hypoxydose zurückgeführt bzw. als Folge örtlicher Gefäßwandschädigungen angesehen.

Bei diesen histologischen Läsionen bleibt immer noch die Frage offen, ob gewisse morphologische Veränderungen nicht auf die Lufteinschwemmung, sondern auf das schwere Koma mit gehäuften epileptischen Anfällen und zunehmendem Kreislaufversagen, mit dem die zerebrale Luftembolie einhergeht, zurückzuführen sind. Besondere Probleme bringen die zerebralen Schäden infolge offener Herzoperationen bei Anwendung einer Herz-Lungen-Maschine mit sich (BRIERLEY, 1967; ULE, 1969). Hier ist die zentrale Luftembolie nur eine mögliche Teilursache einer multifaktoriellen pathogenetischen Konstellation und ihre Bedeutung im konkreten Fall nur schwer zu erkennen. Man wird sie da als gegeben unterstellen dürfen, wo nach dem Operationsbericht eine Luftembolie gesichert oder wahrscheinlich ist und disseminierende Mikroinfarkte ohne erkennbare Gefäßverschlüsse den Hirnbefund bestimmen.

Die zerebrale Luftembolie tritt beim Menschen und auch im Tierversuch in der Regel schlagartig unter schweren Erscheinungen mit dem Eindringen von Luft auf. Wird dieses Stadium überwunden, so kann vollkommene Erholung erfolgen. Im Gegensatz zu der Fettembolie ist die protrahierte Luftembolie als Ausnahme anzusehen. Der dramatische Ablauf der Luftembolie beruht wohl darauf, daß die embolisierten Luftbläschen größere Gefäße verlegen, daß sie aber schnell resorbiert werden können. Im allgemeinen soll die Prognose einer Luftembolie im Gegensatz zur Fettembolie günstiger sein. Nach PETTE (1945) verläuft die zerebrale Luftembolie nur bei 20% der Betroffenen tödlich.

Die Frage, welche funktionellen Veränderungen dem Reiz, den die Lufteinschwemmung auf die Strombahn ausübt zuzuschreiben sind, ist noch nicht ausreichend geklärt. ADEBAHR (1954) vertrat die Ansicht, daß der Reiz, den die Luft auf die Gefäßwand ausübt, größer ist als der durch Fett. So scheinen die Luftbläschen die Gefäße zur Kontraktion anzuregen, während Fett infolge einer anderen Oberflächenspannung und Viskosität einen geringeren Gefäßreiz darstellen soll. Störungen der Bluthirnschranke treten bei der Luftembolie stärker als bei anderen Mikroembolien in den Vordergrund (BROMAN, 1938 u. 1940; LEE u. OLZEWSKY, 1959b; JEPPSON, 1962). Nach BROMAN et al. (1966) ist dies nicht so sehr auf die ischämische Schädigung als auf die Isolierung der Gefäßwand von der intraluminalen Flüssigkeit zurückzuführen.

ADEBAHR und STAAK (1969) konnten in experimentellen und humanpathologischen Untersuchungen keine komplette Gerinnung nachweisen und halten die Thrombozytenansammlungen für reversibel; mit einer Verbrauchskoagulopathie sei daher nicht zu rechnen. ZEHNDER (1967) dagegen sah bei zerebraler Luftembolie wiederholt eine Purpura cerebri mit Fibrinthromben in den zentralen Gefäßen der Ringblutungen. Auch in seinem tierexperimentellen Material konnte er Fibrinthromben nachweisen, doch ist die Aussagekraft dieser Versuche eingeschränkt, da zur Lokalisationsbestimmung der Gasblasen ein Luft-Sahne-Gemisch benutzt wurde. Die Wirkung von Luftembolien auf die Atem- und Kreislaufzentren wurde wiederholt beschrieben (VAN ALLEN et al., 1929; FRIES et al., 1957; DE LA TORRE et al., 1962).

### b) Fettembolie

Die zerebrale Fettembolie stellt das häufigste und bestumschriebene Krankheitsbild als Folge einer Mikroembolisierung des ZNS dar. Sie kommt vor allem nach stumpfer Gewalteinwirkung auf den Körper vor und ist pathologisch-anatomisch relativ häufig festzustellen. Voraussetzung ist eine pulmonale Fettembolie, die in einem besonders hohen Prozentsatz bei Unfallverletzten feingeweblich nachweisbar ist.

Das Variieren der Häufigkeit der pulmonalen Fettembolie bei den einzelnen Autoren läßt sich aus dem unterschiedlichen Beobachtungsgut erklären. FALZI et al. (1964) haben an einem größeren Beobachtungsgut nachgewiesen, daß bei Unfallverletzten mit nur kurzer Überlebenszeit (Minuten) nur in 37%, bei der Überlebenszeit von Stunden dagegen in 60% und von Tagen in 42% der Fälle eine pulmonale Fetteinschwemmung vorgelegen hat. In keinem dieser Fälle haben die Autoren die pulmonale Fettembolie als Todesursache in Anspruch genommen. Ein Übertritt von Fett vom kleinen Kreislauf in den großen setzt intakte Kreislaufverhältnisse, vor allem eine normale Blutdruckhöhe, voraus.

Das Bild der schon *makroskopisch* erkennbaren ausgesprochenen Hirnpurpura ist relativ selten und keineswegs für eine zerebrale Fettembolie spezifisch. Ihre klassische Ausprägung ist bei subakutem Verlauf der Fettembolie meist erst nach 2–4 Tagen zu sehen. Die Gehirnpurpura kann aber auch ganz fehlen (KRÜCKE, 1948). Allgemeine Zirkulationsstörungen dürften an zusätzlichen Faktoren das Auftreten der Diapedeseblutungen begünstigen. Die flohstichartigen Blutungen sind immer an die weiße Substanz gebunden und finden sich besonders im Balken, Mittelhirn, Brücke und Medulla oblongata (SEVITT, 1962; WEHNER, 1968). Häufig findet man makroskopisch sichtbare Blutaustritte nur an umschriebenen Stellen des Gehirns.

*Histologisch* sind die Fetttropfen und Fettwürste bei Fettfärbungen in den Kapillaren und Arteriolen leicht zu erkennen (Abb. 83). Die Fettemboli gelangen — in Abhängigkeit vom Grad der Durchströmung — zwar in alle Gebiete

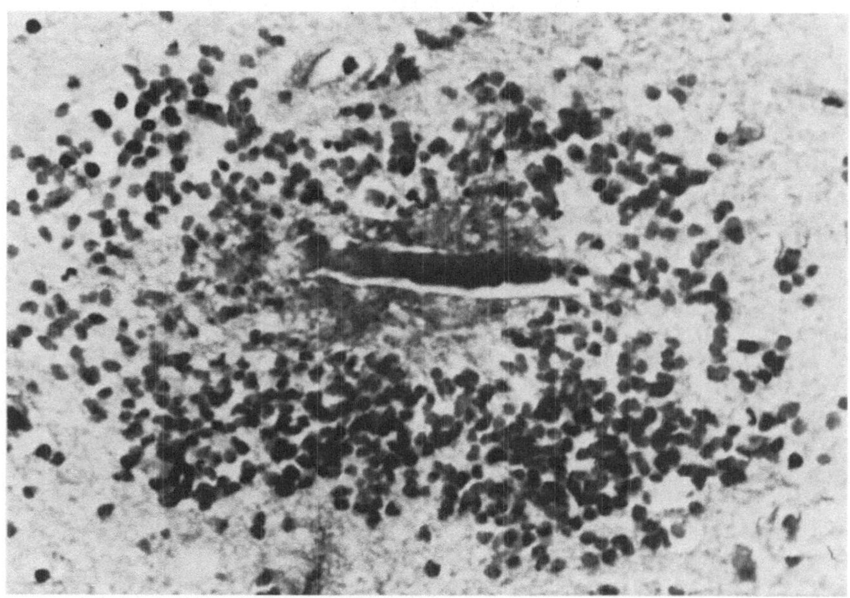

**Abb. 83.** 33jähriger Patient. Schädelhirntrauma 3 Tage vor dem Tod. Mittelhirn. Fettembolus im Lumen einer Arteriole. Perivaskuläre Gewebsnekrose umgeben von einer Ringblutung. Sudan IV. ×180

der Großhirnrinde, des Hirnstammes, des Rückenmarks und auch des Plexus, sind aber im Ammonshorn, im Nucleus dentatus und im Kapillargebiet der Oliva inferior besonders leicht nachzuweisen. Das in die Hirnkapillaren gelangte Fett wird entweder nach einiger Zeit weitertransportiert, durch Fermente des Blutes abgebaut und verseift oder von Zellen der Gefäßwand aufgenommen. Das Endothel ist bei dieser Fettaufnahme weniger beteiligt als perikapillär gelagerte Elemente. GRÖNDAHL (1911) sowie BODECHTEL und MÜLLER (1930) sahen den Übertritt feiner zerstäubter Fetttröpfchen in die perivaskulären Räume des Gehirns und ihre weitere Aufnahme durch phagozytierende Elemente. MERIWEHTER et al. (1934) konnten entsprechende Befunde schon 4 Std nach der Embolie erheben.

Die Verstopfung der peripheren Hirngefäße zieht nach GUAZZI und VAN BOGAERT (1960) sowohl Kapillarnekrose als auch Nekroseherde im Parenchym nach sich. Zu den Folgeerscheinungen gehören neben einer Auflockerung der Gefäßwand immer wieder auch Blutaustritte, die alle Phasen im Ablauf der Diapedeseblutung erkennen lassen und vorzüglich auch als Ringblutungen in Erscheinung treten (Abb. 83). Diese Blutungen sind auch Grundlage der makroskopisch erkennbaren Hirnpurpura bei Fettembolie.

Die Veränderungen der Nervenzellen und der Glia sind für den Menschen von GRÖNDAHL (1911), NEUBÜRGER (1925), WEIMANN (1939), KRÜCKE (1948) und CAMMERMEYER (1953) mitgeteilt worden. Außerdem wurden die experimentellen Befunde von BODECHTEL und MÜLLER (1930), VILLARET und CACHERA (1939), BROMAN (1940), HARTER (1947) sowie von SCHOENMACKERS (1950) bestätigt.

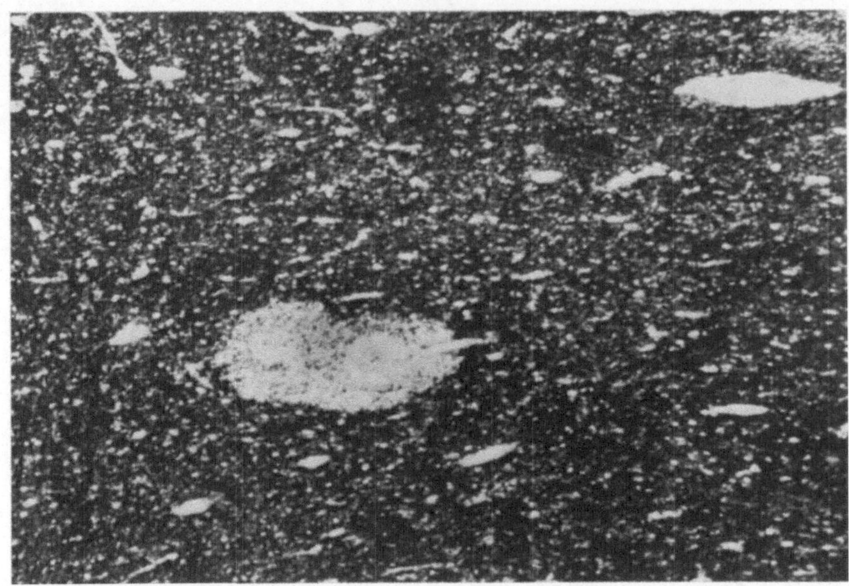

**Abb. 84.** 83jährige Patientin. Schenkelhalsfraktur 4 Tage vor dem Tod. Zerebrale Fettembolie. Mottenfraßherde im Marklager des Centrum ovale. Heidenhain-Woelcke. × 6

An den Nervenzellen wurden neben ischämischen Veränderungen manchmal auch Inkrustationen des Golgi-Netzes beschrieben. Diffuse laminäre und pseudolaminäre Ausfälle in der Hirnrinde sind nicht charakteristisch für Fettembolie, können aber auf durch die Embolie ausgelöste Kreislaufstörungen zurückgeführt werden. GUAZZI und VAN BOGAERT (1960) unterscheiden ein Stadium der einfachen Rarefizierung der Glia oder Untergang von Ganglienzellen mit Myelindyschromie und ein Stadium der spongiösen Degeneration mit Fettdesintegration sowie Auftreten von verschiedenen Gliaveränderungen mit Phagozytosevermögen und nicht sehr bedeutsamem Umbau.

Im Marklager kommt es zu fleckförmigem, unregelmäßig begrenztem Markzerfall, in der Rinde zu perivaskulärem Nervenzelluntergang. In späteren Stadien resultieren gliöse Narben. In einzelnen Fällen können Rinde, Mark und Thalamus von multiplen kleinen Nekrosen durchsetzt sein, die von KRÜCKE (1948) als „Mottenfraßherde" bezeichnet wurden (Abb. 84).

## Ätiopathogenese

Die Fettembolie erfolgt dadurch, daß an einer Stelle des menschlichen Körpers emulgiertes Fett in die Blutbahn eintritt. Meist handelt es sich um Fetteinschwemmungen aus dem Knochenmark, wobei Beckenbrüche, Rippen- und Brustbeinbrüche besonders gefährlich sind. Auch stumpfe Traumen, Weichteilquetschungen, Operationen bei Fettsüchtigen und Injektionen von öligen Flüssigkeiten können zur Fettembolie führen.

Durch die Gefäßzerreißung bei einem Trauma entsteht ein ansteigender Hämatomdruck, wodurch das Fett in die Venen gepreßt wird. Zur zerebralen Fettembolie kommt es, wenn die Fetttröpfchen das Kapillargebiet der Lungen überschreiten und in den großen arteriellen Kreislauf eindringen, d.h. ohne eine pulmonale Fettembolie ist eine zerebrale Fettembolie nicht möglich. Dieses Ereignis ist jedoch nicht selten, weil sich das eingeschwemmte Fett gut den verschiedenen Gefäßquerschnitten auch im pulmonalen Kapillargebiet anpaßt. Auch der Übertritt des Fettes durch die arteriovenösen Anastomosen der Lungen in den arteriellen Körperkreislauf ist möglich. Ein nicht geschlossenes Foramen ovale ist dann von Bedeutung, wenn bei massiver Fettembolie in der Lunge ein erheblicher Druckanstieg im rechten Herzen eingetreten ist.

Die Fettembolie manifestiert sich in der Regel nach einem freien Intervall und steigert sich in Schüben im Verlauf von Tagen. Nach FROMM (1962) handelt es sich bei ihr um eine diffuse Hirnschädigung, bei welcher verschiedene Stadien der geweblichen Veränderungen auf einen schubweisen Verlauf hinweisen. Nach einer ersten Phase treten herdförmige Lücken in der Blutfüllung auf. Im Bereich dieser Füllungsdefekte sind in den erweiterten Gefäßen oft glänzende Fettropfen und Fettwürste zu erkennen; in der Umgebung ist das Kapillarnetz stärker gefüllt und zeigt Zeichen von Stase. Gefäßspasmen spielen in der Fettembolie keine Rolle (MEYER et al., 1962). Zerebrale Durchblutungsstörungen und örtlicher Sauerstoffmangel sind wesentliche pathogenetische Faktoren des Hirnschadens. STOCHDORPH und MEESSEN (1957) machten die rezidivierende Verstopfung der kapillaren Gefäße durch immer erneute Einschwemmung für den protrahierten Verlauf verantwortlich.

Unter experimentellen Bedingungen hat HARTER (1947) ausgedehnte Füllungsdefekte der Rindenkapillaren nachweisen können, die nicht auf eine unmittelbare Verstopfung zurückzuführen und auch unabhängig von der eingebrachten Fettmenge sind.

Das Bild der zerebralen Fettembolie läßt sich nicht allein mit dem mechanischen Verschluß der Gefäße erklären, weil die Läsionen zahlreicher sind als die im gleichen Gebiet nachweisbaren embolischen Gefäßverschlüsse. Die Übereinstimmung derartiger Läsionen mit solchen, die man bei der Purpura cerebri (s.S. 33), wie z.B. im Verlauf von Pneumonien und der foudroyanttoxischen Syndrome des Kindesalters, bei Dysenterie, bei Malaria etc. findet, weist darauf hin, daß neben den Mikroembolien und den Störungen im Bereich der großen und kleinen Kreisläufe auch noch ein allgemein-toxisches Geschehen besteht.

Unter dem pathogenetischen Aspekt einer sich anbahnenden Gerinnungsstörung (s.S. 142) in Fällen schwerer Fettembolie läßt sich erklären, warum petechiale Blutungen nach einem Intervall plötzlich auftreten und die Purpura cerebri erst nach Überlebenszeit von Tagen nach dem Trauma beobachtet wird, nämlich dann, wenn zu den bisher diskutierten lokalen und allgemeinen Faktoren eine Verbrauchskoagulopathie hinzutritt.

# C. Störungen des Stoffaustausches

Von einem teleologischen Standpunkt aus ist die Hauptaufgabe des Blutes, den Stoffaustausch mit anderen Organen herzustellen. Daher wirkt sich die weitaus größte Zahl der Kreislauf- und Durchblutungsstörungen nur als krankhaft aus, insofern sie den Stoffaustausch beeinträchtigen und könnten somit den Störungen des Stoffaustausches zugeordnet werden. In einer zweckmäßigen

Einengung des Begriffes werden in dieser Gruppe diejenigen Störungen behandelt, bei denen die Beeinträchtigung des Stoffaustausches primär durch Veränderungen an der Stelle, wo dieser Stoffaustausch vonstatten geht, verursacht wird. Dieses Gebiet schließt die Gefäßwand, zum anderen aber auch die perivaskulären und extrazellulären Räume, die als Transportwege vom Gefäß bis zur Parenchymzelle in den Stoffaustausch-Prozeß miteingeschaltet sind, ein. Perivaskulärer und extrazellulärer Raum stellen damit einen Teil der Mikrozirkulation im weitesten Sinne dar.

Die besonderen Eigenschaften, die der Stoffaustausch zwischen dem ZNS und dem übrigen Organismus aufweist, hat zu der Bezeichnung „Bluthirnschranke" geführt. Zur wesentlichen Störung der Bluthirnschranke gehört das Hirnödem, das wegen der z.T. von den Bluthirnschranken-Störungen unabhängigen Genese und seiner besonderen Bedeutung für die Klinik und Pathologie in einem getrennten Kapitel behandelt wird.

### a) Perivaskuläre Räume im ZNS

Die ein Jahrhundert andauernde Diskussion um die perivaskulären Räume im ZNS wurde durch die von der Mehrzahl der Autoren unscharf durchgeführte Abgrenzung zwischen Arterien, Arteriolen, Kapillaren und Venolen beeinträchtigt. Ohne eine Differenzierung der einzelnen Gefäßabschnitte durchzuführen, war SPATZ (1934) der Ansicht, daß die perivaskulären Virchow-Robinschen Räume sich nur bei unphysiologischen Bedingungen darstellen lassen. SCHALTENBRAND (1955) betonte ebenfalls, daß die Spalten des Virchow-Robinschen Raumes an den meisten normalen Gefäßen nicht zu sehen sind, daß sie aber sofort in Erscheinung treten, sobald durch Entzündungen, Blutungen, Ödeme oder Tumoren die Gefäße und die Pia-Glia-Membran auseinandergetrieben oder durch Atrophie des Gehirns auseinandergezogen werden. Auch ließ sich durch bestimmte Maßnahmen ein Eindringen des Liquors in diese Spalten erzwingen (Einspritzung von Farblösungen bei mindestens 50 cm$^3$ Wasserdruck in den Subarachnoidalraum oder Injektion hypertonischer Salzlösungen in die Blutbahn). Erst kürzlich wurde durch die elektronenmikroskopischen Befunde und vor allem durch die präzise Unterscheidung zwischen den einzelnen Abschnitten des Gefäßbettes eine weitgehende Klärung des Aufbaus des Grenzgebietes zwischen Gefäß und Neuropil ermöglicht.

*Arterien, Arteriolen* und größere *Venen* sind intrazerebral von einem perivaskulären Raum umgeben, welcher mit dem Subarachnoidalraum kommuniziert. Diese Virchow-Robinschen Räume wurden immer wieder als Lymphräume aufgefaßt (SPIELMEYER, 1922; KUBIE u. HETTLER, 1928; ERNST, 1930; WEED, 1935). In der Tat aber sind sie weder von einem Endothel bekleidet noch zeigen sie sackförmige Endigungen wie sie den Lymphgefäßen eigen sind. Sie werden vielmehr auf der einen Seite von den Muskelzellen der Tunica media, auf der anderen von den perivaskulären Gliazellen begrenzt. Sie enthalten die die Muskelzellen umhüllenden und das Neuropil abgrenzenden Basalmembranen, Arachnoidalzellen und weitere, bis jetzt nicht identifizierte Zellelemente, Nervenbündel und kollagene Fasern (Abb. 2, 5). In Arteriolen unter 50 µ ist die Schicht der Arachnoidalzellen nur dann vorhanden, wenn es sich um penetrierende Gefäße in kleiner Entfernung von der Großhirnoberfläche handelt. Die in einigen licht-mikroskopischen Arbeiten beschriebenen sphinkterartigen Obliterationen des perivaskulären Raumes in der Nähe der Hirnoberfläche konnten von der Elektronenmikroskopie nicht bestätigt werden (FREDERICKSON u. LOW, 1969).

In den *Kapillaren* hatten die ersten der elektronenmikroskopischen Untersuchungen die Verlötung der Basalmembran des Endothels und der perivaskulären Gliazellen und daher das Fehlen eines perivaskulären Raumes gezeigt (NELSON et al., 1961; SHIMODA, 1961; WOLFF, 1963; HAGER, 1964). Abweichende Befunde wurden lediglich bei den Kapillaren derjenigen Stellen des Gehirns erhoben, die keine Bluthirnschranke gegenüber halbkolloidalen Farbstoffen zeigen. Man fand perikapilläre bindegewebige Räume in der Area postrema, im subfornikalen Organ und in der Lamina terminalis (VAN BREEMEN u. CLEMENTE, 1955; DEMPSEY u. WISLOCKI, 1955; ANDRES, 1965; RÖHR, 1966; RUDERT et al., 1966; WEINDL et al., 1967). Aber auch in den Kapillaren der Hirnrinde konnten wir bei einer zur Gefäßachse genau senkrechten Schnittführung beweisen, daß zwischen Endothelien und Nervengewebe sich zwei Basalmembranen mit einer hellen Zwischenschicht, die beide voneinander trennt, darstellen lassen (CERVÓS-NAVARRO, 1963).

Die Mehrzahl der Untersuchungen wurde an Nagetieren durchgeführt. In späteren Untersuchungen hat man erkannt, daß bei größeren Tieren (WOLFF u. NEMECEK, 1968; DROMMER, 1969) und vor allem bei Menschen (CERVÓS-NAVARRO u. FERSZT, 1972, 1973) die Kapillaren bestimmter Gebiete des ZNS perivaskuläre bindegewebige Räume besitzen. Die Räume enthalten Material, das als Kollagen zu identifizieren war (Abb. 85). In der Substantia nigra haben wir (CERVÓS-NAVARRO, unveröffentlicht) das Vorhandensein eines bindegewebigen perivaskulären Raumes in 25% der Kapillaren gefunden. In den pathologischen Zuständen, vor allem beim Hochdruckpatienten, kommen Kapillaren mit perivaskulären Räumen auch in der Hirnrinde vor (IGLESIAS-ROZAS et al., 1978).

In bestimmten, vor allem subependymalen Gebieten des ZNS (Abb. 86) zeichnen sich die perivaskulären Räume, auch bei kleinen Nagetieren, mit oder ohne größere Ausbreitung dadurch aus, daß die die perivaskuläre Glia abgrenzende basale Membran labyrinthförmige Abzweigungen und gelegentlich Duplikaturen, die einen Spalt umschließen, zwischen die Astrozytenfortsätze aussendet (LEONHARDT, 1968).


### b) Extrazelluläre Räume im ZNS


Die Morphologie konnte lange Zeit keine definitiven Aussagen über Existenz bzw. Ausdehnung des extrazellulären Raumes im Zentralnervensystem machen.

Eine direkte Einsicht in die Raumverhältnisse des ZNS war erst mit Hilfe des Elektronenmikroskops zu erlangen. Wegen präparativer Schwierigkeiten beschäftigten sich die Pionierarbeiten über die Ultrastruktur des ZNS ausschließlich mit der Hirnrinde. Die dadurch entstandenen Befunde wurden jedoch auf das gesamte ZNS übertragen und bis in die letzten Jahre in den gängigen Lehrbüchern und in vielen Arbeiten als allgemeingültig weitergegeben, obwohl sie durch elektronenmikroskopische Befunde im Marklager weitgehend korrigiert worden sind.

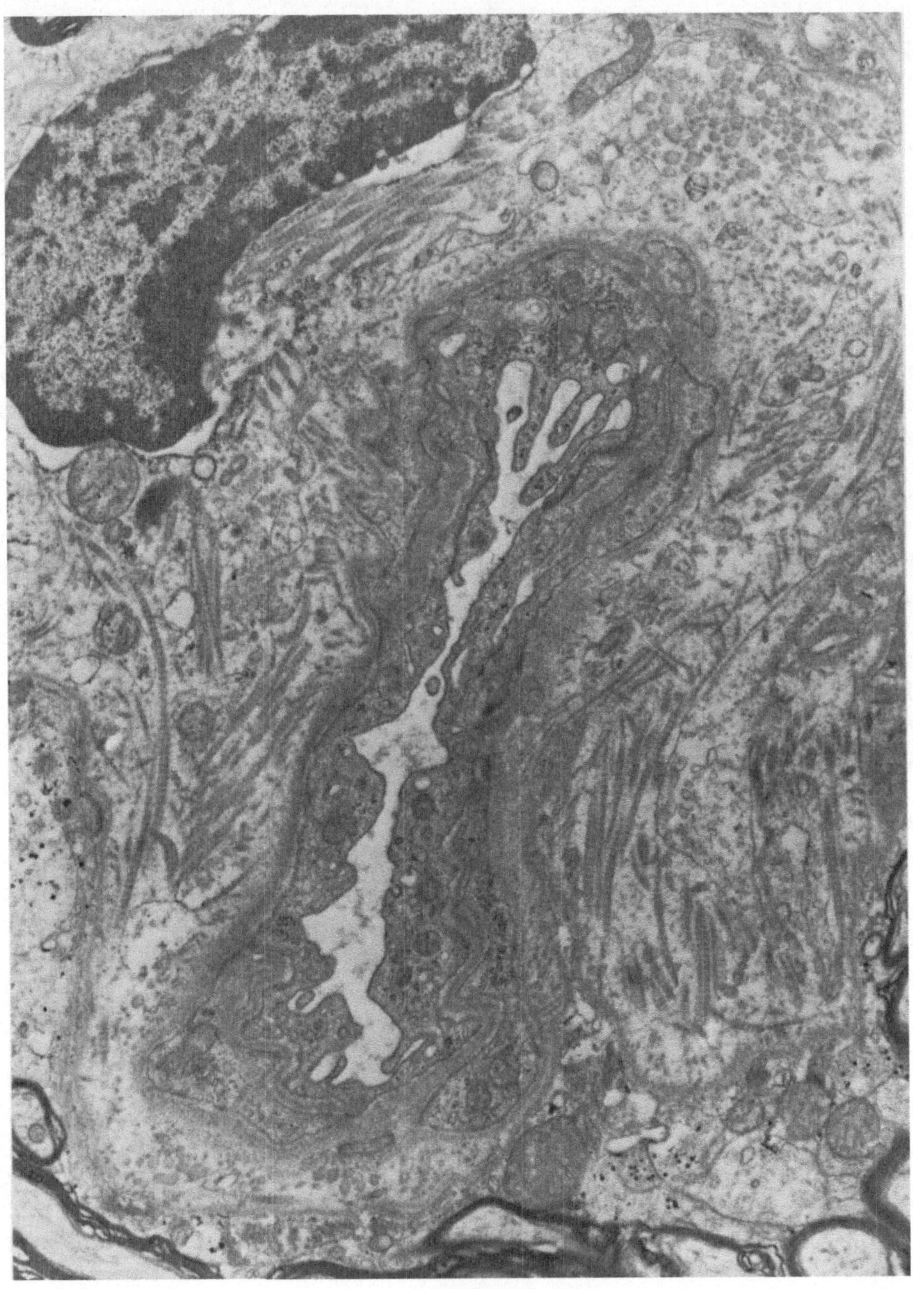

**Abb. 85.** 56jähriger Mann. Sofortiger Tod nach Verkehrsunfall. Kapillare im tiefen Marklager des Frontallappens. Ausgedehnter perivaskulärer Raum mit kollagenen Fibrillen. × 15000

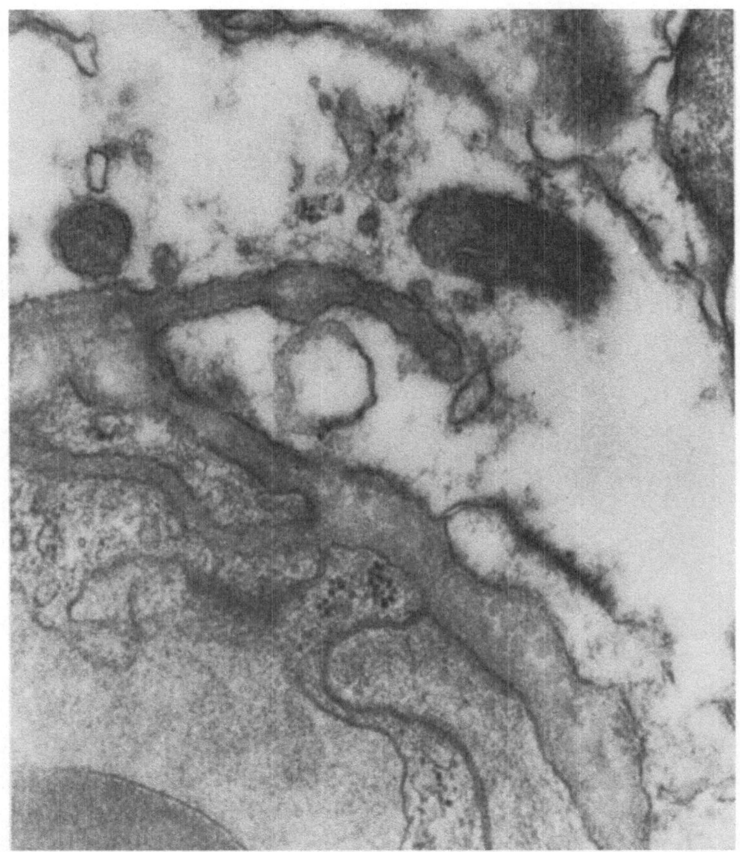

**Abb. 86.** Kapillare in der Area postrema der Katze. Fingerförmige Ausbuchtung des perivaskulären Raumes in der perivaskulären Glia. × 32000

## Rinde

Die ersten Arbeiten (WYCKOFF u. YOUNG, 1954; DEMPSEY u. WISLOCKI, 1955; LUSE, 1956; HORSTMANN, 1957; NIESSING u. VOGELL, 1957; HAGER, 1959), welche die grauen Bezirke des ZNS untersuchten, zeigten eine komplette Ausfüllung der Gewebsgebiete mit einem dichten Gefüge von Zellfortsätzen, die größtenteils in Form feiner und feinster, lichtmikroskopisch nicht mehr auflösbarer Endverzweigungen vorliegen (Abb. 87a). Die Zellfortsätze sind unter gegenseitiger Verformung so dicht gefügt, daß zwischen ihnen keine größeren Lücken erkennbar sind. Die Plasmamembranen benachbarter zellulärer Elemente werden lediglich durch einen konstanten interzellulären Spalt von etwa 20 nm voneinander getrennt (Abb. 87b).

Der Feststellung, das ZNS bestehe aus einem lückenlosen Verband von Zellen und ihren Fortsätzen, wurde zunächst anhand biochemischer Untersuchungen widersprochen.

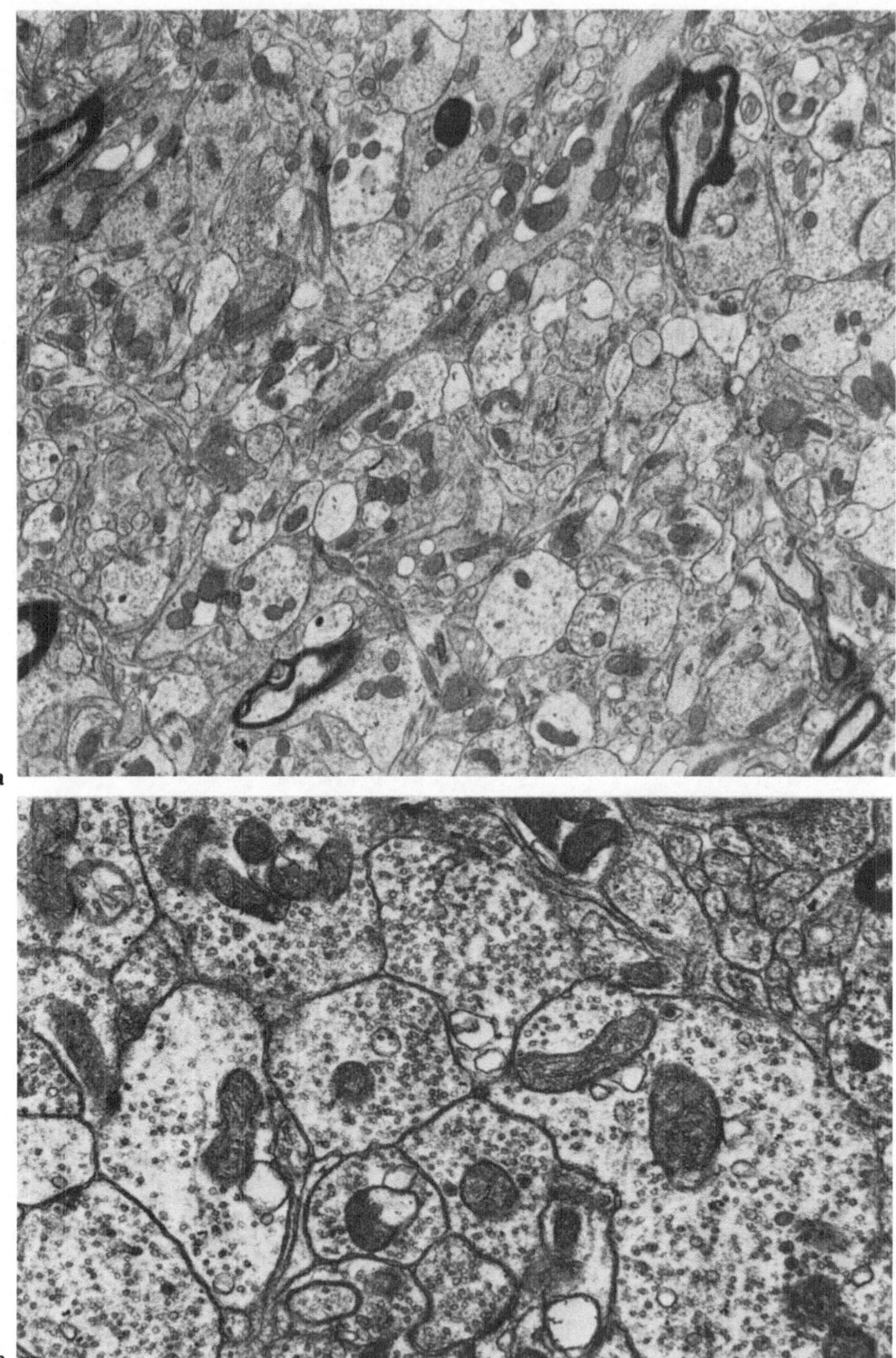

**Abb. 87a u. b.** Parietalrinde des Katzenhirns. Molekularschicht. **a** Das Geflecht von Nerven- und Gliafortsätzen durchsetzt das gesamte Neuropil. × 5000, **b** Die Plasmembranen benachbarter Zellfortsätze liegen dicht aneinander. × 18000

Die biochemischen Untersuchungen beruhen auf der Annahme, daß verschiedene Substanzen wie Natriumferrozyanid, Inulin usw. wegen ihrer Molekülgröße oder bestimmte Elektrolyte wie $Na^+$ und $Cl^-$ wegen der spezifischen Permeabilität der Zellmembran nicht in größeren Mengen in die Zelle hineingelangen können. ALLEN (1955) hatte 1 mm dicke Schnitte des Rattengehirns 30–60 min in Lösungen von Natriumferrozyanid oder Inulin gelegt und den Raum, in den diese Substanzen diffundierten, mit dem extrazellulären Raum identifiziert. Dieser „extrazelluläre Raum" ist nie histologisch definiert worden, es handelt sich vielmehr um einen freien Diffusionsraum, der sich wie der extrazelluläre Bindegewebsraum unter den skizzierten Versuchsbedingungen verhält. Bei dieser Methode kamen für den freien Diffusionsraum sehr hohe Werte bis 50% zustande, weil bei der Zerlegung des Hirngewebes fast alle Nervenfasern und ein großer Teil der Gliafortsätze angeschnitten wurden und somit ein Teil des Zytoplasmas dieser Zellelemente sich als freier Diffusionsraum verhielt (PAPPIUS et al., 1962). Als weitere Methode wurde die einmalige intrazysternale Injektion (BOURKE et al., 1965) oder die kontinuierliche Perfusion der Ventrikel (OPPELT u. RALL, 1967) mit Inulin, Sucrose und Dextran angewandt. Die damit ermittelten extrazellulären Räume erreichten 12–15%. Am unverletzten Hirn bestimmten WOODBURY et al. (1956) sowie BARLOW et al. (1961) den extrazellulären Raum nach intravenöser Injektion von $Cl^{36}$, $S^{35}O_4$ und Inulin. Sie fanden für das Sulfat und Inulin nur 4–5%, für das Chlorid 24,7% extrazellulären Raum.

WOODBURY (1968) wies auf die Schwierigkeiten hin, die extrazellulären Räume im Gehirn wegen ihrer engen Beziehung mit dem Liquor zu bestimmen. Ein parenteral injizierter Indikator wird schneller aus dem Gehirn entfernt als er hineinkommt. Diese schnelle Entfernung kommt zumindest z.T. dadurch zustande, daß der eingeführte Indikator sich in den Liquorraum bewegt, von wo er ins Blut zurückgelangt, entweder durch Fließgleichgewichte („bulk-flow") oder durch aktive Transportvorgänge (DAVSON, 1963).

Der für den Sulfat- bzw. Inulinraum festgestellte Wert lag in der gleichen Größenordnung wie der von den Elektronenmikroskopikern geschätzte, während der hohe Anteil für den $Na^+$- bzw. $Cl^-$-Raum nur durch die Annahme eines weiteren, histologisch unterschiedlichen Raumes zu erklären war. Dieses sowie die inzwischen von mehreren Autoren festgestellte intrazelluläre Lokalisation des Hirnödems (s.S. 185) führte zu einer neuen Theorie, daß im ZNS die Glia das Pendant zu den extrazellulären Räumen in anderen Organen und Geweben darstellt (GERSCHENFELD et al., 1959; SJÖSTRAND, 1960; LUSE, 1960a u. b., 1962; DE ROBERTIS u. GERSCHENFELD, 1961; KATZMAN, 1961; DE ROBERTIS, 1962; ULE u. KOLKMANN, 1962; LONG et al., 1966; HARTMANN, 1966; VISE et al., 1975).

Demgegenüber behaupteten VAN HARREVELD u. CROWELL (1964) und VAN HARREVELD et al. (1965), daß die herkömmlichen elektronenmikroskopischen Bilder nicht die wahren Ausdehnungen des Extrazellulärraumes im Zentralnervensystem wiedergeben, weil die Behandlung des Gewebes während der Fixierung stets eine schnelle Verlagerung von Elektrolyten und Wasser vom extrazellulären Raum in intrazelluläre Bereiche nach sich ziehen soll.

Die Autoren werten die hohe Konzentration von extrazellulären Elektrolyten im Zentralnervensystem und den niedrigen spezifischen Widerstand als indirekten Hinweis auf einen großen extrazellulären Raum. Aufgrund der Widerstandsmessungen berechnete man einen extrazellulären Raum von annähernd 30% des Gesamtvolumens des Kortex (VAN HARREVELD, 1957; VAN HARREVELD et al., 1965). Nach Drosselung der Blutzufuhr zum Gehirn (VAN HARREVELD u. OCHS, 1956) und auch nach Asphyxie (SCHADE, 1963) fand sich ein starker Anstieg des Widerstandes. Um den indirekt erschlossenen extrazellulären Raum und seine etwaige Reduktion durch eine terminale Flüssigkeitsverlagerung vom extrazellulären in das intrazelluläre Kompartiment direkt evident zu machen, haben VAN HARREVELD et al. (1965) die Substitutionsfixierung an tiefgefrorenem Nervengewebe herangezogen. Sie fanden im Gewebe, das unmittelbar nach dem zerebralen Kreislaufstillstand eingefroren war, einen extrazellulären Raum von annähernd 24%. Dagegen war im Gewebe, das nach 8minütiger Asphyxie der gleichen Prozedur unterzogen worden war, der extrazelluläre Raum sichtbar, der nach Immersions- und Perfusionsfixierung erkennbar ist.

Wenn die Deutung von VAN HARREVELD et al. (1965) zutreffen sollte, bieten die elektronenmikroskopischen Befunde sowohl nach Osmiumtetraoxyd- als auch nach Glutaraldehyd-Fixierung keinen sicheren Anhaltspunkt für das intravitale Volumen des extrazellulären Raumes. Es ist allerdings schwer vorstellbar, daß durch terminale Elektrolyt- und Flüssigkeitsverlagerung und die dadurch verursachte Zellschwellung Spalträume von solcher Konstanz produziert werden können. Auch ist dagegen einzuwenden, daß in anderen geschlossenen parenchymatösen Zellverbänden und im Epithelium sich die Interzellularfugen mit gleicher Konstanz und mit dem gleichen Abstand darstellen wie im ZNS.

Auf jeden Fall sind die elektronenmikroskopisch dargestellten interzellulären Spalten im Neuropil durchaus imstande, den Stoffaustausch des Hirnparenchyms zu bewerkstelligen, ohne daß eine Mittlerrolle der Astroglia zwischen der Gefäß- und Nervenzelle zwangsläufig angenommen werden muß. Ferritin (BRIGHTMAN, 1965b) sowie Thorotrastpartikel (LAMPERT u. CARPENTER, 1965; LAMPERT, 1967; LUSE, 1968) konnten innerhalb der extrazellulären Räume der Hirnrinde elektronenmikroskopisch nachgewiesen werden. Nach den Untersuchungen von BLINZINGER (1971) können sich im interzellulären Raum der Hirnrinde nicht nur Makromoleküle sondern auch Viren fortleiten.

## *Marklager*

Viele der Widersprüche lösten sich vor allem durch die einige Jahre später festgestellten Unterschiede bezüglich des extrazellulären Raumes zwischen dem Aufbau der Hirnrinde und dem Marklager.

Die Identifizierung der extrazellulären Räume in der weißen Substanz des Gehirns wird durch das dem ZNS eigentümliche Konstruktionsprinzip besonders erschwert. Einmal wegen des Fehlens eines regelrechten bindegewebigen Raumes im Gegensatz zu anderen Geweben und Organen, bei denen der extrazelluläre Raum durch eine basale Membran gegenüber den Parenchymzellen abgegrenzt wird, bindegewebige Fibrillen beinhaltet und daher als solcher deutlich zu erkennen ist. Zum anderen läßt sich bei der Strukturarmut der Astrozytenfortsätze nicht immer sicher ausschließen, daß es sich bei den im Schnitt zwischen den Myelinscheiden leer erscheinenden Gebieten um Anteile einer Gliazelle handelt. Vor allem deswegen, weil die Plasmaelemente der Gliazellen dazu neigen, mit den Myelinscheiden Einheitsmembranen zu bilden (PETERS, 1962), die als äußere Schicht der Myelinscheide erscheinen und nicht mehr als Zellgrenze erkannt werden.

RAIMONDI et al. (1962) beschrieben als erste im Marklager von normalen Katzenhirnen einen extrazellulären Raum, der sowohl von bemarkten und unbemarkten Nervenfasern als auch von Dendriten und Gliafortsätzen abgegrenzt wird und im Schnitt eine Breite von 800 Å erreicht (d.h. etwa 4–6mal so breit ist wie die interzellulären Spalten im Neuropil der grauen Substanz). Ähnliche Befunde wurden von GONATAS et al. (1963) im Marklager von normalen Rattengehirnen sowie von BEN-SHMUEL (1964) im Kaninchengehirn erhoben. METUZALS (1965) beschrieb einen extrazellulären Raum, der allerdings nur die Ranvierschen Schnürringe umschließen sollte. LEE und BAKAY (1966a u. b) fanden im Marklager von Haifischhirnen breitere extrazelluläre Räume als in der Rinde, während in den Katzenhirnen die extrazellulären Räume mehr als 800 Å betragen können. Die weitesten extrazellulären Räume von einer Breite bis 2 μ wurden von BRAMBRING (1965) bei Mäusen und Ratten angegeben, bei denen sie 10% des gesamten Marklagers ausmachten. Auch bezüglich der extrazellulären Räume im Marklager fallen die Ergebnisse von MALHORTA und VAN HARREVELD (1966) aus dem Rahmen. Sie fanden bei Anwendung der Substitutionsfixierung bei tiefgefrorenem Nervengewebe einen schmaleren extrazellulären Raum zwischen den Myelinfasern als in der Hirnrinde.

Die Darstellung von extrazellulären Räumen im elektronenmikroskopischen Bild ist jedoch kein endgültiger Beweis für das Vorhandensein solcher Räume in vivo, da es sich dabei um eine durch die Präparationsmaßnahmen verursachte Erweiterung der interzellulären Spalten handeln kann. Bei der grauen Substanz des ZNS wurden vergleichende Untersuchungen verschiedener Fixierungsmittel wiederholt durchgeführt (PALAY et al., 1962; KARLSSON u. SCHULTZ, 1965; SCHULTZ u. KARLSSON, 1965; TORACK, 1965), während solche Untersuchungen beim Marklager spärlicher sind (CERVÓS-NAVARRO u. BERGEDER, 1969). Die Tatsache, daß in unseren Kontrolltieren bei Anwendung verschiedener Fixierungen in der Ausbreitung der extrazellulären Räume ohne Anrechnung der interzellulären Spalten des Gehirns quantitative Unterschiede bestehen, die von 2,1–11% reichten, deutet auf jeden Fall auf eine Beeinflussung der Räume durch die Präparationstechnik hin. Das trotz der quantitativen Unterschiede konstante Vorkommen von Räumen bei allen von uns untersuchten Tieren, ungeachtet dessen, ob sie einer Narkose unterworfen wurden oder nicht, und welche Fixierungsmittel angewandt wurden, macht andererseits unwahrscheinlich, daß es sich bei dem extrazellulären Raum um einen Artefakt handeln sollte.

## 1. Bluthirnschranke

Die Frage des Stoffaustausches zwischen Blut und Gehirn ist mit derjenigen der sogenannten Bluthirnschranke verbunden. Es handelt sich dabei um die Undurchlässigkeit des ZNS für im Blut zirkulierende Substanzen, die die übrigen Organe und Gewebe penetrieren. Obwohl man sich immer mehr oder weniger bewußt war, daß mit der Bezeichnung Bluthirnschranke ein Phänomen und nicht eine Struktur gemeint ist, werden die Morphologen aufgefordert, den Sitz der Schranke zu lokalisieren. Die wiederholten Versuche, sich diesem Lokalisationszwang zu entziehen, sind immer wieder gescheitert, nicht zuletzt auch deshalb, weil der Morphologe selbst gern auf Strukturen bzw. Konstruktionsprinzipien hinweist, die Sitz der Bluthirnschranke sein sollen.

### a) Untersuchungsergebnisse über das Phänomen der Bluthirnschranke

Auf die Frage der Bluthirnschranke ist man von den unterschiedlichsten Forschungsrichtungen her gestoßen, d.h. von ganz verschiedenen Forschungszielen ausgehend unter Anwendung verschiedener Methoden. Bei der Mehrzahl dieser Methoden wurde nicht nur die „normale" Bluthirnschranke sondern auch die „veränderte" untersucht.

Die ersten Untersuchungen über die Bluthirnschranke sowie über ihre Veränderungen wurden mit Vitalfarbstoffen durchgeführt. Der herkömmliche Farbcharakter dieser Farbstoffe hängt von der Wellenlänge der zur Ausbildung verwendeten Strahlung ab. Deswegen werden fluoreszierende Substanzen und markierte Stoffe, die autoradiographisch im Gewebe dargestellt werden, sowie die Einverleibung von Silbernitrat, das nach verschiedener Zeit in verschiedenen Teilen des Körpers deponiert wird, ebenfalls zu den Vitalstoffen gerechnet (SCHMIDT, 1962). In den letzten Jahren sind die Fragen der Permeabilität durch Anwendung verschiedener Tracer mit guter elektronenmikroskopischer Darstellbarkeit intensiv bearbeitet worden.

Neben diesen Untersuchungen, die vornehmlich einen morphologischen Charakter tragen, wurden auch biochemische Befunde über die Konzentration von auf verschiedenen Wegen einverleibten Substanzen im ZNS bewertet. Hier wie bei der Durchlässigkeitsbestimmung der Schranke aufgrund der Reizsymptome, die manche Stoffe beim Eindringen im ZNS verursachen, stehen allerdings die Blut-Liquorschranke und die Liquor-Hirnschranke mehr im Vordergrund als die Bluthirnschranke.

Die Menge der im Laufe der Jahre gesammelten, z.T. widersprüchlichen Befunde über die Bluthirnschranke lassen sich am besten systematisieren und bewerten, wenn die Ergebnisse der Anwendung verschiedener Methoden in einzelnen Abschnitten zusammengefaßt werden.

### *Intravitale halbkolloidale saure Farbstoffe*

EHRLICH (1885) war der erste, der feststellte, daß im Gegensatz zu den meisten basischen Farbstoffen die große Mehrzahl der sauren Farbstoffe auf dem Blutwege das Nervensystem ungefärbt läßt. Obwohl das Problem einer Bluthirnschranke von LEWANDOWSKY (1900) bereits erkannt wurde, haben erst die bahnbrechenden Untersuchungen von GOLDMANN (1913) mit Trypanblau die Sonderstellung des Zentralnervensystems im Stoffaustausch gegenüber dem anderer Organe mit aller Deutlichkeit herausgestellt. Drei Jahrzehnte später konnte SPATZ (1934) in einem erschöpfenden Referat etwa 200 Veröffentlichungen, die diese Fragestellung behandelten, überblicken.

Anhand der Literatur und der Ergebnisse eigener Untersuchungen hat SPATZ (1934) folgende Sätze der Lehre vom Stoffaustausch zwischen dem Zentralnervensystem und dem übrigen Körper formuliert:

1. Durch die Trypanblau-Experimente mit paraneuraler intravenöser Einverleibung (erste Goldmannsche Versuche) stellte er fest:

a) Das Zentralnervensystem nimmt im Stoffaustausch eine Sonderstellung gegenüber dem übrigen Körper ein.

b) Die Funktion der Schranke ist an einen Lebensvorgang gebunden.

c) Der Plexus, die Pia, die Gewebshistiozyten und die Membrana gliae limitans sind nicht der Ort der Bluthirnschranke. Sie ist vielmehr gleichbedeutend mit der Innenhaut der intrazerebralen Gefäße.

d) Das Problem der Bluthirnschranke ist ein Teil des großen Problems der Durchlässigkeit der Gefäßwände überhaupt.

2. Die Trypanblau-Experimente bei der endoneuralen intrathekalen Einverleibung (zweiter Goldmannscher Versuch) zeigen:

a) Sowohl am lebenden Tier als auch an Tierleichen beschränkt sich das Trypan-Blau bei seinem Eindringen in das Zentralorgan auf schmale Randzonen entláng der äußeren und inneren Oberfläche.

b) Das Eindringen geschieht in breiter Front und ist unabhängig von irgendwelchen Gewebsstrukturen, insbesondere von den Gewebsscheiden; das Gehirn verhält sich dabei vielmehr wie eine einheitliche kolloidale Masse ohne freie Flüssigkeit.

c) Bei akuten Versuchen herrscht innerhalb der Farbstoffzone die „diffuse Durchtränkung". Granuläre Speicherung fand sich innerhalb der ersten 24 Std nur in mesodermalen Elementen.

d) Bei chronischen Versuchen zeigen sämtliche ektodermalen Gewebselemente innerhalb der Farbstoffzonen das Bild der feingranulären Speicherung.

Mit seinen Ausführungen hat Spatz die Hypothesen widerlegt, die den Sitz der Schranke in verschiedene histologische Elemente verlegten: so z.B. in den Plexus chorioideus (Goldmann, 1913), in die weichen Hirnhäute, insbesondere in die Pia, die in älteren Arbeiten als Filter zwischen den im Blut zirkulierenden Stoffen und dem Zentralorgan dargestellt wird sowie in den Histiozyten der intrazerebralen Gefäße (Zand, 1930). Spatz setzte sich ebenfalls mit den Hypothesen auseinander, die der Glia selbst (Achucarro, 1918; Monakow, 1921) bzw. der Membrana gliae limitans perivascularis (Gärtner, 1927) die Rolle der Bluthirnschranke einräumten. Vor allem aufgrund des zweiten Goldmannschen Versuches zeigte Spatz, daß die Nervenzellen nach intrathekaler Einverleibung des Farbstoffes an der Speicherung teilnehmen können, so daß sie keineswegs durch eine Tätigkeit der Gliazellen vor dem Farbstoff geschützt werden.

Trotz der grundlegenden Arbeit von Spatz fanden sich bis in die elektronenmikroskopische Ära hinein immer wieder Vertreter der Ansicht, daß die Bluthirnschranke von den Gliazellen überhaupt bzw. von der perivaskulären Glia gebildet wird. Edström und Steinwall (1961) lehnten das Vorhandensein einer Schranke ab und führten die Vorgänge, die im Begriff der Blut-Gehirnschranke enthalten sind, auf einen selektiven Stofftransport durch die Gliazellen zurück.

### *Fluoreszierende Stoffe*

Die Fluoreszenzmikroskopie hat sich als besonders geeignet gezeigt, um Informationen über die Bluthirnschranke, vor allem von ihren Störungen, zu erhalten. Die Mehrzahl der angewandten Stoffe verbindet sich mit dem plasmatischen Eiweiß, so daß die Ergebnisse denjenigen mit halbkolloidalen Substanzen entsprechen.

Rodriguez-Peralta (1955) konnte nachweisen, daß bei der intravenösen Verabreichung von Aminoakridine weder im Zentralnervensystem noch im Kern der Endothelzellen der Hirngefäße der weichen Häute eine Fluoreszenz vorhanden ist. Die Endothelzellen der Duragefäße sowie die Arachnoidalepithelien, die die subarachnoidalen Räume von der Dura abgrenzen, und die epithelialen Zellen des Plexus chorioideus zeigen Fluoreszenz. Bei der subarachnoidalen Verabreichung diffundieren die Aminoakridine im Zentralnervensystem in breiter Front bis zu einer gewissen Tiefe. Dementsprechend wurde von Rodriguez-Peralta der Sitz der Bluthirnschranke in der lumenwärtigen Membran der Endothelzellen der Gefäße des Gehirns und der weichen Häute lokalisiert. Ähnliche Ergebnisse wurden von Hoffmann u. Olszewski (1961) bei der Anwendung von Na-Fluoreszin erzielt.
Zahlreiche Arbeiten mit fluoreszenzmikroskopischen Techniken beschäftigten sich mit der erhöhten Durchlässigkeit der Bluthirnschranke u.a. bei experimentellem Ödem (Klatzo

et al., 1958; KLATZO, 1967; SIEGEL et al., 1972), Ischämie (OLSSON u. HOSSMANN, 1971; KLATZO et al., 1974), Bestrahlung (KLATZO et al., 1961; BLOMSTRAND et al., 1975), Trauma (RINDER u. OLSSON, 1968; KLATZO, 1971), Intoxikationen (BROMAN et al., 1965; STEINWALL u. OLSSON, 1969) und arteriellem Hochdruck (DINSDALE et al., 1976).

## *Radioaktiv markierte Stoffe*

Bei Anwendung radioaktiv markierter Substanzen zur Erörterung der Frage der Bluthirnschranke sollte berücksichtigt werden, daß die Ergebnisse, die man mit kleinmolekularen radioaktiven Stoffen bekommt, nicht ohne weiteres mit denjenigen, die mit großen Molekülen aus radioaktivem Eiweiß erreicht werden, gleichzustellen sind. Wenn die Untersuchungen mit markiertem Eiweiß bzw. mit halbkolloidalen Substanzen durchgeführt werden, waren die Ergebnisse denjenigen der klassischen Farbstoffexperimente ähnlich. LEE und OLSZEWSKI (1959a, b) stellten nach paraneuraler Verabreichung von radioaktivem mit $^{131}$J-markiertem Eiweiß fest, daß die Hirngefäße für Eiweiß undurchlässig sind. Eine Ausnahme hierzu bilden diejenigen Stellen des ZNS, die auch für Trypanblau durchlässig sind.

Bei den Untersuchungen mit markierten kleinmolekularen Metaboliten kommt es vor allem auf die Substitution der im Gehirn vorhandenen Metaboliten mit den zugeführten radioaktiven an. Daher hängt der spezifische Verteilungskoeffizient für jede Substanz zunächst von der Geschwindigkeit der metabolischen Prozesse in den verschiedenen Organen ab. Nach Gabe von $^{35}$S-markierter Thioaminosäure stellten NIKLAS und OEHLERT (1956), OEHLERT und SCHULTZE (1957) sowie SCHULTZE und OEHLERT (1958) fest, daß die Ganglienzellen zu den Zellen mit dem größten Eiweißstoffwechsel gehören. Der anscheinend vorhandene Widerspruch zwischen diesen morphologischen Untersuchungen und den geringeren Einbauraten markierter Aminosäuren in das Eiweiß des Gesamtgehirns wird aus dem autoradiographisch nachgewiesenen, sehr geringen Eiweißstoffwechsel des mengenmäßig weitaus überwiegenden Glia- und Markgewebes erklärt (OEHLERT et al., 1958).
Wenn Ionen, die die Bluthirnschranke passieren, eine gewisse Zeit nach der intravenösen Einverleibung im Gehirn weniger konzentriert vorkommen als in anderen Organen, sollte das nicht allein als Folge einer Bluthirnschranke aufgefaßt werden. Dabei spielen auch die Eigentümlichkeiten des extrazellulären Raumes im ZNS eine Rolle (s.S. 157). Trotzdem kann die schon in früheren Arbeiten aufgefallene Verzögerung der Aufnahme markierter Elektrolyte im Gehirn, im Unterschied zu allen anderen Organen und Geweben (WALLACE u. BRODIE, 1937; MANERY u. BALE, 1941), nicht auf ihre extra- bzw. intrazelluläre Verteilung zurückgeführt werden.

Die gewaltigen Konzentrationsunterschiede im Nervengewebe gegenüber den übrigen Organen nach der Verabreichung von einfachen Ionen ($^{24}$Na und $^{32}$P), je nachdem ob sie intravenös oder intrathekal injiziert wurden (BAKAY, 1953, 1956 u. 1961), lassen sich nur durch eine verminderte Durchlässigkeit des Kapilarendothels für diese Stoffe erklären.

## *Elektronenmikroskopie*

In den letzten Jahren hat die Anwendung der Elektronenmikroskopie wesentliches beigetragen, um das Phänomen der Bluthirnschranke zu erklären. Trotz der verhältnismäßig kurzen Zeit wurden viele Theorien aufgestellt und wieder fallen gelassen, die sich z.T. schon bei den Untersuchungen von SPATZ (1934) als unzutreffend erwiesen hatten.

Die ersten elektronenmikroskopischen Untersuchungen, die auf die Klärung der Blut-hirnschranke zielten, fußten auf den lichtmikroskopischen Untersuchungen nach Einver-leibung von Silbernitrat. WISLOCKI und LEDUC (1952), hatten bei Ratten, deren Trink-wasser Silbernitrat hinzugefügt wurde, eine intravitale Färbung der Strukturen, welche nach ihrer Auffassung zur Bluthirnschranke und Blut-Liquor-Schranke gehören, erzielt. Sie wie-sen darauf hin, daß, während in den Epithelzellen der Plexi chorioidei das Trypan-Blau intrazellulär gespeichert wird, das Silber extrazellulär deponiert wird. Deswegen meinten die Verfasser, daß der Ort der Schranke eine sukzessive Reihe von Schwellen ist, die nach den chemischen und physikalischen Eigenschaften der Substanzen und der betreffenden Schwellen ihre Wirkung als Filter zeigten.

Bei den Gefäßen des ZNS fanden DEMPSEY und WISLOCKI (1955) keine Silber-depositionen, VAN BREEMEN und CLEMENTE (1955) gelegentlich spärliche Silber-körnchen zwischen den Plasmamembranen. Sie konnten demgegenüber zeigen, daß in den perivaskulären Räumen des Plexus chorioideus, der Area postrema, des subfornikalen Organs, der Neurohypophyse und der Epiphyse Silbergranula vorhanden waren. Trotz der gleichen Methoden und nahezu gleicher Ergebnisse kamen die Autoren auf verschiedene Erklärungen für die Lokalisation der Blut-hirnschranke.

DEMPSEY und WISLOCKI (1955) gingen von der Feststellung aus, daß Silber nur da gefunden wird, wo ein *perivaskuläres Bindegewebe* vorhanden ist und daß es auch hier praktisch nie die neuroektodermalen Elemente erreicht. Es handelt sich um diejenigen Gebiete des ZNS, die sich in den Vital-Farbstoffversu-chen als schrankendurchlässig zeigen und einen perivaskulären Raum aufweisen. Gegen die Annahme, daß sein Fehlen für die Bluthirnschranke verantwortlich sei, spricht die Tatsache, daß in einigen Gebieten des menschlichen ZNS wie Rückenmark (CERVÓS-NAVARRO u. FERSZT, 1973) und Substantia nigra (CERVÓS-NAVARRO, unveröffentlicht) ein mit kollagenen Fasern durchsetzter perikapillä-rer Raum vorhanden ist, obgleich eine Bluthirnschranke in diesen Arealen durch-aus besteht. Ein unterschiedliches Verhalten dieser Areale gegenüber halbkolloi-dalen Farbstoffen bzw. Meerrettichperoxydase konnte nicht gefunden werden (FERSZT et al., 1974).

Darüber hinaus haben DEMPSEY und WISLOCKI (1955) die Bluthirnschranke in der *basalen Membran* lokalisiert. Sie stützten sich auf die Tatsache, daß in den übrigen Organen die Silbergranula vor allem in der basalen Membran deponiert sind, auch da, wo sie bis zu den Parenchymzellen gelangen können. Andererseits konnte die basale Membran nicht verantwortlich gemacht werden für die Unterschiede zwischen dem ZNS und dem übrigen Organismus in bezug auf das Eindringen von Farbstoffen, weil sie nahezu in den Kapillaren des gesamten Organismus vorhanden sind. Von den drei Schichten, Endothel, basale Membran und Adventitia, die die Kapillarwand bilden, ist die basale Membran die konstanteste, d.h. diese Schicht fehlt nur im Milz- und Lebersinus (WEISS, 1957; HAMPTON, 1958) sowie in den Kapillaren des Knochenmarks und der Lymphknoten (PEASE, 1956; WEISS, 1961; MOE, 1960). Die Unterschiede in den basalen Membranen des ZNS und den übrigen Organen bestehen darin, daß im ZNS zwei dicht hintereinander gelegene basale Membranen vorhanden sind, nämlich die endotheleigene und die neuropileigene. Zum Teil sind diese Membranen miteinander innig verbunden, so daß sie praktisch eine einzige basale Membran bilden, welche im Vergleich mit der Mehrzahl der basalen

Membranen im Organismus etwas dicker erscheint. Es ist jedoch unwahrscheinlich, daß eine einfache Zunahme der Dicke der basalen Membran, die wiederum kein Unikum darstellt, da sie in den Glomerulakapillaren der Niere ebenfalls vorhanden ist, das Substrat der Blut-Gehirnschranke sei. Als wichtiger Einwand gegen die Hypothese der basalen Membranen ist anzuführen, daß diese von der Mehrzahl der Autoren als eine Art mehr oder weniger inerter skelettierter Substanzen aufgefaßt wird. Da die Bluthirnschranke an Vorgänge im lebenden Organismus gekoppelt ist, können die Strukturen, die sich an solchen Vorgängen beteiligen, keine inerten Substanzen sein. Auch wenn Stoffe mit größeren Molekülen an der basalen Membran haften bleiben, ist diese Eigenschaft nicht spezifisch für die basalen Membranen des ZNS. In den verschiedensten Geweben und Organen werden größere Moleküle von den basalen Membranen als eine Art Filter abgefangen (DEMPSEY u. WISLOCKI, 1955; FARQUHAR u. PALADE, 1959; FARQUHAR et al., 1961; MAJNO u. PALADE, 1961).

MAYNARD et al. (1957) konnten keinen Unterschied des Endothels und basaler Membran in den Hirnkapillaren gegenüber denen des übrigen Körpers finden und führten das Verhalten von Farbstoffen, die nicht ins ZNS gelangen, auf das *Fehlen eines extrazellulären Raumes* im Nervenparenchym zurück. Das Vorhandensein eines extrazellulären durchgängigen Raumes konnte jedoch nicht nur im Marklager sondern auch in der grauen Substanz bewiesen werden (s.S. 162). Allerdings stellt der extrazelluläre Raum im ZNS keinen interstitiellen, mit Bindegewebe durchsetzten Raum dar. Es gibt jedoch im Körper andere Zellverbände, die im Hinblick auf das Fehlen eines bindegewebigen interzellulären Raumes einen ähnlichen Aufbau wie das Neuropil zeigen, z.B. das vielschichtige Plattenepithel und die Muskelfasern. Auch an den Stellen, wo diese Zellverbände ein bestimmtes Ausmaß erreichen, das in keinem Fall kleiner ist als der Abstand zwischen zwei Kapillaren im Zentralnervengewebe, ist der Ausfall der Farbstoffversuche ein anderer als im Nervengewebe.

VAN BREEMEN und CLEMENTE (1955) glaubten, daß es zwei Orte für eine Schranke gibt. Einmal das Endothel der Hirngefäße, das praktisch das Durchgehen von Silbernitrat in dem ganzen ZNS bis auf die vorher genannten Stellen verhindert. Zum anderen die *Plasmamembran der Gliazellen*, welche verhindert, daß die um die Gefäße der Area postrema und subfornikalen Organe vorhandene Silberdeposition sowie die wenigen Silberkörner, die um die übrigen Hirnkapillaren gefunden wurden, in das neuroektodermale Gewebe hinein penetrieren.

Eine Bestätigung durch die Elektronenmikroskopie erhielt das Vorhandensein einer perivaskulären Gliascheide, der Membrana gliae perivascularis (HELD, 1909). Während zunächst die Gliascheide als diskontinuierlich beschrieben wurde (FARQUHAR u. HARTMANN, 1957; MAYNARD et al., 1957; DE ROBERTIS u. GERSCHENFELD, 1961), konnte bewiesen werden, daß die ganze Kapillaroberfläche praktisch von Gliazellen überdeckt wird (CERVÓS-NAVARRO, 1963; WOLFF, 1963). An den Stellen, wo die Astrozyten keinen breiteren zytoplasmatischen Prozeß im Sinne der „Endfüßchen" um die Kapillaren bilden, besteht die astrozytäre Scheide um das Hirngefäß lediglich aus einem sehr dünnen zytoplasmatischen Saum (Abb. 88).

Das Verhalten der meningealen Gefäße und der Ausfall der Trypanblau-Experimente bei intrathekaler Einverleibung des Farbstoffes sprechen jedoch gegen eine Lokalisation der Bluthirnschranke in der perivaskulären Gliascheide. Die Gefäße der weichen Häute (im Gegensatz zu den Gefäßen des Plexus chorioi-

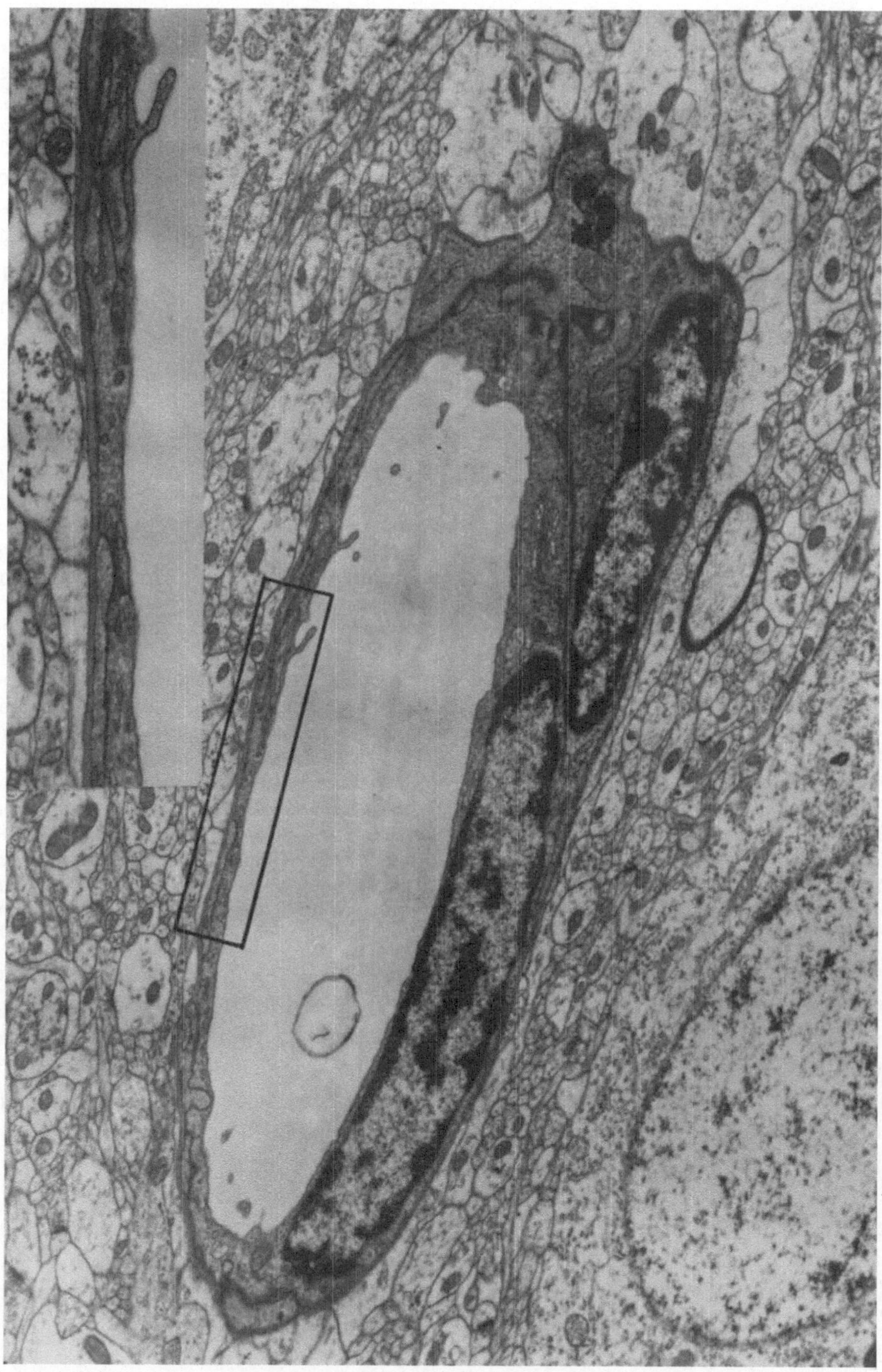

**Abb. 88.** Frontalrinde des Katzenhirns. Postkapilläre Venole. Die perivaskuläre Gliascheide, die gelegentlich nur aus einem zytoplasmatischen Saum besteht, umgibt die gesamte Gefäßoberfläche. ×5000; *Ausschnitt* ×12000

deus und der harten Hirnhaut) sind nämlich undurchlässig für die sauren Farbstoffe, obwohl sie von keiner Gliascheide umgeben sind. Es wäre darüber hinaus schwierig zu verstehen, daß die perivaskuläre Glia sich als Schranke verhält, während die Membrana gliae limitans, die das Neuropil gegenüber der Oberfläche des Gehirns abgrenzt, den Farbstoff passieren lassen würde.

Der Versuch, ein ultrastrukturelles Substrat für die Bluthirnschranke nachzuweisen, galt in den letzten 10 Jahren fast ausschließlich der Gefäßwand, dabei mußte die vor mehr als 30 Jahren in der lichtmikroskopischen Ära verbreitete Ansicht, daß sich die Gefäße im ZNS weder anatomisch, noch dem funktionellen Verhalten nach wesentlich von denen der anderen Organe unterscheiden (HAUPTMANN u. GÄRTNER, 1931), nach den neueren elektronenmikroskopischen Befunden an den Kapillaren des Nervensystems und den übrigen Organen revidiert werden.

Die *Endothelschicht* ist diejenige, die für die unterschiedliche Permeabilität in den verschiedenen Kapillaren besonders ausschlaggebend ist.

In bezug auf diese Schicht unterscheiden BENNETT et al. (1959) drei Arten von Kapillaren:
1. Kapillaren mit Poren in den Endothelzellen (Nieren, Darm, endokrine Drüsen).
2. Kapillaren mit Spalten zwischen den Endothelzellen (Leber, Milz und Knochenmark).
3. Kapillaren, deren Endothel weder intrazelluläre Poren noch interzelluläre Spalten zeigt. Zu dieser letzten Gruppe (bei BENNETT et al., 1959, wird sie als Typ I bezeichnet) gehören u.a. die Kapillaren des ZNS, aber auch diejenigen der Herz- und Skelettmuskulatur sowie der Lungen, Haut usw. Trotzdem sind die verschiedenen Vorgänge, die zu dem Begriff der Bluthirnschranke geführt haben, unter den Organen und Geweben, deren Kapillaren einen ähnlichen Aufbau zeigen, nur dem ZNS eigen. Eine vergleichende Analyse der elektronenmikroskopischen Befunde der einzelnen Kapillaren, die zur gleichen Gruppe wie die Hirnkapillaren gehören, zeigt darüber hinaus weitere Unterschiede.

Die Endothelzellen der Herz- und Skelettmuskelgefäße sowie die Kapillaren der glatten Muskulatur sind den Elektronenmikroskopikern, die sie untersucht haben, wegen der großen Zahl von Bläschen, die in ihrem Zytoplasma verstreut zu finden ist, aufgefallen (PALADE, 1953, 1956, 1961; MOORE u. RUSKA, 1957). In den Endothelzellen der Hirnkapillaren findet man gelegentlich einige pinozytotische Bläschen (CERVÓS-NAVARRO, 1963), aber ihre Zahl ist in jedem Fall um ein vielfaches kleiner als bei allen anderen Gefäßen, die keine Poren und Spalten aufweisen.

Bei Berücksichtigung der *pinozytotischen Tätigkeit* kann man zweifelsohne von einer Sonderstellung der Kapillaren des ZNS sprechen. Die Wichtigkeit dieser Feststellung für die Erörterung der Vorgänge der Bluthirnschranke wurde deutlicher durch die elektronenmikroskopischen Untersuchungen von SCHMIDT (1962) über die Trypan-Blau-Speicherung, der an verschiedenen Zellarten zeigen konnte, daß diese Farbstoffe durch Vesikulation der Plasmamembran aufgenommen und in pinozytotischen Bläschen gespeichert werden.

Den pinozytotischen Bläschen in den Kapillaren des ZNS kommt eine unmittelbare Bedeutung als morphologischer Hinweis auf Transportmechanismen zu, die das Wesen der sog. Bluthirnschranke ausmachen. Dies wird durch die Tatsache bestätigt, daß alle diejenigen Faktoren, die zu einer Ödembildung im Gehirn führen, wie Bestrahlung, Trauma, Ischämie usw., mit einer Zunahme der pinozytotischen Tätigkeit der Kapillaren einhergehen (CERVÓS-NAVARRO, 1963; RAIMONDI, 1964; LIERSE u. FRANKE, 1967) (Abb. 89).

Die Kapillaren des ZNS zeigen gegenüber allen anderen als weiteres Differenzierungsmerkmal das Vorhandensein von *Verdichtungszonen* in den Schlußleisten

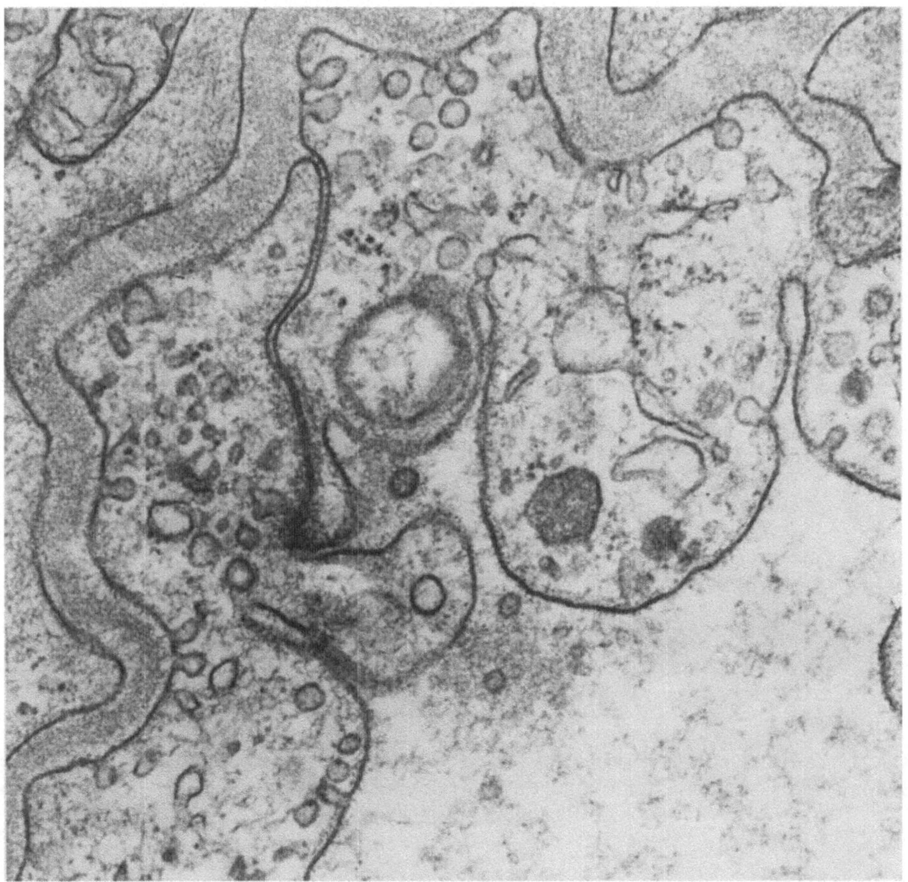

**Abb. 89.** Parietalrinde des Affenhirns 48 Std nach Bestrahlung mit 2700 r. In den Endothelzellen zahlreiche pinozytotische Bläschen. × 50000

(„tight junctions") zwischen benachbarten Endothelzellen. Sie zeichnen sich dadurch aus, daß die äußeren Schichten der Plasmamembranen sich an dieser Stelle verlöten (Abb. 90). Bei der Anwendung verschiedener Tracer mit guter elektronenmikroskopischer Darstellbarkeit zeigte sich in der Verdichtungszone eine Behinderung für die Ausbreitung dieser Substanzen vom Blut zum subendothelialen Raum. Dies hat eine Reihe von Autoren dazu veranlaßt, das Vorhandensein von dichten Schlußleisten in den Kapillaren des ZNS als den eigentlichen Sitz der Bluthirnschranke anzusehen (REESE u. KARNOVSKY, 1967; BRIGHTMAN, 1968; BRIGHTMAN u. REESE, 1969; BRIGHTMAN et al., 1970). Die extravaskuläre Ausbreitung von Peroxydase im normalen Gehirn wurde auch nach intraventrikulärer oder intrazerebraler Einspritzung untersucht (BECKER et al., 1968). Dabei zeigte sich, daß letztere im Gegensatz zu der intravenös verabreichten Peroxydase sich in die extrazellulären Räume des ZNS ausbreitet.

Eine Bestätigung der Bedeutung der Verdichtungszonen für den Mechanismus der Bluthirnschranke wurde durch Versuche mit konzentrierten Lö-

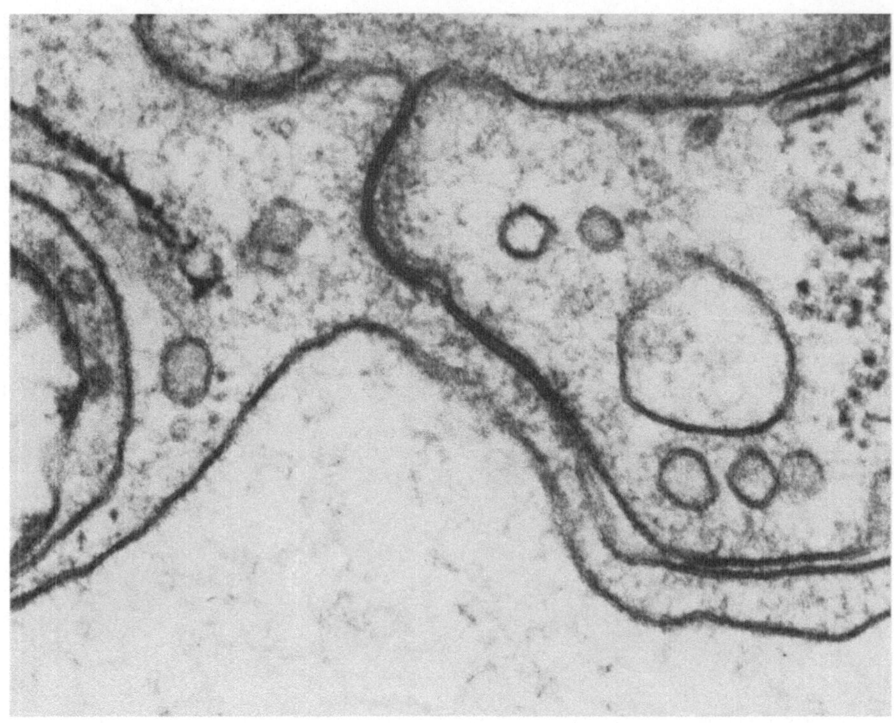

**Abb. 90.** Parietalrinde des Affenhirns. Dichte Schlußleiste zwischen zwei Endothelzellen. Bildung einer pentalaminären Einheit durch Verlötung der äußeren Schichten der endothelialen Plasmamembranen. × 78000

sungen verschiedener Elektrolyte und Nicht-Elektrolyte mit wenig Lipidlöslichkeit erbracht (RAPOPORT, 1970; BRIGHTMAN et al., 1973; RAPOPORT et al., 1973). Bei lokaler Anbringung auf der Hirnoberfläche bzw. Einspritzung in die Carotis interna von hochkonzentrierten Lösungen zahlreicher Substanzen konnte sowohl die Durchlässigkeit der Bluthirnschranke für Evans-Blau als auch die Öffnung der Verdichtungszonen für die Meerrettichperoxydase festgestellt werden. Die osmotische Öffnung der Schlußleisten wird von RAPOPORT et al. (1972) auf die Schrumpfung der Endothelzellen zurückgeführt. Die Möglichkeit, daß aktive Kontraktionsmechanismen der Endothelzellen, wie sie bei extrazerebralen Gefäßen durch biogene Amine herbeigeführt werden können (MAJNO et al., 1969; CONSTANTINIDES u. MURAY, 1969), konnte für die Hirngefäße nicht bewiesen werden.

Die Verdichtungszonen können jedoch die Eigentümlichkeiten der Bluthirnschranke auf keinen Fall erschöpfend erklären. Es ist wenig wahrscheinlich, daß der ganze Transport durch die Schlußleisten unter Umgehung der gesamten Endothelzellen stattfindet. Eine solche Verdichtungszone bietet keine ausreichende Barriere für niedermolekulare Substanzen, geschweige denn für organische Ionen, für die aber das Gehirn eine von dem übrigen Organismus unterschiedliche Permeabilitätsrate zeigt (LASSEN et al., 1971; CRONE u. THOMPSON,

1973). Darüber hinaus stellt die Bluthirnschranke einen vitalen Vorgang dar, der vor allem auf Sauerstoffmangel und pH-Änderungen äußerst empfindlich reagiert (SASAKI u. SCHNEIDER, 1976). KREUTZBERG et al. (1974) konnten eine „Dendritensekretion" als mögliche Kommunikation zwischen Nervenzelle und Kapillare nachweisen.

### b) Biologisch selektive Schrankenmechanismen

Eine ausschlaggebende Rolle spielt die Endothelzelle in der *enzymatischen Schranke,* die zwischen Blut und Hirngewebe für eine Reihe von Substanzen festgestellt wurde. Nach der intravenösen Verabreichung von Dopamin und 5-Hydroxytryptamin konnte keine Fluoreszenz in der Wand der Hirnkapillaren festgestellt werden. Demgegenüber nach Verabreichung der Vorläufer L-Dopa oder 5-Hydroxytryptophan war eine vorübergehende Fluoreszenz festgestellt worden. Die Intensität und Dauer der Fluoreszenz nimmt zu, wenn die Tiere mit einem Inhibitor der Monoaminoxydase vorbehandelt wurden. Wenn die Dekarboxylase inhibiert wurde, trat eine diffuse Fluoreszenz im Hirngewebe ein und diejenige der Kapillarwand verschwand. Die Ergebnisse zeigen, daß Dopa und 5-Hydroxytryptophan daran gehindert werden, das Hirngewebe zu erreichen, weil sie in der Endothelzelle durch die vorhandenen Enzyme dekarboxyliert werden. Anschließend werden die entsprechenden Amine durch die ebenfalls in der Endothelwand vorhandenen Monoaminoxydase abgebaut. Eine entsprechende enzymatische Schranke fehlt, sowohl bei den extrazerebralen Kapillaren als auch in den Gebieten des ZNS, bei denen keine Bluthirnschranke vorhanden ist: Eminentia mediana, Area postrema und Plexus chorioideus (FALCK u. OWMAN, 1970).

Die *unterschiedliche Zusammensetzung des freien Aminosäurenpools* im Gehirn im Vergleich mit dem Plasma und anderen Organen (TALLAN, 1962) bei gleichzeitigem Vorhandensein eines schnellen Austausches (LAJTHA et al., 1966) weist deutlich auf den funktionellen Aspekt der Bluthirnschranke hin (BLASBERG, 1968). Die Rolle von Trägersystemen für den Transport von Aminosäuren und Monosacchariden durch das Endothel der Hirnkapillaren (BRONSTEDT, 1970; MURRAY, 1972; YUDILEVICH et al., 1972; SPATZ et al., 1976) erfordert ebenfalls eine selektive Aktivität der Endothelzelle. Für bestimmte Aminosäuren wie der $\gamma$-Aminobuttersäure wurde die Möglichkeit einer enzymatischen Bluthirnschranke durch die hohe Aktivität der entsprechenden Transaminasen ebenfalls erörtert (VAN GELDER, 1968).

### c) Zusammenfassende Schlußfolgerungen

Die Endothelschicht der Gehirnkapillaren ist die Stelle, an der für die Funktion bedeutungsvolle morphologische Unterschiede gegenüber den Kapillaren anderer Organe zu erkennen sind.

Die Unterschiede in der Struktur der Endothelzellen sind die einzigen morphologischen Befunde, die in Frage kommen, um das Phänomen der Bluthirnschranke zu erklären. Es handelt sich allerdings hierbei nicht um eine erschöpfende Erklärung, weil die Endothelstrukturen nicht nur Ursache, sondern auch morphologischer Ausdruck der Permeabilitätsunterschiede sind. Das funktionelle Verhalten der Kapillaren eines Organs hängt immer von regulierenden Momenten seitens des Parenchyms ab. Trotz der angeführten Hinweise auf die Bedeutung des Endothels zwischen Blut und ZNS ist die Frage nach der Lokalisation der Bluthirnschranke den physiologischen Gegebenheiten nach nicht berechtigt. Die morphologischen Befunde stellen vielmehr das Pendant zu der Forderung vonseiten der Physiologie (GÄNSHIRT, 1957), daß die Bluthirnschranke eher mit einer Pumpe, die mit der Fähigkeit zur Selektion von Substanzen ausgestattet ist, als mit einer Membran vergleichbar ist.

### d) Pathologie der Bluthirnschranke

Die Lehre von der Bluthirnschranke bleibt nicht auf die Deutung der Ergebnisse mit den intravitalen Farbstoffen bzw. auf die Besonderheiten des physiologischen Stoffaustausches zwischen Blut und Hirngewebe beschränkt. STEINWALL (1968) konnte zeigen, daß Störungen der Bluthirnschranke nicht nur mit einer Durchlässigkeit für Substanzen, die normalerweise sie nicht passieren, sondern auch mit einer Minderung des Transportes von Glukose als Ernährungsstoff einhergehen. HIRANO et al. (1969) haben die Veränderungen der Bluthirnschranke bei verschiedenen pathologischen Zuständen beschrieben.

Die weitaus häufigste Auswirkung des Zusammenbruchs der Bluthirnschrankenmechanismen ist das Ödem. Auch wenn bei einigen wenigen Ödemformen keine erhöhte Durchlässigkeit der Bluthirnschranke bewiesen werden konnte, liegt der Mehrzahl der Ödeme eine solche zugrunde. Neben diesem neurologisch, neurochirurgisch und neuropathologisch besonders wichtigen Syndrom gibt es eine Reihe von pathologischen Erscheinungen, bei denen die Bluthirnschranke bzw. ihre Störungen eine formalgenetische Rolle spielen.

Eine Erhöhung der Gefäßpermeabilität für $^{32}$P bzw. markiertem Eiweiß wurde bei *Meningitiden, Hirntumoren, Hirntraumen und epileptischen Anfällen* (BAKAY, 1956; FINCK, 1957; KASSIL, 1958; LEE u. OLSZEWSKI, 1959 u. 1961) festgestellt. Allerdings ist es schwierig, die Veränderungen der Schrankenpermeabilität im eigentlichen Sinne von den Veränderungen der Stoffwechselvorgänge im Gehirn zu trennen, weil die Mehrzahl der markierten Ionen, die bei den experimentellen neuropathologischen Untersuchungen angewandt werden, an den Stoffwechselprozessen des Gehirns teilnimmt. BARLOW (1956) fand bei der experimentellen allergischen *Enzephalitis* eine Durchlässigkeit der Bluthirnschranke für Trypanblau.

Wichtig für die Therapie ist die Feststellung, daß Antibiotika, die normalerweise die Bluthirn- und Blutliquorschranke nicht passieren, im Falle einer Entzündung des ZNS in den Liquor bzw. in das erkrankte Hirngewebe gelangen (JAUERNECK u. GUEFFROY, 1937; VONKENNEL u. SCHMIDT, 1939; DRIESEN, 1952; VERRON u. VERRON, 1955; BAKAY, 1962).

Die Untersuchungen in anderen Organen haben gezeigt, daß zwei im Mechanismus verschiedene Phasen der Permeabilitätssteigerung bei der Entzündung unterschieden werden müssen:

1. ein „indirekter Typ" bzw. „Soforttyp", der sich innerhalb von 30 min abspielt und offenbar durch Mediatorsubstanzen hervorgerufen wird, und

2. ein „direkter Typ" bzw. „verzögerter Typ", der ein bis mehrere Tage anhält und auf einer direkten strukturellen Schädigung der Gefäßwände durch die ursächlichen Noxen beruht.

Der erste Typ wird durch die Permeabilitätssteigerung des Histamins charakterisiert und ist durch Antihistaminika bremsbar. Im ZNS kommen histaminhaltige Zellen besonders häufig in der Wand von Venolen, seltener in der der Arteriolen vor.

Unter den unter natürlichen Bedingungen auftretenden exogenen Reizen verursachen Staphylokokken, Streptokokken, Korynebakterien, Pseudomonas pyocyanae u.a. eine Permeabilitätssteigerung vom biphasischen Typ.

Die Bluthirnschranke und ihre Störungen spielen formalgenetisch eine vordergründige Rolle in einer Reihe pathologischer Prozesse, die mit Ablagerung von Substanzen im ZNS einhergehen. Das Fehlen einer Bluthirnschranke in bestimmten Arealen des ZNS wirkt sich auf die Lokalisation pathologischer Veränderungen aus.

Bei der *Hämochromatose* (CAMMERMEYER, 1945 u. 1947; MAC DOUGAL u. ADAMS, 1950) zeigt sich nur eine Pigmentierung jener Stellen im ZNS, die schon aufgrund der Trypan-Blau-Versuche als besonders permeabel bekannt sind. Eine ähnliche Übereinstimmung zwischen der Lokalisation des Trypan-Blau bei Injektionen des Farbstoffes in die Blutbahn und Ablagerung bei *Amyloidose* des Nervensystems stellte KRÜCKE (1955) fest.

Bei der *Paraamyloidose* fällt bei der häufigen Beteiligung des peripheren Nervensystems das Verschontbleiben des ZNS auf, das nur in seltenen Ausnahmefällen befallen ist. Neben einer Paraproteinämie wird in diesen Fällen als wesentlich pathologischer Faktor die Störung der Bluthirnschranke angenommen (PETERS, 1949 u. 1958).

Beim *Kernikterus* handelt es sich um den pathologisch-anatomischen Befund einer herdförmigen, vornehmlich die basale Grisea betreffende Gelbfärbung des Hirngewebes von Neugeborenen. Da bei dem Ikterus von Erwachsenen in der Regel keine Pigmentablagerungen im ZNS vorkommen, galt der Kernikterus als Hinweis darauf, daß die Bluthirnschranke z.Z. der Geburt besser durchgängig ist als bei Erwachsenen. Für diese Annahme sprachen auch die Versuche von BEHNSEN (1926) sowie STERN und PEYROT (1927). Spätere Versuche haben jedoch diese Annahme nicht mehr bestätigen können (JACOB, 1948; BROMAN, 1949; DEREYMAKER, 1949; GRÖNTOFT, 1954). Die Beschränkung der abnormen Gelbfärbung auf die graue Substanz und innerhalb derselben auf bestimmte topische Einheiten läßt eine generalisierte höhere Durchlässigkeit der Bluthirnschranke bei Neugeborenen als einzige Erklärung nicht zu. Es handelt sich vielmehr um Störungen der Bluthirnschranke, die im Rahmen der zerebralen Hypoxidose, die dem Kernikterus formalgenetisch zugrundeliegt, vorkommen (ERBSLÖH, 1958).

In ihren Untersuchungen mit markiertem Eiweiß ($^{131}$J) bei Hyperbilirubinämie kommen ROZDILSKY und OLSZEWSKY (1960) zu dem Schluß, daß die Hyperbilirubinämie einen direkten Schaden der Bluthirnschranke verursacht. Ein solcher pathogenetischer Mechanismus könnte am ehesten den *diffusen Hirnikterus* erklären, bei dem eine ubiquitäre Anfärbung des gesamten ZNS vorhanden ist. Er kommt als Begleiterscheinung des Kernikterus — aber auch ohne diesen

— beim Ikterus gravis neonatorum, selten einmal auch bei schwerer allgemeiner Gelbsucht des Erwachsenen vor. Obgleich die physiologisch höhere Durchlässigkeit der Bluthirnschranke in der Fetal- und Neugeborenenperiode eine Rolle spielen mag (BEHNSEN, 1926; SPATZ, 1934 und JACOB, 1948), ist für die Erörterung der Pathogenese wichtig, daß halbseitiger diffuser Hirnikterus bei typisch doppelseitigem Kernikterus (ERBSLÖH, 1958), sowie lokale Schwerpunktbildung im Rahmen eines diffusen Hirnikterus (GILMOUR, 1944; BERTRAND, 1948) zusammen mit einer auf das betreffende Gebiet begrenzten Erweiterung und Blutüberfüllung der Gefäße vorkommen. Danach sollte eine in der Regel agonale venöse Stase und die damit verbundene Abflußbehinderung des Blutes eine maßgebliche Ursache für die Entstehung des diffusen Hirnikterus darstellen.

## 2. Hirnödem

Das Hirnödem ist eine Ansammlung oder Zunahme von Flüssigkeit im Hirngewebe. Der Zusatz freier Flüssigkeit, der in der herkömmlichen Definition des Ödems immer wieder aufgeführt wird, ist wenig zweckmäßig, weil die Astrozyten im ZNS einen Teil der Funktionen, die in anderen Geweben dem interstitiellen Raum zukommen, übernehmen. Darüber hinaus hebt sich das Hirnödem gegenüber den Ödemen in verschiedenen Organen und Geweben des übrigen Organismus durch ortsspezifische Besonderheiten ab:

1. Die jedem Ödem zugrundeliegende abnormale Permeabilität wird im ZNS durch das Vorhandensein der Bluthirnschranke entscheidend bestimmt.

2. Das ZNS besitzt keine Lymphgefäße, die im sonstigen Organismus eine wichtige Rolle in der Pathogenese des Ödems spielen. Die perivaskulären Virchow-Robinschen Räume, die von verschiedenen Autoren als Lymphspaltensystem aufgefaßt werden, stellen kein vom Blutgefäßsystem unabhängiges Lymphsystem dar, wie man es in anderen Organen findet (s.S. 156).

3. Ein Bindegewebe im üblichen Sinne, bei dem sich die Ödeme im Körper lokalisieren, gibt es im ZNS nicht. Nur in den Arterien, Venen, größeren Arteriolen und in einigen Kapillaren bestimmter Areale findet sich eine bindegewebige Schicht zwischen Neuropil und Endothel bzw. Muskelzellen (s.S. 156).

4. Das Gehirn ist in der starren Schädelkapsel eingeschlossen. Da sämtliche Ödemformen mit einer Zunahme des Hirnvolumens einhergehen, ist die anatomische Situation des Gehirns für die Folgen des Hirnödems ausschlaggebend.

Diese Besonderheiten lassen eine Übertragung der in der Allgemeinpathologie geltenden Entstehungsmechanismen und prozeßdynamischen Entwicklungen des Ödems auf das Hirnödem nur bedingt zu.

*Einteilung*

Das Hirnödem mit seinen akuten Folgen stellt sich als Makrosymptom am Sektionstisch sowie histologisch als weitgehend einheitliche Erscheinung dar. Trotzdem können in den einzelnen Fällen von Hirnödemen Unterschiede in der Lokalisation sowie im makro- und mikroskopischen Bild festgestellt werden. Eine Einteilung verschiedener Formen von Hirnödemen ist daher wiederholt unternommen worden. Eine rein ätiopathogenetische Klassifikation ist in der

**Tabelle 1.** Definitions- und Klassifikationsversuche des Hirnödems

| | |
|---|---|
| SCHÖNLEIN (1834) | Hydropsien (Ödem?), Neurophlogosen, Hydrocephalus acutus |
| ANDRAL (1838) | „Exaggeration des serösen Fluidums am Gehirn" Lokales Ödem, Diffuses Ödem |
| MAGENDIE (1841) | Hydrocephalus acutus, Hypertrophia acuta, Ödem |
| ROKITANSKY (1856) | „Akute Hypertrophie bei engen Ventrikeln" |
| ANTON (1904) | Kollaterales Ödem, Diffuses Ödem |
| REICHARDT (1905/1957) | Hirnschwellung |
| SCHEINKER (1952) | Hirnödem: Stauungsödem, Hämodynamisches Ödem, Vasomotorisches Ödem, Entzündliches Ödem, Infektiöses Ödem, Toxisches Ödem |
| ZÜLCH (1943/1967) | Schwellung — Quellung. — Ödem |
| JACOB (1947) | Akutes und chronisch rezidivierendes Ödem |
| GRUNER (1962) | Kollaterales Ödem, Entzündliches Ödem, Hämodynamisches Ödem, Traumatisches Ödem |
| KLATZO (1967) | Vasogenes Ödem, Zytotoxisches Ödem |
| RAPOPORT (1977) | Osmotisches Ödem, Metabolisches Ödem, Traumatisches Ödem |

Humanpathologie sehr schwierig, weil ein pathogenetischer Faktor selten in reiner Form zur Wirkung kommt. Die experimentellen Hirnödeme sind bei aller Nützlichkeit problematisch, einmal, weil beträchtliche Unterschiede in den anatomischen Gegebenheiten zwischen den verschiedenen Spezies und vor allem zwischen den gängigen Labortieren und dem Menschen festgestellt wurden (CERVÓS-NAVARRO u. FERSZT, 1973) zum anderen, weil die Methoden zur Erzeugung des experimentellen Hirnödems selten der in der Humanpathologie vorkommenden ätiopathogenetischen Situation entsprechen. In einer synoptischen Darstellung dieser Einteilungen (s. Tabelle 1) fällt auf, daß für die verschiedenen Klassifikationen unterschiedliche Gesichtspunkte berücksichtigt wurden. Neben makroskopischen und lokalisatorischen Merkmalen werden biochemische Eigenschaften der Ödemflüssigkeit, vor allem der unterschiedliche Eiweißreichtum sowie ätiopathogenetische Faktoren angeführt. Eine eingehendere Besprechung der einzelnen Ödemformen, die in den verschiedenen Einteilungen herausgestellt wurden, wird in den einzelnen Abschnitten erfolgen, bei denen die betreffenden Merkmale behandelt werden, die als Richtschnur für die Unterteilung in Anspruch genommen wurden.

Während in der Mehrzahl der Einteilungen die verschiedenen Ödemformen lediglich durch zusätzliche Adjektivierung gekennzeichnet werden und daher keine grundsätzliche Nomenklaturproblematik aufwerfen, hatten die Unterscheidung zwischen Ödem und Schwellung bei REICHARDT (1919) sowie die verschiedenen Namen für die Gradunterschiede des Ödems bei SCHEINKER (1952) eine einheitliche Namensgebung beeinträchtigt. Inzwischen aber herrscht in der Weltliteratur weitgehende Übereinstimmung in der Anwendung der Bezeichnung „Ödem".

## a) Makroskopisches Bild

Im makroskopischen Befund ist das Hirnödem durch die Veränderung der Hirngewebskonsistenz gekennzeichnet. Die makroskopisch erkennbaren ödematösen Veränderungen des Hirngewebes sind graduell verschieden. Schon ROKITANSKY (1856) hatte Unterabteilungen in verschiedene Stärkegrade vorgenommen, die von einem Feuchtsein und ungewöhnlichen Glanz der Schnittflächen des Gehirnmarks beim geringsten bis zu einer Verwandlung der Gehirnmasse in einen wäßrig-zerfließenden Brei bei höchstem Ödemzustand reichen. Allerdings sind die stark ausgeprägten Ödemzustände von der hinzukommenden Autolyse beim unfixierten Gehirn schwer zu unterscheiden. Darüber hinaus ist das Eindringen von Fixierungsflüssigkeit in ödematöse Bezirke erschwert, so daß auch im fixierten Gehirn die Gefahr beschleunigter Autolyse besteht. Daher haben spätere Autoren (JABUREK, 1936; SCHEINKER, 1938; ZÜLCH, 1943) bei der Beschreibung makroskopischer Hirnödemveränderungen die Hirndruckerscheinungen, d.h. Volumenzunahme des gesamten Hirnes oder Volumenvermehrung einzelner ödematös gewordener Hirnteile besonders betont. SCHEINKER (1952) zählt die Konsistenzveränderung nicht mehr unter die Zeichen des Hirnödems. Er führt folgende makroskopische Merkmale an:
  a) Zunahme des Hirnvolumens;
  b) Abplattung der Hirnwindungen und Verstreichung der Furchen;
  c) Erweiterung des zentralen und subkorticalen Marklagers mit darauffolgender Kompression und Verschmälerung des Rindengraues und
  d) Verwischung der Rinden-Mark-Grenze (Abb. 91);
  e) Einengung eines oder beider Seitenventrikel und
  f) Massenverschiebungen über die Mittellinie bei unilateralem Ödem (Abb. 91).
Massenverschiebungen und sonstige Formveränderungen des Gehirns kommen ebenfalls bei allen Vorgängen mit vor allem einseitig stärkerem Hirndruck vor und sind daher nicht unmittelbar der Symptomalogie des Hirnödems zuzurechnen.

Als weiteres Merkmal des ödematösen Gehirns fällt seine Blässe auf. Allerdings kann im unfixierten Gehirn eine Blutüberfüllung durch zerfließliche Blutpunkte an den angeschnittenen Gefäßen vorgetäuscht werden, insbesondere im Großhirn-Marklager, in welchem sich das weiter verbreitete Hirnödem vor allem ausbildet.

Bezüglich der Lokalisation bevorzugen die eiweißarmen Ödeme die weiße Substanz, JABUREK (1936) hat die Großhirn-Hemisphärenlager als „ödembereit" bezeichnet. In der Rinde treten Ödembezirke als Randzonen von Nekrosen, bei Hirnwunden, Zirkulationsstörungen, Tumoren und — besonders bei akuter Einschlußkörperchen-Enzephalitis — als pseudolaminäre Ödemseen auf; eine weitere Lokalisationsmöglichkeit ist die Rinden-Mark-Grenze. Die lokalisierten Ödeme können in das Gewebe weiter vordringen, aber auch lokalisiert bleiben. Die Ausbreitung der ödematösen Durchtränkung braucht nicht mit den Versorgungsgebieten eines Blutgefäßes zusammenzufallen, sondern geht ihre eigenen Wege (HALLERVORDEN, 1939).

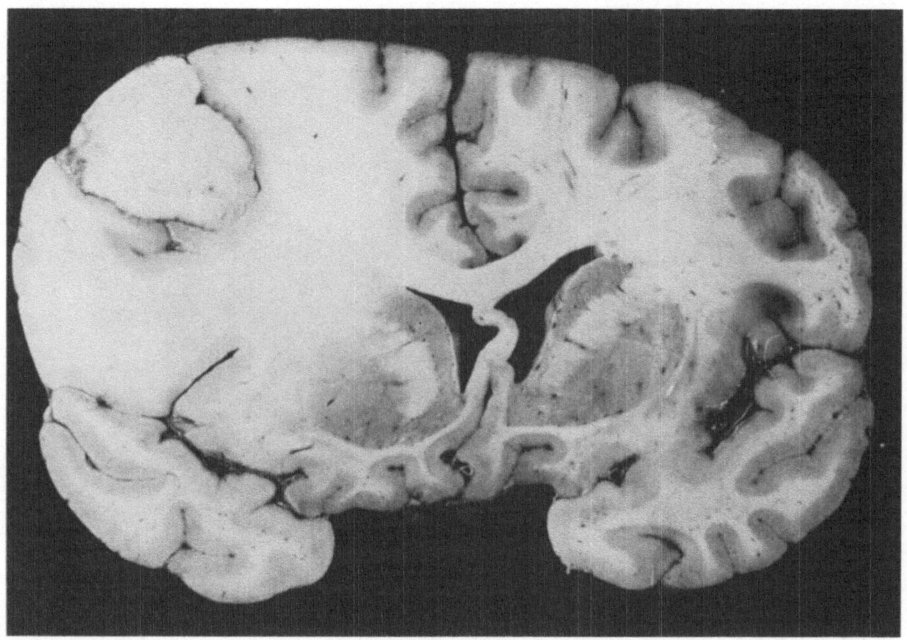

**Abb. 91.** 45jährige Patientin. Zerebrale Metastase eines Mammakarzinoms. Hochgradiges peritumorales Ödem. Verwischte Rindenmarkgrenze und Massenverschiebung über die Mittellinie

Nach der Erfahrung am Sektionstisch ist die Schnittfläche eines geschwollenen Gehirns nicht immer feucht mit zerfließlichen Blutpunkten und mit prompter Abgabe von Flüssigkeit. Bei diabetischem Koma, Hungerazidose, perniziöser Katatonie und gelegentlich bei Allgemeininfektionen und Status epilepticus ist die Schnittfläche des geschwollenen Gehirns trocken-klebrig und das Gewebe eigentümlich steif. Dieser Zustand wurde vor allem im deutschen Schrifttum (REICHARDT, 1919; SPATZ, 1929; FÜNFGELD, 1930; SELBACH, 1941; ZÜLCH, 1940; WILKE, 1952; RIEBELING, 1953) als Hirnschwellung dem feuchten Hirnödem gegenübergestellt. Ihr Substrat blieb ungeklärt, vermutet wurde die Anhäufung eiweißreichen Materials im Hirngewebe nach Art der trüben Schwellung. Untersucht man das Gehirn erst im formolfixierten Zustand, dann kann man bei einer Hirnvolumenvergrößerung makroskopisch keinen Unterschied feststellen, der eine Differenzierung zwischen Ödem und Schwellung zulassen würde.

## b) Histologisches Bild

Obgleich schon am Anfang des Jahrhunderts ANTON (1904) eine sehr gute Beschreibung der Gewebsveränderungen bei dem Hirnödem gegeben hatte, blieb die Histologie des Hirnödems wenig beachtet, vor allem deswegen, weil die in der Neuropathologie vorzugsweise angewandte Nisslsche Färbung die geringeren Grade ödematöser Durchtränkung leicht übersehen lassen. Erst in

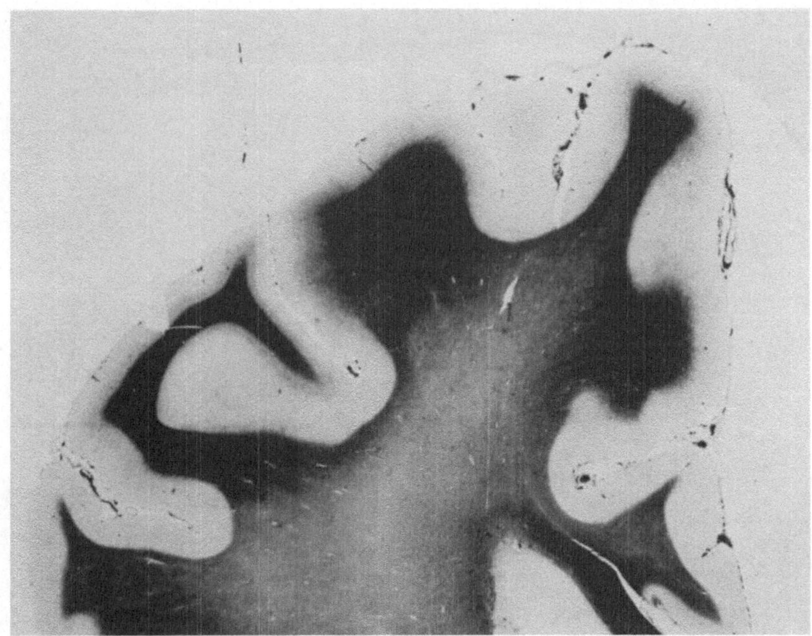

**Abb. 92.** Gleicher Fall wie in Abb. 91. Im Gebiet der Ödemverbreiterung ist die Färbbarkeit der Markscheiden herabgesetzt. Heidenhain-Woelcke. × 2

den 30er Jahren wurden den histologischen Veränderungen im Hirnödem erhöhte Aufmerksamkeit gewidmet (JABUREK, 1936; GREENFIELD, 1938; SCHEINKER, 1938; HALLERVORDEN, 1939; JACOB, 1939). Das histologische Bild des Ödems zeigt deutliche Unterschiede zwischen dem Marklager und der grauen Substanz, vor allem der Hirnrinde. Daher werden hier unabhängig von ätiopathogenetischen oder klassifikatorischen Momenten die Histologie des Ödems im Marklager und in der Hirnrinde getrennt voneinander beschrieben.

### Marklager

Allen Formen des Ödems liegt das gesteigerte Austreten von Flüssigkeit aus den Gefäßen zugrunde. Infolgedessen werden in Arteriolen und Venolen zunächst die perivaskulären Räume erweitert. Bei der weiteren Ödemverbreitung leidet die Färbbarkeit der *Markscheiden* schon frühzeitig (Abb. 92). Nach FEIGIN (1967) wird dies mehr durch das Auseinanderdrängen der Markfasern als durch Veränderungen derselben verursacht. Die Durchtränkung des Markgewebes führt jedoch auch zu Zerfallserscheinungen an den Markscheiden mit Auftreibung und Quellung sowie Bildung von Myelinbrocken, ballonförmigen Aufblähungen und langen, bandförmig verbreiterten, entarteten und deformierten Markscheiden. Der Vorgang kann bis zur völligen Auflösung der Markscheiden und zu einer mehr feinschaumigen Struktur der *Achsenzylinder* führen (ZÜLCH, 1953). Letztere zeigen in der Regel geringgradige Veränderungen, bestehend

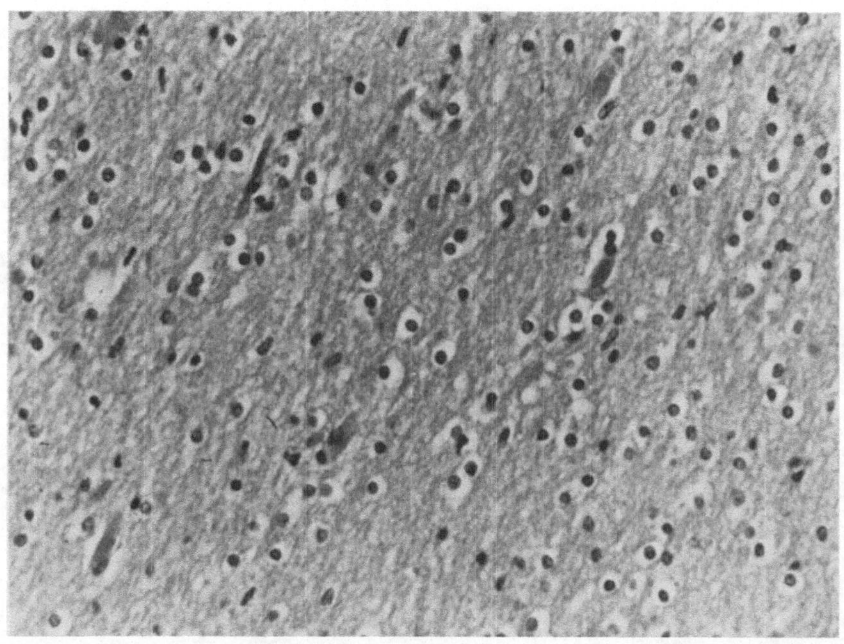

**Abb. 93.** 69jährige Patientin. Metastatische Herdenzephalitis. Ödematöses Marklager des Frontalhirns. Zytoplasmatische Schwellung der Oligodendroglia. HE. ×200

aus Schwellung der einzelnen Nervenfasern, die allerdings nach SCHEINKER (1952) bei Anwendung von Silberimprägnation die ersten erkennbaren Veränderungen in leichten Ödemgraden darstellen sollen.

Von den Gliaformen zeigt die *Oligodendroglia* eine erhöhte Empfindlichkeit gegen das Ödem. Ihre Veränderungen sind durchweg regressiv. PENFIELD u. CONE (1926) sowie SCHEINKER (1952) bezeichneten sie als „akute Schwellung", BAILEY u. SCHALTENBRAND (1927) als „schleimige Degeneration" und ZÜLCH (1943) als „einfache Schwellung". Durch Schwellung des Zelleibes (Abb. 93) können große helle Lücken in der Gewebssubstanz auftreten (ZÜLCH, 1943). Die Veränderungen der Oligodendroglia können nicht nur das Zytoplasma, sondern auch den Kern betreffen, der mit der homogenisierenden Kernschwellung reagiert. JACOB (1965) konnte mit unterschiedlichen Färbetechniken zeigen, daß die Kernhomogenisierung jeweils mit Tinktionsminderung, Farbintensivierung und bei polychromatischen Färbungen mit bemerkenswerten Farbumschlägen gegenüber der Tingierung normaler Zellen einhergeht. In Gebieten mit stärkerem oder langandauerndem Ödem zeigen die *Astrozyten* sowohl progressive Veränderungen mit Hypertrophie und Zunahme der Färbbarkeit des Zytoplasmas als auch regressive Veränderungen. Letztere werden mit Imprägnationsmethoden am besten dargestellt (Abb. 94). Ein Teil der Astrozyten imprägniert sich schwach und zeigt ein rundes Profil mit sehr kurzen, stumpfen Fortsätzen. Es handelt sich hierbei um die Alzheimersche „amöboide Glia". Zum Teil erscheinen die Gliafortsätze fragmentiert im Sinne der Cajalschen Klasmatoden-

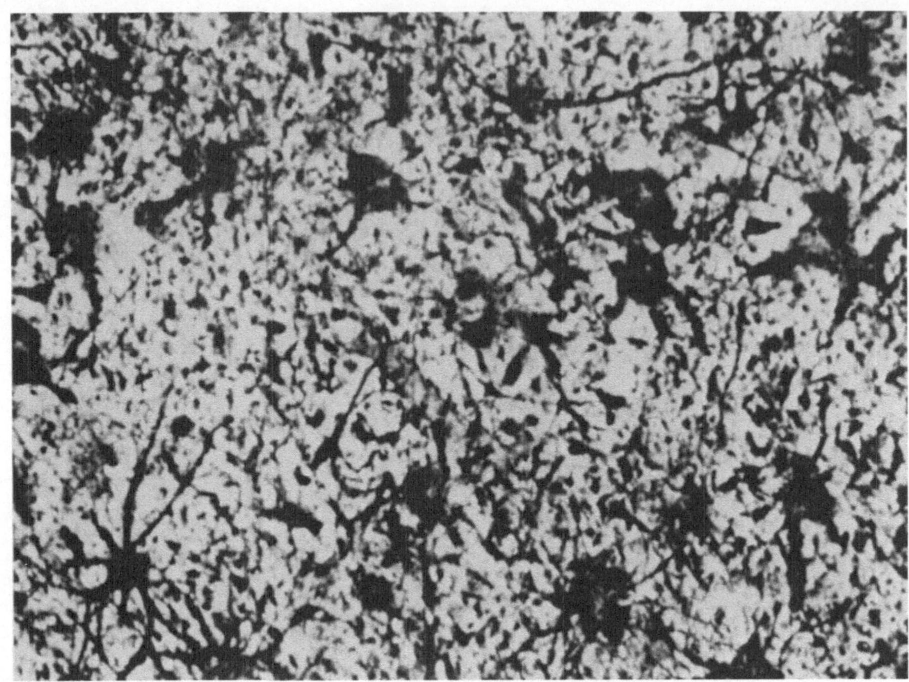

**Abb. 94.** 74jähriger Patient. Massive zerebrale Durchblutungsstörungen und Hirnödem als Folge einer Schrittmacherimplantation 2 Wochen vor dem Tod. Die Astrozyten zeigen progressive Hypertrophie und regressive Klasmatodendrose. Cajal Goldsublimat.  × 350

drose. Häufig sind die Fortsätze verschwunden. Dazwischen liegen immer einige Zellen, die eine normale Färbbarkeit und Fortsatzentwicklung zeigen. Bei dem Hirnödem fanden KLATZO et al. (1958) durch lokale Einfrierung schon nach 6 Std Hyperplasie der Astrozyten mit PAS-positivem Zytoplasma.

Als Klasmatodendrose bezeichnet man die Zerbröckelung der Gliazellfortsätze; sie ist gewissermaßen eine Steigerung der Amöboidose, wobei GRÜNTHAL (1936) noch einen Unterschied machte zwischen Amöboidose und Pseudoamöboidose. Bei der Pseudoamöboidose geschehe die Klasmatodendrose in grobscholliger und bei der echten Amöboidose in feinkörniger Form. Die amöboidose Umwandlung galt früher als ein histologisches Merkmal oder Begleitsymptom der echten Hirnschwellung. Diese Annahme erwies sich als nicht zutreffend, zumal auch die sog. symptomatische Hirnschwellung bei Hirngeschwülsten, wenigstens zu einem Teil vermutlich in das Gebiet der Hirnödeme oder ihrer sekundären Folgeerscheinungen gehört.

In einem Teil der Fälle mit Hirnödem finden sich innerhalb des Marklagers und in den perivaskulären Räumen *Substanzansammlungen,* die sich ähnlich wie die intraluminalen Substanzen der Blutgefäße färben lassen: rosa mit HE, blau mit Azokarmin-Färbung, braun mit Gomori-Färbung und rot mit Alcianblau-PAS-Färbung und werden als eiweißreiche Komponente aufgefaßt. In der deutschen Literatur wird diese Ödemform „plasmatisches" Ödem im Gegensatz zum eiweißarmen „serösen" Ödem genannt. Die Ödemflüssigkeiten werden als

Transsudat bzw. Masson-negativ oder als Exsudat bzw. Masson-positiv bezeichnet, je nachdem, ob sie eiweißarm oder -reich sind.

Die Substanzansammlungen sind meist homogen und strukturlos, selten zeigen sie eine granuläre Beschaffenheit und gelegentlich Vakuolen. Das mit dieser Substanz durchsetzte Gebiet kann dasjenige mit erhaltenem Gewebe an Größe übertreffen. Eiweißreiche Exsudate kommen nicht bei geringem Schweregrad des Ödems vor. Allerdings findet man gelegentlich auch in maximal ausgedehnten schweren Ödemen nur eiweißarme Flüssigkeit.

Die Schwere des Ödems bezüglich der Menge der eiweißreichen Exsudate braucht nicht parallel zu laufen mit der Schwere der regressiven Veränderungen der Astrozyten (FEIGIN u. POPOFF, 1962). In Fällen mit sehr schweren diffusen Ödemen von kurzer Dauer sind die astrozytären Veränderungen häufig wenig akzentuiert, auch wenn hier die Areale mit stärkerer Exsudation vorkommen können.

In den meisten Fällen sind U-Fasern weniger betroffen als das tiefe Marklager. Die Ansammlung von proteinreichen Substanzen des tiefen Marklagers machen vor den U-Fasern halt. Die Astrozyten dieser Zone sind ebenfalls normal, auch wenn diejenigen des tiefen Marklagers schwere Veränderungen zeigen.

Die eiweißarmen Ödeme neigen zu ungehemmterer Ausbreitung als die morphologisch darstellbaren Exsudate (SCHOLZ, 1949). Das Ödem kann sich bald mehr perivaskulär (vor allem das entzündliche), bald mehr interfascikulär ausbreiten (JACOB, 1940; ZÜLCH, 1953).

Da das Gehirn kein ausgebildetes Lymphgefäßsystem besitzt, sprachen bezüglich der Ödemverbreitung die einzelnen Autoren von einer Struktur des Gewebelückensystems, von Saftlücken aller Hirnlappen, welche der Balkengegend zuströmen (JABUREK, 1936), von Saftspalten und Ödemstraßen entlang der interfascikulären Glia (ZÜLCH, 1953), von Erweiterung der Adventitialräume und des Gewebsmaschenwerkes (JACOB, 1951), von Gewebssaft und Ödemausbreitung in der Richtung des geringsten Widerstandes (HALLERVORDEN, 1939). Der heutige Kenntnisstand über die extrazellulären Räume im Gehirn (s.S. 156) erleichtert die Erörterung dieser Frage.

*Hirnrinde*

JABUREK (1939) sprach von der Hirnrinde im Gegensatz zum Marklager als von einem „nicht ödembereiten" Gebiet. Aus den Beschreibungen der Mehrzahl der Autoren, die sich mit dem histologischen Bild des Hirnödems beschäftigten, war zu entnehmen, daß die Rinde nur selten in ausgedehnte Ödembereiche einbezogen ist bzw. daß sie weniger augenfälligere Veränderungen aufweist. Das Vorhandensein eines „echten Ödems" der Hirnrinde wurde von SCHEINKER (1952) angezweifelt. ZÜLCH (1943) hatte im Zusammenhang mit seiner Unterscheidung zwischen entzündlichem und hämodynamischem Hirnödem festgestellt, daß ersteres mit Vorliebe die Marklager, letzteres vorzugsweise die Hirnrinde betrifft. Er hat aber eine eingehende Beschreibung des Rindenödems auf wenige Punkte beschränkt.

Die Erweiterung der perivaskulären und perizellulären Räume, auch wenn dabei eiweißhaltige Flüssigkeit vorhanden sein sollte, genügte SCHOLZ (1949) nicht für den Nachweis eines wirklichen Ödems der Hirnrinde. Er verlangte vielmehr eine *Auflockerung des Grundgewebes* (Abb. 95). Das genaue Substrat, das zu der Auflockerung des Grundgewebes führte, konnte weder in der Hirn-

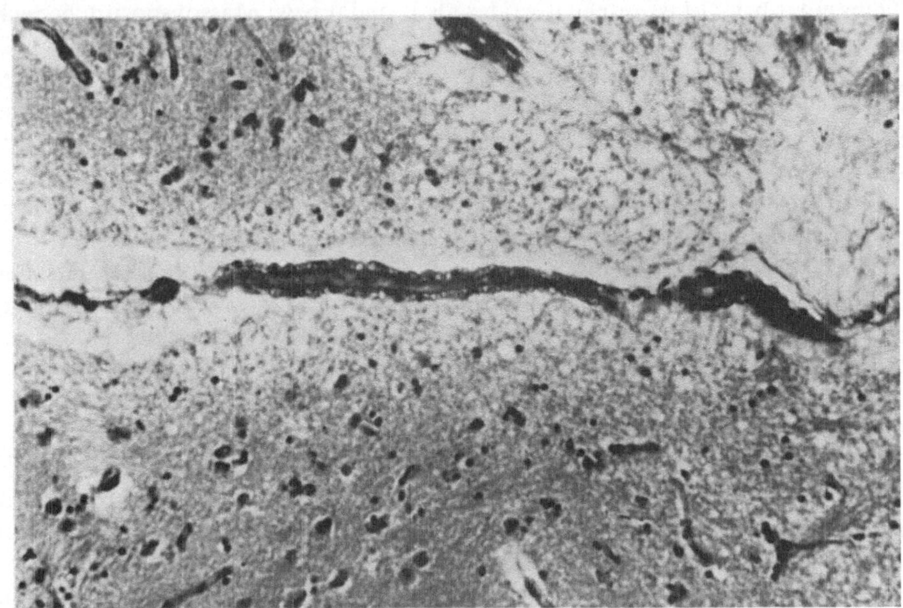

**Abb. 95.** 56jähriger Patient. Leberzirrhose. Akutes Herzversagen. Rindenödem mit Erweiterung des perivaskulären Raumes auf Auflockerung des Grundgewebes. HE. × 120

rinde noch in dem Marklager mit lichtmikroskopischen Methoden mit Sicherheit erkannt werden. Daher hat man sie zusammen mit anderen Prozessen des ZNS, dessen lichtmikroskopisches Bild mit Gewebsauflockerung einhergeht, als Status spongiosus zusammengefaßt. JACOB (1967) unterscheidet zwischen einem pseudo-spongiösen Status durch Schwellung der Astroglia, Olidendroglia und der Axone sowie Myelinauftreibungen und einem echten Status spongiosus in dem Marklager bei Zerfall der Markscheiden. Die durch die Bezeichnung Status spongiosus aufgeworfene Problematik wird bei den Folgen des Ödems angegangen.

Auch in dem Rindenödem treten die Veränderungen der *Markscheiden* und der *Oligodendrogliazellen* zeitlich und quantitativ in den Vordergrund. In dem ödematösen Rindenbereich stellte SCHOLZ (1949) einen Zerfall der Markscheiden der Radiärfasern fest. Die Veränderungen der *Astrozyten* zeigen in dem Rindenödem keinen grundsätzlichen Unterschied gegenüber dem Ödem im Marklager. Die färberisch darstellbaren, *eiweißreichen Exsudate* bleiben in der Hirnrinde meistens auf die unmittelbare Nähe der Gefäße begrenzt. Aber auch sie zeigen keinen wesentlichen Unterschied.

Naturgemäß ist das Verhalten der *Nervenzellen* charakteristisch für das Rindenödem bzw. für die Stammganglien, die bei deren quantitativen Relationen an Markscheiden und Nervenzellen bezüglich des Hirnödems eine Zwischenstellung einnehmen. JACOB (1967) wies auf die Färbbarkeit der Purkinje-Zellen und ihrer Fortsätze in den Myelinpräparaten beim Hirnödem hin. SCHEINKER (1952) ist der Meinung, daß die Veränderungen der Nervenzellen in der Rinde keine unmittelbare Folge des Ödems sind, sondern vielmehr ischämische Zellveränderungen, die auf Grund des durch die ödematöse Volumenzunahme des darunterliegenden Marklagers erzeugten Drucks auf die Hirnrinde entstehen. SCHOLZ (1949) wies auf die auffallende Resistenz der Nervenzellen gegenüber der Durchtränkung der Hirnrinde mit einer eiweißarmen, histologisch nicht darstellbaren Flüssigkeit hin. Dies ändert sich, wenn es bei den Ödemveränderungen zu einem Exsudat von eiweißreichen Substanzen kommt. Dabei treten bei zunächst noch gut erhaltenem, etwas geblähtem Kern unter Verschwinden der Nissl-Substanz eine opake Färbung und Quellung des Zellplasmas sowie keulenförmige Verdickung und schließlich Verlust der Fortsätze (Dendrolyse) ein. Der Zelluntergang geht weiter mit vakuoligem Plasmazerfall, Kernschrumpfung, Hyperchromatose und schließlich Rhexis einher. Allerdings ist der Zustand, bei dem SCHOLZ die Nervenzellveränderungen beschreibt, eher eine plasmatische Infiltration als ein eiweißreiches Ödem. Bei dem heutigen Kenntnisstand sind beide Prozesse voneinander abzugrenzen.

SCHOLZ hat den Austritt von Exsudaten mit steigendem Eiweißgehalt als *plasmatische Infiltration* bezeichnet und sie lediglich als Steigerungsgrade des plasmatischen Ödems betrachtet. Sie kommt auch in zunehmendem Maße in der Wernickeschen Enzephalopathie, in der Wilsonschen Krankheit und in monströser Form bei den Röntgenspätschäden des Gehirns vor. Nach den Ergebnissen der elektronenmikroskopischen Untersuchungen jedoch sind die Wernickesche Enzephalopathie und die Wilsonsche Erkrankung der spongiösen Dystrophie zuzurechnen (ULE, 1967) und damit im Kapitel der Stoffwechselstörungen zu behandeln. Den Röntgenspätschäden des Gehirns werden in zunehmendem Maße pathologische Vorgänge zugrundegelegt, die durch Permeabilitätsstörungen initiiert, aber im weiteren Verlauf des Prozesses von anderen pathogenetischen Mechanismen in ausschlaggebender Weise geprägt werden.

### c) Elektronenmikroskopie

Unterschiede zwischen ödematösen Veränderungen von Rinde und Mark, die in der Lichtmikroskopie zum Vorschein kommen, sind im ultrastrukturellen Bereich noch ausgeprägter. Entsprechend der historischen Entwicklung unserer Kenntnisse auf diesem Gebiet wird zunächst das Rindenödem behandelt.

*Rinde*

Die Autoren, die erstmals mit elektronenmikroskopischen Methoden die feinstrukturellen Veränderungen beim Hirnödem im bioptischen menschlichen und tierexperimentellen Material studierten (GERSCHENFELD et al., 1959; TORACK et al., 1959; LUSE u. HARRIES, 1960; NIESSING u. VOGELL, 1960; ISHII u. TANI, 1962; ULE u. KOLKMANN, 1962) waren überrascht durch die Tatsache, daß keine wesentliche extrazelluläre Flüssigkeitsansammlung und damit weder eine Erweiterung des Interzellularfugensystems noch eine ausgeprägte Dissoziation des Neuropils festzustellen waren. Die Lokalisation der Flüssigkeitsvermehrung in der Hirnrinde läßt sich lediglich in einer ausgeprägten Schwellung bestimmter Gewebskomponenten erkennen; sie ist im wesentlichen auf die protoplasmatischen Astrozyten beschränkt. Die Schwellung ihrer Endfüße um Kapillaren und Venen nimmt oft enorme Ausmaße an (Abb. 96). Dagegen weisen bei ödematösen Veränderungen der Hirnrinde weder die Nervenzellen noch die Oligodendrogliazellen eine ausgeprägte zytoplasmatische Schwellung oder sonstige

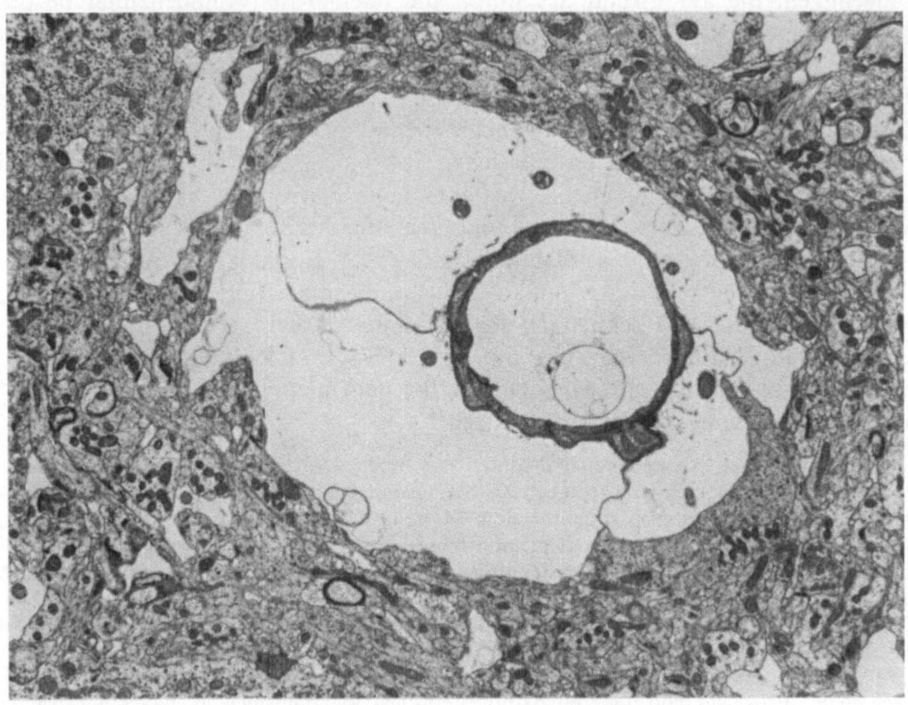

**Abb. 96.** Rhesusaffe. Nucleus caudatus 5 Std nach Ligatur der A. cerebri media. Schwellung der Endfüße der protoplasmatischen Astrozyten um eine Kapillare (sog. Heldsche Gliakammern). (Überlassen von Prof. Dr. J. Garcia und A. Lossinsky, Baltimore.) × 5000

tiefgreifendere Veränderungen auf. Bei der Bewertung des intrazellulären Ödems sollte man der Möglichkeit der Wasserverschiebung von einer Zelle zur anderen als Folge von Störungen der Membranpermeabilität (s.S. 108) besondere Aufmerksamkeit widmen. Immerhin enthält die graue Substanz 81–87 g Wasser pro 100 g frisches Gewebe, d.h. so viel Wasser wie im Gesamtblut vorhanden ist.

Die Schwellung des astrozytären Zellraumes macht sich schon kurze Zeit nach der Alteration des Gewebes bemerkbar. Während Mitochondrien und Mikrotubuli meist unverändert bleiben, kann das endoplasmatische Retikulum erhebliche Ausweitungen zeigen. Frühzeitig tritt im Zytoplasma der geschwollenen Astrozyten, insbesondere im perikapillaren Bereich, eine Vermehrung des Glykogens auf. Ein Einreißen der Oberflächenmembranen benachbarter geschwollener Astrozytenfortsätze, das gelegentlich zu beobachten ist (NIESSING u. VOGELL, 1960), ist eher als präparatives Artefakt und nicht als ein Konfluieren des hochgradig eingewässerten Zytoplasmas benachbarter Zellelemente zu bewerten. Soweit die Astrozyten nicht zugrunde gehen, gewinnt ihr Zytoplasma bei Persistenz des Ödems eine höhere Dichte und einen größeren Reichtum an geformten Bestandteilen (HAGER, 1964). Ein Teil der Zellen wird durch reichliche Produktion von intrazytoplasmatischen Gliafilamenten zu fibrillären Astrozyten. Im Zytoplasma der übrigen Astrozyten können noch reichlichere Mengen von Glykogengranula auftreten (HIRANO et al., 1965; CERVÓS-NAVARRO

u. BERGEDER, 1969; ETO et al., 1971). Die Zahl der Mitochondrien bleibt in den Astrozyten auch in chronischen Ödembereichen auffallend gering.

Die Konstanz des „extrazellulären Diffusionsraumes" in allen Schichten der Hirnrinde von Vertebraten und Menschen beim Ödem widersprach den Ergebnissen, die bei Feststellung des extrazellulären Raumes gewonnen wurden (s.S. 157), so daß auch für das Ödem der Glia die Rolle des extrazellulären Raumes im ZNS zugesprochen wurde (SJÖSTRAND, 1960; LUSE u. HARRIS, 1960; DE ROBERTIS u. GERSCHENFELD, 1961; KATZMAN, 1961; ULE u. KOLKMANN, 1962). Dies stand jedoch nicht nur im Widerspruch mit dem makroskopisch feststellbaren „feuchten Ödem" schweren Grades und dem Ausbreitungsmodus des Ödems, der auf das Vorhandensein nahezu freier Bahnen schließen ließ, sondern auch mit Befunden von STREICHER et al. (1964), welche das Verhalten des Hirnvolumens und des Thiozyanatraumes nach experimentellem Ödem durch umschriebene lokale Kälteeinwirkung untersucht hatten und zu dem Ergebnis gelangten, daß bei dieser Form der Schädigung es zu einer vornehmlich extrazellulären Ausbreitung des Ödems in allen Gewebsgebieten kommt. In weiteren Arbeiten (PAPPIUS u. GULATTI, 1963; PAPPIUS u. DAYES,1965) konnte gezeigt werden, daß das Trockengewicht der ödematösen Hirnrinde nur geringfügig abnimmt und Na-Verlust sowie K-Steigerung ebenfalls wesentlich geringer sind als im Marklager.

HIRANO (1969) konnte bei der Implantation von Kryptokokkenpolysacchariden in das Gehirn auch in der Hirnrinde eine Ausbreitung der elektronenmikroskopisch dichten Substanz in umschriebene kleine Räume feststellen und ähnliche Ergebnisse von KLEIHUES et al. (1966) und SCHLOTE (1967) bestätigen. Mit anderen, weniger traumatisierenden Methoden wurden gleiche Befunde erhoben (OLSSON u. HOSSMANN, 1970). Wegen der quantitativ geringen Ausdehnung der Räume bleibt die vornehmlich intrazelluläre Lokalisation in dem geringen Ausmaß des Rindenödems als Faktum bestehen.


*Marklager*

Eine der Hauptschwierigkeiten, eine endgültige Klärung der Widersprüche zwischen elektronenmikroskopischen und lichtoptischen Befunden beim Ödem zu erzielen, lag darin, daß die letzteren vornehmlich am Gewebe des Hemisphärenmarks erhoben worden waren, während die elektronenmikroskopischen Befunde sich auf Material stützen, das aus dem Kortex stammt. SHIMODA hatte schon 1961 mit elektronenmikroskopischen Methoden vergleichend sowohl die Rinde als auch das Mark untersucht. Seine Untersuchungen jedoch beschränkten sich auf perivaskuläre Gewebsabschnitte und zeigten keinen Unterschied zwischen der Ödemveränderung beider Gebiete. Weitere Arbeiten über das Ödem des Marklagers verschiedener Ursachen an Mensch und Tier haben deutlich gezeigt, daß es hier zu einer Ansammlung der Ödemflüssigkeit in den extrazellulären Räumen kommt (RAIMONDI et al., 1962; GONATAS et al., 1963; BEN SHMUEL, 1964; STRUCK u. UMBACH, 1964, SCHRÖDER u. WECHSLER, 1965; LEE u. BAKAY, 1966a u. b; CERVÓS-NAVARRO, 1967; WECHSLER et al. 1967). Diese Befunde lassen sich im herkömmlichen makro- und mikroskopischen Bild des Hirnödems einfügen und stehen nicht mehr im Widerspruch mit den chemischen Befunden im ödematösen Hirngewebe.

Über die Unterschiede gegenüber dem Rindenödem hinaus konnten die Untersuchungen im Marklager die verschiedenen ultrastrukturellen Merkmale, die das plasmatische bzw. eiweißreiche und seröse bzw. eiweißarme Ödem kennzeichnen und voneinander unterscheiden, herausstellen.

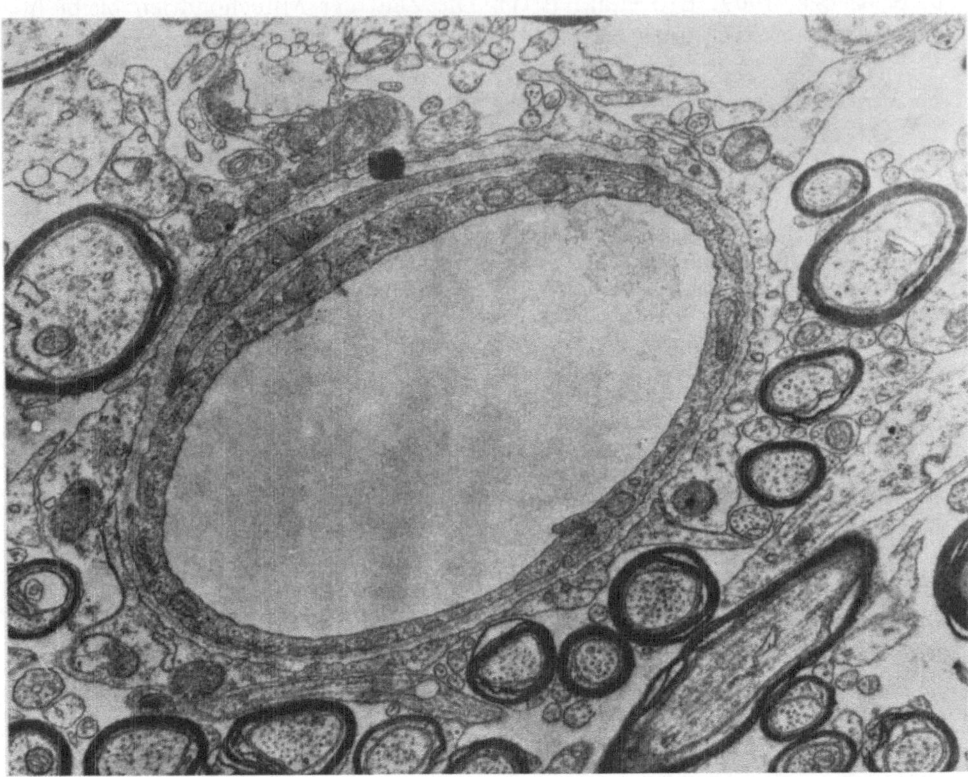

**Abb. 97.** Ratte. Marklager in der Umgebung des Stichkanals 4 Std nach intrazerebraler Injektion eines Kontrastmittels. Ausgeprägtes eiweißarmes posttraumatisches Ödem. Die perivaskuläre Gliascheide ist gut erhalten. × 20000

Unabhängig von der ödematogenen Ursache und den quantitativen Unterschieden handelt es sich bei dem *serösen Ödem* qualitativ im wesentlichen um einen Ödemtyp, der morphologisch durch konstante Merkmale gekennzeichnet ist:

*a) Erweiterung der extrazellulären Räume.* Sie ist in dem in OsO$_4$ unmittelbar fixierten Material ausgeprägter als in demjenigen, das zunächst einer Glutaraldehydfixierung unterzogen wurde (Abb. 97).

*b) Strukturarmut und Dielektronik des Inhalts* der extrazellulären Räume. Bei allen Fixierungsarten stellen sich die extrazellulären Räume in der Regel optisch leer dar, nur gelegentlich können sie vereinzelte Flocken inhomogen strukturierter feinfädiger Substanzen beinhalten.

*c) Erhaltung der histologischen Zusammenhänge* des Marklagers. Die extrazellulären Räume breiten sich zwischen den angrenzenden Strukturen aus, ungeachtet dessen, ob es sich um Myelinscheiden, unbemarkte Axone oder Gliafortsätze handelt. Dabei wird jedoch im Schnitt der histologische Aufbau des Marklagers erhalten, weil die extrazellulären Räume von zusammenhängenden Zellelementen umschlossen erscheinen.

*d) Erhaltung* des Konstruktionsprinzips *der perivaskulären Gliascheide.* Die erweiterten extrazellulären Räume reichen bis unmittelbar hinter die perivaskuläre Gliascheide; diese bleibt jedoch in ihrer Integrität bestehen (Abb. 97). Die extrazellulären Spalten, mit denen die das Gefäß umhüllenden Gliazellen aneinandergrenzen, sind nicht erweitert.

Das Vorhandensein von extrazellulären Räumen im normalen Marklager (s.S. 162) macht einerseits verständlich, daß sich hier auch das Ödem extrazellulär lokalisiert im Gegensatz zur Rinde, in der keine über die interzellulären Spalten hinausgehenden Räume vorhanden sind. Andererseits wird es eben dadurch schwieriger, ein leichtes Ödem, wie es in den Anfangsstadien zu erwarten ist, zu erfassen; denn das bloße Vorkommen von extrazellulären Räumen läßt nicht unbedingt auf das Vorhandensein eines Ödems schließen.

Erschwerend wirkt zusätzlich die Empfindlichkeit der extrazellulären Räume gegenüber den Präparationsmaßnahmen. Um diese Schwierigkeiten möglichst zu überwinden, wurden quantitative Auswertungen durchgeführt (CERVÓS-NAVARRO u. BERGEDER, 1969). Allerdings handelte es sich dabei um keine auf den gesamten extrazellulären Raum bezogene Messungen, weil nicht die extrazellulären Spalten, sondern nur die bei ihrem Auseinandergehen freiwerdenden Räume berücksichtigt wurden. Daher erbrachten sie keine absoluten, sondern nur relative Werte, die allerdings in den verschiedenen Objekten miteinander verglichen werden konnten. Ein wichtiges Imponderabilium kam dadurch hinzu, daß die quantitative Relation des zelligen Anteils zum extrazellulären Raum vom Durchmesser der im Schnitt erfaßten Zellfortsätze vor allem der Axone und ihrer Markscheiden abhängig ist. Trotzdem ließ sich bei genügender Anzahl von Bildern und konstanten präparatorischen Bedingungen das Vorhandensein auch eines leichten Ödems im Marklager durch quantitative Messungen deutlich erfassen.

Eine Sonderstellung unter den eiweißarmen Ödemen nimmt das durch Triäthylzinnintoxikation experimentell erzeugte Hirnödem ein, bei dem es zu einer starken Flüssigkeitszunahme in der weißen Substanz kommt, die in einer ausgeprägten porigen Auflockerung des Gewebes ihren Ausdruck findet. Die elektronenmikroskopische Untersuchung (ALEU et al., 1963) gab über die feinere Lokalisation der Flüssigkeitsvermehrung Aufschluß. Es fand sich eine geringgradige Schwellung der Astrozyten. Überraschenderweise hatten sich in den Markmänteln Abhebungen von Lamellen entwickelt, die z.T. große Blasen gebildet hatten. Bei höherer Auflösung ließ sich erkennen, daß diese Auftrennung des kompakten Markmantels in der Zwischenlinie abläuft. Es handelt sich also um das Wiederauftreten bzw. um die Ausweitung eines im Rahmen der Markscheidenentwicklung obliterierten extrazellulären Raumes. Bei Triäthylzinnödem ist festgestellt worden (ALEU et al., 1963; REED et al., 1964; BAKAY, 1965), daß neben der Zunahme des Wassergehaltes ein Anstieg des Natrium- und Chloridgehaltes, verbunden mit einer Abnahme des Kaliumgehaltes vorliegt. Letzterer Effekt wurde als Folge der Verdünnung des Kaliums in der Ödemflüssigkeit angesehen (BAKAY, 1965). Unbeschadet der Separation der Marklamellen im Bereich der Zwischenlinie, bei der es sich um die Ausweitung eines potentiell extrazellulären Raumes handelt, kommt es beim Triäthylzinnödem zu keiner Vergrößerung des als extrazellulären Raumes angesehenen Thiozyanatraumes (STREICHER, 1962). KATZMAN et al. (1963) sowie BAKAY (1965) stellten nach Applikation von mit radioaktivem Jod markiertem Serumalbumin bei Triäthylzinnödem keinen Übertritt von Albumin in das Gewebe fest.

Gegenüber dem serösen Ödem weist das *plasmatische Ödem* vor allem qualitative, aber auch quantitative Unterschiede auf. Hauptmerkmale des plasmatischen Ödems sind:

a) Sein Vorkommen nur in *Ödemen schweren Grades.* Das Gegenteil, d.h. daß eiweißarmes Transsudat nur beim leichten Ödem vorkommt, trifft nicht zu. Die quantitative Bestimmung des extrazellulären Raumes beim Vorhandensein eines plasmareichen Exsudates ergab in unseren Untersuchungen beim

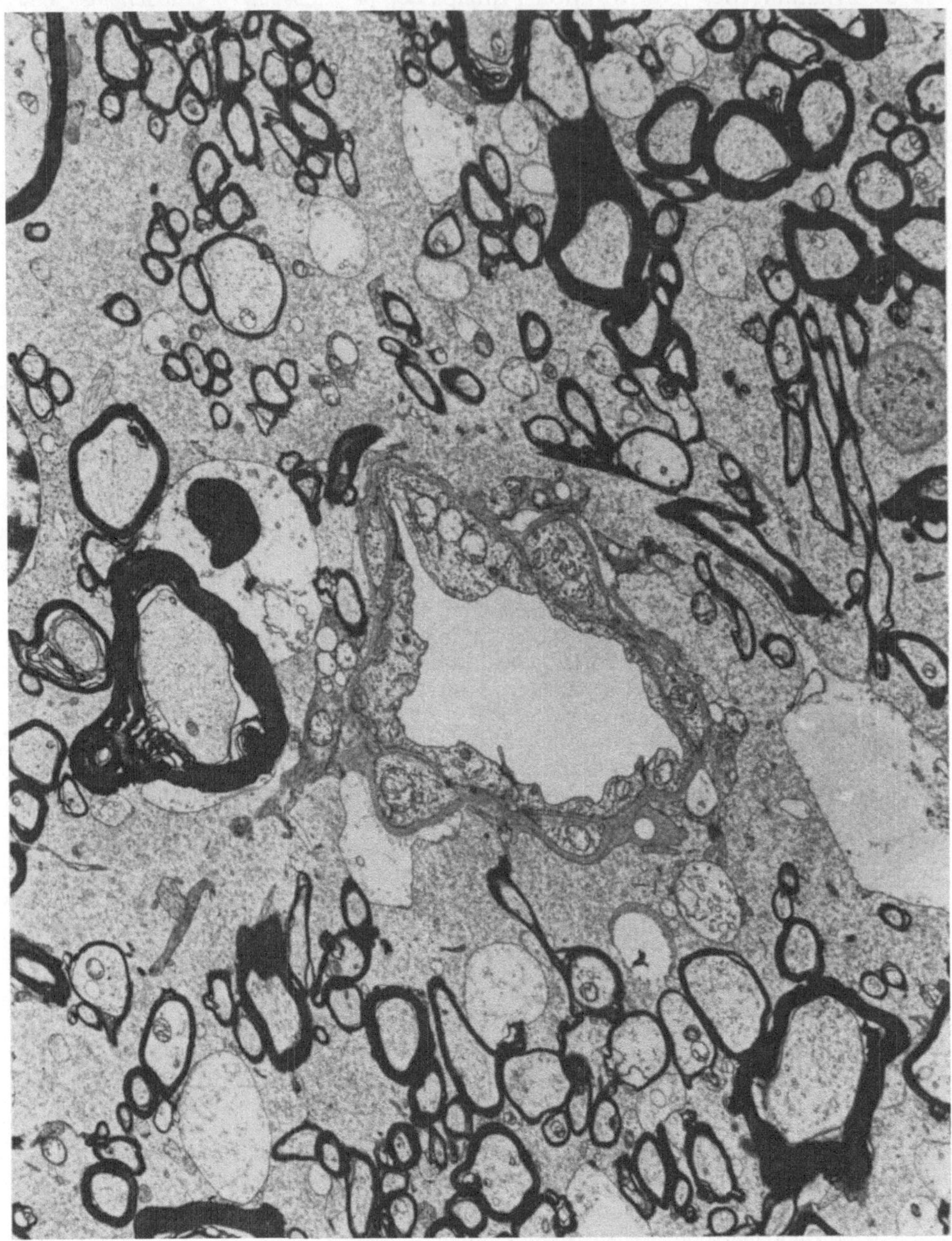

**Abb. 98.** Marklager im Parietalhirn des Affen 48 Std nach Röntgenbestrahlung (2 700 r). Eiweißreiches Exsudat in den stark erweiterten extrazellulären Räumen. × 5 000

Bestrahlungsödem eine maximale Ausbreitung von 46% (CERVÓS-NAVARRO und BERGEDER, 1969).

b) Die extrazellulären Räume erscheinen dicht angefüllt mit feinosmiophilem Material, das eine unregelmäßige Strukturierung nach Art des *geronnenen Eiwei-*

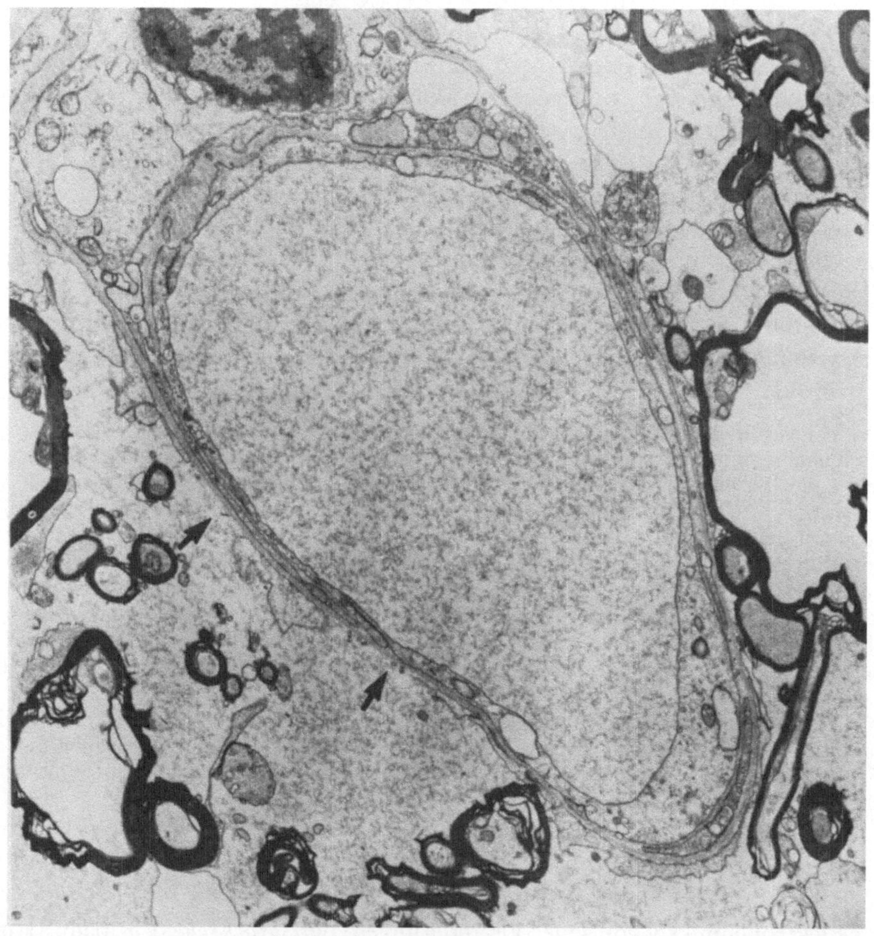

Abb. 99. Gleicher Fall wie in Abb. 98. Die perivaskuläre Gliascheide ist in weiten Strecken unterbrochen (*Pfeile*). ×20000

*ßes* erkennen läßt (Abb. 98). Man hat dadurch ein Negativ des Bildes des normalen oder leicht ödematösen Marklagers, bei dem gerade die extrazellulären Räume leer erscheinen.

c) Die erweiterten extrazellulären Räume führen zu einem *Verlust der histologischen Zusammenhänge* zwischen den Zellelementen, die nunmehr die extrazellulären Räume nicht wie üblich umschließen, sondern von ihnen umschlossen sind. Eine Reihe von Strukturen bildet einen deutlichen Widerstand vor der Auseinandertrennung durch die Ödemflüssigkeit: die Ependymschicht der Ventrikel bis auf umschriebene Stellen, die perivaskuläre Gliascheide und die Myelinlamellen, die mit wenigen Ausnahmen wie bei der Silbernitrat-Implantation selten voneinander getrennt werden (HIRANO u. DEMBITZER, 1967).

d) Merkmal des plasmareichen Ödems ist der *Zusammenbruch der perivaskulären Gliascheide*, die an vielen Stellen breite Breschen zeigt, obwohl sie streckenweise auffallend gut erhalten ist. An vielen Stellen grenzen die Basalmembranen der Hirnkapillaren unmittelbar an den extrazellulären Raum an (Abb. 99).

### d) Verhalten der Zellelemente

Die *Astrozyten* im ödematösen Marklager zeigen seltener als die der Rinde eine Schwellung des Zytoplasmas. Im akuten Stadium ist eine Astrozytenschwellung nur um einige Gefäße erkennbar (Abb. 96). Die Zunahme von Glykogengranula tritt demgegenüber in einer größeren Zahl von Astrozyten frühzeitig auf.

Die *Oligodendroglia* zeigt in verschiedenen Arten von Hirnödemen eine Erweiterung der Räume des endoplasmatischen Retikulums (SCHRÖDER u. WECHSLER, 1965; TANI u. EVANS, 1965b; LONG et al., 1966) bzw. der zirkumnuklearen Zisterne (SLUGA, 1967). Diese pathologischen Veränderungen entsprechen den beim Studium des Hirnödems lichtmikroskopisch gefundenen hydropischen Schwellungen. RAIMONDI, et al. (1962) fanden eine solche Erweiterung in den Astrozyten.

In unserem Kontrollmaterial fiel auf, daß eine Erweiterung des endoplasmatischen Retikulums, und zwar sowohl in der Makro- als auch in der Oligodendroglia vorhanden sein kann. Sie hängt stark von der Präparation ab und kommt bei Glutaraldehyd- viel seltener als bei $OsO_4$-Fixierung vor (CERVÓS-NAVARRO u. BERGEDER, 1969). Es ist deswegen auch hier schwierig, präparationsbedingte und ödematöse Veränderungen auseinanderzuhalten. Nur im Rückbildungsstadium des extrazellulären Ödems, 6 Tage nach der Bestrahlung, konnten wir bei zahlreichen glialen Elementen eine so massive Erweiterung des endoplasmatischen Retikulums feststellen, daß sie sich von den artefiziellen Veränderungen deutlich abhebt. Wir waren jedoch auch hier nicht imstande, wesentliche Unterschiede zwischen dem Verhalten der endoplasmatischen Räume in den verschiedenen Gliaarten festzustellen. Lediglich wegen des selteneren Vorkommens von endoplasmatischem Retikulum in dem von Filamenten durchsetzten Zytoplasma der Astrozyten fiel bei diesen Zellen die Erweiterung der endoplasmatischen Räume weniger auf. LONG et al. (1966) haben auch auf das Fehlen wesentlicher Veränderungen der Oligodendroglia in bioptisch gewonnenem menschlichen Hirngewebe bei Ödem hingewiesen.

*Markscheiden*

Elektronenmikroskopische Veränderungen der *Markscheiden* beim Hirnödem wurden von früheren Autoren beschrieben (SCHRÖDER u. WECHSLER, 1965; TANI u. EVANS, 1965b). Die Markscheiden zeigen im Längsschnitt oft eine umschriebene und ausgedehnte Erweiterung und im Querschnitt eine konzentrische Anordnung ein und derselben Anzahl von Myelinlamellen. Die Möglichkeit, daß die zugeführten verschiedenen ödematogenen Läsionen verantwortlich für diese Myelinveränderungen sind, ist nicht ausgeschlossen. Auf alle Fälle ist man überrascht, bei schweren Ödemen mit beträchtlicher Erweiterung des extrazellulären Raumes, die in späteren Arbeiten beschrieben wurden (DAVID et al., 1967; CERVÓS-NAVARRO u. BERGEDER, 1969), auch bei plasmatischem Exsudat keine Veränderungen der Markscheiden zu finden (Abb. 98). Ein Teil der in früheren Arbeiten gezeigten Veränderungen soll als Artefakt aufgefaßt werden, da bei gut erhaltenem Material und optimalen Präparationsmethoden sich die Markscheiden mit Ausnahme des Ödems nach Triaethylzinn-Intoxikation und in geringerem Maße bei der Silbernitrat-Implantation weitgehend unversehrt zeigen (HIRANO, 1969). Das elektronenmikroskopisch feststellbare Verhalten der Markscheiden weicht damit von dem herkömmlichen lichtmikroskopischen Bild ab, das letztere sollte als Äquivalentbild bewertet werden, das durch das schwere Eindringen der Fixierungsflüssigkeit im ödematösen Gebiet zustande kommt.

*Axonale Veränderungen* finden sich bei manchen der experimentell erzeugten Hirnödemformen (RAIMONDI et al., 1962; SCHRÖDER u. WECHSLER, 1965; LAMPERT et al., 1967). TANI und EVANS (1965b) haben sie beschrieben und wegen ihres Vorkommens bei verschiedenartigen Prozessen, vor allem bei der Wallerschen Degeneration, als unspezifische Reaktion des Axons auf die Schädigung bewertet.

### e) Verhalten der Gefäße

Die *Schwellung der Endothelzellen,* die in vielen Kapillaren bei $OsO_4$-Fixierung mit und ohne ödematöse Veränderungen auftritt, wird in Material, das in Glutaraldehyd fixiert wurde, äußerst selten beobachtet. Unter den experimentell erzeugten und elektronenmikroskopisch untersuchten Ödemen ist die Schwellung der Endothelzellen vor allem bei der einseitigen Karotisunterbindung und der darauffolgenden CO-Vergiftung beobachtet worden (COLMANT, 1967). In diesem Modell spielt jedoch die Hypoxie und nicht das Ödem die pathogenetisch primäre Rolle. Über die *pinozytotische Tätigkeit* des Gefäßendothels im ödematösen Marklager sind die elektronenmikroskopischen Urteile der Literatur uneinheitlich.

Um die Befunde zu erörtern, muß man zunächst zwischen Makro- und Mikropinozytose unterscheiden. Die erste wird oft nicht als Pinozytose, sondern als Vakuolisierung des Endothels bezeichnet. In unseren Bildern konnten wir jedoch erkennen, daß die Vakuolen zumindest zum Teil durch einen Mechanismus der Pinozytose entstehen. In bioptisch gewonnenen menschlichen ödematösen Hirngewebsproben (LONG et al., 1966) und bei der Bleienzephalopathie neugeborener Ratten (LAMPERT, et al., 1967) ist eine solche Vakuolisierung beschrieben worden. Wir konnten sie gelegentlich finden, und zwar vornehmlich in Gehirnen von Tieren, die 6 und 24 Std nach UV-Bestrahlung untersucht wurden (Abb. 100).
Die Zunahme der kleineren Pinozytosebläschen wird von einigen Autoren gar nicht erwähnt, während andere ausdrücklich darauf hinweisen, daß die Veränderungen an den Endothelzellen fehlen. LEE und BAKAY (1967) fanden eine starke Pinozytose der Endothelien innerhalb von ödematös veränderten Gebieten nach Kälteeinwirkung auf das Gehirn. RAIMONDI et al. (1962) beschrieben sie als erste Manifestation der Ödembildung, während SCHRÖDER und WECHSLER (1965) nur in den Spätstadien des traumatisch bedingten Hirnödems eine Steigerung der Pinozytose beobachten konnten.

Ein Teil der Widersprüche ist auf die großen Schwankungen in der Zahl der pinozytotischen Bläschen zurückzuführen, die zwischen verschiedenen Gefäßen desselben Objektes und sogar zwischen benachbarten Abschnitten eines Gefäßes vorkommen. Unter Berücksichtigung der Tatsache, daß die Gefäße des Nervensystems im normalen Zustand auffallend geringe Pinozytose zeigen (s.S. 170), konnte eine Zunahme der pinozytotischen Bläschen in Gefäßen des ödematösen Marklagers festgestellt werden (RAIMONDI, 1964; TANI u. EVANS, 1965a, CERVÓS-NAVARRO, 1967; LONG et al., 1967; CERVÓS-NAVARRO u. BERGEDER, 1969).
Veränderungen der *dichten Schlußleisten* zwischen den Endothelzellen bei Hirnödemen wurden bis jetzt nicht nachgewiesen. Nach Ergebnissen über die osmotische Öffnung der Bluthirnschranke (RAPORORT, 1970 u. 1973; BRIGHTMAN et al., 1973) ist für die Bildung eiweißreichen Exsudates im ZNS ein solcher Mechanismus mit Öffnung der Schlußleisten möglich.

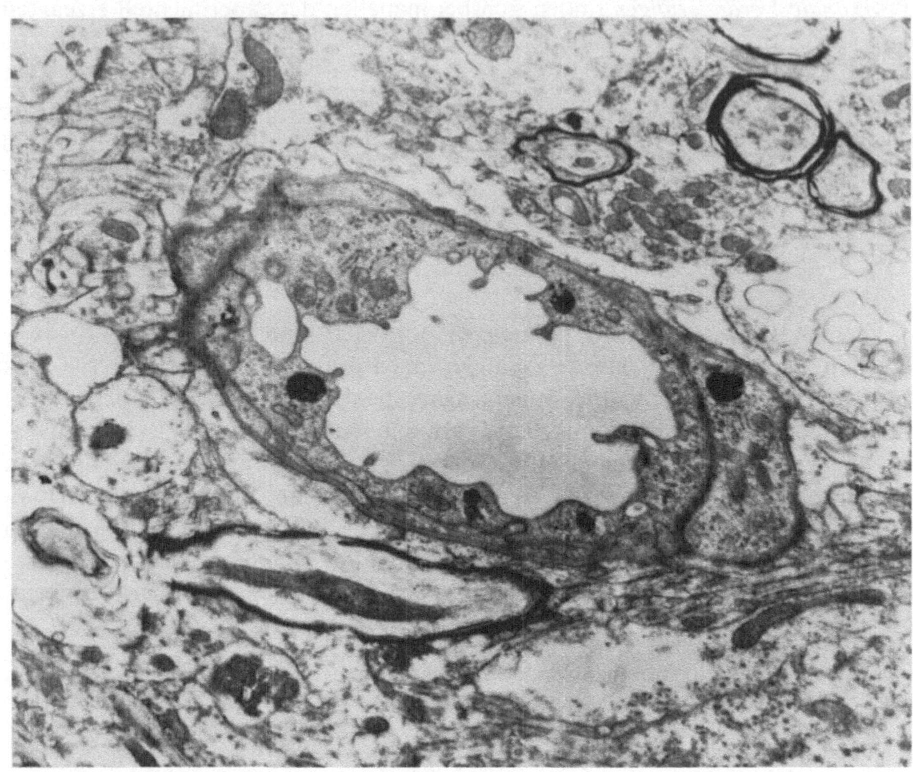

**Abb. 100.** Parietalhirn der Katze. Kapillare 48 Std nach Ultraviolettbestrahlung; 30 min vor dem Tod Verabreichung von Meerrettich-Peroxidase. Makrovakuolisierung des Endothels. × 5000

## f) Biochemie und Histochemie

ELLIOT und JASPER (1949) stellten durch Bestimmung des Trockengewichtes einer oder beider Hirnhemisphären des Kaninchens eine *Zunahme des Wassergehaltes* beim Ödem fest. Diese Abnahme des Trockengewichts pro Volumeneinheit ist später von anderen Autoren bei verschiedenen experimentellen Hirnödemen bestätigt worden. Sie wurde im Marklager schon 3 Std nach der Kälteläsion festgestellt und erreicht ihr Maximum 48 Std danach (PAPPIUS u. GULATTI, 1963; PAPPIUS et al., 1967). Parallel dazu kommt es zu einem *Anstieg der Na$^+$- und Abnahme der K$^+$-Ionen.* Nach REULEN (1963) ließen die Messungen den Schluß zu, daß zwischen Natrium- und Wasservermehrung im geschwollenen Gehirn eine funktionelle Beziehung besteht, daß sich Na$^+$ zunächst im Astrogliaraum ansammelt, dem dann aus osmotischen Gründen das Wasser nachfolgt. Die relative Verteilung von Elektrolyten in den zellulären Räumen und im extrazellulären Raum des ZNS ist allerdings nicht genau bekannt, so daß PAPPIUS (1974) die Veränderung des Na$^+$- und K$^+$-Gehaltes für die Folge der Extravasation einer Flüssigkeit mit gleichem Elektrolyt-Gehalt wie das Blutplasma hält. Eine Ausnahme hierzu stellt das hypoosmolare Ödem dar, bei dem neben einer Zunahme des Wassergehaltes kaum Veränderungen des $Na^+$- und $K^+$-Gehaltes vorhanden sind.

In der Hirnrinde sind sowohl die Zunahme des Wassers als auch der $Na^+$-Anstieg und $K^+$-Abnahme nur in geringerem Grade festzustellen. HERZOG et al. (1965) fanden beim perifokalen Hirnödem in der Umgebung intrazerebraler Tumoren, daß die Gewebsschwellung in der grauen Substanz vornehmlich nicht mit erheblicher Wasservermehrung einhergeht. Dementsprechend waren das Verhältnis $Na^+/K^+$-Ionen und der Sulfatraum nur leicht verändert.

KLATZO et al. (1958) fanden bei der elektrophoretischen Analyse der Proteine in dem ödematösen Marklager — verglichen mit dem normalen Marklager — eine *Zunahme der gesamten Proteine.* Ähnliche Ergebnisse wurden durch HAUSER et al. (1963) ermittelt. CLASEN et al. (1967) haben die Ödemflüssigkeit in der Umgebung der Kälteläsion durch Zentrifugation isoliert. Verglichen mit dem Serum zeigt die Flüssigkeit eine verminderte Konzentration von $Na^+$ und Chlorid sowie Albuminen und die gleiche Konzentration von Beta- und Gamma-Globulinen sowie eine Zunahme der Alpha-Globuline und $K^+$. Sie führen die Zunahme des Alpha-Globulins auf eine Erhöhung des Inhaltes an Glykoprotein und die PAS-Positivität in bestimmten Ödemformen auf diese zurück. In einer Untersuchung menschlichen Materials mit trägerfreier Elektrophorese konnte KIYOTA (1959) in Extrakten von menschlichen ödematösen Geweben eine Zunahme der Albumin- und Alpha-Globulin-Fraktionen beweisen. In der Stärke-Gel-Elektrophorese fand CUMINGS (1961) ebenfalls eine Zunahme der Albumine sowie der Gamma-Globuline und eine zusätzliche, nicht identifizierte Proteinfraktion.

*Histochemische Untersuchungen* über das Hirnödem konnten bei den verschiedenen experimentellen Ödem-Modellen kein einheitlich konstantes Ergebnis aufweisen. MIQUEL und HAYMAKER (1967) fanden bei dem durch UV-Bestrahlung hervorgerufenen Hirnödem eine Ansammlung von PAS-positivem Material im Marklager. CAZZULLO et al. (1967) fanden demgegenüber nur eine leichte PAS-Positivität, vor allem in der Nähe der Gefäße, aber eine sehr starke Positivität der Alzianblau-Färbung, die auf das Vorhandensein von B-Chondroitin-Sulfat oder Heparin-ähnlichen Substanzen hinweist. Bei der Kälteläsion zeigen die Gliazellen des ödematösen Marklagers eine Zunahme der Aktivität der Glutamindehydrogenase, der DPN-Diaphorase und der Alpha-Glyzerophosphatdehydrogenase (RUBINSTEIN et al., 1962). 2 Std nach Einsetzen eines subduralen Ballons, d.h. noch vor Beginn der Ödementwicklung, finden GROMEK et al. (1973) eine starke Erhöhung der Fettsäuren und Minderung der $NAD^+$-ATP-Aktivität im Katzenhirn.

Nach zytochemischen Untersuchungen von TORACK (1965) beruht die TET-Wirkung auf der Hemmung einer $Na^+$-abhängigen ATPase, ein Befund, der von anderen nicht bestätigt werden konnten. Die von ZEMAN und KALSBECK (1967) beschriebenen Aktivitätsverluste der 5-Nukleotidase bei der TET-Vergiftung ist eine Folge der letzteren und steht mit dem Begleitödem in keiner kausalen Beziehung.

### g) Folgen des Hirnödems

Die *akuten Folgen* des Hirnödems fallen nach einem bestimmten Schweregrad mit denen des intrakraniellen Hochdrucksyndroms zusammen. Wenn es sich um einen asymmetrischen lokalen Ödemprozeß handelt, finden wir die Massenverschiebungen wie in den übrigen intrakraniellen raumfordernden Prozessen. Die pathologische Anatomie des Hirndrucks wird diesbezüglich im Zusammenhang mit den Tumorerkrankungen des Nervensystems in einem anderen Abschnitt behandelt (STOCHDORPH). Bei den Ödemen schwersten Grades kann der intrakranielle Druck höher als der Perfusionsdruck steigen und damit zu einem Durchblutungsstop führen. Die Folgen für das Hirnparenchym werden dann in erster Linie von der Ischämie geprägt SCHOLZ (1949) hatte schon auf die Schwierigkeit hingewiesen, die hypoxischen Schäden des Hirnparenchyms von den Folgen des Ödems abzugrenzen. Dies ist vor allem schwierig, weil die Ischämie zu dem Zusammenbruch der Bluthirnschranke führt und damit zum Ödem, und gleichzeitig das Ödem zur Ischämie führen kann. Er konnte allerdings feststellen, daß für die Nervenzellen und Nervenfasern die Folgen der Ischämie schwerwiegender waren als die des Ödems.

Ein *banales* Hirnödem kann wieder rasch verschwinden oder nur geringe Spuren hinterlassen (PETERS u. SELBACH, 1943). Andererseits können die Gewebsveränderungen als Folge des Ödems schon frühzeitig in Erscheinung treten (SCHÜRMANN, 1936; GREENFIELD, 1947). JACOB (1947) bezeichnete sie als Ödemnekrose. ZÜLCH (1967) fand eine vollständige Zerstörung des Marklagers im Ödembereich vier Tage nach Schußverletzung.

Bei den *chronischen Folgen* müssen die unmittelbaren, in erster Linie von dem Ödem verursachten Veränderungen, und die mittelbaren Folgen, bei denen ödematöse zusammen mit hypoxischen Veränderungen vorkommen, unterschieden werden. Eine Unterscheidung der Folgen eines schon zurückgebildeten Hirnödems gegenüber einem langandauernden chronischen Hirnödem ist ohne Kenntnis der ödematogenen Prozesse und der Anamnese schwierig. Das gleiche gilt zum Teil auch für das chronisch rezidivierende Ödem, dessen Veränderungen sowohl Ausdruck eines letzten ödematösen Schubes als auch Folgen vorheriger Schübe darstellen.

Die Veränderungen, die auf das Ödem zurückzuführen sind, bestehen vor allem in einer Degeneration des Marklagers. *Makroskopisch* zeigt sich das degenerierte Marklager erweicht und zieht sich bei der Schnittfläche etwas zurück, zeigt eine leicht graue Verfärbung und manchmal zystische Beschaffenheit (Abb. 101). Gelegentlich breiten sich die Marklagerveränderungen von einem alten Rindenprellungsherd, Blutungsherd, Erweichungsherd, Tumor oder Abszeß aus. In vielen Fällen jedoch sind die Veränderungen diffus verbreitet und bilateral, ohne daß ältere fokale Veränderungen vorhanden sind. In der Mehrzahl dieser Fälle kann man eine Hochdruckanamnese feststellen oder sie anhand von Herz- und Nierenveränderungen vermuten. Eine Korrelation zwischen der Schwere der Hirnveränderungen und der Höhe des Blutdrucks konnte FEIGIN (1967) nicht beweisen.

*Mikroskopisch* zeigen die ödemgeschädigten Gebiete spongiöse Auflockerung und fallen bei Myelinfärbungen durch ihre Blässe auf; dabei werden die U-Fasern häufig verschont (FEIGIN u. POPOFF, 1963). Die Myelinscheiden sind z.T. zugrundegegangen, aber mit Ausnahme der ausgesprochen zystischen Areale bleiben immer einige übrig, die kaum Veränderungen zeigen. Die Axone sind auch zahlenmäßig vermindert, aber weniger betroffen als die Myelinscheiden,

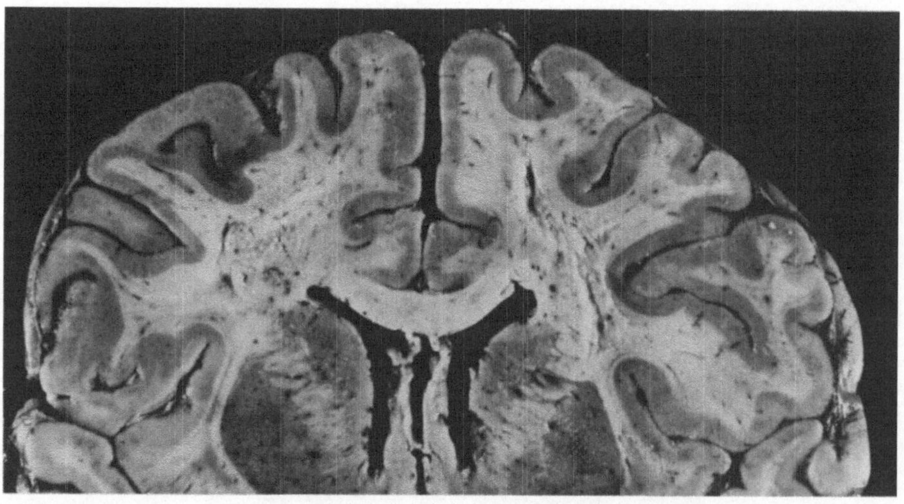

**Abb. 101.** 40jähriger Patient. Schädelhirntrauma 16 Tage vor dem Tod. Marklagerdegeneration als Folge des Ödems

mit Ausnahme wiederum der zystisch degenerierten Areale, bei denen sie vollständig verschwunden sind. Die Oligodendrogliazellen sind zahlenmäßig vermindert entsprechend des Myelinverlustes. Die Astrozyten zeigen eine je nach Grad des ursprünglichen Ödems und des Myelinverlustes mehr oder weniger starke Proliferation fibrillärer Elemente (Abb. 102). KLATZO et al. (1958) konnten eine fibrilläre Gliose im Marklager 1 Monat nach lokaler Einfrierung des Gehirns feststellen. Bei nahezu intaktem Myelin kann man eine starke fibrilläre Gliose (Van Bogaerts „dissociation glio-myélinique") feststellen. Selten auch dann, wenn der Myelinverlust sehr stark war, werden mikrogliale Phagozyten gesichtet. Nur in Fällen, bei denen der Prozeß noch aktiv ist, sind einige Mikrogliazellen erkennbar.

Die Wände von einigen kleinen Gefäßen sind verbreitert und hyalinisiert. Ob es sich dabei um Folgen des Ödems oder des häufig bei diesen Patienten vorhandenen Hochdrucks handelt, ist z.Z. noch umstritten. Veränderungen bis zur völligen Auflösung des Gefäßes schildert ZÜLCH (1953) im Anschluß an ein hochgradig entzündliches Ödem (Steckschußkanal). JACOB (1947) beschreibt beim chronisch rezidivierenden Hirnödem erhebliche proliferative Vorgänge an bindegwebigen Bälkchen und Maschenwerk der Virchow-Robinschen Räume. Das Maschenwerk ist durch Neubildung von Bindegewebsfibrillen in ein klein- und vielmaschiges Netz verwandelt, das sich am deutlichsten mit Silberimprägnation darstellen läßt. Sie sind dort ausgeprägt zu finden, wo bereits ein mehr oder weniger diffuser Markzerfall eingesetzt hat. Vor allem aber fällt auf, daß die Gefäßveränderungen in der Regel innerhalb der Markkegel der Windungen (und hier besonders im Bereich der oberen Frontalwindungen) — also in den sog. ödembereiten Bezirken (JABUREK, 1936) — einsetzen. JACOB (1947) vergleicht die Vorgänge am Gefäßbindegewebe beim chronischen Hirnödem mit der Stauungsinduration des Bindegewebes im übrigen Körper.

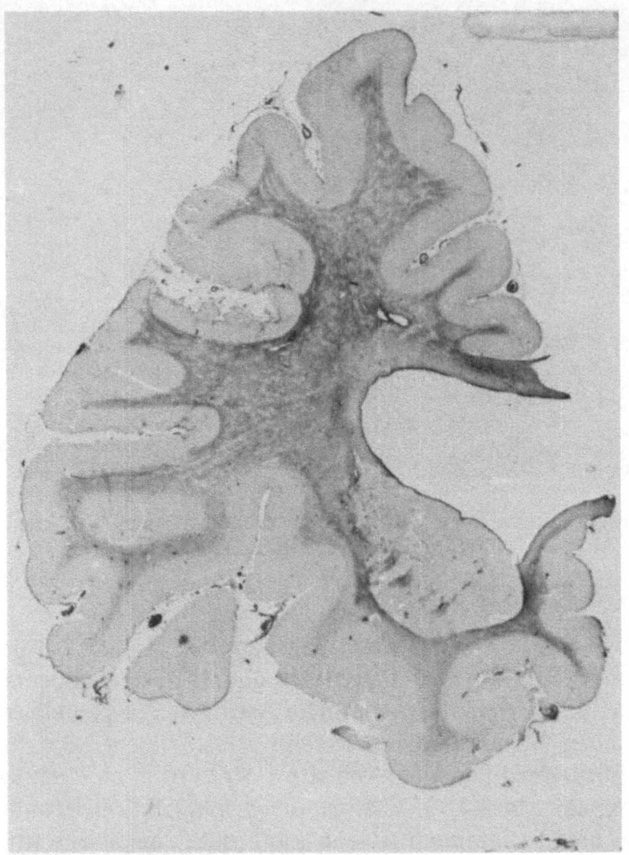

**Abb. 102.** 48jähriger Patient. Schädelhirntrauma 6 Monate vor dem Tod. Starke Proliferation der fibrillären Astroglia als Ödemfolge. Holzer. × 15

Elektronenmikroskopische Untersuchungen der Veränderungen des Hirngewebes als chronische Folge des Ödems wurden bis jetzt mit Ausnahme der hypertensiven Enzephalopathie (s.S. 326), bei der das Ödem eine große pathogenetische Rolle spielt, nicht durchgeführt.

In der Mehrzahl der Arbeiten in der lichtmikroskopischen Aera wurde keine genaue Abgrenzung gezogen zwischen der vor allem durch Auflösung des Myelins als Folge des Ödems entstandenen spongiösen Auflockerung des Gewebes und den ätiopathogenetisch uneinheitlichen Gewebsbildern, die unter dem Status spongiosus subsumiert wurden. Die Astroglia- und Oligodendrogliaschwellung sowie die Ballonierung des Myelins und der Axone beim akuten Stadium des Hirnödems wurde von JACOB (1967) als Pseudostatus spongiosus bezeichnet, während es sich nach ihm bei der Auflösung des Myelins um einen echten Status spongiosus handeln soll.

## Status spongiosus

Der Status spongiosus kann Folge und Symptom multipler, ätiopathogenetisch gänzlich differenter Prozesse sein, unter denen an erster Stelle diverse Störungen der Schrankenfunktion zu nennen sind, weiterhin reaktive Gewebsveränderungen und entzündliche Gewebs-alterationen. Darüber hinaus ist der histopathologische Hauptbefund in den spongiösen Dystrophien als primäre Erkrankung des Neuropils bzw. des Markscheidenkomplexes aufzufassen.

Die „dyshorische" Genese des Status spongiosus hat breiten Raum in den pathogenetischen Überlegungen gehabt. BIELSCHOWSKY (1912), HALLERVORDEN (1939, 1957), HALLERVORDEN und MEYER (1956) und EICKE (1957) stellten den Status spongiosus in den Mittelpunkt des „histologischen Komplexes einer serösen Durchtränkung" durch Permeabilitätsstörungen bzw. als einen Restzustand nach Ödem. EICKE (1957) vermutete auch toxische Gefäßwandschäden als Ursache der in vielen Fällen von Status spongiosus zu beobachtenden Endothel- und Gefäßproliferationen. HALLERVORDEN und MEYER (1956) sowie ULE (1967) machten darauf aufmerksam, daß die spongioformen Veränderungen nicht an Gefäßversorgungsgebiete gebunden seien und erklärten die häufig lokalisatorische Bevorzugung bestimmter Rindenschichten mechanisch. Das Ödem sammle sich dort, wo die Gewebsstruktur den geringsten mechanischen Widerstand erwarten lasse, z.B. in der schon physiologischerweise locker texturierten dritten Rindenschicht. Eine ähnliche „hydrodynamische" Theorie wurde durch GULLOTTA (1968a u. b) vertreten. Die Flüssigkeit verlasse die Blutbahn an den Stellen, die unter physiologischen Bedingungen einer Bluthirnschranke ermangeln (Epiphyse und Subkommissuralorgan, Area postrema, Taenia rhombencephali, Crista supraoptica), um sich dann faseranatomischen Gegebenheiten und unterschiedlichen Dichteverhältnissen diverser Kerngebiete folgend, auszubreiten. Hierdurch erkläre sich auch die Lokalisation mancher Herde fern von Orten nicht existenter Bluthirnschranken.

SCHOLZ (1949) hielt wie auch GRUNER (1956), PENTSCHEW (1958), PENTSCHEW et al. (1966), SEITELBERGER (1967) die Wernickesche Enzephalopathie, die als Prototyp der spongiösen Dystrophie gelten kann, für das Paradygma einer dyshorischen Enzephalopathie. MCMENEMY (1963) möchte jedem Status spongiosus gleich welcher Ätiologie, den Mechanismus einer dyshorischen Enzephalopathie unterstellen. Die vermutete Ödemgenese wurde von manchen Autoren bereits in der Namensgebung bestimmter spongiöser Hirnprozesse ausgedrückt. MEYER (1950) sprach von einer „Ödemkrankheit des frühen Kindesalters" wie auch HENN et al. (1965). Gemeint ist offensichtlich der Morbus Canavan, die „spongy degeneration of the brain in infancy v. Bogaert-Bertrandt". JONES und NEVINE (1954) bezeichneten die präsenile, subakute senile Enzephalopathie des Heidenhain-Nevine-Syndroms als „subacute vascular encephalopathy".

Die Elektronenmikroskopie hat wesentliches zur Klärung der Mehrzahl der spongiösen Dystrophien beigetragen (s. Kapitel über degenerative und metabolische Prozesse des Nervensystems). Demnach sind ödematöse Veränderungen als Folge von Störungen der Bluthirnschranke als pathogenetisch wichtiger Faktor in diesen Erkrankungen nicht anzunehmen (KOLKMANN, 1969).

## h) Ätiologie

Die Hirnödemforschung wird besonders dadurch erschwert, daß die Untersuchungsmethoden, welche die wichtigste Information über Entstehung und Entwicklung des Hirnödems liefern, beim Menschen nicht oder nur zum Teil anwendbar sind. Daher ist man auf experimentelle Modelle angewiesen, die nur z.T. mit den in der Humanpathologie vorkommenden Hirnödemen vergleichbar sind. Aufgrund ihrer Vielfalt erlauben sie jedoch eine Extrapolation auf fast alle für das Hirnödem beim Menschen in Frage kommenden Ursachen.

Das Hirnödem ist eine Reaktion des Hirngewebes auf viele Arten von Eingriffen und Erkrankungen. Es kommt als Komplikation einer Vielzahl neurologischer und auch bei einer Reihe von Erkrankungen der übrigen Organe vor.

Die krankhaften Zustände, bei denen eine ödematogene Wirkung auf das Gehirn bewiesen bzw. diskutiert wurde, lassen sich in folgenden Gruppen zusammenfassen.

## *Traumatisches Ödem*

Darunter fallen alle Arten von Hirntraumen sowie das intra- und postoperative Hirnödem. Bei dem intraoperativen Hirnödem handelt es sich um ein traumatisches Hirnödem, das meistens dem präoperativ bestehenden Ödem anderer Ursache (Tumor, Abszeß, Blutung usw.) sowie dem durch Narkose herbeigeführten Ödem aufgepropft wird.

Die Narkose mit flüchtigen Narkotika wie Äther und Zyklopropan führt zu einem Hirnödem, das sogar experimentell von LUSE und HARRIES (1960) als Modell gebraucht wurde. Dies führt zu besonderer Vorsicht bei der Bewertung experimenteller Modelle, bei denen eine Narkose mit flüchtigen Substanzen durchgeführt wurde.

Ein besonderer Fall des intraoperativen Ödems ist die akute Expansion des Hirngewebes, die in jeder Phase der Operation auftreten kann. Es wurde unter verschiedenen Bezeichnungen wie „akutes Ödem", „aktives Ödem", „expansive Hirnschwellung" (LAZORTHES u. CAMPAN, 1974) oder „Inflation" (ELLIOT u. JASPERS, 1949) beschrieben. Die äußerst schnelle Entwicklung des Vorganges, die starke Hyperämie, die mit bloßem Auge beobachtet werden kann, die fehlende Wirkung der hyperosmolaren Substanzen und der schnelle Rückgang bei der Herbeiführung einer hyperventilatorischen Alkalose lassen eher auf einen hämodynamischen Prozeß mit Zunahme des Blutvolumens als auf eine Ansammlung von Ödemflüssigkeit schließen (s.S. 93).

Das postoperative Ödem, das für die Mehrzahl der „Krisen am dritten Tag" (LAZORTHES u. CAMPAN, 1963) verantwortlich ist, hat durch die Fortschritte der neurochirurgischen Technik an Bedeutung verloren, bleibt aber gefürchtete postoperative Komplikation.

Experimentelle Modelle, die dem traumatischen Hirnödem beim Menschen entsprechen, werden durch Erzeugung verschiedener Läsionen herbeigeführt: Ablatio eines Hirnlappens (PAPPIUS u. GULATTI, 1963), Stabwunde (SCHRÖDER u. WECHSLER, 1965), Stoßtraumen bei geschlossen bleibender Schädelkapsel (HOFMANN u. REULEN, 1963; RINDER u. OLSSON, 1968), Erfrierung (CLASEN et al., 1958; KLATZO et al., 1958; PAPPIUS u. GULATTI, 1963; BAKAY u. HAQUE, 1964).

In allen Modellen findet die Extravasation der Ödemflüssigkeit im traumatisierten Hirngebiet statt und breitet sich von dort vor allem im Marklager aus (BAKAY, 1960; KLATZO et al., 1967). Indikatoren verschiedener Molekulargewichte breiten sich von der traumatisierten Stelle mit gleicher Geschwindigkeit aus, so daß eine „bulk"-Bewegung angenommen werden muß (KLATZO et al., 1967). Geschwindigkeit und Ausdehnung der Ödemflüssigkeit werden durch hämodynamische Faktoren beeinflußt (NAKATA et al., 1968).

Alle durch irgendeine Art Traumatisierung des Gehirns erzeugten Ödeme weisen einheitliche chemische und morphologische Veränderungen der ödematösen Gebiete auf. Da die Mehrzahl der Ödemmodelle in diese Gruppe gehört, sind die Veränderungen als repräsentativ für den vasogenen Ödemtyp von KLATZO angesehen worden. Die morphologischen Veränderungen entsprechen denen, die für das Ödem im allgemeinen beschrieben wurden.

## Postangiographisches Ödem

Eine Verschlechterung des klinischen Bildes bei manchen Patienten nach der zerebralen Angiographie ist in der Hauptsache auf die Bildung eines Hirnödems zurückzuführen. Das akute Eintreten spricht für eine hämodynamisch bedingte Volumenzunahme wegen einer exzessiven Vasodilatation. Dazu kommt eine Zunahme der Durchlässigkeit der Gefäßwand für Proteine, deren Pathogenese nicht endgültig geklärt werden konnte. Neben Erythrozytenaggregation (SOBIN et al., 1959; KUTT et al., 1966; MURPHY, 1973) wird eine unmittelbare Gefäßtoxizität (GONSETTE u. ANDRÉ-BALISAUX, 1967; HARRIS, 1967) angenommen. Beim vorgeschädigten Gefäßsystem ist die vasotoxische Wirkung des Kontrastmittels besonders deutlich (SCHNEIDER et al., 1974).

## Peritumorales Hirnödem

Das peritumorale Hirnödem ist nahezu ein konstantes Phänomen, auch wenn nach Art des Tumors große quantitative Unterschiede bestehen. Um Meningeome und Astrozytome ist es gering, demgegenüber stark um Glioblastome und Metastasen. JABUREK (1936) hatte schon diesbezüglich zwischen „ödempositiven" und „ödemnegativen" Hirntumoren unterschieden. Die akute Kompression des umgebenden Hirngewebes ist ebenfalls der primär zum Ödem führende Faktor bei der Massenblutung, die sich bezüglich ihrer ödematogenen Wirkung als raumfordernder Prozeß verhält. Die Untersuchung des Trockengewichtes sowie quantitative Messungen von Natrium und Kalium zeigen bezüglich der Ödemflüssigkeit, daß die peritumoralen Ödeme den traumatischen ähneln (PAPPIUS, 1974).

Die Pathogenese ist nicht gesichert. Ein ischämischer Mechanismus wegen lokaler Kompression oder Umleitung des Blutes zum Tumor wird von LAZORTHES (1969) angenommen. Ein Verlust der Autoregulation um die Tumoren wurde nachgewiesen (WÜLLENWEBER, 1965; CRONQUIST u. LUNDBERG, 1968; PALVOLGYI, 1968). Diese Vasoparalyse kann sowohl auf die Ischämie als auch auf die hypothetische Produktion von vasotoxischen Substanzen bei dem Tumor zurückgeführt werden. Die Permeabilität der Hirntumoren für intravitale Farbstoffe und radioaktive Isotopen wurde intensiv untersucht (MOORE et al., 1949; SVIEN u. JOHNSON, 1951; BAKAY, 1969; MEALY, 1974), aber die Ergebnisse lassen eine systematische pathogenetische Erklärung noch nicht zu.

Im Tierexperiment wurde das peritumorale Ödem von ALEU et al. (1963) und HERZOG et al. (1965) untersucht. Experimentell erzeugte Ödeme durch Implantation von expandierbaren Stiften (GONATAS et al., 1963; HAUSER et al., 1963; KATZMAN et al., 1964), Aufblasen von epidural eingesetzten Ballons (ISHII et al., 1959; RAIMONDI et al., 1962; CUTLER et al., 1964) entsprechen annähernd einer solchen Situation wie der beim peritumoralen Hirnödem.

## Hypoxie und Ischämie

Die Assoziation von Hirnödem und Hypoxie ist immer wieder postuliert worden (HOFF u. JELLINGER, 1967; STEINBEREITNER, 1967; PRUSINER u. WOLFSON, 1968). Die dabei angeführten histopathologischen Befunde — Erweiterung der perivaskulären und perizellulären Räume – wurden häufig als Artefakt bezeichnet. NORRIS und PAPPIUS (1970) konnten bei der Hypoxie mit oder ohne Hyperkapnie kein Hirnödem bei der Katze nachweisen. Sie kamen zu dem Schluß, daß weder klinisch noch experimentell ein stichhaltiger Nachweis erbracht werden konnte, daß Hypoxie zum Ödem führt. Allerdings haben SPECTOR (1961) sowie HILLS und SPECTOR (1963) eine Flüssigkeitsaufnahme bei Hypoxie, die etwa 4 Std nach der Schädigung beginnt und nach 19–25 Std ihren Höhepunkt erreicht, festgestellt. Außerdem hat COLMANT (1965) bei sehr exakten morphologischen Untersuchungen und ausreichenden Kontrollen ödematöse Veränderungen nach Hypoxie beschrieben. Bei dem *ischämischen Infarkt* kommt es zunächst zu einer anoxischen Phase mit entsprechender Störung der Bluthirnschranke, die sich in der folgenden vasodilatorischen Phase (LASSEN, 1967) in einer Ödembildung manifestiert (SHAW et al., 1959; NG u. NIMMANNITYA, 1970; O'BRIEN et al., 1974; HARRISON et al., 1975; MCHEDLISHVILI et al., 1979; FUJIMOTO et al., 1977). Experimentelle Tierversuche mit Senkung der Blutzufuhr zum gesamten Gehirn konnten keinen eindeutigen Beweis erbringen, daß im Hirngewebe eine Änderung der Wasser- oder Elektrolyt-Verteilung vorkommt (FEINDEL et al., 1967; NORRIS et al., 1971; SHIBATA et al., 1974). Demgegenüber führt eine *komplette Ischämie* von 10–60 min zu einer schnellen Zunahme des Wasser- und Natrium-Gehaltes in der Hirnrinde und einer Abnahme des Kaliums (TOWER, 1967; BOURKE et al., 1970; TERAURA et al., 1972; WEST u. MATSON, 1972). SHIBATA et al. (1974) zeigten histologisch, daß es sich dabei um eine massive Nekrose handelt. Die Veränderungen im Marklager kamen mit einer zeitlichen Latenz und sind Folge der Ausbreitung von Ödemflüssigkeit von der kortikalen Nekrose ins Marklager (SHIBATA et al., 1974). Die Veränderungen der Hirnrinde führte PAPPIUS (1974) auf eine Nekrose und nicht auf ein Ödem zurück, während das spätere Ödem im Marklager demjenigen entspricht, das sich bei traumatisch herbeigeführten Läsionen der Hirnrinde bildet. O'BRIEN et al. (1974) konnten nach lokaler Ischämie ein Ödem auch in der Kontralateralseite nachweisen.

*Zentraler venöser Hochdruck*

Die Steigerung des zentralen venösen Druckes mit der darauffolgenden selbständigen Steigerung des intrakapillaren Druckes führt nicht zu einer relevanten Zunahme der transkapillaren Wasserfiltration (CUYPERS et al., 1976). Sie kann aber über den Weg der kapillaren Blutungen zu einer Ödembildung führen bzw. als ein zusätzlicher ödematogener Faktor bei einem lädierten Hirngewebe wirken.

In dem durch Ligatur des Sinus sagittalis bei Katzen hierbeigeführten Ödem des parasagittalen Marklagers (ZÜLCH, 1967) waren im gleichen Gebiet die typischen Ringblutungen zu finden. Darüber hinaus ist die Manipulation des Sinus sagittalis ausreichend, um ein traumatisches Ödem zu erzeugen. WESTLAKE und KAYE (1954) sowie HARRISON und LIEBOW (1952) stellten eine Erhöhung des intrakraniellen Druckes bei Emphysem bzw. Lungenödem fest. LAZORTHES und CAMPAN (1963) führten dies auf ein Ödem durch Stase wegen der Behinderung des venösen Abflusses zurück. In der Tat aber handelt es sich um eine Erhöhung des intrakraniellen Druckes, um den venösen Druck auszugleichen, aber ohne Zunahme der interstitiellen Flüssigkeit, d.h. alle Druckparameter erhöhen sich gleichzeitig, um das Gleichgewicht beizubehalten (MATAKAS et al., 1976).

### Arterieller Hochdruck

Das vor allem in der französischen Schule postulierte Hirnödem bei arteriellem Hochdruck (ALAJOUANINE u. HORNET, 1939; ALAJOUANINE, 1947; GERAUD et al., 1963) wird bezüglich seines Vorkommens bzw. seiner Relevanz im Gesamtbild der hypertensiven Enzephalopathie (s.S. 326) in Frage gestellt (LAZORTHES u. CAMPAN, 1974).

Das Vorkommen von klinisch-neuropathologischen Symptomen bei akuter Erhöhung des arteriellen Blutdruckes ist in der Klinik gut bekannt. Sie wurden bei der hypertonischen Krise, bei der Eklampsie, bei den Phäochromozytomen und bei dem essentiellen Hochdruck beschrieben (OPPENHEIMER u. FISHBERG, 1928; CLARKE u. MURPHY, 1956; HUDSON u. HYLAND, 1958; MEYER et al., 1960; TYLER u. DAWSON, 1961; ZIEGLER et al., 1965). ADAMS (1958) fand in der Mehrzahl der sezierten Fälle von hypertensiver Enzephalopathie makroskopische Zeichen des Hirnödems. Trotzdem sprachen die Sektionsbefunde mit Hyperämie und diffus verteilten Mikroblutungen mehr für das Vorhandensein von vasomotorischen Störungen als für ein Ödem.

Bei experimentellen Versuchen mit plötzlicher Steigerung des systolischen Blutdruckes war der Durchtritt zirkulierender Protein-Indikatoren schon nach 10 min festzustellen (JOHANSSON et al., 1970; JOHANSSON, 1974). Die kurze Zeit sowie die Lokalisation der Extravasate ausschließlich in der grauen Substanz lassen wegen des Fehlens von Trockengewichtsbestimmungen ein Ödem nicht mit Sicherheit annehmen. Auch hier wie bei dem venösen Hochdruck ist allerdings eine Rolle als mitwirkender Faktor anzunehmen (BLOMSTRAND et al., 1975).

### Lymphatisches Ödem

Nach der Unterbindung der Lymphgefäße und Lymphknoten des Halses bei Hunden konnten FÖLDI et al. (1963) ein Ödem der Pia mater und des Gehirnes nachweisen. Bei 16 Hunden, deren Gehirne 8–10 Tage nach der Unterbindung untersucht wurden, zeigte sich makroskopisch ein diffuses und symmetrisches Hirnödem mit Abflachung der Gyri und Ausfüllung der Sulci. Bei 9 Tieren fand sich darüber hinaus ein Hydrocephalus internus. Zwischen der Schwere des sichtbaren Ödems der Weichteile des Halses einerseits und des Hirnödems andererseits war keinerlei Korrelation festzustellen. Das Stratum molecularis der Hirnrinde war aufgelockert. Am stärksten waren die ödematösen Veränderungen im Marklager, bei dem sich breitere Gebiete aufgelockerter Beschaffenheit, die mit geschwollenen Axonen durchzogen waren, fanden. Das lymphatische Ödem ist bis jetzt wenig erforscht worden.

### Hypoosmolares Hirnödem

Es kommt in der Klinik in einer Reihe von Erkrankungen innersekretorischer Organe vor, die durch Änderung in der Kortikosteroidsekretion zu Störungen des Wasser-Elektrolytgleichgewichts führen. Experimentell konnte ein Hirnödem durch Infusion von Wasser bis 32% des Körpergewichtes herbeigeführt werden (ELLIOT u. JASPER, 1949; STERN, 1959; LUSE u. HARRIS, 1961; HERSCHKOWITZ et al., 1965; VAN HARREVELD et al., 1966; WASTERLAIN u. POSNER, 1968; WASTERLAIN u. TORACK, 1968). Schnelle Hämodialyse mit Erzeugung eines osmotischen Gradienten zwischen Plasma und Hirngewebe (PAPPIUS et al., 1967) führte bei 50% der dialysierten Tiere zu einem kortikalen Ödem und bei 75% zu einem Ödem des Marklagers (Dysäquilibrium Syndrom).

Die biochemischen Merkmale des hypoosmolaren Ödems sind dadurch gekennzeichnet, daß die Zunahme des Wassergehaltes nahezu gleich in der Rinde wie im Marklager ist. Neben der Schwellung der Astrozyten, sowohl in der Rinde als auch im Marklager, sind die extrazellulären Räume des letzteren erweitert (WASTERLAIN u. TORACK, 1968). Natrium und Kalium verändern sich kaum, so daß die hinzugekommene Flüssigkeit keine signifikanten Elektrolyte beinhaltet und das Ergebnis von einer Umverteilung von Wasser wegen der osmotischen Gradienz zwischen Plasma und Hirngewebe ist. Als weiteres Merkmal ist das Fehlen einer Durchlässigkeit der Bluthirnschranke gegenüber den üblichen intravitalen Farbstoffen hervorzuheben. Daß es sich dabei allerdings nicht um eine passive Wasserdiffusion handeln kann, zeigt sich einmal durch die Unterschiede in der Wasseraufnahme vom Gehirn gegenüber anderen Organen wie Leber und Muskel, die einen höheren prozentualen Anteil an Wasser aufnehmen (WASTERLAIN u. POSNER, 1968). Zum anderen werden nicht alle zellulären Elemente im Nervengewebe gleichmäßig von der Wasserintoxikation betroffen, wie es zu erwarten wäre, wenn es sich um eine passive Diffusion handeln würde, sondern sowohl Nervenzellen als auch Oligodendroglia bleiben ausgespart.

*Bestrahlungsödem*

Seit ionisierende Strahlen zur Behandlung von Hirntumoren verwendet werden, ist klinischerseits wiederholt auf das Vorkommen eines Hirnödems als Folge der Bestrahlung hingewiesen worden (ROUSSY et al., 1924; BECLERE, 1926; BALDUZZI, 1926; MARBURG u. SGALITZER, 1930; CUTLER et al., 1936). Auch der pathologische Befund zeigt bei Patienten, die nur wenige Stunden nach der Bestrahlung starben, oft das Vorhandensein eines Hirnödems (MARBURG u. SGALITZER, 1930), das allerdings sowohl Folge der Bestrahlung als auch Begleitsymptom des Hirntumors sein kann.

Das Verhalten der Bluthirnschranke bei verschiedenen Arten der Bestrahlung wurde von mehreren Autoren beschrieben (LARSSON, 1960; KLATZO et al., 1961; JANSSEN et al., 1962; VAN DYKE et al., 1962). Demgegenüber wurde das Bestrahlungsödem als tierexperimentelles Modell selten angewandt. CERVÓS-NAVARRO (1967) sowie CERVÓS-NAVARRO und BERGEDER (1969) hatten das Hirnödem nach Anwendung ionisierender Strahlen, MIQUEL und HAYMAKER (1967) auch nach Anwendung von UV-Strahlen untersucht. Elektronenmikroskopisch wurden bei mit gleicher Dosierung behandelten Tieren sowohl seröse als auch plasmatische Hirnödeme beobachtet (CERVÓS-NAVARRO et al., 1969). Bei den UV-Strahlen handelt es sich um ein traumatisches Ödem mit einer minimalen Nekrose (FERSZT et al., 1978a, b; SASAKI et al., 1977).

## Entzündliches Ödem

In der allgemeinen Pathologie werden nur diejenigen ausgetretenen Flüssigkeiten als Ödem bezeichnet, die einen geringen Eiweißgehalt haben und von dem Exsudat mit hohem Eiweißgehalt abgegrenzt werden. In der Regel besteht nur im zentralen Gebiet des eigentlichen Entzündungsherdes eine Transsudation von Exsudatcharakter und im peripherer gelegenen Gebiet ein Ödem. Der Unterschied zwischen beiden ist nicht grundsätzlich, im wesentlichen nur graduell, weil die Gefäßwandirritation in einiger Entfernung vom eigentlichen Herdzentrum geringer ist. Daher nennt man das entzündliche Ödem auch kollaterales („an den Seiten mitlaufendes") Ödem, ein Vorgang, welcher den eigentlichen entzündlichen Exsudationsprozeß nur begleitet. Im ZNS kommt ein kollaterales Ödem in allen akuten Meningoenzephalitiden vor. Das Ödem um die Hirnabszesse ist in der Regel viel ausgeprägter als das peritumorale Ödem, daher ist auch hier ein zusätzlicher entzündlich-toxischer pathogenetischer Faktor anzunehmen. Entzündlich-toxische Ödem-Modelle wurden durch intrazerebral appliziertes Diphtherie-Toxin (KLEIHUES et al., 1966) und Kryptokokkenpolysaccharide (GONATAS et al., 1963; HIRANO et al., 1964) sowie experimentell-allergische Enzephalomyelitis (HIRANO et al., 1970) herbeigeführt. Die ultrastrukturellen Merkmale entsprechen denen des traumatischen Ödems. Keines dieser Modelle läßt allerdings einen einwandfreien Vergleich mit den Meningoenzephalitiden oder mit den Hirnabszessen der Humanpathologie zu.


## Toxisches Hirnödem

Der Hauptweg, auf welchem Gifte und Arzneistoffe ins Zentralorgan gelangen können, ist der Weg über die Bluthirnschranke. Normalerweise sind nur eine begrenzte Anzahl von Giften und Arzneimitteln imstande, sie zu passieren. Der toxischen Einwirkung muß daher eine Störung der Schranke und damit der unbehinderte Austritt von Ödemflüssigkeit vorhergehen. In der Mehrzahl der Intoxikationen kann ein Hirnödem vorkommen. Die *Bleienzephalopathie* sowohl des Kleinkindes (KONOWALOW, 1940; WIEDEMANN, 1942; MARSDEN u. WILSON, 1955) als auch in einem Teil der akuten Fälle bei Erwachsenen (PENTSCHEW, 1958) geht mit Ödemen einher. In der *Salvarsan-Enzephalopathie* ist das Hirnödem der konstanteste Befund (PETERS, 1947 u. 1949). In der akuten *Äthylalkoholvergiftung*, vor allem bei Kindern, kann ein Hirnödem die einzige Veränderung im ZNS darstellen (ELBEL, 1940; PRIEVARA, 1941). Bei der *Methylalkoholvergiftung* ist zumindest ein leichtes Hirnödem konstant vorhanden (ORTHNER, 1950). Ein Hirnödem ist in der akuten *Kohlenmonoxidvergiftung* in der Regel nicht vorhanden, demgegenüber läßt die Lokalisation der Veränderungen im Marklager bei Fällen mit intervallärem Verlauf auf eine ödematöse Pathogenese schließen (JACOB, 1939; EROS u. PRIESTMAN, 1942; HOPF, 1952; STAUFFER, 1951). Ähnliche Befunde wurden tierexperimentell bei den dem Kohlenmonoxid nahe verwandten Vergiftungen mit *Blausäure* beobachtet (JERVIS, 1937; HURST, 1940). Bei den *Porphyrien* wurde ein ausgeprägtes Hirnödem häufig beschrieben (GROGG, 1951; PAARMAN, 1954; HIERONS, 1955).

Eine besondere Bedeutung wegen der pathogenetischen Überlegungen kommt den organischen Zinnverbindungen zu. Während bei der in der Humanpathologie wegen der Massenintoxikation von 1954 in Frankreich bekannten *Diaethylzinnvergiftung* lediglich ein herkömmliches Ödem des Marklagers mit Erweiterung des extrazellulären Raumes festgestellt wurde (KOLKMANN u. ULE, 1967), führt die *Triaethylzinnvergiftung* zu den ihr eigentümlichen Veränderungen (s.S. 189). Es besteht jedoch dabei weder eine Erweiterung der extrazellulären Räume noch eine Verbindung mit den Myelinvakuolen (HIRANO, 1969).

### *Hirnödem bei Erkrankung anderer Organe*

Die dramatischen neurologischen Symptome bei akutem *Nierenversagen* werden auf das Hirnödem zurückgeführt (VOLHARD, 1931; HECHST, 1932; BODECHTEL u. ERBSLÖH, 1958). In 90% der Fälle mit akuter oder terminaler Niereninsuffizienz haben wir schon makroskopisch ein Ödem festgestellt. Es fehlt nur bei älteren Patienten mit Hirnatrophie. Aber auch hier konnte mikroskopisch ein perivaskuläres eiweißreiches Exsudat nachgewiesen werden. LAZORTHES und CAMPAN (1974) geben für dieses Ödem eine ausschließlich intrazelluläre Lokalisation an. Demgegenüber wurden von BODECHTEL und ERBSLÖH (1958) Zeichen größerer Schrankenstörungen mit großer Regelmäßigkeit festgestellt. Ähnliche klinische Bilder wurden im Laufe der Hämodialyse beobachtet. Dabei handelt es sich meistens um reversible Vorgänge.

Die bei dem Nierenversagen beschriebenen Krisen kommen auch bei Patienten mit Morbus Addison vor, bei denen JEFFERSON (1956) Zeichen eines Hirnödems feststellen konnte. Die Langzeitbehandlung mit *Kortikoiden*, vor allem bei Kindern, soll durch den gleichen Mechanismus zum Hirnödem führen. Während bei der Eklampsie der Hochdruck eine größere Rolle als das Hirnödem spielen soll, wird gegen den vierten Monat der *Schwangerschaft* ohne das Vorhandensein einer Nierenerkrankung das Vorkommen von Hirnödemen beschrieben. Es handelt sich dabei um hypoosmolare Ödeme wegen der Veränderung im Wasser-Elektrolyt-Gleichgewicht.

Ebenfalls auf eine endokrine Ätiologie sind die Hirnödeme zurückzuführen, die bei Patienten, insbesondere Frauen, mit Adipositas vorkommen (SAHS u. JOYNT, 1956; BARRAQUER-BORDAS u. LÓPEZ-BATTILLORI, 1959).

Bei Kindern beschrieben REYE et al. (1963) ein hepatozerebrales Syndrom; Veränderungen im Ammoniak- und Fettsäurestoffwechsel inszenieren bei Vorliegen noch unreifer Vaskularisation eine hochgradig ödematöse Enzephalopathie (POLLAK, 1974).

### i) Pathogenese

#### *Ödembildung*

Die Erkennung der in der Bildung des Hirnödems wirkenden pathogenetischen Faktoren wird dadurch besonders erschwert, daß in der Mehrzahl der ödematogenen Ursachen mehrere Faktoren gleichzeitig oder hintereinander wirken, des öfteren nach Art eines Circulus vitiosus. Dabei ist es sehr schwierig, einen bestimmten Faktor mit Sicherheit auszuschließen, anzunehmen bzw. ihm eine Priorität in der Ödembildung zuzusprechen. Die Frage, ob Wasser und

Salz vom Gefäß ins Nervengewebe simultan austreten oder eines der beiden vorangeht und das andere nach sich zieht, ist nicht geklärt. Die Möglichkeit, daß eine Umverteilung von $Na^+$-Ionen zwischen den verschiedenen Kompartimenten innerhalb des Nervengewebes stattfindet, haben IGNELZI u. KIRSCH (1978) für das ischämische Ödem plausibel gemacht. Eine weitere Frage, die sich beim eiweißarmen Ödem stellt, ist es, ob ihm eine Störung der Bluthirnschranke zugrundeliegt. Eine Schwierigkeit liegt darin, daß die klassischen Indikatoren für den Beweis von Störungen der Bluthirnschranke — mit oder ohne Fluoreszenzmikroskopie — auf eine Bindung des Farbstoffes mit Protein angewiesen sind und der reine Flüssigkeitsaustritt durch diese Substanzen nicht darstellbar ist (CLASEN u. PANDOLFI, 1970). Dies hat dazu geführt, daß Störungen der Bluthirnschranke nur dann angenommen wurden, wenn sie für Eiweiß durchlässig ist.

Aufgrund des Vorhandenseins bzw. Fehlens einer Durchlässigkeit der Bluthirnschranke für Eiweiß hat KLATZO (1967) die Hirnödeme in *vasogene* und *zytotoxische* eingeteilt. Diese Einteilung setzte sich sehr schnell durch und führte im Verlauf einiger Jahre zu einer gemeinsamen Nomenklatur in der experimentellen Ödemforschung. Allerdings kommen in der menschlichen Pathologie reine Ödemtypen, vor allem die sog. zytotoxischen Ödeme, kaum vor. Darüber hinaus ist eine ätiopathogenetische Einteilung in vasogene und zytotoxische Ödeme nicht möglich. Das Vorkommen von serösen und plasmatischen Hirnödemen bei verschiedenen Tieren nach der Bestrahlung spricht ebenfalls gegen eine pathogenetisch grundverschiedene Einteilung in vasogene und toxische Ödeme.

Die Herkunft der Flüssigkeit in den Markvakuolen der TET-Intoxikation und INH-Enzephalopathie ist trotz vieler Untersuchungen (s.S. 189) rätselhaft geblieben. Da die Aufnahme von $^{24}Na^+$ im Vergleich zu anderen experimentellen zerebralen Ödemformen erniedrigt ist, wurde ein verzögerter Ionenaustauschmechanismus angenommen, die Na-Ionen würden in den Myelinvakuolen festgehalten. Diese Vermutung konnte durch ultrastrukturelle Untersuchungen von HIRANO (1969) untermauert werden. Die Tatsache, daß die ultrastrukturellen Veränderungen denjenigen der spongiösen Dystrophien entsprechen (KOLKMANN, 1969), läßt deren Ausgliederung aus der Gruppe der Hirnödeme als zweckmäßig erscheinen. Ähnliche Überlegungen sollten bei den durch 6-Aminonikotinamide und 2,4 Dinitrophenol-Intoxikation herbeigeführten Veränderungen gelten.

Bei der Wasser-Intoxikation ist die Wasserzunahme im Nervengewebe geringer als in Muskel und Leber (WASTERLEIN u. POSNER, 1968). Demnach bestehen für das Wasser in der Bluthirnschranke selektive Permeabilitätsverhältnisse und nicht ein einfacher Diffusionsvorgang (RAICHLE et al., 1976a, b, 1977). Die Gradientunterschiede zwischen Plasma und Hirngewebe bei der Wasser-Intoxikation sollten nicht als eine primäre Veränderung der Zellelemente des Nervengewebes und damit als zytotoxisch angesehen werden, weil dieser Gradient sich zuerst gegenüber den extrazellulären Räumen einstellt, die vor allem im Marklager, aber auch in der Rinde vorhanden sind und dadurch für die freie Bewegung von Wasser und Ionen ausreichen. Dies wird durch die Tatsache bestätigt, daß in diesem Ödemtyp die extrazellulären Räume des Marklagers erweitert sind.

Ein Schrankenmechanismus für anorganische Ionen ist — auch wenn nicht geklärt — doch existent. Nach der Hypothese von TSCHIRGI (1958 u. 1960) sollte er analog zu der Funktion des proximalen Nierentubulus von der Aktivität der Karboanhydrase abhängig sein. Auf jeden Fall kann eine Störung dieses Mechanismus mit Zunahme des Ionentransportes durch das Endothel mit entsprechender Zunahme des Wassers im Nervengewebe ohne eine Durchlässigkeit für Plasmaeiweiß postuliert werden. Daher ist die Zuordnung des hypoosmolaren Ödems mit dem Hinweis auf das Fehlen von Veränderungen der Bluthirnschranke unter die zytotoxischen Ödeme (KLATZO, 1967) nicht stichhaltig.

Die wichtigste und häufigste Ursache eines pathologischen Austrittes von Flüssigkeit und Eiweiß mit Ödembildung ist die Gefäßwandschädigung mit Beeinträchtigung der Bluthirnschranke. Bei Zusammenbruch der Bluthirnschranke wird die Ausbreitung des Hirnödems durch den hydrostatischen Druck des systemischen Blutdruckes erklärt (KLATZO, 1967). Die postulierten metabolischen Störungen des Hirngewebes mit Beeinträchtigung des $Na^+$- bzw. $K^+$-Ionen Transportes durch die glialen Zellmembranen sind nicht erforderlich und konnten bis jetzt nicht nachgewiesen werden (PAPPIUS, 1974).

### Gewebsschaden

Von den verschiedenen Gewebseinwirkungen des Ödems sind besonders die Verlängerung des Diffusionsweges und eine Kompression der Kapillaren diskutiert worden. Aufgrund des erhöhten Gewebsdruckes wurde eine Reduktion des Kapillarradius bis zum Kollaps angenommen. Die Relevanz eines solchen Mechanismus ist nach neuen Untersuchungen (BALDY-MOULINIER u. HUMEAU, 1974; CERVÓS-NAVARRO,1974) anzuzweifeln (s.S. 135).

Wenn man von den vereinfachten Verhältnissen beim Kroghschen Gewebszylinder ausgeht, so ist sowohl bei der Astrozytenschwellung als auch bei einer extrazellulären Flüssigkeitsvermehrung mit einer Änderung des Kapillarbestandes zu rechnen. Dies kann zu einem Absinken der Sauerstoffkonzentration im Gewebe führen. Zusätzliche komplizierende Faktoren, die eine venöse Stauungshypoxie bzw. eine Verlangsamung der Blutzirkulation verursachen, können auch eine Rolle spielen.

Trotz der wechselseitigen Beziehungen zwischen Hypoxie bzw. Ischämie und Ödem im Sinne eines Circulus vitiosus stellt die Hypoxie keinen wesentlichen Faktor in der Pathogenese der Ödemfolgen dar. Dies ist aus der Tatsache erkennbar, daß die Nervenzellen, die besonders empfindlich gegenüber der Hypoxie sind, von den Folgen des Ödems weitgehend ausgespart bleiben. Demgegenüber ist die Myelinscheide gegenüber dem Ödem besonders anfällig und die Entmarkung stellt die häufigste und ubiquitäre Folge des Hirnödems dar. Die Annahme liegt nahe, daß dabei u.a. mechanische Faktoren eine Rolle spielen. Durch das Auseinanderdrängen der zytologischen Elemente werden die Verbindungen der Myelinscheiden mit dem Zellkörper der Oligodendroglia leicht zerrissen und führen dadurch zu einem Untergang der Myelinscheide.

### Ödemrückbildung

Anhand elektronenmikroskopischer und morphologischer Untersuchungen des Marklagers bestrahlter Affen wurde der zeitliche Ablauf des Bestrahlungsödems festgestellt (Cervós-Navarro, 1970). Man erkennt 6 Std nach der Bestrahlung eine Zunahme der extrazellulären Räume, die nach 48 Std ihr Maximum erreicht und nach 6 Tagen verschwunden ist. Die Befunde entsprachen trotz geringer Abweichungen im wesentlichen den Ergebnissen der Autoren, die mit anderen Methoden den zeitlichen Ablauf des Bestrahlungsödems im ZNS bestimmt haben (Ross et al., 1954).

Bemerkenswert ist besonders, daß akute Ödeme anderer Ätiologien einen annähernd ähnlichen zeitlichen Ablauf bezüglich der Entwicklung des Ödems zeigen (Klatzo et al., 1958; Gonatas et al., 1963; Cutler et al., 1964; Brenner, 1967).

Gemeinsamer Nenner aller dieser ödemerzeugenden Methoden ist, daß es sich dabei immer um eine einmalige Wirkung auf das Gehirn handelt. Allerdings unterscheiden sie sich voneinander nicht nur kausal, sondern z.T. auch formalgenetisch. Man erzeugt nämlich bei der Mehrzahl von ihnen im Gegensatz zum Bestrahlungsödem durch exogene Einwirkungen (Trauma, Kälte, Druck, Silbernitrat usw.) eine umschriebene Nekrose von Hirnsubstanz, von wo aus sich das Ödem in das umliegende Marklager ausbreitet. Um so auffälliger ist, daß trotz dieser Unterschiede Bildung und Rückbildung der verschiedenen Hirnödeme in ähnlichen Zeitabschnitten erfolgen. Gegen die Möglichkeit, daß dieses Intervall notwendig für die Bildung eines maximalen Ödems sei, spricht die Tatsache, daß, wenn das Ödem nicht Folge einer einmaligen, sondern einer permanenten Einwirkung ist (z.B. Tumor, Abszeß usw.), es die ausgesprochene Tendenz hat, sich weiter innerhalb des Marklagers, häufig auch über den Balken in die andere Hemisphäre auszudehnen. In den erwähnten experimentellen Ödemen dagegen wird eine bestimmte Ausbreitung erreicht, die häufig — vor allem bei größeren Tieren — nicht einmal die ganze Hemisphäre einnimmt; d.h. daß das Ödem seinen Höhepunkt erreicht, bevor sich ein absolutes Maximum entwickelt hat.

Die Ingangsetzung von ödemausgleichenden Mechanismen konnte noch nicht nachgewiesen werden. Pappius (1974) verglich die mögliche Rolle der Astrozyten als derjenigen Zellen, die sich an der Aufräumung des Ödems beteiligen, mit dem Verhalten der Zellen des Gastrointestinaltraktes und der Nierentubuli, die durch einen aktiven Transport von hochmolekularen Substanzen eine Umverteilung von Flüssigkeit gegen einen Konzentrationsgradienten herbeiführen. Abgesehen davon, daß für diese Hypothese kein Nachweis erbracht werden konnte, sollte eine Umverteilung innerhalb des Hirngewebes nicht einer Reabsorption der exzessiven Ödemflüssigkeit gleichgestellt werden.

Die Gefäße stellen sich als einzige Struktur dar, die für die Herstellung normaler Verhältnisse im Wasser- bzw. Elektrolyt- und Eiweißhaushalt der ödematös veränderten Marklager in Frage kommen. Daß es sich hierbei nicht nur um eine per exclusionem anzunehmende Gegebenheit handelt, läßt sich aus den in der Frage der Bluthirnschranke vorgebrachten Ergebnissen schließen. Ein zwingender Beweiß für diese Hypothese ist morphologisch nocht nicht erbracht worden, was nicht zuletzt dadurch bedingt ist, daß bei einer Erhöhung der Durchlässigkeit der Endothelzellen die Richtung, in die sich der Stofftransport bewegt, nicht ohne weiteres festzustellen ist (Cervós-Navarro, 1964). Die Zunahme der Pinozytose im Kapillarendothel der ödematös veränderten Hirnareale (RAIMONDI et al., 1962; TANI u. EVANS, 1965a; LONG et al., 1966; LIERSE u. FRANKE, 1967) wird immer in Beziehung zur Ödembildung, aber nicht zu ihrer Rückbildung gebracht.

Wichtig in diesem Zusammenhang ist die Feststellung von BAXTER (1966), daß die enzymatische Schranke im Endothel der Hirngefäße nach beiden Seiten undurchlässig ist. Demgegenüber fanden KATZMAN et al. (1968), daß der Austausch von Kationen ($K^+$, $Ca^{++}$ und $Mg^{++}$) vom Liquor zum Blut unmittelbar von dem Konzentrationsgradienten abhängt. Der Resorptionsweg von den perivaskulären Räumen zum Subarachnoidalraum und von dort wieder ins Blut sollte eine wichtige Rolle für die Rückbildung des Ödems spielen. Dafür sprechen auch die elektronenmikroskopischen Befunde bei Spätstadien des Ödems (CERVÓS-NAVARRO et al., 1976). Dabei muß unterschieden werden zwischen der Rückresorption der Ödemflüssigkeit und der des extravasierten Eiweißes. Die gewebliche Struktur läßt auch im Falle einer eiweißarmen Ödemflüssigkeit ein plötzliches Verschwinden nicht erwarten und in der Tat bleibt nach dem Tode und nach der Fixierung des Gehirns die Ödemflüssigkeit feststellbar. Einige Tage nach der Ödembildung, maximal nach einer Woche, ist von einer Zunahme der Ödemflüssigkeit nichts mehr feststellbar. Demgegenüber verschwinden Eiweiß und eiweißgebundene Farbstoffe viel langsamer. LEE und OLSZEWSKY (1959) fanden eine gesteigerte Abnahme der markierten Albumine und der vitalen Farbstoffe, die erst nach 3 Wochen ganz verschwunden waren.

# *Störungen der Makrozirkulation*

Auf die Schwierigkeiten einer Abgrenzung zwischen den Störungen der Makro- und Mikrozirkulation wurde schon hingewiesen (s.S. 1). Besonders schwierig ist die Trennung auf dem Gebiet der entzündlichen Erkrankungen der Hirngefäße, die sich meistens in beiden Gefäßabschnitten manifestieren. Diese Schwierigkeit wird noch durch die Tatsache akzentuiert, daß eine befriedigende Einteilung der Angiitiden sowohl durch die sehr bunte anatomisch-pathologische Symptomatik als auch die vielfach ungeklärte Ätiologie nicht möglich ist (ULE u. KOLKMANN, 1972). Wir haben der herkömmlichen Einteilung folgend alle diejenigen Krankheitsbilder, die sowohl größere Zuflußgebiete als auch die Gefäße der Mikrozirkulation befallen, im Rahmen der Makrozirkulation behandelt.

Störungen der Makrozirkulation können durch *Störungen der Gefäßanlage* mit oder ohne Veränderung der Gefäßwand hervorgerufen werden. Die Mehrzahl der Störungen der Makrozirkulation haben als gemeinsamen Nenner eine *Erkrankung der Gefäßwand* oder setzen eine solche voraus. Aufgrund der Systematisierung ist es jedoch zweckmäßig, diejenigen Krankheiten, bei denen die Läsion der Gefäßwand ihr Leitsymptom ist, von denen, bei welchen ein akuter *Verschluß des Gefäßlumens* im Vordergrund steht, abzugrenzen.

## A. Störungen der Gefäßanlage

In diesem Abschnitt werden subsummiert:

1. *Anomalien* der Hirngefäße, die in der Regel keine eigene pathologische Relevanz besitzen, aber einen wichtigen pathogenetischen Faktor bei den Auswirkungen verschiedener Gefäßveränderungen auf das Gehirn im Sinne der konstitutionspathologisch-determinierten Gefäßerkrankungen (DOERR, 1970) darstellen.

2. *Gefäßmißbildungen,* deren pathologische Bedeutung in erster Linie darin besteht, daß sie Ursache von Blutungen sein können, z.T. aber auch durch Störungen der Hämodynamik Veränderungen im Hirnparenchym verursachen.

### I. Gefäßanomalien

#### a) A. carotis interna

Die Ursprungsstelle der A. carotis interna aus der A. carotis communis kann mehr proximal oder auch mehr distal liegen. In ganz seltenen Fällen kann die A. carotis interna direkt vom Aortenbogen, von der Anonyma oder der Subklavia (BOYD, 1934) entspringen.

Vereinzelte Fälle sind beschrieben worden, bei denen die Arterie entweder einseitig (LOWREY, 1916; TURNBULL, 1962; TANGCHAI u. KHAOBORISUT, 1970) oder beidseitig (FISHER, 1914; KEEN, 1946; HILL u. SAMENT, 1968; LIE, 1968) nicht ausgebildet war. Dabei kann sie durch Äste der A. maxillaris interna, die durch die Foramina rotundum und ovale in die Schädelgrube eintreten, ersetzt werden.

Als weitere Anomalie sind Verbindungen der Karotis mit der A. basilaris oder einer A. vertebralis beschrieben worden. Sie kommen an zwei Stellen vor: Kurz vor dem Eintritt der Karotis in den Karotiskanal, entlang dem Nervus hypoglossus zur gleichseitigen A. vertebralis und innerhalb des Sinus cavernosus, entlang des Nervus trigeminus zum rostralen Drittel der A. basilaris. OERTEL (1922) beschrieb ein Persistieren der Hypoglossusarterie, die nach MORRIS und MOFFAT (1956) nicht nur aus der primitiven Hypoglossusarterie, sondern auch aus der Basilovertebralis lateralis in Verbindung mit den Aa. neurales longitudinales (zukünftige A. basilaris) entsteht. Weitere Autoren haben die Arterie bei Erwachsenen arteriographisch beschrieben (CONSTANS et al., 1964; LIE, 1968; SAMRA et al., 1969). Das Persistieren der Trigeminusarterie (Abb. 103b) wurde in der früheren Literatur selten beschrieben, aber seit ihrer ersten angiographischen Beschreibung durch SUTTON (1950) sind zahlreiche Fälle veröffentlicht worden (RUPPRECHT u. SCHERZER, 1959; SCHIEFER u. WALTER, 1959; PASSERINI u. DE DONATO, 1962; EADIE et al., 1964; WOLLSCHLAEGER u. WOLLSCHLAEGER, 1964; FIELDS et al., 1965; KRAYENBÜHL u. YASARGIL, 1965; FIELDS, 1968; McCORMICK, 1969). Trotz ihres gleichzeitigen Vorkommens mit arteriovenösen Aneurysmen (CAMPBELL u. DYKEN, 1961; LAMB u. MORRIS, 1961; GANNON, 1962) oder Aneurysmen (WIEDEMANN u. HIPP, 1959; BRENNER, 1960; MEYER u. BUSCH, 1960; WOLPERT, 1966; BULL, 1969) ist ein ursächlicher Zusammenhang nicht bewiesen.

Als weitere seltene Anomalie kann man auch das Fehlen einer A. ophthalmica erwähnen. An ihre Stelle tritt in der Regel ein rostraler Ast der A. meningea media, der in der frühen Entwicklung der supraorbitale Ast der A. stapedia war (BRASH, 1943). Differenzen im Kaliber beider Karotiden, die für gewöhnlich mit Variationen im Circulus Willisi einhergehen, sollten nicht als Anomalien bezeichnet werden.

### b) A. chorioidea

Im allgemeinen stellt die A. chorioidea anterior eine Einzelarterie dar, jedoch kann sie auch durch mehrere kleinkalibrige Arterien ersetzt sein, die dicht nebeneinander von der Karotis entspringen (v. MITTERWALLNER, 1955). Ihr Ursprung kann auch weiter distal liegen, so daß sie praktisch einen Ast der A. cerebri media darstellt (CARPENTER et al., 1954). Gelegentlich kann sie stärker als normal ausgebildet sein. Dann ist die A. communicans posterior entweder außerordentlich schwach oder fehlt gänzlich. Umgekehrt übernimmt bei ihrer Unterentwicklung gewöhnlich die A. communicans posterior mit einem starken Seitenast ihre Funktion. Ein völliges Fehlen der Arterie scheint sehr selten zu sein.

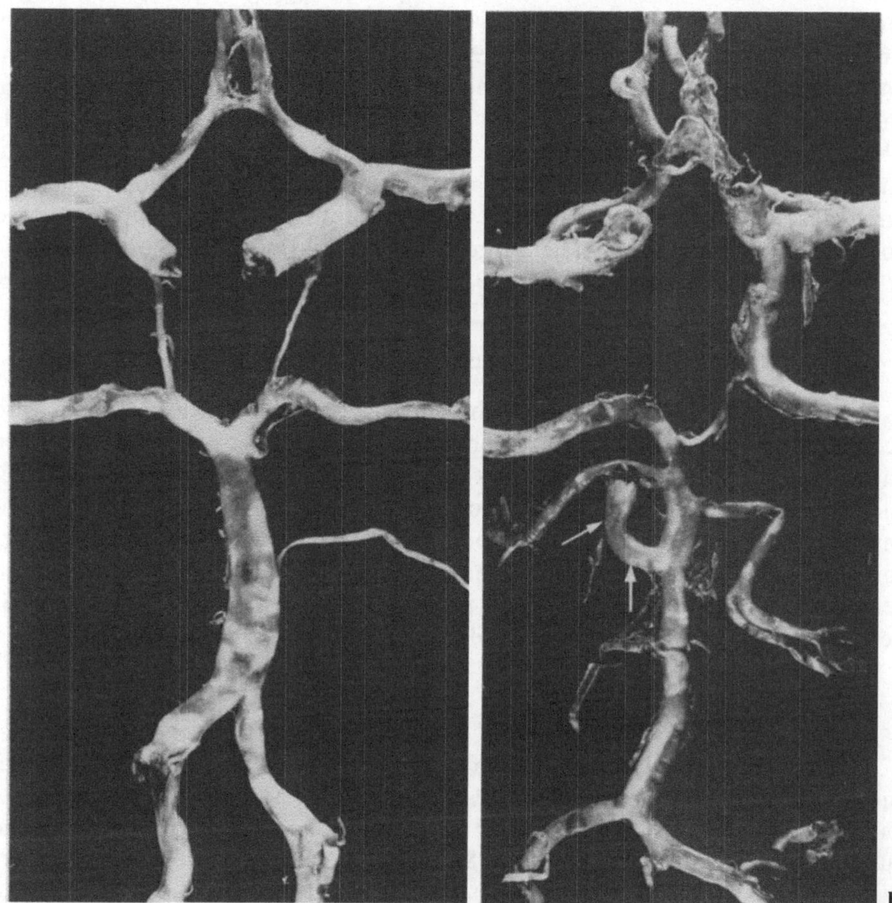

Abb. 103. a Normaler Circulus Willisi, b Persistierende Trigeminusarterie (*Pfeil*). Rechts stellt die A. carotis interna den Hauptzufluß der A. cerebri posterior. Links fehlt eine A. communicans posterior

### c) A. vertebralis

Die häufigste Variante (Abb. 106a) ist eine größere Differenz im Kaliber der Gefäße (HUTCHINSON u. YATES, 1956). Manchmal ist der Abschnitt zwischen der Abgangsstelle der A. cerebellaris inferior posterior und der A. basilaris nur eine dünne Anastomose, dann ist die Vertebralis besonders stark entwickelt. Ganz selten kann selbst diese „Anastomose" wegfallen, so daß sich die Arterie mit der Abgabe der A. cerebellaris caudalis erschöpft, während die A. basilaris ihr Gesamtblut von der anderen A. vertebralis bezieht. Es ist dabei nicht notwendig, daß eine persistierende Hypoglossusarterie vorliegt.

### d) Schlängelungen, Biegungen und Abknickungen

Die verbreitete Anwendung der Angiographie führte zu der Beschreibung einer zunehmenden Zahl von Patienten, bei denen die exzessive Schlängelung der Aa. carotides und vertebrales zur Bildung von Biegungen und Abknickungen und damit zum Verschluß des Lumens führt. Die Hauptursache dieser Veränderungen ist die Arteriosklerose (s. S. 299). GASS (1958) wies aber für einige Patienten, bei denen weder Arteriosklerose noch Hochdruck oder Diabetes vorhanden waren, auf die Möglichkeit einer Entwicklungsanomalie hin. BAUER et al. (1961) führten in mehreren ihrer Fälle die Schlängelung der Karotis ebenfalls auf eine Entwicklungsstörung zurück. Nach WEIBEL und FIELDS (1965) sollen sie durch das Persistieren der Beugung bei Verschluß des 3. Aortenbogens und Aorta (5. embryonale Woche) hervorgerufen werden. Dafür scheint die Tatsache zu sprechen, daß CAIRNEY et al. (1924) Schlängelungen bei Feten beschrieb.

### e) Aa. cerebellares

Wenn eine der Aa. cerebellares sehr schwach ausgebildet ist oder fehlt, wird sie von einem oder mehreren akzessorischen Gefäßen oder von einer stärkeren Entwicklung der übrigen Arterien (KRAULAND, 1957) ersetzt. Die A. cerebellaris inferior anterior entspringt gelegentlich nicht unmittelbar von der A. basilaris, sondern von der A. auditiva interna oder von der A. cerebellaris inferior posterior. Die A. cerebellaris superior kann in einem Teil oder in ihrem gesamten Verlauf verdoppelt sein. In der Regel ist die Anomalie von einer A. cerebellaris meist mit weiteren Anomalien der anderen A. cerebellaris vergesellschaftet.

### f) A. basilaris

Anomalien sind selten. Die Arterie kann in ihrem ganzen Verlauf ihren embryonalen Zustand beibehalten (CAVATORTI, 1907; MCMINN, 1953; MCCULLOUGH, 1962) oder bei unvollständiger Vereinigung eine oder mehrere inselartige Aufteilungen (RIGGS u. GRIFFITHS, 1938) zeigen. Wenn sie nicht die Hauptversorgerin beider Aa. cerebri posteriores ist, kann sie relativ schwach sein. Starke Schwankungen in ihrem Kaliber sind gewöhnlich nur dann zu beobachten, wenn sie über eine persistierende Trigeminusarterie Zufluß aus der A. carotis interna erhält. Wenn bei der Herausnahme des Gehirns eine solche Anomalie übersehen wird, kann man aus dem scharfen Kaliberwechsel der Basilaris auf ihr Vorliegen schließen.

### g) Circulus arteriosus Willisi

Der Normaltyp (Abb. 103a) des Circulus kommt etwa nur in 50% aller Fälle vor. Andere Autoren geben noch höhere Prozentzahlen an. RIGGS u. RUPP (1963) fanden unter 1447 Hirnsektionen nur bei 25% einen normalen Circulus arteriosus. HAGER-PADGET (1944 u. 1948) gaben bei 50% gleiche Verbindungsarterien an. DECKER und HIPP (1958) diagnostizierten in 50% der von ihnen durchgeführten zerebralen Angiographien symmetrische Anlagen. Daher sollte man die meisten Abweichungen von ihm als Variante und nicht als Anomalie ansehen. In dem primitiven Typ sind die Verhältnisse, die in frühester Entwicklung vorlagen, bestehen geblieben, d.h. die inneren Karotiden sind die Hauptzuflußarterien für die Aa. cerebri posteriores. Diesen Typ fanden RIGGS

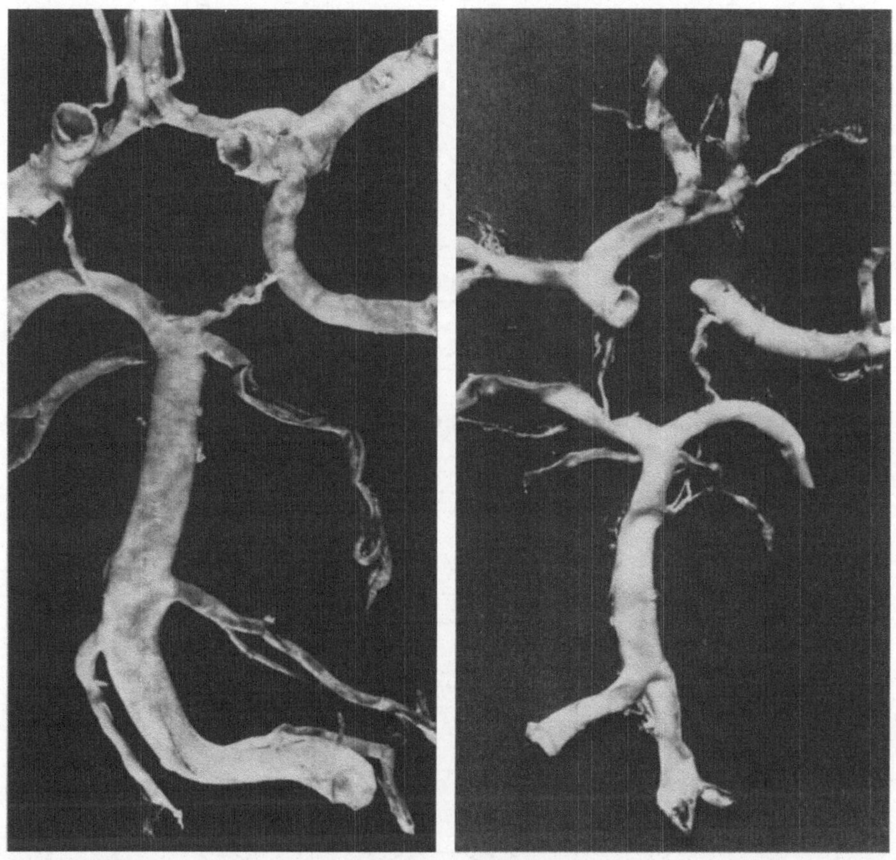

**Abb. 104. a** Die A. vertebralis ist links stark entwickelt und rechts weitgehend hypoplastisch. Die A. cerebri posterior bezieht ihren Hauptzufluß aus der A. carotis interna, **b** Der proximale Stamm der A. cerebri anterior ist unterentwickelt

und GRIFFITHS (1938) in 26,7% und GILLILAN (1964) in 30% der Fälle. Der Übergangstyp (Abb. 104a), den DE VRIESE (1905) in 75% von Fetusgehirnen fand, stellt eine Mittelform zwischen dem Normal- und dem primitiven Typ dar. Eine Kreuzung der vier Grundtypen untereinander und mit der Normalform ergibt eine Serie der häufigsten Variationen (Abb. 105).

Die höchste Zahl von Gefäßvariationen findet man im Bereich der A. communicans anterior (MILLER-FISHER, 1965). Unter den Variationen derselben ist die Verdoppelung am häufigsten (FISHER, 1965). Sie kommt in 57% von Fetus- und Neugeborenengehirnen (DE VRIESE, 1905) und in 32% von Gehirnen Erwachsener (LINDENBERG, 1957) vor. Seltener ist eine Unterentwicklung des proximalen Stammes einer A. cerebri anterior (Abb. 104b) (RIGGS u. RUPP, 1963). Manchmal sind die Stämme beider Arterien zu einem Azygos verschmolzen (LINDENBERG, 1957; BAPTISTA, 1966).

Bemerkenswert schwache Aa. communicantes posteriores kommen bei etwa 12% von Erwachsenengehirnen vor. Völliges Fehlen einer dieser Arterien wurde

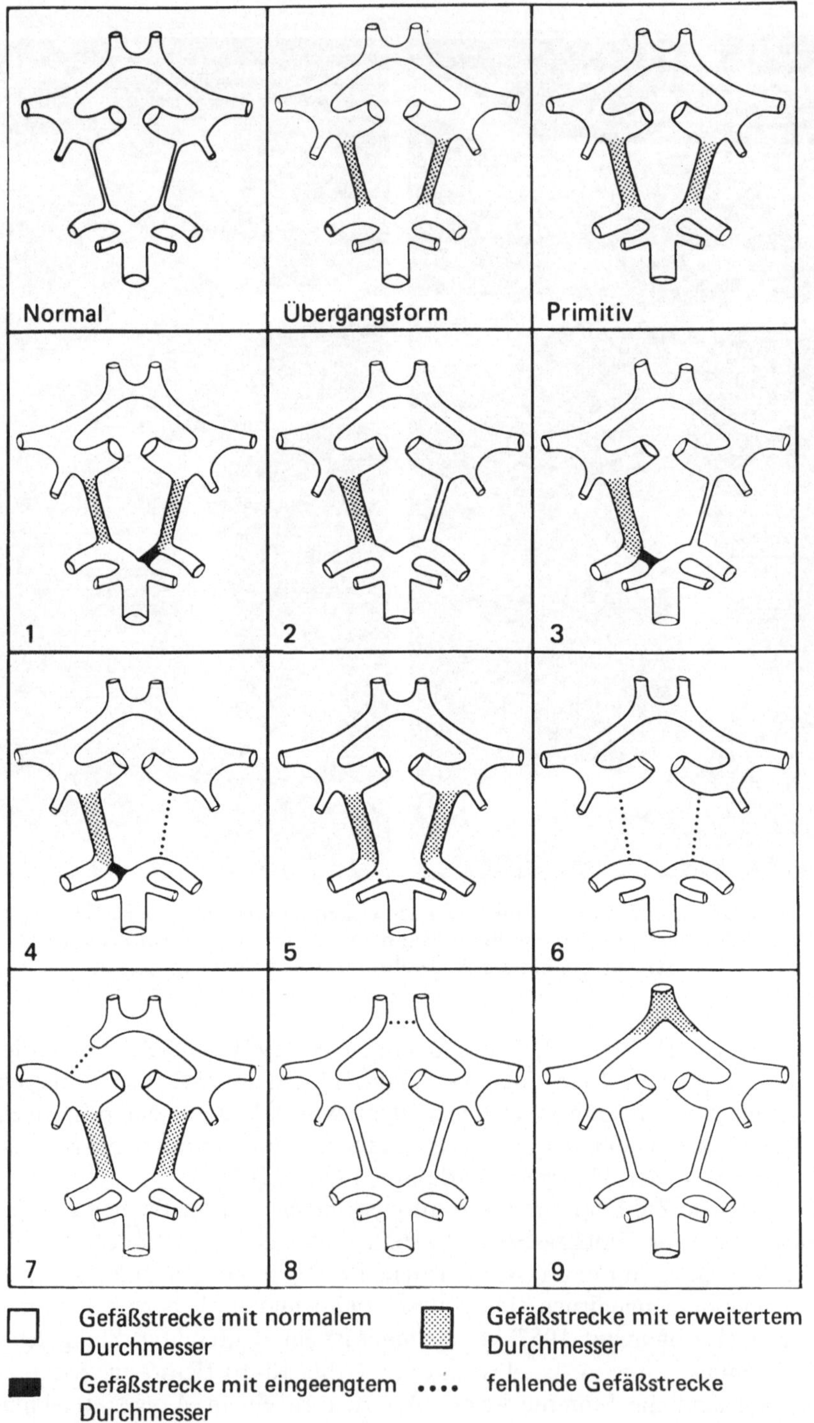


**Abb. 105.** Schematische Darstellung der häufigsten Variationen des Circulus Willisi

bei 3% und das beider Arterien ebenfalls bei 3% gefunden (LINDENBERG, 1957). Diese Befunde wurden von STEHBENS (1972) angezweifelt und auf eine unzureichende Präparationstechnik zurückgeführt.

### h) A. cerebri anterior

Unter allen Hirnarterien neigen die Aa. cerebri anteriores wegen ihrer engen Lagebeziehung in einer gemeinsamen Zisterne am ehesten zu Anomalien. Eine Anzahl von Variationen kommen im Bereich der zum Circulus Willisi gehörenden Abschnitte vor. Innerhalb der Cisterna interhemispherica können beide Arterien mehrfach miteinander anastomosieren (CRITCHLEY, 1930). Gelegentlich kann von einer Arterie ein Ast, z.B. der R. praecuneus fehlen und ihr Versorgungsgebiet wird durch einen akzessorischen Ast der gegenseitigen Arterie über die Mittellinie hinweg übernommen. Die wechselseitigen Beziehungen der Arterien zueinander in Verbindung mit der A. communicans anterior sind der wesentliche Grund dafür, daß Erweichungen des gesamten Versorgungsgebietes einer A. cerebri anterior selten sind und daß in manchen Fällen, trotz vollständigen Verschlusses des Gefäßes, ein Gewebsausfall fehlen kann.

### i) A. cerebri media

Eine akzessorische A. cerebri media kann aus der A. cerebri anterior und weniger häufig aus der Carotis interna entspringen (JAIN, 1964). Ansonsten sind echte Anomalien der A. cerebri media im Gegensatz zu Variationen äußerst selten. In ihrem Kaliber weist sie eine beträchtliche Variationsbreite auf (v. MITTERWALNER, 1955; SEYDEL, 1964). Die häufigsten Variationen findet man bezüglich der Teilungsstelle ihres Hauptstammes. Die kortikalen Zweige zeigen ebenfalls eine große Variationsbreite in ihrer Zahl und Größe.

## II. Gefäßmißbildungen

Angiome sind umschriebene Ansammlungen von in Struktur und Zahl abnormen Gefäßen. Innerhalb des ZNS sind die Gefäßmißbildungen kongenital und stellen das Verbleiben einer primitiven Gefäßanlage mit abnormalen Strukturen und Hämodynamik dar.

### a) Einteilung nach Größe und Lokalisation

Die Angiome des ZNS wurden nach den Gesichtspunkten der Lokalisation, Größe und morphologischer Eigenschaft eingeteilt. Die Einteilung nach der *Lokalisation* in supra- und infratentoriell sowie in kortikal, subkortikal, paramedial und medial wurde vor allem von neurochirurgischer Seite durchgeführt. Auch wenn die verschiedenen morphologischen Angiomtypen bestimmte Vorzugslokalisationen zeigen, können die morphologischen und lokalisatorischen Einteilungen nicht in Übereinstimmung gebracht werden. Das gleiche gilt für die Einteilung nach der *Größe* in kleine (weniger als 2 cm), mittlere (2–4 cm) und große (mehr als 4 cm) Angiome, die als unterschiedliche Stadien der Entwicklung aufgefaßt werden (VOLLMAR et al., 1964).

## b) Mikroangiome

Ein schwer zu überschauender Prozentsatz der Angiome bleibt lebenslang klein, entgeht dem klinischen Nachweis und stellt als „Mikroangiome" (GERLACH u. JENSEN, 1961) bzw. „cryptic vascular malformations" (RUSSEL u. RUBINSTEIN, 1963) einen Zufallsbefund bei der Obduktion dar. In der Literatur gehen die Angaben über die Inzidenz dieser klinisch nicht erkannten Mikroangiome stark auseinander. Bei dem Vergleich zu den Makroangiomen fanden MACKENZIE (1953) 7 „kleine" unter 50 Angiomen, PATERSON und McKISSOCK (1956) 39 unter 110. Allerdings wurden von diesen Autoren keine genauen Angaben über die Bedeutung von „groß" und „klein" gemacht. PAPATHEODOROU et al. (1961) fanden 8 Mikroangiome in einer Reihe von 30 arteriovenösen Angiomen.

Nach den Erfahrungen von MARGOLIS et al. (1951), GERLACH und JENSEN (1958), CRAWFORD und RUSSELL (1956), KRAYENBÜHL und SIEBERMANN (1965), McCORMICK und NOFZINGER (1966), McCONNELL und LEONARD (1967), WOLF et al. (1967) sind die Mikroangiome nicht selten Blutungsquelle bei Subarachnoidal- und Ventrikelblutungen und bei der zerebralen Massenblutung bei jungen Menschen sowie Ausgangsherd fokaler Krampfanfälle. Bei multipler Manifestation können sie die psychische Gesamtleistung beeinträchtigen als Ausdruck einer komplexen zerebralen Störung, bei subependymärer Lage in der Umgebung des Aquäduktes u.U. einen obstruktiven Hydrozephalus zur Folge haben (BAILEY u. WOODARD, 1959) oder bei suprachiasmatischer Lokalisation Optikusatrophie und Blindheit (BAND, 1952).

Die Größe der sog. Mikroangiome wird in der Literatur sehr unterschiedlich angegeben, von wenigen mm bis zu 3 cm. Alle morphologischen Formen der angiomatösen Fehlbildungen sind unter ihnen vertreten (McCORMICK, 1969). Von den 44 Mikroangiomen von TIDHAR (1968) waren 37 klinisch stumm geblieben, im wesentlichen die teleangiektatischen. Nach JELLINGER (1975) sind die arteriovenösen Angiome am häufigsten. Ein Überblick über die Lokalisation von 308 „kryptischen" Angiomen der Literatur und 48 eigene Beobachtungen wurde von McCORMICK und NOFZINGER (1966) zusammengestellt.

## c) Morphologische Einteilung

Für die praktischen Bedürfnisse der klinisch orientierten histopathologischen Diagnose hat sich folgende Einteilung der angiomatösen Fehlbildungen bewährt:
1. Angioma cavernosum,
2. Angioma capillare ectaticum (Teleangiektasie),
3. Angioma arteriovenosum aneurysmaticum (sog. arteriovenöse Fistel),
4. Angioma capillare et venosum calcificans (Sturge-Weber-Krankheit).

## 1. Angioma cavernosum

Kavernöse Angiome sind in der Haut und in der Leber eine häufige Erscheinung, im ZNS jedoch selten, am ehesten kommen sie im Rückenmark vor (s.S. 621). Sie zeigen keine Vorzugslokalisation, sind in allen Hirnlappen und im Hirnstamm vorzufinden und sind gelegentlich multipel anzutreffen (HOSOI, 1930; BERGSTRAND et al., 1936).

*Makroskopisch* erscheinen die Kavernome des ZNS als gut abgegrenzte, blaurote Knoten mit großen Hohlräumen, die bereits mit bloßem Auge sichtbar sind. Sie können nicht nur Ursache von Hirnblutungen sein, sondern auch neurologische Symptome hervorrufen (NORAN, 1945; TEILMANN, 1953). Sie kommen am häufigsten subkortikal und in den Stammganglien vor (RUSSELL u. RUBINSTEIN, 1963). Kavernöse Angiome sind häufig multipel vorhanden. Sie haben selten eine Kapsel (SCHNEIDER u. LISS, 1958) und die Gefäße der weichen Häute sind über ihnen im allgemeinen unverändert. Gelegentlich läßt sich jedoch ihr Bindegewebsgerüst bei sub- bzw. intrakortikaler Lokalisation mit einzelnen Ausläufern bis in das leptomeningeale Bindegewebe hin verfolgen (ASTWAZATU-ROFF, 1910). Sie können ausgedehnt verkalken (HUBER u. SORGO, 1942; ZÜLCH, 1956).

*Histologisch* entsprechen die zerebralen Kavernome dem Aufbau der Kavernome im Körper, z.B. in der Leber. In der Größe wechselnde, meist weitlumige Hohlräume werden von einer spärlichen Endothelschicht ausgekleidet (Abb. 106). Sie sind lediglich durch ein unterschiedlich dickes Bindegewebsgerüst voneinander getrennt. Die Gefäßlumina grenzen dicht aneinander ohne Zwischenschaltung von Hirngewebe und z.T. kommunizieren sie miteinander. Einzelne Gefäßlichtungen können durch frischere oder ältere, bereits organisierte Thromben verschlossen sein oder hyalin veröden. Gelegentlich kommen Verkalkungen vor, die bereits röntgenologisch auffallen können. Wenn es durch das

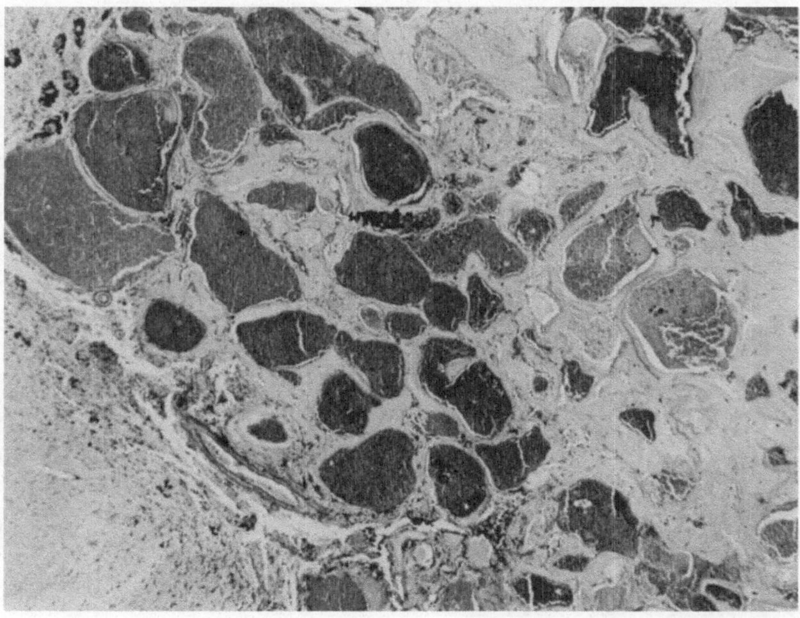

**Abb. 106.** 64jähriger Patient. Kavernöses Angiom im Hirnstamm. Zufallsbefund. Die Gefäße sind durch ein dickes Bindegewebsgerüst voneinander getrennt. HE. ×28

Angiom oder über ein stärkeres perifokales Ödem bzw. kleinherdige Blutaustritte zur Schädigung angrenzender Gewebsstrukturen kommt, können sekundäre Degenerationen im Fasersystem auftreten. Siderophagen als Folge kleinerer Blutungen sind häufig (STEHBENS, 1972). Oft findet man in der Nachbarschaft des Angioms dystrophische Kapillarverkalkungen und eine stärkere Gliareaktion, nicht selten mit Hervortreten fibrillärer Astrozyten. Wenn die gliogene Proliferation unter Entwicklung „rhythmischer Strukturen" ein bestimmtes Ausmaß erreicht, so drängt sich aus dem histologischen Befund der Eindruck einer spongioblastomartigen Neubildung auf, insgesamt also der einer kombinierten vaskulärgliösen Dysplasie mit blastomatösem Einschlag (ULE u. KOLKMANN, 1972).

## 2. Angioma capillare ectaticum

Morphologisch handelt es sich bei den Teleangiektasien um teils umschriebene, teils mehr diffus angeordnete Anhäufungen weitlumiger Gefäße der Endstromstrecke. Das teleangiektatische Angiom wird gewöhnlich erst bei der Obduktion als Zufallsbefund erfaßt, in deutlicher Häufung nach dem 50. Lebensjahr. Selten ist es Quelle einer tödlichen Blutung (BERGSTRAND et al., 1936; TEILMANN, 1953; NOETZEL, 1969). Das kapillare Angiom ist die häufigste Gefäßmißbildung der Brücke (WHITE et al., 1958; McCORMICK et al., 1968), wo es meistens in der Nähe der Raphe lokalisiert ist. Es kommt aber auch in anderen Hirnabschnitten vor, vorzugsweise subkortikal und im Windungsmark des Großhirns (GREUL u. WAHL, zit. n. ULE u. KOLKMANN, 1972).

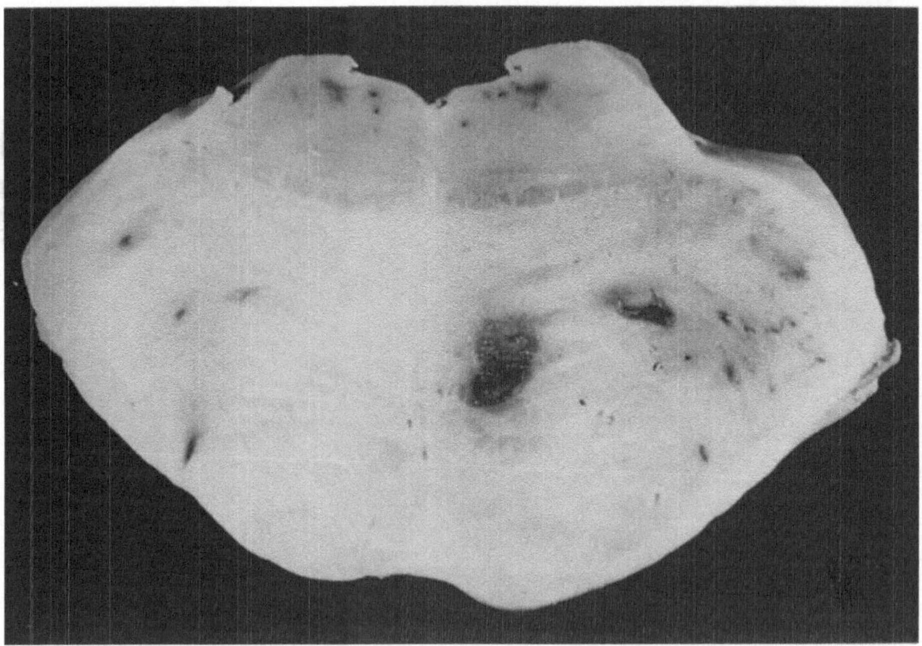

**Abb. 107.** 27jährige Patientin. Mitralvitium. Zwischenfall bei Herzkatheterisierung. Kapilläres Angiom der Brücke

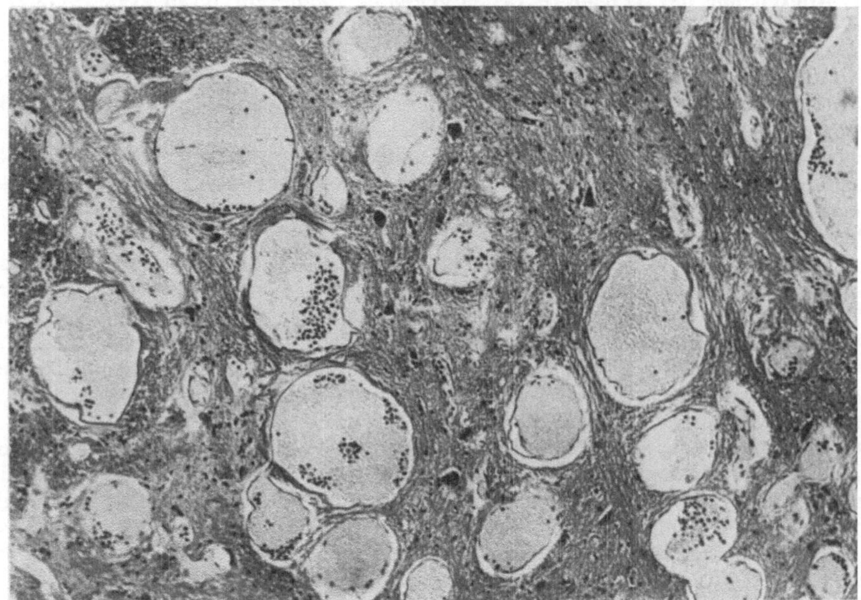

**Abb. 108.** 73jähriger Patient. Kapilläres Angiom der Brücke. Zufallsbefund. Das Nervengewebe zwischen den ektatischen Gefäßen ist weitgehend intakt. HE. × 60

*Makroskopisch* findet man ein Knäuel von Gefäßräumen, das insgesamt
von 1 mm bis 2 cm, selten mehr als 3 cm Durchmesser haben mag (Abb. 107).
Die weichen Häute über den kapillaren Angiomen sind so gut wie immer unverändert.

*Histologisch* sind es wechselnd große Blutgefäßräume mit isolierten Wänden
ohne Schichtenbau von gleichmäßiger Dicke ohne Elastin und Muskelfasern,
die nur aus einer Endothelzellschicht mit Basalmembran und spärlich entwickelten, oft hyalinisierten Kollagenfaserlagen bestehen (Abb. 108). Sie entsprechen
damit — abgesehen vom Gefäßkaliber — im Aufbau den Kapillaren und Venolen. Zwischen diesen Gefäßlumina ist immer nervöse Substanz eingeschoben.
Dadurch unterscheiden sich diese Angiome von den Kavernomen, deren Bluträume unmittelbar aneinandergrenzen und z.T. miteinander kommunizieren.
Nach BERGSTRAND et al. (1936) ist allerdings die Grenze zwischen Teleangiektasien und kavernösen Angiomen fließend. Mit fortschreitender Ektasie der Gefäße
wird das zwischen den Biuträumen liegende nervöse Parenchym immer mehr
zurückgedrängt und könne schließlich so weit verschwinden, daß die weitlumigen
Gefäße dann kavernomartig unmittelbar aneinandergrenzen. Der venöse Schenkel ist in der Regel in diese Fehlbildung miteinbezogen. Massive Blutungen
aus solchen Gefäßen sind ohne gleichzeitige venöse Abflußbehinderung schwer
vorstellbar. Gelegentlich finden sich diskrete perivaskuläre Hämosiderinablagerungen und Zeichen eines perifokalen rezidivierenden Hirnödems in der Umgebung.

### a) Abgrenzung der Teleangiektasien gegenüber anderen Gefäßveränderungen

Nicht zu verwechseln mit dem kapillaren Angiom sind infantile *Wernicke-Enzephalopathien* (ULE, 1959; KOLKMANN u. VÖLZKE, 1967), bei denen sich im mittleren und unteren Hirnstamm meist symmetrische Herde einer z.T. erheblichen Kapillarproliferation mit Aktivierung der Gefäßwandzelle bilden. Die von TIDHAR (1968) u.a. bei Fällen mit zerebraler Kinderlähmung, insbesondere in der Brückenhaube beschriebenen symmetrischen Kapillaranhäufungen sind sicher nicht im Sinne angeborener teleangiektatischer Angiome zu werten, sondern als ausgebrannte pseudoenzephalitische Herde bei infantiler Wernicke-Enzephalopathie zu deuten.

Ebenfalls von den Teleangiektasien zu unterscheiden sind die sekundären Gefäßhyperplasien, die eine kompensatorische Kollateralentwicklung bei den Verschlüssen größerer Arterien darstellen. Sie bilden sich vor allem bei Kindern, bei denen die Fähigkeit einer proliferativen Gefäßreaktion am ehesten vorhanden ist. Die Teleangiektasien, die bei der Moyamoya-Krankheit (s.S. 402) vor allem in den Stammganglien, über dem Balken und in den meningealen Gefäßen (POOR u. GÁCS, 1974) vorkommen, sind Folge solcher Adaptationsvorgänge. Die Bezeichnung „juxtabasale Teleangiektasie", die von SANO (1965) für dieses Syndrom gebraucht wurde, ist in der Mehrzahl — wenn nicht in allen — dieser Fälle unangebracht, obgleich wegen des Vorhandenseins von anderen Gefäßanomalien in manchen dieser Fälle eine angeborene Teleangiektasie, die sich nach dem Arterienverschluß weiterbildet, angenommen wurde (YASARGIL u. SMITH, 1976).

Die in Zusammenhang mit einer kompensatorischen Kollateralenentwicklung wiederholt erwähnte *Rete mirabile* (MOUNT u. TAVERAS, 1957; LEEDS u. ABBOTT, 1965; WEIDNER et al., 1965; MINAGI u. NEWTON, 1966) wurde beim Menschen weder anatomisch noch histologisch nachgewiesen (DE GUTIERREZ-MAHONEY u. SCHECHTER, 1972). Das als Ataxia teleangiectatica bezeichnete *Louis-Bar-Syndrom* hat nichts mit zerebralen bzw. zerebellaren Angiomen zu tun, auch wenn Erweiterungen der meningealen Venen im Kleinhirn beschrieben wurden (BODER u. SEDGWICK, 1958). Die zerebellaren Symptome sind hier Folge einer degenerativen Erkrankung des Kleinhirns und seiner afferenten Systeme im Sinne der spinozerebellaren Degeneration (AGUILAR et al., 1968; SOLITARE, 1968). Die namensgebenden Teleangiektasien finden sich episkleral im Augapfel.

### b) Hereditäre hämorrhagische Teleangiektasie
### (Oslers Krankheit, Osler-Weber-Rendu-Krankheit)

Die extrakranielle Manifestation dieser Krankheit mit ihren häufigen Blutungen ist gut bekannt (OSLER, 1907; WEBER, 1907). Intrakranielle Blutungen sind selten (GOLDSTEIN, 1930; WALTON, 1956) und wenige Fälle wurden neuropathologisch untersucht. QUICKEL und WHALEY (1967) fanden bei einem Patienten mit diesem Syndrom ein kleines kapillares Angiom im Vorderhorn des Seitenventrikels. RUSSELL und RUBINSTEIN (1963) konnten bei einem Patienten keine Veränderungen im Gehirn feststellen. COURVILLE (1957) fand bei einer Patientin ohne intrakranielle Blutungen mikroskopisch kleine Knäuel von erweiterten und geschlängelten Venen im subarachnoidalen Raum. ARNOULD et al. (1968) zeigten vaskuläre Veränderungen nach Art eines arteriovenösen Aneurysmas und meinten, daß die Blutungen eher auf diese Veränderungen als auf eine Teleangiektasie zurückzuführen wären.

### 3. Angioma arteriovenosum aneurysmaticum

Das arteriovenöse Angiom wurde zuerst von DANDY (1928) sowie CUSHING und BAILEY (1928) genauer beschrieben. Es stellt die häufigste Gefäßmißbildung des ZNS dar. Die Mehrzahl der Fälle werden schon vor dem 40. Lebensjahr diagnostiziert. PATERSON und McKISSOCK (1956) fanden bei 50 Patienten das Auftreten von ersten Symptomen des arteriovenösen Angioms in einem Durchschnittsalter von 24 Jahren. Das Durchschnittsalter, bei dem es diagnostiziert wurde, lag bei 32 Jahren. Die Mehrzahl der Autoren geben ein Überwiegen des männlichen Geschlechtes an (PATERSON u. MCKISSOCK, 1956; OLIVECRONA u. LADENHEIM, 1957; SVIEN u. MCRAY, 1965). Selten wurde das Vorkommen multipler arteriovenöser Aneurysmen beschrieben (ROSS, 1959).

Wesentliches Merkmal der arteriovenösen Angiome ist der arteriovenöse Kurzschluß. Die Differenzierung des Kapillarbettes zwischen Arterien und Venen aus dem embryonalen Gefäßplexus wird vor dem 5. Stadium der Hirngefäßentwicklung nach STREETER (1918) blockiert, nämlich vor der morphologischen Differenzierung der Arterien- und Venenwand, wobei eine weitere Verbindung zwischen dem arteriellen und dem venösen System peristiert.

Der Kurzschlußkreislauf arteriovenöser Angiome ist durch einen erheblich reduzierten Strömungswiderstand gekennzeichnet. Ein Teil der zirkulierenden Blutmenge wird dabei in Richtung auf den arteriovenösen Kurzschluß umgelenkt, bis ein maximales Shunt-Volumen erreicht ist. Die zerebralen arteriovenösen Angiome entziehen infolge des Shunts dem Hirnkreislauf einen Teil des Blutangebotes und können sekundäre Funktionsausfälle und schließlich eine Hirnatrophie zur Folge haben (TÖNNIS u. SCHIEFER, 1955).

### Lokalisation und makroskopisches Bild

Die arteriovenösen Angiome liegen am häufigsten im Gebiet der A. cerebri media, wo sie auch ihre maximale Größe erreichen (GURDJIAN et al., 1965; PERRET u. NISHIOKA, 1966; KRAYENBÜHL u. YASARGIL, 1972). Es folgen die A. cerebri anterior, die A. vertebralis und die A. carotis interna. Die Angiome der A. cerebri posterior sind seltener. Ebenfalls selten sind arteriovenöse Angiome der A. chorioidea (ZÜLCH, 1956). Demgegenüber machen die früher für selten gehaltenen Angiome der hinteren Schädelgrube nach neuen Untersuchungen nahezu 25% aller Fälle aus (MCCORMICK et al., 1968; JELLINGER, 1975). Ihre Größe reicht vom Mikroangiom bis zu ausgedehnten Konvoluten, die einen großen Teil des Gehirns durchsetzen.

Bei oberflächlicher Lage ist das Aussehen der arteriovenösen Angiome sehr charakteristisch, und zwar eindrucksvoller bei der Operation als bei der Sektion. Die Weichteile und der Knochen über ihnen können gefäßreicher sein als normal. Nach Eröffnung der Dura (Abb. 109) sieht man einen markstück- bis kinderhandtellergroßen Bezirk aus sehr geschlängelten Gefäßen in den weichen Häuten, aus dem häufig mehrere bleistift- bis kleinfingerdicke Venen das hellrote, noch arterialisierte Blut zu dem umgebenden Sinus ableiten. Der arterielle Zufluß zu dem Gefäßschlingennetz kann sichtbar sein oder auch aus der Tiefe kommen und verdeckt bleiben. Die weichen Häute sind meist verdickt, trübe und sulzigopak. Über alten Blutungen können sie rostbraun sein.

In der Mehrzahl der Fälle beschränkt sich das arteriovenöse Angiom nicht auf die Leptomeninx, sondern durchsetzt auch die Rinde und reicht bis in das subkortikale Mark hinein. Das trifft auch für die kleineren arteriovenösen Angiome in der Tiefe der Windungsfurchen zu, bei denen bei der äußeren Inspektion die sonst so charakteristische Gefäßzeichnung an der Konvexität fehlen kann. Das dem Angiom anliegende Hirn ist gelegentlich teilweise erweicht oder von großen Zysten durchsetzt. Diese Zysten haben manchmal eine Verbindung zum Ventrikel und sind dann enzephalographisch darstellbar (SORGO, 1938). Recht häufig sind die Angiome auch keilförmig mit der Basis zur Hirnoberfläche orientiert (HAMBY, 1958), von der Rinde zu den Ventrikeln angeordnet

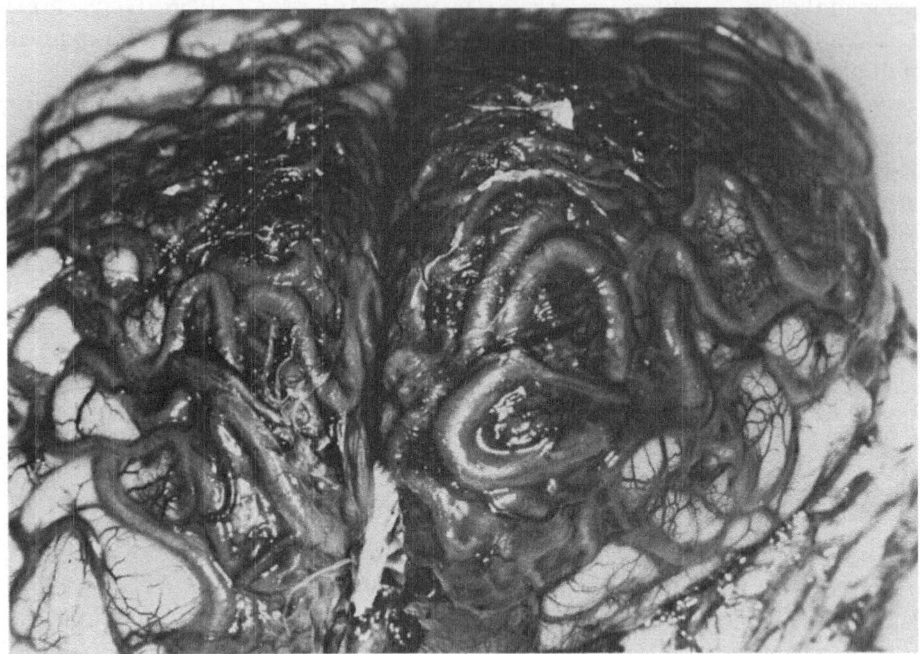

**Abb. 109.** Kind, 4 Tage nach der Geburt gestorben. Arteriovenöses Angiom von okzipital bis parietookzipital reichend

und rufen dort einen kleinen buckeligen Vorsprung in der Ventrikelwand hervor (FINCHER, 1951; GUILLAUME et al., 1959). Selten ist die intraventrikuläre Lokalisation arteriovenöser Angiome (McCORMICK, 1969). In bestimmten Fällen kann eine zunehmende Raumforderung dadurch zustande kommen, daß sich sekundär ein sackförmiges Aneurysma einem arteriovenösen Angiom aufpfropft.

## Histologisches Bild

Die zu- und abführenden dilatierten und wandverdickten Gefäße lassen ihren arteriellen bzw. venösen Wandcharakter einigermaßen erkennen, wenn auch mit Unregelmäßigkeiten in der Elastica interna und in der Media (Abb. 110). Eine Zuordnung der zwischengeschalteten Gefäßmißbildungen zu bestimmten Gefäßen ist meist nicht möglich. SORGO (1938 u. 1949) differenzierte mikroskopisch in den Angiomen Gefäße mit einer umgeschichteten, verdickten und teils hyalinisierten Wand mit Endothelbelag, solche mit mehr oder weniger deutlicher Dreischichtung und schließlich nur von Endothel und einer fibrosierten Basalmembran umgebende Bluträume. Letztere sollen kleinere und differenzierte Gefäße darstellen, die infolge Strömungsumkehr zu größeren Gefäßen umgebaut werden, wodurch ein gewisses Wachstum arteriovenöser Angiome zu erklären wäre. Bei der ersten Gruppe, den Gefäßen mit breiter, einheitlich aufgebauter Wand, handelt es sich um persistierende embryonale Gefäßverbindungen, bei denen unter den abnormen Zirkulationsverhältnissen die normale Ausdifferen-

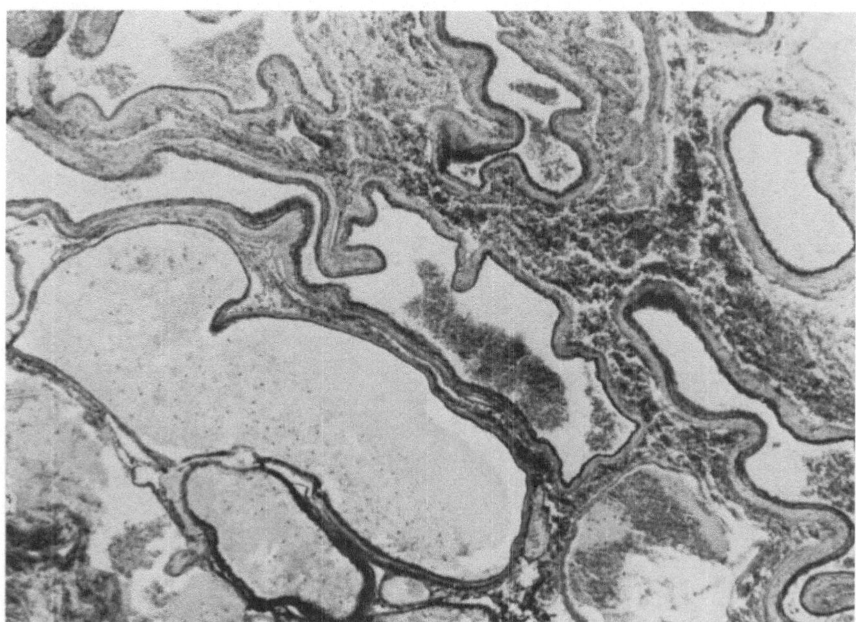

**Abb. 110.** Operiertes arteriovenöses Angiom bei einem 42jährigen Patienten. Die Merkmale der venösen und arteriellen Gefäße sind deutlich zu erkennen. Semidünnschnitt. Giemsa-Färbung. × 150

zierung der Wandschichten ausgeblieben ist. Manchmal kann man den unmittelbaren Übergang der Arterie in eine wandumgebaute Vene erkennen. Thrombosierte Gefäße oder murale Thromben werden immer wieder gesehen. Die Gefäße, vor allem die den Arterien ähnlichen, zeigen häufig Verdickungen der Intima. Auch Verkalkungen sind häufig. PAILLAS et al. (1968) konnten bei 72 operierten arteriovenösen Angiomen, die histologisch untersucht wurden, in 5 Fällen Histiozyten mit hellem Zytoplasma innerhalb der Intimaplaques finden. Sie waren der Meinung, daß es sich allerdings nicht um Lipophagen handelt, daß die Zellen kein Fett, sondern nur Cholesterin beinhalten. Auch von anderen Autoren wurden regelrechte arteriosklerotische Veränderungen mit Lipophagen und Cholesterinkristallen selten festgestellt (STEHBENS, 1972).

In dem Hirngewebe findet man Ödeme verschiedener Stärke, Gliosen, Entmarkungen und Verkalkungen. Häufig kann man die Zeichen von alten Blutungen und Erweichungen erkennen. Hirngebiete, die entfernt von den arteriovenösen Angiomen liegen, können auch den Verlust von Nervenzellen und eine leichte Gliose zeigen.

*Elektronenmikroskopie*

EBHARDT et al. (1976) untersuchten 9 operierte arteriovenöse Angiome elektronenmikroskopisch. Während ein Teil der pathologisch strukturierten angiomatösen Gefäße eine Zuordnung zu einem arteriellen oder venösen Gefäßsektor

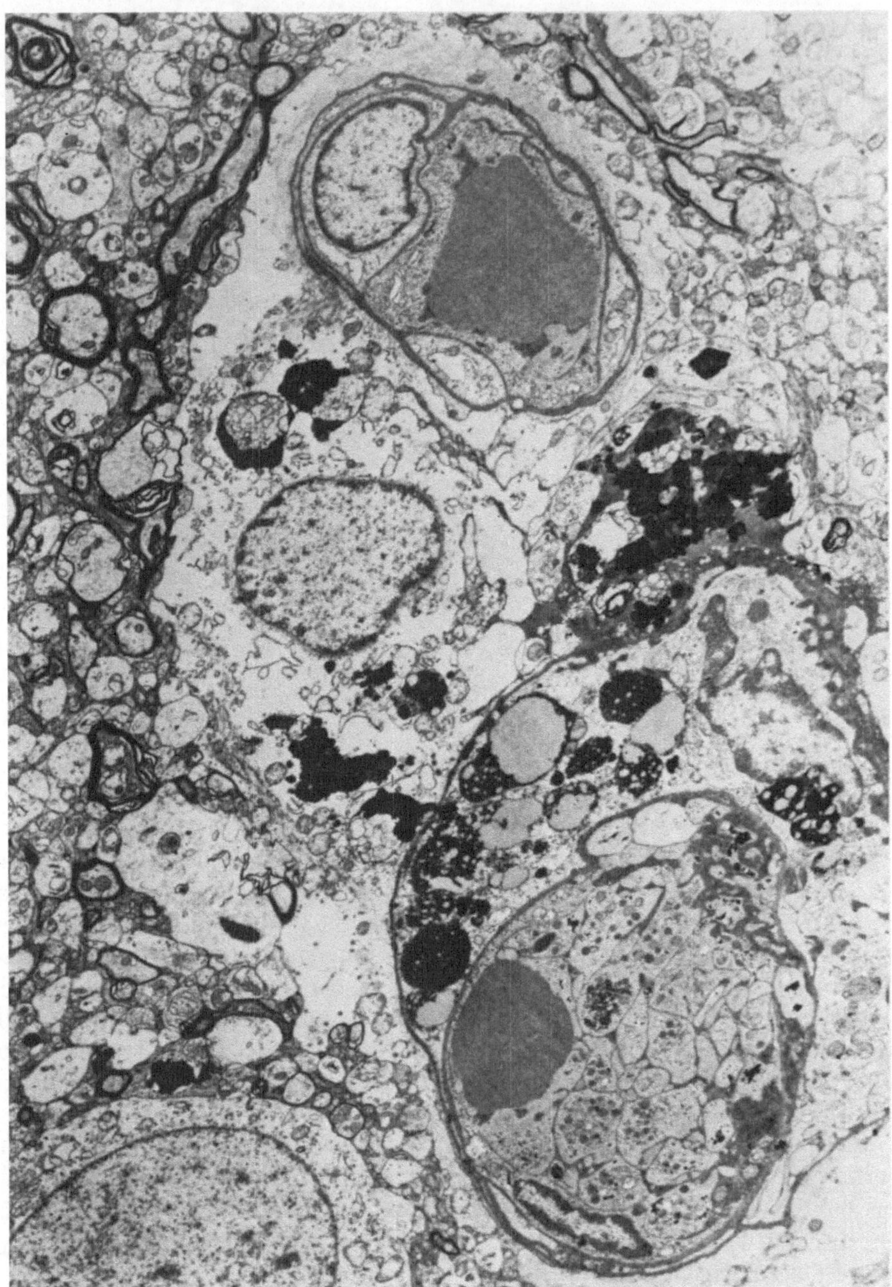

**Abb. 111.** 65jähriger Patient. Arteriovenöses Angiom. Operationspräparat. Zwei kleine Gefäße, die nicht deutlich dem arteriellen bzw. venösen Schenkel zuzuordnen sind. Das Lumen des unteren Gefäßes ist durch einen vornehmlich aus Thrombozyten bestehenden Thrombus verlegt. × 4000

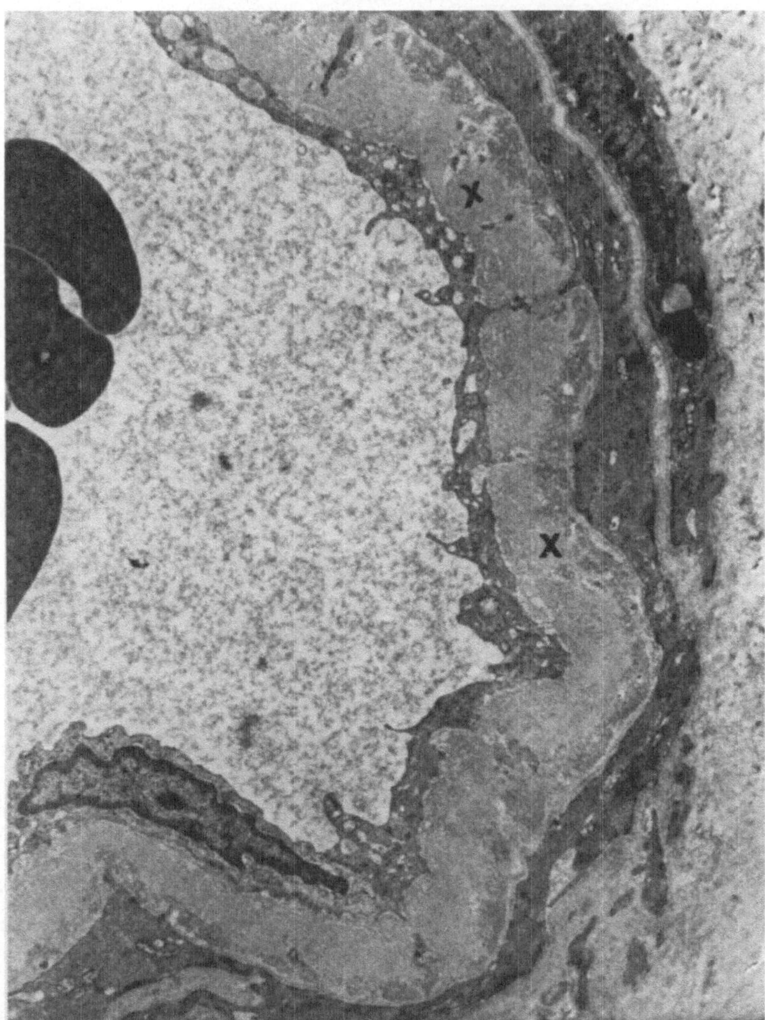

**Abb. 112.** Gleicher Fall wie in Abb. 111. Starke Erweiterung des subendothelialen Raumes (x). Trotz der starken Atrophie entspricht die kontinuierliche Schicht von Muskelzellen der einer arteriellen Media. × 7500

zuließ, war ein großer Teil der Gefäßabschnitte schwer oder gar nicht zu klassifizieren (Abb. 111). Eine strukturell häufig festgestellte Veränderung war die oft exzessive Verbreiterung des subendothelialen und des perivaskulären Raumes (Abb. 112).

Die Abgrenzung der angiomatösen Gefäße gegen das Hirngewebe entspricht weitgehend der der regelrecht strukturierten Gefäßprovinzen mit perivaskulärer Gliascheide. Im perivaskulärem Raum ist die starke Kollagenfaserbildung auffällig.

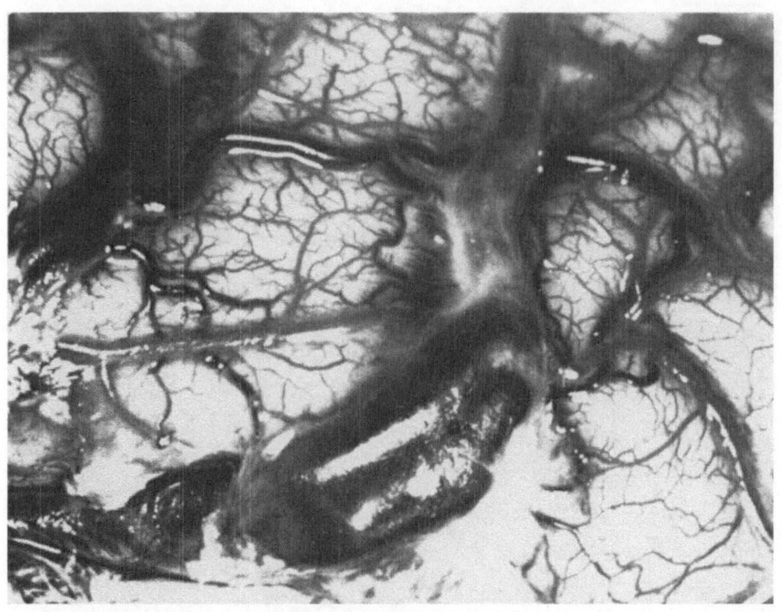

**Abb. 113.** 31jähriger Mann. Hämangiom im Parietellappen. Großkalibrige Gefäßverbindungen zwischen arteriellem und venösem Schenkel

## 4. Angeborene arteriovenöse Fisteln. Varix venae magnae galeni

In seltenen Fällen findet man statt eines Gefäßkonvolutes eine oder mehrere großkalibrige direkte Gefäßverbindungen zwischen Arterie und Vene, die man als kongenitale arteriovenöse Fisteln bezeichnen kann (REINHOFF, 1924; DANDY, 1928; RUSSEL u. NEVIN, 1940; ALPERS u. FORSTER, 1945a; JAEGER u. FORBES, 1946; OSCHERWITZ u. DAVIDOFF, 1947; BOLDREY u. MILLER, 1949; HABERLAND, 1950; VERBIEST, 1951; WELCH, 1968; BRET u. KUNC, 1969). Sie wurden von OLIVECRONA (1936) als arteriovenöse Anomalien den arteriovenösen Angiomen gegenübergestellt (Abb. 113).

SZILAGYI et al. (1965) sehen in der Anwesenheit von dysplastischen Zellelementen in der Arterienwand den Beweis, daß es sich um angeborene Fisteln handelt. Die Gefäßwände der erworbenen arteriovenösen Fisteln zeigen keine Dysplasie.

Eine sehr enge Beziehung sowohl zu den intrakraniellen arteriovenösen Angiomen als auch zu den arteriovenösen Fisteln weist das sog. Aneurysma der V. magna cerebri auf, ein besonders bei Kindern, selten aber auch in der 3. oder 4. Lebensdekade anzutreffender Befund. Mit NOETZEL und ZORGER (1967) wird dieses Krankheitsbild auch als „Angiodysplasie der basalen Hirngefäße mit Varix der V. magna cerebri" bezeichnet. Die bisher in der Literatur mitgeteilten Fälle sind in den Publikationen von NOETZEL und ZORGER (1967) und von CH. und H. WERNER (1968) berücksichtigt. Während McCORMICK (1966) in einigen Fällen eine angeborene Varix annahm und WOHAK (1923) noch geburtstraumatischen Einflüssen Bedeutung für die Ektasie der V. cerebri magna beimaß, gilt heute die Abhängigkeit der Varikose von arteriovenösen Kurzschlüssen als gesichert.

Die arteriovenösen Verbindungen sind gewöhnlich am stärksten zur A. cerebri posterior entwickelt, oft doppelseitig, weniger ausgeprägt zur A. cerebri anterior und am geringsten zur A. cerebri media (HOELZER, 1940; NOETZEL u. ZORGER, 1967). Oft sind angiomatöse Gefäßkonvolute zwischen den arteriellen Zufluß und die große Hirnvene geschaltet (FRENCH u. PEYTON, 1954). Thromben können sowohl in den afferenten Arterien (HIRANO u. TERRY, 1958) als auch in den drainierten Venen (GOLD et al., 1964; AGEE et al., 1969) oder in der V. Galeni selbst (WEIR et al., 1968) vorkommen. Unter der arteriellen Druckbelastung kann die Ektasie der V. magna cerebri mehr als 10 cm Größe erreichen. In dem Fall von VERDURA und SHAFRON (1969) nahm sie die Hälfte des Schädelinnenraumes ein. In der Mehrzahl der Fälle tritt der Tod schon im Neugeborenen- und Säuglingsalter unter den Zeichen eines Hydrocephalus internus occlusus durch Kompression des Aquaeductus Silvii ein, gelegentlich auch unter den Symptomen einer Subarachnoidalblutung. Die Ruptur eines angiomatösen Gefäßes mit intraventrikulärer Blutung wurde von COHEN et al. (1954) beschrieben. Die am Shunt beteiligten arteriellen Gefäße fallen durch ein überdurchschnittliches Kaliber auf, so daß u.U. auch ohne arteriographischen oder präparatorischen Nachweis allein aus der Gefäßweite (PAMPUS et al., 1960) auf die im Kurzschluß beteiligten Gefäßabschnitte geschlossen werden kann. Der insgesamt breite arteriovenöse Kurzschluß führt in den Fällen von Varix der V. magna cerebri regelmäßig zu einer manchmal tödlichen Rechtsherzbelastung (POOL, 1965).

Der Sinus rectus kann in die ektatische Ausweitung der V. magna cerebri einbezogen sein (HIRANO u. TERRY, 1958). Variköse Erweiterungen des Hirnsinus sind nur vereinzelt beschrieben worden. MARX (1925) berichtete über eine eiförmige Erweiterung des Sinus longitudinalis inferior bei einem 3 Tage alten Kind und nahm als Ursache eine angeborene Schwäche der Sinuswand an. HOELZER (1940) konnte bei einer Varix des Sinus rectus bei einem 10 Monate alten Knaben das Einmünden von drei großkalibrigen Arterien in den Sinus nachweisen. Als Folge von arteriovenösen Angiomen der Mittellinie oder denjenigen, die zu den Venen der Mittellinie hin drainieren, können auch Ektasien anderer Venen entstehen (Abb. 114), die diejenigen der V. magna cerebri vortäuschen (LITVAK et al., 1960). An der Dura in der Nähe des Längsblutleiters scheint eine variköse Form der Phlebektasie (Varix der Dura) nicht so selten vorzukommen (ZÜLCH, 1956). DANDY (1928) und RÖTTGEN (1938) beschrieben Fälle von „venösem Aneurysma" bzw. „venösem Angiom" der Dura, die am ehesten als erweiterte Pacchionische Granulationen aufzufassen sind.


## 5. Erworbene arteriovenöse Fisteln. Carotis-Cavernosus-Fistel

Neben den gut bekannten Fistelbildungen zwischen A. carotis interna und Sinus cavernosus wurden vor allem mit Hilfe der zerebralen Angiographie weitere Fistelbildungen zwischen den Hirnarterien und -venen aufgedeckt. Voraussetzung für die Entstehung einer Fistel ist sowohl bei der Arterie als auch bei der Vene ein Wanddurchbruch. Infolgedessen trifft man die arteriovenöse

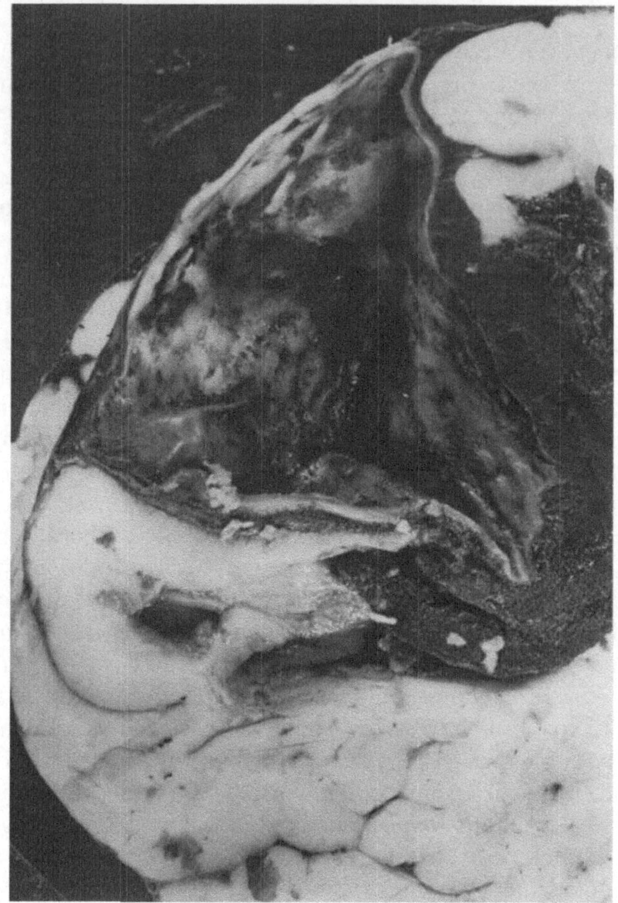

**Abb. 114.** 8jähriger Junge. Blutung eines arteriovenösen Angioms. Von Blutkoagula umgebene Phlebektasie eines zum Sinus sagittalis einmündenden Gefäßes

Fistel äußerst selten an, in der Regel nach Traumen, aber auch iatrogen (Gefäßpunktionen oder operative Eingriffe).

Die Entstehung arteriovenöser Fisteln zwischen der A. carotis interna und dem Sinus cavernosus bietet Besonderheiten, die sie von allen anderen Fisteln an den zerebralen Gefäßen unterscheiden, da eine Öffnung in der Arterienwand hier schon zur arteriovenösen Fistelbildung genügt.

Die A. carotis interna wird vom Sinus cavernosus polsterartig umschlossen und liegt somit über eine lange Strecke innerhalb der venösen Räume. Normalerweise ist die Arterie vollkommen frei im Sinus aufgehängt und hat keinen Kontakt mit der Dura, ausgenommen in ihrem vordersten unteren Abschnitt. Im Sinus gibt die A. carotis drei Hauptäste ab, die meningohypophysäre Arterie, die Arterie zum unteren Abschnitt des Sinus und die Kapselarterie (SCHNÜRER u. STATTIN, 1963). Alle diese Äste haben einen innigen Kontakt mit der Dura innerhalb des Sinus cavernosus und anastomosieren mit den Arterien der Gegenseite. Diese Verhältnisse haben grundsätzliche Bedeutung, weil Fisteln nicht nur durch Einrisse der Karotis entstehen können, sondern auch durch Abreißen eines der erwähnten Äste der Arterie im Bereich des Sinus cavernosus (PARKINSON, 1964). Dies ist vor allem in therapeutischer Hinsicht von Wichtigkeit.

Als Ursache von Carotis-Cavernosus-Fisteln stehen Traumen an weitaus erster Stelle. Bei einigen Patienten allerdings liegt das Trauma Jahre zurück und ist geringfügig gewesen. Darüber hinaus müßte angesichts der ständigen Zunahme der Schädeltraumen das Krankheitsbild der Carotis-Cavernosus-Fistel immer häufiger werden, was jedoch nicht der Fall ist. Aus diesem Grunde wurde von einigen Autoren (DANDY u. FOLLIS, 1941; KESSEL et al., 1969) bei der Entstehung arteriovenöser Fisteln im Sinus eine kongenitale Gefäßwandschwäche der A. carotis interna, evtl. mit Aneurysmabildung, als disponierender Faktor angenommen. Spontane bzw. kongenitale Carotis-Cavernosus-Fisteln stehen allerdings an Häufigkeit weit hinter den traumatisch entstandenen zurück (MEADOWS, 1947; LANGE-COSACK, 1966). Iatrogen bedingte arteriovenöse Fisteln im Sinus cavernosus, z.B. bei der Elektrokoagulation des Ganglion trigeminale (HAUSER, 1966) sind selten.

Obwohl durch die veränderten Strömungsverhältnisse mit Wirbelbildungen die Voraussetzung für eine spontane Thrombosierung gegeben sein sollte, wurde Spontanheilung nur in 10–16% (HOLMAN et al., 1951) bzw. 5,6% (WOLFF u. SCHMIDT, 1939) beobachtet. Selten kommt es auch zur ungewöhnlich starken Dilatation der Sinusräume und der Venen mit schließlicher Zerreißung der Dura mater und intrakraniellen Komplikationen. Eine solche Zerreißung kann ein subdurales Hämatom mit fatalem Ausgang herbeiführen (ECHOLS u. JACKSON, 1959). Die dünne Wand des Sinus sphenoidalis in unmittelbarer Umgebung des Sinus cavernosus wird äußerst selten spontan durchbrochen (CAIRNS, 1942).

Spontane Fisteln zwischen der A. und V. vertebralis wurden angiographisch nachgewiesen (GOODY u. SCHECHTER, 1960; MARKHAM, 1969; SUTTON u. PRATT, 1971; BARTAL u. MORRIS, 1972; ENNIS et al., 1972). Die mögliche Rolle der fibromuskulären Dysplasie (s.S. 340) in ihrer Pathogenese wurde diskutiert (GÉRAUD et al., 1973).

## 6. Angioma capillare et venosum calcificans (Sturge-Weber-Krankheit)

Die zu den Phakomatosen und zu dem Formenkreis der neurokutanen Syndrome zählende Sturge-Weber-Krankheit mit Angioma capillare et venosum calcificans ist durch eine kombinierte angeborene Angiomatose der Haut, der Chorioidea und der weichen Hirnhäute charakterisiert. Die pathogenetische Bedeutung der Hirnhautinnervation und ihre Entwicklung bei dieser Krankheit wurde von KAUTZKY (1949) hervorgehoben.

Ähnlich den Syndromen nach von Recklinghausen sowie Bourneville und Lindau handelt es sich bei dem verkalkenden Angiom der Piavenen und Rindenkapillaren von Sturge-Weber um eine Art von Systemerkrankung, bei der Hirn und weiche Häute sowie die dazugehörenden Metameren der Haut im Trigeminusgebiet befallen sind (ECKEL, 1950).Die Krankheit wurde auch oft zu den systematischen Blastomatosen bzw. „neuroektodermalen Dysplasien" gerechnet (KOCH, 1940; VAN BOGAERT, 1933). Weitere Synonyme dieser Krankheit sind: Sturge-Kalischer-Krankheit, Sturge-Weber-Dimitri-Syndrom, meningofaziale Angiomatose, encephalo-trigeminale Angiomatose. Voll ausgebildete Fälle des Syndroms sind eher selten (POSER u. TAVERAS, 1957). Häufiger sind Fälle nur mit Hirnbeteiligung oder auch mit isolierten Angiomen an Augen und Gesicht (ALEXANDER u. NORMAN, 1960). Der Naevus flammeus liegt meist im Gesicht, selten am übrigen Körper und an den Augen.

## Makroskopisches Bild

Die Hauptveränderung liegt im allgemeinen in den weichen Häuten. Ein Vorzugssitz ist nicht bekannt, wenn auch die Parietal- und Okzipitallappen besonders befallen sind. Die angiomatösen Veränderungen der weichen Häute sind über der linken Großhirnhälfte häufiger anzutreffen als über der rechten. An der Mantelkante scheinen sie nicht vorzukommen, ebenso ist ein Sitz am Kleinhirn selten (RØNNE, 1937). Der Plexus chorioideus kann auch beteiligt sein (WOHLWILL u. YAKOVLEV, 1957). Die Ausdehnung der Veränderungen ist verschieden weit und kann von Markstück- bis Handtellergröße schwanken.

Im typischen Fall sieht man in den weichen Häuten eine stark vermehrte Vaskularisierung. Kleine wurmartig geschlängelte venöse Gefäße von höchstens Stecknadelkopfgröße bilden ein Netzwerk in der Leptomeninx bis in die Tiefe der Furchen, aus der einige größere gänsekieldicke Gefäße das Blut sammeln. Die zuführenden Arterien sind kaum zu sehen. Die Gefäße sind dunkelblau gefärbt, sie pulsieren nicht. Die Arachnoidea kann derb und weißlich-grau aussehen (PETERMAN et al., 1958). Selten ist die Dura auch beteiligt (GREEN, 1945). Über den atrophischen Anschnitten kann das Schädeldach verdickt sein und eine vermehrte Diploezeichnung aufweisen. Die Hirnwindungen können „mißgebildet" aussehen, z.B. wie eine Mikrogyrie, oft liegt in ihrer Mitte eine Delle. Das ganze Gebiet kann sich aufgrund der Verkalkungen derb anfühlen.

Die atrophischen Hirnveränderungen sind Folge der durch die angiomatöse Fehlbildung bedingten Ernährungsstörungen der Rinde. Ihr Ausmaß wechselt im Einzelfall erheblich, sowohl hinsichtlich der Manifestation als auch der Ausdehnung. Bei sehr frühzeitig einsetzender Schädigung der Rinde können sich umfangreiche konsekutive Degenerationen einstellen und transneural ausbreiten. Am bekanntesten ist die gekreuzte Kleinhirnatrophie, bei der sich die sekundäre Degeneration nach Ausfall der fronto- und temporopontinen Afferenz über das Brückenfußneuron in die kontralaterale Kleinhirnhemisphäre fortsetzt.

Die Kalkinkrustationen können erhebliche Ausmaße erreichen, sind in der Regel schon röntgenologisch nachweisbar und fallen auch bei der Hirnsektion als kleinere oder größere Konkrementansammlungen auf. Sie sind nur selten in den weichen Häuten anzutreffen, bevorzugen die mittleren Rindenschichten und können auch im subkortikalen Mark lokalisiert sein.


## Histologisches Bild

Die Veränderungen der Gefäße in den weichen Häuten, besonders in den Arachnoideavenen stehen im Vordergrund (Abb. 115). Die Gefäße sind an Zahl vermehrt und hyperplastisch, teils können sie auch anaplastisch erscheinen. Sie sind konvolutartig angeordnet, dünnwandig, geschlängelt. Ihre Wand setzt sich aus einer Endothelschicht und einer dünnen Bindegewebslage zusammen; eine Muscularis fehlt in der Regel. Umschriebene bindegewebige Wandverdickungen kommen vor. Die fehlgebildeten Gefäße erinnern an ektatische und kleine Venen. Die abnormen Gefäße penetrieren selten die Hirnrinde und nur gelegentlich werden einige erweiterte und geschlängelte Rindengefäße beobachtet (NORMAN, 1963). An der Aderhaut des Auges kommt ein ähnliches, angiomatöses Gewebe

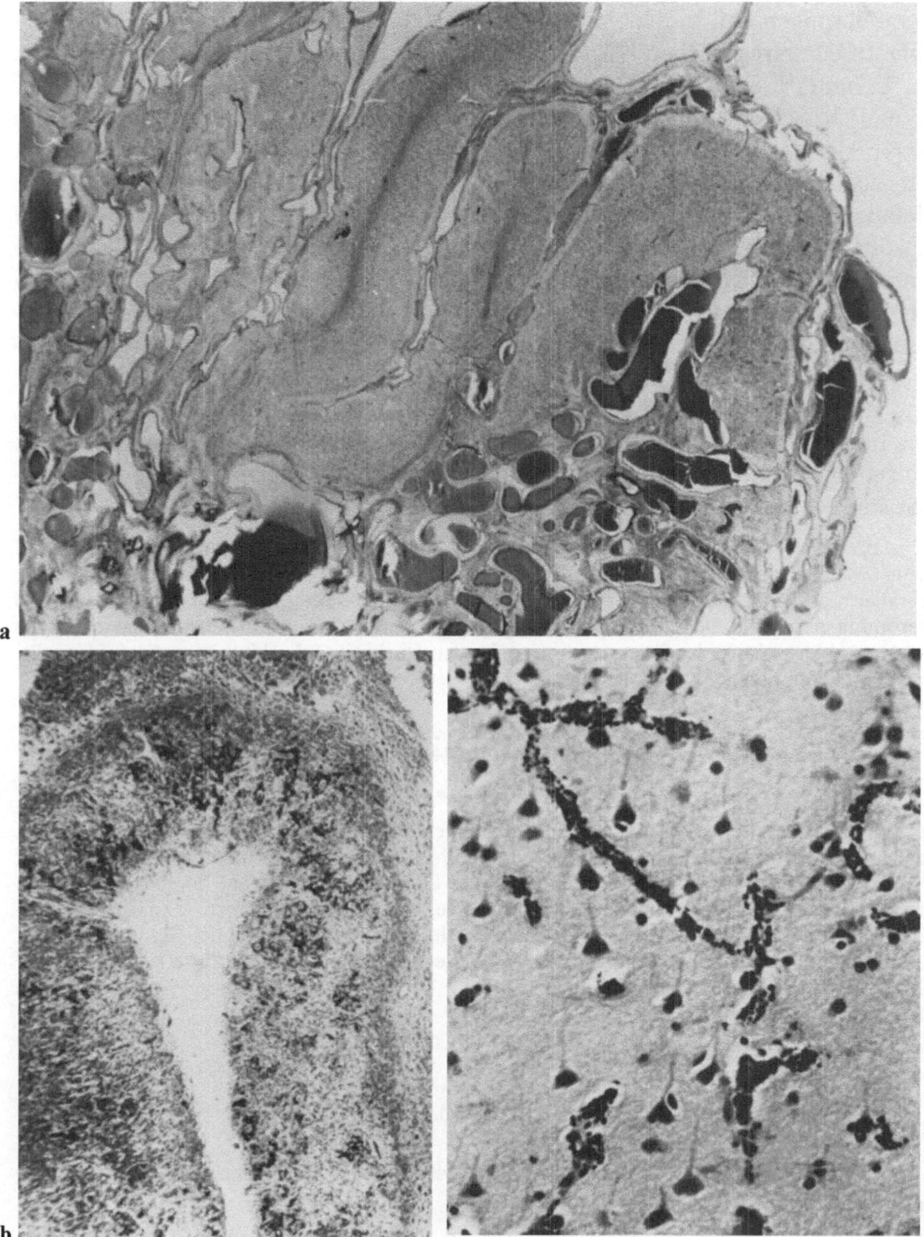

Abb. 115a–c. Angioma capillare et venosum calcificans. a 14jähriges Mädchen. Okzipitallappen. Hypertrophie und Hyperplasie der meningealen Gefäße. Nissl. ×6. b und c 21jährige Frau. Okzipitallappen. Verkalkung der Rindengefäße. b HE. ×12; c Nissl. ×60

vor (BERGSTRAND et al., 1936). Die Rinde darunter weist erhebliche regressive Veränderungen auf, in den fortgeschrittenen Fällen bis zur ausgeprägten Atrophie. In den atrophischen Hirnwindungen können die Ganglienzellen, besonders der 3. und 5. Schicht, fehlen (GREEN, 1945). Die Kapillaren, vor allem der 2. und 3. Schicht, sind völlig verkalkt — manche erscheinen nur noch als Kalkperlen (Abb. 115) und -stifte —, sind nicht mehr als solche zu erkennen und nur noch an dem restlichen Silberfasernetz zu identifizieren. Um ehemalige Gefäße kann sich eine Fasergliose entwickeln. Die Verkalkung der Gefäße wird gewöhnlich nach der Tiefe zu geringer, kann aber bis zum Marklager fortschreiten. Im Markscheidenbild ist entsprechend dem Untergang der Ganglienzellen eine diffuse Lichtung festzustellen. Der Fettabbau weist auf die sekundäre Entstehung der Hirnveränderungen als Folge der fortschreitenden Durchblutungsstörungen hin. Die noch nicht verkalkten Venen und Kapillaren der Hirnrinde sind nicht immer normal gebaut, sondern oft erweitert und stark geschlängelt und bestehen aus einer einzelligen dünnen Faserschicht. Ob diese Veränderungen Folge der geänderten hämodynamischen Verhältnisse oder primäre Fehlbildungen sind, ist nicht geklärt.

Abzugrenzen von den unmittelbaren Auswirkungen der meningealen Angiomatose auf die nervöse Substanz sind sekundäre Krampfschäden, die sich bei den häufigen epileptischen Anfällen derartiger Patienten einstellen können und als elektive Parenchymnekrosen und -verödungsherde mit dem für Krampffolgen typischen Prädilektionsmuster besonders im Sommerschen Sektor des Ammonshorns, in der Purkinje-Zellschicht der Kleinhirnrinde und im Thalamus nachweisen lassen.

### a) Leptomeningeale Hämangiektasie

POTTER (1948) beschrieb zwei Kinder, die bei der Geburt bzw. im Alter von einem Tag mit schwerer Herzhypertrophie und einer meningealen Hämangiektasie starben. Sie bestand aus zahlreichen geschlängelten Gefäßen, die die histologische Struktur von Kapillaren und Venolen zeigten und die gesamte Oberfläche des Gehirns durchsetzten. Die Arterien waren normal und das darunterliegende Gehirn zeigte keine Veränderungen. Einen ähnlichen Fall hatte JAFFÉ (1929) beschrieben. Diese Fälle sowie diejenigen von familiärer, nicht verkalkender leptomeningealer Angiomatose, die DIVRY und VAN BOGAERT (1946) sowie BRÜNS et al. (1968) beschrieben haben, sind am ehesten mit dem Sturge-Weber-Syndrom verwandt.

# III. Aneurysmen

Als Aneurysma bezeichnet man eine lokalisierte und dauernde Erweiterung der Herz- oder Gefäßwand als Folge eines Nachgebens der Wandbestandteile. Aneurysmen werden in der Regel nur in Arterien beobachtet und kommen nur äußerst selten in den Venen vor.

Kleine, nur histologisch nachweisbare Ausbuchtungen der Hirnarterien werden zweckmäßigerweise *Mikroaneurysmen* genannt (FORBUS, 1930; RICHARDSON u. HYLAND, 1941). Die Bezeichnung „Miliaraneurysmen" sollte ausschließlich in dem ursprünglichen Sinne von CHARCÔT und BOUCHARD (1869) für die Aneurysmen der intrazerebralen Arteriolen und Kapillaren angewandt werden (s.S. 322). Die Bezeichnung *arteriovenöses Aneurysma* wird gelegentlich für eine arteriovenöse Anastomose oder Fistel (s.S. 229) gebraucht und ist, auch wenn dabei eine Gefäßerweiterung vorkommt, irreführend.

RICHARDSON und HYLAND (1941) unterschieden zwischen den *sackförmigen* Aneurysmen an den Gabelungen und Astabgängen der Schlagadern am Hirngrund und den *spindelförmigen* Erweiterungen größerer Schlagaderstrecken. Die ersteren wurden auch beerenförmige Aneurysmen genannt (COLLIER, 1931) und sind weitaus am häufigsten. Das Verhältnis der beiden zueinander geht aus der Arbeit von RICHARDSON und HYLAND hervor, die unter 40 Fällen nur 2 spindelförmige Aneurysmen zählten. Manche Autoren haben überhaupt nur sackförmige Aneurysmen gesammelt.

Aneurysmen mit einer gesicherten *entzündlichen* Genese, die fälschlicherweise als mykotisch bezeichnet werden, unterscheiden sich vor allem durch ihre Lokalisation von den übrigen sackulären bzw. spindelförmigen Aneurysmen.

Die traumatischen und *dissezierenden* Aneurysmen, die nur im weitestem Sinne als Aneurysmen zu bezeichnen sind, werden aus Gründen der Systematisierung in diesem Kapitel behandelt.

## 1. Sackförmige Aneurysmen

### *Inzidenz, Alter, Geschlecht*

Die *Häufigkeit* von Aneurysmen der Hirnarterien in großen Sektionsreihen war in der früheren Literatur viel geringer als in neueren Arbeiten. Allerdings liegen auch hier die angegebenen Frequenzen von 9% (RIGGS u. RUPP, 1943), 7,6% (STEHBENS, 1963a), 4,9% (CHASON u. HINDMAN, 1958), 3,6% (COHEN, 1955), 2,1% (HOUSEPIAN u. POOL, 1958), 1,6% (R.G. BERRY et al., 1966) und 1,2% (McCORMICK u. NOFZINGER, 1965) weit auseinander. Für diese Unterschiede sind einmal das verschiedene Durchschnittsalter des Sektionsgutes und die unterschiedliche Sorgfalt, mit der die Hirngefäße untersucht wurden, verantwortlich zu machen. Auf alle Fälle ist es offensichtlich, daß die Hirngefäße der häufigste Sitz von Aneurysmen im ganzen Körper sind. Das Vorkommen von multiplen Aneurysmen in einem Patienten ist keine Seltenheit. Die angegebenen Daten variieren bei den verschiedenen Autoren. Die angiographischen Untersuchungen geben niedrigere Häufigkeit an. DECKER (1960) fand bei 100 Fällen 8mal mehrere Aneurysmen, bei weiteren vier Patienten ergab erst die Sektion zusätzliche multiple Gefäßmißbildungen. Der Grund hierfür ist vielfach die spontane Thrombosierung kleinerer Aneurysmen, die der angiographischen Darstellung entgehen. Aber auch die morphologischen Arbeiten differieren in ihren Angaben voneinander, wobei vor allem die Sorgfalt, mit der die Gefäße untersucht wurden, eine wichtige Rolle spielt. Bei ihren Aneurysma-Patienten fanden RICHARDSON und HYLAND (1941), STEHBENS (1963a), McKISSOK et al. (1961), McCORMICK und NOFZINGER (1965), BERRY et al. (1966) und CROMPTON (1966a) bei 20% und mehr das Vorkommen multipler Aneurysmen. Dem Vorkommen von multiplen Aneurysmen sollte keine ätiologische Bedeutung beigemessen werden, weil mehrere Aneurysmen auch bei den arteriosklerotischen Aneurysmen der extrakraniellen Arterien beschrieben werden (GIFFORD et al., 1953; GLIEDMAN et al., 1957; CRAWFORD et al., 1961).

In den langen Untersuchungsreihen ist die *Altersverteilung* am häufigsten zwischen 30 und 75 Jahren mit einer deutlichen Spitze in der 5. Dekade. Die in der Literatur wiederholt mitgeteilten Fälle von Aneurysmen bei Kindern und Jugendlichen (DIAL u. MAURER, 1937; FORSTER u. ALPERS, 1943; NEWCOMB u. MUNNS, 1949; JANE, 1961; GARCIA-CHAVEZ u. MOOSSY, 1965) lassen nach SMITH und WINDSOR (1961) sowie STEHBENS (1972) eine entzündliche Natur nicht mit Sicherheit ausschließen.

Bezüglich der *Geschlechtsverteilung* wurde bis auf wenige Ausnahmen (WALTON, 1956; HOUSEPIAN u. POOL, 1958) ein leichtes Überwiegen der Frauen gegenüber den Männern angegeben (DANDY, 1944; HAMBY, 1952; DINNING u. FALCONER, 1953; WILSON et al., 1954; DUBOULAY, 1965; MCCORMICK u. NOFZINGER, 1965; BERRY et al., 1966; CROMPTON, 1966a; HUDSON u. RAAF, 1968; LOCKSLEY, 1966). Diese Geschlechtsverteilung der Aneurysmen der Hirngefäße kontrastiert mit derjenigen der Aneurysmen der Aorta und den übrigen peripheren Gefäßen, die bei Männern viel häufiger vorkommen.

## *Lokalisation*

STEHBENS (1972) unterteilt die sackförmigen Aneurysmen nach ihrer Lokalisation inner- oder außerhalb der Gabelungsstellen. Beide Arten weisen jedoch weitgehende Unterschiede auf und die sackförmigen Aneurysmen außerhalb der Gabelungsstellen entsprechen bezüglich ihrer Histologie und Pathogenese den spindelförmigen Aneurysmen. Sie werden daher in einer Gruppe zusammen beschrieben.

Die Aneurysmen in der Gabelung entstehen nicht aus dem lateralen Winkel, sondern in dem Apex sowohl von größeren wie auch von kleineren Abzweigungen, obgleich die überwiegende Mehrzahl bei der Gabelung größerer Gefäße vorkommt, nämlich entweder im Circulus Willisi oder in seinen Hauptabgängen. Selten werden sie in den peripherer gelegenen Arterien des Groß- und Kleinhirns, nie in intrazerebralen oder intrazerebellären Gefäßen gefunden.

Wenn man den Circulus Willisi in einen vorderen und hinteren Anteil durch eine Linie teilt, die in der Höhe der Communicans posterior verläuft, findet man 85–95% der sackförmigen Aneurysmen in der vorderen und nur 5–15% in der hinteren Hälfte (Abb. 116). Diese Korrelation war in den Mitteilungen des vorigen Jahrhunderts zugunsten der hinteren Hälfte verschoben, vor allem bei denjenigen Zahlenangaben, die die vertebrobasilare Ektasie und die spindelförmigen Aneurysmen miteinschlossen (WALTON, 1956).

Zwischen den verschiedenen Autoren herrscht keine Übereinstimmung über die Inzidenz von Aneurysmen in den verschiedenen Hirnarterien. WILLIAMS et al. (1955), KRAYENBÜHL u. YASARGIL (1958), CRAWFORD (1959), FREYTAG (1966) und SACHS et al. (1968) fanden sie am häufigsten in der *A. communicans anterior*. Zu gleichen Ergebnissen führte eine kollektive arteriographische Studie über 2672 Aneurysmen (LOCKSLEY, 1966). In der Regel finden sich die Aneurysmen in einem der beiden Enden der Communicans anterior (Abb. 117), es kann aber auch die ganze Länge derselben miteinbezogen sein. Häufig entstehen sie in einer Seite als Folge eines großen Shunts von Blut durch die A. communicans zu der konterlateralen A. cerebri anterior. Diese Variation des Circulus Willisi ist die einzige, die eine deutliche Korrelation mit dem Vorkommen von Aneurysmen der Hirnarterien hat.

Andere Autoren fanden eine höhere Inzidenz von Aneurysmen in der *A. cerebri media* (MCDONALD u. KORB, 1939; RICHARDSON u. HYLAND, 1941; DIN-

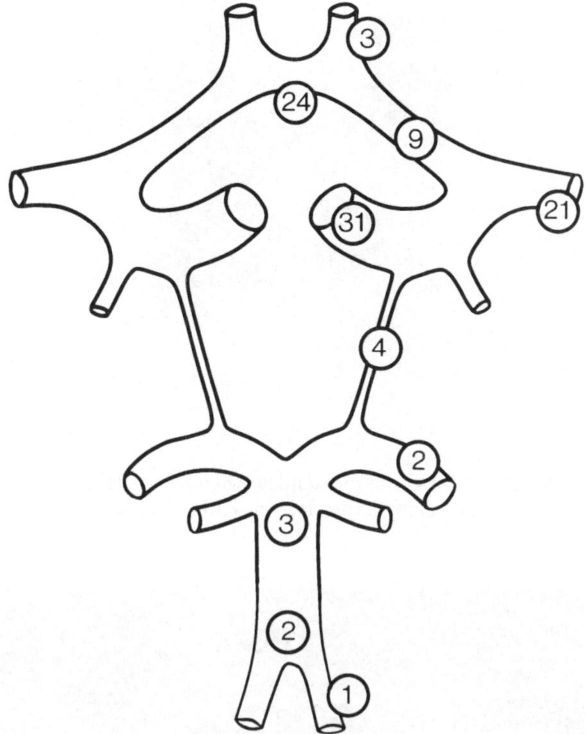

**Abb. 116.** Sitzverteilung von 100 sackförmigen Aneurysmen im Circulus Willisi

NING u. FALCONER, 1953; WALTON, 1956; PAKARINEN, 1967; STEHBENS, 1972).
Die Aneurysmen entstehen in der Zwei- oder Dreifachverzweigung der A. cerebri
media, die 2–3 cm nach ihrem Abgang aus dem Circulus Willisi stattfindet
(Abb. 118). Auch die *A. carotis interna* wurde als der häufigste Sitz von Aneurysmen angegeben (WILSON et al., 1954; WALKER u. ALLÊGRE, 1954; KRAULAND,
1957; HOUSEPIAN u. POOL, 1958; McCORMICK u. NOFZINGER, 1965). Die Mehrzahl der Aneurysmen entstehen bei dem Abgang der A. communicans posterior,
weniger häufig bei den Abgängen der A. chorioidea anterior und der A. ophthalmica (DRAKE, 1965a, b). Viele der Aneurysmen, deren Sitz in der A. communicans posterior angegeben wird, entstehen in dem Abgangswinkel dieser Arterie
noch im Gebiet der Carotis interna. Das vordere Ende der A. communicans
posterior zeigt bei seinem Abgang aus der A. carotis interna häufig eine *infundibuläre Erweiterung*, die von STEHBENS (1963a) sowie POOL und POTS (1965)
für eine präaneurysmatische Anomalie gehalten wurde.

HASSLER und SALTZMAN (1963) fanden in zwei von 7 Fällen infundibuläre Erweiterung
bei einem normalen Gefäßwandbau, in 4 Fällen eine Fragmentierung und in 5 Fällen
das Fehlen der Elastica interna. Sie schlossen daraus, daß zwischen Aneurysmen und infundibulärer Erweiterung ätiopathogenetische Beziehungen bestehen. EDELSON et al. (1972) sahen
unter 11 Mitgliedern einer Familie 5 mit Aneurysmen im Abgang der A. communicans
posterior aus der Karotis und bei weiteren 3 eine infundibuläre Erweiterung. STUNTZ et al.
(1970) berichteten über ein Aneurysma, an dessen Sitz 9 Jahre vorher angiographisch
eine infundibuläre Erweiterung gefunden worden war. Die histologische Untersuchung zeigte

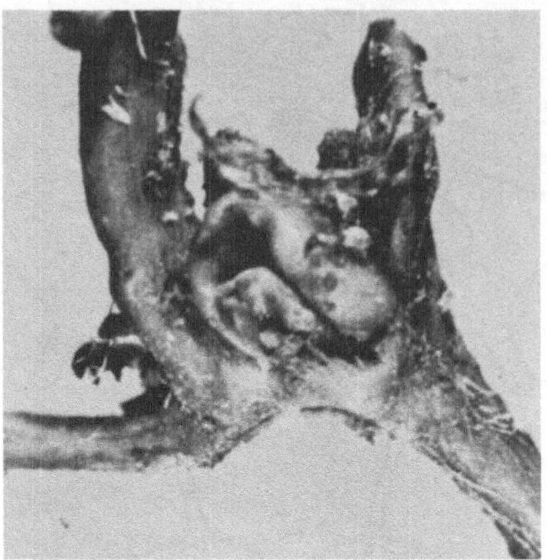

**Abb. 117.** 72jährige Patientin. 7 × 4 mm messendes Aneurysma der A. communicans anterior mit einer 3 mm langen Rupturstelle

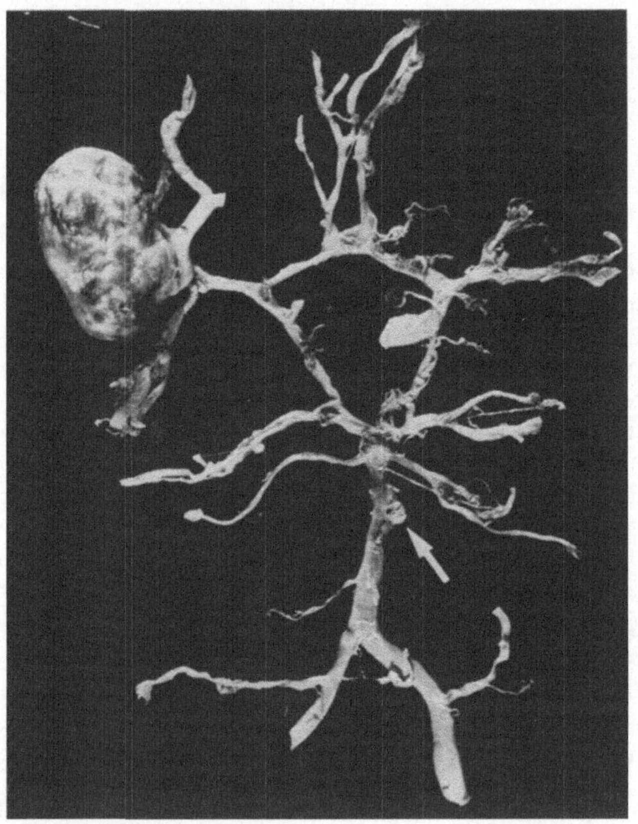

**Abb. 118.** 50jähriger Patient. 19 Jahre vor dem Tod Ligatur der A. carotis interna links wegen Aneurysma der A. cerebri media. Jetzt 5 × 2,5 cm großes verkalktes Aneurysma der A. cerebri media und ein glastecknadelkopfgroßes Aneurysma in der A. basilaris (*Pfeil*)

eine Unterbrechung der Elastica interna in der rechten Carotis interna, 2 mm vor dem Aneurysmahals in der Abgangsstelle der Communicans posterior. Auf der Gegenseite waren auch zwei kleine Breschen der Elastica interna zu erkennen. Darüber hinaus wurden Aneurysmen in der Gabelung der rechten Anterior und Communicans anterior sowie bei Konfluenz der linken Carotis interna und Communicans posterior gefunden. Demgegenüber fanden EPSTEIN et al. (1970) in 7 Fällen infundibulärer Erweiterung keine histologischen Veränderungen der Gefäßwand und lehnten daraufhin irgendeine Beziehung zwischen den Erweiterungen und dem Aneurysma ab.

Die Einmündung der A. communicans posterior in die A. cerebri posterior ist selten Sitz der Aneurysmen, und wenn sie dort angetroffen werden, muß eingehend untersucht werden, ob sie tatsächlich nicht entzündlicher Natur sind. Die Aneurysmen der A. basilaris kommen meistens in der Gabelung unter dem Boden des 3. Ventrikels, der gelegentlich verschoben wird, vor. Aneurysmen können auch am Abgang der A. cerebellaris anterior inferior gefunden werden und in der A. cerebellaris superior. Die Aneurysmen bei der Einmündung der Vertebralis in die Basilaris sind in der Regel arteriosklerotischer Natur. Die Aa. vertebrales werden meistens von den sackförmigen Aneurysmen, die bei der Abgangsstelle der A. cerebellaris posterior inferior entstehen, verschont.

Bei sackförmigen Aneurysmen, die an atypischen Stellen lokalisiert sind, ist zum Ausschluß entzündlicher bzw. traumatischer Aneurysmen (STEHBENS, 1972) eine sorgfältige histologische Untersuchung erforderlich.


*Makroskopisches Bild*

Die Größe der sackförmigen Aneurysmen schwankt zwischen wenigen Millimetern und einigen Zentimetern. SUGAI und SHOJI (1968) bezeichnen Aneurysmen unter 4 mm als klein, als mittelgroß bis 7 mm und als groß darüber. Sie fanden eine Zunahme der Größe mit dem Alter der Patienten. LOCKSLEY (1966) stellte einen solchen Trend unter seinen 244 untersuchten Aneurysmen nur angedeutet fest und McCORMICK (1971) konnten keine Zunahme der Größe der Aneurysmen bei höherem Lebensalter finden. Etwa die Hälfte stellte einen Zufallsbefund bei der Obduktion dar. ADAMS (1963) meinte, daß Riesenaneurysmen mit über 2,5 cm Durchmesser eine eigene Gruppe darstellen. Riesenaneurysmen bis 8 cm Durchmesser wurden vor allem in der A. cerebri media beschrieben (SADIK et al., 1965; MORLEY u. BARR, 1969; SCOTT u. BALLENTINE, 1972; TERAO u. MURAOKA, 1972).

Sackförmige Aneurysmen können breitbasig aufsitzen (Abb. 119), häufig jedoch sind sie an ihrem Ursprung gestielt, stehen oft in fast rechtem Winkel zum Stammgefäß und sind selten in die Strombahn eingeschaltet, was für die chirurgische Behandlung wichtig ist. Meistens sind sie rundlich oder längsoval mit mehr oder weniger buckeliger Oberfläche, gelegentlich haben sie mehrfach sekundäre Ausbuchtungen, die als Hinweis für das Aneurysmawachstum durch Dehnung umschriebener Wandbezirke angenommen werden (KRAULAND, 1957). Dabei werden manchmal, insbesondere an der A. cerebri media, kleine Seitenzweige des Stammgefäßes ganz in ihre Wand aufgenommen, so daß die kleinen Äste aus dem Aneurysmasack zu entspringen scheinen. In dem aneurysmatischen Sack entstehen jedoch keine Kollateralen (STEHBENS, 1962a, 1963a; CROMPTON, 1966a). Wenn eine solche Kollaterale in dem Angiogramm gesehen wird, muß dies als Artefakt gedeutet werden (SACKS et al., 1968). Je größer der Aneurysmasack wird, desto schwieriger ist es seinen Ursprung zu bestimmen. Die Unter-

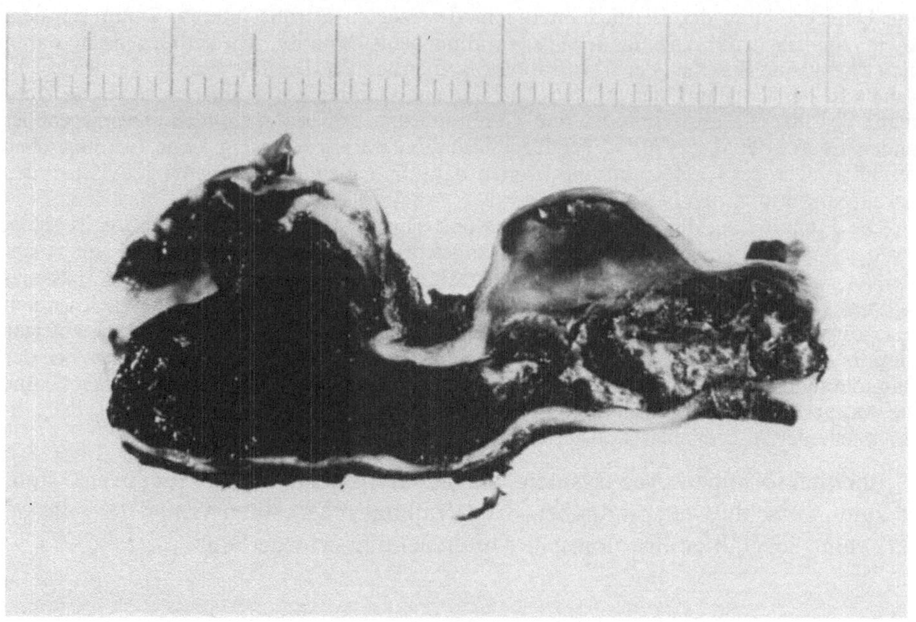

**Abb. 119.** 50jährige Patientin. Zwei hintereinander breitbasig auf der A. cerebri media sitzende Aneurysmen

suchung von Serienschnitten einer größeren Zahl von Aneurysmen zeigte jedoch, daß abgesehen von den Ursprungsgefäßen und ihren in der Nähe des Aneurysmaeinsatzes ausgehenden und sekundär einbezogenen kleineren Gefäßen keine Gefäße aus dem Aneurysmasack abgehen (STEHBENS, 1963a).

Die kleineren und jüngeren Aneurysmen haben gewöhnlich eine zarte, durchsichtige, auffallend dünne Wand und neigen zunächst nicht zur Thrombose. Bei älteren Aneurysmen ist die Wand in ganzer Ausdehnung oder nur teilweise trübe und verdickt und mehr oder weniger starr. Nicht selten ist sie auch verkalkt und dadurch röntgenologisch auch ohne Kontrastmittel nachweisbar. In vielen Fällen ist die kollagenfibrosierte Wand im Stielbereich und in den proximalen Abschnitten verhältnismäßig dick, zur Kuppe hin dagegen vielfach extrem dünn. Gelegentlich erkennt man weiße oder gelbliche arteriosklerotische Plaques und bei Durchschneidung der Aneurysmawand werden gelbliche Wandeinlagerungen häufiger gefunden.

SACKS et al. (1968) fanden in 80% ihrer Fälle entweder eine generalisierte oder eine in dem aneurysmatischen Sack lokalisierte Arteriosklerose stärkeren Grades. Der Sitz der arteriosklerotischen Veränderungen ist nicht konstant, sie kommen aber viel häufiger in den Seiten als in der Kuppe vor.

In der Umgebung der Aneurysmen findet man oft Verwachsungen der weichen Hirnhäute untereinander und mit der Dura, besonders zwischen den Stirnlappen und in der Fossa Silvii. Wenn das Aneurysma in das Hirngewebe eingebettet ist, kommen auch umschriebene Erweichungen im Hirngewebe um das Aneurysma mit reichlicher Bildung von rotbraunem Pigment vor. Auch an den harten Hirnhäuten können anstoßend pachymeningitische Auflagerungen vorhanden sein, offensichtlich als eine Folge des in den Subarachnoidalraum eingebrochenen Blutes. Größere Aneurysmen können Druckatrophien der Hirnnerven bzw. Arrosierung der Schädelknochen verursachen (s.S. 252).

*Histologisches Bild*

Das histologische Bild der Aneurysmen wechselt je nach ihrem Alter, das sich allerdings nicht genau bestimmen läßt. Der wesentliche Befund, auf den immer wieder hingewiesen wird, ist das völlige Fehlen der Media im Aneurysmasack (EPPINGER, 1887). Sie endet am Aneurysmahals und zeigt vor dieser Stelle gewöhnlich keine Veränderungen (Abb. 120) bis auf eine Verminderung ihrer Kerne. Auch die Elastica interna ist hier entweder scharf unterbrochen (Abb. 121), manchmal eingerollt, oder ihr Gefüge ist schon vorher etwas aufgelockert und bröckelig; sie läßt sich allenfalls mit einzelnen degenerativen Fasern in die Aneurysmawand hinein verfolgen.

Lichtmikroskopisch stellt sich die Aneurysmawand aus wenigen, der Adventitia entstammenden Bindegewebslagen und einer nicht überall verfolgbaren Endothelschicht dar.

In den älteren Aneurysmen trifft man meistens auf herdweise, oft beträchtliche Wandverdickungen, die aus spindeligen Zellen und mehr oder weniger reichlicher bindegewebiger Grundsubstanz bestehen. Der Aufbau dieser Stellen entspricht demjenigen der Intimapolster (s.S. 280). In allen größeren Aneurysmen, die nach einer Fettfärbung untersucht wurden, lassen sich lipidbeladene Makrophagen nachweisen. Sie kommen vor allem in den Verdickungen vor, die gelegentlich regelrechte arteriosklerotische Plaques darstellen. An dünnen Wandstellen nicht rupturierter Aneurysmen sieht man als Folge vorangegangener Blutungen recht dichte Infiltrate aus gelapptkernigen weißen Blutkörperchen und Rundzellen zwischen Histio- und Fibrozyten. Hier sind die Gewebsspalten oft mit einer homogenen, im Eosinschnitt leuchtend rot gefärbten Masse erfüllt. Manchmal ist die Aneurysmawand auch innen damit bedeckt und ist von massenhaft spindeligen Zellen durchwachsen. In der Aneurysmawand werden gelegentlich intramurale Blutungen beobachtet (RICHARDSON u. HYLAND, 1941) und bei Aneurysmen, die nach der Vorgeschichte mehrfach geborsten waren, findet man zahlreiche Siderophagen.

Entgegen der Mehrzahl histologischer Beschreibungen sackförmiger Aneurysmen beobachteten wir in 1 μ Schnitten elastische Lamellen und Muskelzellen auch im Fundus. Die Lamina elastica ist in zahlreiche, unterschiedlich breite Lamellen aufgesplittert, dazwischen liegen langgestreckte schmale Zellen (EBHARDT et al., 1976). Die Tunica media ist unterschiedlich breit, die spindeligen Zellen sind z.T. längs ausgerichtet, überwiegend sind sie jedoch unregelmäßig verteilt oder konzentrisch angeordnet. Zwischen den Zellen erkennt man eine mehr oder weniger strukturlos erscheinende, unterschiedlich breite homogene Substanz. Vor allem aber bei großen und daher wahrscheinlich alten Aneurysmen können die wandbildenden Strukturen fast nur aus hyalinisiertem Bindegewebe bestehen. Manchmal sind die Aneurysmen außen von einer dünnen zellreichen Haut überzogen, die neben kleinen Gefäßchen große, offenkundig phago-

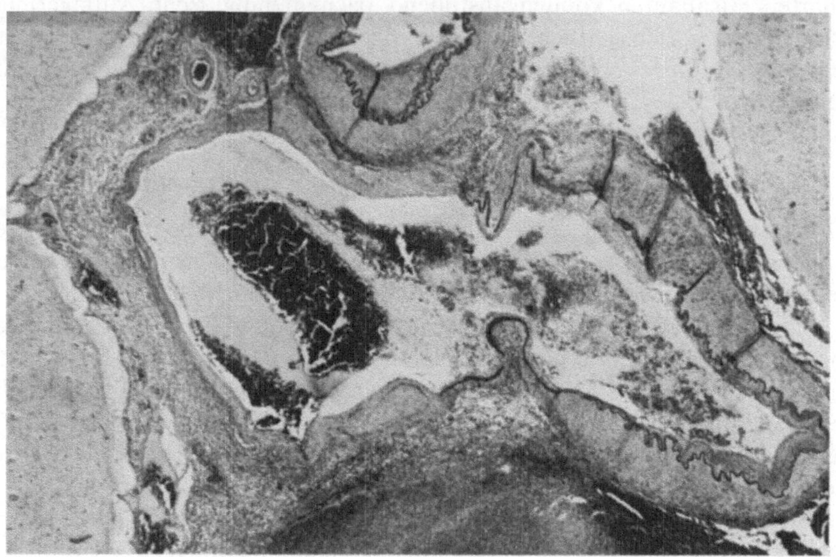

**Abb. 120.** 65jährige Patientin. Aneurysma der A. communicans anterior. Die regelrecht gebaute Media sowie die Elastica interna enden am Aneurysmasack. Die Adventitia ist mit der verdickten Arachnoidea zusammengewachsen. Elastika Van Gieson. ×20

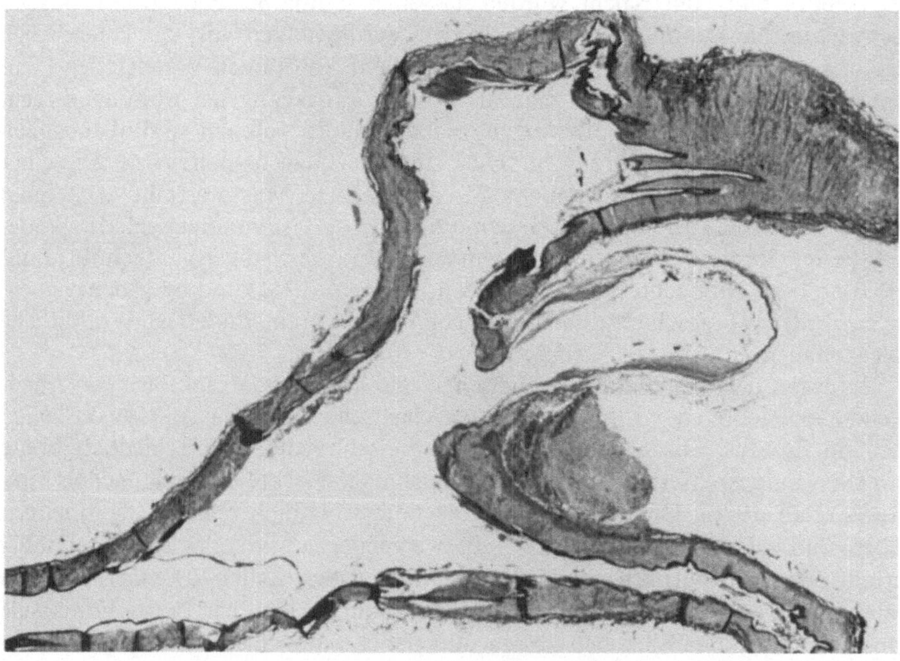

**Abb. 12₁.** Gleiche Patientin wie in Abb. 118. An der Stelle der aneurysmatischen Aussackung verliert die A. communicans anterior die Elastica interna. Die Adventitia besteht nur aus einer Bindegewebsschicht. Elastika van Gieson. ×12

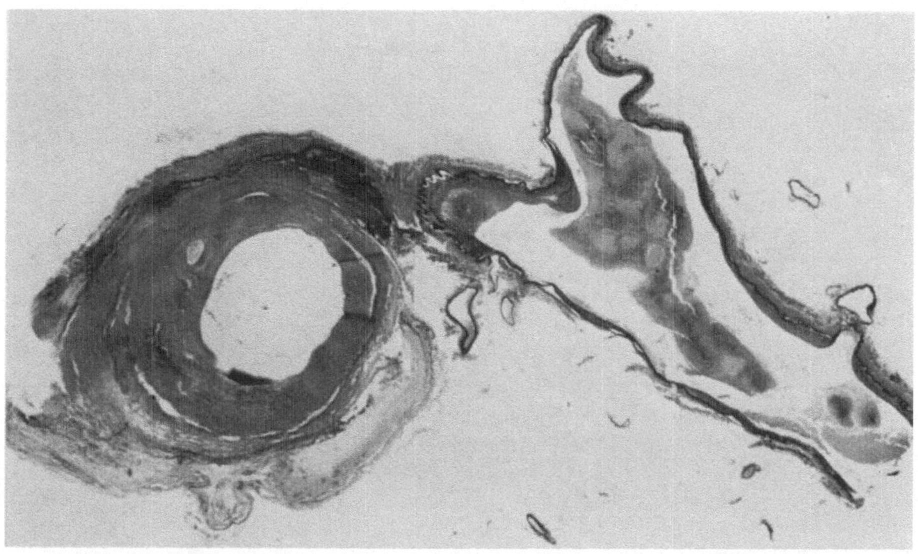

**Abb. 122.** 63jähriger Patient. Weitgehend obliteriertes Aneurysma der A. communicans anterior. Die wandbildende Hyalinsubstanz ist locker, kernarm und enthält keine Kapillaren. Elastika van Gieson. × 12

zytäre Zellen enthält wie in pachymeningiotischen Membranen. Manchmal enthält der Aneurysmasack einen Thrombus in fortgeschrittener Organisation (s.S. 109). Alte, vollständig obliterierte Aneurysmen zeigen einen lamellären, zwiebelschalenartigen Aufbau mit elastischen Fäserchen zwischen den einzelnen Lagen; auch Kalk ist häufig eingelagert. Das zentrale Füllgewebe ist meist sehr locker, kernarm und enthält mitunter kleine Kapillaren (Abb. 122).

*Elektronenmikroskopie*

Ultrastrukturelle Studien über die Wand der Aneurysmen sind selten, da das Material schwer zu gewinnen ist. Einige Arbeiten beziehen sich auf die Untersuchungen von post mortem gewonnenen Aneurysmen (NYSTRÖM, 1963; HASSLER, 1972). LANG und KIDD (1965) sowie ASENJO und ROJAS (1969) berichteten darüber hinaus über einzelne intraoperativ gewonnene Gewebsstücke und EBHARDT et al. (1976) haben den Fundus von 6 operierten Aneurysmen elektronenmikroskopisch untersucht.

Die ultrastrukturellen Befunde lassen die Aufsplitterung der Lamina elastica interna in unterschiedlich breiten Lamellen erkennen (Abb. 123). Die elastischen Lamellen bestehen aus feinen, teilweise zu schmalen Bündeln angeordneten Fibrillen. Dazwischen ist die Struktur aufgelöst, das Material ist granuliert und elektronendichter. Man sieht schmale Zellelemente (Abb. 124), die aufgrund ihrer Innenstruktur und insbesondere durch die sie teilweise umgebende Basalmembran als glatte Muskelzellen zu erkennen sind. Als solche werden sie auch von anderen Untersuchern identifiziert (LANG u. KIDD, 1965; ASENJO u. ROJAS,

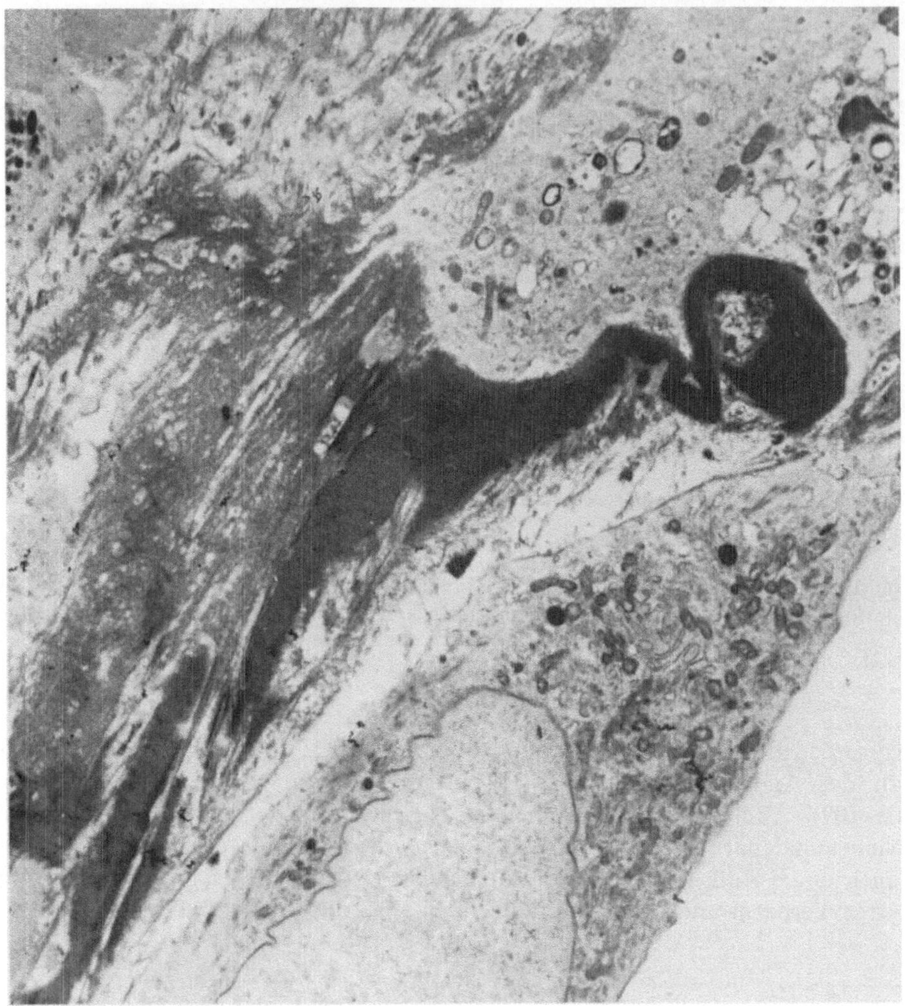

**Abb. 123.** 38jährige Patientin. Operiertes Aneurysma der A. cerebri media. Im subendothelialen Raum tangential angeschnittene Reste von der Elastica interna. ×8000

1969) und nicht, wie aufgrund der lichtmikroskopischen Befunde angenommen wurde, als Fibroblasten. Dabei kommen sowohl hyperplastische als auch atrophische Zellformen vor. Die hyperplastischen Zellen haben oft eine angedeutete sternförmige Gestalt und bei ihnen fällt vor allem das stark entwickelte, rauhe endoplasmatische Retikulum auf, das häufig das gesamte Zytoplasma durchsetzt (Abb. 125). Andere Zellen lassen dicht gepackte Myofibrillen erkennen. Pinozytosebläschen und Haftplatten sind in unterschiedlicher Zahl anzutreffen. Die Basalmembran um die Muskelzellen ist nur stellenweise zu erkennen. Häufig löst sie sich von der Plasmamembran der Zelle ab und verläuft parallel zu derselben. Eine Differnzierung der Zellanschnitte, bei denen eine Basalmembran

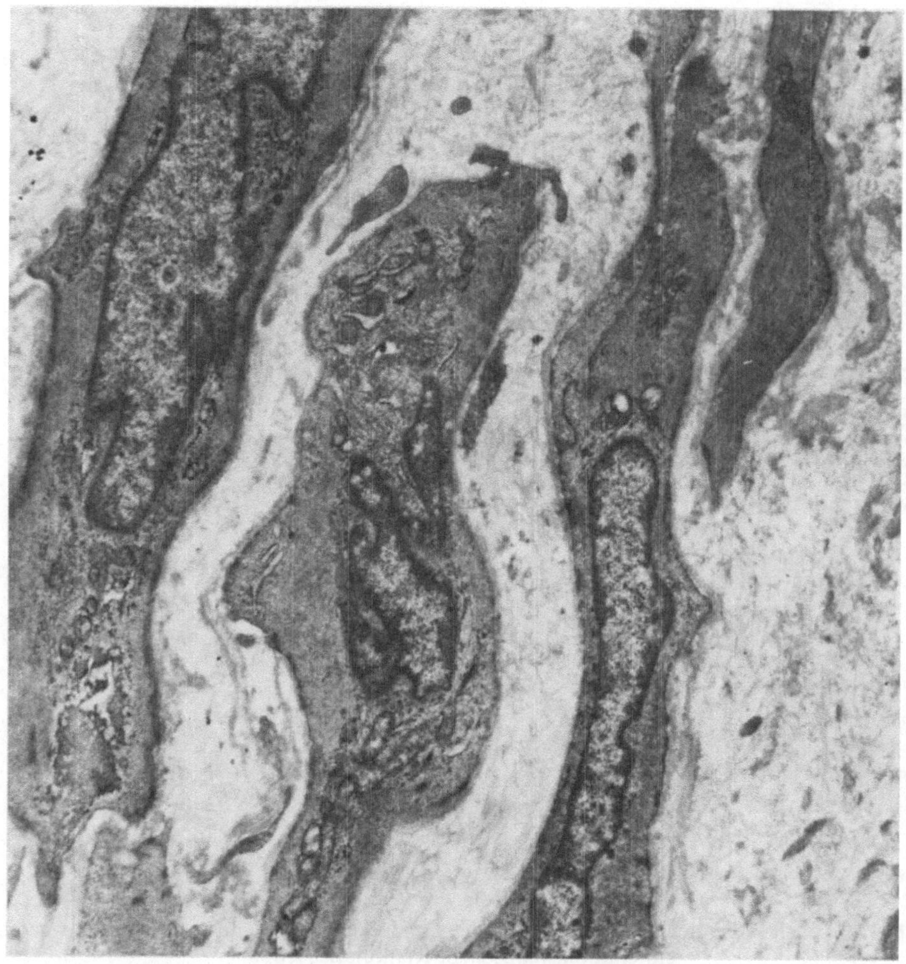

**Abb. 124.** 48jähriger Patient. Operiertes Aneurysma der A. communicans anterior. Muskelzellen in der umstrukturierten Wand des Aneurysmasackes. × 11 000

nicht zu erkennen ist, und die darüber hinaus ein reichlich entwickeltes endoplasmatisches Retikulum besitzen, wird gegenüber Fibroblasten schwierig.

Die degenerativen Formen zeigen oft gelappte Kerne und unregelmäßige
Profile der Plasmamembran. So bilden sich stark verjüngende Fortsätze; diese
beinhalten gelegentlich zahlreiche Lysosomen. Lipidtropfen sind meist auf ein
umschriebenes Gebiet im Zytoplasma beschränkt, sie kommen überwiegend bei
den degenerativen Formen, in geringerem Ausmaß auch bei den hyperplastischen Zellen vor. Der überwiegend breite interzelluläre Raum ist von feinfädigem
Material durchsetzt. Dazwischen liegen Erythrozyten, Reste von Basalmembranen und Bündel von feinen Fibrillen. Gelegentlich sind Züge von Fibrin mit
einer entsprechenden Streifung erkennbar. An anderen Stellen ziehen unterschiedlich breite Bündel kollagener Fasern, die z.T. geschwollen erscheinen,

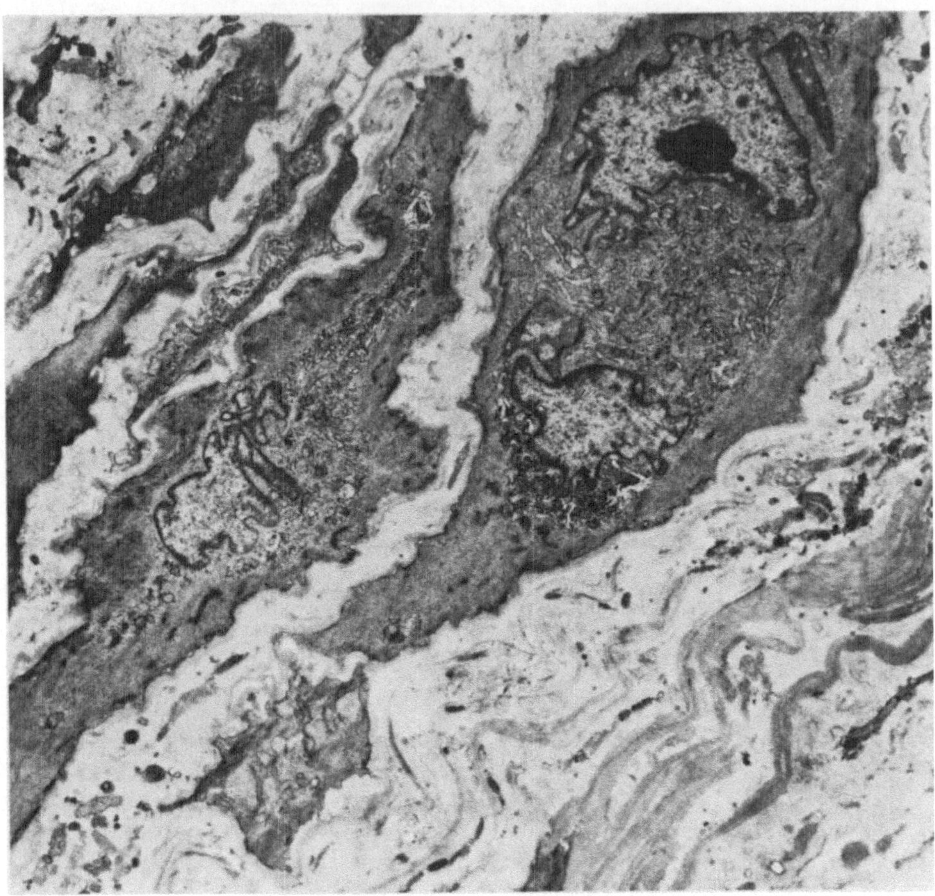

**Abb. 125.** Gleicher Fall wie in Abb. 125. Hyperplastische Muskelzellen mit stark entwickeltem endoplasmatischem Retikulum. × 8000

hindurch. In allen untersuchten Abschnitten erscheinen ferner nicht mehr erkennbare Strukturen, die von einer Membran umgeben sind und die als Reste von untergegangenen Zellen gedeutet werden.

Zwischen der Media und Adventitia ist eine klare Grenze nicht auszumachen. Die Adventitia der Aneurysmawand liegt dicht den durch eine Fibrose verdickten Meningen an und beinhaltet Zellen mit länglich dünnen, protoplasmatischen Fortsätzen, die in Kontakt miteinander stehen und dadurch kontinuierliche Schichten bilden (Abb. 126).

Die elektronenmikroskopischen Veränderungen in der Wand der Aneurysmen, insbesondere die Zunahme des rauhen endoplasmatischen Retikulums in den glatten Muskelzellen, sowie die hyperplastischen und degenerativen Formen dieser Elemente ähneln den Befunden beim menschlichen und beim experimentell erzeugten Hypertonus (s.S. 319).

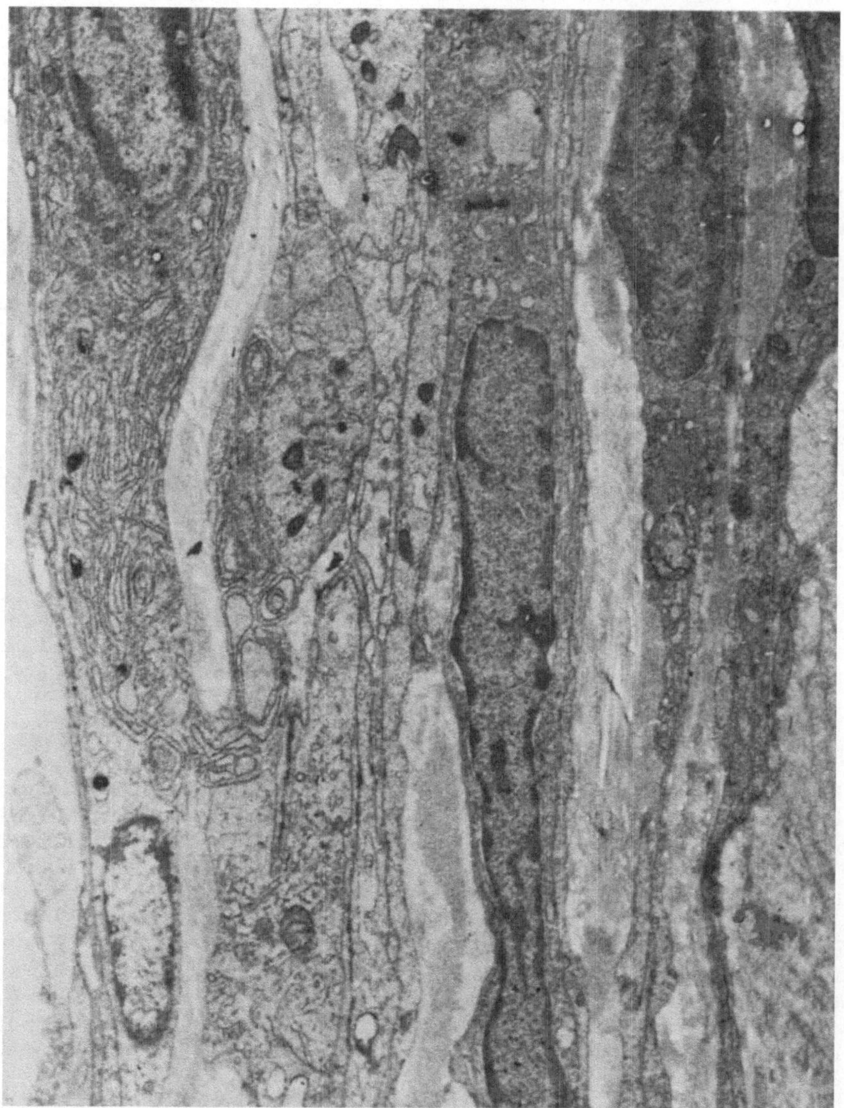

**Abb. 126.** Gleicher Fall wie in Abb. 125. Die Adventitia geht in parallel laufende Schichten meningealer Zellen über. × 8000

## a) Ätiopathogenese

Die Ursache der (nicht entzündlichen) sackförmigen Aneurysmen liegt für eine Reihe von Autoren in einer angeborenen Fehlbildung, während es sich für andere um degenerative Veränderungen handelt, die sich nach der Geburt bilden.

Die *Fehlbildungstheorie* wurde schon von älteren Autoren aufgestellt (GULL, 1859; LEBERT, 1866; EPPINGER, 1887). Die alten Hypothesen, daß die Aneurysmen sich aus rudimentären Gefäßen der Gabelungsspitze (DRENNAN, 1921) oder aus dem peripheren Kapillarplexus (BREMER, 1943) bilden, lassen sich heute nicht mehr vertreten. Demgegenüber gewann die Fehlbildungstheorie durch FOR-BUS (1930), der die angeborenen Mediadefekte in den Gefäßgabelungen als Loci minoris resistantiae für die Aneurysmenbildung hervorhob, allgemeine Anerkennung (ALPERS, 1946; ROBERTSON, 1949; KRAULAND, 1957).

FORBUS (1928/29) konnte an den Verzweigungsstellen des basalen Gefäßringes Mediadefekte nachweisen, die er damit erklärte, daß die Media der Stammgefäße sich früher bilde als die der Äste und daß die Verschmelzung der beiden ausbleiben könne. Zu ähnlichen Ergebnissen kam KRAULAND (1957), der bei Lupenpräparation verschiedener Entwicklungsstadien solche Aneurysmen erfaßte. Nach SCHMIDT (1938) sieht man derartige Medialücken gelegentlich auch im Verlaufe eines Gefäßes, ohne daß eine Teilung oder Astabgabel nachzuweisen ist. Die Muscularis endet dabei konus- oder keilförmig, die Adventitia zieht zart und völlig unverändert in diese Lücken hinein. HASSLER (1967) führte vergleichende Untersuchungen an Neugeborenen und Erwachsenen durch und stellte dabei fest, daß bei Neugeborenen die durch Mediadefekte bedingte Wandverdünnung weitgehend durch die vergleichsweise dicke Adventitia ausgeglichen wird, während beim Erwachsenen die Muskularis die Hauptschicht der Gefäßwand darstellt und ein Mediadefekt hier nicht in gleicher Weise von der Adventitia kompensiert werden kann. Er sah darin einen wesentlichen Grund dafür, daß sich die sackförmigen Aneurysmen ganz überwiegend erst nach dem 30. Lebensjahr manifestieren. Da die Aussackung der Gefäßwand gewöhnlich erst deutlich wird, wenn eine Degeneration der Elastica interna in diesem Bereich nachweisbar ist, zog KRAU-LAND (1957) toxische Schädigungen der Elastica interna als Teilursache in Betracht. Er hob in diesem Zusammenhang jedoch nachdrücklich hervor, daß gegenüber den Mediadefekten alle übrigen Faktoren nur von untergeordneter Bedeutung sein können.

Weitere Argumente, die für die Fehlbildungstheorie angeführt wurden, sind: a) Das gehäufte Auftreten von Aneurysmen in den Mitgliedern einer Familie.

Das familiäre Auftreten von Aneurysmen bei erblichen Erkrankungen des Bindegewebes wie dem Ehlers-Danlos-Syndrom (RUBINSTEIN u. COHEN, 1964; GRAF, 1965; MCKUSICK, 1966) oder in Verbindung mit polyzystischen Nieren (SUTER, 1949; BROWN, 1951; BANNERMAN et al., 1970) ist wiederholt beschrieben worden. Demgegenüber stellen die in der Literatur beschriebenen Fälle mit familiärem Auftreten von Aneurysmen ohne das Vorhandensein weiterer erblicher Erkrankungen (O'BRIEN, 1942; CHAMBERS et al., 1954; ECK, 1957; ROSS, 1959; ULLRICH u. SUGAR, 1960; PHILIPS, 1963; CHARKAVORTY u. GLEADHILL, 1966; ENDTZ, 1968; BANNESMAN et al., 1970; EDELSON et al., 1972) keinen endgültigen Beweis einer Heredität dar, weil die Möglichkeit besteht, daß z.B. die Neigung zum Hochdruck als Folge von Eßgewohnheiten zu einem nichterblichem familiärem Auftreten führt.

b) Die Multiplizität der Aneurysmen und ihr Vorkommen bei Jugendlichen.

Bei letzteren handelt es sich aber meistens um Mitteilungen aus der Zeit, in der die Mehrzahl der Aneurysmen eine bakterielle bzw. mykotische Genese hatten (GULL, 1859; PITT, 1890). Andererseits kommen unter den multiplen auch extrakranielle Aneurysmen, die mit Sicherheit eine arteriosklerotische Ätiologie ausweisen, vor (COURVILLE u. OLSEN, 1938).

c) Gehäuftes Vorkommen von Aneurysmen bei Variationen des Circulus Willisi, die irrtümlicherweise als Mißbildungen bewertet werden (s.S. 214).

Schon LEBERT (1866) und HOFMANN (1894) fielen neben Aneurysmen häufig Anomalien des Circulus arteriosus auf. SLANY (1938) fand bei 26 Fällen 14mal, HESS (1943) bei 25 Fällen 17mal und WILSON et al. (1954) bei 143 Fällen 114mal, entsprechend 53,4%, 68% und 79,7% aller Aneurysmen der Hirnarterien gröbere Anomalien des Circulus Willisi. PEISKER (1962) fand doppelt so viele Aneurysmen bei Patienten mit als bei Patienten ohne Anomalien des Circulus Willisi. Vermutlich wurde aber nur durch die Aneurysmen das Augenmerk darauf gelenkt, denn die als Norm angegebenen Verlaufsformen des Circulus arteriosus Willisi kommen seltener als die sogenannten Anomalien vor. Entgegen der Aussage von Padget (1944) ist das unterschiedliche Kaliber der proximalen Segmente beider vorderen Hirnarterien (Stehbens, 1972) die einzige anatomische Variante der Hirngefäße, die in Beziehung mit dem Vorhandensein von Aneurysmen steht. Diese Beziehung läßt sich durch hämodynamische Momente erklären. Hämodynamische Momente erklären ebenfalls das gleichzeitige Vorkommen arteriovenöser Fisteln und Aneurysmen.

Die Annahme, daß die sackförmigen Aneurysmen der Gefäßgabelung die *Folge degenerativer Veränderungen der Gefäßwand* sind (Glynn, 1940; Stehbens, 1963a), stützt sich ebenfalls auf eine Reihe von Argumenten:

a) Sowohl die ersten aneurysmatischen Veränderungen als auch die klinisch erkennbaren Aneurysmen treten in einem Alter auf, in dem die ersten degenerativen Veränderungen des Organismus bzw. deren klinisches Korrelat manifest werden.

b) Die Prävalenz von schwerer Arteriosklerose bei Patienten mit Aneurysmen der Hirngefäße ist eindeutig.

Sugai und Shoji (1968) sprachen den Rotterschen Verzweigungspolstern eine wichtige Bedeutung für die Aneurysmabildung zu. Jellinger et al. (1959) sahen in der Arteriosklerose ein begünstigendes Moment und betonen die Vielfalt der pathogenetischen Faktoren. Auch Crompton (1966c) trat für eine multifaktorielle Genese ein. Eine ähnliche, obgleich weniger deutliche Beziehung, besteht zwischen Vorkommen von Aneurysmen und Hochdruck.

c) Die Medialücken sind z.T. keine angeborenen Fehlbildungen und kommen an Stellen und Gefäßen vor, die nie Aneurysmen aufweisen.

Die Wertung der Medialücken als dysontogenetische Stigmata und Manifestationsstellen der sackförmigen Aneurysmen wurde von Du Boulay (1967) in Zweifel gestellt. Er wies auf die topographische Übereinstimmung der Hirnarteriosklerose mit den Aneurysmen hin und sah in der Arteriosklerose einen wesentlichen pathogenetischen Faktor bei der Aneurysmaentstehung.

### Sackförmige Aneurysmen entzündlicher Ätiologie

Die entzündlichen Aneurysmen der Hirngefäße sind selten. McDonald und Korb (1939) haben bei 1125 sackförmigen Aneurysmen der Literatur 12,2% von entzündlicher Genese feststellen können. In späteren Serien war die Inzidenz geringer: Brown (1951) fand unter 154 intrakraniellen Aneurysmen 5 entzündliche, Hamby (1952) 3 unter 86 und Drake (1965) 5 unter 191.

Die Bezeichnung „mykotische Aneurysmen" ist, wenn sie für alle entzündlichen Aneurysmen gebraucht wird, irreführend, weil eine Infektion durch Pilze als Ursache eines Aneurysmas der Hirngefäße äußerst selten ist (Davidson u. Robertson, 1971). Auch die Bezeichnung „septiko-embolisch" ist inadäquat, weil nicht in allen entzündlichen Aneurysmen eine mikroembolische Pathogenese vorliegt. Einige wenige entstehen durch eine lokale Entzündung der Gefäßwand.

Das Durchschnittsalter von 125 Patienten mit entzündlichen Aneurysmen war 25,9 Jahre (Stehbens, 1972). Zum Unterschied gegenüber den nichtentzündlichen, sackförmigen Aneurysmen war die Mehrzahl der Patienten unter 40 Jahre.

Die entzündlichen Aneurysmen können in den großen Hirnarterien vorkommen, meistens sind sie jedoch in der Peripherie lokalisiert und die A. cerebri media ist bei weitem der häufigste Sitz. Sie werden auch in kleinen meningealen

Ästen, gelegentlich sogar bei perforierenden Arterien gefunden. Wenn Aneurysmen im Apex der Gabelungsstellen sitzen, ist eine entzündliche Ätiologie zweifelhaft.

*Makroskopisch* ist die Wand des Aneurysmasackes dünn und hat häufig eine hämorrhagische Erscheinung oder weist eine weißgräuliche Farbe auf. Sie ist zerbrechlich und fällt bei ihrer Manipulation leicht auseinander. Meist handelt es sich um kleine Aneurysmen mit einem Durchmesser von weniger als 1 cm, nur ausnahmsweise erreichen sie Durchmesser von 2 und sogar 3 cm. In der Regel zeigen sie eine runde, seltener eine sackförmige Gestalt. Gelegentlich handelt es sich um einen falschen Sack, der aus einer spindelförmigen Erweiterung entstanden ist (STEHBENS, 1965). Oft ist ein Teil oder der ganze Aneurysmasack mit einem eitrigen Thrombus gefüllt.

*Mikroskopisch* erkennt man eine akute und schwere Arteriitis, die an einigen Stellen die Wandschichten ganz zerstört hat. Neben subendothelialen Exsudaten finden sich Reste der Elastica interna und der Media, die von dichten granulozytären Infiltraten durchsetzt sind.

Die entzündliche Ätiologie wurde früher für alle sackförmigen Aneurysmen angenommen (PONFICK, 1873; EPPINGER, 1887; HAMBY, 1942; MALLUCHE, 1946). Demgegenüber lehnte KRAULAND (1957) eine entzündliche Entstehung für irgendein Aneurysma ab. Nach ihm sollten Infiltrate und Thrombosen in der Aneurysmawand, die gerade an den dünnsten Wandstellen und vor allem an den Rupturstellen vorkommen, lediglich als Ausdruck einer reaktiven Entzündung an den übermäßig gedehnten, durch Ruptur gefährdeten Wandstellen des Aneurysmas gelten, die auf das Aneurysma beschränkt bleibt. NAKATY et al. (1968) zeigten in mit Staphylococcus aureus erzeugten Aortenaneurysmen bei Hunden die wesentliche Rolle der Stasis und Sepsis der Vasa vasorum in ihrer Entstehung. Diese Pathogenese konnte ebenfalls für die entzündlichen Aneurysmen der Hirnarterien experimentell nachgewiesen werden (MOLINARI et al., 1973).

Die Mehrzahl der entzündlichen Aneurysmen entstanden früher (KERNOHAN et al., 1939) durch Embolien bei bakteriellen Endokarditiden oder bei septischen Prozessen, vor allem der Lungen. Trotz Einführung der Antibiotika konnten JONES et al. (1969) in der Inzidenz entzündlicher Aneurysmen bei Endokarditiden keine wesentlichen Unterschiede gegenüber früher feststellen.

Bei Meningitiden können durch lokale Entzündungen der Gefäßwand Aneurysmen entstehen. Dieser pathogenetische Mechanismus wurde allerdings selten mit Sicherheit nachgewiesen (HANSMAN u. SCHENKEN, 1932; BROWN, 1951; BARKER, 1954; ROACH u. DRAKE, 1965; OJEMANN et al., 1966; HEIDELBERGER et al., 1968; SUWANWELA et al., 1972). Noch seltener sind Aneurysmen der intrakavernösen Strecke der A. carotis bei Entzündungen des Sinus cavernosus (BARKER, 1954; DEVADIGA et al., 1969; SUWANWELA et al., 1972). Eine syphilitische Ätiologie von Aneurysmen der Hirnarterien ist — wenn überhaupt vorhanden — eine Rarität. STEHBENS (1972) vertritt die Auffassung, daß viele der früher als syphilitisch bezeichneten Hirnaneurysmen nicht einmal entzündlicher Natur waren. Eine äußerst seltene Ursache von Aneurysmen der Hirnarterien ist die embolische Absiedelung von tumoralem Gewebe eines Herzmyxoms in der Gefäßwand (NEW, 1970).

## 2. Spindelförmige Aneurysmen

Darunter werden wegen der einheitlichen Pathogenese auch diejenigen sackförmigen Aneurysmen miteinbezogen, die außerhalb der Gabelungsstellen vorkommen.

Die A. basilaris sowie die Vertebralis und die Carotis interna können spindelige oder
eiförmige Auftreibungen verschiedenen Ausmaßes zeigen (Abb. 127). Ihre Erweiterung kann
eine mehr umschriebene oder auch eine diffuse sein. Im letzteren Falle ist eine Abgrenzung
gegenüber den Arterioektasien, die in höherem Lebensalter auftreten, nicht möglich
(s.S. 299). Auch der klinisch-pathologische Begriff der Dolichoektasie (SACKS u. LINDEN-
BERG, 1969) bzw. der Megadolicho-Basilaris (ESCHBACH u. ZÜLCH, 1969; WABERZINEK et
al., 1971; GERHARD u. SCHMITZ-BAUER, 1973) ist von den spindelförmigen Aneurysmen
nicht genau abzugrenzen. Bei den umschriebenen Formen kann es zur Bildung von sackförmigen Aneurysmen kommen.

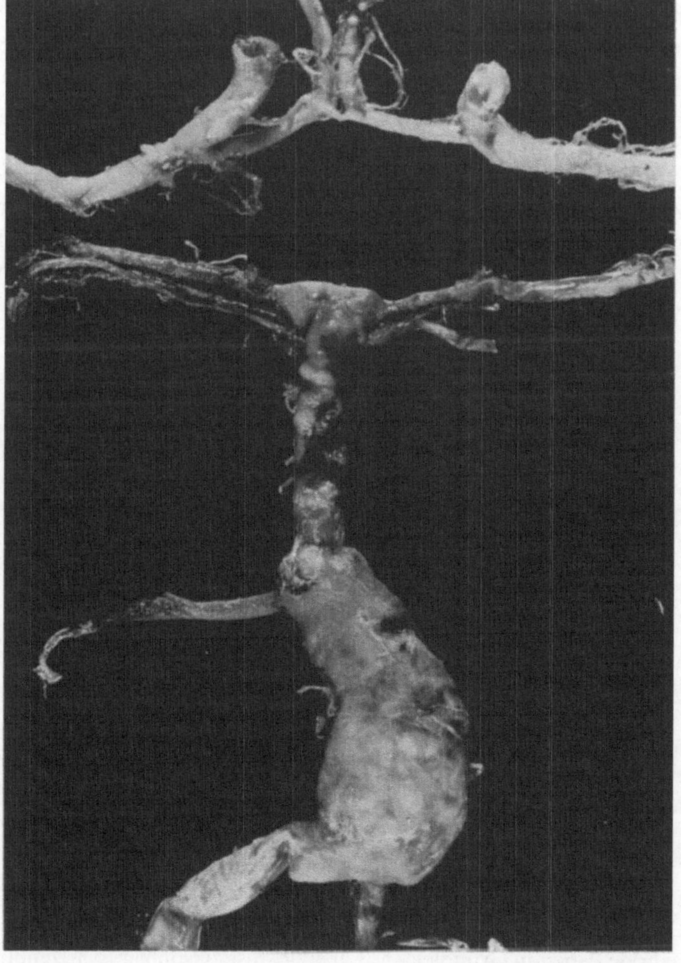

**Abb. 127.** 51jährige Patientin. Glomerulonephritische Schrumpfniere. Seit 14 Jahren Hypertonie. Spindelförmiges Aneurysma

Die spindelförmigen Aneurysmen erreichen oft eine ganz beträchtliche Größe und verdrängen das verlängerte Mark, die Brücke und das Kleinhirn, auch die Hirnnerven können in Mitleidenschaft gezogen werden. Thrombosen bei spindelförmigen Aneurysmen sind häufig (BEADLES, 1907; BASSOE, 1939), demgegenüber kommen Rupturen äußerst selten vor. NIJENSOHN et al. (1974) fanden 3mal unter 23 Patienten eine Ruptur der spindelförmigen Aneurysmen, daher glaubten sie, daß im Gegensatz zu Angaben der Literatur (LOEB u. MEYER, 1965; POOL u. POTS, 1965), die Ruptur häufig vorkommen kann. Erweichungen in der Brücke sind vermutlich durch Thrombose in Seitenästen der aneurysmatisch veränderten A. basilaris verursacht (PAULSON et al., 1959; LOEB u. MEYER, 1965). Die Aneurysmen der Basilaris können den Trigeminus und die der Vertebralis die unteren seitlichen Hirnnerven beeinträchtigen (ECTORS, 1950; LE BEAU u. DAUM, 1960). Histologisch zeigen die spindelförmigen Aneurysmen bei kleiner Vergrößerung länglicher Schnitte (Abb. 128) eine deutliche Unregelmäßigkeit in der Breite der Media, ohne daß an diesen Stellen arteriosklerotische Veränderungen vorliegen müssen. Die Lamina elastica interna zeigt zahlreiche Unterbrechungen und ebenfalls große Schwankungen in der Breite. Bei stärkerer Vergrößerung erkennt man, daß die Schmälerung der Media durch Atrophie der Muskelfasern und Hyalinisierung des Bindegewebes verursacht ist. In Gebieten, in denen sie vergrößert ist, sind die Muskelzellen durch hypertrophisches und häufig geschwollenes Bindegewebe ersetzt.

Ältere Autoren haben eine syphilitische Arteriitis als die häufigste Ursache der spindelförmigen Aneurysmen angenommen (BOINET, 1910; FEARNSIDES, 1916; FREUND, 1921; JAKOB, 1927; BASSOE, 1939). Sie wurden auch bei eitrigen (OJEMANN et al., 1966; DAVIS et al., 1970) und tuberkulösen Meningitiden (SU-

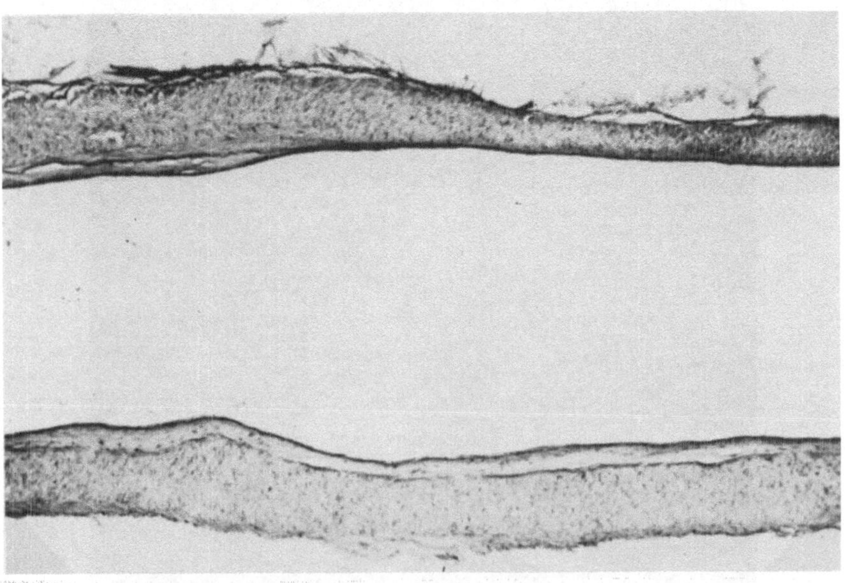

**Abb. 128.** 51jährige Patientin Grundleiden: Leberzirrhose; Ösophagusvarizenblutung; Herzstillstand. Längsschnitt der A. basilaris. Starke Reduzierung der Tunica media am Übergang der normalen Gefäßwand zum spindelförmigen Aneurysma. Elastika van Gieson. × 40

WANWELA, 1972) gefunden. In der Mehrzahl der Fälle wird die Arteriosklerose für die spindelförmigen Aneurysmen verantwortlich gemacht (RICHARDSON u. HYLAND, 1941; DANDY, 1937; STAEMMLER, 1955; STEHBENS, 1963a). NIJENSON et al. (1974) fanden immer Arteriosklerose bei den spindelförmigen Aneurysmen. Demgegenüber sahen LEY (1950), GREITZ und LÖFSTEDT (1954) sowie SACKS und LINDENBERG (1969) keine Beziehung zwischen Arteriosklerose und spindelförmigen Aneurysmen und hielten das gelegentlich gleichzeitige Vorkommen beider Prozesse für eine Koinzidenz ohne ursächlichen Zusammenhang. Sie glaubten vielmehr, daß es sich um eine konstitutionelle Schwäche der Elastica interna im Sinne einer Elastorrhexis (PERCIVAL, 1968) handelt. Das segmentale Fehlen der Elastica interna in der A. carotis interna beim Ehlers-Danlos-Syndrom wurde von SCHOOLMAN und KEPES (1967) beschrieben. GERHARD und SCHMITZ-BAUER (1973) haben das Vorkommen spindelförmiger Aneurysmen bei dem Marfan-Syndrom und bei der idiopathischen Medianekrose beschrieben.

### 3. Dissezierende Aneurysmen

Wenn sich zirkulierendes Blut in der Gefäßwand und zwischen den Wandschichten ausbreitet, bildet sich ein dissezierendes Aneurysma. Die Bezeichnung „Aneurysma" gibt für die Gefäßwandveränderung weniger den richtigen Sachverhalt wider als die nicht so geläufige „dissezierendes intramurales Hämatom". Aufgrund der Altersverteilung und der morphologischen Merkmale ist eine Unterscheidung zwischen den dissezierenden Aneurysmen der extrakraniellen und denen der intrakraniellen Abschnitte der Hirnarterien zweckmäßig. Letztere kommen meistens bei jüngeren Patienten, selten jenseits des 40. Lebensjahres vor.

*Extrakranielle Gefäße:* Dissezierende Aneurysmen der *A. carotis communis* stellen oft die Fortsetzung von entsprechenden Hämatomen des Aortenbogens bzw. des Truncus brachio-cephalicus dar (AUSTIN u. SCHAEFER, 1957). Ansonsten sind die zentrale Angiographie (BOYD-WILSON, 1962) und gelegentlich Traumen der Halsgegend ihre häufigste Ursache. In der *A. carotis interna* kommen sowohl „spontan" entstehende dissezierende Aneurysmen vor (ANDERSSON u. SCHECHTER, 1959; BRICE u. CROMPTON, 1964; BOSTRÖM u. LILIEQUIST, 1967; THAPEDI et al., 1970) als auch Fälle traumatischer Genese (BOYD u. WATSON, 1956; LITTLE et al., 1969). In der *A. vertebralis* sind dissezierende Aneurysmen äußerst selten beschrieben worden (OUCHI et al., 1965; BOSTRÖM u. LILIEQUIST, 1967).

*Intrakranielle Gefäße:* 55% der dissezierenden Aneurysmen der intrakraniellen Hirnarterien wurden in der *A. cerebri media* festgestellt (NORMAN u. URICH, 1957; WOLMAN, 1959; RITCHIE, 1961; WISOFF u. ROTHBALLER, 1961; SPUDIS et al., 1962; DUMAN u. STEPHENS, 1963; NEDWICH et al., 1963; DOUROV et al., 1964; SHAW u. FOLTZ, 1968; CHANG et al., 1975), 40% in den *Aa. basilaris* und *vertebrales* (WATSON, 1956; WOLMAN, 1959; CROSATO u. TERZAN, 1961; PERIER et al., 1964; HAYMAN u. ANDERSON, 1966; WALB et al., 1967) und nur äußerst selten betreffen sie den intrakraniellen Abschnitt der *A. carotis interna* und der *A. cerebri anterior* (WOLMAN, 1959; SCOTT et al., 1960; RITCHIE, 1961; WISOFF u. ROTHBALLER, 1961; SPUDIS et al., 1962; ENGESET et al., 1967; NELSON u. STYRI, 1968).

## Makroskopisches Bild

Die dissezierte Strecke des Gefäßes reicht von 1–5 mm, stellt sich erweitert, dunkelrot oder bräunlich dar und wird oft mit einem frischen Thrombus verwechselt. Teile der dissezierten Gefäßwand erscheinen hämorrhagisch. In den späteren Stadien kann das betroffene Gefäßsegment dünner und undurchsichtiger sein (SHAW u. FOLTZ, 1968) oder keine makroskopische Besonderheit zeigen. Gelegentlich, wenn sich ein falsches Lumen bildet, kann das dissezierte Gefäßsegment weiterhin eine Erweiterung aufweisen (DE BUSSCHER, 1952). Bei älteren Patienten findet man meistens arteriosklerotische Veränderungen.

Im Versorgungsgebiet des betroffenen Gefäßes bildet sich häufig ein Hirninfarkt (WALB et al., 1967), der selten auch hämorrhagisch sein kann. Eine subarachnoidale Blutung des Aneurysmas wurde einmal in der Literatur beschrieben (RAMSEY u. MOSQUERA, 1948).

## Mikroskopisches Bild

In den Hirngefäßen befindet sich die Dissektion in der Mehrzahl der Fälle zwischen der Elastica interna und der Media zum Unterschied zu den Aneurysmen der Aorta und anderer peripherer Arterien, bei denen sie sich tief in der Media oder sogar zwischen Media und Adventitia bildet. Die Elastica kann fragmentiert sein. Gelegentlich bleiben einige Muskelzellen auf der Seite der Elastica interna haften. Die daraufliegende Intima ist geringgradig verdickt, meistens gefaltet und nach der Gegenseite verdrängt, so daß das Lumen zu einer Spalte reduziert wird. Das Blut im falschen Lumen ist meistens thrombosiert und wegen des Fehlens des Blutflusses ähnelt der Thrombus eher einem postmortalen Gerinnsel. Bei genauer histologischer Untersuchung erkennt man jedoch das geschichtete Fibrin und die Thrombozytenaggregate (STEHBENS, 1972). Um die Intimabresche nachzuweisen, müssen in der Regel Serienschnitte untersucht werden. Auch wenn keine Ruptur nach außen stattgefunden hat, kann etwas Blut die Adventitia erreichen.

Wenn durch eine zweite Intimabresche das Blut wieder in das Lumen gelangt ist und damit ein durchgehender Fluß einsetzte, kann das falsche Lumen bei längerem Überleben mit Endothel bekleidet werden (NORMAN u. URICH, 1957). Eine Rekanalisierung des thrombosierten Lumens wurde auch beschrieben (SHAW u. FOLTZ, 1968).

## Ätiopathogenese

Im Gegensatz zu den Patienten mit dissezierenden Aneurysmen der Aorta, vor allem wenn sie älter als 40 Jahre sind und an Hochdruck leiden, sind die Patienten mit dissezierenden Aneurysmen der intrakraniellen Hirnarterien normotensiv. Die Ätiopathogenese einer gewissen Zahl der Fälle in der Literatur bleibt ungeklärt. Bei einigen Patienten war eine traumatische Ätiologie vorhanden (BIGELOW, 1955; SHAW u. FOLTZ, 1968). In zwei Fällen der älteren Literatur konnte eine syphilitische Arteriitis nachgewiesen werden (TURNBULL, 1915; SZABÓ, 1939). Analog kann man annehmen, daß bei allen entzündlichen Erkrankungen mit Nekrose der Gefäßwand ähnliche Veränderungen vorkommen können. Degenerative Erscheinungen der Media kommen in den dissezierten Aneurysmen der Hirnarterien im Gegensatz zu denen der Aorta nicht vor. Es wurden kongenitale Wandschwächen mit Ruptur der Lamina elastica interna und Defekte der Media von HYLAND (1933), WOLMAN (1959) und WALB et al. (1967) als Ursache für die Entstehung des Aneurysma dissecans an intrakraniellen Arterien diskutiert. GOTTSCHALDT et al. (1971) berichteten über den Sektionsbefund eines Aneurysma dissecans bei drei operierten und drei nicht operierten Fällen mit tödlich verlaufenden Subarachnoidalblutungen aus sackförmigen Aneurysmen, wobei die dissezierenden Aneurysmen von den rupturierten sackförmigen Aneurysmen ausgingen und sich bis in die Wände der angrenzenden Gefäße erstreckten.

## 4. Komplikationen der Aneurysmen

Das Schicksal eines Aneurysmaträgers wird in erster Linie von der Ruptur des Aneurysmas mit der darauffolgenden Blutung bestimmt. Unabhängig von der Aneurysmaruptur oder als deren fakultative Folge können auch andere Komplikationen vorkommen.

### a) Aneurysmaruptur

Diese Komplikation steht sehr häufig am Ende der Lebensgeschichte der an Gabelungsstellen lokalisierten Aneurysmen. Sackförmige Aneurysmen außerhalb der Gabelungsstellen rupturieren äußerst selten. Die Mehrzahl der Rupturen lokalisieren sich an der Spitze (Apex) des aneurysmatischen Sackes (CRAWFORD, 1959; CROMPTON, 1966b).

DU BOULAY (1967) fand die Gruppe der nicht rupturierten Aneurysmen viel größer als es in der Literatur angenommen wird. Demgegenüber meinte STEHBENS (1972), daß nicht rupturierte Aneurysmen sich in verschiedenen Stadien der Entwicklung befinden, deren letzte Phase ihre Ruptur darstellt. In einer gemeinsamen Untersuchung von 2627 subarachnoidalen Blutungen aneurysmaler Herkunft kam LOCKSLEY (1966) zu dem Ergebnis, daß es in der Regel keine Lokalisation des Aneurysmas gibt, die eine spezifische Neigung zur Ruptur hätte. Die Mehrzahl der rupturierten Aneurysmen hatten zwischen 5 und 10 mm, die unrupturierten unter 7 mm Durchmesser (CROMPTOM, 1966b). In der Regel nimmt das Rupturrisiko mit der Größe des Aneurysmas zu (LOCKSLEY, 1966). Wenn Größen von mehr als 3 cm erreicht werden und der aneurysmatische Sack mit geschichteten Thromben gefüllt ist, rupturieren Aneurysmen nicht, obgleich Ausnahmen zu der Regel immer wieder vorkommen.

In dem pathogenetischen Mechanismus der Aneurysmaruptur spielen höchstwahrscheinlich mehrere Faktoren eine Rolle. Die Ruptur von sackförmigen Aneurysmen erfolgt nachweislich in vielen Fällen in Zusammenhang mit *körperlichen Belastungen* oder seelischer Erregung und eine Hypertonie stärkeren Ausmaßes beeinträchtigt erfahrungsgemäß die Lebenserwartung des Aneurysmaträgers.

In fast ebenso vielen Fällen fehlt der Hinweis in dieser Richtung. Oft tritt die tödliche Blutung im Schlaf ein, beim Erwachen oder einer nicht wesentlich anstrengenden Tätigkeit.

Man sollte daher in der Regel einen ursächlichen Zusammenhang in versicherungsmedizinischem Sinne ablehnen. Die meist gestellte Frage, ob die Lebenserwartung des Aneurysmaträgers ohne die angeschuldigte Belastung um mindestens ein Jahr verringert sei, wäre im Ausnahmefall dann mit einiger Wahrscheinlichkeit positiv zu beantworten, wenn die Ruptur bei verhältnismäßig dicker, insgesamt breit fibrosierter Aneurysmawand unter einer extrem großen körperlichen Beanspruchung mit zu unterstellendem enormem Blutdruckanstieg eingetreten ist.

Sowohl die progressive Dilatation der Aneurysmen als auch ihre Ruptur wurden auch auf die *Turbulenz,* die innerhalb des Sackes entsteht, zurückgeführt. Die durch die Turbulenz verursachte Vibration soll zu mechanischer Ermüdung der Gefäßwand, insbesondere der Elastika (FERGUSON, 1970) führen. Dafür spräche der häufige Befall der A. communicans anterior, bei der Turbulenzen durch Aufeinandertreffen der Blutströme von beiden Seiten entstehen.

Wenn allerdings rein hämodynamische Faktoren die Hauptrolle spielen sollten, so müßte man annehmen, daß beim Vorliegen multipler Aneurysmen dasjenige, das dem stärksten Druck ausgesetzt ist, zuerst rupturieren würde. In der Regel findet die Ruptur tatsächlich in dem größten und proximalsten von multiplen Aneurysmen statt (JAIN, 1963; CROMPTON, 1966c; SACHS et al., 1968). Dies ist jedoch keinesfalls immer der Fall (EBHARDT et al., 1976).

In der Wand von nicht rupturierten Aneurysmen findet man oft leukozytäre Infiltration und fibrinoide Durchtränkung. CROMPTON (1966b) hält diese Veränderungen für eine *fibrinoide Nekrose* und für die Ursache der Aneurysmaruptur. Dieser Ansicht wurde von STEHBENS (1972) widersprochen.

GLOBUS und GLOBUS (1943) maßen den *ischämischen Veränderungen des Hirngewebes* in der Umgebung des Aneurysmas eine mitwirkende Rolle bei der Aneurysmaruptur bei.

### b) Subarachnoidale Blutung

Die Folge der Ruptur ist eine subarachnoidale Blutung, die in der Regel die großen Zisternen am Hirngrund und den Subarachnoidalraum entlang der Hauptgefäßstämme ausfüllt (Abb. 129) und nur sehr selten einseitig bleibt. Sie kann nur überlebt werden, wenn sie schnell zum Stillstand kommt. Die Rezidivgefahr einer Aneurysmablutung ist groß. Die Blutung kann auf die Mantelfläche des Gehirns übergreifen und rückläufig durch die Öffnungen der 4. Kammer in das Ventrikelsystem eindringen. Ebenso dicht wie die Zisternen an der Hirnbasis kann der Subarachnoidalraum des Rückenmarks, besonders an seinem unteren Ende, von Blut erfüllt sein. Ausgedehnte Blutungen in den Subarachnoidalraum gehen über eine blutige Tamponade der Zisternen mit Kompression der lebenswichtigen Zentren in der Medulla oblongata bald tödlich aus, zumal bei ihnen die intrakranielle Drucksteigerung durch ein rasch aufschießendes begleitendes Ödem verstärkt wird.

Die Aneurysmen der A. cerebri media verursachen massive Blutungen in der lateralen Furche und die der A. communicans anterior zwischen beiden Frontallappen. Die Aneurysmen sind oft unter dem dichten, geronnenen Bluterguß versteckt und bei der Leichenöffnung schwer zu finden. Am ehesten kommt man noch zum Ziel, wenn man an den typischen Stellen die Gerinnsel vorsichtig mit der Pinzette und einem feuchten Wattebausch wegtupft.

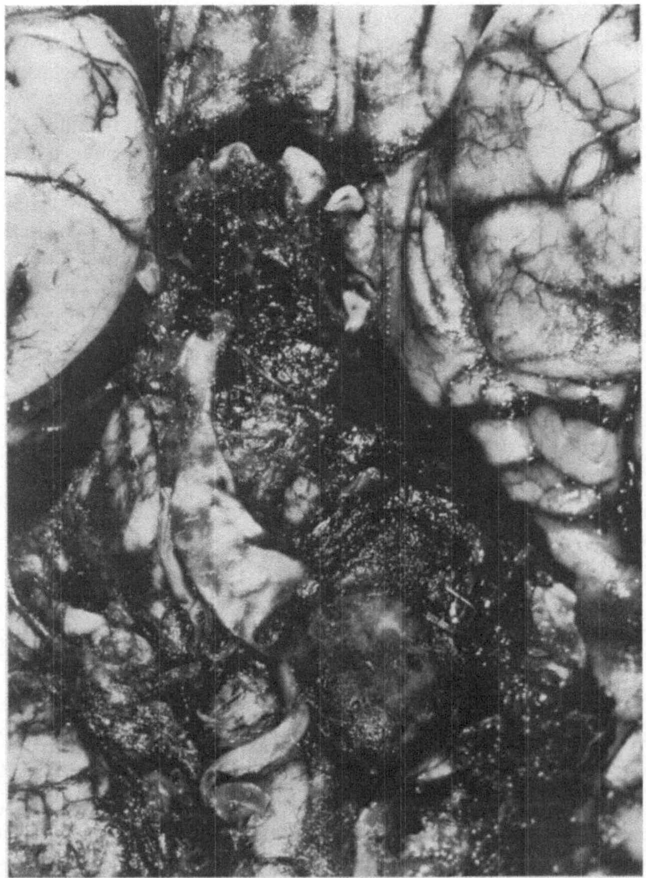

**Abb. 129.** 64jähriger Mann. Rupturiertes Aneurysma der A. basilaris. Subarachnoidale Blutung

Wenn die Blutung überlebt wird, entwickelt sich eine Fibrose, die eine gering-bis mittelgradige Verdickung der Meningen bewirkt. Nach längerer Zeit zeigen die weichen Häute eine gelblich-orange oder rostbräunliche Verfärbung, die immer schwächer wird, um im Endstadium auf die Nachbarschaft der Blutungsquelle beschränkt zu bleiben.

Im *histologischen Bild* stellt sich der subarachnoidale Raum mit frischem Blut erweitert dar. Das Blut breitet sich in den Furchen, aber praktisch nie entlang der perivaskulären Räume der Rindengefäße aus. In den frischen subarachnoidalen Blutungen sind die Erythrozyten meistens mit vereinzelten Schrumpfungen intakt. Nach 24 Std beginnen sie zu verklumpen; 12–14 Tage später ist die Verklumpung vollständig (BAILEY, 1961).

SPRONG konnte schon 1934 zeigen, daß 5–6 Tage nach einer Blutung der Liquor wieder klar ist, obgleich mikroskopisch Erythrozyten noch vorhanden sind. Die Ausräumung der Blutzellen aus dem Liquor findet nur zu einem geringen Teil durch Phagozytose statt.

Zum größten Teil gelangen sie durch einen direkten Weg, der nicht endgültig geklärt ist, in das Blut (SIMMONDS, 1953; SHABO u. MAXWELL, 1968).

Eine granulozytäre Infiltration kann 4–16 Std nach der Blutung vorkommen (HAMMES, 1944). Meistens ist sie aber geringgradig und beim Vorhandensein einer stärkeren granulozytären Infiltration sollte eine weitere Ursache in Erwägung gezogen werden. Nach 1–3 Tagen treten Lymphozyten auf, während die Granulozyten ihr Maximum am 3. Tage erreichen. Makrophagen treten nach 3 Tagen in Erscheinung und Siderophagen nach 5–6 Tagen (ALPERS u. FORSTER, 1945b; STRASSMAN, 1949; CHASON, 1959). Ab dem 3. Tag und zunehmend bis zum 10. Tag können intakte, phagozytierte Erythrozyten innerhalb der Makrophagen gefunden werden. Erst nach 10 Tagen sind Fibroblasten und Fibrose erkennbar. In der Nähe der Blutungsquelle findet man Hämosiderin und etwas später Hämatoidin, sowohl intrazellulär als auch im Bindegewebe und in der Gefäßadventitia. Bei stärkeren Blutungen findet man gelegentlich Eiseninkrustationen der Gefäßelastica. Wenn rezidivierende Blutungen das Bild nicht komplizieren, verschwinden die zelligen Elemente bis auf wenige und werden von einer Fibrose ersetzt. Wenn die Rinde mitgeschädigt wurde, kann sich ebenfalls eine Gliose entwickeln, die mit einer meningealen Fibrose zusammenwächst.

### c) Intrazerebrale Blutung

Gefäßmißbildungen stellen die zweithäufigste Ursache spontaner Hirnblutungen, wobei geplatzte Schlagaderaneurysmen einen höheren Prozentsatz ausmachen als Hämangiome. Die größte Häufigkeit intrazerebraler Blutungen zeigen Aneurysmen der A. cerebri anterior und A. communicans anterior (HEYN u. NOETZEL, 1956). Lokalisation und Ausbreitung der Hämatome hängen vom Sitz des geplatzten Aneurysmas ab.

Die Aneurysmen der A. communicans anterior können durch den Stirnlappen in das Vorderhorn und die Seitenventrikel einbrechen und auch das Knie des Balkens beschädigen. Das Blut kann auch durch das Rostrum des Balkens in das Cavum septipellucidi bzw. in die Seitenventrikel eindringen. CROMPTON (1962) vertrat die Meinung, daß das Rostrum nicht zerrissen werden kann und daß das Blut hinter den Fasern in das Kavum hineingelangt und seitlich zum Septum, ohne besondere Zerstörung des Hirngewebes, zum Seitenventrikel gelangen kann. In letzterem Fall kann eine primäre intraventrikuläre Blutung fälschlicherweise diagnostiziert werden, wenn das Aneurysma innerhalb der Blutkoagula übersehen wird. Das gleiche kann geschehen, wenn das Blut durch die dünne Lamina terminalis unmittelbar in den 3. Ventrikel bricht. Eine Ausbreitung der subarachnoidalen Blutung oberhalb des Balkens mit Abdrängung der Gyri cinguli und Durchbruch in die Seitenventrikel kommt bei den Aneurysmen der Kommunikans sehr selten vor, häufiger aber bei denen, die von dem distalen Segment der Cerebri anterior ausgehen. Die Aneurysmen der Carotis interna am Abgang der Communicans posterior können durch den Schläfenlappen (Abb. 130) in die untere Höhle des Seitenventrikels durchbrechen (HIRANO et al., 1959).

Bei den Aneurysmen der Karotisgabelung kommt der Durchbruch meistens durch den Stirnlappen in das Vorderhorn des Seitenventrikels zustande (ROBERTSON, 1949).

Die Aneurysmen der Cerebri media können in die Insel (Abb. 131) und dann durch die Capsula interna und die Stammganglien in das Ventrikelsystem einbrechen. Die Aneurysmen der Basilarisgabelung neigen zum Durchbruch des Bodens des 3. Ventrikels und zu einer massiven intraventrikulären Blutung.

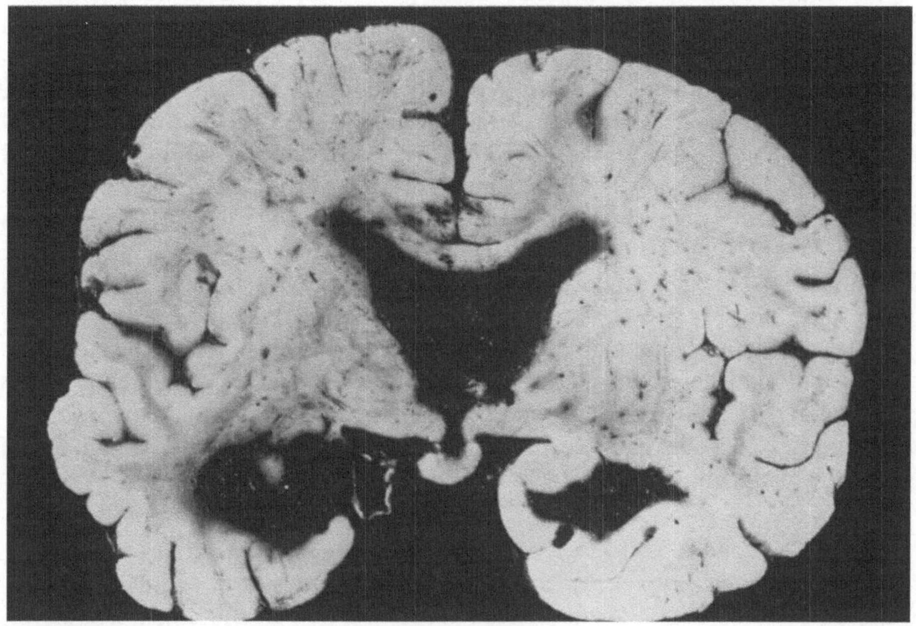

**Abb. 130.** 66jähriger Patient mit rupturiertem Aneurysma am Abgang der A. communicans posterior von der A. carotis. Einbruch der Blutung in das Ventrikelsystem durch den Schläfenlappen

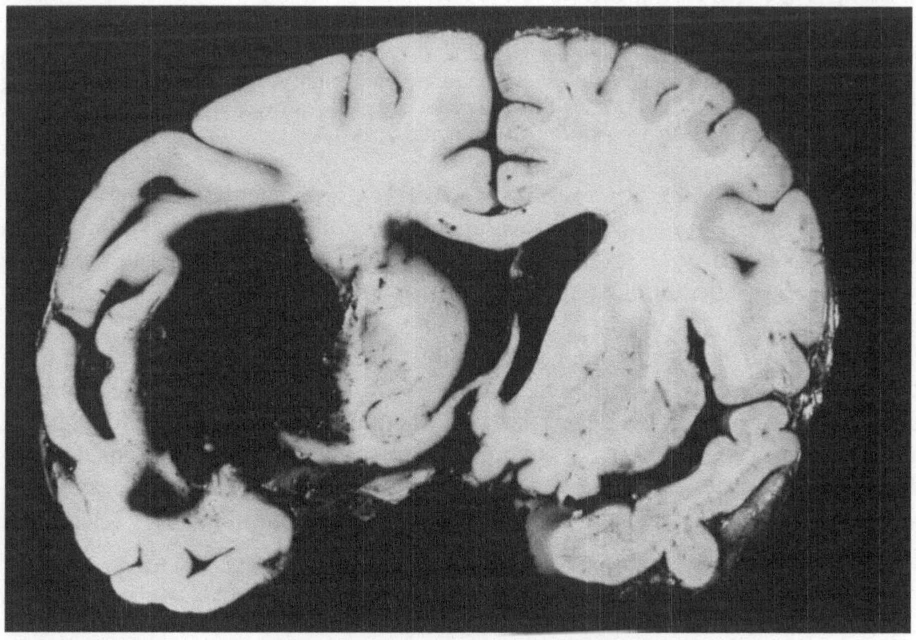

**Abb. 131.** 76jährige Patientin mit rupturiertem Aneurysma der A. cerebri media. Einbruch der Blutung in die Stammganglien

Die massiven intraventrikulären Blutungen können sehr schnell, innerhalb der ersten sechs Stunden zum Tode führen, einige wenige werden überlebt und zeigen Hirnveränderungen von ganz verschiedener Intensität. Die Ventrikel werden durch das Blutkoagel zu einem Vielfachen ihrer normalen Größe erweitert. Der akute Hämocephalus internus kann Druck auf die Brücke, Medulla oblongata und Kleinhirnstrukturen ausüben (TOMLINSON, 1959). Häufiger noch sind Blutungen, Ödem und gelegentlich auch Infarkte im Dach des 4. Ventrikels zu finden. In den Seitenventrikeln, im Aquädukt und im vorderen Hypothalamus können subependymäre Blutungen beobachtet werden. In diesem Gebiet, im Thalamus, im Nucleus caudatus sowie in dem Hypoglossus und Vaguskernen hinter dem 4. Ventrikel können auch akute Zellnekrosen gefunden werden (CROMPTON, 1962). Die maximale Dehnung des Ventrikelsystems kann mit Zerreißungen des mittleren und seitlichen Winkels in den Boden des unteren Horns einhergehen. An diesen Stellen findet man diapedetische Blutungen sowie Permeierung des Gewebes mit zerebro-spinaler Flüssigkeit, die zur Abnahme der Markscheidenfärbung führt.

### d) Meningealsiderose

Bei kleinen wiederholten Aneurysmablutungen kann sich das Bild der Meningealsiderose entwickeln. Sie wurde nach subarachnoidalen Blutungen zuerst von NOETZEL (1940) beschrieben und häufig mit einer Hämochromatose des Gehirns verwechselt (LEWEY u. GOVONS, 1942; CAMMERMEYER, 1947; NEUMANN, 1948). Als weitere Bezeichnungen wurden Oberflächensiderose bzw. -hämosiderose angewandt (TOMLINSON u. WALTON, 1964; KOTT et al., 1966; HUGHES u. OPPENHEIMER, 1969; KÖPPEN u. BARRON, 1971).

Als Blutungsquelle wurden neben Aneurysmen und Gefäßmißbildungen auch Kleinhirnapoplexien und subdurale Hämatome angegeben. Das Syndrom setzt außer protrahierten und rezidivierenden Blutungen vielleicht noch eine mangelhafte gewebliche Abbauleistung der Hüllen und Oberflächen des ZNS für die Blutfarbstoffe voraus, ehe es zu so massiver, bis tief in die Hirnrinde eindringender Diffusion und Speicherung des hämatogenen Eisenpigments kommt.

Das Gehirn zeigt *makroskopisch* eine rostbraune Pigmentierung der weichen Häute, besonders ausgeprägt an der Hirnbasis und Brücke, am verlängertem Mark und Kleinhirn. Die braune Verfärbung setzt sich 2–3 cm tief in die Hirnrinde fort. Das Kleinhirn ist meistens schwer betroffen und gelegentlich atrophisch.

*Mikroskopisch* erkennt man sowohl im Gehirn als auch in den Meningen zahlreiche Makrophagen. In der Randzone des Gehirns ordnen sie sich um die Gefäße (Abb. 132), bei denen das Endothel und die Media ebenfalls Pigment aufweisen können. Die Astrozyten sind hypertrophisch und enthalten Hämosideringranula. In den stark pigmentierten Gebieten findet man Degenerationserscheinungen der Nerven- und Gliazellen. In einigen Windungen des Kleinhirns sind die Purkinje- und Körnerzellen vollständig untergegangen.

### e) Subdurale Blutung

Unter dem Druck der Blutung reißt manchmal die Arachnoidea ein, so daß es auch in den Subduralspalt blutet (EHRENBERG, 1936); man darf also eine

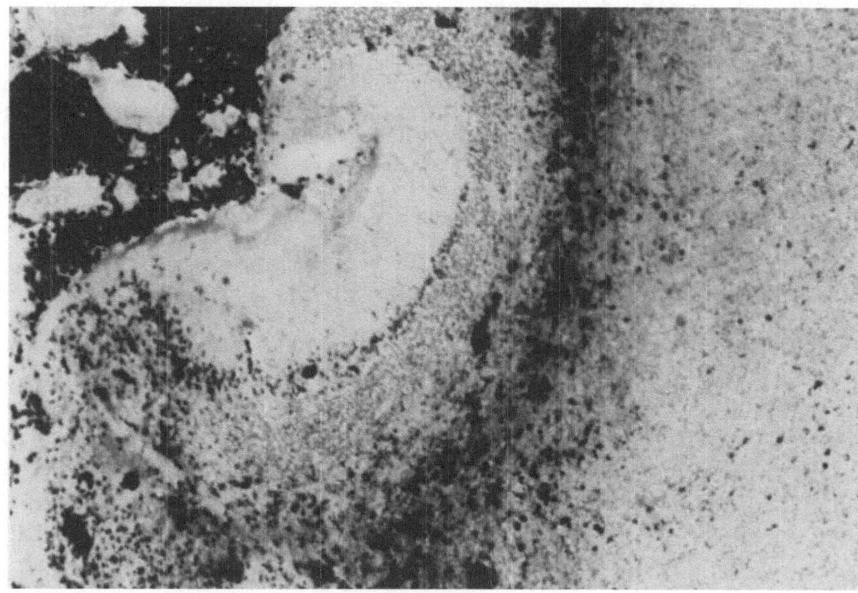

**Abb. 132.** 65jähriger Patient. Meningealsiderose als Folge einer subarachnoidalen Blutung nach gedeckter Hirnverletzung mehrere Jahre vor dem Tod. Turnbullblau. × 40

subdurale Blutung bei einem rupturierten Aneurysma nicht ohne weiteres als traumatisch ansehen. WALTON (1956) fand eine subdurale Blutung in 5% der sezierten Aneurysmafälle. Bei rupturierten Aneurysmen wurden subdurale Blutungen von WILSON et al. (1954) in 16,1% der Fälle, von STEHBENS (1963a) in 18,7% und von SCHNECK (1964) in 20% festgestellt. Das subdurale Hämatom kann umschrieben, klein oder auch ausgedehnter und doppelseitig sein, aber selten erreicht es die Größe, um innerhalb der gesamten Erscheinungen der Aneurysmaruptur klinisch relevant zu sein.

## f) Thrombenbildung

Bei Berstung eines Aneurysmas bilden sich in den Rändern der Rupturstelle Thromben, die an der Wand haften. Erythrozyten und Fibrin können längere Strecken der benachbarten Wand durchtränken. Um den Thrombus bildet sich bald ein falscher Aneurysmasack, von dem aus die Organisation des Thrombus beginnt. Die Bekleidung mit Endothel geht von der inneren Fläche des ursprünglichen Sackes aus. Die Wand des falschen Sackes wandelt sich in eine zellarme kollagene Schicht, ähnlich der Wand eines Aneurysmas in fortgeschrittenen Stadien und nur der Reichtum an Siderophagen weist auf die stattgefundene Blutung hin. Wenn ein Patient die Ruptur überlebt, kann eine Erweiterung des Aneurysmas durch Deposition von weiteren Thrombenschichten stattfinden. Die Mehrzahl der Aneurysmen mit mehr als 1 cm Durchmesser enthalten Thromben als Folge früherer Wandeinrisse (STEHBENS, 1963a).

BLACK und GERMAN (1960) konnten bei experimentell erzeugten Aneurysmen zeigen, daß die Neigung zur Thrombenbildung von der Relation zwischen Breite des Aneurysmaeinganges und Aneurysmagröße abhängt. Dies erklärt, warum in seltenen Fällen Aneurysmen zwar mit mehr als 2 cm Durchmesser, aber mit einem breiteren Hals keine Thromben aufweisen. Eine retrograde Fortleitung der Thrombose in das Ursprungsgefäß kommt in nicht inflammatorischen Aneurysmen äußerst selten vor. Eine Obliteration durch die Thrombenbildung kann bei kleineren Aneurysmen unter 1 cm Durchmesser zur vollständigen Umwandlung führen. Die Thrombenbildung bei größeren Aneurysmen kann ebenfalls zu einer günstigen Stabilisierung ihrer Entwicklung, aber selten zu einem vollständigen Stillstand führen.

### g) Hirninfarkt

Das Vorkommen ischämischer Veränderungen im Gehirn als Folge der Aneurysmaruptur wurde zunächst von ROBERTSON (1949) beschrieben und in späteren Arbeiten bestätigt (WILSON et al., 1954; TOMLINSON, 1959; BIRSE u. TOM, 1960; CROMPTON, 1964a, b; ARSENI u. NASH, 1968). Für BEBIN und CURRIER (1957) kann die subarachnoidale Blutung nach Aneurysmaruptur oft nicht ausreichen, um den Tod des Patienten herbeizuführen. Die tatsächliche Ursache sollte der darauffolgende Hirninfarkt sein. LOCKSLEY (1966) fand in einem großen Kollektiv ebenfalls selten eine unkomplizierte subarachnoidale Blutung als Ursache des Todes.

NOETZEL (1968) sah schon makroskopisch erkennbare Hirninfarkte unter 90 Aneurysmafällen, neunzehnmal. Die Mehrzahl der Infarkte wird erst mikroskopisch erkannt. Zum Teil handelt es sich um umschriebene elektive Parenchymnekrosen, die konfluieren können und breite Rindengebiete einnehmen. Sie kommen im Versorgungsgebiet des betroffenen Gebietes, aber auch in anderen Gebieten und sogar in der anderen Hemisphäre vor.

Die Pathogenese der ischämischen Veränderungen bei der subarachnoidalen Blutung nach Aneurysmaruptur ist noch nicht eindeutig geklärt.

Einige Autoren haben die Veränderungen als Folge operativer Eingriffe angesehen (CROMPTON, 1962; SCHNECK, 1964; SCHNECK u. KRICHEFF, 1964), aber in vielen Fällen mit Hirninfarkten wurde keine operative Behandlung vorgenommen. Thromboembolische Verschlüsse durch die im aneurysmalen Sack gebildeten Thromben spielen in manchen Fällen eine Rolle (COURVILLE u. OLSEN, 1938; RICHARDSON u. HYLAND, 1941; EPSTEIN, 1953; STERN, 1955; BIRSE u. TOM, 1960), können aber die in anderen arteriellen Versorgungsgebieten und sogar kontralateral gelegene Infarkte nicht erklären. NOETZEL (1968) konnte nur in drei Fällen in Stufenserien einen embolischen bzw. thrombotischen Verschluß der entsprechenden Arterien nachweisen. Infarzierungen des Gebietes der A. cerebri posterior sind auf die Kompression der Arterie durch Steigerung des supratentoriellen Druckes bei Ruptur von Aneurysmen der vorderen Hälfte des Circulus Willisi zurückzuführen. Ausgedehnte Hämatome im Gebiet der Sylvischen Furche oder der Fissura interhemisphaerica können zur Verlagerung der Gefäße und damit zur Knickung bzw. Einengung der penetrierenden Arteriolen führen. Histologisch wurden nämlich Wandnekrosen mit subendothelialen granulozytären Infiltraten in den betroffenen Gebieten beschrieben (TOMLINSON, 1959; CROMPTON, 1964b).

Als weiterer pathogenetischer Mechanismus werden arterielle Spasmen diskutiert.

### h) Arterielle Spasmen

Spastische Kontraktionen intrakranieller Arterien wurden nach subarachnoidalen Blutungen vor allem bei Aneurysmen beobachtet (POOL, 1958; HERRMANN

u. PIA, 1963; ECHLIN, 1965; WILKINS et al., 1968; PETERSON et al., 1973; ALLEN et al., 1975). Die Spasmen können sich unmittelbar nach einer Aneurysmaruptur oder nach längerer Zeit bis zu 6 Tagen nach der Operation entwickeln (ARUTIU- NOV et al., 1970). BRAWLEY et al. (1968) zeigten, daß es sich dabei um einen biphasischen Vorgang mit einem kurzen initialen Spasmus und einer späteren prolongierten Phase handelt. Die besondere Vasoaktivität der intrakraniellen Gefäße beruht nach FERGUSON und KIRSCH (1975) auf Unterschieden im energe- tischen Stoffwechsel der Muskulatur dieser Gefäße. WILKINS et al. (1967) nah- men aufgrund experimenteller Untersuchungen an, daß im menschlichen Blut neben den herkömmlichen Substanzen (Adrenalin, Noradrenalin, Angiotensin und Serotonin) weitere Vasokonstriktoren vorhanden sind.

Die Vasokonstriktion an der dem Aneurysma vorgeschalteten Gefäßstrecke kann schnell zum Stillstand des Blutes führen und sich günstig auswirken. Ande- rerseits spielt der sekundäre Arterienspasmus nach Meinung einiger Autoren eine wichtige Rolle in der Entstehung von ischämischen Infarkten nach der subarachnoidalen Blutung (POOL, 1958; FLETCHER et al., 1959; HERRMANN u. PIA, 1963; BUCKLE et al., 1964; ALLCOCK u. DRAKE, 1965; WILKINS et al., 1968; CLARISSE et al., 1972; DU BOULAY u. GADO, 1974). Demgegenüber wurde von anderen Autoren ihre Relevanz für die Entstehung ischämischer Veränderungen im Gehirn bestritten (SCHNECK, 1964; SCHNECK u. KRICHEFF, 1964; SYMON, 1970; MILLIKAN, 1975).

Arterielle Spasmen wurden auch beim Hirntrauma wiederholt beschrieben (COLUMELLA et al., 1963; HUBER, 1963; FASANO et al., 1966) und experimentell nachgewiesen (SYMON, 1967; OSTERHOLM u. MEYER, 1969). LEEDS et al. (1966) fanden sie in 31% der Hirntraumen, andere Autoren nur in 5–10% der Fälle (WILKINS u. ODOM, 1970). Lokalisation und Dauer entsprechen denen der Spasmen bei subarachnoidalen Blutungen. Pathogenetisch wird neben einer mit Hirntrauma einhergehenden subarachnoidalen Blutung die Möglichkeit diskutiert, daß das Serotonin im Liquor aus dem traumatisierten Gehirn stammt.

Die Spasmen der größeren Meningeal- und Hirnarterien wurden angiogra- phisch und durch direkte Beobachtung (SUZUKI et al., 1967) dargestellt; aber im Gegensatz zu den Spasmen der meningealen intrazerebralen Arteriolen (s.S. 98) bis jetzt histologisch nicht untersucht. Als Folgen eines früheren Spas- mus wurden Angionekrosen und Intimaproliferationen der betreffenden Arterien festgestellt (ALKSNE u. GREENHOT, 1974; FEIN et al., 1974; SCHIANCHI u. HUGHES, 1978).

### i) Hydrozephalus

Eine wenig bekannte Spätfolge nach Subarachnoidalblutung infolge Aneurys- maruptur, vor allem bei wiederholten Blutungen, ist der kommunizierende Hy- drocephalus internus (WALLESCH, 1924; FOLTZ u. WARD, 1956). Über eine re- sorptive, akute aseptische Meningitis aufgrund der Siderose kann sich eine soge- nannte chronisch-fibroplastische Leptomeningitis mit arachnoidalen Verwach- sungen und Zystenbildung einstellen. Der Hydrocephalus aresorptivus ist dabei nicht so sehr als Folge einer Beeinträchtigung der Granulationes arachnoidales zu verstehen, die KRAYENBÜHL und LÜTHY (1948) intakt fanden, sondern viel- mehr als eine bindegewebige Einscheidung der pialen Venen.

Aneurysmen des vertebro-basilaren Systems können als raumfordernde Pro- zesse der hinteren Schädelgrube eine Stenose des Aquaedukts (DAVID et al.,

1951) bzw. des 4. Ventrikels (JAMIESON, 1964) und damit einen Okklusionshydro-
zephalus herbeiführen.

### j) Folgen von Druck und Raumforderung

Durch Zunahme ihrer Größe können sich die Aneurysmen im Laufe der
Jahre zu einem raumfordernden Prozeß entwickeln. Nach BULL (1969) kommen
solche großen Aneurysmen vornehmlich bei Frauen vor.

STEHBENS (1963a) fand unter 333 Aneurysmen der Hirngefäße 19 mit einem
Durchmesser von über 2 cm und 4 über 5 cm. In 5 Fällen wurde die Symptomatologie von Hirntumoren vorgetäuscht. Neben Hypophysentumoren (GIRARD
et al., 1963; GALLAGHER et al., 1956; WHITE u. BALLANTINE, 1961; GILMAN
et al., 1962) und anderen Hirngeschwülsten können die Symptome auch einen
Kleinhirnbrückenwinkeltumor (HARRIS et al., 1968) vortäuschen (Abb. 133).
Größere Aneurysmen der A. basilaris oder Aa. vertebralis können durch Kompression der Medulla auch ohne Ruptur einen plötzlichen Tod verursachen
(STRAUSS et al., 1932; RICHARDSON u. HYLAND, 1941; YASKIN u. ALPERS, 1944).

HYLAND und BARNETT (1954) stellten eine Beeinträchtigung der Funktion
von Hirnnerven durch den mittelbaren Druck des Aneurysmas fest. Die Nerven
weisen morphologische Zeichen von Blutungen und Fibrose auf. Die Fibrose
wurde von den Autoren auf die Pulsation des benachbarten Aneurysmas zurückgeführt. Mit Ausnahme der Fälle mit Ruptur des Aneurysmas waren die Nerven
adhärent zum Aneurysmasack oder eingeschlossen in die Wand eines falschen

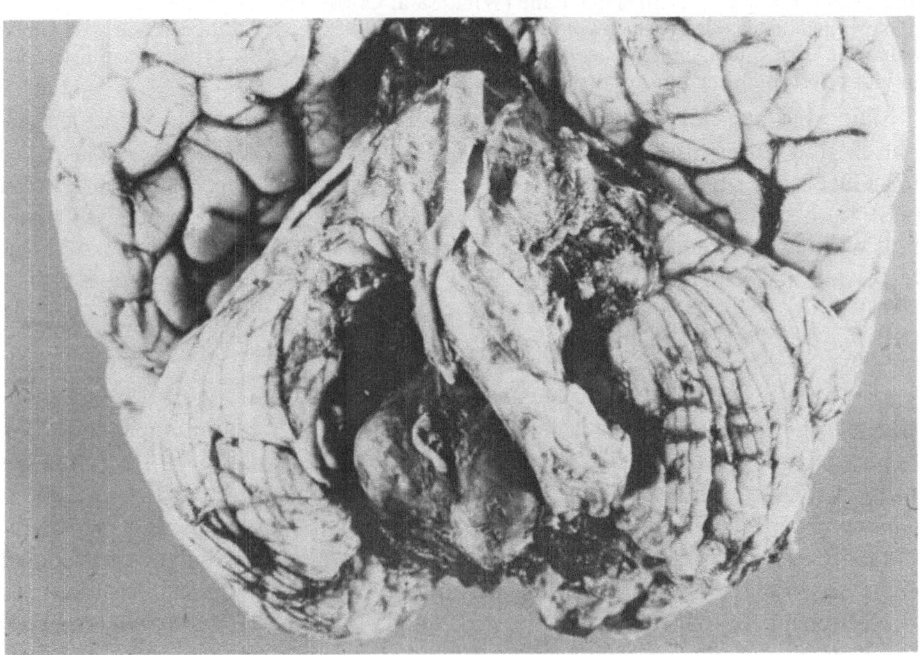

**Abb. 133.** 45jähriger Mann. Aneurysma der A. cerebelli inferior anterior. Chronische Kompression der Medulla oblongata

Sackes. Eine Optikusatrophie kommt vor allem bei Aneurysmen der Carotis interna (KIFFNEY, 1963; ODOM, 1964; BERSON et al., 1966; CULLEN et al., 1966; BIRD et al., 1970; THOMAS u. REAGAN, 1970), aber auch der Cerebri anterior und Communicans anterior vor (JEFFERSON, 1954). Die am häufigsten betroffenen Hirnnerven sind der Okulomotorius (DANDY, 1944; JEFFERSON, 1947; WALTON, 1957), an zweiter Stelle der Abduzens.

Die Schädelknochen können von Aneurysmen der Hirngefäße arrodiert werden (POOL u. POTS, 1965; STEHBENS, 1972).

## 5. Aneurysmen der Hirngefäße bei Tieren

Spontane Aneurysmen der Hirngefäße kommen bei Tieren äußerst selten vor, obgleich die Hirnarterien der Säugetiere auch Mediadefekte aufweisen und histologisch eine große Ähnlichkeit mit den menschlichen Hirnarterien zeigen. Die Seltenheit der zerebralen Aneurysmen im Tierreich wird auf die vergleichsweise kurze Lebensspanne, die kleinen Kaliber der Hirnarterien und die geringgradige Inzidenz von Arteriosklerose zurückgeführt.

KÖPPEN (1927) berichtete über ein Hirnaneurysma parasitärer Ätiologie bei einem Fohlen. ASK-UPMARK und INGVAR (1950) haben ein Aneurysma bei einem Lama beschrieben, ohne die Ätiologie zu spezifizieren. HASSLER (1961) beschrieb bei einer Kuh ein Mikroaneurysma, das aber wegen der ungünstig gelegten Schnittrichtung nicht mit Sicherheit zu beweisen war. Die größte Zahl spontaner Aneurysmen bei Tieren wurde von STEHBENS (1963b) beschrieben. Bei einem 8 Jahre alten Schimpansenweibchen fand er ein rupturiertes Aneurysma und acht weitere Aneurysmen der Hirngefäße, die histologisch identisch mit den menschlichen Aneurysmen waren. In der Gabelung der Hirnarterien von einem jungen Gorilla konnte er initiale Ausstülpungen der arteriellen Wand, aber kein eindeutiges Aneurysma erkennen. In einem Kollektiv von 122 Schafen sah er ein Aneurysma der Hirnarterien nur bei einem Fall mit Polyarteriitis nodosa. ANDRUS et al. (1968) fanden nicht rupturierte Aneurysmen in der Gabelung der A. cerebri media bei zwei Schimpansen, die 12 Monate lang eine cholesterin- und fettreiche Diät bekommen hatten. Die Aneurysmen wurden aber nicht als Folge der Diät angesehen.

GERMAN und BLACK (1954) beobachteten die Entstehung von Aneurysmen der A. carotis communis bei Anlage einer venösen Tasche. MCCUNE et al. (1953) konnten experimentelle Aneurysmen durch Einspritzung von Stickstoff-Senf in die Aortenwand bei Hunden erzeugen. Bei einer ähnlichen Technik hatten WHITE et al. (1961) ebenfalls Aneurysmen der intrakraniellen Arterien herbeigeführt, allerdings zeigte eine spätere Studie (ROY et al., 1970), daß die Punktion der Arterienwand ausreicht, um Aneurysmen zu erzeugen. TROUPP und RINNE (1964) fanden bei einer Untersuchung über den Verschluß von arteriellen Wunden mit Methyl-2-Cyanoacrylat, daß bei 16 von 50 Kaninchen sich ein Aneurysma an der Stelle der Arteriotomie entwickelt hatte. Es handelte sich aber höchstwahrscheinlich um einen falschen Sack. HASSLER (1963a) fand eine Zunahme der Mediadefekte in den Hirnarterien von Kaninchen nach Ligatur der Carotis interna. Deutliche Aneurysmen wurden aber nicht gefunden. Bei der experimentell herbeigeführten Aortenstenose bei Schafen konnten MAGAREY et al. (1965) Aortenaneurysmen, aber keine bei den Hirnarterien finden.

# B. Erkrankungen der Gefäßwand

## I. Arteriosklerose

### a) Einleitung

Die Arteriosklerose der Hirngefäße zeichnet sich im Rahmen der allgemeinen Gefäßerkrankung „Arteriosklerose" aus durch:

1. starke Morbidität und Mortalität, die nur von der Sklerose der Herzkranzgefäße übertroffen wird;

2. morphologische Merkmale, die die Provinzspezifität der Arteriosklerose in besonderer Weise in Erscheinung treten lassen und sowohl die Veränderungen der Gefäßwände als auch die des Nervengewebes betreffen;

3. funktionelle Folgen im ZNS, die zur Beeinträchtigung des spezifischen menschlichen Verhaltens führen, auch in Stadien der Erkrankung, die noch keine Bedrohung quo ad vitam darstellen.

Anatomo-pathologisch wurde ein „reiner zerebraler Typ" der Arteriosklerose in neueren Arbeiten nicht so häufig festgestellt wie in den älteren (NEUBÜRGER, 1930). Trotzdem werden Unterschiede nach Intensität und Ausdehnung der Hirnarteriosklerose gegenüber anderen Gefäßprovinzen immer wieder hervorgehoben (HORN, 1963; REZEK u. MILLARD, 1963; SCOTT et al., 1966; STERNBY, 1968; HILD, 1969). Die Fälle von hochgradiger Hirnarteriosklerose bei geringer Arteriosklerose der Herzkranzgefäße werden mit zunehmendem Alter seltener, und YOUNG et al. (1956) fanden bei alten Patienten eine signifikant konstante Korrelation der Arteriosklerose in der Aorta mit der in den zerebralen Arterien. Die Arteriosklerose der Hirngefäße beginnt später als die der Aorta, der Koronarien und auch der in der Größe vergleichbaren Brust- und Baucharterien (DUFF u. MCMILLAN, 1951; ROBERTS et al., 1959a u. b; HOLMAN u. MOOSSY, 1961; MEYER et al., 1964a). Die Lebensgeschichte der Hirnarteriosklerose unterscheidet sich von der Aortenarteriosklerose durch langsamere Zunahme im Alter, während die Arteriosklerose der Herzkranzgefäße schneller steigt als die der Aorta (GIERTSEN, 1961). HEYDEN (1969) zeigte in einer eingehenden Analyse, daß sich die Risikofaktoren bei der Arteriosklerose der Herzkranzarterien anders auswirken als bei der der Hirngefäße.

Die o.g. Unterschiede weisen auf die Wichtigkeit der Lokalfaktoren in der Pathogenese der Arteriosklerose hin. Die histologischen und ultrastrukturellen Eigentümlichkeiten der Hirngefäße, vor allem die der starken Elastica interna und die Beschaffenheit der Intima sind zu berücksichtigen. Weitere Merkmale der Hirngefäße, wie die starke Schlängelung der Carotis interna und teilweise der A. vertebralis sowie der freie Verlauf im Liquorraum einerseits und die Fixierung im Knochenuntergrund andererseits sind einzigartig im Organismus. Sie gelten jedoch nur für Teilstrecken und stellen daher keinen gemeinsamen Nenner dar. BÖTTCHER et al. (1960) zeigten wesentliche Unterschiede in der chemischen Analyse der Aorta, Herzkranzgefäße und Hirngefäße. MEYER et al. (1966) fanden schon bei Neugeborenen chemische Unterschiede, die mit dem Alter zunahmen. DIEZEL (1966) fand Hyaluronsäure in der Aorta und in den Herzkranzgefäßen, aber nicht in den Hirnarterien.

Trotz dieser Eigentümlichkeiten können die allgemeinen Fragen der Hirnarteriosklerose nur unter Berücksichtigung der arteriosklerotischen Erkrankungen an allen Organen und Geweben des Körpers und in Anlehnung an die Ergebnisse der Arterioskleroseforschung in der allgemeinen Pathologie erörtert werden.

Die Hirnarteriosklerose ist keine selbständige Erkrankung und darüber hinaus beziehen sich die Arbeiten, die die Ätiopathogenese der Arteriosklerose zu erklären versuchen, selten auf die Hirngefäße. Bei der Erörterung dieser Fragen sowie bei der Begriffsbestimmung und Abgrenzung der Arteriosklerose werden wir uns auf die Ergebnisse der allgemeinen Pathologie stützen und, wenn vorhanden, die Eigentümlichkeiten der Arteriosklerose in den Hirngefäßen berücksichtigen.

## Begriffsbestimmung

Die Definition der arteriosklerotischen Erkrankungen als komplexe Mischung degenerativer und regenerativer Umbauvorgänge der Arterienwände, die zu Rigiditätszunahme, Elastizitätsverlust und häufig Lichtungseinengung führen (HASS, 1955), ist ein Sammelbegriff für die Mehrzahl der Gefäßwanderkrankungen in ihrem chronischen Stadium. Möglichkeit und Notwendigkeit einer weiteren Kennzeichnung ergeben sich aus der Berücksichtigung der Lokalisation der arteriosklerotischen Veränderungen.

1. Die Arteriosklerose befällt ausschließlich den *arteriellen Schenkel.*

Eine bindegewebige Verdickung der Intima mit seltener Aufsplitterung der Elastica findet man in der Portal- und den Milzvenen in Fällen portaler Hypertension (BENDA, 1924; WOHLWILL, 1925; WHITELEY, 1953; MOSCHCOWITZ, 1959). Auch in den Leber- und Lungenvenen kann eine Phlebosklerose als Folge eines erhöhten Venendruckes vorkommen (MOSCHCOWITZ, 1932 u. 1962). Die unmittelbare Nachbarschaft von Arterien wird als Hauptfaktor in der Entstehung von Endophlebohypertrophie und Phlebosklerose bei den Vv. poplitae (LEV u. SAPHIR, 1951), Vv. iliacae (LEV u. SAPHIR, 1952) sowie im unteren Segment der Cava inferior (CRAMER, 1921; SCHILLING, 1926; GEIRINGER, 1949) angesehen. Sowohl histologisches Bild — Lipidablagerungen sind bei der Phlebosklerose praktisch inexistent — als auch pathogenetische Faktoren sind von der Arteriosklerose verschieden. Beide Veränderungen kommen voneinander unabhängig vor.

2. Vordergündig bei der Arteriosklerose sind die *Intima-Veränderungen.*

Ein Beginn in der Media wurde wiederholt postuliert (s.S. 290), konnte jedoch durch die Elektronenmikroskopie nicht bestätigt werden. Die Assoziation der Media zu den Intimaveränderungen bei der Arteriosklerose ist eine sekundäre oder sogar gleichzeitige, aber nie eine primäre und vor allem keine ausschließliche Veränderung. Daher ist sie von der Mönckeberg-Sklerose (in den Hirngefäßen nie beschrieben) und im ZNS von den Verkalkungen bei der Sturge-Weberschen Krankheit sowie der idiopathischen Verkalkung der Hirngefäße abzugrenzen.

3. Innerhalb des arteriellen Schenkels werden nur die *Arterien* von Arteriosklerose befallen.

Bei den *Kapillaren* fehlt die Möglichkeit der anatomopathologischen Gleichstellung mit der Arteriosklerose, weil ein subintimales Gewebe, das von der Adventitia unterschiedlich wäre, nicht vorhanden ist. Bei den *Arteriolen* haben wir dieses Gewebe im engeren Sinne ebenfalls nicht, weil eine kontinuierliche Elastica interna, die die Media von der Intima trennt, nicht vorhanden ist. Kapillarfibrosen und Arteriolosklerosen begleiten des öfteren die Arteriosklerose, sie können auch unabhängig vorkommen und stellen meistens ätiopathogenetisch gut abgegrenzte Erkrankungen dar.

4. Auch wenn sich sämtliche Arterien des Organismus an der Arteriosklerose beteiligen können und die Veränderungen häufig in breiten und längeren Strecken eines Gefäßes konfluieren, ist ein *multilokuläres* bzw. *herdförmiges Auftreten* der Veränderungen immer vorhanden.

### b) Nomenklatur

Von den verschiedenen mehr oder weniger gut definierten Bezeichnungen, wie „Endarteriopathia chronica nodosa et deformans", „Atheromatose", „hyperplastic sclerosis" usw., haben sich vor allem „Atherosklerose" und „Arteriosklerose" eingebürgert.

Die Bezeichnung „Atherosklerose" (MARCHAND, 1904) kennzeichnet die beiden grundsätzlichen Merkmale: das Atherom und die Sklerose. Das sind die Zeichen, die bei der Sektion makroskopisch an den großen Gefäßen des Körpers hervortreten, besonders im Atherom der Aorta. Sie betonen die herdförmige Erscheinung der arteriosklerotischen Veränderung, aber auch seinen Lipoidinhalt, obgleich „Form, Farbe, Konsistenz und chemische Zusammensetzung des Atheroms nicht einheitlich sind" (DOERR, 1970). LEARY (1935) grenzte die mit Bildung von Lipoidzellen einhergehende Atherosklerose von den übrigen Arteriosklerosen ab, die für ihn entzündlicher Herkunft sind. Weiterhin war die Atherosklerose für LEARY eine metabolische Erkrankung. Damit wurde durch die Bezeichnung „Atherosklerose" eine bestimmte Auffassung über Ätiopathogenese und Wesen der Erkrankung, die als eine allgemein-metabolische angesehen wird, betont. Die Bezeichnung „Atherosklerose" läßt sich schwer anwenden bei bestimmten arteriosklerotischen Veränderungen beim Menschen, die sehr wenig oder gar keine Lipideinlagerungen zeigen. Auch die spontanen arteriosklerotischen Veränderungen bei einigen Tieren, vor allem beim Pferd und Hund, zeigen selten Lipideinlagerungen. PATEK und BERNICK (1960 u. 1961) faßten sie als Präatherosklerose auf, obgleich eine spätere Einlagerung von Lipiden gar nicht aufzutreten braucht. STEINER und KENDALL (1946) bezeichneten diese Veränderungen als „arteriosklerotisch" und diejenigen mit Lipidablagerungen als „Atherosklerose". Die Anwendung beider Namen in dem eben genannten Sinn hat sich bei einem Teil der Autoren, die sich mit spontaner und experimenteller Arteriosklerose beschäftigen, eingebürgert (LUGINBÜHL et al., 1965; GEER u. GUIDRY, 1964).

Das Wort „Arteriosklerose" (LOBSTEIN, 1833) bezeichnete ursprünglich nur Verdichtungen und Verhärtung der Arterien. Es weist auf die Tatsache hin, daß die Erkrankung die Arterien befällt, was ein wichtiges Abgrenzungsmerkmal der Arteriosklerose darstellt. Es läßt sich aber als Sammelbegriff mißbrauchen und ist gegenüber der senilen Ektasie der Gefäße schwer abzugrenzen. Letztere tritt bei Menschen im höheren Alter als Fibrose der Muskelwand und der Intima auf und wird als Physiosklerose bezeichnet. Sie wird nach DAHME (1965) auch bei älteren Tieren beobachtet. Es handelt sich um kollagene Fibrosen der Intima ohne Degeneration oder Lipidablagerung. Ebenfalls Physiosklerose ist die Dilatation und Ektasie der arteriellen Wand. Er fügt hinzu, daß es in einigen Fällen schwierig ist, sie von pathologischen Veränderungen abzugrenzen. Auf dem Utrechter Kongreß für Geographische Medizin (1934) wurde beschlossen, die Bezeichnung solle für eine chronische Erkrankung der größeren Arterien gelten, deren morphologische Hauptmerkmale herdförmige bindegewebige Plaques der Innenhaut mit mehr oder weniger reichlicher Lipoidanhäufung, oft auch mit Verkalkung, sind. Seit den Arbeiten von LEARY hat sich in der angelsächsischen Literatur die Bezeichnung Atherosklerose immer mehr durchgesetzt. Daneben haben die experimentelle Arterioskleroseforschung und die Fortschritte in der Lipoprotein-(Plasmalipid)-Forschung zunehmende Bedeutung gewonnen.

Nach der Definition der WHO von 1958 besteht die Atherosklerose in einer herdförmig auftretenden Lipoidansammlung in der Intima mit nachfolgender Zellproliferation, Grundsubstanzvermehrung, Kalzium-Ablagerung und Media-Umbau.

Die von der Weltgesundheitsorganisation in der internationalen Klassifikation der Krankheiten gebrauchte Oberbezeichnung ist Arteriosklerose (440), während bei den Gefäßkrankheiten (437) die Bezeichnung Athermatose der Hirnarterien und nicht Arteriosklerose gebraucht wird, allerdings zusammen mit zerebraler Arteriosklerose und zerebrovaskulärer Sklerose.

## 1. Makroskopisches Bild und topographische Verteilung

Die ersten Veränderungen stellen sich als weiße oder undurchsichtige Areale, die durch Verdickung der Gefäßwand verursacht werden, dar. Die gelblich-weißen runden Lipoidbeete sind durch die blasse, durchscheinende Wand der Hirngefäße gut zu erkennen. Bei der Tastung lassen sie sich plastisch verformen, mit stärkerer Fibrosierung werden sie zunehmend derb-elastisch oder schwielig. Sie imponieren je nach Lipoidgehalt als grauweißfarbene oder gelblich noduläre und beetförmige Wandverdickungen, die sich zu breiten, derben Plaques weiterentwickeln und mehr als die doppelte Dicke der Gefäßwand erreichen können. Mit Fortschreiten der Erkrankung zeigen die Arterien einen fleckförmigen Aspekt (Abb. 134). Er kommt durch den Kontrast von weißlichen oder gelblichen arteriosklerotischen Plaques und den wenig befallenen Gebieten der Gefäßwand, durch die der Blutinhalt oder die Luft im Lumen erkennbar ist, zustande. Zwischen den arteriosklerotischen Herden kommt es zu diffusen Veränderungen der Arterienwand und Erweiterung, Wandverdickung, Verlängerung und Schlängelung. Die Oberfläche der Intima bei den länglich aufgeschnittenen Arterien zeigt gelbliche Flecken und häufig ein unregelmäßiges Profil durch sich vorwölbende Buckel. An ihnen können frische Blutthromben haften. Im Querschnitt erkennt man das eingeengte Lumen und die meist exzentrische Verdickung der Gefäßwand (Abb. 135a). Konzentrische Verdickung (Abb. 135b) kann auch vorkommen (ZÜLCH, 1971d).

Die arteriosklerotischen Veränderungen der Hirngefäße zeigen, wie diejenigen der übrigen Körperarterien, eine immer wiederkehrende topographische Zuordnung zu bestimmten Gefäßabschnitten. Je nachdem, ob nur die intra- oder auch die extraduralen Abschnitte der Hirngefäße untersucht werden, wird das erste Auftreten arteriosklerotischer Läsionen an verschiedenen Stellen angegeben. Bei Berücksichtigung der gesamten Gefäßstrecke läßt sich ein erstes Auftreten in der Carotis communis und im Sinus carotis schon im 2. Jahrzehnt, gefolgt von der intrakraniellen Strecke der Carotis interna sowie der intra- und extraduralen Abschnitte der Vertebralis im 3. Jahrzehnt feststellen. Erst ab dem 4. Jahrzehnt kommen arteriosklerotische Veränderungen regelmäßig in den basalen Hirngefäßen (WOLKOFF, 1933; DÖRFLER, 1935; STOCHDORPH u. MEESSEN, 1957; MOOSSY, 1971) vor. Die Stellen, an denen die ersten arterio-

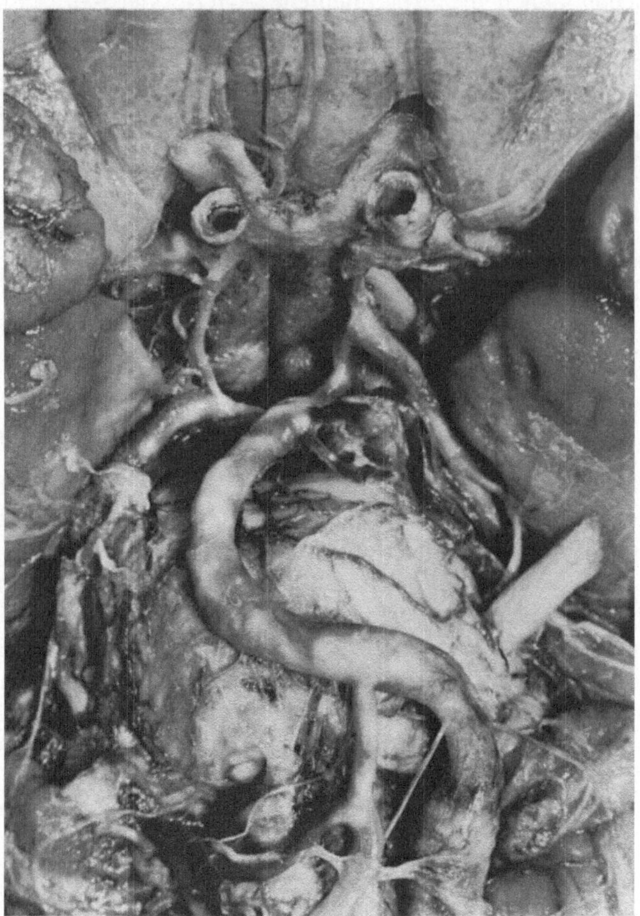

**Abb. 134.** 63jähriger Mann. Hochgradige Arteriosklerose. Verlängerung und Schlängelung der A. basilaris. Druckatrophie des N. opticus

sklerotischen Veränderungen auftreten, bilden bezüglich der Intensität der Veränderungen ebenfalls regelhafte Prädilektionsstellen. Eine Analyse der Verteilungsmuster arteriosklerotischer Veränderungen der Hirngefäße erfordert die getrennte Besprechung der einzelnen Gefäßstrecken. Zum besseren Verständnis ist bei den extraduralen Gefäßstrecken eine Beschreibung der kennzeichnenden anatomischen Merkmale zweckmäßig.

### a) Extradurales Karotidensystem

Die präzerebrale Strecke des extraduralen Karotidensystems besteht aus den Aa. carotis communis and interna. Die erstere entspringt links direkt aus dem Aortenbogen, rechts aus dem Truncus brachiacephalicus und erstreckt sich bis zu ihrer Teilung in die A. carotis externa und interna. Im Verlauf der A. carotis interna lassen sich zwei Abschnitte unterscheiden:

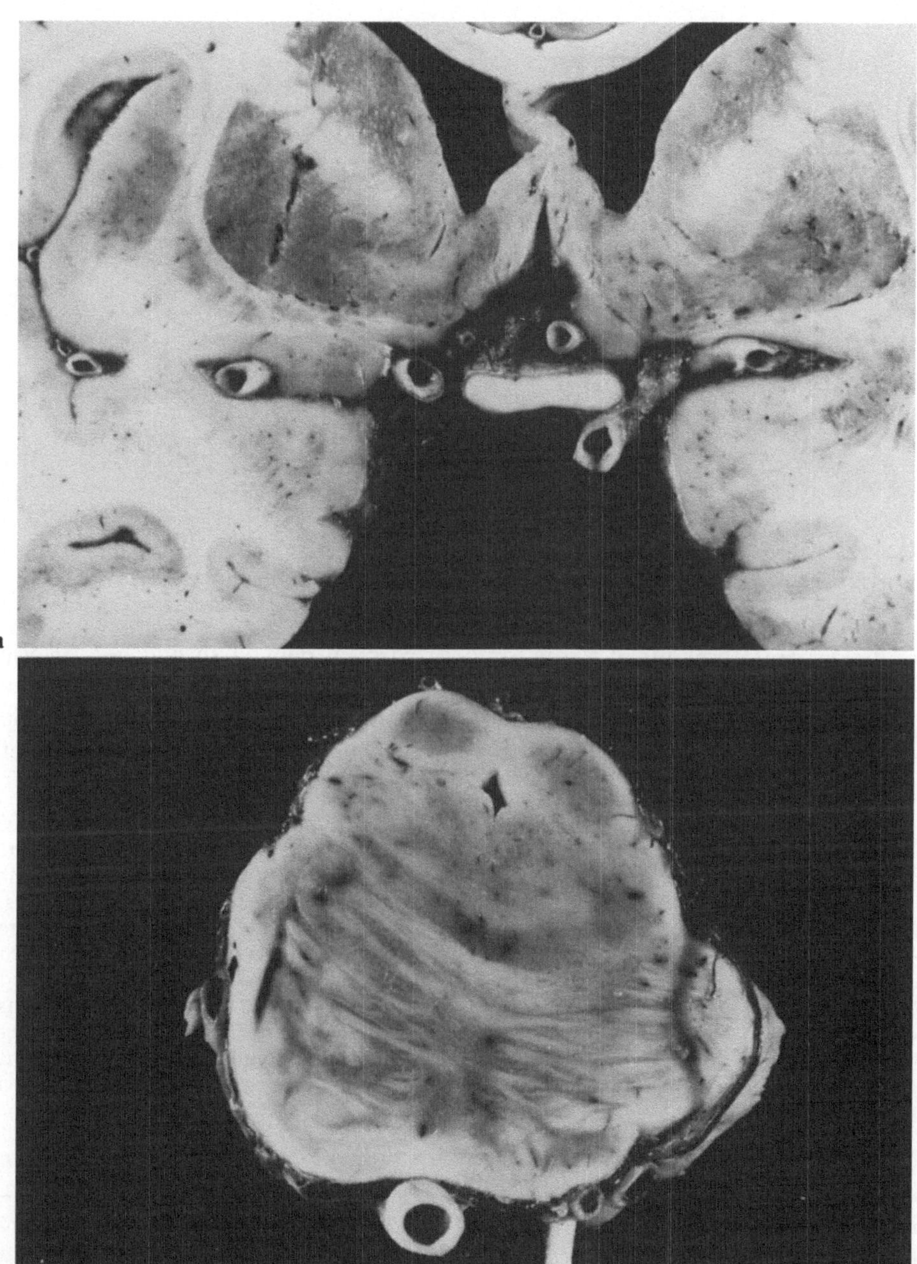

**Abb. 135.** 79jähriger Mann. Hochgradige Arteriosklerose. Exzentrische und konzentrische
Einengung der Lumina der Hirnarterien

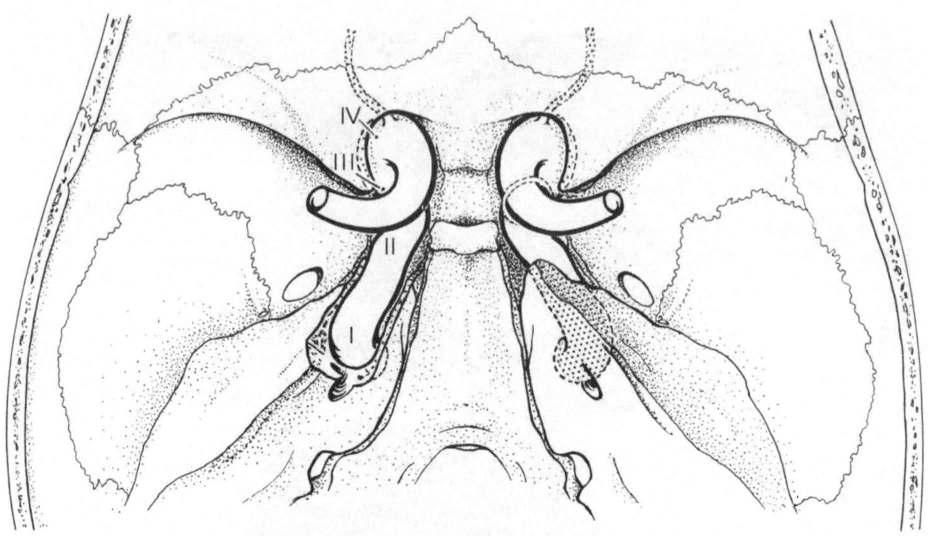

**Abb. 136.** Schematische Darstellung des Verlaufs der A. carotis interna im Canalis caroticus des Schläfenbeines und Sinus cavernosus mit den vier Krümmungen (s. Text S.272)

1. Der Halsabschnitt, d.h. die Strecke zwischen dem Ursprung der Arterie am Sinus carotis und ihrem Eintritt in die Schädelbasis. Ihr Verlauf ist vorwiegend gestreckt, kann aber stark gewunden sein. 2. Der höher davon liegende intrakranielle Abschnitt, der vier verschiedene Krümmungsstellen bildet (Abb. 136).

Die erste Krümmung erfolgt während des Verlaufs der Arterie durch das Schläfenbein innerhalb des Canalis caroticus. Die zweite Krümmung tritt sofort nach dem Austritt des Gefäßes aus dem Foramen caroticum internum ein. Die dritte Krümmung folgt sehr rasch auf die vorhergehende beim Eintritt der Karotis in den venösen Sinus cavernosus. Bei der vierten Krümmung liegt der Scheitel in einer Knochenfurche des Keilbeinkörpers (Sulcus caroticus). Die beiden Schenkel bilden einen spitzen Winkel und unmittelbar danach verläßt das Gefäß den Sinus cavernosus. Die Carotis interna im knöchernen Kanal und im Sinus cavernosus ist ausgesprochen muskelarm. Sie besitzt Längsmuskeln, meistens von elastischen Membranen umscheidet. Sie liegen z.T. in der Intima, häufiger in der Media. In den eigentlichen Gehirngefäßen (Hirngrundgefäße) kommen sie nicht mehr vor. Die Intima ist äußerst dünn und besteht aus sehr lockerem Bindegewebe und einem zarten Endothel.

Die konstantesten und ausgeprägtesten Prädilektionsstellen im extraduralen Abschnitt der A. carotis sind der Sinus caroticus und der Siphon (DEI POLI u. ZUCHA, 1940). Im Sinus caroticus haben die arteriosklerotischen Beete oft die Form eines invertierten Dreiecks mit der Basis unmittelbar unter dem Abgang der Carotis externa und mit der Spitze etwa 20 mm nach unten reichend. BANKL (1968) fand im Sinus zwei Drittel der Stenosen und den Rest im Karotis-Siphon. FISHER et al. (1965) beschrieben unter 107 Routinesektionen fünfmal einen Karotisverschluß und zwar immer im Sinusgebiet. Die Strecke der Carotis interna vom Sinus bis zur Schädelbasis wird meistens von arteriosklerotischen Veränderungen verschont. Die arteriosklerotischen Veränderungen bevorzugen im Siphon die Innenbogen der 4., 3. und 1. Krümmung (DÖRFLER, 1935; PRITCHARD

u. MATHEWS, 1952; MEYER u. BECK, 1955). MEYER und BECK fanden röntgenologisch bei mehr als 90% über 20jähriger Menschen Verkalkungen in der 3.
und 4. Krümmung. Diese Autoren stellten allerdings in der histologischen Untersuchung fest, daß die Kalkimprägnation meistens bei der Lamina elastica interna
beginnt und später auf die Intima übergreift. FISHER et al. (1965) betonten ebenfalls das Vorkommen von Verkalkungen nicht nur in den Plaques, sondern auch
in der Media und vor allem in der Elastica interna, die häufig den einzigen
Sitz der Kalkimprägnation darstellt. Diese Autoren sahen außerdem im Siphon
arteriosklerotische Veränderungen, die ohne Verkalkungen einhergehen. ULE
und KOLKMANN (1972) weisen darauf hin, daß Verkalkungen nur dann als
arteriosklerotische Teilphänomene gelten, wenn sie auf dem Boden typischer
Intimaalterationen entstehen.

Parallel zu der Intensität der Veränderungen in der Carotis interna findet
man arteriosklerotische Plaques in der Carotis communis, die aber selten zu
Stenosen führen. Demgegenüber können sie fettige Usuren oder geschwürige
Intimaaufbrüche zeigen, die zusammen mit denjenigen, die im Sinusgebiet häufig
vorkommen, Quelle atheromatösen Embolusmaterials für das Gehirn und die
Retina sein können (WISHNANT, 1964).

## b) A. vertebralis

Als erster Ast aus der A. subclavia kommend, zieht die Vertebralarterie durch die
Foramina costotransversaria von $C_6$ bis $C_2$ bis zum Sulcus arteriae vertebralis des Atlas.
Die Arterie liegt hier dem Arcus posterior atlantis eng an. Sie wird überdeckt von Fasern
des Ligamentum occipitoatlantoideum. Die Arterie durchbohrt die Dura mater in Höhe
des 1. Zervikalnerves und verläuft intracraniell auf der basalen Fläche der Medulla oblongata, um sich auf dem Klivus am kaudalen Rand des Pons mit dem gegenseitigen Gefäß
zur Arteria basilaris zu vereinigen. Beim jüngeren Menschen steigt die Arteria vertebralis
senkrecht aufwärts durch die Foramina costotransversaria, ohne irgend eine Schlängelung
zu bilden. Um den Epistropheus und den Atlas bildet sich ein Doppelsiphon (Abb. 137).
Bei älteren Menschen mit osteo-arthritischen Veränderungen bilden sich an den Unkoverte-
bralgelenken knöcherne Exostosen, die zu einer Schlängelung der Vertebralis in ihrer steigen-
den Strecke (HUTCHINSON u. YATES, 1956) führen.
Die Kaliberunterschiede zwischen beiden Vertebrales, die so häufig im intraduralen
Abschnitt beobachtet werden, setzten sich in ihrer ganzen Länge fort. Nur in 8% der
Fälle ist das Kaliber der beiden Vertebrales annähernd gleich, bei 51% ist die rechte,
in 41% die linke Vertebralis stärker als die Gegenseite (STOPORD, 1916; HUTCHINSON u.
YATES, 1956).

Der Ursprungsabschnitt der Vertebralis ist in ihrem extraduralen Abschnitt
die einzige eindeutige Prädilektionsstelle arteriosklerotischer Veränderungen, die
meistens die Fortsetzung der Veränderungen in der Subklavia darstellen (HUT-
CHINSON u. YATES, 1956). An dieser Stelle kommt es zu Geschwürbildungen,
Verkalkungen und Verschlüssen (MARTIN et al., 1960; STEIN et al., 1961; FISHER
et al., 1965). In weiterem Abstand zu dieser Prädilektionsstelle folgt der Krüm-
mungsabschnitt (CHRAST, 1969). Der Rest des extraduralen Abschnittes zeigt
selten arteriosklerotische Veränderungen STEHBENS, 1972). Die Seitenunter-
schiede im Kaliber der Gefäße haben keinen Einfluß auf den Grad der arteriosklerotischen Veränderungen (HUTCHINSON u. YATES, 1956). Auch eine Beziehung
zwischen Lokalisation der Arteriosklerose und osteoarthritischer Exostose, wie

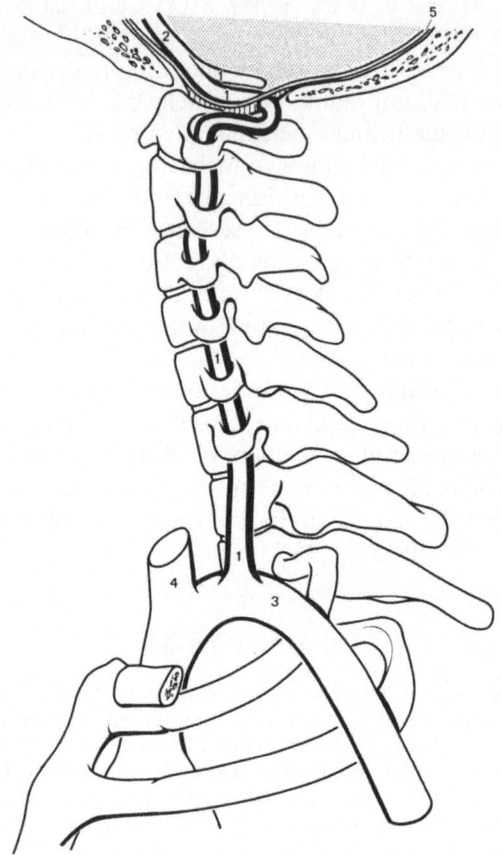

**Abb. 137.** Schematische Darstellung des Verlaufs der A. vertebralis (*1*). *2* A. basilaris,
*3* A. subclavia, *4* A. carotis communis, *5* Dura

sie von KUNERT (1957), TATLOW und BAMMER (1957), MEYER et al. (1960b),
SHEEHAN et al. (1960) und YATES und HUTCHINSON (1961) vermutet worden
ist, wurde von KORBICKA (1966) und CHRAST (1969) abgelehnt. In Fällen
mit Arteriosklerose der geraden Vertebralisstrecke treten die Lipoidherde nicht
selten in rhythmischen Abständen voreinander auf (MEYER u. NAUJOKAT, 1964;
MOOSSY, 1966b). Die Lokalisation der arteriosklerotischen Herde läßt sich weder
zu spondylotischen Veränderungen der Halswirbelsäule noch mit dem Vorhandensein eines Hochdruckes in Beziehung bringen. Die Bezeichnung „ladder effect" (MOOSSY, 1966b; 1971) sollte nicht für die rhythmische Anordnung der
Arteriosklerose in der Vertebralis gebraucht werden, um Verwechselungen mit
der skalariformen Sklerose der Basilaris (s.S. 276) zu vermeiden.

### c) Basale Hirngefäße

Nach ihrem Eintritt in den intraduralen Raum ändern die A. carotis interna und weniger
ausgeprägt die A. vertebralis ihre Wandstruktur. Die Carotis interna, die in ihrer Halsstrecke

**Tabelle 2.** Prädilektionsstellen arteriosklerotischer Veränderungen in den Hirnarterien nach verschiedenen Autoren

| Autor | Carotis | Verte-bralis | Basi-laris | Media | Anterior comm. | Poste-rior |
|---|---|---|---|---|---|---|
| 1. WOLKOFF (1933) | I | – | – | – | II | – |
| 2. DÖRFLER (1935) | – | III | – | I | – | II |
| 3. SPATZ (1939) | I | II | III | IV | V | VI |
| 4. BLUMENTHAL et al. (1954) | I | IV | V | II | VI | III |
| 5. BAKER u. IANNONE (1959) 173 Fälle | I | VI | II | IV | – | V |
| 6. BAKER et al. (1960a) (Norweder) 579 Fälle | I | V | IV | II | – | III |
| 7. MATHUR et al. (1963) | – | – | I | II | IV | III |
| 8. RESCH u. BAKER (1964) 3839 Fälle | I | V | III | II | – | IV |
| 9. KLEIHUES (1966) | II | IV | I | III | III | – |
| 10. MOOSSY (1971) | I | – | IV | II | – | III |
| 11. ULE u. KOLKMANN (1972) | I | II | III | IV | VII | – |
| 12. STEHBENS (1972) | II | – | I | III | – | IV |

dem Typ der elastischen Arterien entspricht, verliert während ihres Verlaufs durch den Sinus cavernosus die Elastica externa (RATINOV, 1964) und wird zum musculo-elastischen Gefäß. Alle basalen Hirngefäße unterscheiden sich von den Körperarterien vergleichbarer Kaliber durch die schwache Entwicklung der Adventitia, das Fehlen einer Elastica externa und eine geringe Zahl von Muskelzellschichten in der Media. Nach BENNING-HOFF (1930) weisen diese Merkmale darauf hin, daß die Hirngefäße nur vom Lumen her belastet werden und gegen Verfolgungen der Umgebung geschützt sind. GOERTTLER (1953) nahm hingegen an, daß die Wände der Hirnarterien wegen der Anordnung in einer flüssigkeitsgefüllten Knochenkapsel weniger als die übrigen Körperarterien auf Dehnung durch Innendruck beansprucht werden.

Es herrscht Konsensus bei allen Autoren über späteren Befall und die geringere Intensität der Arteriosklerose in den basalen Hirngefäßen im Vergleich mit der extraduralen Karotis and Vertebralis sowie über ihre stärkere und frühere Beteiligung als die der Konvexitätsgefäße. Demgegenüber sind die Angaben über die Prädilektionsstellen innerhalb der verschiedenen Hirnbasisgefäße nicht übereinstimmend (Tabelle 2).

Ein Teil der Widersprüche hängt von der Sektionsmethode ab, so z.B. wird von der Mehrzahl der Autoren (DÖRFLER, 1935; STOCHDORPH u. MEESSEN, 1957; ULE u. KOLKMANN, 1972) als erste Prädilektionsstelle in den Basisgefäßen die Karotis in ihrem Austritt an der Dura angegeben. Dieser Abschnitt bleibt jedoch in der Schädelgrube und wird nicht immer berücksichtigt, wenn die Untersuchung nach Fixierung des Gehirns stattfindet. Unterschiede können auch vorkommen, je nachdem ob man die Plaques nur bei äußerer Betrachtung oder nach Aufschnitt der Arterien feststellt und vor allem, ob eine Fett-Makro-Färbung angewandt wird (WOLKOFF, 1933; MOOSSY, 1971). Es bleiben jedoch unterschiedliche Aussagen, die nur dadurch zu erklären sind, daß die Zahl der eingehend untersuchten Fälle nicht ausreichend war, um die zweifelsohne vorhandene Variationsbreite auszugleichen.

Dies erklärt, warum gleiche Autoren (Moossy, 1966b, 1971) bei verschiedenen Arbeiten, denen unterschiedliche Zahlen zugrunde lagen, zu unterschiedlichen Ergebnissen gelangen.

Unterschiede in den Prädilektionsstellen werden durch Variationen in der Anlage des Circulus Willisi hervorgerufen (s.S. 214). Jänicke und Wünscher (1965) und Peisker (1962) haben auf den stärkeren Befall der Cerebri posterior durch die Arteriosklerose in den Fällen, in denen die Arterie ihren Ursprung aus der inneren Karotis bzw. aus der Communicans posterior nahm, hingewiesen (Abb. 106a). Botton (1955) fand bei homonymen Gefäßen eine stärkere Beteiligung desjenigen, das ein größeres Kaliber aufweist.

An bestimmten Stellen der großen Hirnarterien kommen arteriosklerotische Plaques regelmäßig vor (Zülch, 1970). Die A. cerebri media zeigt meistens einen Plaque auf der Höhe der Keilbeinflügel 1–2 cm nach ihrem Ursprung. In der A. cerebri anterior befinden sich die Prädilektionsstellen in der bogenartigen Strecke um das Balkenknie. Die A. cerebri posterior hat den Schwerpunkt ihres Befalls in ihrem ebenfalls bogenartigen Verlauf um den Hirnschenkel. Man hat versucht, aus den einzelnen Prädilektionsstellen allgemeine Regeln herzuleiten. Nach Zülch (1969) sind alle Krümmungen der Gefäße (besonders an der Media and Anterior), alle Punkte einer Strangulation (z.B. wo die Vertebralis die Dura durchdringt), die Gabelung von Gefäßen bzw. der Abgang von Seitenarterien Prädilektionsstellen. Young et al. (1960c) fanden eine hohe Korrelation zwischen Grad der Arteriosklerose der basalen Hirngefäße und ihrem Radius. Die Arterien mit größerem Radius zeigen eine signifikant stärkere Arteriosklerose. Eine negative Korrelation fanden sie zwischen arteriosklerotischen Veränderungen und dem Abstand von der Ursprungsstelle des Gefäßes. Die Gültigkeit dieser Regeln wird jedoch so regelmäßig durchbrochen, daß sie höchstens als Faustregel gelten kann.

Wichtiger als die Betonung der Variationsbreite der Intensität der Arteriosklerose in den verschiedenen basalen Gefäßen ist die strenge Korrelation der Veränderungen bei den einzelnen Gefäßen untereinander, die viel ausgeprägter als bei den Herzkranzgefäßen ist (Young et al., 1960c; Mathur et al., 1961; Sternby, 1968).

### d) Skalariforme Arteriosklerose der A. basilaris

Als erster beschrieb Wolkoff (1933) bei der Arteriosklerose der Basilaris das gelegentliche Vorkommen von „kleinen Walzen auf dem Gefäßumfang" (Abb. 138). Arab (1957) hat für diese leitersprossenähnliche Anordnung der Lipoidbeete den Ausdruck „skalariforme Sklerose" geprägt. Er fand sie bei Patienten mit hohen systolischen Blutdruckwerten, Herzhypertonie und einem raschen Verlauf, der 3–4 Jahre kaum überschreitet. Nach Arab tritt die skalariforme Sklerose als Folge einer Mediamalazie mit Lipoidgranulom und sekundärer Elastikazerstörung zutage. Stochdorph und Meessen (1957) vergleichen die querlaufenden arteriosklerotischen Leisten der skalariformen Sklerose mit der Mönkebergschen Mediaverkalkung peripherer Gefäße, die ebenfalls sprossenartig angedeutet ist. Fritsch (1966) machte für das Vorkommen des Phänomens einerseits die anatomischen Eigentümlichkeiten der Basilaris, vor allem den Mangel eines Widerlagers und das Fehlen einer Lamina elastica externa und zum

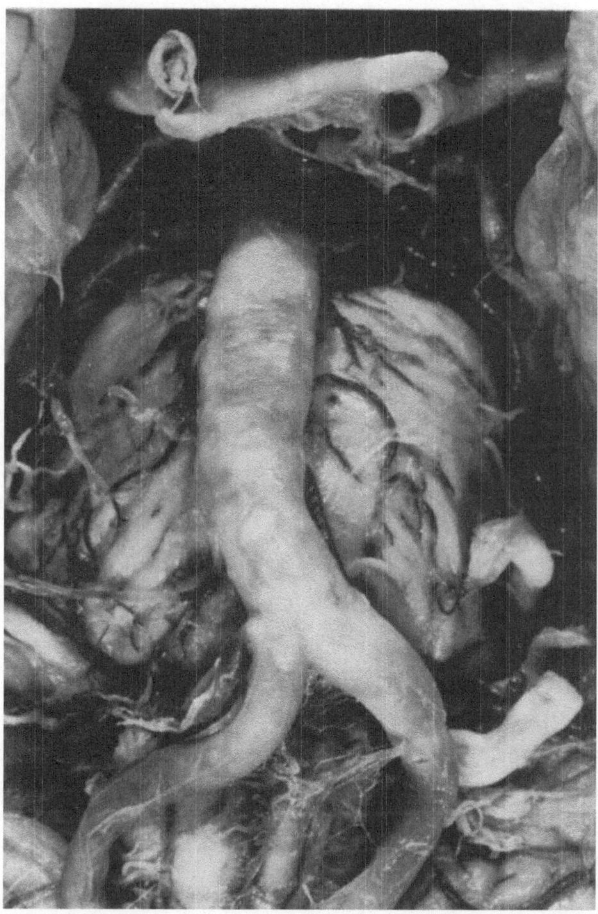

**Abb. 138.** 66jährige Patientin mit langjährigem Hochdruck. Skalariforme Sklerose der A. basilaris

anderen die bei Hypertonie verstärkte Pulswellenentwicklung auf die glatte Gefäßmuskulatur und die Lamina elastica externa verantwortlich. Außerdem führen die Intimahyperplasie und Lipoidablagerung an der Intima-Media-Grenze bei Arteriosklerose zu einer Beanspruchung der Membrana elastica interna. Die Überwindung der rupturierten elastischen Grenzlamelle ermöglicht die Lipoidinfiltration in die vorgeschädigte, örtlich teilweise schon verfettete Media und das Vordringen von Schaumzellengranulomen, die makroskopisch als Leitersprossen auf der Gefäßzirkumferenz imponieren. Für die Rolle der Elastika-Schädigung in der Pathogenese der skalariformen Sklerose sprechen verschiedene Befunde. BLUMENTHAL et al. (1954) fanden Defekte in der Elastica interna der Basilaris, die nach ihrer Meinung in keiner anderen Arterie des Körpers vorhanden sind. Sie können auch ohne arteriosklerotische Veränderungen vorkommen. STEHBENS und SILVER (1966) fanden in der Aorta bei einem Teil der experimentel-

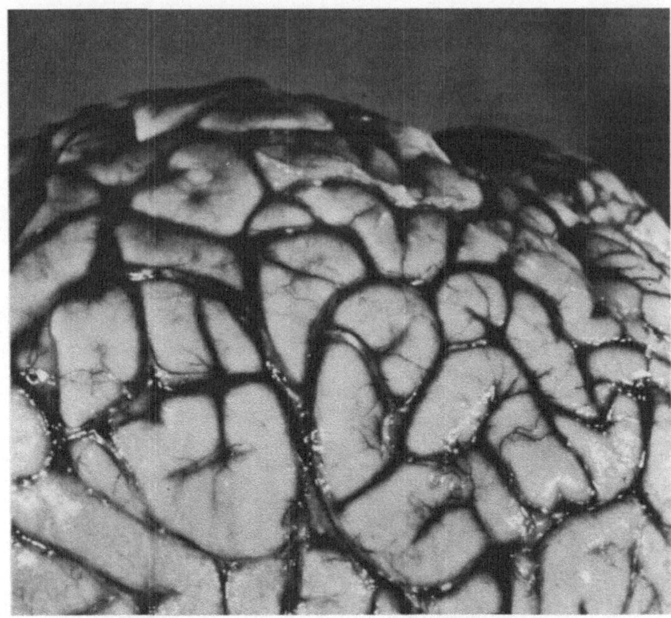

**Abb. 139.** 65jährige Patientin mit langjährigem Hochdruck. Hochgradige Arteriosklerose mit Befall der Arterien der Großhirnkonvexität

len Veränderungen durch Methylzellulose wandförmige Lipoidbeete quer zur Längsachse. Sie ähneln der skalariformen Sklerose der Basilaris und werden von den Autoren auf den Verlust der Elastica interna zurückgeführt.

### e) Arterien der Konvexität

Die Arterien der Großhirnkonvexität zeigen nur selten makroskopisch erkennbare arteriosklerotische Veränderungen (Abb. 139). Meistens werden sie bei Vorhandensein einer schweren Arteriosklerose der basalen Gefäße befallen. Nach PFEIFFER (1968) besteht allerdings nur eine lockere Korrelation zwischen der Arteriosklerose der Basalarterien und derjenigen der Konvexität. ANDERS und EICKE (1940) fanden bei 21 von 36 Fällen mit Hochdruck eine Arteriosklerose der Konvexitätsgefäße, auch sie betonten, daß ihr Vorkommen nicht immer mit der Arteriosklerose der basalen Gefäße parallel geht. Eine ausschließliche Arteriosklerose der Konvexitätsgefäße konnten sie nicht beobachten. In 8 Fällen mit hochgradiger Arteriosklerose der Basalarterien fanden sie makroskopisch keine Arteriosklerose der Konvexitätsgefäße, histologisch aber konnten sie sie bei 6 Fällen bestätigen.

### f) Intrazerebrale Arterien

Arteriosklerotische Veränderungen im engeren Sinne findet man bei den intrazerebralen Gefäßen nur bei den Arterien der Stammganglien bzw. der Fortsetzung der Aa. perforantes. Die kleinen basalen Gefäße, die im Bereich der

Area olfactoria ins Gehirn eintreten, und die A. strialenticularis werden verhältnismäßig früh nach den basalen Gefäßen von arteriosklerotischen Veränderungen befallen (KODAMA, 1926; DÖRFLER, 1935). Bei besonderer Ausprägung
der Arteriosklerose in diesen Gefäßen sprach KODAMA (1926) von einem Stamm-
ganglientyp der Arteriosklerose. BAKER u. IANNONE (1959) fanden bei intrazerebralen Gefäßen zwischen 150 und 500 μ Durchmesser keine Arteriosklerose.
ADAMS (1958) hält einen Durchmesser von 2 mm als die untere Grenze für
Gefäße mit Arteriosklerose, zumindest mit athermatösen Plaques. Die Angaben
der Literatur über Arteriosklerose der intrazerebralen Gefäße (SPIELMEYER, 1922;
EROS, 1951; DAMBSKA, 1963; KODAMA, 1926; ROTHEMUND u. SUDO, 1969) sind
durch die Einordnung der späteren Stadien der Hyalinose und der Altersfibrose
in den Formenkreis der Arteriosklerose zu erklären. Die Gründe für eine Abgrenzung der Arteriosklerose gegenüber den hypertensiven Gefäßerkrankungen werden auf S. 319 vorgetragen.

## 2. Histologie, Histochemie und Ultrastruktur
### der arteriosklerotischen Gefäßwandveränderungen

SPIELMEYER (1922) betonte die Notwendigkeit, die Arteriosklerose der Hirngefäße in Zusammenhang mit derjenigen der übrigen Gefäße im Körper zu
betrachten. Nach einem halben Jahrhundert intensiver lichtmikroskopischer
Untersuchungen der Hirnarteriosklerose (JAKOB, 1927; NEUBÜRGER, 1930; WOL-
KOFF, 1933; HILLER, 1936; SPATZ, 1939; STOCHDORPH u. MEESSEN, 1957; ULE
u. KOLKMANN, 1972) bleibt dies gültig und bezüglich der ultrastrukturellen
Befunde besonders notwendig, weil sie bis jetzt in den Hirngefäßen kaum erhoben wurden. Die arteriosklerotischen Veränderungen zeigen sich in den Hirngefäßen, ähnlich wie in den anderen Kreislaufprovinzen, vornehmlich in der Intimaschicht und zwar subendothelial. Die übrigen Gefäßwandschichten werden jedoch in die Erkrankung miteinbezogen.

### a) Endothel

Für die frühere Auffassung, daß die Endothelzelle sich in eine Schaumzelle
verwandelt (HUEPER, 1944; ALTSCHUL, 1946), konnte die Elektronenmikroskopie keinen Hinweis liefern.

Eine Veränderung der Gefäßwandpermeabilität bzw. eine irgendwie geartete Endothelschädigung gilt für eine Reihe von Autoren als der erste lokale Schritt in die Entstehung
der arteriosklerotischen Veränderungen. Nach SHIMAMOTO (1974) wird die Lipidinfiltration
durch Kontraktion der Endothelzellen ermöglicht. Erhöhte Cholesterinkonzentrationen,
Angiotensin II, Adrenalin, Noradrenalin, Serotonin, Postglandine sind einige Substanzen,
die die Endothelzelle zur Kontraktion veranlassen, wodurch die intrazellulären Räume
erweitert werden und ein müheloser Transport der Lipoproteinmoleküle in den subendothelialen Bereich möglich ist. Diese Hypothese konnte bis jetzt nicht bestätigt werden. Nur
SAWATARI (1966) sowie HAUST et al. (1967) erwähnten eine gelegentliche Trennung der
Plasmamembranen benachbarter Endothelzellen bei Frühstadien der Fettflecke. Sie beschrieben auch eine Verdünnung der über den arteriosklerotischen Plaques liegenden Endothel-
schichten.
Elektronenmikroskopisch wurden Fetteinschlüsse in den Endothelzellen bei experimenteller Arteriosklerose in der Aorta von Kaninchen (FRENCH, 1963; PARKER et al., 1963;

SEIFERT, 1963; SAWATARI, 1966), Ratten (HESS u. STÄUBLI, 1963) und Hunden (GEER, 1965a) sowie bei spontaner Arteriosklerose in den Herzkranzgefäßen beim Schwein (FRENCH et al., 1965) und Mensch (GEER et al., 1961; STILL u. MARRIOT, 1964) gefunden. Ultrastrukturelle Untersuchungen des Aortenendothels des Kaninchens bei Hyperlipämie lassen keine Beziehungen zwischen den Fetteinschlüssen in den Endothelzellen und den intimalen arteriosklerotischen Veränderungen feststellen (STILL u. PROSSER, 1964). Bei den Intimaverdickungen und Fettflecken der menschlichen Aorta konnten ebenfalls keine in dem darüberliegenden Endothel nachgewiesen werden (McGILL u. GEER, 1963; SEIFFERT, 1963; GEER, 1965b). Die Größe der in den Endothelzellen beobachteten Fetteinschlüsse läßt vermuten, daß sie keinen Transportvorgang von Lipiden darstellen, sondern daß es sich in Analogie zu anderen Substanzen (Thorotrast, Ferritin, Thorium-Dyoxyd usw.) um eine Speicherung von Lipid handelt.

Auch in menschlichen Hirngefäßen mit arteriosklerotischen Veränderungen sind endotheliale Lipideinschlüsse beschrieben worden (MARTINEZ, 1962; McGILL u. GEER, 1963). Allerdings beinhalten die Endothelzellen normaler Gefäße einschließlich die der Hirngefäße ebenfalls Lipideinschlüsse (DAHL et al., 1965; WINCKLER u. FOROGLOU, 1966). Außerdem handelt es sich bei einem Teil der als Lipideinschlüsse beschriebenen Gebilde um Lysosomen (GEER, 1965b).

### b) Subendothelialer Raum

Morphologisch erfaßte arteriosklerotische Veränderungen befinden sich in der Hauptsache in dem Raum zwischen Endothel und Elastica interna.

Der subendotheliale Raum weist beträchtliche Unterschiede zwischen Aorta und anderen Gefäßen und zwischen verschiedenen Spezies, vor allem zwischen kleineren Labor- und größeren Säugetieren bzw. Menschen auf (FRENCH, 1966). Bei der normalen Aorta der größeren Säugetiere und des Menschen beinhaltet von Geburt an der subendotheliale Raum:

1. Stroma, bei dem zumindest 10 verschiedene Makromoleküle vorhanden sind, die meistens als Proteoglykane, Elastin, Kollagen und strukturelle Glykoproteine vorkommen (ROBERT, 1970). Morphologisch erkennt man neben den kollagenen und elastischen Fasern die basalen Membranen der Endothelzellen sowie Mikrofibrillen (CERVÓS-NAVARRO u. MATAKAS, 1975).
2. Feingranuläres extrazelluläres Fett (MOVAT et al., 1958; GEER u. GUIDRY, 1964; GEER, 1965b).
3. Zellige Elemente. Nach GEER (1965b) handelt es sich bei Kindern um Fibroblasten, die sich später in Muskelzellen umwandeln, um Monozyten.

Lichtmikroskopisch wurde bei den menschlichen Hirnarterien keine Bindegewebsschicht zwischen Endothel und Elastica interna erkannt (NEUBÜRGER, 1930). Elektronenmikroskopisch demgegenüber wurden zwischen Elastica interna und Endothel vereinzelte Muskelzellen (DAHL et al., 1965) sowie eine Grundsubstanz (FLORA et al., 1967) nachgewiesen.

Die Erweiterung des subendothelialen Raumes um ein Vielfaches wurde nach Cholesterol-Fütterung bei den Kranzgefäßen von Ratte (STILL u. O'NEAL, 1962), Kaninchen (PARKER et al., 1963) sowie Kaninchen und Affen (SHIMAMOTO, 1963; SAWATARI, 1966) festgestellt. Auch für die Menschen wird die Erweiterung der Intima als initiales Phänomen vor der Entwicklung der arteriosklerotischen Plaques angesehen. Erschwert wird die Bewertung der pathologischen Relevanz ihrer Verdickung dadurch, daß die Intima nicht überall gleich breit ist. Sie

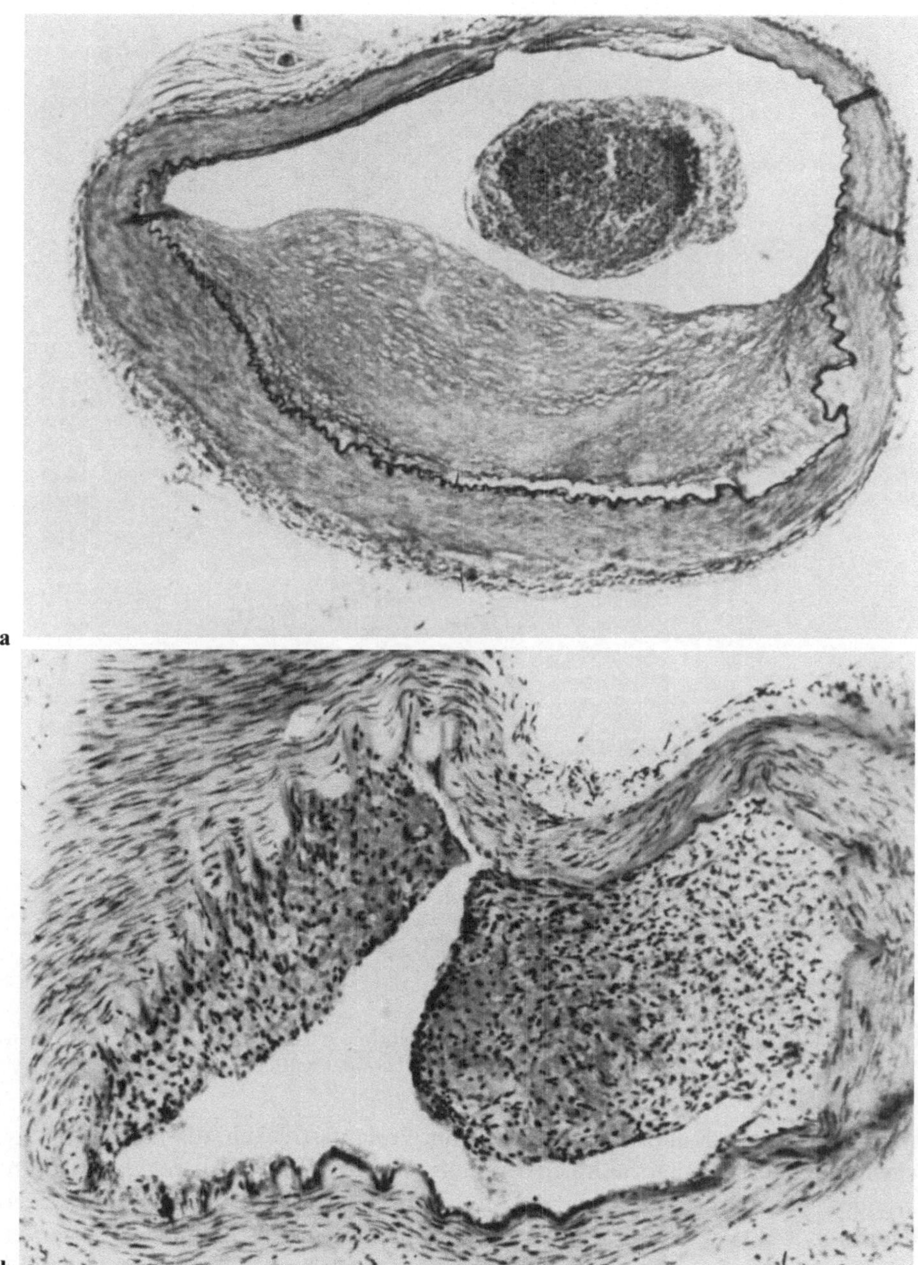

**Abb. 140a u. b.** 57jährige Frau. Juvenile Arteriosklerose. A. cerebri media. Zellreiche Intimabeete. Die Lamina elastica interna ist intakt. Elastika van Gieson. **a** ×40, **b** ×100

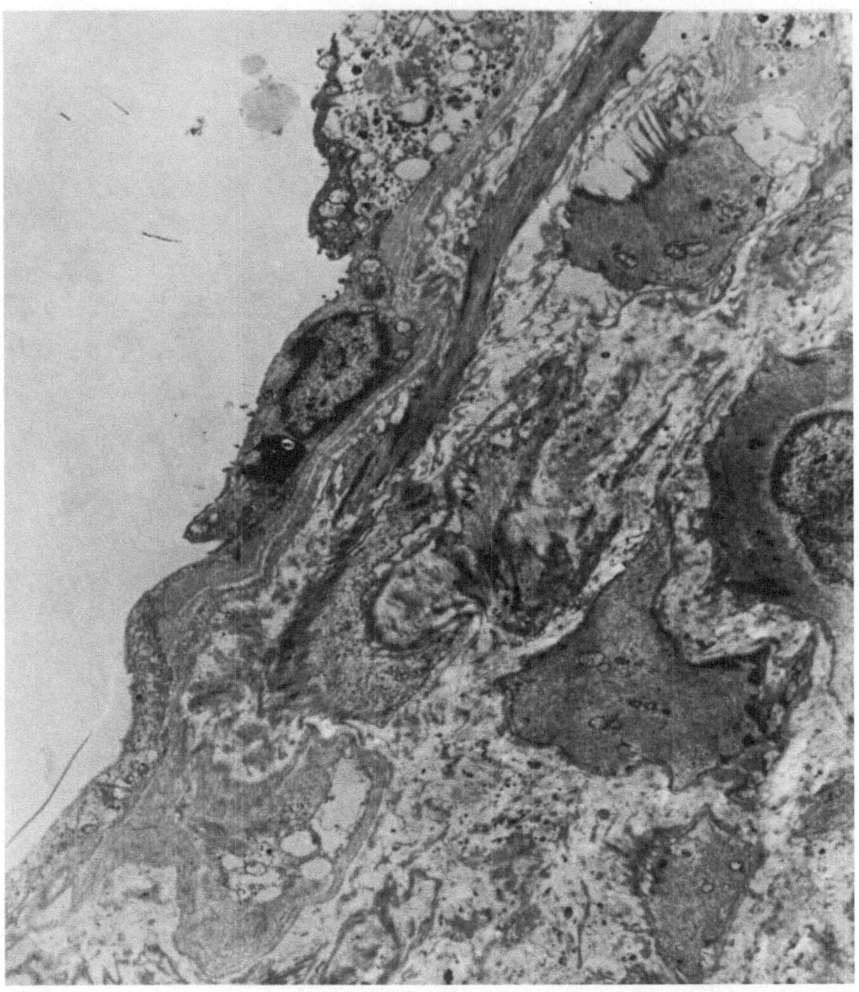

**Abb. 141.** 43jähriger Mann. A. cerebri media. Subintimale Anhäufung von Muskelzellen und aufgelockerte Grundsubstanz. × 8 000

ist an den kleinen Kurvaturen gekrümmter Verlaufsstrecken aus hämodynamischen und an den Ostien zahlreicher mittelstarker Seitenäste aus regulatorischen Gründen am stärksten. Sie bildet an diesen Stellen die muskulo-elastischen Plaques (s.S. 295). Allerdings konnten in den Plaques intrakranieller Arterien elektronenmikroskopisch keine elastischen Fasern erkannt werden (DAHL et al., 1965; FLORA et al., 1967).

Von den muskulo-elastischen Plaques gibt es fließende Übergänge zu den zellreichen fettfreien „Atheromen" der *juvenilen Arteriosklerose* (DOERR, 1964). Letztere unterscheidet sich von der seneszenten Gefäßsklerose durch das Fehlen von Fettablagerungen und die intakte Elastica interna (Abb. 140a, b). In der Tiefe der zellreichen Intimabeete können Verquellungen mit Histolyse und Gewebsnekrose vorkommen. Die dadurch entstehenden Auflockerungen im Gewebe können bei H.E.-Präparaten mit Fett verwechselt werden (ULE u. KOLK-MANN, 1972). Die Intimaproliferate kommen nie ganz zur Ruhe, heilen nie völlig aus. Der Prozeß „mottet weiter". Neue Schübe pfropfen sich auf und lassen das Proliferat schichtweise wachsen. Das Ergebnis ist eine etagierte Sklerose (DOERR, 1970). Elektronenmikroskopisch fanden FLORA et al. (1967) ebenfalls Plaques, die lediglich aus einer Zunahme der Grundsubstanz und Muskelzellen ohne Fett bestehen. Wir haben sie gelegentlich auch neben fettreichen Plaques im gleichen Gefäß gefunden (Abb. 141).

Bei der *seneszenten Arteriosklerose* ist die Lamina elastica interna an verschiedenen Stellen aufgesplittert (Abb. 142). Das stenosierende Beet besteht lumenwärts aus zellarmem, kollagenem Fasergewebe. In den inneren Schichten findet man in den Anfangsstadien eine feinste Bestäubung der Grundsubstanz mit sudanpositiven, z.T. doppelt brechenden Fetten. Bei stärkerer Anreicherung fließt die fettige Substanz aus den Gebilden zusammen, die im histologischen Präparat nach der Extraktion wetzsteinförmige Lücken hinterlassen und ausgefällten Cholesterinestern entsprechen (Abb. 143). Elektronenmikroskopisch stellen sie sich als adielektronische Gebilde dar (Abb. 147b). Sie lokalisieren sich vornehmlich unter der Elastica interna und können gelegentlich eine Fremdkörperreaktion mit Riesenzellen hervorrufen. Die nach DOERR (1970) bei der seneszenten Arteriosklerose vorkommende, in der Tiefe der Plaques lokalisierte Ödemstraße konnten wir in Übereinstimmung mit SINAPIUS (1968) nicht finden.

### Extrazelluläre Bestandteile der arteriosklerotischen Plaques

Eine Zunahme der extrazellulären Fette in den Plaques wurde elektronenmikroskopisch von Beginn ihrer Bildung an beschrieben (GEER u. GUIDRY, 1964; HAUST et al., 1967). In späteren Stadien ist der größte Teil des Fettes intrazellulär (SCOTT et al., 1966; 1970). Elektronenmikroskopisch konnten wir in den Hirnarterien extrazelluläres Fett erst in den späteren Stadien nachweisen. In den Anfamgsstadien der Verfettung sind die einzelnen Fettvakuolen intrazellulär gelagert (Abb. 144). Bei starker Verfettung kann die Zugehörigkeit der Fettvakuolen noch dann erkannt werden, wenn der zytoplasmatische Saum lichtmikroskopisch unsichtbar bleibt (Abb. 145).

Im extrazellulären Raum der arteriosklerotischen Plaques werden Mikrofibrillen (Abb. 146) und homogene Substanzen gefunden, die als Substrat des PAS-positiven Materials gedeutet werden (HAUST et al., 1965).

Die Beteiligung von Sphingomyelin und Lezithin sowie Glykosidase im Atheromplaque variiert in verschiedenen Spezies beträchtlich (LOJDA u. REINIS, 1974). HOFF (1972) zeigte in einer enzymhistochemischen Untersuchung arteriosklerotischer Plaques der Hirngefäße unsaturierte polare und apolare Lipide, Cholesterin, $\alpha$-Glycerophosphatdehydrogenase, saure Phosphatasen und AMPase-Aktivität. Die ATPase und Tetrazoliumreduktase-Aktivität nimmt mit der Zunahme der Intimadicke zu.

Die bio- und histochemischen Untersuchungen über den Bestand von *Polysacchariden* in der arteriosklerotischen Gefäßwand haben keine einheitlichen Befunde ergeben. BERTELSEN und JENSEN (1960) berichten über Zunahme sowohl der sauren als auch der neutralen Polysaccharide mit dem Alter. BERENSON et al. (1963) fanden demgegenüber in den Plaques eine Abnahme der Mukopolysaccharide sowie eine Änderung ihrer Komposition. In den Hirnarterien fanden RUKAVINA et al. (1971) ebenfalls eine Abnahme saurer Mukopolysaccharide und eine Erhöhung der PAS-positiven Glykoproteine.

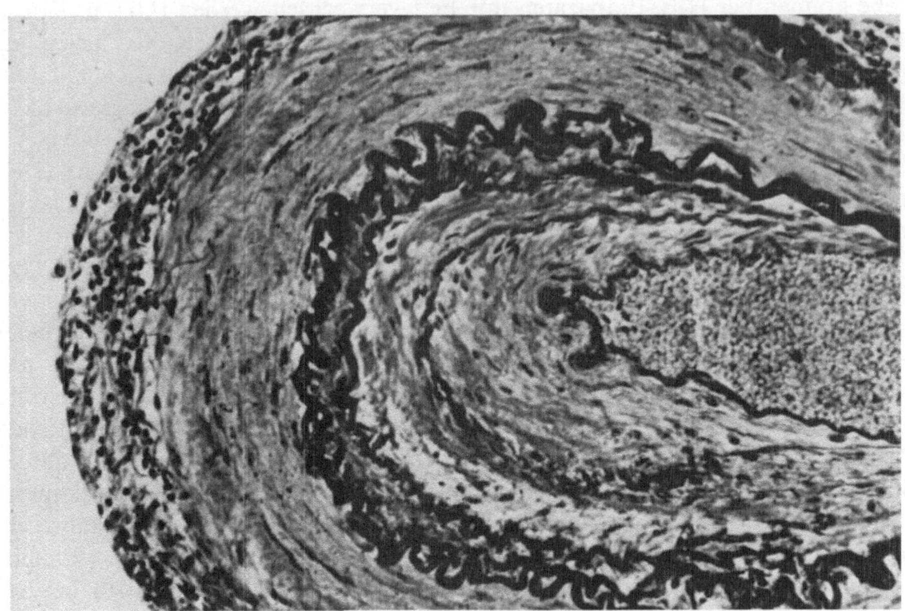

Abb. 142. 56jähriger Mann. Arteriosklerotische Plaque mit Zersplitterung der Lamina elastica interna. Elastika van Gieson. ×200

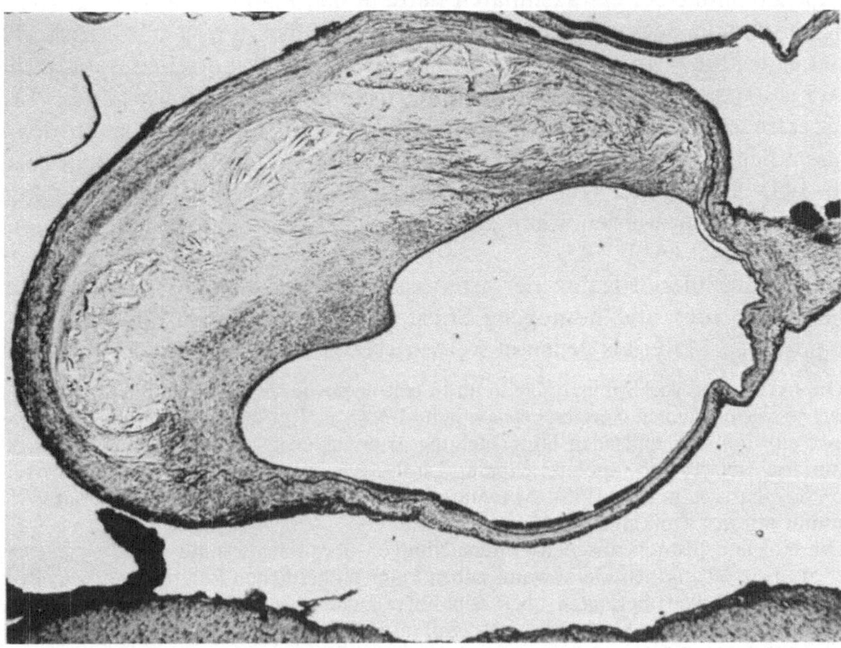

Abb. 143. 74jähriger Mann. Arteriosklerotische Plaque. Zellarmes Fasergewebe unterhalb des Lumens und wetzsteinförmige Lücken in den tieferen Schichten. Nissl. ×40

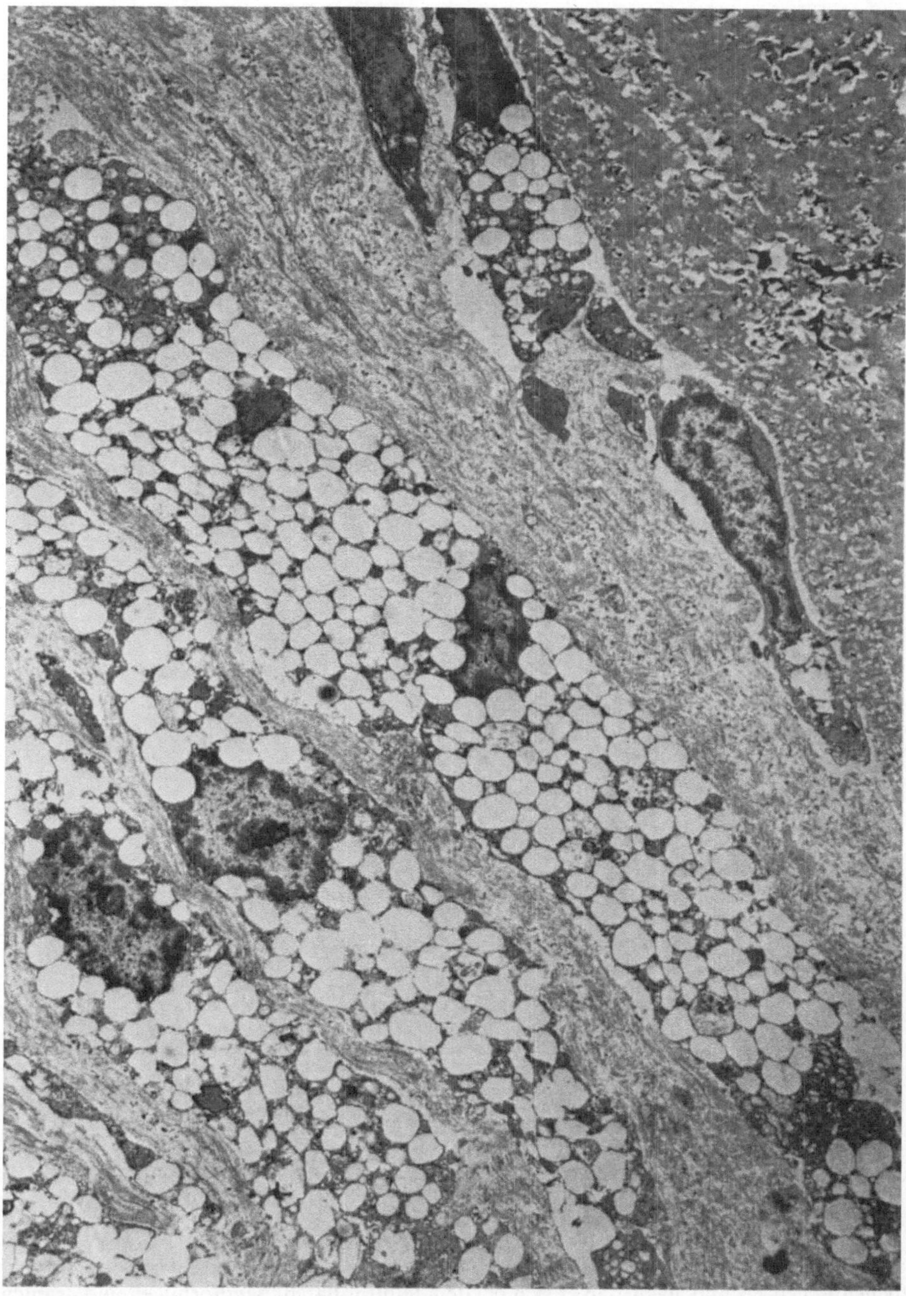

**Abb. 144.** 44jähriger Mann. A. vertebralis. Arteriosklerotische Plaque mit fettbeladenen Muskelzellen. ×6000

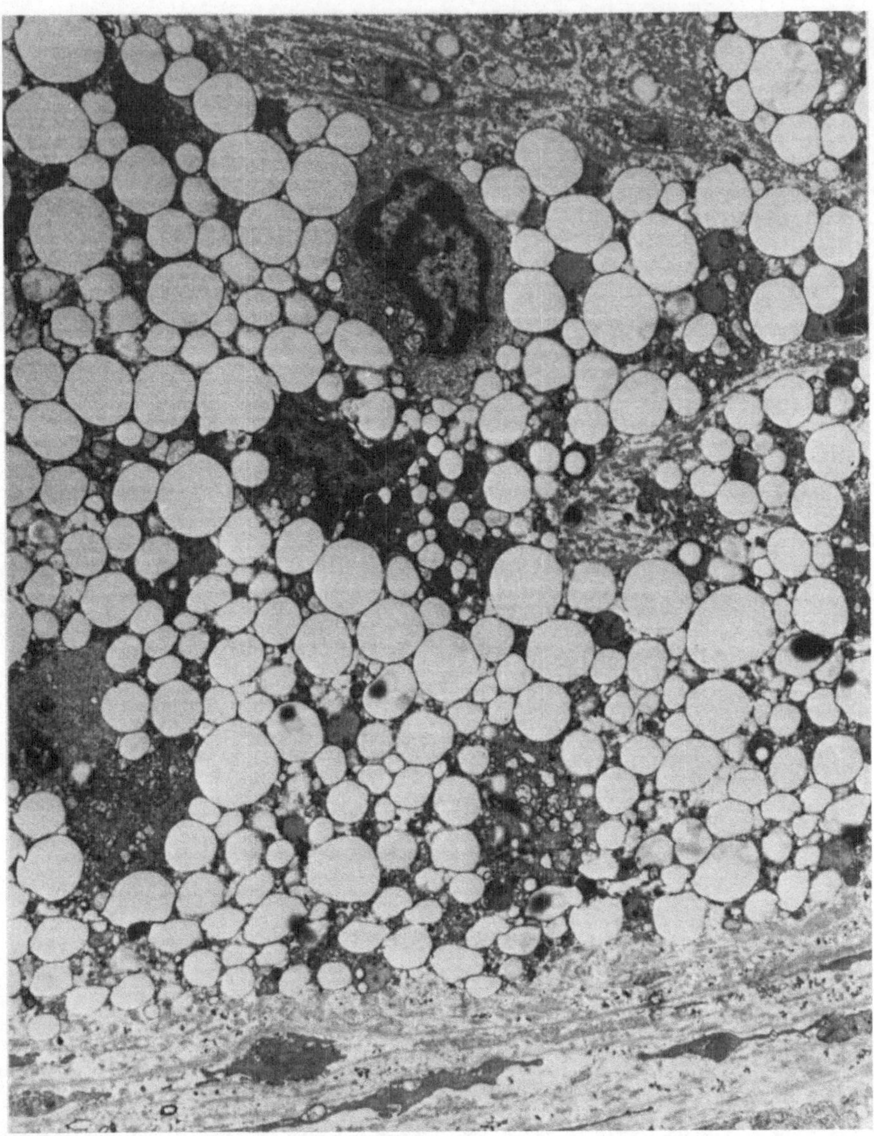

**Abb. 145.** Gleicher Fall wie in Abb. 145. A. basilaris. Die Fetttropfen durchsetzen die angeschwollenen Muskelzellen, bleiben aber innerhalb des Zytoplasmas. × 6000

HAUST et al. (1965) wiesen mit einer kombinierten elektronenmikroskopisch-immunhistochemischen Technik nach, daß es sich bei dem feinfibrillären, bandförmigen und granulären Material zwischen den Zellen der Lipidflecken menschlicher Aorten z.T. um *Fibrin* handelt. Mit der Weiterentwicklung der Fettflecken nimmt das Fibrin ab und das extrazelluläre Fett zu (HAUST et al., 1967). Die intimalen elastischen Fasern innerhalb der Plaques in der Aorta weisen einen Auflösungszustand auf und werden mit fibrinreichen Substanzen durchsetzt (SAWATARI, 1966; HAUST et al., 1967; HAUST, 1968). In elektronenmikroskopischen Untersuchungen von arteriosklerotischen Plaques bei menschlichen Hirnarterien konnten wir Fibrin nie nachweisen.

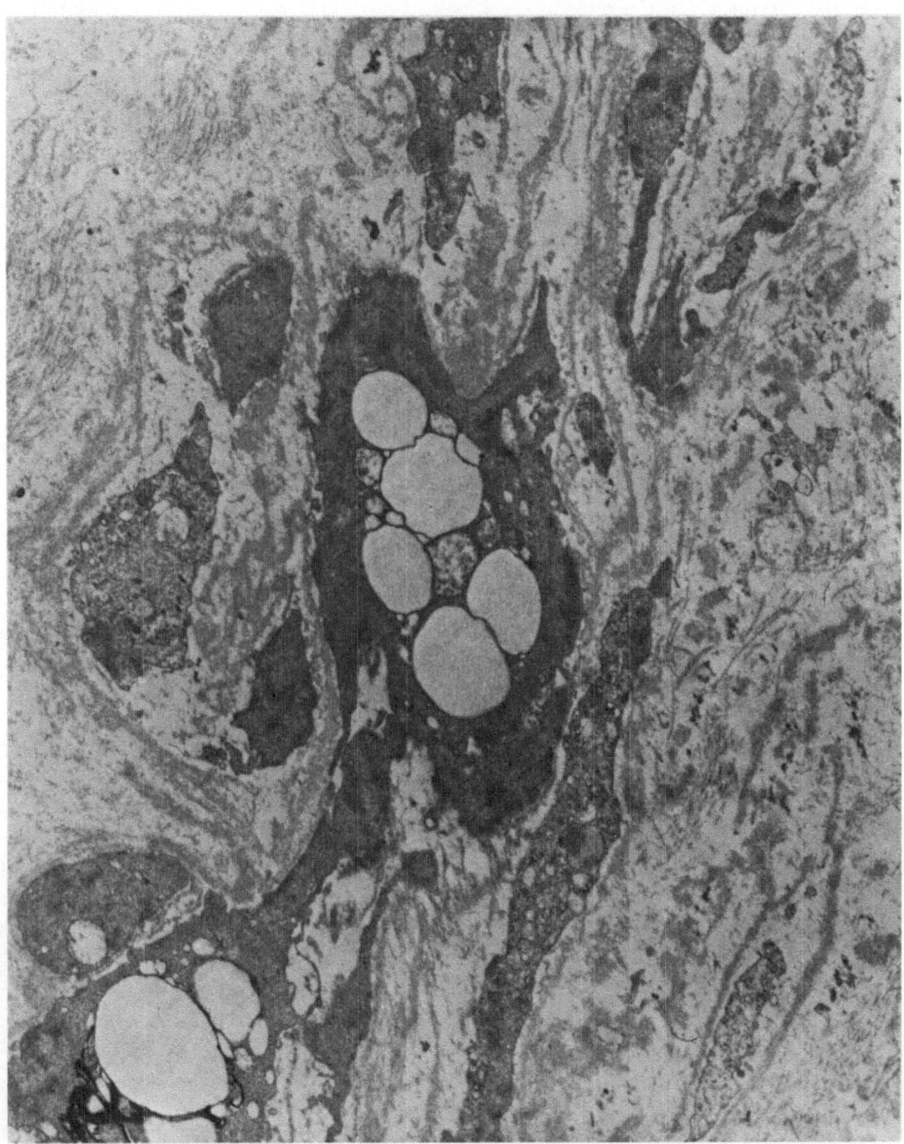

**Abb. 146.** Gleicher Fall und gleiches Gefäß wie in Abb. 142. Extrazellulärer Raum einer arteriosklerotischen Plaque mit basalmembranähnlichen homogenen Substanzen. Züge von Mikrofibrillen und vereinzelten kollagenen Fibrillen. × 8000

In Übereinstimmung mit anderen Autoren (BLUMENTHAL et al., 1954; STOCH-DORPH u. MEESSEN, 1957) haben wir eine Imprägnation mit Kalksalzen häufiger bei größeren hyalinverquollenen Plaques gesehen. Die staubförmigen *Verkalkungen* kommen meistens in den oberflächlichen Schichten der Plaques vor. Ausgedehnte Kalkschollen haben wir nur in den tieferen Schichten in unmittelbarer Höhe der Elastica intera (Abb. 147a, b) gefunden.

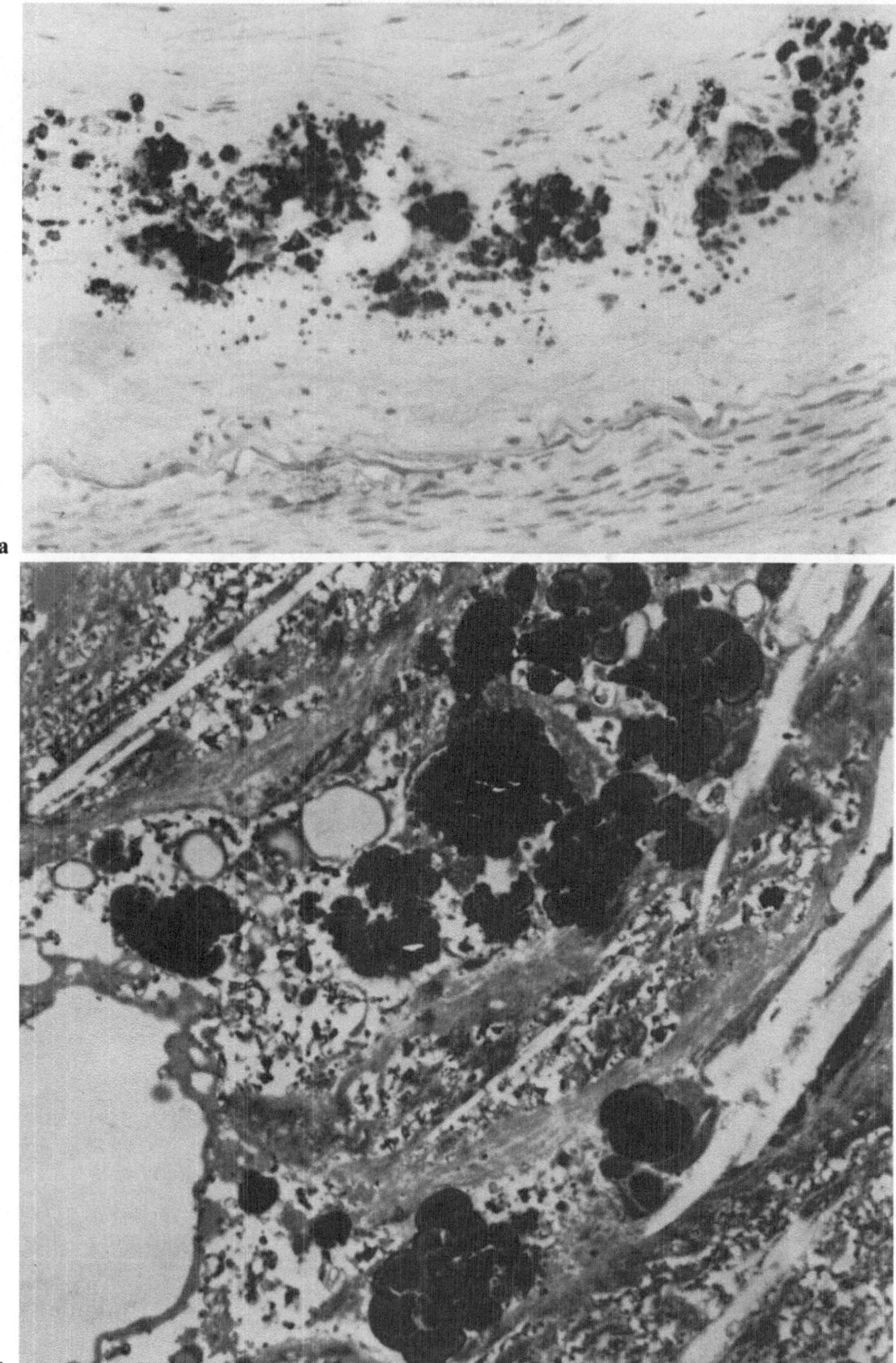

**Abb. 147. a** 73jähriger Mann. A. basilaris. Ausgedehnte Verkalkungen in einem arteriosklerotischen Plaque. Nishiyana. × 180. **b** 72jähriger Mann. A. basilaris. Arterioskerotische Plaque mit stark adielektronischen Kalkablagerungen und Negativbild der ausgefällten Cholesterinkristalle. × 16 000

Die Kalkimprägnation ist ein nahezu obligater Vorgang im Siphonabschnitt der Karotis (DÖRFLER, 1935; MEYER u. BECK, 1955; MOOSSY 1959; FISHER et al., 1965), sie ist nicht immer als Manifestation einer Arteriosklerose aufzufassen und steht weder mit ihrem Vorhandensein noch mit ihrer Intensität in Beziehung (RATINOW, 1964). Demgegenüber kommen makroskopisch sichtbare Kalkablagerungen in den basalen Hirngefäßen nur in einzelnen Plaques vor und erreichen selten großes Ausmaß (MOOSSY, 1965). MATHUR et al. (1963) sowie ULE und KOLKMANN (1972) haben niemals fortgeschrittene sekundäre Verkalkungen in den basalen Hirngefäßen beobachtet. Bei Gefäßen mit arteriosklerotischen Läsionen gleicher Intensität ist der Kalziumgehalt in den basalen Hirngefäßen viel geringer als in den Herzkranzgefäßen (BUCK et al., 1954; PATERSON u. CORNISH, 1956).

## Zellige Elemente der arteriosklerotischen Plaques

Die Zellen in den arteriosklerotischen Plaques zeigen vor allem durch den unterschiedlichen Grad der Fetteinschlüsse eine hochgradige Polymorphie. Die Mehrzahl ist spindelförmig ohne eine einheitliche Orientierung. Da bei normalen Arterien mit Ausnahme der Aorta die Zahl der Zellen im subendothelialen Raum sehr klein ist, stellt sich die Frage des Herkunftsortes der zelligen Elemente der arteriosklerotischen Läsionen. Eine Reihe von Autoren halten sie für Herkömmlinge des Endothels (ALTSCHUL, 1954; HAUST et al., 1960; SAWATARI, 1966). Dies scheint besonders für die Hirngefäße unwahrscheinlich, weil die Schaumzellen in den Hirnarterien nicht wie in der Aorta des Kaninchens (PARKER u. ODLAND, 1966b) und Affen (TUCKER et al., 1971) subendothelial, sondern tief in der verdickten Intima gefunden werden (GRUNNET, 1969).

ANITSCHKOW (1914) und ALTSCHUL (1950) hatten schon die Rolle der Muskelzellen in den arteriosklerotischen Plaques angenommen. Elektronenmikroskopisch hat sie PARKER (1960) als erster beschrieben. Später haben eine Reihe von Autoren ihr Vorkommen in der experimentellen Arteriosklerose verschiedener Tiere bestätigt (FRENCH et al., 1965; SEIFERT, 1963; STILL, 1963; THOMAS et al., 1963; DAOUD et al., 1964; GEER, 1965a; LUGINBÜHL u. JONES, 1965; JONES et al., 1967) sowie bei den menschlichen Plaques (GEER et al., 1961; HAUST u. MORE, 1963; BALIS et al., 1964; GEER u. GUIDRY, 1964).

Die Entwicklung der Muskelzellen bis zu den Schaumzellen wurde wiederholt untersucht (HAUST et al., 1962; BALIS et al., 1964; DROPMANN, 1966; PARKER u. ODLAND, 1966a, KNIERIM et al., 1967, 1968). Sie kann in menschlichen arteriosklerotischen Plaques beobachtet werden (Abb. 148). Bei den Schaumzellen sind jedoch die Merkmale der Muskelzellen nicht mehr zu erkennen, so daß ihre Abstammung nicht mit Sicherheit festgestellt werden kann. Eine Reihe von Autoren halten einen Teil der Schaumzellen für Makrophagen bzw. Monozyten (McGILL u. GEER, 1963; BALIS et al., 1964; SUZUKI et al., 1964; GEER, 1965b; MARSHALL et al., 1965; HOFF, 1972). SCOTT et al. (1964) und CAESAR (1969) sind der Meinung, daß Muskelzellen und Makrophagen differente Fettstoffe beinhalten. Für WURSTER und ZILVERSMIT (1971) ist nur ein geringer Teil des Fettes in den Schaumzellen durch Phagozyten entstanden. Nach PARKER und ODLAND (1966a) sind die Muskelzellen aus der Media in den subendothelialen Raum hineingewandert. Die Mehrzahl der Autoren halten jedoch die Muskelzellen der arteriosklerotischen Läsion als in situ proliferiert (SPARAGAN et al., 1962; McMILLAN u. STARY, 1968; SCOTT et al., 1970). Die Vaskularisation der arteriosklerotischen Plaques ist auch in den Hirngefäßen beschrieben worden (MOOSSY, 1959; ULE u. KOLKMANN, 1972). Wir haben sie in Übereinstimmung mit GRUNNET (1969) nur in Läsionen schwersten Grades gefunden.

### c) Elastica interna

Die Ansicht, daß die Degeneration der Elastica interna die erste und wichtigste arteriosklerotische Veränderung der Hirngefäße ist (EROS, 1951; MEYER u. BECK, 1955), läßt sich nicht aufrecht erhalten. Die morphologischen Befunde zeigen jedoch, daß sie in die arteriosklerotische Läsion mit einbezogen wird. Ihre Rolle und Bedeutung im pathogenetischen Geschehen bleibt ungeklärt.

Das Verhalten der Elastica interna stellt das wesentliche Unterscheidungsmerkmal zwischen der juvenilen und seneszenten Form der Arteriosklerose dar (ULE u. KOLKMANN, 1972). Sie ist bei der seneszenten Sklerose des alternden Menschen an mehreren Stellen zerstört und bei der juvenilen Sklerose intakt. Unter den Intimapolstern der Hirngefäße verdünnt sich die Elastica interna und färbt sich schwach. Demgegenüber kann sich eine zusätzliche Elastica unmittelbar unter dem Endothel bilden (STEHBENS, 1972). In der Regel haben wir eine solche Verdünnung auch unter den Plaques von Fällen juveniler Sklerose festgestellt.

Bei den Lipoidflecken findet man eine feine Bestäubung mit sudanpositiven Substanzen nicht nur im endothelialen Raum, sondern auch an der Innenseite der Elastica interna (STOCHDORPH u. MEESSEN, 1957; ADAMS u. TUQUAN, 1961; SMITH et al., 1967). In späteren Stadien splittert sich die Elastica in mehrere Lamellen auf, die den subendothelialen Raum in Schichten unterteilen. Meistens zeigen die elastischen Lamellen eine fibrilläre, granuläre oder auch gröbere Fragmentierung. Reduplikation, Splitterung, Fragmentation und Granulation der Elastica interna in der Basilaris sind weniger ausgeprägt als die der übrigen Arterien des Körpers gleichen Kalibers (BLUMENTHAL et al., 1954). Wenn es zu einer Fragmentierung der Elastica interna mit Kontinuitätsunterbrechung kommt, kann man immer Lipoidablagerungen in der darunterliegenden Media finden. Durch die Aufsplitterung kann eine Elastica-Hyperplasie vorgetäuscht werden. Ab der 5. Dekade nimmt das elastische Gewebe in den Plaques ab.

Elektronenmikroskopisch fand PARKER (1960) in der experimentellen akuten Lipämie des Kaninchens Verlust der Dichte und Schwellung der Elastica interna in den Herzkranzgefäßen.

### d) Media

Verschiedene Autoren halten die Veränderungen an der Media für primär in der Pathogenese der Arteriosklerose (THOMA, 1886; ADAMI u. NICHOLS, 1909; CRAWFORD u. LEVENE, 1953; WRIGHT, 1963). Ausschlaggebend für diese Annahmen war die konstante Feststellung einer Verdünnung der Media in den arteriosklerotischen Plaques. Bei früheren Autoren kam die fehlende Abgrenzung der Mediaverkalkung gegenüber der Arteriosklerose hinzu.

Eine Zerstörung der Elastica interna kann schon in den Anfangsstadien der Plaquebildung vorhanden sein und zu einer Vermischung der Intima-Media-Grenze führen. Für IMAI und THOMAS (1968) bestehen die ersten arteriosklerotischen Veränderungen der Aorta von Schweinen, bei denen eine Fütterungsarteriosklerose herbeigeführt wurde (Präproliferative Läsion), in einer Nekrose einzelner Muskelzellen in der Intima und inneren Media. Diese in der Media von normalen Kaninchenaorten schon von ISRAEL (1881) und von späteren Autoren (KERSTEN, 1935; ROBINSON, 1954; DUFF et al., 1957) beschriebenen

Degenerationserscheinungen wurden in den Hirngefäßen von Ratten (KOJIMA-HARA et al., 1973) und Schweinen (IMAI u. THOMAS, 1968) elektronenmikroskopisch festgestellt.

Die Media der intrakraniellen Arterien besitzt im Verhältnis zu den gleichkalibrigen Gefäßen des übrigen Körpers weniger Schichten von Muskelzellen und ist arm an elastischen Fasern (EROS, 1951). Auch elektronenmikroskopisch sind wenige elastische Fasern zwischen den Muskelzellen erkennbar (DAHL et al., 1965). In den arteriosklerotischen Plaques der Hirngefäße läßt sich eine Mediaatrophie ebenfalls feststellen. MEYER und BECK (1955) haben ihr Vorkommen an den veränderten Stellen des intrakraniellen Abschnittes der A. carotis interna hervorgehoben. Sie bezweifeln, ob es sich um einen rein sekundären Vorgang handelt.

Ebenfalls eine primäre Rolle der Media wird von Autoren postuliert, die Veränderungen in den Muskelzellen der Media als das primäre Ereignis in der Entstehung der arteriosklerotischen Veränderungen feststellten. FLORA et al. (1967) fanden bei den intrakraniellen Arterien eine mit dem Alter zunehmende Zahl von Muskelzellen in der Intima. Ähnlich wie PARKER et al. (1963) bei der Kaninchenaorta nahmen FLORA et al. (1967) eine Zellemigration von der Media in die Intima durch die Elastikalücken an. Eine primäre arteriosklerotische Veränderung wurde von den Autoren nicht postuliert. WRIGHT (1963) fand bei der serienmäßigen Untersuchung von 12 verschiedenen peripheren Arterien (darunter die A. communicans posterior, der Circulus Willisi, die Vertebralis bei ihrem Eintritt in den Schädel und die Carotis communis) bei 59 Patienten, deren Alter vom Neugeborenen bis 94 Jahre reichte, Anreicherung der Grundsubstanz in der Media mit zunehmendem Alter. Die Veränderungen waren ganz unabhängig von der Arteriosklerose.

### 3. Ätiopathogenese

#### a) Ätiologie

Das auslösende Ereignis, das die Arteriosklerose in Gang setzt, ist unbekannt. Bekannt ist nur, daß es keine spezifische Ätiologie bzw. daß es mehrere Ursachen für die Arteriosklerose gibt. Die alten Theorien lassen sich in drei Gruppen gliedern, denen man die neuen Hypothesen zwanglos zuordnen kann.

1. Nach den *Entzündungstheorien* ist die Arteriosklerose das Endresultat einer entzündlichen Reaktion der Gefäßwand auf Infektionen (SCHMIDTMANN, 1925; BOYD, 1928; JONES u. ROGERS, 1948) oder mechanische bzw. metabolische Reize (VIRCHOW, 1856; RINDFLEISCH, 1867; HUECK, 1925 u. 1938; HOLE, 1943; MEYER, 1952).

Man muß unterscheiden zwischen der Entzündung als Ursache — allein oder zusammen mit anderen Faktoren — der primär degenerativen Arteriosklerose und der entzündlichen Veränderung der Gefäße, die in einem Spätstadium zu einer sekundären Arteriosklerose führen. Die Anfangsstadien der Gefäßwandveränderungen entzündlicher Ätiologie stellen die Bildung eines Granulationsgewebes dar (v. ALBERTINI, 1944) und können dadurch von der Arteriosklerose unterschieden werden. Ihre Endzustände (sekundäre Arteriosklerose) sind demgegenüber nicht mehr leicht von der primären Arteriosklerose abzugrenzen. Am ehesten sind sie wegen der atypischen Lokalisation im Gefäßsystem mit häufigem Fehlen einer polytopen Erscheinung zu unterscheiden. Für das Nervensystem sind die Lokalisation der entzündlichen Veränderungen in den kleinen Gefäßen der Konvexität sowie ihre histologischen Merkmale mit konzentrischer Hyperplasie der Intima kennzeichnend.

Die Entzündungstheorie hat neuen Auftrieb durch die Befunde von BURCH et al. (1971) bekommen, die bei mit Coxsackie-B-4 infizierten Mäusen die gleichen Veränderungen wie bei der experimentellen Arteriosklerose feststellte. Nach GEERTINGER u. SØRENSEN (1973) stellt bei allen Entzündungen die Endothelveränderung durch das Serumkomplement den entscheidenden Faktor für die Entstehung der Arteriosklerose dar. Die in der Krebsforschung geläufige Theorie von der genetischen Disposition und dem viralen Auslöser wird neuerdings auch auf die Entstehung der Arteriosklerose aus entarteten Zellen angewendet. BENDITT (1974) schloß aus dem Vorhandensein eines einzigen Typs der Glukose-6-Phosphat-Dehydrogenase bei arteriosklerotischen Plaques von Frauen, die sonst gleichmäßig zwei Typen dieses Enzyms in ihren Zellen zeigen, auf die Herkunft der Zellwucherung aus einer einzigen mutativ entarteten Zelle. Das proliferative Wachstum wird durch äußere Einflüsse eingeleitet, u.a. durch Viren. Einen weiteren Hinweis auf die Rolle der Viren bei der Pathogenese der Arteriosklerose sieht man in der Fähigkeit vom Herpes-Virus, die Produktion von Cholesterinkristallen in Zellkulturen zu induzieren (FABRICANT et al., 1973).

2. Nach den *lipidmetabolischen Theorien* führen primäre Störungen im Stoffwechsel der Lipide zur Entwicklung der arteriosklerotischen Plaques.

Ein Haupthinweis zur Unterstützung dieser Theorie ist die *Anwesenheit von Cholesterin* bei den arteriosklerotischen Veränderungen. WINDAUS (1910) zeigte bei der ersten systematischen Analyse des Cholesteringehaltes, daß die arteriosklerotischen Gefäße ein Vielfaches der Menge an Cholesterin beinhalten als die normalen Gefäße. Der größte Impuls für die lipidmetabolische Theorie kam aus der Erzeugung von tierexperimenteller Arteriosklerose durch Erhöhung des Cholesterins im Plasma (IGNATOWSKI, 1909; STUCKEY, 1912; ANITSCHKOW u. CHALATOW, 1913).

Seit diesen ersten Arbeiten sind eine Vielzahl von methodisch analogen Veröffentlichungen, die den größten Teil der experimentellen Arterioskleroseforschung ausmachen, erschienen. Eine kritische Analyse der tierexperimentellen Arteriosklerose und ihrer grundlegenden Unterschiede gegenüber der menschlichen Arteriosklerose zeigt, daß eine ausschließlich lipidmetabolische Ursache für die letztere nicht angenommen werden kann. Gerade die intrakraniellen Gefäße bleiben bei der Fütterungsarteriosklerose in der Regel frei (s. S. 317). Eine Relation zwischen einer erhöhten *Cholesterinämie* und Arteriosklerose wurde für die Herzkranzgefäße oft betont (LIEBIG, 1941; DAWBER et al., 1959; KEYS, 1961; SCHÄFER u. NECHEMIUS, 1965). Bei der familiären hypercholesterinämischen Xanthomatose ähnelt die Verteilung des atheromatösen Plaques derjenigen im Tierexperiment mit Befall der Lungenarterien sowie der kleineren Arterien und Venen (ADLERSBERG, 1955). In den Fällen, bei denen Hirngefäßte untersucht wurden, fanden sich arteriosklerotische Veränderungen der Hirnkonvexität und Arteriosklerose in den intrazerebralen Gefäßen (NOPPE, 1965). Es handelte sich aber um Patienten mit Hochdruck, und die Verteilungsmuster sowie die Art der Veränderungen entsprachen der hypertonischen Gefäßerkrankung des Gehirns. In zahlreichen Untersuchungen wurde gezeigt, daß die Erhöhung der *Triglyzeride* im Serum enger als die des Cholesterins mit der Arteriosklerose der Herzkranzgefäße (ALBRINK u. MAN, 1959; HAUSS u. BÖHLE, 1955; ANTONIS u. BERSOHN, 1960; ALBRINK, 1962) korreliert. Auch bei der Hirnarteriosklerose ist eine Hypertriglyzeridämie festgestellt worden (SCHRADE u. BÖHLE, 1962; FELDMAN u. ALBRINK, 1964). Sie bleibt jedoch unter den Werten derjenigen bei Arteriosklerose der Herzkranzgefäße. RANDRUP und PARKENBERG (1967) fanden eine Erhöhung der Triglyzeride und des Cholesterins bei Patienten mit einem arteriographisch festgestellten Arterienverschluß, nicht bei Patienten mit zerebrovaskulärer Insuffizienz, aber ohne Arterienverschluß. Darüber hinaus zeigen die arteriosklerotischen Plaques in den Herzkranzgefäßen einen höheren Gehalt an Triglyzeriden als die der Hirngefäße (BÖTTCHER et al., 1960; ZUGIBE u. BROWN, 1961).

3. Nach den *mechanischen Theorien* ist die Arteriosklerose die Reaktion der Gefäßwand auf die Wirkung hämodynamischer (MOSCHCOWITZ, 1942; TE-

XON, 1957) bzw. hämodynamisch-mechanischer Faktoren (THOMA, 1883; PA-RELLA et al., 1953; BLUMENTHAL et al., 1954, STEHBENS, 1960).

Das auslösende Moment bei der Bildung der Arteriosklerose wären die Abnutzungs- und Zerrungsvorgänge, vor allem der elastischen Faser. Erst als Folge dieser Vorgänge käme es zu einer Kalkablagerung und später wegen der degenerativen Vorgänge zu einer Lipidablagerung. Auch hämodynamisch-rheologische Faktoren werden in Betracht gezogen (RODBARD, 1956; DOERR, 1963; GOERTTLER et al., 1969). Ein mechanisches Trauma des Endothels wird neuerdings nicht als monoätiologische, sondern als einer der pathogenetischen Faktoren aufgefaßt, die vor allem für die Lokalisation der arteriosklerotischen Veränderungen in bestimmten Prädilektionsstellen verantwortlich sind (BJÖRKERUD, 1969). Die feste Fixierung an den knöchernen Untergrund, wie es für die Karotis und Vertebralis auf ihrem Weg durch den Schädelknochen gilt, sollte eine Begünstigung dieser Faktoren darstellen (STOCHDORPH, 1957). Indessen haben die Prädilektionsstellen der arteriosklerotischen Veränderungen in den Hirngefäßen (s.S. 269) dies nicht bestätigt.

Das im Laufe eines Jahrhunderts kumulierte Beweismaterial für jede einzelne dieser Theorien hat ein solches Ausmaß, daß man zu der Annahme gezwungen ist, daß alle drei Ursachen möglich sind. Keine einzige kann aber als alleinige Ursache die Fülle der Merkmale arteriosklerotischer Gefäßwandveränderungen der Humanpathologie erklären. Wahrscheinlich wirken mehrere Ursachen zusammen. Dies sollte vor allem der Fall in der Arteriosklerose sein, bei der eine Kumulierung schicksalsmäßiger Teilursachen zum Bild der „vulgär-seneszenten Arteriosklerose" (DOERR, 1964) führt. Demgegenüber erklären sich die Eigentümlichkeiten der juvenilen Arteriosklerose dadurch, daß bei ihr nur ein Teil der ätiologischen Faktoren zur Wirkung kommt. Die Tatsache, daß es bisher noch nicht gelungen ist, im Tierexperiment eine durch monofaktorielle Änderungen oder Angriffe hervorgerufene Gefäßwandveränderung zu erzeugen, die identisch mit der Arteriosklerose der Humanpathologie ist (STUDER u. REBER, 1963; SCHETTLER u. KRAULAND, 1966; DOERR, 1970), spricht für die multikausale Genese derselben.

## b) Pathogenetische Mechanismen

Je nachdem, welche Ursache für die Entstehung der Arteriosklerose angenommen wird, ist die Gewichtung pathogenetischer Mechanismen, die zur Bildung und Weiterentwicklung arteriosklerotischer Gefäßwandveränderungen führen, unterschiedlich. Allerdings bedienen sich Autoren, die verschiedene Ursachen annehmen, häufig der gleichen pathogenetischen Mechanismen. Auch hier lassen die zahlreichen, z.T. widersprüchlichen Ergebnisse eine multifaktorielle Pathogenese vermuten. Eine solche pathogenetische Konstellation unterscheidet sich jedoch von einer gemeinsamen Endstrecke für unterschiedliche ätiologische Faktoren. Es bedeutet vielmehr, daß bis zum Ende unterschiedlich wirkende pathogenetische Mechanismen gleiche oder ähnliche arteriosklerotische Veränderungen verursachen.

Es hat nicht an Versuchen gefehlt, eine Synthese der Vielfältigkeit ursächlicher Faktoren dadurch zu erreichen, daß man eine gemeinsame pathogenetische Endstrecke für alle angenommen hat. Ein Beispiel dafür ist die „Anoxämie-Theorie" von HUEPER (1944), bei der postuliert wird, daß unabhängig von der Ursache der Endeffekt immer eine Beeinträchtigung des oxydativen Stoffwechsels und der Ernährung der Gefäßwand ist. Eine solche Vereinfachung geht auf Kosten anderer pathogenetischer Mechanismen und trägt der Tatsache keine Rechnung, daß eine einheitliche Pathogenese der Arteriosklerose bis jetzt nicht bewiesen worden ist. Moderne experimentelle Arbeiten über die Wirkung der Hypoxie in der Entstehung der Arteriosklerose betonen ihre Rolle nur in einer multifaktoriellen Konstellation (ROBERTSON, 1965; KJELDSEN et al., 1968; ASTRUP, 1969; GARBARSCH et al., 1969).

Bei einer Systematisierung der pathogenetischen Faktoren müssen wir zwischen allgemeinen und lokalen Faktoren unterscheiden. Ohne eine Priorität in ihrer formalgenetischen Auswirkung zu setzen, wird hier im Rahmen einer Pathomorphologie der Hirnarteriosklerose besonders auf die lokalen Faktoren eingegangen. Die vor allem in den Anfangsstadien ausgesprochen fleckförmigen Erscheinungen der arteriosklerotischen Veränderungen mit nahezu konstanten Prädilektionsstellen weisen auf das Vorhandensein lokaler Faktoren hin.

### c) Primäre Läsion

Es gibt keine eigentliche Meinung darüber, welche Veränderungen der Gefäßwand als erstes Zeichen der Arteriosklerose aufzufassen sind.

### Subintimales Ödem

Für eine Reihe von Autoren ist erst der Beginn des Krankheitsprozesses in der Arteriosklerose das initiale Ödem, das sich in der Intima lokalisiert und zunächst fettfrei ist (HOLLE, 1943; MÜLLER, 1949; ROTTER, 1952; BREDT, 1957; DOERR, 1960). Innerhalb des subintimalen Ödems bilden sich Ablagerungen, entweder von sauren Mukopolysacchariden, die zu Intima-Kollagen-Wucherungen bzw. zu den Lipidplaques in vernarbter Intima führen (RINEHART u. GREENBERG, 1951; ROTTER et al., 1955).

Fibrin wird ebenfalls regelmäßig in den Fettflecken der menschlichen Aorta neben den Lipidproteinen gefunden (HAUST et al., 1964 u. 1965; FELDMAN et al., 1966; HAUST, 1968). Bis jetzt ist nicht geklärt, ob sich Fibrin in der Gefäßwand vor, in oder nach den Lipiden anlagert.

Für die Herzkranzgefäße konnte ein subintimales Ödem als Ausgangspunkt der Arteriosklerose nicht gefunden werden (SINAPIUS, 1968). In unseren Untersuchungen von Längsschnitten von in Celloidin eingebetteten Hirngefäßen konnten wir ein solches Ödem ebenfalls nicht feststellen. Die Auflockerung der tieferen Schichten der Plaques stellte sich in der PAS-Färbung als Mukopolysaccharide bzw. in der Fettfärbung als Lipoide dar. Nach ROTTER et al. (1955) ist auch für die Hirngefäße die initiale Phase der Sklerose ein akutes Ödem, das sich allerdings wegen seiner Flüchtigkeit meist dem histologischen Nachweis entzieht.

### Fibrosklerotische Plaques

Für andere Autoren sind die Initialläsionen der Arteriosklerose die fibro-elastischen Plaques, die sich in der Intima bilden (CEELEN, 1929; MOON u. RINEHART, 1952; GLATZEL, 1962; STEHBENS u. SILVER, 1966). Schwierig ist dabei eine Abgrenzung gegenüber den Intimapolstern, die von einer Reihe von Autoren als physiologisch angesehen werden, die vor allem immer da vorkommen, wo eine Abzweigung des Hauptgefäßes in kleinere Äste stattfindet (HACKEL, 1928; RÜHL, 1929; BENEKE, 1931; WUCHE, 1944; HAEREM, 1969). Andere Autoren erkennen sie als normale Bestandteile der Gefäßwand und betonen zugleich ihre nahen Beziehungen zur Arteriosklerose (ROTTER et al., 1955). DAOUD et al. (1964) halten sie für präatheromatös, aber eine Entwicklung dieser Strukturen in Atherome konnte nicht nachgewiesen werden. STEHBENS und SILVER (1966) schlossen aus der Tatsache, daß es sich bei den durch Methylzellulose herbeigeführten Gefäßveränderungen, die sich an den Intimapolstern lokalisieren, um keine physiologischen Strukturen handelt. NEUBÜRGER

(1930) vertrat die abweichende Meinung, daß die reine Intimahyperplasie ohne Verfettung eine Folge der Reaktion gegenüber früheren Lipidablagerungen ist.

Die Intimapolster treten in den Hirngefäßen besonders hervor (ROTTER et al., 1955; STEHBENS, 1960; LAZORTHES, 1961; HASSLER, 1963b; SHANKLIN u. AZZAM, 1963; ROSEN, 1967; ALEXIANU u. VUIA, 1969; DRAGIEV u. TERZIEV, 1971). KLASSEN et al. (1968), unterscheiden zwischen Intimapolstern und intimaler Zellproliferation. Erstere kommen immer an den Abzweigungsstellen vor, ihre Zellen ähneln denjenigen der Media und auf ihrer Oberfläche bildet sich frühzeitig eine elastische Lamelle.

McGILL und GEER (1963) sowie McGILL et al. (1963) bezeichnen die subendothelialen Verdickungen als „muskulo-elastisch". ROBERTSON et al. (1963) unterscheiden zwischen „muskulo-elastischen" und „fibro-elastischen" Plaques, die ersteren beginnen sich an den Herzkranzgefäßen kurz nach der Geburt zu entwicklen. Die fibro-elastischen Plaques entstehen durch eine Zunahme der kollagenen Fasern in den lumennahen Schichten der muskulo-elastischen Plaques.

Die fibrotischen Plaques werden in den Hirngefäßen viel häufiger gefunden als die Lipidflecken, vor allem bei den mikroskopischen Untersuchungen. Auf die Spärlichkeit der Lipoideinlagerungen in den Intimaverdickungen der Karotis hat DÖRFLER (1935) hingewiesen. Für BLUMENTHAL et al. (1954) führen die histologischen Eigentümlichkeiten der zerebralen Arterien zu einer erhöhten Prädisposition für die Bildung von fibroplastischen Plaques. Sie können daher sogar vor der Geburt gebildet werden (TUTHILL, 1931). MEYER und BECK (1955) finden in den inneren Bögen des intrakraniellen Abschnitts der Karotis schon frühzeitig elastische muskuläre Wandverstärkungen. Die fibrösen Intimapolster treten auch an den Innenbögen der Krümmungen auf. Ihre Lage stimmt jedoch nicht immer mit der früher entstandenen elastisch-muskulären Wandverstärkung überein. STEHBENS (1965) fand eine Intimaproliferation in der Gabelung der Hirnarterien sowohl bei Schafen wie Rindern. Letztere zeigten äußerst selten eine spontane Lipidablagerung. Er nimmt an, daß die Intimaverdickungen Prädilektionsstellen der Lipidablagerungen sind.

### *Lipidablagerungen*

Lipid- und Fettflecke bzw. -einlagerungen wurden von VIRCHOW (1856) als bedingte Initialstadien der Arteriosklerose aufgefaßt, die schon in der frühen Jugend vorkommen, die sich aber rückbilden können und sich nur, wenn sie mit einer Fibrosierung einhergehen, zu arteriosklerotischen Plaques entwickeln. Dieser Auffassung schlossen sich frühere Autoren an (KLOTZ u. MANNING, 1911; RIBBERT, 1918; HUECK, 1925; BENDA, 1925; BÄHR, 1938). Später setzte sich die Meinung durch, daß die Fettflecke die Initialläsion der Arteriosklerose darstellen (SCHMIDTMANN, 1925; ZINSERLING, 1925; ASCHOFF, 1925; ANTISCHKOW, 1933). Mit der zunehmenden Bewertung der Plasmalipide für die Entstehung der Arteriosklerose einerseits und die immer häufigere Anwendung von Fettfärbungen in der makroskopischen Bewertung von Arteriosklerose bei epidemiologischen Studien setzt sich immer mehr die Auffassung durch, daß die Fettflecke als ausschließliche Initialläsionen der Arteriosklerose nicht anzusehen sind (STRONG et al., 1958; GIERTSEN, 1961; HOLMAN, 1961; IMAI et al. 1966). Indessen bestätigten auch die Befunde bei der spontanen und experimentellen Arteriosklerose der Tiere die Reversibilität der Fettflecken. BEVANS et al. (1951a, b) fanden bei Hunden, die einer Cholesterin-Thiouracil-Diät während 6 Monaten unterzogen wurden, Plaques, die sich aber, wenn die Hunde für weitere 2–4 Monate normale Diät bekamen, zurückgebildet hatten. Bei Eichhörnchen und Affen entwickeln sich die Fettflecke zu größeren Plaques (CLARKSON et al., 1965).

Während in den ersten Jahrzehnten des Lebens bei der Carotis communis die Fettflecken fast so häufig und deutlich wie in der Aorta auftreten (T. CRAWFORD, 1960) zeigen die

Hirngefäße viel mehr fibröse Plaques als Fettflecken (Moossy, 1971). Für Mossy allerdings gibt es keine fibrösen Plaques ohne intra- und extrazelluläre Lipide. Letzteres konnten wir in unseren Untersuchungen bestätigen.

## Mechanische Abnutzungs- und Zerrungsvorgänge

Wegen der besonderen Beeinträchtigung elastischer Fasern durch mechanische Beanspruchung wird von verschiedenen Autoren als Initialläsion entweder die Elastika-Aufsplitterung (Dörfler 1935; Eros, 1951) oder die Mediadegeneration angesehen (Thoma, 1886; Adami u. Nichols, 1909; Beitzke, 1928; Crawford u. Levene, 1953). Die Diskussion um die primäre Rolle der Media (Bredt, 1969) wurde z.T. durch das Zusammenkommen von Arteriosklerose und Mesaortitis entfacht. Für die peripheren Arterien und vor allem für die Hirnarterien mit ihrer verhältnismäßig dünnen Media ist sie unwichtig. Für den intrakraniellen Abschnitt der A. carotis interna stellten Meyer und Beck (1955) als Initialläsion Veränderungen in der Elastica interna fest. Sie finden auch eine Mediaatrophie auf der Höhe der arteriosklerotischen Plaques.

In der Feststellung der Beziehungen zwischen dem Grad der arteriosklerotischen Veränderungen und ihrer Lokalisation innerhalb der Gefäße des Circuli Willisi haben Young et al. (1960a) gezeigt, daß der Durchmesser der Arterien und der Grad der Arteriosklerose parallel laufen. Sie haben daher dem Druckabfall eine besondere Bedeutung bei der Abnahme der arteriosklerotischen Veränderungen beigemessen. Da es aber andererseits bei den Herzkranzgefäßen einige Unstimmigkeiten mit dem allgemeinen Gesetz gab, haben sie auch der Turbulenz und ihrer Wirkung auf die Gefäßwand eine zusätzliche Bedeutung eingeräumt.

Die starke Elastica interna der Hirngefäße und gleichzeitig die spärlichen elastischen Fasern in ihrer Media stellen differenzierende Merkmale, die für die mechanischen Faktoren relevant sind, dar. Da für die Dehnungs- und Zerrungsmechanismen der Pulswellenschub ausschlaggebend ist, stellen ebenfalls die Hirnarterien einen Sonderfall dar, weil sie durch die Karotisbiegungen und das Doppelsiphon der Vertebralis über einen Schutzmechanismus verfügen, der sonst in keinem Gefäß im übrigen Organismus vorkommt.

## Mechanismen der Lipidablagerung in den arteriosklerotischen Plaques

Auch dann, wenn den lokalen Ereignissen eine nahezu ausschließliche Priorität zugesprochen wird, scheint es wenig wahrscheinlich, daß die mit der Zeit akkumulierten Lipidmengen als autonome Produktion bzw. Strukturdegeneration entstehen, z.B. an degenerierten elastischen Geweben (Adams u. Tuqan, 1961; Haust et al., 1967). Für die Entstehung und Weiterentwicklung der lipoidhaltigen Plaques wird eine Penetration von fremden Substanzen in die Gefäßwand postuliert. Eine große Zahl von z.T. subtil komplizierten Mechanismen ist für das Eindringen von Fremdsubstanzen in die Gefäßwand verantwortlich gemacht worden. Man kann sie etwas vereinfacht in drei Hauptgruppen einteilen:

Für die *Überangebotstheorien* ist das Primäre eine erhöhte Konzentration unterschiedlicher Substanzen im Blutplasma. Für einige Autoren (Aschoff, 1939; Duff u. McMillan, 1951; Pfleiderer, 1967) führt sie, ohne daß zusätzliche Lokalschäden zu kommen brauchen, zu einer Substanzablagerung in der Gefäßintima. Andere Autoren (Altschul, 1946; Hartmann et al., 1966; Doerr, 1970; Shimammoto, 1973a u. b) halten an der Veränderung der Gefäßpermeabilität als unerläßliches pathogenetisches Glied fest. Sie wird durch die phlogistische Wirkung der im Blut erhöhten Substanzen selbst (Hypercholesterinämien, Hyperlipidämie usw.) hervorgerufen.

Bei den *Imbibitionstheorien* ist ein Überangebot im Blut nicht notwendig. Die Penetration der Plasmalipide in die Intima findet vielmehr durch direkte Druckfiltration statt (VIRCHOW, 1856; GIGANTE, 1935). Hämodynamische und rheologische Faktoren werden dabei als lokalisierender Faktor für das herdförmige Auftreten der Arteriosklerose verantwortlich gemacht. Anders als bei der Filtration, bei der die eingebrachten Lipoproteide mit der Flüssigkeit in die Intima gelangen, beschrieb SINAPIUS (1968) einen Adsorptionsmechanismus. Die Lipide werden selektiv an der Oberfläche fixiert und durch Phagozytose inkorporiert.

Bei der *Inkrustationstheorie* gelangen die Blutkomponenten in die Intima auf eine primär pathologische Weise. ROKITANSKY (1856) nahm für die Entstehung der arteriosklerotischen Plaques die Organisation nicht okklusiver, auf dem Endothel liegender Thromben an. Diese Theorie wurde 1948 von DUGUID wieder aktualisiert. Für die thrombogenetische Hypothese kommt das Fett der arteriosklerotischen Plaques aus der Erweichung eingeschlossener Thromben. Gegen diese Theorie spricht die Tatsache, daß Atherome bei den Venen so gut wie nie vorhanden sind. Demgegenüber sind Venenthromben viel häufiger als Arterienthromben. Die Möglichkeit, daß es sich nicht um Thromben, sondern um wiederholte Blutungen der Intimakapillaren handelt, wird auch erwogen (MORGAN, 1956; PATERSON u. CORNISH, 1956; DUGUID u. ROBERTSON, 1957). T. CRAWFORD (1960) sah bei der reichen Vaskularisation der sonst gefäßlosen Intima bei der Arteriosklerose eine Bestätigung der Thrombusorganisationstheorie. Im Gegensatz zu anderen Autoren (STOCHDORPH u. MEESSEN, 1957; ULE u. KOLKMANN, 1972) konnten wir nur selten neugebildete Kapillaren in den arteriosklerotischen Beeten der Hirngefäße finden. PETERS und CHANDLER (1971) fanden bei 371 untersuchten Gehirnen mit Hirninfarkten nur 7 Fälle (2%), bei denen eine arteriosklerotische Plaque als Folge einer vorherigen Thrombose angenommen werden konnte.

Es ist offensichtlich, daß der Lipidgehalt des Blutes nur einer der Faktoren ist, der zu dem Fettinhalt in der sich entwickelnden arteriosklerotischen Läsion führen kann. Die Qualität und Quantität des Intimatranssudats auf der einen Seite und die Fähigkeit der Gefäßwand, damit fertig zu werden, auf der anderen, sind die wichtigsten Faktoren, die das Schicksal der Plaques bestimmen. Nach WATTS (1963) sind die Lipoproteine aus dem Blut die Hauptquelle des Lipidmaterials, das sich in der Intima als Folge eines ungenügenden oxydativen Abbaus anhäuft. Es bleibt die Frage, ob das Primäre das Versagen der oxydativen Mechanismen oder die Folge des Überangebotes an Lipiden ist.

Solange die Fettflecke aus Muskelzellen allein bestehen, sollen sie reversibel sein (HAUST, 1970).

Die fortlaufende Ansammlung von intrazellulärem Fett führt zur Degeneration und Desintegration der Zelle und das Fett gelangt in den extrazellulären Raum. Hier wird es von Makrophagen phagozytiert (GEER et al., 1961; HAUST u. MOORE, 1963; McGILL u. GEER, 1963; BALIS et al., 1964). Wenn die Makrophagen nicht mehr von der Stelle abwandern können, entsteht schließlich durch ihren Zusammenbruch der extrazelluläre Pool von Lipiden.

## 4. Lokale Folgen der arteriosklerotischen Gefäßwandveränderungen

Bei den Komplikationen der arteriosklerotischen Gefäßwandveränderungen ist davon auszugehen, daß die Entwicklung des Prozesses nicht unbedingt zu solchen Komplikationen führt. Auf jeden Fall kann die arteriosklerotische Hirnerkrankung als Folge der Arteriosklerose der Hirngefäße auch dann auftreten, wenn keine lokale Komplikation der arteriosklerotischen Gefäßveränderungen vorkommt.

## a) Stenosierung

Die Wirkung der Arteriosklerose auf das Kaliber der einzelnen Gefäße ist sehr unterschiedlich (T. CRAWFORD, 1960). In der A. carotis, vertebralis und Cerebri media führt sie in der Regel zu einer Einengung, während es in der A. basilaris zu einer Dilatation kommt. Die extrakraniellen Hirngefäße sind in der Regel stärker befallen. MOOSSY (1965) fand eine Stenose der intrakraniellen Hirngefäße nur in zwei Dritteln der Fälle, bei denen eine Einengung des extrakraniellen Karotissystems und der Vertebralis vorhanden war. KAMEYAMA u. OKINAKA (1963) fanden bei Sektionen von unausgesuchten Patienten über 60 Jahren in 25% Stenosierungen von mehr als 50% an einer oder mehreren Stellen der extraduralen Strecke von Karotis und Vertebralis. Die arteriosklerotische Einengung der Hirngefäße kann von selbst zu ischämischen Veränderungen des Hirnparenchyms führen. Sie kann ebenfalls das Vorkommen eines Gefäßverschlusses begünstigen. CASTAIGNE et al. (1973) fanden die thrombotischen Verschlüsse des Vertebro-basilaris-Systems in 94,2% auf dem Boden „enger" Stenosen, während in den Carotis-interna-Verschlüssen die arteriosklerotische Stenosierung nur in 27,9% der Fälle „eng" war (CASTAIGNE et al., 1970).

## b) Verschluß

Die Arteriosklerose ist die häufigste Ursache von Verschlüssen der Hirnarterien (STEHBENS, 1972). Männer leiden um ein Vielfaches mehr an arteriosklerotischen Verschlüssen der Hirngefäße als Frauen. Die Thrombose als Komplikation der Arteriosklerose kommt in der Regel auf dem Boden einer Stenosierung von mindestens 50%, meistens 75% und mehr des Lumens vor. Bei 79,5% der Patienten von CASTAIGNE et al. (1973) beruhte der Verschluß des Vertebro-basilaris-Systems auf arteriosklerotischen Veränderungen. Demgegenüber kommt bei der Carotis interna eine arteriosklerotische Ursache des Arterienverschlusses nur in 64% der Fälle vor (CASTAIGNE et al., 1970). Dies ist nicht auf eine stärkere Beteiligung des Vertebro-basilaris-Systems zurückzuführen, sondern auf eine häufigere Embolisation aus dem Herzen in der Karotis (22% gegenüber 9,1% im Vertebro-basilaris-System).

Der Verschluß in den extraduralen Abschnitten der Karotiden und Vertebralis wird in 90% der Fälle durch einen Thrombus, der an der arteriosklerotischen Plaque haftet, hervorgerufen. Das in Zusammenhang mit der Thrombenbildung in den Herzkranzgefäßen oft gefundene Intimaödem (MEESSEN, 1944; MORGAN, 1956; SHIMAMOTO, 1960) ist nach JØRGENSEN (1971) Folge und nicht Ursache des Thrombus. Die durch exzessive Stenosen herbeigeführte Verlangsamung des Blutstromes scheint der wichtigste pathologische Faktor zu sein. Die Mehrzahl der Thromben bilden sich anterograd zur arteriosklerotischen Läsion. Verschlüsse durch arteriosklerotische Emboli kommen in den extraduralen Gefäßen viel seltener vor. In ihrem Patientengut von über 60jährigen fanden KAMEYAMA und OKINAKA (1963) in 6% der Fälle einen Verschluß der Vertebralis und in 2% der Karotis. Ein beiderseitiger arteriosklerotischer Verschluß der Karotiden wurde gelegentlich mitgeteilt (ALAJOUANINE et al., 1959).

### c) Ulzeration

Ulzeration der arteriosklerotischen Plaques in den intrakraniellen Gefäßen
konnten wir in Übereinstimmung mit der Mehrzahl der Autoren (MOOSSY, 1965;
ULE u. KOLKMANN, 1972) nie beobachten. Demgegenüber kommt sie verhältnismäßig häufig in den extrakraniellen Hirngefäßen vor (MOOSSY, 1965). Inwiefern
eine Ulzeration der Plaque einem an ihr haftendem Thrombus vorangegangen
ist, kann anhand der morphologischen Untersuchungen nicht leicht erörtert
werden. CONSTANTINIDES (1967) konnte durch lückenlose Serienschnitte bei allen
untersuchten Thromben arteriosklerotisch veränderter Hirnarterien Endothelbreschen nachweisen.

### d) Biegungen und Abknickungen

Der bei der Arteriosklerose vorhandene Verlust von elastischem Gewebe
führt zu der Schlängelung der Hals- und basalen Hirnarterien und damit zu
Biegungen und Abknickungen (QUATTLE-BAUM et al., 1959; BAUER et al., 1961).
Sie stellen zusätzliche Faktoren dar, die vor allem bei Drehbewegungen des
Kopfes zur ischämischen Störung im Gehirn führen können.

### e) Aneurysmen

Als unmittelbare Komplikation in den arteriosklerotischen Plaques werden
in der Regel nur spindelförmige Aneurysmen beschrieben (DENNY-BROWN u.
FOLEY, 1952; FANG u. PALMER, 1956; GREENFIELD, 1963). Arterioektasie, meistens Schlängelung der Gefäße, kommt bei hochgradiger Arteriosklerose häufig
vor. Prädilektionsstellen sind die Basilaris und die Carotis interna. Sie kommt
bei Patienten in höherem Alter auch ohne Arteriosklerose vor. Daher wird
sie eher als Altersveränderung angesehen. Wenn der Durchmesser eines Gefäß-
schnittes, in der Regel der Basilaris, ein Vielfaches des Normalen erreicht, spricht
man von einem spindelförmigen Aneurysma (s.S. 251). Genaue Grenzen zwischen Arterioektasie und spindelförmigem Aneurysma gibt es nicht. In beiden
Fällen sind die Elastica interna und z.T. die Media atrophisch. Die Verdickung
der Intima ist unregelmäßig bzw. nur streckenweise vorhanden. Patienten mit
sackförmigen Aneurysmen der Hirnarterien weisen allerdings eine überdurchschnittlich starke Arteriosklerose (CRAWFORD, 1959; DU BOULAY, 1965) auf.
In 28% ihrer Fälle fanden SACHS et al. (1968) entweder eine generalisierte oder
eine im aneurysmatischen Sack lokalisierte Arteriosklerose stärkeren Grades.
Nach GLATZEL (1962) kann die Elastica interna mit Fortschreiten des Zerfallpro-
zesses im atheromatösen Herd einreißen. Er sieht dabei auch eine Gefahr der
Aneurysmabildung. Die sackförmigen Aneurysmen (s.S. 236), die keine Beziehung zur Gabelung der Arterie haben, kommen nur bei starker Arteriosklerose
vor. Ihre Prädilektionsstellen sind die Basilaris und die Carotis interna in ihren
intravenösen und intraduralen Strecken. Sie sind häufig multipel vorhanden.
Nach STEHBENS (1972) entstehen sie entweder aus einer lokalisierten Abschwä-
chung der Wand des arteriosklerotischen Gefäßes oder durch Ulzeration der
arteriosklerotischen Plaques mit Erweiterung der darunterliegenden Media und
Adventitia.

ANDRUS et al. (1968) fanden bei zwei Schimpansen, die 10 Monate lang mit Kokosöl und Cholesterin ernährt wurden, Aneurysmen in der Cerebri media. Die beiden Tiere wiesen hohe Cholesterin-Serum-Werte und eine starke Sudanophilie der Aortenwand auf. Die Arteriosklerose der Hirngefäße war jedoch von der atherogenen Diät nicht beeinflußt worden.

### f) Blutungen

Blutungen innerhalb der arteriosklerotischen Plaques sind gelegentlich in den extrakraniellen und selten in den intrakraniellen Hirngefäßen vorhanden (MOOSSY, 1965; GRUNNET, 1969; ULE u. KOLKMANN, 1972). Sie können eine Rolle in der Pathogenese des Hirninfarktes (MOOSSY, 1966a) bzw. der flüchtigen ischämischen Episoden (YATES, 1964) spielen.

Patienten mit Massenblutung zeigen stärkere arteriosklerotische Veränderungen als die Kontrollfälle. Die Assoziation beider Erkrankungen ist auf den Bluthochdruck als gemeinsames Bindeglied zurückzuführen. Ein kausaler Zusammenhang zwischen Arteriosklerose und Blutung ist nicht bewiesen worden. Auch bei den vorhandenen Schwierigkeiten, die Stelle des rupturierten Gefäßes festzustellen, ist sicher, daß arteriosklerotische Veränderungen dabei äußerst selten vorkommen. Nur gelegentlich zeigen die rupturierten Gefäße einige Schaumzellen in der Intima, die ebenso wie die Lipidinfiltration in der Hyalinose (BAKER u. SELIKOFF, 1952) und in den Miliaraneurysmen (GREEN, 1930) der hypertensiven Gefäßerkrankung, aber nicht der Arteriosklerose zuzuordnen sind. Die Annahme, daß die intrazerebrale Massenblutung Folge der Ulzeration eines arteriosklerotischen Plaques sein kann (BOUMANN, 1931), hat nur historischen Wert und kann aufgrund der heutigen Kenntnisse abgelehnt werden.

### g) Aseptische Meningitis

Mit der chirurgischen Behandlung intrakranieller Aneurysmen und Gefäßverschlüsse kommt die Streuung atheromatösen Materials im subarachnoidalen Raum in zunehmender Häufigkeit vor. Dabei sind aseptische Meningitiden beobachtet und experimentell reproduziert worden (MORGAN et al., 1974).

## 5. Folgen der Arteriosklerose der Hirngefäße für das Hirngewebe

### a) Begriffsbestimmung und klinisch-pathologische Korrelation

Relativ frühzeitig können Veränderungen an der arteriellen Gefäßwand einsetzen, ohne daß sich damit ernsthafte funktionelle Störungen im Hirngewebe verbinden. Mit dem Fortschreiten der Veränderungen und dem Auftreten der Komplikationen in den arteriosklerotischen Plaques kann es zu einer defizitären Hirndurchblutung kommen. Sie stellt dabei einen Faktor unter vielen, der zur Hypoxämie des Gehirns führt, bzw. einen potenzierenden Faktor in allen hypoxämischen Situationen dar. Dabei spielt die Beeinträchtigung der Blutzufuhr die Hauptrolle, aber auch die Unfähigkeit der Gefäßwand, wegen der sklerotischen Starre (LECHTAPE-GRÜTER u. ZÜLCH, 1971) und der durch die arterioskle-rotischen Intimaveränderungen herbeigeführten Atrophie der Gefäßnerven der Adventitia (HASSLER, 1963b) ihre Lichtung dem Spiel der Kreislaufregulation und der Blutverteilung anzupassen. Die Folgen können sowohl allgemein diffuse als auch multifokal oder herdförmig umschriebene Veränderungen des Hirnge-webes sein. Sie alle werden unter dem klinischen Begriff der Hirnarteriosklerose subsummiert, die in unmittelbarer Nachbarschaft der sog. Alters- und Auf-brauchkrankheiten des ZNS, etwa der senilen Demenz und der Alzheimer-Krankheit, angesiedelt ist. Das mag im Hinblick auf die klinische Symptomatolo-gie und die mit zunehmendem Alter ansteigende Häufigkeit der Hirnarterios, kle-rose verständlich sein, entbehrt aber der morphologischen Grundlagen (ULE u. KOLKMANN, 1972). KETY (1957) stellte eine Verminderung der Hirndurchblu-tung bei älteren Menschen fest. SOKOLOFF (1966) fand jedoch keine Korrelation zwischen Alter und Abnahme des Sauerstoffverbrauchs des Gehirns bei alten Menschen, die klinisch keine Arteriosklerose erkennen lassen. Die Korrelation war nur vorhanden, wenn eine Arteriosklerose vorhanden war. Hochdruck ohne Arteriosklerose hatte keine Wirkung auf den Sauerstoffverbrauch. Diese Befunde entsprechen den Ergebnissen von BERNSHEIMER (1959).

Innerhalb der multifaktoriellen Konstellation, die zu hypoxämischen Ver-änderungen führen, ist eine Korrelation der arteriosklerotischen Veränderungen der Hirngefäße mit dem klinischen Bild einerseits und mit den Veränderungen im Hirngewebe andererseits nicht immer eindeutig. Im Verlauf eines krankhaften Prozesses, z.B. eines Morbus Parkinson, kann eine zerebrale Arteriosklerose auftreten, die sich sowohl klinisch wie morphologisch erkennen läßt. Trotzdem steht sie mit dem Grundprozeß in keinem kausalen Zusammenhang. Eine diffe-rentialdiagnostische Abgrenzung, sowohl klinisch als auch morphologisch, kann hierbei sehr schwierig sein (QUANDT, 1969). Eine vom morphologischen Substrat getragene arteriosklerotische Hirnerkrankung setzt voraus, daß die arterioskle-rotischen Wandveränderungen zu okklusiven oder stenosierenden Syndromen führ-ten, bei denen sie nicht nur einen unter vielen Faktoren, sondern den Hauptfak-tor darstellen. Das Lokalisationsmuster in diesem Falle ist unterschiedlich zu dem der hypoxischen Veränderungen. Darüber hinaus ist die Qualität der Ver-änderungen insofern anders, als die totale Nekrose die elektive Parenchymne-krose überwiegt. Aber auch da, wo die Hirnveränderungen eine vordergründige arteriosklerotische Pathogenese vermuten lassen, d.h. in den diffusen herdförmi-gen und vor allem in den umschriebenen herdförmigen Veränderungen, kann eine Korrelation mit der Intensität der arteriosklerotischen Gefäßveränderungen nicht immer festgestellt werden. Auf diese Tatsache wurde immer wieder hinge-wiesen (NEUBÜRGER, 1930; PETERS, 1970).

Die Pathogenese der Enzephalomalazien ist vielschichtig verflochten und durch multiple potentielle Störungen kompliziert, die sich im Individualfall häu-fig gar nicht oder nur unter Schwierigkeiten aufschlüsseln lassen. Indes hat die intensive Untersuchung der präzerebralen Gefäßstrecke zu einem besseren Verständnis der Zusammenhänge und damit zu einer engeren Korrelation zwi-schen arteriosklerotischen Gefäßwandveränderungen und Veränderungen des Hirngewebes geführt. Zu der Frage der klinisch-anatomo-pathologischen Korre-lation ist allerdings nicht nur die extrazerebrale Strecke wichtig, sondern der

Zustand der kleineren intrazerebralen Gefäße. Systematische Untersuchungen darüber sind kaum vorhanden.

### b) Herdförmige disseminierte Veränderungen

Der anatomische Befund der arteriosklerotischen Hirnerkrankung ist in der Regel herdförmig. Bei großer Zahl und dichter Gruppierung kleiner Herde gleicht der Befund einer „einfachen" Atrophie mit gleichmäßiger Reduktion der verschiedenen Anteile. Bei größeren alten Infarkten, die seinerzeit mit einem Ödem des Marklagers einhergingen, kann ebenfalls eine allgemeine Atrophie mit Ventrikelerweiterung vorhanden sein (MASLENIKOV et al., 1970). Darüber hinaus trifft bei älteren Personen eine arteriosklerotische Hirnerkrankung häufig mit einer Altersinvolution zusammen. Sie stellen die Mehrzahl der diffusen Formen des arteriosklerotischen Großhirnparenchymschwundes dar, die mit einer mehr oder weniger hochgradigen Reduktion des nervösen Parenchyms und Markatrophie einhergehen (SPIELMEYER, 1912; NEUBÜRGER, 1930; HILLER, 1935). WILLANGER et al. (1968) zeigten in ihrer Korrelationsstudie zwischen Hirnatrophie und Demenz, daß die Arteriosklerose keine wesentliche Ursache der Atrophie bei älteren Personen darstellt.

Am häufigsten findet man bei einer allgemeinen oder in einer zerebralen Gefäßprovinz besonders stark ausgeprägten Arteriosklerose die Bilder der elektiven *Parenchymnekrose.* Meistens handelt es sich um Rindenherde mit annähernd kugelförmiger Austreibung, aber auch laminäre Erweichungen sind bei der Arteriosklerose beschrieben worden (BRINKMANN, 1926; SPIELMEYER, 1928). Speziell die 3. und 5. Rindenschicht verlieren ihre Ganglienzellen, daneben finden sich periarterielle Parenchymverödungsherde und Narben mit fließenden Übergängen zur Granularatrophie der Rinde.

### c) Herdförmig umschriebene Veränderungen

Die *unmittelbaren Auswirkungen* arteriosklerotischer Intimaveränderungen auf das umgebende Gewebe sind gering. Bei den Hirnbasisgefäßen kann die Reaktion um arteriosklerotische Wandveränderungen zu umschriebenen Arachnoidalnekrosen führen und das Gewebe benachbarter Hirnteile und Hirnnerven in Mitleidenschaft ziehen; so kann im Chiasma bzw. N. opticus (Abb. 136) eine mechanische Schädigung durch den Druck des intrakraniellen Abschnitts der Karotis vorgetäuscht werden (ALBERSDORF, 1928; PARIN, 1951). Sie wird dadurch verstärkt, daß die intraneuralen Blutgefäße fibrotisch verändert sind (DORON u. BEHAR, 1968; ROUTSONIS, 1970).

### d) Status lacunaris

Der Terminus stammt von PIERRE MARIE (1901), der multiple lakunenartige Kleinstinfarkte zuerst als nahezu regelmäßigen Befund in Stammganglien und der Brücke alter Hemiplegiker beschrieben hat. In der Literatur wird er häufig mit dem Status cribosus verwechselt (s.S. 327). HILLER (1935) fand den Status lacunaris mit großer Regelmäßigkeit bei der Arteriosklerose. Die Stammganglien sind häufiger betroffen als die Brücke, meist liegen die Lakunen in der Putamina. Darüber hinaus lassen sich lakunäre Nekrosen gelegentlich auch in der inneren Kapsel, im Centrum semiovale, Balken und häufiger auch im Thalamus nachweisen. Mikroskopisch handelt es sich um echte Infarkte, deren gewebliche Stadien der Einteilung von SPATZ (1939) folgen. Die Lakunen repräsentieren das pseudozystische Narbenstadium. Nach YATES (1970) stellen die Lakunen, die bei hypertensiven Patienten mit Massenblutungen vorkommen, keine Mikroinfarkte, sondern resorbierte Mikroblutungen dar. In der Regel handelt es sich dabei nicht um Lakunen sondern um „Kriblüren".

Nach FISHER (1969) entsteht die Mehrzahl der Lakunen durch proximalen Verschluß der zuführenden kleinen Arterien, entweder durch Thrombosen oder arteriosklerotische bzw. hypertonische Gefäßveränderungen. Nach ULE und KOLKMANN (1972) handelt es sich mehr um kleinste Endausbreitungsinfarkte. HUGHES et al. (1954) führten die Bevorzugung der von den perforierenden Arterien versorgten Gebiete auf eine distale Fortsetzung der Turbulenz des letzten Karotisganges beim Hochdruck zurück. Der Status lacunaris gehört zu den gefäßbedingten Gewebssyndromen, welche ein chronisches, schleichendes oder schubweise progredientes Krankheitsbild verursachen, dessen Symptome von BING (1912) herausgestellt wurden.

### e) Hirninfarkt

Innerhalb der Veränderungen des Hirngewebes als Folge der Arteriosklerose ist die vollständige Nekrose breiter umschriebener Areale des Gehirns nicht so konstant wie die kleineren Erweichungen, bezüglich der Morbidität und Mortalität jedoch rangieren sie an erster Stelle.

Die Arteriosklerose ist weder die einzige Ursache, noch stellt sie immer den Hauptfaktor innerhalb einer multifaktoriellen Konstellation dar. In der Mehrzahl der Fälle jedoch spielt sie die Hauptrolle in ihrer Entstehung. Die Rolle der arteriosklerotischen Veränderungen bei der Entstehung der Hirninfarkte beschränkt sich nicht auf diejenigen Fälle, bei denen sie zu unmittelbaren Stenosierungen oder Okklusionen des Gefäßes führen. Sie können als Kofaktor bei Nichtobturationsinfarkten durch die herbeigeführte Minderdurchblutung oder auch bei nicht arteriosklerotischem Verschluß durch die Beeinträchtigung der Kollateralkreisläufe wirken (s.S. 384).

FISHER (1954) fand bei 44,4% der Fälle mit zerebrovaskulärem Insult arteriosklerotische Veränderungen. JØRGENSEN und TORVIK (1966) stellten Thrombenbildung an arteriosklerotischen Plaques in 45–50% aller frischen Hirninfarkte fest. BAKER et al. (1963) fanden arteriosklerotische Stenosierungen der entsprechenden zuführenden Hirnarterien bei 50% der Hirninfarkte, BANKL (1969) in 66% der Halsgefäße von 824 morphologisch gesicherten Hirninfarkten. GAUTIER (1970) fand arteriosklerotische Veränderungen als Ursache von 48,9% der Infarkte im Gebiet der A. cerebri media und von 58,3% derjenigen im Gebiet der A. c.p.

Für die zahlenmäßige Erfassung der Korrelation zwischen Arteriosklerose und Hirninfarkt anhand von Literaturangaben muß die Diagnose durch die anatomopathologische Untersuchung gesichert sein. Die Bezeichnungen Schlaganfall, Apoplexie, zerebraler Insult und Hirninfarkt werden in der Klinik synonym angewandt und schließen häufig die Massenblutung ein.

Für die Erhebung zuverlässiger Statistiken ist eine systematische Untersuchung der präzerebralen Strecke erforderlich. Obgleich frühere Autoren (GULL, 1855; CHIARI, 1905; HUNT, 1914; HULTQUIST, 1942) Veränderungen der Halsgefäße für die Entstehung von Hirninfarkten verantwortlich machten, haben erst die Arbeiten von FISHER (1951, 1954) sowie HUTCHINSON und YATES (1957, 1961) die Aufmerksamkeit auf die arteriosklerotischen Veränderungen dieser Gefäßstrecke gelenkt. Sie messen dem Verschluß der extrakraniellen Gefäße eine größere Bedeutung als dem der intrakraniellen für die Entstehung der Hirninfarkte bei. Andere Autoren haben diesem widersprochen (ALAJOUANINE et al., 1959; KAMEYANA u. OKINAKA, 1963; BANKL, 1969; MOOSSY, 1971). Auf jeden Fall ist die präzerebrale Gefäßstrecke bei den Korrelationsstudien zwischen Arteriosklerose und Hirninfarkt zu berücksichtigen.

Sowohl Lokalisation als auch makro- und mikroskopisches Bild des ischämischen Hirninfarktes arteriosklerotischer Ursache entsprechen demjenigen der Hirninfarkte anderer Pathogenese (s.S. 388).

## 6. Epidemiologie und Risikofaktoren

Analog zu den infektiösen Epidemien früherer Zeiten leiden zahlreiche Individuen bestimmter Populationen, vor allem in hochindustrialisierten Ländern, an Arteriosklerose. Daher wurde schon früher auf die Berechtigung der Anwendung des Terminus „Epidemiologie" für Untersuchungen, die sich mit der Inzidenz und Verteilung der Arteriosklerose in Bevölkerungsgruppen beschäftigen, hingewiesen. Der Begriff Epidemiologie im weiteren Sinne als Summe der Faktoren, die eine Relation zum Vorkommen oder Nichtvorkommen einer bestimmten Erkrankung darstellt, hat sich immer mehr eingebürgert.

Durch die Erfassung größerer Zahlen von Sektionen an verschiedenen Stellen auf der ganzen Welt beginnt man in den letzten Jahren, sich ein vollständigeres Bild der Epidemiologie der Arteriosklerose zu machen. Dies scheint berechtigt, auch wenn die Anwendung statistischer Methoden bei Sektionsmaterial nur mit Schwierigkeiten möglich ist (BEADENKOPF et al., 1965). Die Mehrzahl der Daten bezieht sich auf die arteriosklerotischen Veränderungen bei der Aorta und den Koronarien, aber auch die Hirngefäße sind in vielen Arbeiten berücksichtigt worden. Die statistischen Arbeiten beruhen nahezu ausschließlich auf makroskopischen Befunden, während Frühveränderungen, die u.U. als Beginn der Arteriosklerose in den Hirngefäßen betrachtet werden können, nur mikroskopisch feststellbar sind (TUTHILL, 1933, BLUMENTHAL et al., 1954). Die Erfassung der Intensitätsunterschiede ist — wie in sonstigen morphologischen Quantifizierungsversuchen, die nicht auf Morphometrie beruhen — subjektiveren Faktoren unterzogen. Dies erschwert daher einen synoptischen Vergleich der verschiedenen Statistiken. Die Kongruenz der Befunde einer einzelnen Untersuchungsreihe ist wegen der Konstanz des Beobachters relevanter, als wenn die Ergebnisse aus verschiedenen Quellen verglichen werden. Als weitere Objektivierungsmaßnahme ist von manchen Autoren (ROBERTS et al., 1959a) eine Doppelmusterungsprozedur eingeführt worden. Auf jeden Fall haben die statistischen

Untersuchungen bei Sektionsmaterial wegen der Exaktheit der morphologischen Befunderhebung einen größeren Aussagewert als die großen Serien von Sterbefällen, bei denen lediglich die im Totenschein angegebene Todesursache bewertet wird. Die Diagnosen „Schlaganfall", „Hirnblutung", „Hirnerweichung", „Hirnarteriosklerose", „senile Sklerose" usw. werden häufig beliebig oder ohne ausreichende differentialdiagnostische Begründung angewandt.

Bei der multifaktoriellen ätiopathogenetischen Konstellation der Arteriosklerose darf man von der Epidemiologie keinen sicheren Hinweis bezüglich der Ursache dieser Erkrankung erwarten. Sie kann uns jedoch helfen, die Risikofaktoren im Sinne einer Anhäufung der Krankheitserscheinungen in bestimmten Bedingungen besser zu erfassen. In diesem Abschnitt werden deshalb sämtliche Risikofaktoren behandelt, auch wenn sie nicht immer einen epidemiologischen Parameter im engeren Sinne darstellen.

### a) Alter

Häufigkeit und Intensität der Arteriosklerose stehen zum Alter im nahezu linearen Verhältnis, vorausgesetzt, daß man genügend große Kollektive untersucht hat (BAKER u. RESCH, 1964). Dabei ist kein wesentlicher Unterschied zwischen den Hirn- und den übrigen Körpergefäßen vorhanden. Das spätere Auftreten der Arteriosklerose in den Hirngefäßen im Vergleich zur Aorta und zu den Herzkranzgefäßen wird fast in allen serienmäßigen Untersuchungen bestätigt (DUFF u. MCMILLAN, 1951; ROBERTS et al., 1959a u. b; MEYER et al., 1964b; BAKER et al., 1961a; HOLMAN u. MOOSSY, 1961). Nur wenige Autoren (DÖRFLER, 1935; BLUMENTHAL et al., 1954) fanden bei lichtmikroskopischen Untersuchungen, daß die Arteriosklerose der Hirngefäße schon in der 2. Dekade, d.h. so frühzeitig wie die der Aorta und Herzkranzgefäße auftritt. BAKER et al. (1961a) fanden bei einer makroskopischen Untersuchung von 1 175 Fällen ebenfalls die ersten Veränderungen schon in der 2. Dekade. Desgleichen RESCH und BAKER (1964) bei 3 839 Fällen.

Bei Kindern und Jugendlichen findet man in der älteren Literatur kasuistische Mitteilungen, bei denen die arteriosklerotischen Veränderungen die Hirngefäße bevorzugen, z.T. unter Aussparung aller anderen Gefäßprovinzen. Bei der Mehrzahl handelt es sich um Nierenkranke (DICKINSON, 1881; FILATOFF u. RACHMANINOFF, 1883; EVANS, 1922; HERZOG, 1930). Die übrigen Patienten weisen häufig in der Anamnese schwere, wiederholt entzündliche Erkrankungen auf (KEATING u. EDWARDS, 1887, MONSCH, 1926; FORD u. SCHAFFER, 1927; BELL, 1957).

Nur wenige der veröffentlichten Fälle von Kindern und Jugendlichen, bei denen arteriosklerotische Veränderungen im Vordergrund des Krankheitsbildes standen, lassen ein Nierenleiden oder durchgemachte Entzündungen vermissen (KASHIDA, 1925; DIETERLE, 1927; LIPPINCOTT, 1940; BERLIN et al., 1955; MEYER, 1948a; MOOSSY, 1965). Die jüngsten Fälle wurden von FLORA et al. (1968a) mit insgesamt 5 Kindern unter einem Jahr mitgeteilt, darunter einem Kind von 2 und einem von 7 Tagen. BRUETMAN et al. (1969) fanden ebenfalls arteriosklerotische Veränderungen bei einem 28 Tage alten Kind. Bei RESCH und BAKER (1964) war der jüngste Patient 14 Jahre alt.

Aufschlußreicher sind in diesem Zusammenhang die serienmäßigen Untersuchungen der Hirngefäße, die in den letzten Jahren bei einem größeren Material durchgeführt wurden. Dabei wird, unabhängig von ihrem Krankheitswert, nur auf das Vorhandensein arteriosklerotischer Wandveränderungen auch im frühesten Stadium geachtet. Die ersten arteriosklerotischen Veränderungen in den Hirngefäßen wurden von manchen Autoren in der 2. Dekade (BAKER et al., 1961a; BLUMENTHAL et al., 1954; DÖRFLER, 1935), von anderen in der 3. (WOLKOFF, 1933; MOOSSY, 1959 u. 1971) und von einigen erst in der 4. Dekade (HIRST et al., 1960; MATHUR et al., 1961) festgestellt.

Die Unterschiede sind z.T. auf die Sektionstechnik und auf die Beobachtungsmethode zurückzuführen. Bezüglich der Sektionstechnik ist zu berücksichtigen, ob die extrakraniellen Strecken der Carotis interna und vertebralis oder ausschließlich der Circulus Willisi mit den abgehenden und den intrakraniellen Strecken der zuführenden Gefäße untersucht werden. Im letzten Fall ist wiederum wichtig, ob die erste Strecke der Carotis interna nach ihrem Austritt aus dem Sinus erfaßt wird, da hier häufig die ersten Veränderungen auftreten (s.S. 270). Die größeren Serien beruhen fast ausschließlich auf den Ergebnissen der makroskopischen Beobachtungen. Unterschiede gibt es jedoch dadurch, daß ein Teil der Autoren die innere Wand der Arterien mit Sudan III (WOLKOFF, 1930) oder IV (HOLMAN et al., 1958) färbt, wodurch die Lipidflecken leichter erkennbar sind. WOLKOFF fand die ersten arteriosklerotischen Veränderungen in der 4. Dekade und erst nach der Sudan-Färbung konnte er Lipidflecken schon in der 3. Dekade beobachten.

Noch früher wurden arteriosklerotische Veränderungen gesehen, wenn serienmäßige Untersuchungen lichtmikroskopisch (TUTHILL, 1933; DÖRFLER, 1935; BLUMENTHAL et al., 1954) bzw. histochemisch durchgeführt wurden. Allerdings werden bei diesen Untersuchungen unterschiedliche Veränderungen als arteriosklerotische Initialläsionen aufgefaßt: Intimafibrosis (BLUMENTHAL et al., 1954), Aufsplitterung der Elastica interna (DÖRFLER, 1935) und beide Veränderungen (TUTHILL, 1933).

Bei dieser Serie fällt nicht nur das Vorkommen arteriosklerotischer Veränderungen in Dekaden auf, die nicht als gerontologisch signifikant gelten könnten, sondern auch, daß einige Menschen mit sehr hohem Alter sehr geringe oder gar keine Arteriosklerose zeigen können. FOX (1935) beobachtete unter 736 Sektionen von Patienten über 75 Jahren 9 ohne Arteriosklerose. BAKER et al. (1961a) sahen bei 1175 konsekutiven Sektionen eines allgemeinen Krankenhauses bei 5% der Männer und 11% der Frauen in der 9. Dekade keine oder nur geringe Arteriosklerose der Hirngefäße. Gleiche Ergebnisse fanden WINTER et al. (1958) bei 3% von Frauen ebenfalls in der 9. Dekade. ANDERS und EICKE (1939) berichten von einem 73jährigen Patienten mit Hochdruck und drei Apoplexien ohne Arteriosklerose.

In einem Berliner Kollektiv von 600 Gehirnen konnten wir zeigen, daß die Hirngefäße von Frauen, über 90 Jahre alt, weniger Arteriosklerose zeigen als diejenigen von Frauen zwischen 80 und 90 Jahren (EBHARDT et al., 1973).

Zusammenfassend läßt sich sagen, daß die Arteriosklerose keine obligate Alterserscheinung ist und daß ein höheres Alter keine Conditio sine qua non für das Vorkommen der Arteriosklerose ist. Das Alter stellt lediglich die Zeitspanne, die eine Inzidenzzunahme der anderen Faktoren ermöglicht, dar. Diese Zeitspanne ist nicht nur für die Inzidenz der Faktoren in der Entstehung der Arteriosklerose von Wichtigkeit, sondern vor allem für die Entwicklung der Folgen der Hirnarteriosklerose, die gerade ihren Krankheitswert ausmachen.

## b) Geschlecht

Die Mortalitätsrate an koronaren Herzerkrankungen bei den Männern ist um das 5fache höher als bei Frauen. Der Unterschied ist in den niedrigen Altersgruppen am größten. Höchstwahrscheinlich ist der mit zunehmendem Alter sich ausgleichende Geschlechtsunterschied durch die Menopause bedingt (EDER, 1959).

ROBERTS et al. (1959a u. b) konnten in einer kleinen Serie von 347 Fällen keinen Geschlechtsunterschied in Vorkommen von Stärke und Intensität der Arteriosklerose der Hirngefäße zeigen. In einer Serie von 1175 Fällen konnten auch BAKER et al. (1961a) keinen signifikanten Unterschied über das Vorkommen von Arteriosklerose der Hirngefäße bei Männern und Frauen finden. Bei einem größeren Kollektiv von 3839 Fällen haben RESCH und BAKER (1964) bewiesen, daß die Arteriosklerose der Hirngefäße bei Frauen zwischen 40 und 60 Jahren signifikant geringer (11–19% weniger) als bei Männern des gleichen Alters ist. Nach dem Alter von 60 Jahren ist der Unterschied zwischen beiden Geschlechtern nicht mehr signifikant. Ähnliche Unterschiede wurden in Serien von 1547 Sektionen (SOLBERG et al., 1968) und 5000 Sektionen (FLORA et al., 1968b) gefunden. Diese Ergebnisse sprechen für ein geringeres Arterioskleroserisiko während der Östrogen-Aktivität. Dafür spricht auch die nach Ovariektomie festgestellte Zunahme der Arteriosklerose (WUESK u. EDWARDS, 1952; OLIVER u. BOYD, 1959).

Sexunterschiede im Vorkommen von arteriosklerotischen Veränderungen sind nur bei Vögeln beschrieben worden. Bei Säugetieren demgegenüber konnte kein Unterschied in der Intensität und Frequenz der arteriosklerotischen Veränderungen bei den verschiedenen Geschlechtern festgestellt werden, die denjenigen ähneln, die vor allem bei den Herzkranzarterien in hohen Risiko-Bevölkerungsgruppen existieren (MEYER et al., 1964a).

Bei Ratten mit Hypertonie kommt es zu einer gesteigerten Bildung von Elastin, Kollagen und alkalilöslichem Protein durch die glatten Muskelzellen, zusammen mit einer Vermehrung der sauren Phosphatase-Aktivität in den Gefäßwandlysosomen; alle diese Defekte werden durch Östrogen-Gaben verhindert (EDER, 1959). Bei jungen Hähnen verhindern die Östrogene das Vorkommen von Arteriosklerose nach Cholesterin-Öl-Fütterung (PICK et al., 1968).

Nach SHIMAMOTO (1972) verhindern die Östrogene die exzessive Kontraktion der Endothelzelle und möglicherweise gleichzeitig auch die ödematöse Arterienreaktion mit Auftreten saurer Mukopolysaccharide. Östrogenbehandlung bei Männern mit Myokardinfarkt führt zu einem Anstieg des Cholesterins in den Lipoproteinen hoher Dichte sowie zu einer Abnahme in den Lipoproteinen niedriger Dichte und sehr niedriger Dichte. Androgen-Therapie führt genau zum Gegenteil. Orale Kontrazeptiva führen zu einem signifikanten Anstieg der Serumtriglyzerid-Konzentration.

Im Rahmen der Diskussion um die Rolle oraler Kontrazeptiva in der Entstehung von vasookklusiven Läsionen wurde eine Hyperplasie der Gefäßendothelien (BLAUSTEIN et al., 1968; IREY et al. 1970) beschrieben. Eine mögliche Auswirkung auf Entstehungszeit und Schweregrad der Arteriosklerose ist nicht untersucht worden (s.S. 379).

### c) Hochdruck und Fettsucht. Andere Erkrankungen

Eine Zunahme der Arteriosklerose, vor allem der Herzkranzgefäße bei allen Arten von *Hochdruck*, ist wiederholt bestätigt worden (SIGLER, 1955; WHITE et al., 1950; ACKERMAN et al., 1950; WILKINS et al., 1959). In ihren quantitativen Untersuchungen fanden YOUNG et al. (1960b) eine noch höhere Korrelation zwischen Hypertension und Arteriosklerose der Hirnarterien als bei den Herzkranzgefäßen. Anders als LIEBEGOTT (1959), SCHIMKAT und KATHKE (1959) fanden sie sie zwischen Hirnarteriosklerose und genuiner, nicht aber renaler Hypertonie. Diese Korrelation nimmt mit zunehmendem Alter ab. In ebenfalls quantitativen Untersuchungen bestätigen SOLBERG und MCGARRY (1968) diese hohe Korrelation. In einer Serie von 3824 Sektionen sahen BAKER et al. (1969) eine hohe Korrelation zwischen zerebraler Arteriosklerose und klinisch erfaßter Hypertonie. Die Korrelation ist weniger deutlich, wenn das Herzgewicht als Maßstab der Hypertonie verwandt wurde. SPATZ (1939) fand keinen Fall mit länger dauerndem Hypertonus ohne Arteriosklerose der Hirngefäße. ANDERS und EICKE (1940) registrierten bei 36 Fällen von Hypertonie nur einmal das Fehlen einer Arteriosklerose. Bei zwei Patienten von 31 und 39 Jahren mit Hochdruck bestand eine hochgradige Hirnarteriosklerose. HILLER (1936) fand auffällig schwere Arteriosklerose der Hirn- und anderer Gefäße bei jungen Hypertonikern von weniger als 30 Jahren.

Der Hochdruck führt neben der Vorverlegung des Manifestationsalters zu einer Verschiebung der Arteriosklerose zu peripheren Gefäßabschnitten sowohl im Gehirn als auch im Herz (SCHIMKAT u. KATHKE, 1959; PABELICK, 1967; LIEBEGOTT, 1969; ULE u. KOLKMANN, 1972; ROTHEMUND u. FRISCHE, 1973). Demgegenüber fand ZÜLCH (1969) anhand eines großen Beobachtungsgutes, daß die Basisarterien von Patienten mit langdauernden Hochdruckwerten äußerst wechselnd befallen sind.

Bei der engen Beziehung zwischen *Fettsucht* und Hochdruck und wiederum zwischen Fettsucht und Ernährung ist eine getrennte Erfassung der Relevanz der einzelnen Faktoren äußerst schwierig. Zwischen Cholesterinkonzentration im Blut bzw. der Verteilung des Cholesterins auf die einzelnen Lipoproteinfraktionen und Fettleibigkeit besteht beim Menschen keine Korrelation (GLATZEL, 1962). Eine Korrelation zwischen Fettsucht und Arteriosklerose ist nicht eindeutig (FABER u. LUND, 1949; MASTER et al., 1953; KANNELL, 1966; MONTENEGRO u. SOLBERG, 1968). WILKINS et al. (1959) konnten eine positive Korrelation nur bei Männern für die Herzkranzgefäße, nicht aber für die Hirngefäße finden. BAKER et al. (1961b) konnten ebenfalls keine Korrelation zwischen Hirnarteriosklerose und Über- oder Untergewicht feststellen. Bei der Untersuchung von 3315 Sektionen von Erwachsenen fanden KLASSEN et al. (1973) eine ausgeprägtere Hirnarteriosklerose in der Gruppe mit Übergewicht. Wenn die Fälle, bei denen andere Krankheiten, die eine Arteriosklerose begünstigen, ausgenommen wurden, konnte eine Korrelation zwischen Körpergewicht und Hirnarteriosklerose nicht mehr festgestellt werden.

Die arteriosklerotischen Veränderungen in den *Herzkranzgefäßen* treten in der Regel vor denjenigen der Hirngefäße auf. Demgegenüber ist die Zahl der

Patienten mit schwerer Hirnarteriosklerose in späteren Dekaden höher als die mit schwerer Arteriosklerose der Herzkranzgefäße (BAKER et al., 1961 b). Trotzdem ist eine signifikante Korrelation zwischen der Arteriosklerose der Herzkranz- und Hirngefäße vorhanden (MATHUR et al. 1963).

KLASSEN et al. (1973) gaben aufgrund einer Serie von 3942 Sektionen an, daß Patienten, die an einer arteriosklerotischen Herzerkrankung starben bzw. sie klinisch oder pathologisch aufwiesen, gegenüber einer Kontrollgruppe eine Zunahme der zerebralen Arteriosklerose zeigten. Wenn die Hochdruckpatienten in beiden Gruppen ausgeschlossen wurden, war die Korrelation etwas niedriger, aber in keiner der Altersgruppen aufgehoben. Diese Befunde deuten auf gemeinsame ätiologische Faktoren für die Entstehung der Herz- und zerebralen Arteriosklerose hin.

Die ausschlaggebende Rolle des *Diabetes mellitus* in der Entwicklung der Arteriosklerose und ihrer Folgen ist gesichert (BERNS et al., 1967). Klinische Untersuchungen haben weitgehende Unterschiede in der Häufigkeit des Diabetes mellitus bei Patienten mit Hirnarteriensklerose ergeben (ALEX et al., 1962; CONANT et al., 1965; NAJENSON et al., 1970). Sie sind auf Unterschiede in den untersuchten Kollektiven und bei den angewandten diagnostischen Kriterien zurückzuführen. Die pathologischen Untersuchungen in großen Serien bestätigen die höhere Intensität der arteriosklerotischen Veränderungen der Hirngefäße bei Patienten mit Diabetes mellitus (KLASSEN et al., 1973; GRUNNET, 1963; SOLBERG u. McGARRY, 1968). Wegen der häufigen Assoziation von Hochdruck und Diabetes mellitus hat man für die Herzarteriosklerose diabetischer Patienten ausschließlich den Hochdruck verantwortlich gemacht (BELL u. D'ALONZO, 1967; ROBERTSON u. STRONG, 1968). KLASSEN et al. (1973) haben in ihrer Serie keine Änderung in der Korrelation zwischen Diabetes und Hirnarteriosklerose nach Ausschluß der Hochdruckpatienten feststellen können. HIRSCH et al. (1953) zeigen, daß die Hyperglykämie bei den Diabetikern mit einer Hyperlipämie einhergeht. Sie machen diese Tatsache dafür verantwortlich, daß Atherosklerose bei Diabetikern stärker vorkommt.

Eine Korrelation zwischen chronischen Nierenerkrankungen verschiedener Ätiologien und Schweregrad der Hirnarteriosklerose ist nicht mehr vorhanden, wenn die hypertensiven Patienten von den Vergleichskollektiven ausgeschlossen werden (WILKINS et al., 1959; KLASSEN et al., 1973).

Neben den bereits beschriebenen Untersuchungen über die Zusammenhänge zwischen Geschlechtshormonen und Arteriosklerose gibt es einzelne Beobachtungen, die eine mögliche Beeinflussung vom Auftreten und Grad der Arteriosklerose durch *neurohormonale Faktoren* wahrscheinlich machen.

J.E. MEYER (1948a) hat bei einer 13jährigen Patientin eine starke Arteriosklerose der Hirngefäße mit Atheromatose und Hyperplasien der Intima sowie Elastikadelamination beschrieben. Es handelte sich um eine hyperplastische Mißbildung des Hypothalamus, die vom 2. Lebensjahr zu einer Pubertas praecox mit weitgehender Ausreifung der äußeren Geschlechtsmerkmale und Fettsucht erheblichen Grades geführt hatte. Nach Meinung des Autors handelt es sich um eine generalisierte Lipoiderkrankung. Nicht so eindeutig ist der Fall von DIETERLE (1927). Bei einem 4jährigen Mädchen mit Hypernephrom und Pubertas praecox bestand eine Arteriosklerose der Hirngefäße. In ihren Untersuchungen über „spontane" Arteriosklerose bei Kaninchen fand SOMOTSA (1967) weniger arteriosklerotische Veränderungen bei Kaninchen, die in einem klimatisierten Raum gegenüber denjenigen, die im Freien gehalten wurden. Die Unterschiede sind nicht mehr vorhanden, wenn eine Läsion des hinteren Hypothalamus herbeigeführt wurde. Darüber hinaus zeigen die Kaninchen mit dieser Läsion insgesamt weniger arteriosklerotische Veränderungen. Demgegenüber nimmt die Arteriosklerose zu, wenn eine Läsion in der tuberalen Region des Hypothalamus erzeugt wurde. Eine Aktivierung des Hypothalamus-Hypophysen-Nebennierenmechanismus wird durch Verletzung der Hirnhemisphären herbeigeführt, während die Verletzung des hinteren Hypothalamus zu einer Inhibition führt.

Nach Tomus et al. (1970) zeigen Kaninchen, bei denen durch Ligatur beider Aa. vertebrales eine ischämische Hypoxie des Gehirns herbeigeführt wurde, 9 Monate später die gleichen arteriosklerotischen Veränderungen wie nach einer lipidcholesterolreichen Diät.

Diese wenigen Beispiele der Literatur sind bis jetzt nie durch weitreichende Serien von Patienten erhärtet worden. Sie können nur als Hinweis gelten.

Neben den aufgezählten positiven Korrelationen zwischen arteriosklerotischen und anderen Erkrankungen gibt es auch eine negative zwischen *malignen Tumoren* und Arteriosklerose. Zahlreiche statistische Untersuchungen zeigen, daß bei Karzinomkranken die Arteriosklerose seltener oder in geringerer Intensität als bei Karzinomfreien vorkommt (Literaturübersicht bei Grosse, 1960). Das Problem ist jedoch komplizierter, als es im ersten Augenblick bei summarischer Betrachtung aller Karzinome erscheint: denn eine eindeutige Korrelation zwischen Schwere der Arteriosklerose und Karzinom ist nur bei Bronchial- und bei Kollumkarzinom feststellbar, während Magen- und Gallenblasenkarzinom eher eine positive, bzw. keine Beziehung zur Arteriosklerose aufweisen (Zschoch, 1966). Bei 110 Patienten mit malignen Tumoren im Terminalstadium fanden J.F. Berry et al. (1966) bei dem Cholesterin, Triglyzerid- und Phosphorlipidspiegel im Serum keinen Unterschied gegenüber Patienten ohne Krebs und bei der späteren Untersuchung der Hirngefäße keine sichere Korrelation zwischen Intensität der Arteriosklerose und Alter der Krebspatienten. Ein geringer Grad der Arteriosklerose der Hirngefäße bei Patienten mit malignen Tumoren ist bei Klassen et al. (1973) im Gegensatz zu der Mehrzahl der Autoren (Robertson, 1962; Eakins, 1965; Platt et al., 1973) festgestellt worden. Geertinger und Sørenson (1973) führten die negative Korrelation zwischen Arteriosklerose und malignen Tumoren auf eine Minderung der „vasoaggressiven" Serumkomplemente zurück. Katz und Pick (1963) sehen in der geringeren Intensität der Arteriosklerose bei Patienten mit Ca bzw. mit fortgeschrittener Kachexie sowie bei Bevölkerungskollektiven nach Hungerperioden einen Beweis für die Reversibilität arteriosklerotischer Veränderungen.

Eine negative Korrelation wurde zwischen Hirnarteriosklerose und *Magenulkus* (Klassen et al. 1973) gefunden. Ein Einfluß der *Leberzirrhose* auf die Schwere der Arteriosklerose (Creed et al., 1955; Hirst et al., 1965) konnte für die Hirngefäße nicht bestätigt werden (Platt et al., 1973).


### d) Erbgenetische Faktoren

Durch die ätiopathogenetische Multifaktorialität ist der genetischen Untersuchung eine klare Grenze gesetzt. Die erblichen Faktoren bei der Arteriosklerose können praktisch bei allen einzelnen pathogenetischen Faktoren zugrunde liegen. Die Arteriosklerose ist wenigstens in höherem Alter eine so weit verbreitete Krankheit, und hängt von so vielen Faktoren ab, daß man sie in ihrer gewöhnlichen Form schlecht mit der Disposition in Zusammenhang bringen kann. Nur die Schnelligkeit, mit der sie sich bei den einzelnen Menschen entwickelt, die Entstehung der sogenannten präsenilen Arteriosklerose, ist von der Konstitution abhängig. Hier wirkt zweifellos ein hereditäres Moment mit (ASCHOFF, 1939). Darüber hinaus erschweren die Wechselbeziehungen zwischen der einen hohen Grad an Erbbedingtheit aufweisenden Hypertonie und Diabetes mellitus einerseits und Arteriosklerose andererseits die erbanalytische Beurteilung der letzteren (GÄNSSLEN et al., 1940).

Im Gegensatz zu der großen Zahl der Autoren, die aufgrund ihrer klinischen Erfahrung die Wirksamkeit eines erblichen Faktors bei der Arteriosklerose annehmen, enthalten nur wenige Arbeiten exakte Familienuntersuchungen. Eine Übersicht über familiäre Häufung von Arteriosklerose der Herzkranzgefäße ist neulich von FUHRMANN (1972) zusammengestellt worden.

Durch die Erhebung bei 199 Eltern von 112 Hirnarteriosklerotikern kam DONNER (1926) zu der Annahme einer direkten Vererbung der Anlage zur Arteriosklerose, gleicher Auffassung ist SCHULTZ (1929), der die Geschwister von 100 Hirnarteriosklerotikern auf das Vorkommen von Arteriosklerose mit der Durchschnittsbevölkerung verglich und CURTIUS (1935), der bei drei Generationen einer Familie eine schwere und frühzeitige Hirnarteriosklerose feststellte. Alle exogenen Faktoren, die familiär wirksam werden (Essen und Lebensgewohnheiten) führen zu einer Häufung der durch sie begünstigten Krankheiten in Familien. Daher ist die Untersuchung von Zwillingsdaten besonders wichtig. In der Zwillingsserie von HARVALD und HAUGE (1958) sind fünf der 21 eineiigen Paare hinsichtlich Hirnarteriosklerose konkordant, allerdings auch drei von den 24 gleichgeschlechtigen zweieiigen Paaren. CONSTANTINIDIS et al. (1962) befürworten eine Anfälligkeit der Hirngefäße für die Arteriosklerose, die sich dominant vererbt und eine Penetranz von 40% aufweist.

### e) Ökologische Faktoren. Geographische Verteilung

Im Gegensatz zu den zahlreichen Veröffentlichungen, die sich vor allem mit der Arteriosklerose der Koronargefäße und auch der Aorta bei verschiedenen Rassen und Bevölkerungsgruppen beschäftigen, sind die Untersuchungen hierzu bei der Hirnarteriosklerose spärlich. Bei der Übersicht der Literatur fällt auf, daß das Verhalten der Gefäßprovinz des ZNS in diesem Punkt z.T. unterschiedlich zu dem der Aorta und der Koronargefäße ist.

Bei Ostasiaten ist die Arteriosklerose der Koronarien und der Aorta in der Regel geringer bis viel geringer als die in den USA (FOSTER, 1927; KIMURA, 1956; GORE et al., 1960; HIRST et al. 1962). Frühere Arbeiten über Chinesen (OPPENHEIM, 1925) und Okinawa-Bewohner (STEINER, 1946) schienen diese Relation ebenfalls für die Hirnarteriosklerose zu bestätigen. Dabei handelte es sich aber um durchweg kleine Kollektive und die Vergleichsmaßstäbe waren rein subjektiv. Demgegenüber zeigen RESCH et al., 1967, bei einer Studie von 1 033 Gehirnen aus Japan, verglichen mit 5035 Fällen aus Minnesota, daß die Arteriosklerose der Hirngefäße bei den Japanern leicht erhöht war. Eine Analyse der Verteilungsmuster der Veränderungen bei beiden Gruppen (RESCH et al., 1969) zeigte Unterschiede mit stärkerer Beteiligung der Konvexitätsgefäße bei den Japanern.

MEYER et al. (1964a) verglichen das Vorkommen der Arteriosklerose bei 346 Bantus und 194 weißen Südafrikanern und fanden, daß die Arteriosklerose der Aorta und der Koronarien bei den Bantus viel weniger, die des Gehirns dagegen gleich stark vorkommt. Die Ergebnisse korrelieren mit den Beobachtungen anderer Autoren (LAURIE u. WOODS, 1958; WALKER u. GRUSIN, 1959). Bei einem Vergleich der Minnesota-Serie (Weiße) mit 408 Gehirnen aus Nigeria sowie 102 Gehirnen von Weißen und von 34 Negern aus Alabama (WILLIAMS et al., 1969) zeigte es sich, daß die Hirnarteriosklerose bei den Nigerianern weniger stark als die bei den Weißen in Minnesota oder den Negern in Alabama war. Letztere zeigen den gleichen Grad der Arteriosklerose wie die anderen Amerikaner. Die Tatsache, daß sie rassisch mit den West-Afrikanern verwandt sind, zeigt, daß zumindest ein Teil der geographischen Unterschiede auf andere Faktoren als ethnologische zurückzuführen sind. Ähnliche Ergebnisse zeigt eine spätere Arbeit mit einer höheren Zahl von Fällen: 803 Gehirne aus Nigeria und 242 von amerikanischen Negern (RESCH et al., 1970). Bei Senegalesen ist ein Verteilungsmuster der arteriosklerotischen Veränderungen gefunden worden, das sich von demjenigen der weißen Bevölkerung unterscheidet (LEMERCIER et al., 1970). Die naheliegende Frage, ob die unterschiedliche Inzidenz bestimmter Erkrankungen bei Afrikanern und Nordamerikanern auf die Unterschiede in Vorkommen und Intensität der Arteriosklerose eine Rolle spielt, wurde für die Koronararteriosklerose von GOODALE et al. (1964) eingehend geprüft und verneint. PEPLER und MEYER (1960) fanden bei den Bantus Unterschiede in der anastomotischen Zirkulation bei den Herzkranzgefäßen im Sinne einer besseren Effizienz als bei den Weißen. Eine vergleichende Untersuchung der Hirngefäße unter diesem Gesichtspunkt steht noch aus. Eine chemische Analyse der Aorta, Herzkranz- und Hirnarterien von 156 Weißen und 280 Bantus zeigte Unterschiede in den Aorten und bei den Herzkranzgefäßen von Weißen und Bantus, nicht aber in den Hirnarterien (MEYER et al., 1964a u. b).

YABLONSKI et al. (1968) haben die Intensität der Hirnarteriosklerose bei zwei Gruppen von Israelis verglichen, eine aus europäischer Abstammung (270 Fälle) und die andere aus afroasiatischer Abstammung (89 Fälle). Obgleich die Arteriosklerose der Herzkranzgefäße stärker bei der europäischen Gruppe war, konnte bei der Hirnarteriosklerose kein Unterschied zwischen beiden Gruppen festgestellt werden. Die untersuchten Fälle waren alle über 40 Jahre alt, und für diese Jahrgänge sollte gelten, daß die Ernährungs- und Lebensgewohnheiten aus den Abstammungsländern auch in Israel beibehalten wurden.

In vielen der Arbeiten über die geographische Verteilung der Arteriosklerose wurden die zu vergleichenden Kollektive nicht vom gleichen Untersucher bewertet. Um den Unsicherheitsfaktor auszuschalten, haben wir unser Material von der Minnesota-Gruppe bearbeiten lassen. Von dieser Gruppe wurde das 1959 von der World Federation of Neurology ausgearbeitete Bewertungssystem für die basalen Hirngefäße revidiert (RESCH u. BAKER, 1964). Statt der 28 Gefäßprovinzen wurden nur noch 22 (Abb. 148), bzw. wenn die A. cerebelli posterior inferior (Nr. 21 und 22) bei der Herausnahme des Gehirns abgeschnitten worden war, nur 20 Gefäßstrecken ausgewertet. Die Gefäßveränderungen werden

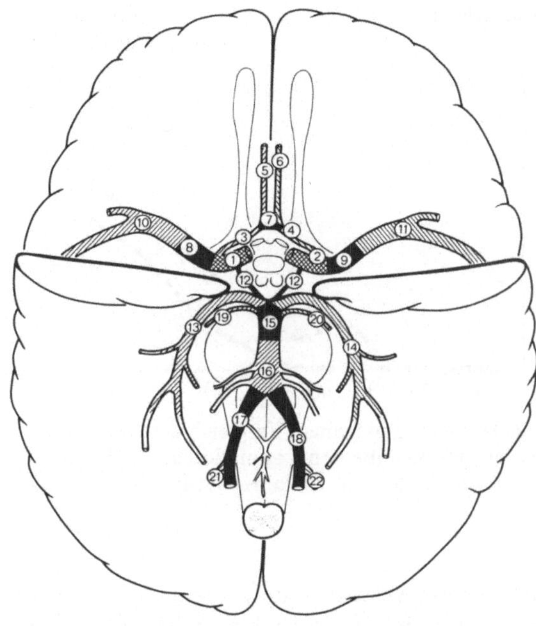

**Abb. 148.** 22 Gefäßabschnitte beider Seiten des Circulus arteriosus Willisi. Modifiziert nach dem Bewertungssystem der World Federation of Neurology (1959)

hinsichtlich der Schädigung der gesamten Zirkumferenz sowie der Einengung der Gefäßlichtung durch isolierte Plaques eingeteilt.

Die 700 Gehirne aus Berlin kamen aus dem allgemeinen Sektionsgut von Patienten, die keine neurologische Symptomatik boten und bei denen daher keine neuropathologische Untersuchung stattgefunden hat. Die Zirkuli wurden in toto entfernt und nach Minneapolis geschickt, wo sie von den gleichen Personen, die die Minnesota-Gefäße bearbeitet haben, untersucht wurden. Die Arteriosklerose beginnt in der Berliner Gruppe bereits in der dritten Lebensdekade deutlich zunehmend wie frühere Untersuchungsreihen gezeigt haben. Da die Zahl der in diesen beiden Dekaden Verstorbenen zu gering war, um eine statistisch signifikante Aussage zu machen, wurden in dieser Untersuchungsreihe die arteriosklerotischen Veränderungen erst ab der fünften Lebensdekade ausgewertet. In Minnesota wurden 10-Jahres-Gruppen gebildet und in beiden Kollektiven von jeder Dekade der Medianwert — das ist der 50%-Wert — errechnet.

Bei der Auswertung fiel auf, daß in der Berliner Serie die Arteriosklerose nicht nur früher beginnt, sondern auch bis in das hohe Alter stärker ausgeprägt ist als in den Vergleichsgruppen in Minnesota. Abb. 149 zeigt die Frequenz der beiden Kollektive unterteilt nach Jahrzehnten.

Daß es sich dabei um ethnologische Unterschiede handelt, erscheint unwahrscheinlich, zumal die weiße Population in Minnesota sich vornehmlich aus skandinavischen und deutschen Vorfahren rekrutiert. Vergleichende Untersuchungen der norwegischen und Minnesota-Bevölkerung (BAKER et al. 1960b) zeigten keinen Unterschied in der Häufigkeit und Intensität der Hirnsklerose.

Einer der wichtigsten exogenen Faktoren, der zu den unterschiedlichen geographischen Verteilungen führt, scheint die Ernährung zu sein. Dafür spricht

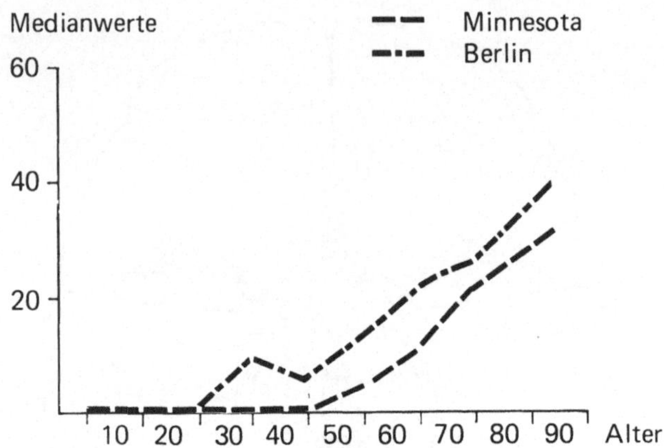


**Abb. 149.** Graphische Darstellung mit einem Vergleich des Medianwertes der arteriosklerotischen Veränderungen der Hirngefäße von Populationen aus Berlin und Minnesota. Einteilung in 10-Jahres-Gruppen

die Tatsache, daß die von Sjöwall und Wihman (1934) festgestellten Unterschiede beim Vorkommen der Arteriosklerose bei drei verschiedenen schwedischen Bevölkerungsgruppen mit verschiedenen Ernährungsgewohnheiten nach der Besserung und dem Ausgleich der wirtschaftlichen Verhältnisse in den damaligen ärmeren Gebieten von Nordschweden nicht mehr vorhanden sind (Henschen, 1966). Die Disharmonie in dem Grad des Befalles der Herzkranzgefäße und der Aorta einerseits und der Hirngefäße andererseits durch die Arteriosklerose läßt sich allerdings schwer durch Ernährungsunterschiede erklären. Meyer et al. (1964a u. b) weisen auf die Tatsache hin, daß diese Disharmonie die Wichtigkeit der lokalen Faktoren in den verschiedenen Gefäßprovinzen beweist.

### f) Sozio-ökonomische Faktoren

Untersuchungen über die Auswirkung sozio-kultureller und sozio-ökonomischer Faktoren beim Vorkommen von degenerativen Erkrankungen der Herzkranzgefäße sind zahlreich (Enterline et al., 1960; Tyroler u. Cassel, 1964). Aus ihnen geht hervor, daß die soziale Diskontinuität zwischen Kindheit und Erwachsenenmilieu (vom Land in die Stadt, vom Arbeiterkind in akademische Berufe, wiederholter Berufswechsel usw.) eine positive Korrelation mit den Herzkranzgefäßerkrankungen zeigen. Hier sollte vor allem der Streß die Hauptrolle spielen. Ähnlich verhält es sich mit der hohen Rate von kardio-vaskulären Erkrankungen der Stadt- gegenüber den Landbewohnern (Gover u. Pennell, 1950; Kjelsberg u. Stamler, 1960). Über Beziehung zwischen Erkrankung der Herzkranzgefäße und Einkommen liegen widersprüchliche Ergebnisse vor (Gordon et al., 1939; Kent et al., 1958; Stamler, 1959). Eine unterschiedliche Intensität der Arteriosklerose der Herzkranzgefäße bei Geistes- und Handarbeitern im Sinne einer Bevorzugung der ersten wurde wiederholt hervorgehoben (Bähr, 1938; Fahr, 1936; Breslow u. Buell, 1960; Hinckle et al., 1978). Pathogenetisch wurden von Fahr die stärkeren Blutdruckschwankungen der

Geistesarbeiter, von BÄHR vielmehr die fettreiche Ernährung verantwortlich gemacht.

Die Zahlen auch bei den größeren bis jetzt durchgeführten Untersuchungsreihen der Hirnarteriosklerose auf morphologischer Basis erlauben wegen der zahlreichen Parameter, die in den sozio-ökonomischen und sozio-kulturellen Faktoren auseinandergehalten werden sollten, keine Aussage. Für die Bewertung der statistisch erfaßten Sterblichkeitsursachen sind die im Totenschein angegebenen Diagnosen wie Schlaganfall, Hirnblutung, Hirnerweichung, Hirnarteriosklerose, senile Sklerose, usw., schwer voneinander abzugrenzen (BERKSON u. STAMLER, 1965).

In einer Gruppe von 1 134 Männern konnten LOEWENSON et al. (1971) keine Korrelation zwischen dem Grad der Hirnarteriosklerose und der physischen Aktivität im Beruf finden. Während bei Männern keine Korrelation zwischen Einkommenshöhe und Hirnarteriosklerose festgestellt werden konnte, zeigten die Frauen der niederen Einkommensgruppen eine leicht höhere Intensität arteriosklerotischer Veränderungen in den Hirngefäßen. Ebenfalls leicht erhöht ist die Hirnarteriosklerose bei männlichen Stadtbewohnern, während Frauen keine Unterschiede zeigen.

Zusammenfassend läßt sich sagen, daß statistisch signifikante Relationen zwischen den eben genannten Faktoren und dem Vorkommen von Arteriosklerose nicht ohne weiteres zu ätiologischen oder pathogenetischen Schlußfolgerungen gebraucht werden können. Es kann nämlich sein, daß über ein drittes Bindeglied eine Koinzidenz stattfindet, weil sowohl der betreffende epidemiologische Faktor als auch die Arteriosklerose von ihm abhängen.

## g) Nikotin, Streß

Während das hohe Risiko, das die starken Zigarettenraucher gegenüber Nichtrauchern, Exrauchern oder Pfeifen- oder Zigarrenrauchern für das Auftreten eines Myokardinfarktes zeigen, eindeutig bewiesen ist, konnte eine solche Risikoerhöhung für die zerebrovaskulären Erkrankungen bis jetzt nicht mit Sicherheit bewiesen werden. HAMMOND (1966) fand eine leichte Zunahme der Mortalität von zerebrovaskulären Erkrankungen bei Zigarettenrauchern verglichen mit Nichtrauchern (Quotient 1,30). DORN (1964) fand einen Quotienten von 1,33. STEINMANN (1966) fand keinen signifikanten Einfluß des Zigarettenrauchens im Vorkommen von zerebrovaskulären Erkrankungen. KANNEL et al. (1965) berichten für Männer einen leichten Trend für die Assoziation zwischen Zigarettenrauchen und Hirninfarkt. Wegen der niedrigen Zahlen konnte keine statistische Signifikanz erhoben werden. KATSUKI und HIROTA (1966) fanden keine Signifikanz. Demgegenüber stellte HEYDEN (1969) in einer Gruppe von 73 Patienten mit chirurgisch festgestellter extrakranieller Thrombose fest, daß 77% der ersten Gruppe starke Zigarettenraucher waren. Nur 6 Patienten waren Nichtraucher, der Rest war Pfeifen- oder Zigarrenraucher. Bei den Kontrollpatienten waren viel weniger Zigarettenraucher und mehr Nichtraucher oder Pfeifen- und Zigarrenraucher ($P < 0,025$). HEYDEN führt die Diskrepanz zwischen der von ihm gefundenen hohen Signifikanz und den Ergebnissen in der Literatur auf das unterschiedliche Alter der untersuchten Kollektive zurück.

Nach neueren Untersuchungen soll Nikotin über einen Katecholamin-Anstieg zu einer Vermehrung der freien Fettsäuren und zu einer Steigerung der Thrombozytenadhäsivität führen.

Der Nikotin-Streß mit 26% Steigerung des Noradrenalins und 46% der nichtveresterten Fettsäuren (NFS) ist das Modell eines „stillen Stresses". Er wird von keiner Muskelaktion gefolgt und entspricht dem Streß, der immer häufiger unter modernen Zivilisationsbedingungen erlebt wird. Nur der stille Streß korreliert mit der Schwere der Arteriosklerose (KLENSCH, 1966). Mit ihm kontrastiert der tätige Streß, z.B. Arbeit, bei der das Noradrenalin um 110% ansteigt, aber die NFS unter die Ruhewerte sinken. Die Vermehrung der NFS ist nach ALBRINK (1961) diejenige, die von allen Lipiderhöhungen im Blut am engsten mit arteriosklerotischen Frühveränderungen korreliert. Der Streß wird als Hauptkomponente der Wirkungsmechanismen angesehen, die zu Unterschieden im Vorkommen der Arteriosklerose bei verschiedenen Berufen und sozialen Gruppen führen.

## 7. Arteriosklerose der Hirngefäße bei Tieren

### a) Spontane Veränderungen

Seit IGNATOWSKI (1909) die Entstehung von Veränderungen in der Aorta von Kaninchen, die mit Fleisch, Milch und Eiern gefüttert wurden, zeigte, sind viele Arbeiten über die Fütterungsarteriosklerose bei kleinen Labortieren veröffentlicht worden. Demgegenüber sind systematische Kenntnisse über die spontane Arteriosklerose bei größeren Tieren erst 45 Jahre später mit einer Studie von GOTTLIEB und LALICH (1954) über 2000 Aorten von im Schlachthof geschlachteten Schweinen erhoben worden. Die Arteriosklerose der Hirnarterien bei Tieren ist, mit vereinzelten Ausnahmen, erst später und in wenigen Arbeiten behandelt worden. Trotz des ausgiebigen Gebrauchs von Affen in der experimentellen medizinischen Forschung wurde eine spontane Arteriosklerose der Hirngefäße bislang nur bei Schimpansen beschrieben (STEHBENS, 1963; ANDRUS et al., 1968; LUGINBÜHL u. DETWEILER, 1968; STOUT u. LEMMON, 1969).

FRANKENHAUSER et al. (1965) haben bei 8–12jährigen Schweinen Arteriosklerose der Hirngefäße beobachtet, die derjenigen der Menschen nahekommt, allerdings mit wenigen Schaumzellen und extrazellulärem Fett. Bei einer Gruppe von 18 Schweinen zwischen 1 und 6 Jahren fanden sie nur gelegentlich fibröse Veränderungen der Intima und ein einziges Mal einen fibrösen Plaque bei einem 4jährigen Tier. LUGINBÜHL et al. (1965) fanden beim Schwein spontane Arteriosklerose der Hirnarterien, vor allem in den Aa. cerebri media und anterior, etwas weniger in der Cerebri posterior und kaum in der Basilaris. Die Veränderungen sind prinzipiell gleich wie bei den Gefäßen der übrigen Organe, aber im Gegensatz zu den letzteren führen sie zur Einengung wegen stärkerer Beteiligung des Bindegewebes. GETTY (1965) und ZUGIBE (1965) fanden ähnliche Befunde, dazu noch Plaques in der Basilaris.

Bei Hunden ist die Arteriosklerose im Gegensatz zu der Intimafibrose selten. In einigen Fällen jedoch, bei alten Hunden mit hochgradiger Atrophie der Schilddrüse und Fettsucht (LUGINBÜHL et al., 1965), kann sie hochgradig auch in den Hirngefäßen vorkommen. Bei Pferden findet man Fibrose der Intima, Media und Adventitia, aber keine Arteriosklerose.

Über die Gehirnarteriosklerose bei Vögeln, bei denen die spontane Arteriosklerose der Aorta und anderer Gefäße sehr verbreitet ist, liegen nur spärliche Befunde vor. MIDDLETON (1965) fand bei über 10 Wochen alten Truthähnen arteriosklerotische Plaques in allen Aorten und in einem Teil der Koronargefäße. Die zerebralen Gefäße wurden untersucht, aber keine Arteriosklerose festgestellt. SILLER (1965) sah beim Huhn, auch bei ganz alten Tieren, keine Veränderungen in den Hirngefäßen. SCHEIDEGGER (1945) beschrieb bei einem alten Raubvogel eine Arteriosklerose der kleinen Hirngefäße, die aber keine der größeren Arterien befallen hatte.

### b) Experimentelle Veränderungen

In der Mehrzahl der Arbeiten über experimentelle Arteriosklerose wurden die Hirngefäße nicht untersucht. Auch dann, wenn sie erwähnt werden, handelt es sich oft allein um die extrakranielle Karotisstrecke, die häufiger überprüft wurde. Bei der Durchsicht der Literatur gewinnt man den Eindruck, daß die intrakraniellen Gefäße weniger anfällig für verschiedene experimentelle Methoden zur Erzeugung der Arteriosklerose sind.

Bei der Fütterungsarteriosklerose des Kaninchens bleiben die Hirnarterien frei (ANITSCHKOW, 1933; DUFF, 1935; POLLAK, 1945; BLUMENTHAL, 1956a, b, c, d). Nur die Gefäße des Plexus chorioideus können Veränderungen aufweisen (VERSE, 1925; HUEPER, 1944). ALTSCHUL (1946) hat neben dem Plexus chorioideus Schaumzellen in den weichen Häuten und um die Kapillaren der paraventrikulären suprachiasmatischen Areale gefunden. In der bei Affen durch Pyridoxin-Mangel erzeugten Arteriosklerose (RINEHART u. GREENBERG, 1951) konnte keine Beteiligung der Karotiden festgestellt werden.

TAYLOR (1965) fand bei Rhesusaffen, gefüttert mit einer cholesterinreichen Diät, in den Spätstadien atheromatöse Veränderungen der Hirngefäße. Demgegenüber zeigten ANDRUS et al. (1968) bei vier Kontrollen und 10 weiteren Schimpansen, denen eine 12monatige Diät gegeben wurde, daß bei den übrigen Gefäßen des Körpers die fett- bzw. cholesterinreiche Diät einen Einfluß auf das Vorkommen der Arteriosklerose hatten, dies jedoch für die Hirnarterien nicht zutraf. Bei allen Kontrolltieren waren nämlich arteriosklerotische Veränderungen der Hirngefäße vorhanden und wenn bei den der Diät unterzogenen Tieren Veränderungen vorkamen, waren sie so alt, daß sie nicht auf die Diät zurückgeführt werden konnten. BULLOCK et al. (1969) fanden ebenfalls bei atherogener Diät bei Cebus albifrons Affen die intrakraniellen Gefäße frei.

Bei Hunden haben STEINER und KENDAL (1946) sowie SUZUKI (1972) eine Arteriosklerose der Hirngefäße nach Fütterung mit Cholesterin und Thiourazil festgestellt. Sie ist aber nicht mit Sicherheit von der spontanen Arteriosklerose, wie sie bei Hunden beschrieben worden ist (FRANKHAUSER et al., 1965; LUGIN-BÜHL et al., 1965), zu unterscheiden. Hunde, die mit Cholesterin-Thiourazil während 6 Monaten gefüttert wurden, zeigten arteriosklerotische Plaques in den Karotiden (BEVANS et al., 1951a). Wenn sie anschließend eine normale Diät erhielten, waren die Plaques nach 3–4 Monaten verschwunden (BEVANS et al., 1951b). Andere Autoren haben bei der gleichen Diät arteriosklerotische

Veränderungen der extra- und intrakraniellen Hirnarterien z.T. mit Gefäßverschlüssen und Erweichungen im Gehirn festgestellt. IMAI und THOMAS (1968) berichten über arteriosklerotische Veränderungen der A. cerebri media bei Miniaturschweinen nach 160 Tagen Fütterung mit atherogener Kost.

Eine besondere Art von experimenteller Arteriosklerose wird durch die Endarteriektomie bzw. durch die Transplantation synthetischer Gefäß-,,Grafts" erzeugt. Zwischen 1 und 4 Jahren nach der Operation fand man in 40% der Fälle bei der Aorto-Iliaco-Endarteriektomie Spätstenosen. In 4 Fällen kam es zu regelrechter Okklusion und die makro- und mikroskopischen Untersuchungen zeigten Veränderungen, die dem typischen Bild der arteriosklerotischen Plaques entsprachen. Sie waren umschriebener und ließen dazwischen freie Stellen, was darauf zurückzuführen ist, daß in breiteren Gebieten keine Intima gebildet wurde, sondern nur eine Schicht Fibrin, die der Pseudointima bei Kunststoffimplantationen ähnelt (UPSON, 1963; SZILAGYI et al., 1964). Ähnliche Veränderungen bei der immer häufiger angewandten Karotis-Endarteriektomie wurden bis jetzt nicht beschrieben.

Für den Vergleich zwischen arteriosklerotischen Gefäßveränderungen bei Mensch und Tier muß bedacht werden, daß es sich bei der menschlichen Arteriosklerose um einen Prozeß mit verschiedenen Stadien handelt, die unterschiedliche morphologische Erscheinungsbilder bieten. Die Frage muß daher lauten, ob die experimentelle oder spontane Arteriosklerose bei einem Tier irgendeiner der bei der menschlichen Arteriosklerose möglichen morphologischen oder pathologischen Veränderungen entspricht. Bei der breiten Konstellation ätiopathogenetischer Faktoren der Arteriosklerose ist anzunehmen, daß nur beim ,,Gleichgewicht der Faktoren" ihr geläufiges morphologisches Bild entstehen kann. Neben der einseitigen Betonung eines einzelnen Faktors innerhalb der pathogenetischen Konstellation ist die Zeitverkürzung in der Entwicklung der Veränderungen wichtig. Die ,,Inkubationsperiode" kann von mehreren Jahrzehnten beim Menschen auf wenige Jahre beim Tier reduziert werden, aber auf keinen Fall auf Monate oder gar Wochen. Wenn einer der Faktoren sehr verschoben wird – z.B. das Cholesterin der arteriosklerotischen Kaninchen ist 6–8mal höher im Serum als bei dem Durchschnitt der arteriosklerotischen Menschen – spielen die anderen Faktoren keine oder eine geringe Rolle. Durch die einseitige Faktorialität entsteht auch eine Verschiebung in dem Verteilungsmuster und im morphologischen Substrat.

## II. Hypertonische Hirnerkrankung

Unter der hypertonischen Hirnerkrankung werden sowohl die der Hypertonie eigentümlichen Gefäßwandveränderungen als auch ihre Folgen für das Gehirn subsumiert.

Klinisch stellt die hypertonische Hirnerkrankung diejenige Erscheinung von seiten des ZNS dar, die innerhalb der mit Bluthochdruck einhergehenden Grundleiden auftreten. Letzteres kann jedes Krankheitsbild sein, das mit Bluthochdruck einhergeht. Am häufigsten ist es die essentielle, an zweiter Stelle die renale Hypertonie. Beim Cushing-Syndrom und beim Phäochromozytom kommt ein durch die Hirnerkrankung bestimmter Verlauf ebenfalls vor. Die hypertonische Hirnerkrankung tritt vorwiegend im mittleren Lebensalter und am Übergang zum höheren Lebensalter auf. Innerhalb der Erblichkeitsbedingungen der essentiellen Hypertonie, deren Komplex sich einfach-dominant verhält, gibt es in manchen Fällen, aber nicht in allen, Anhalt dafür, daß auch die durch die Hirnerkrankung bestimmte Verlaufsform erbgebunden ist (QUANDT, 1969).

## 1. Hypertonische Hirngefäßerkrankung

Die hypertonische Hirngefäßerkrankung läßt sich trotz der vorhandenen Beziehung zur Arteriosklerose als selbständige nosologische Einheit aus verschiedenen Gründen von dieser abgrenzen:

a) Der Hochdruck ist der pathogenetische Hauptfaktor bei den hypertonischen Gefäßerkrankungen, aber nur einer der Risikofaktoren bei der Arteriosklerose.

b) Die Gefäßveränderungen bei der Hypertonie lokalisieren sich vordergründig in den Arteriolen, die bei der Arteriosklerose selten erfaßt werden.

c) Die Art der Gefäßveränderungen bei der Hypertonie unterscheidet sich deutlich von den arteriosklerotischen Läsionen, und sie können unabhängig von diesen auftreten.

d) Die Folge der hypertonischen Hirngefäßerkrankung unterscheidet sich ebenfalls von derjenigen der Arteriosklerose.

Wegen der statistisch gezeigten Anhäufung der Fälle von Arteriosklerose in den Gehirnen mit hypertonischen Gefäßerkrankungen sind einige Autoren der Meinung, daß die vorhandenen histopathologischen Unterschiede nicht ausreichen, um beide Angiopathien als getrennte Krankheiten anzusehen (ARAB, 1959). Dabei wird übersehen, daß beide Erkrankungen deswegen häufig zusammenkommen, weil die Hypertonie eine akzelerierende Wirkung auf die Entwicklung der Arteriosklerose ausübt, unabhängig davon jedoch zu Veränderungen führt, die mit denjenigen der Arteriosklerose nicht gleichzusetzen sind.

Die wesentlichen Veränderungen der Hirngefäße bei der Hypertonie sind: Mediahypertrophie, Hyalinose, Miliaraneurysmen und Blutungen. Diese verschiedenen Manifestationen der hypertonischen Gefäßwandläsion kommen meistens, aber nicht immer gemeinsam vor.

### a) Mediahypertrophie

Wie in den übrigen Gefäßprovinzen (SCHÜRMANN u. MCMAHON, 1933) findet man bei der Hypertonie häufig auch eine Mediahyperplasie der großen basalen und der kleinen extra- und intrazerebralen Arterien (Abb. 150a). Diese Erscheinung erlaubt dem erfahrenen Untersucher die Diagnose eines Hochdruckleidens u.U. auch dann, wenn weitgehende Gefäßschäden noch fehlen (ULE u. KOLKMANN, 1972).

Nach ROTTER et al. (1955) sollen bei der genuinen Hypertonie vornehmlich die elastischen Gewebselemente hyperplastischen Umwandlungen unterliegen, während bei renalen Formen vorwiegend muskuläre Hyperplasien zu beobachten sind. Man findet die Mediahypertrophie vor allem bei jugendlichen Hypertonikern sowie bis zum 5. und 6. Lebensjahrzehnt. Ältere Hypertoniker zeigen in der Regel keine Verdickung der Wand, sondern eine Erweiterung der Gefäße, die auf ein Nachgeben der Elastica interna und einer Zunahme der kollagenen

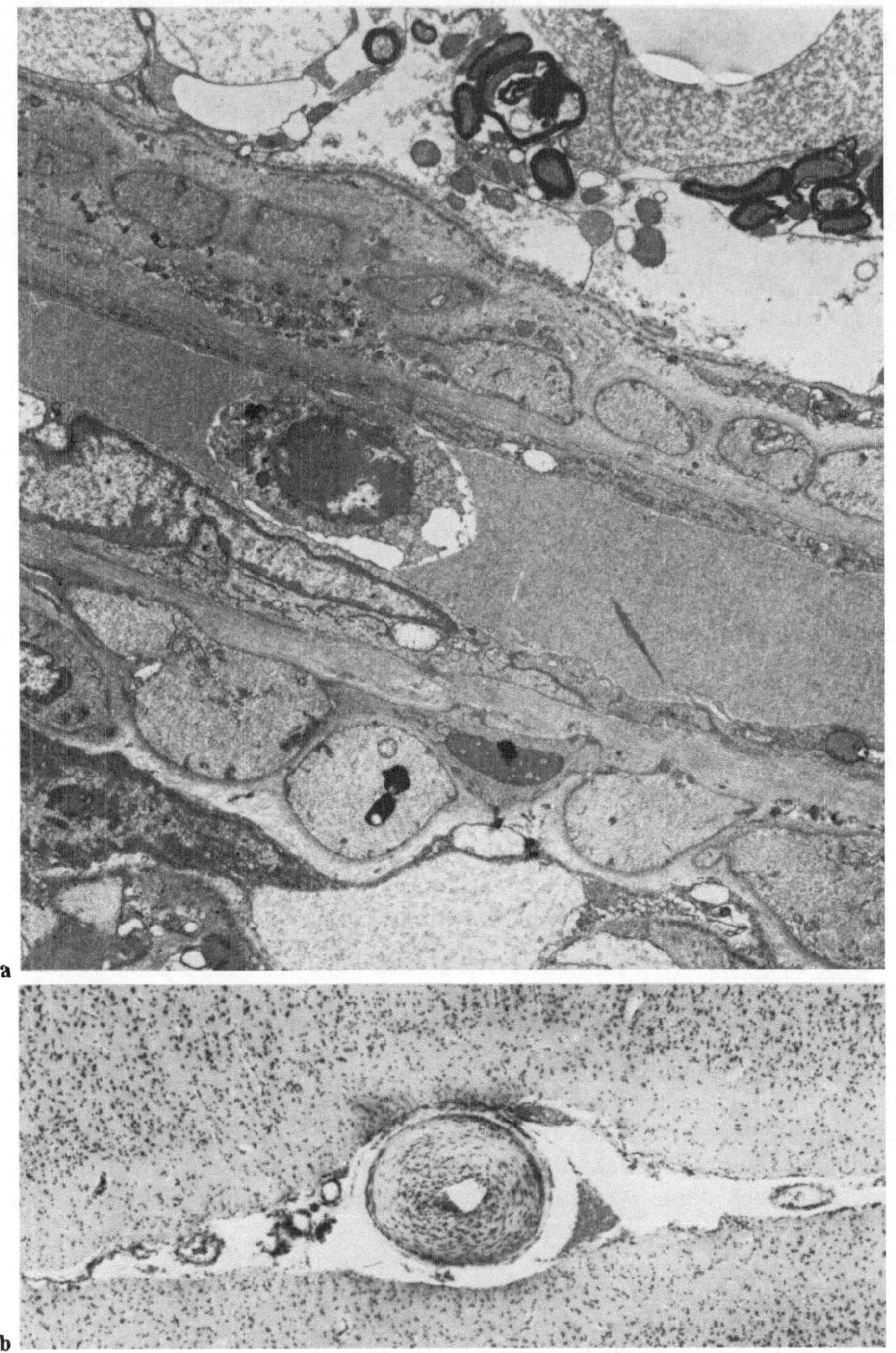

**Abb. 150. a** 69jähriger Patient, Hypertonie. Tunica media einer kleinen Arterie in der Konvexität. HE. × 60. **b** 47jähriger Patient. Hypertonie. Ungleichmäßige Hypertrophie der Muskelzellen in der Tunica media einer Arteriole der Parietalrinde. Frühphase der Hyalinose mit Erweiterung des subendothelialen Raumes. × 5000

Fasern in der Media zurückzuführen sind. Elektronenmikroskopisch erkennt man eine Hypertrophie der einzelnen Muskelzellen, gelegentlich mit beginnender Hyalinose (Abb. 150b). In der experimentellen Hypertonie der Ratte fanden SPIRO et al. (1965) elektronenmikroskopisch eine Einwanderung der hypertrophischen Muskelzellen in der Intima zwischen Endothel und Elastica interna.

Die Mediahyperplasie besitzt keinen eigentlichen Krankheitswert. Sie repräsentiert einen noch physiologischen Adaptationsvorgang an die verstärkte, hochdruckbedingte Gefäßwandbelastung. Es handelt sich um eine Arbeitshyperplasie. *Biegungen und Abknickungen* der Karotiden und der Basilaris kommen bei hypertensiven Patienten gehäuft vor. BAUER et al. (1961) fanden einen Rückgang dieser Veränderungen durch einfache Reduktion des Hochdruckes.

### b) Hyalinose

Am konstantesten unter den morphologischen Veränderungen findet man die Hyalinose. Sie kann auch in leichteren Hypertoniefällen vorhanden sein. Im Gehirn kommt sie in der Regel ohne einen vorangegangenen, meistens länger dauernden Hochdruck nicht vor. Allerdings handelt es sich um kein obligates Phänomen (ZOLLINGER, 1950; QUANDT, 1962). ROTHEMUND und SUDO (1969) fanden sie nur bei etwa 50% der Hypertoniker, KINCAID-SMITH et al. (1958) noch seltener.

Die Abtrennung der Hyalinose von der Arteriosklerose machten u.a. JORES (1924), BEITZKE (1931) und WESTPHAL (1939). Eine Einordnung als Standortvariante der Arteriosklerose postulierten JAKOB (1927), RÜHL (1929), NEUBÜRGER (1930), HILLER (1936), BÖHNE (1931) und HÜCK (1938). Die endgültige morphologische Abgrenzung erfolgte vornehmlich durch SCHOLZ und NIETO (1938) sowie SPATZ (1939), SCHEINKER (1940) und ANDERS und EICKE (1941). Trotzdem werden Arteriosklerose und Hyalinose der Hirngefäße von einigen Autoren miteinander verwechselt (FISHER, 1969).

Die Hyalinose befällt auch im ZNS hauptsächlich die Arteriolen und wurde daher im Rahmen der Veränderungen der Mikrozirkulationsgefäße eingehend behandelt (s.S. 12).

An den großen Stämmen und Basisästen haben ANDERS und EICKE (1941) die Hyalinose nie beobachtet, in der Konvexität erst nach der Teilung in kleine Äste. In den großen Stammganglienzweigen im Nucleus-dentatus-Gebiet haben sie gelegentlich Hyalinose und Arteriosklerose benachbart gefunden.

Angionekrose, Arteriolonekrose bzw. fibrinoide Nekrose werden z.T. als Synonym für Hyalinose gebraucht (s.S. 17), aber auch von einigen Autoren als zweite Form der hypertonischen Gefäßerkrankung des Gehirns angesehen, die sich durch meist sektorförmige Nekrosen der Gefäßwand auszeichnet (STAEMMLER, 1927; STOCHDORPH u. MEESSEN, 1957; ARENDT u. BACHMANN, 1966). In den Hirngefäßen ist die Hyalinose jedoch keine obligate Begleiterscheinung der Hypertonie. ROTHEMUND und FRISCHE (1973) konnten sie nur in 133 von 281 Gehirnen von Hypertonikern feststellen. Man kennt Patienten mit jahrelang hohen diastolischen Werten, deren ZNS von Gefäßveränderungen verschont bleibt (ZOLLINGER, 1950; QUANDT, 1962; STOCHDORPH, 1973). Andererseits wurde Hyalinose bei Patienten festgestellt, bei denen weder eine Hypertonie noch eine Herzhypertrophie vorhanden war.

Allerdings ist eine zuverlässige Aussage über das Fehlen einer Hypertonie nicht immer gewährleistet. Einmal, weil oft nur eine erst kurz vor dem Tode aufgestellte Anamnese vorhanden ist und zum anderen, weil die unteren Grenzen einer Hypertonie bei verschiedenen Autoren nicht einheitlich festgesetzt sind. Als morphologisches Zeichen der Hypertonie gelten die arteriosklerotische Schrumpfniere sowie eine Herzhypertrophie ohne Vorliegen eines Herzfehlers. Letzteres kann jedoch bei älteren Patienten durch eine sekundäre Atrophie maskiert werden. Aus allen diesen Gründen ist anzunehmen, daß die Zahl der Fälle normotensiver Patienten mit Hyalinose, wenn vorhanden, viel niedriger ist, als von einigen Autoren angegeben wird (STEHBENS, 1972).

Von zehn klinischen Faktoren wie Dauer, Höhe und Art des Hochdruckes, Alter, Geschlecht und verschiedene Erkrankungen, die geprüft wurden, zeigte nur die Dauer der Hypertonie einen signifikanten Einfluß auf die Entstehung der Hyalinose (ROTHEMUND u. FRISCHE, 1973).

Die von KOJIMAHARA und OONEDA (1970) beschriebenen Veränderungen der A. cerebri media bei hypertensiven Ratten entsprechen eher denen, die in größeren Arterien bei Mediahypertrophie zu erwarten sind, als einer Hyalinose von Arteriolen.

Bei einer akuten Erhöhung des Blutdruckes treten *Störungen der Bluthirnschranke* auf. HÄGGENDAL und JOHANSSON (1971) führen das nicht auf schon vorhandene Verdickungen der Arteriolenwand zurück, da es sich um akute Experimente handelt, sondern auf die Unmöglichkeit des Einsetzens der autoregulatorischen Mechanismen, wenn eine zu kurze Zeit zur Verfügung steht. ECKSTRÖM-JODAL et al. (1975) zeigten, daß die Störungen der Bluthirnschranke zumindest 1–2 Std nach der Rückkehr zum normalen Blutdruck andauern. CONSTANTINIDES und ROBINSON (1969) führen die Steigerung der Permeabilität bei klinischer und experimenteller Hypertonie auf eine Öffnung der interzellulären Schlußleisten des Endothels zurück. Eine weitere Möglichkeit, die Änderungen der Bluthirnschranke zu erklären, sind die hypertensiv erzeugten *Vasospasmen* (s.S. 125) (FOG, 1939; BYROM, 1954; MEYER et al., 1959; ROSENBLUM u. DONNENFELD, 1966). DINSDALE et al. (1975) konnten in ihren Untersuchungen mit Kaninchen, bei denen ein Hochdruck durch Angiotensin erzeugt wurde, zeigen, daß die Veränderungen der Bluthirnschranke in der Grenzzone zwischen den Durchblutungsgebieten der Hirnarterien besonders ausgeprägt waren. Ob es sich dabei um Besonderheiten der anatomischen Beziehungen der Mikrogefäße oder der Innervation der Arteriolen in dieser Zone handelt, ist noch nicht geklärt worden.

### c) Miliaraneurysmen

GULL (1859) hat als erster die Miliaraneurysmen beschrieben. Bekannt wurden sie durch CHARCÔT und BOUCHARD (1869), die sie für die intrazerebrale Massenblutung verantwortlich gemacht haben. COLE und YATES (1967a) fanden sie bei 46% der hypertonischen Patienten, aber nur bei 7% der normotonischen. Ihre Zahl nimmt mit dem Alter zu (YATES, 1970).

Miliaraneurysmen kommen meistens im subkortikalen Marklager, besonders im Okzipitalhirn sowie im Putamen, Pallidum und Thalamus und weniger häufig im Kaudatus und der inneren Kapsel vor. DINSDALE (1964) findet sie besonders häufig in der Brücke und im Kleinhirn, während COLE und YATES (1967b) sie selten an diesen Stellen gefunden haben. Sie erreichen einen Durchmesser von 300 μ bis zu 2 mm, können zu mehreren in einer einzigen Arteriole vorkommen und finden sich häufig in der Gabelung der Gefäße (MATSUOKA, 1952; RUSSELL, 1963; DINSDALE, 1964; MARGOLIS, 1966). Bei der Untersuchung von Gehirnen hypertensiver Patienten, die mit Tusche perfundiert wurden, haben IGLESIAS-ROZAS et al. (1978) Miliaraneurysmen ebenfalls bei Kapillaren feststellen können (Abb. 151a).

Gefäße mit miliaren Aneurysmen zeigen eine starke Hyalinose und eine verdünnte Media. Die Wand des Aneurysmas besteht aus hyalinem und kollagenem Gewebe, die Media und die Elastica interna hören meistens im Eingang des aneurysmatischen Sackes auf. GREEN (1930) fand eine Fettablagerung in der Gefäßwand und auch in der Wand der Miliaraneurysmen. Eine zweite Art arteriolärer Aneurysmen (Abb. 151b) zeigt eine Verdünnung der Gefäßwand ohne nennenswerte fibrotische Reaktion (IGLESIAS-ROZAS et al., 1978). In einigen Aneurysmen finden sich große Mengen von Fibrin und Erythrozyten in der Wand des Aneurysmasackes. Gelegentlich finden sich auch Granulozyten und Makrophagen sowie in der äußeren Hälfte der Aneurysmawand und dem umgebenden Hirngewebe Pigmentkörperchenzellen und eine leichte Gliose. Aus diesem Grunde wurde von einigen Autoren zumindest ein Teil der Miliaraneurysmen als Folge der Organisation perivaskulärer bzw. dissezierender Blutungen angesehen und von den „echten Aneurysmen" abgegrenzt (ELLIS, 1909; PICK, 1910, SHENNAN, 1915; ZÜLCH, 1970; FISHER, 1972). Von anderen Autoren wird die segmentale Lokalisation der Hyalinose als der wichtigste pathogenetische Mechanismus angesehen. Die Hyalinose betrifft meist die gesamte Zirkumferenz des Gefäßrohres, aber nicht die gesamte Gefäßstrecke, sondern immer nur kurze Abschnitte. Die befallenen Abschnitte erleiden durch die hyaline Umwandlung eine erhebliche Strukturschwäche, die zu umschriebenen Ektasien mit Bildung miliarer Aneurysmen führt.

Die Miliaraneurysmen sind häufig thrombosiert und nach Organisation des Thrombus im Endstadium erscheinen sie häufig als kollagene oder hyaline Kugeln.

Die pathogenetische Beziehung der miliaren Aneurysmen zur hypertensiven Massenblutung ist im Laufe der Jahre von einer Reihe von Autoren postuliert worden (GULL, 1859; CHARCOT u. BOUCHARD, 1869; ELLIS, 1909; PICK, 1910; BEITZKE, 1936; MATSUOKA, 1952). Andere Autoren verneinen eine solche Beziehung (TURNER, 1882; SHENNAN, 1915; CAPPELL, 1958). Bei hypertensiven Kaninchen konnte SANTOS-BUCH (1975) die Bildung von Miliaraneurysmen in Gehirn und Iris, die den intrazerebralen Miliaraneurysmen von CHARCOT und BOUCHARD ähneln, feststellen. Er findet weiterhin eine deutliche Korrelation zwischen dem Vorkommen von Miliaraneurysmen und Massenblutungen.

ROSS RUSSELL (1970) analysierte die Faktoren, die erklären könnten, warum Miliaraneurysmen nur im Gehirn vorkommen. Eine sichere ursächliche Beziehung besteht zwischen den Miliaraneurysmen und der Entstehung von Kugelblutungen.

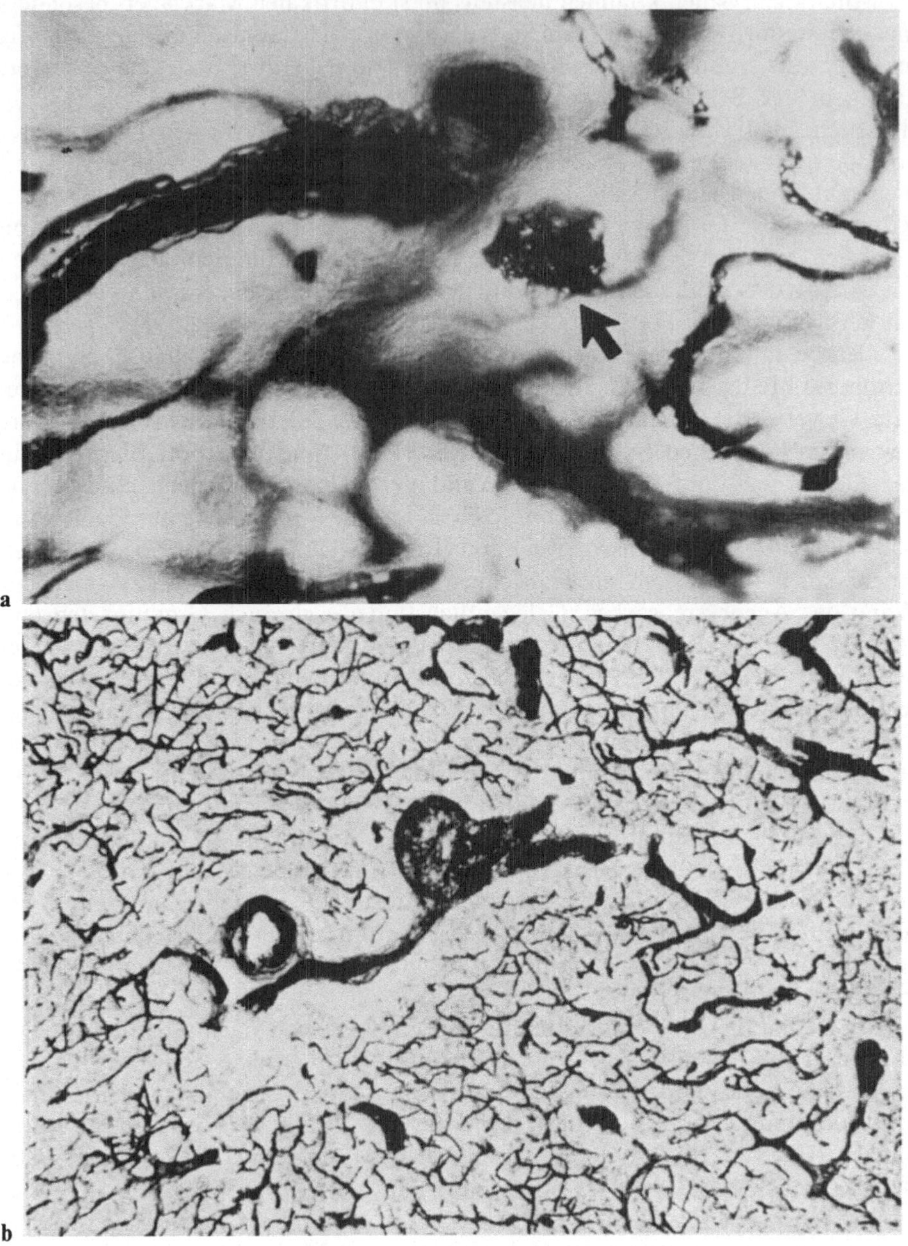

**Abb. 151a u. b.** 63jährige Patientin. Hypertonie. Massenblutung im Bereich der Capsula externa rechts. Postmortale Tuscheperfusion. Gefrierschnitte. **a** Kapillaraneurysma (*Pfeil*). × 200. **b** Aneurysma in einer Arteriole. × 80

### d) Kugelblutungen

HILLER (1935) machte auf das Vorkommen von Kugelblutungen in der Hirnrinde von Hypertonikern als Miniaturform der Massenblutung aufmerksam. Weitere Autoren haben sie als Folge der Hypertonie hervorgehoben und in Beziehung mit der Massenblutung gebracht (SPATZ, 1939; ANDERS u. EICKE, 1941). Von den hypertonischen Kugelblutungen sind die diapedetischen Blutungen (Scheibenblutungen), die gelegentlich als Kugelblutungen bezeichnet werden (NORDMANN, 1957), abzugrenzen. Im deutschen Schrifttum werden Blutungen von wenigen Millimetern bis maximal einem Zentimeter als Kugelblutung bezeichnet und von den mittelgroßen Blutungen bis 3 cm Durchmesser, die vorwiegend an der Grenze zwischen Mark und Rinde vorkommen, abgegrenzt. Die Angelsachsen machen zwischen kleinsten und mittelgroßen Blutungen keinen Unterschied. ANDERS und EICKE finden Übergänge von den mittelgroßen Massenblutungen zu den Kugelblutungen. Pathogenetische Beziehungen mit der Hypertonie bestehen nur bei den echten Kugelblutungen, die mittelgroßen subkortikalen Blutungen kommen dagegen viel häufiger bei Leukämie vor. Die Kugelblutungen kommen besonders in der Rinde mit Bevorzugung des Okzipitallappens (ARAB, 1959) und in den Stammganglien, seltener im Nucleus-dentatus-Gebiet, im Kleinhirn und in der Brücke vor. Im Markweiß fehlen sie ganz. Große und mittelgroße Blutungen sind dagegen in der weißen Substanz (besonders an der Rindenmarkgrenze) nicht selten. Die Mehrzahl der Statistiken über primäre intrazerebrale Blutungen berücksichtigen weder die Kugel- noch die mittelgroßen Blutungen.

Die Kugelblutungen zeigen ein meist rundes oder leicht ovales Profil (Abb. 152) und grenzen sich von dem umgebenden Gewebe scharf ab, das meistens frei von diapedetischen Begleitblutungen ist. Sie können zu mehreren in verschiedenen Arealen des Gehirns vorkommen, meistens sind sie aber vereinzelt oder werden zu zweien oder dreien in einem Gehirn gefunden, und zwar in ganz verschiedenen und voneinander entfernten Arealen. Während kleine Zysten als Restzustände mittelgroßer Blutungen häufig an der Grenze zwischen Mark und Rinde festgestellt werden können, sind Restzustände von Kugelblutungen in der Rinde als noch kleinere rostbraune Herdchen mit bloßem Auge kaum festzustellen.

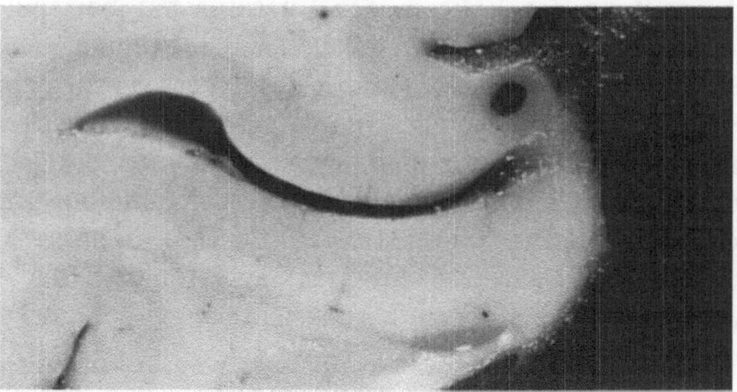

**Abb. 152.** 56jährige Patientin. Hypertonie. Herzinsuffizienz. Kugelblutung im Temporallappen

Für ANDERS und EICKE (1941) sind die Kugelblutungen Parallelerscheinungen der großen Massenblutungen und nicht Folgeerscheinungen derselben, da in der Nähe großer Massenblutungen Diapedeseblutungen, aber nicht oder nur selten echte Kugelblutungen gefunden werden. Sie beweisen anhand von zahlreichen Kontrollfällen mit den verschiedensten Krankheiten bis 83 Jahre alt, die aber keine Hypertonie hatten, daß die Kugelblutungen ausschließlich Folge der Hypertonie sind. Nach MEESSEN und STOCHDORPH (1975) stellen die Kugelblutungen selten den Hauptbefund in den Gehirnen von Hypertonikern dar. PETERS (1970) konnte sie in einem großen Untersuchungsmaterial nur selten feststellen. ZÜLCH (1971 b) fand Kugelblutungen nur zweimal in 200 Fällen von Massenblutungen.

## 2. Folgen der Hypertonischen Gefäßerkrankung für das Hirngewebe

Die ursächlichen Zusammenhänge zwischen hypertonischer Gefäßerkrankung und Veränderungen im Hirngewebe sind nicht in derselben Eindeutigkeit festzustellen wie die zwischen Hochdruck und Hirnblutung. Die Hauptschwierigkeit liegt darin, daß bei der Mehrzahl der untersuchten Gehirne, vor allem älterer Patienten, hypertonische zusammen mit arteriosklerotischen Gefäßveränderungen vorkommen, und daher formalgenetisch beide Prozesse an der Entstehung der Hirnveränderungen beteiligt sind.

*Erweichungen* in breiteren Versorgungsgebieten kommen auch bei Patienten mit Hypertonie vor (SPATZ, 1939; ANDERS u. EICKE, 1941; ARAB, 1959; PRINEAS u. MARSHALL, 1966; BAUER, 1967; BAKER et al., 1968; ZÜLCH, 1971 a), sind aber Folge der Arteriosklerose.

Aufgrund der bevorzugten Erkrankung der Arteriolen durch den Hochdruck stehen die umschriebenen herdförmigen Auswirkungen im Hirngewebe im Vordergrund. *Elektive Parenchymnekrosen* sind bei der Hyalinose, vornehmlich in der Okzipitalrinde, beschrieben worden (SCHOLZ, 1953 b; GREGORETTI, 1956; ARAB, 1959). Eine direkte topographische Beziehung mit den von der Hyalinose befallenen Arteriolen ist jedoch nicht festzustellen (SCHOLZ, 1953 a; ARAB, 1959).

PENTSCHEW (1934) hat die *granuläre Atrophie der Großhirnrinde* in kausale Beziehung mit der Hypertonie gebracht. LINDENBERG (1939) stellte bei eigenen Fällen und z.T. bei Fällen von PENTSCHEW eine Thrombendangiitis obliterans fest. Eine Überprüfung der Fälle in der Literatur hat bei späteren Autoren (QUANDT, 1962; LIEBEGOTT, 1966) Zweifel an der Berechtigung einer Abgrenzung der Thrombendangiitis obliterans gegenüber der hypertonischen zerebralen Arteriosklerose (s.S. 354) hervorgerufen. Unabhängig davon, welche nosologische Selbstständigkeit der Thrombendangiitis eingeräumt wird, erklärt ihre gelegentliche Kombination mit der Hypertonie einen Teil der Fälle mit granulärer Atrophie bei Hochdruckpatienten (SCHOTTKY, 1943; EICKE, 1957). Auf jeden Fall ist auch hier die Auswirkung der mit der Hypertonie in der Mehrzahl der Fälle assoziierten Arteriosklerose zu berücksichtigen.

Steigt der Hochdruck bei schweren Hypertonikern akut an, so superponiert sich auf die gerade noch ausgeglichene Situation der Durchblutung eine weitere Steigerung des zerebralen Gefäßwiderstandes durch eine Einengung der kleinen Gefäße, die durch Beobachtungen am Tier sich experimentell bis zum Spasmus steigern kann (FOG, 1939; RODDA

u. DENNY-BROWN, 1966a; DINSDALE et al., 1976). Daraus resultiert das Bild der *hypertensiven Enzephalopathie*, die zum ersten Mal von OPPENHEIMER und FISHBERG (1928) beschrieben und von VOLHARD (1931) als „Pseudouremie" bezeichnet wurde. Dabei handelt es sich um Folgen eines Hirnödems (s.S. 206) und auf jeden Fall um einen klinisch unpräzisen Begriff, dessen morphologisches Substrat unklar ist. Sie kann als akute oder subakute Episode in den letzten Wochen oder Monaten vor dem Tode bei einem Teil der hypertonischen Patienten vorkommen. Klinisch bestehen schwere Kopfschmerzen, Krämpfe, Amaurose, Bewußtseinstrübung bis Koma und gelegentlich flüchtige neurologische Ausfälle (ADAMS u. VAN DER ECKEN, 1953). Bei einem Teil der beschriebenen Fälle sollte es sich um „flüchtige ischämische Anfälle" oder „kleine Blutungen" handeln (STEHBENS, 1972).

### a) Status cribrosus

Veränderungen im Hirngewebe, die mit dem Hochdruck in kausalem Zusammenhang stehen, sind die „Kriblüren" oder der Status cribrosus. Sie sind von C. und O. VOGT (1919) als Rarefikation und Resorption des Hirngewebes um ein größeres Gefäß interpretiert und als „Status desintegrationis" bezeichnet worden. Kriblüren finden sich bei Hypertonikern doppelseitig symmetrisch im lateralen unteren Putamen (Abb. 153a). Sie sind flüssigkeitsgefüllt und enthalten stets ein zentrales Gefäß, wodurch sie sich von den Veränderungen des Status lacunaris unterscheiden. Sie bilden sich an der Stelle der Basalganglien, bei der die Arterien eine scharfe Biegung machen (Abb. 153b). Sie kommen auch bei der senilen Involution und sonstigen atrophisierenden Prozessen vor.

Der pathogenetische Mechanismus wird auf die ständig anbrandende, druckerhöhte rhythmische Pulswelle zurückgeführt. Sie wird über die Gefäßwand auf das anliegende Gewebe weitergeleitet, das rhythmisch „zerhämmert" und atrophisch wird (HILLER, 1936; ZÜLCH, 1961). Die Kriblüren mindern den Gegendruck des Gewebes gegen das zentrale Gefäß. Eine Bewertung der Angaben der Literatur wird dadurch erschwert, daß ein Teil der Autoren keine genaue Unterscheidung zwischen Kriblüren und Lakunen macht bzw. beide Bezeichnungen miteinander verwechselt (FERRAND, 1902; FISHER, 1965, 1969). Die Befunde von FISHER (1965) sowie MARX und PABELICK (1970) bei alten Diabetikern, bei denen der Status lacunaris überwiegend mit der Hyalinose vergesellschaftet ist, sind in diesem Sinne zu bewerten. Der Status lacunaris ist jedoch keine Hochdruckfolge, sondern begleitet sowohl die Arteriosklerose als auch die Hypertonie. Vergleichende Untersuchungen über das Vorkommen von Kriblüren und Lakunen bei der Arteriosklerose ohne Hypertonie bzw. umgekehrt, sind nie durchgeführt worden. HUGHES et al. (1954) fanden allerdings bei 15 Hochdruckpatienten mit flüchtigen ischämischen Anfällen multiple Erweichungsherde im Striatum und in 11 Fällen im Thalamus. Kriblüren als Folge der Atrophie können im pathologischen und normalen Senium vorkommen.

### b) Binswanger-Enzephalopathie

BINSWANGER (1894) beschrieb als Erster ein Syndrom, das durch raschen progredienten Verlust der psychischen Funktionen und fokale Ausfallerscheinungen gekennzeichnet ist. Er bezeichnete es als Encephalopathia chronica progressiva subcorticalis. Als anatomisches Substrat fand er eine herdförmige oder

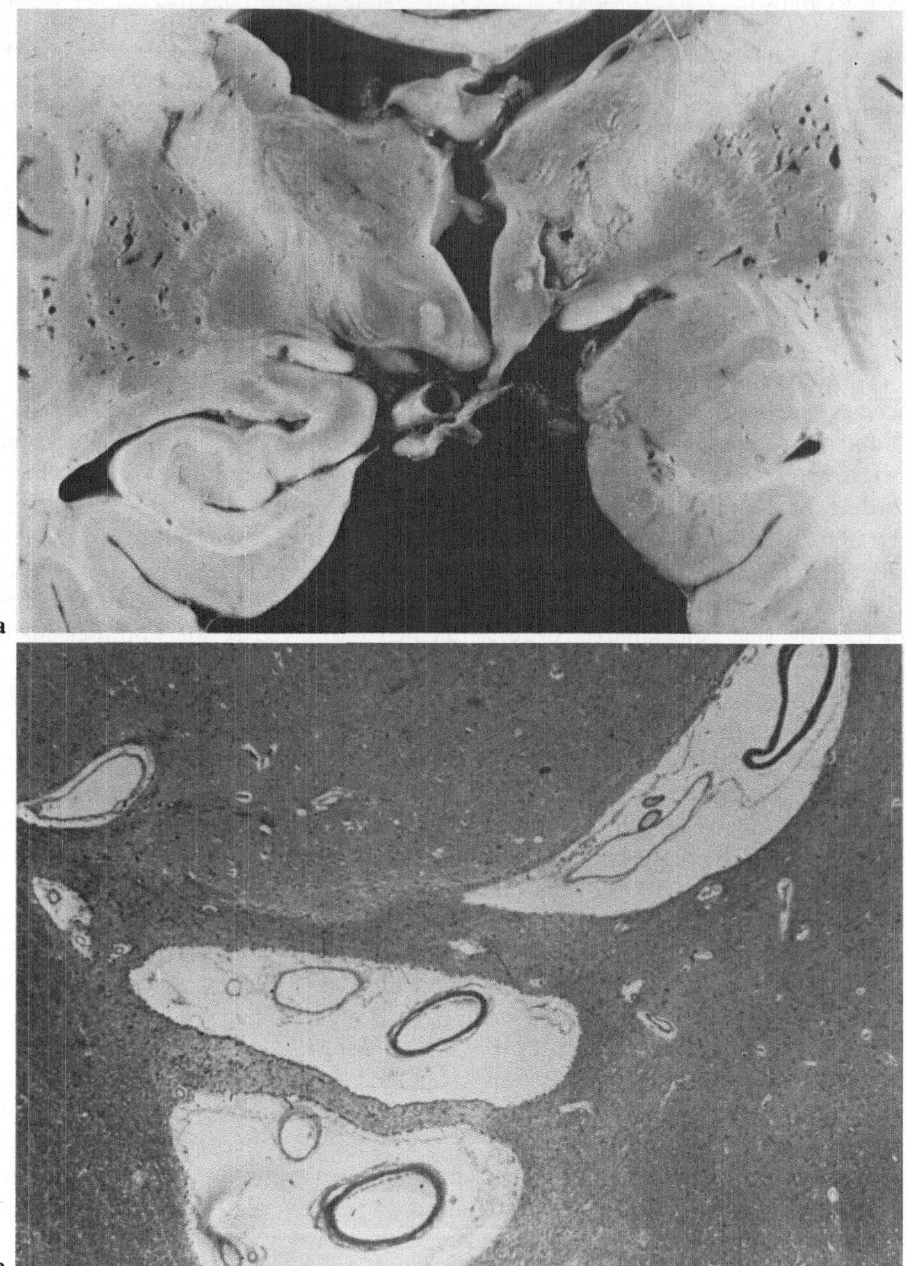

**Abb. 153a u. b.** 66jährige Patientin. Langjährige Hypertonie. Hochgradige Arteriosklerose der basalen Gefäße. Status cribrosus der Stammganglien und Infarkt (Stadium III) in dem vorderen basalen Anteil der Capsula interna. **b** Elastika van Gieson. × 80

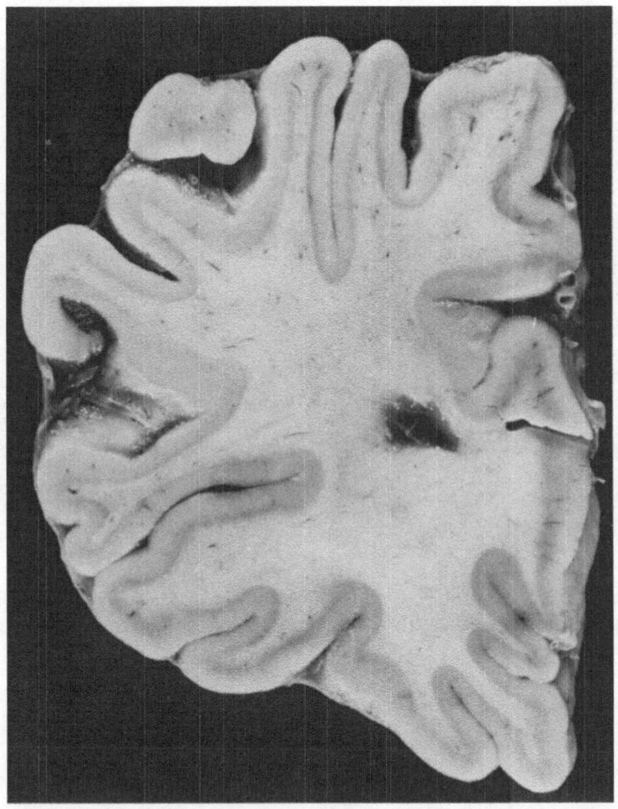

**Abb. 154.** 68jähriger Patient. Hypertonie. Lungenemphysem. Bronchopneumonie. Binswanger-Enzephalopathie. Zystenbildung im Marklager des Frontallappens

diffuse Degeneration des Marklagers bis zur Zystenbildung im Großhirn und führte es auf arteriosklerotische Gefäßveränderungen zurück (Abb. 154). ALZHEIMER (1895 u. 1902) und NISSL (1920) beschrieben in allen Einzelheiten die pathologischen Veränderungen des Marklagers und der zerebralen Gefäße und wiesen auf das Vorhandensein minimaler Veränderungen der Hirnrinde hin. Seitdem wurden etwa 40 Fälle veröffentlicht (GRÜNTHAL, 1929; FARNELL u. GLOBUS, 1932; NEUMANN, 1947; PILLERI u. RISSO, 1959; JELLINGER u. NEUMAYER, 1964; JELGERSMA, 1964; VAN BOGAERT u. MARTIN, 1971).

Die Veränderungen lokalisieren sich hauptsächlich in den Okzipital- und Temporallappen, kommen aber auch im Frontallappen sowie in der Insel vor. Von subkortikal ausgehend bis tief in das Marklager reichend finden sich ausgedehnte Nekrosen mit Bildung von Fettkörnchenzellen und Astrogliaproliferationen. Die Arteriolen und Kapillaren in diesem Gebiet zeigen eine deutliche Hyalinose sowie Fibrose der Media und Adventitia (Abb. 155). Die Verödungsherde beginnen immer perivaskulär und bilden durch Konfluieren die größeren Erweichungen. In der Mehrzahl der Fälle findet man unabhängig von den herdförmigen Veränderungen eine diffuse Entmarkung des gesamten Marklagers

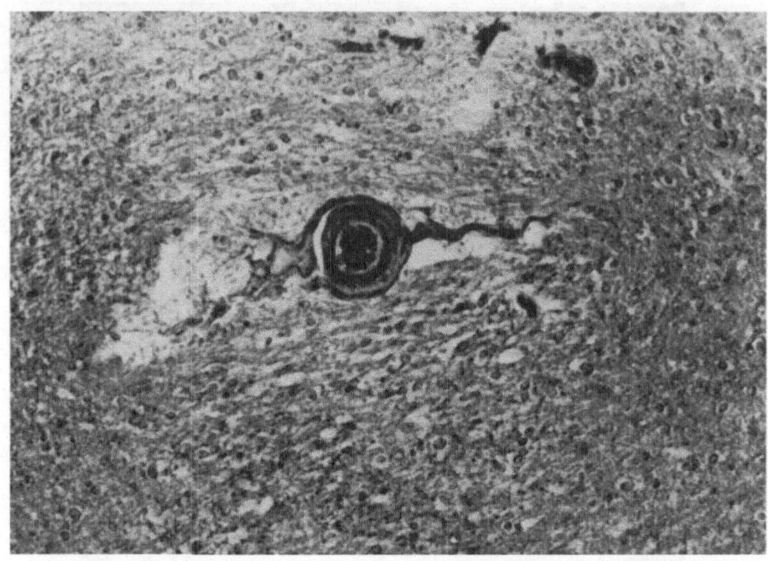

**Abb. 155.** Gleicher Fall wie in Abb. 154. Subkortikales Marklager des Okzipitallappens. Verödungsherd neben einer fibrotischen Arteriole. Elastika van Gieson. × 100

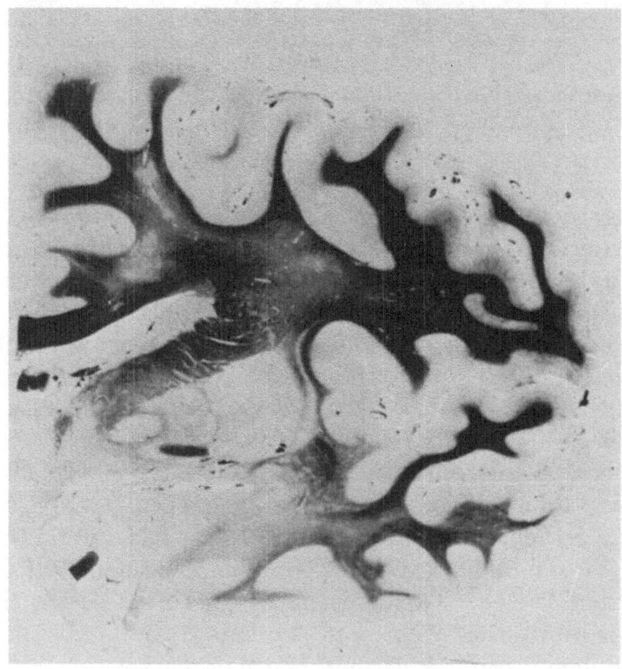

**Abb. 156.** Gleicher Fall wie in Abb. 154. Fokale und diffuse Entmarkungen in Parietal- und Temporallappen. Heidenhain-Woelcke

(Abb. 156). Formalgenetisch wird eine anoxische Leukoenzephalopathie als Folge von arteriosklerotischen-hypertonen Veränderungen angenommen. Um die besondere Lokalisation der Veränderungen im Marklager mit weitgehender Verschonung der Hirnrinde zu erklären, wurde von der Mehrzahl der Autoren zu der extrazerebralen arteriosklerotischen Veränderung als weiterer pathogenetischer Faktor angenommen: Gefäßspasmen der penetrierenden Arteriolen (DAVIDSON, 1942); Arteriosklerose der subkortikalen Gefäße (BRUETSCH, 1961); Hochdruck (OLSZEWSKI, 1962; JELLINGER u. NEUMAYER, 1964), Hirnödeme (POPPE u. TENNSTED, 1963; FEIGIN u. POPOFF, 1963) sowie nervöse Durchblutungsstörungen (STOCHDORPH u. MEESSEN, 1957; GARCIN et al., 1960). Für IGLESIAS et al. (1974) besteht der pathogenetische Mechanismus in einem durch die Fibrose der Arteriolen herbeigeführten Verschluß derjenigen Kapillaren, die unmittelbar von der Arteriolenwand abgehen. Die extrazerebralen Gefäße zeigten in unseren Fällen nur geringe arteriosklerotische Veränderungen. Alle Patienten hatten einen klinischen Hochdruck oder eine Herzhypertrophie (IGLESIAS et al., 1974). OKEDA (1973) stellte bei der Binswangerschen Enzephalopathie einen höheren bzw. länger dauernden Hochdruck als bei den üblichen Hochdruckenzephalopathien fest. SMITH und WHITTAKER (1963) fanden im Marklager eines Patienten mit Arteriosklerose und Porphyrie Degenerationserscheinungen, die einer Binswangerschen Enzephalopathie ähnelten.

## 3. Hypertonische Massenblutungen

Intrakranielle Massenblutungen nicht traumatischer oder tumoraler Genese können als Komplikation der Anlagestörungen der Hirngefäße (Angiome und Aneurysmen) oder als Folge der Hypertonie vorkommen. Letztere stellt die Ursache der weitaus größten Zahl der Massenblutungen dar.

### *Inzidenz*

Der Hochdruck gibt zusammen mit der Linksherzhypertrophie die Parameter, die in signifikante Beziehung mit der primären Hirnblutung gebracht wurden (BAER, 1924; HILLER, 1936). Auch wenn die Haupttodesursache bei den hypertonischen Patienten ein Herzleiden ist, rangiert der zerebrale Insult in den verschiedenen Serien mit 13,7% (JANEWAY, 1913), 19,3% (BELL u. CLAWSON, 1928) und 14,9% (SMITH et al., 1950) an zweiter Stelle der Todesursachen. Allerdings wird bei diesen Serien nicht immer innerhalb des Oberbegriffes „zerebraler Insult" zwischen Erweichung und Blutung genau unterschieden. Nach BELL (1947) sind über 50% der zerebralen Insulte bei hypertonischen Patienten auf eine Massenblutung zurückzuführen. Unabhängig von der Todesursache fanden COLE und YATES (1968) eine Massenblutung bei 20 von 100 hypertensiven Patienten und nur bei 1 von 100 gleichaltrigen normotensiven Patienten, bei denen eine Gefäßmißbildung nicht ausgeschlossen werden konnte. Zu der aufgezeigten Problematik (s.S. 321) über den Ausschluß eines Hochdruckes dürften nicht erkannte kleine Gefäßmißbildungen zu dem Eindruck bei einzelnen Autoren geführt haben, welche die Rolle des Hochdruckleidens bei der Pathogenese der Massenblutung relativieren (JOHANSSON u. MELIN, 1960).

DINSDALE (1964) fand keine Unterschiede in der Inzidenz von Massenblutungen bei verschiedenen Arten, der Dauer und Höhe des Hochdruckleidens. RUSSELL (1954) fand häufiger Brückenblutungen bei Patienten mit renalem Hochdruck. DICKINSON und THOMSON (1960) fanden ein signifikant höheres Herzgewicht bei Patienten mit Blutungen im Rautenhirn als bei denjenigen mit Blutungen im Vorderhirn.

Im Hinblick auf die Altersverteilung der Massenblutung ist eine Häufung zwischen dem 50. und 60. Lebensjahr festzustellen. In der Regel kommen sie unter 30 und über 80 Jahren kaum vor. Massenblutungen in der 2. Dekade wurden jedoch wiederholt beschrieben (ARING u. MERRITT, 1935; RICHARDSON u. HYLAND, 1941; JOHANSSON u. MELIN, 1960; STEHBENS, 1963a; MERRITT, 1967). Eine höhere Inzidenz von Massenblutungen bei weiblichen hypertensiven Patienten scheint die Regel zu sein (SOKOLOV u. PERLOV, 1961; FREYTAG, 1968), sie wird aber von einigen Autoren als nicht signifikant betrachtet (KURZKE, 1969). FREYTAG (1968) fand in seinen Serien eine höhere Proportion von Massenblutungen bei amerikanischen Negern als bei Weißen. Der Inzidenzgipfel lag bei schwarzen Patienten 12 Jahre früher als bei den weißen.

### Lokalisation und makroskopisches Bild

Massenblutungen bei Hochdruckleiden weisen typische Lokalisationen auf; in etwa 75% aller intrakraniellen Blutungen ist der laterale Umfang des Putamens ihr Ausgangspunkt (paralentikuläre oder kapsuläre Massenblutung) (Abb. 159). Sie entstehen in der Mehrzahl der Fälle aus einer Rißblutung am Knie der Aa. lenticulostriatae und können sich in den hier als Hochdruckfolge aufgetretenen perivasalen Kriblüren (s.S. 327) rasch nach dorsal ausbreiten. Auch die perforierenden Rindenarterien, die aus der Cerebri media distal von der Lenticulostriatae abgehen, werden als mögliche Blutungsquelle angesehen (STEHBENS, 1972). Die vom Putamen erfaßten Teile können ziemlich genau dem Putamen laterale entsprechen. Bei der Kapselblutung werden gewöhnlich das Putamen nach medial und die Inselrinde nach lateral verdrängt; das Klaustrum ist oft von der Blutung zerstört. Das Kaudatum ist häufig verschont, während es bei den Infarkten meist in die Nekrose einbezogen ist. Die für den Pathologen gelegentlich schwierige Differentialdiagnose zwischen alten Blutungshöhlen und alten, pseudozystisch umgewandelten Infarktnarben wird durch die lokalisatorischen Unterschiede erleichtert (ULE u. KOLKMANN, 1972). MUTLU et al. (1963) unterteilen die Blutungen in den Stammganglien und im Thalamus in: laterale, quadrilaterale, intermediäre und mediale Blutungen.

Bei der intrazerebralen Massenblutung ist die Dura meistens gespannt und beim Durchschneiden der harten Hirnhaut prolabiert das Gehirn durch die Inzision. Eine subarachnoidale Blutung ist, wenn überhaupt vorhanden, nicht massiv. Die intensive hämorrhagische Verfärbung findet sich in der Regel in der hinteren Schädelgrube über den Foramina Luschkae und Magendii. Umfangreiche Blutungen sind gewöhnlich in einer Abplattung der über ihnen liegenden Windungen und an Massenverschiebungen der Hirnsubstanz von außen zu erkennen.

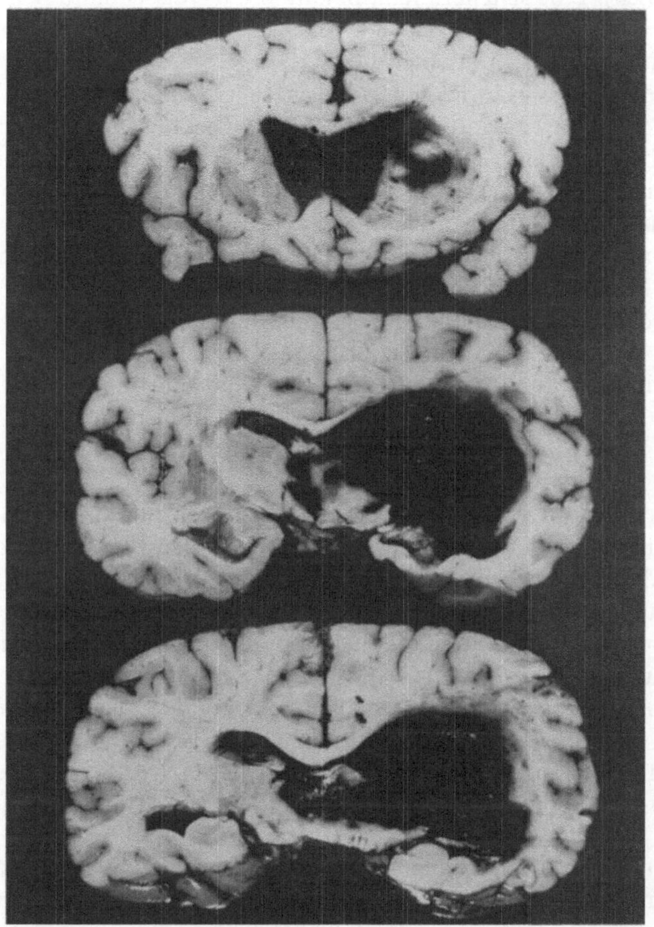

**Abb. 157.** 49jähriger Patient. Hypertonische Massenblutung mit Ventrikeleinbruch

Die weiterwühlende Durchsetzung folgt im wesentlichen den Faserbahnen und breitet sich in das Mark der Temporalwindungen oder zum Centrum semiovale hin aus. Nach FASANO und BROGGI (1956) hängt die Richtung, in der sich die Blutung ausbreitet, von der Arterienstelle, an der die Ruptur lokalisiert ist, ab. Vom Centrum semiovale aus kann die Blutung entlang der Gefäßscheiden gegen den Ventrikel vordringen und schließlich im äußeren Ventrikelwinkel in das Hirnkammersystem einbrechen (Abb. 157). PABELICK (1967) fand in 70 Fällen von Ventrikelruptur 42 im Vorderhorn, weniger häufig in der Cella media und im Trigonum dorsale oder im Hinterhorn des Seitenventrikels. Meistens führt sie über die Ventrikeltamponade zur Atemlähmung. Kleinere Einbrüche können überlebt werden und eine Pigmentierung der Plexuszotten hinterlassen; massive Einbrüche mit Bespülung der Rautengrube durch Blut, das sich der Schwere nach absetzt, verlaufen tödlich. Bei der Organisation eingebrochenen Blutes können Verbindungsstränge zwischen Ventrikelwänden zustandekommen (Synechien). Eine seltenere Komplikation der Massenblutung ist ihr Durchbruch nach der Gehirnoberfläche hin. Dem Kliniker kann eine primäre Subarachnoidalblutung vorgetäuscht werden.

Mit abnehmender Häufigkeit schließen sich Massenblutungen im Bereich der Brücke und im Thalamus an. Die Hochdruckblutungen im Bereich der Brücke (Abb. 158) haben eine sehr schlechte Prognose. Die Angaben über die Häufigkeit sind wenig zuverlässig, weil ein Teil der in diesem Gebiet oft vorkommenden sekundären Blutungen von manchen Autoren mitgezählt wird. Ein häufiges Vorkommen von Brückenblutungen bei Alkoholikern wurde immer wieder festgestellt. Massenblutungen im Thalamus (Abb. 159) stehen der Häufigkeit nach hinter den Claustrum- und Ponsapoplexien, der Prognose nach aber zwischen ihnen (MEESSEN u. STOCHDORPH, 1957).

Die Kleinhirnblutungen (Abb. 160) sind selten und machen mit 7 von 127 Fällen bei ZÜLCH (1971 b) nur 5,4% der Massenblutungen typischer Lokalisation aus. Sie entstehen aus der A. cerebellaris superior im Gebiet des Zahnkernes und breiten sich entweder zur Kleinhirnrinde oder in den IV. Ventrikel aus (REY-BELLET, 1960). Der Durchbruch in den subarachnoidalen Raum kommt bei Kleinhirnblutungen häufiger als bei intrazerebralen Blutungen vor, während ein Ventrikeldurchbruch seltener ist (DINSDALE, 1964; FREYTAG, 1968).

In der Auswirkung der Blutung auf die Substanz und die Gestalt des Gehirns sind Zerstörung und Verdrängung miteinander vermischt. Wegen der weitgehenden Zerstörung der Hirnsubstanz ist die in der Literatur angegebene Lokalisation der Massenblutung häufig widersprüchlich. So wird die Entstehung der lentikulären Blutung von einigen Autoren im Putamen (MEESSEN u. STOCHDORPH, 1957; FISHER, 1961), von anderen in der Capsula externa (McKISSOCK et al., 1961; MUTLU et al., 1963) oder auch in der Capsula interna (ZIMMERMAN, 1949) lokalisiert.

Der Inhalt der Blutungshöhle wird nicht nur unmittelbar nach dem Austritt, sondern manchmal auch noch nach Stunden oder selbst nach Tagen in weitgehend flüssigem Zustand angetroffen, insbesondere dann, wenn die Wandung der Höhle makroskopisch glatt erscheint. Meist aber hat das Blut zum Zeitpunkt der Sektion schon eine steifere Konsistenz angenommen oder ist koaguliert. Die Wand der Blutungshöhle ist häufig zottig zerfetzt, woraus auf eine vorher schon bestehende Zerklüftung des Gewebes durch einen Status lacunaris oder ähnliche Veränderungen geschlossen wurde (HILLER, 1936; WIRTZ, 1936). In anderen Fällen zeigt sich nach Ausspülen des Blutes oder nach Herausheben des spontan oder durch Fixierung geronnenen Blutklumpens, daß die Wandfläche mit Ausnahme eines umschriebenen Bezirkes (NORDMANN, 1936) überraschend glatt ist.

Mit der fortschreitenden Aufbereitung der Blutfarbstoffe geht der Farbton der Blutmasse von Dunkelrot in ein schokoladenfarbenes Braun über, das an Stellen stärkerer Hämatoidinbildung ins Gelbliche spielt. Bei Blutungen von mehr als etwa Haselnußgröße bleibt schließlich ein mit gelblicher, klarer Flüssigkeit gefüllter Hohlraum bestehen.

Das Endstadium des Prozesses stellen zurückbleibende Zysten dar. Bei rindennahen alten Blutungen können die daraufliegenden Windungen eine rostige Verfärbung zeigen. Die Form der Zysten richtet sich nach dem Modus, nach dem

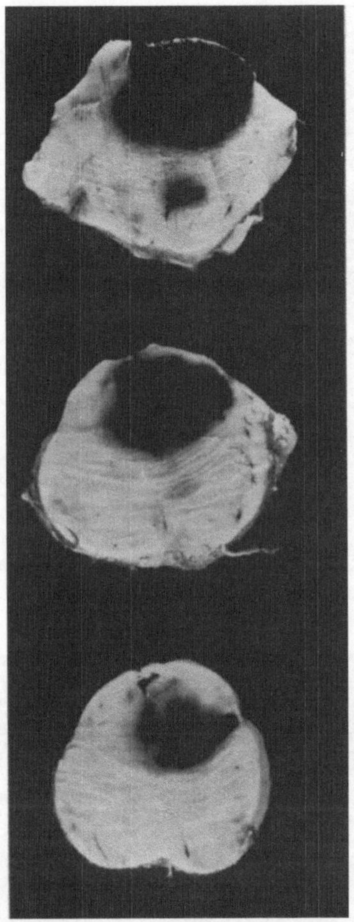

**Abb. 158.** 43jähriger Patient. Hypertonie. Terminale Niereninsuffizienz. Massenblutung in
der Brücke

sich die Blutung anfangs entwickelte. Überwog bei der Ausdehnung der Blutung
die Verdrängung der Umgebung, so legen sich die Zystenwände schließlich
wieder zusammen und es bleibt nur ein schmaler Spalt mit verfärbtem Umriß
zurück. Wenn mit dem Aufschießen des Blutes eine größere Gewebszerstörung
verbunden war, so bleibt eine aufgespannte, ziemlich glattwandige Höhlung
zurück, die von Strängen mit Gefäßen durchzogen sein kann und sich von
dem Endzustand einer Erweichung oft nur durch die Pigmentierung der Wand
unterscheidet. Die Differentialdiagnose zwischen alter, stark depigmentierter
Blutungszyste und hämorrhagischen Erweichungen im Stadium III kann schwierig sein. Alte Blutungen bleiben meistens subkortikal, während Erweichungen
bis zu den Rindenschichten hin reichen und lediglich von einem Gliasaum von
der Hirnoberfläche getrennt werden. Die Blutungen zeigen im Gegensatz zu
Erweichungszysten keine Abhängigkeit von den arteriellen oder venösen Versorgungsgebieten.

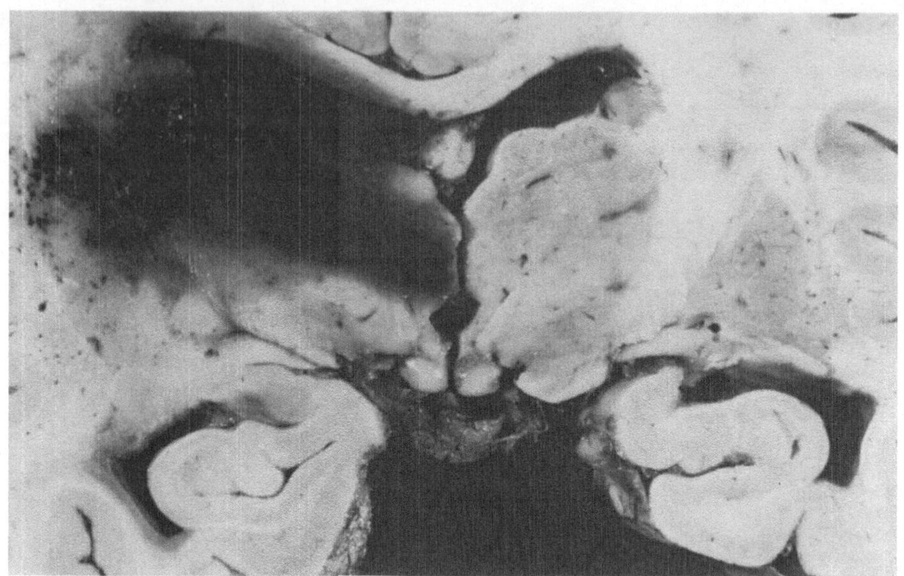

Abb. 159. 80jährige Patientin. Arteriosklerose. Massenblutung im Thalamus

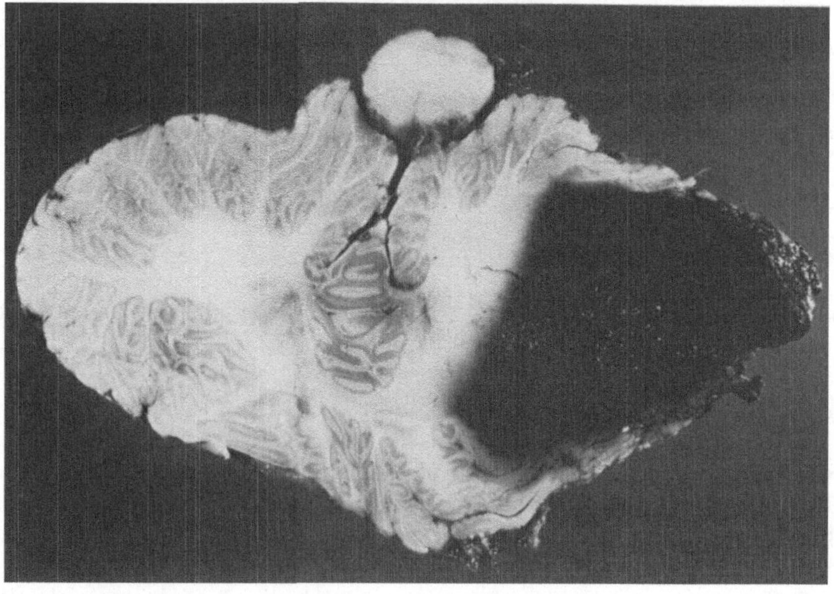

Abb. 160. 62jähriger Patient. Herzinfarkt. Marcumarbehandlung. Massenblutung in der linken Kleinhirnhemisphäre

## Histologie

Die histologische Untersuchung der frischen Rhexisblutung weist lediglich spärliche Reste zerfetzten ortsständigen Gewebes auf, am häufigsten Gefäßwandstrukturen, die zunächst noch scharf gekennzeichnete Kerne und klar unterschiedene Wandschichten zeigen. Selbst bei makroskopisch scharfer Begrenzung der Blutung erweist sich diese Grenze im histologischen Präparat häufig als unregelmäßig buchtig, da kleine Ausläufer in das umgebende Hirngewebe hineinragen oder Gewebsinseln abgesprengt sind. Um die Gefäße der Grenzgebiete findet sich ein Ödem, das sich in der Umgebung ausbreitet.

Im 2. Stadium des Prozesses wird die frische Rhexisblutung durch Resorptions- und Reparationsvorgänge umgestaltet. Dazu kommen in der vom Gewebe gebildeten Schale der Blutung, die nicht nur verdrängt, sondern teils komprimiert, teils zerfetzt ist, Prozesse vom Typ der einfachen oder der hämorrhagischen Erweichung in Gang. Nach den Untersuchungen von WOLFF (1937) setzen progressive Veränderungen der Glia schon nach etwa 24 Std mit azidophiler Schwellung der Zelleiber ein; nach 48 Std ist schon eine Vermehrung der Gliazellen, und zwar vorwiegend der Mikroglia, zu konstatieren. 24–36 Std nach der Blutung treten, zunächst noch im Gewebsverband fixiert, Fettkörnchenzellen auf (Abb. 161); nach 2 Tagen sind sie in größerer Zahl nachzuweisen und auch schon als mobile Gitterzellen längs der kleinen Gefäße zu finden. Nach STRASSMANN (1949) tritt am 6. Tag nach der Blutung Hämosiderin auf, für andere Autoren schon früher (STEHBENS, 1972). Das kanariengelbe Hämatoidinpigment kommt sowohl extra- wie intrazellulär nach dem 10.–14. Tag vor. Die mit Hämosiderin beladenen Makrophagen können Jahre nach der Blutung noch erkannt werden. Um die Gefäße der Umgebung erkennt man zunächst leuko- und lymphozytäre, später rein lymphozytäre Infiltrate als Zeichen einer symptomatischen Entzündung. Gleichzeitig kann es zu einer Proliferation des Gefäßbindegewebes und der Gefäße kommen, die nach vier Wochen eine deutliche Kapsel gebildet haben (Abb. 162). Die Nervenzellen lassen in komprimierten Bezirken ebenso wie in der Umgebung von Tumoren nur eine Verformung, aber keine Veränderung der feineren Zellstrukturen erkennen. In zerfetzten Gebieten verfallen die Nervenzellen ziemlich rasch der Nekrose.

Die Gefäßveränderungen in der unmittelbaren Umgebung der Blutung wurden von STAEMMLER (1927) und WOLFF (1937) untersucht; sie entsprechen einer Angionekrose. Sekundäre Blutaustritte finden sich in unterschiedlicher Form und Ausdehnung als reifartiger Besatz, als diffuse und kompakte Extravasate, untermischt mit perivasalen Nekrosen und, nach wenigen Tagen und in einigem Abstand von der Hauptblutung, auch als Ringblutungen (WOLFF, 1937).

*Pathogenese*

Der Bluthochdruck spielt bei der Pathogenese der Massenblutung eine zweifache Rolle:
1. chronisch bei der Entstehung der Hyalinose,
2. akut durch die Hochdruckkrise, die in der Regel unmittelbar zur Massenblutung führt.

Der intrazerebralen Gefäßhyalinose wird bei der Entstehung der hypertonischen Massenblutung eine wesentliche pathogenetische Rolle zugeschrieben (SCHOLZ u. NIETO, 1938; SPATZ, 1939; ANDERS u. EICKE, 1941; PABELICK, 1967; OONEDA et al., 1973); sie ist jedoch keine erforderliche Vorbedingung. ROTHEMUND und FRISCHE (1973) fanden Massenblutungen bei 27% der hypertensiven

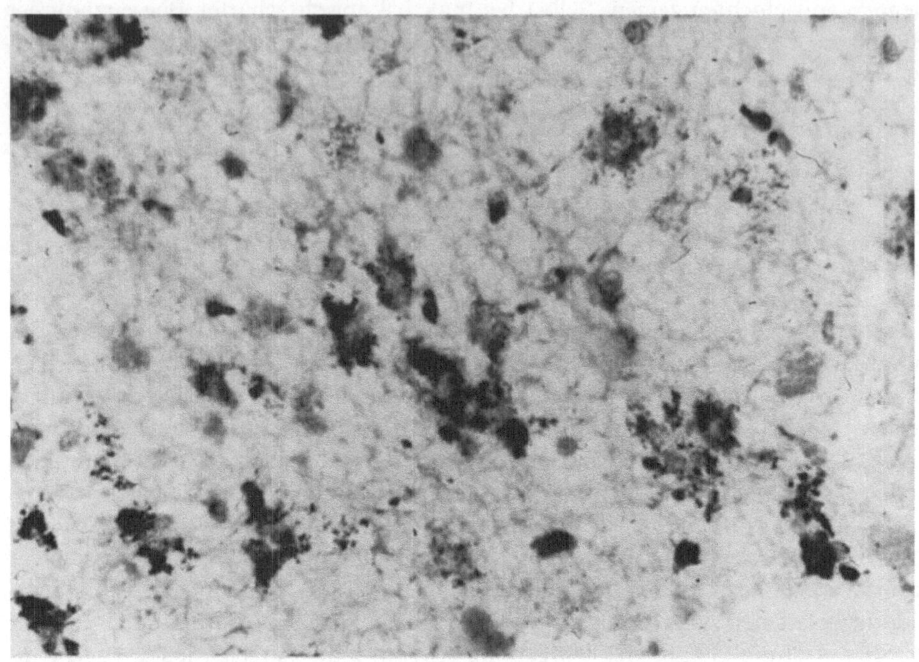

**Abb. 161.** 77jähriger Patient. Hypertonie. Pigmentkörnchenzellen in der Umgebung einer 3 Wochen alten Massenblutung. Kaliumhexazyanoferrat II. × 200

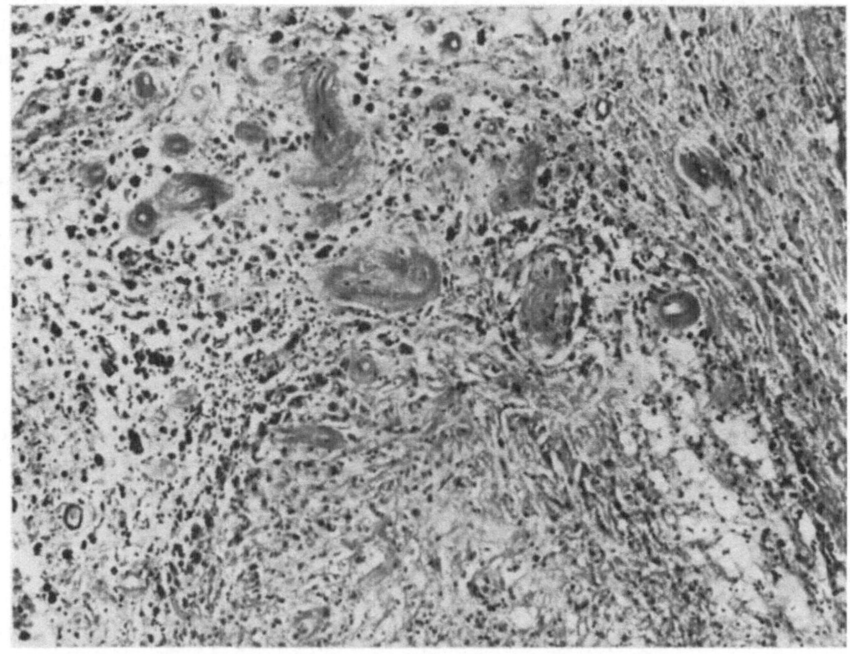

**Abb. 162.** 57jähriger Patient. Grundleiden: Zungen-Karzinom. Kapsel einer mehrere Wochen alten Massenblutung. Bindegewebswucherung und Proliferation hämosiderinbeladener Makrophagen. Nissl. × 140

Patienten mit Hyalinose und nur in 11% der Fälle mit Hochdruck ohne Hyalinose.

Nach ANDERS und EICKE (1941) hängt die Häufigkeit der Massenblutung in der A. lenticulostriata nicht von einer besonderen Disposition der Putamengefäße zur Hyalinose ab, sondern davon, daß das hyalin-veränderte Rindengefäß für eine Massenblutung zu klein ist; es kommt lediglich zu einer Kugelblutung (Massenblutung en miniature). Dagegen führt eine Blutung aus einem der großkalibrigen Zweige der A. lenticulostriata zu entsprechend größeren Blutungen. Nach MEESSEN und STOCHDORPH (1957) ließe sich die Bevorzugung der Klaustrumarterie in der Verteilung der Massenblutung so erklären, daß die hypertonischen Gefäßveränderungen hier an einem Gefäß angreifen, das eher als andere intrazerebral gelegene, noch Stigmen einer Entwicklungsstörung aus dem Stadium des basalen Wundernetzes aufweist.

Die Klaustrumarterie ist meist der erste größere Zweig der A. cerebralis media; sie gehört schon zum Verbreitungsbereich der hypertonischen Gefäßveränderungen, liegt aber auch dem der kongenitalen Aneurysmen nahe. Diese verdanken ihre Entstehung nach der durch sorgfältige Untersuchung gestützten Meinung CARMICHAELS (1950) Entwicklungsstörungen und degenerativen Wandveränderungen, und nicht nur einem dieser beiden Faktoren. Der Defekt der Media beruht meist auf einer Aplasie, der Defekt der Elastika aber auf atheromatösen Prozessen. Für ULE und KOLKMANN (1972) ergibt sich aus dem Zusammenspiel von hämodynamischer Belastung, vorbestehender degenerativer Veränderungen und fehlendem Gefäßgegendruck der lentikulostriaren Arterien ein Locus minoris resistentiae, welcher bei Blutdruckkrisen nachgibt und zur Zerreißung prädestiniert ist. Ob ähnliche Mechanismen auch die Rupturblutungen im Thalamus, in der Brücke oder im Kleinhirn begünstigen, muß nach den Autoren offenbleiben. Verwirrend waren die Ergebnisse von Versuchen, die den Druckwiderstand der Hirnarterien bei Leichen feststellten (LAMPERT u. MÜLLER, 1926; GLYNN, 1940). Druckhöhen, die ein Mehrfaches der klinisch maximal erreichten Hypertensionen ausmachten, führten noch nicht zu einer Gefäßruptur.

WIRTZ (1936) setzte die Lakunen in pathogenetische Beziehung zur hypertonischen Massenblutung. Dieser Auffassung wurde von SPATZ (1939) widersprochen, der darauf hingewiesen hatte, daß die ausgedehntesten Erweichungen dauernd frei von einer Massenblutung bleiben können, auch bei bestehender Hypertonie. Eine Reihe von Autoren sprachen den Spasmen von Arterien (s.S. 262) oder Arteriolen (s.S. 98) eine Rolle bei der Entstehung der Massenblutung zu (WESTPHAL u. BÄR, 1926; SCHWARTZ, 1930; SCHEINKER, 1944; AVING, 1945).

KOJIMAHARA et al. (1972) haben Massenblutungen bei Ratten mit experimentellem Hochdruck beschrieben. Ihre Lokalisation in den Gefäßen des subarachnoidalen Raumes bzw. in den penetrierenden Gefäßen lassen keinen genauen Vergleich mit den Massenblutungen der Humanpathologie zu.


*Folgen der Hirnblutung*

Die Massenblutung erreicht in der Regel in Minuten, gelegentlich in wenigen Stunden eine beträchtliche Größe und wirkt sich als raumfordernder Prozeß aus. Die akuten Folgen der Massenblutungen werden daher zusammen mit den intrakraniellen raumfordernden Prozessen anderer Ätiologien in dem Abschnitt über Tumorerkrankungen des Nervensystems behandelt. Wie bei raumfordernden Prozessen aus anderer Ursache sind Bilder der Zisternentamponade zu finden. Steigerung der Zisternentamponade zum Zisternenprolaps (ZÜLCH, 1961) mit Durchtritt von Hirnanteilen durch starr begrenzte Verbindungen der einzelnen Zisternenräume führt auch hier zur Drucknekrose und lokalem Ödem und vollendet das Bild der Zisternenquellung (HASENJÄGER u. SPATZ, 1937).

## 4. Fibromuskuläre Dysplasie

Die fibromuskuläre Fehlbildung ist eine seltene, nicht arteriosklerotische Erkrankung unbekannter Ätiologie, die an erster Stelle die Arterien mittleren Kalibers segmental befällt. Die Veränderungen der Arterienwand führen zu einem perlschnurartigen Aspekt der Gefäße im Angiogramm, der nach KINCAID et al. (1968) so pathognomonisch für das Leiden ist, daß die Diagnose der fibromuskulären Hyperplasie angiographisch mit gleicher Sicherheit wie pathologisch-anatomisch gestellt werden kann. In der Regel sind die primären Äste der Aorta betroffen, aber es können auch die sekundären und sogar die mehr distalen Äste befallen sein. Die makro- und mikroskopischen Befunde der Arterien verschiedener Lokalisation sind gleichartig und die Unterschiede sind nur quantitativ (MCCORMACK, 1961; HUNT et al., 1962).

MCCORMACK et al. (1958) führten den Namen „fibromuskuläre Hyperplasie" ein. Da jedoch die Erkrankung nicht nur mit der Hyperplasie der fibrösen muskulären Elemente, sondern auch mit destruktiven Veränderungen der Media einhergehen kann, ist die Bezeichnung „fibromuskuläre Dysplasie" adäquater (HUNT et al., 1962; HILL u. ANJONIUS, 1965). Die Abgrenzung gegenüber der „idiopathischen Fibro-Elastose" (RIEDE u. ZOLLINGER, 1970) wird dadurch gegeben, daß in dieser keine echte Vermehrung der Muskelzellen sowie keine Stenosen vorkommen.

PALUBINSKAS und RIPLEY (1964) haben als erste den Befall der A. carotis interna angiographisch dargestellt. 1965 haben CONNETT und LANSCHE den ersten Fall einer histologisch gesicherten fibromuskulären Hyperplasie am extrakraniellen Abschnitt der A. carotis interna und im gleichen Jahr HILL und ANJONIUS die Gefäßwandveränderungen in den intrakraniellen Hirnarterien in Verbindung mit Aneurysmen beschrieben. Inzwischen wurden mehr als 100 Fälle von fibromuskulärer Dysplasie der Hirngefäße veröffentlicht. Das Zusammentreffen mit arteriovenösen Fisteln der A. vertebralis wurde beschrieben (BONDUELLE et al., 1973; GERAUD et al., 1973).

Die Mehrzahl der Fälle wurde angiographisch, nur wenige pathologisch-anatomisch diagnostiziert (HILL u. ANJONIUS, 1965; EHRENFELD et al., 1967; RAINER et al., 1968; BERGAN u. MCDONALD, 1969; KISHORE et al., 1969; ANDERSON, 1970; SANDOK et al., 1971; HARTMAN et al., 1971; HOUSER et al., 1971). Bei 90% der Patienten der Literatur handelte es sich um Frauen, meistens über 50 Jahre alt. Demgegenüber waren zwei Patienten mit fibromuskulärer Dysplasie der A. cerebri media Kinder von 5 und 7 Jahren. Bei etwa einem Drittel der Patienten waren zerebrale Ischämie oder Herzinfarkt vorhanden, bei einem weiteren Drittel fand man intrakranielle Aneurysmen, der Rest war symptomlos (IOSUE et al., 1972; MOMOSE u. NEW, 1973).

## *Lokalisation und makroskopisches Bild*

Meistens ist der extrakranielle Abschnitt der A. carotis interna, in 10% der Fälle der Literatur der der A. vertebralis befallen. Die Erkrankung der intrakraniellen Hirnarterien wurde seltener beschrieben (HILL u. ANJONIUS, 1965; HUBER u. TUCKS, 1967; BERGAN u. MCDONALD, 1969; ANDERSON, 1970; POLLOCK u. JACKSON, 1971; HOUSER et al., 1971; FRENS et al., 1974). In der Regel finden sich die Veränderungen in der A. carotis interna in der mittleren zervikalen Region und lassen die ersten 2 cm des Gefäßes frei.

Makroskopisch scheint die Arterie bei der Eröffnung verdickt und fibrotisch, man erkennt eine Reihe von querverlaufenden Leisten, alternierend mit Nischen. Letztere entsprechen den angiographisch dargestellten Mikroaneurysmen. Die Veränderungen können fokal oder multifokal sein und hängen von der Länge des betroffenen Segmentes ab. Die fokalen Läsionen sind 1 cm oder weniger lang, während die multifokalen Läsionen mehr als einen Zentimeter lang sind.

Gelegentlich findet man ein größeres dissezierendes oder sackförmiges Aneurysma in dem erkrankten Arteriensegment, in der Regel aber eine poststenotische Erweiterung. Aneurysmen in einer gewissen Entfernung des erkrankten Segmentes sowie in anderen Lokalisationen, einschließlich der intrakraniellen Gefäße, wurden beschrieben (PALUBINSKAS u. NEWTON, 1965; PALUBINSKAS et al., 1966). CONNETT und LANSCHE (1965) haben den einzigen Fall mit einem vollständigen Gefäßverschluß der A. carotis interna beschrieben.

## *Histologisches Bild*

Die fibromuskuläre Dysplasie der Arterien ist durch Ringe von hyperplastischem, fibrösem und muskulärem Gewebe der Media, alternierend mit Abschnitten von Destruktion und Fragmentation mit muralen Mikroaneurysmen charakterisiert. In den verdickten Arealen findet man eine Zunahme des fibrösen Gewebes mit einer geringen Fibroplasie der Intima. Die muskulären Elemente verlieren ihre normale Orientierung und man findet umschriebene Areale mit kleinen Ansammlungen von Zellen, deren basophiler Inhalt PAS-positiv ist. In den Arealen mit exzessiver Mediaverdünnung (Mikroaneurysmen) wird die Gefäßwand nur durch Endothel, Lamina elastic interna, einem Saum von fibromuskulärem Gewebe und der Adventitia gebildet.

Die Lamina elastica interna ist in einigen Arealen verbreitert und zersplittert, in anderen verschwunden. Die elastischen Lamellen der Media sind degenerativ verändert oder verschwunden. Die Lamina elastica externa kann sowohl in den Mikroaneurysmen als auch in den Arealen der Mediaverdickung fehlen. Jede der drei Schichten der Arterienwand kann befallen sein, aber die Media ist am meisten betroffen. Je nachdem, welche Wandschicht die stärksten Veränderungen zeigt, unterscheidet man eine fibromuskuläre Dysplasie der Intima, der Media oder der Adventitia.

## 5. Familiäre zerebrale Angiopathie

VAN BOGAERT (1955) und MAEDA et al. (1976) beschrieben Veränderungen nach Art der Binswangerschen Enzephalopathie, die familiär bei nicht hypertensiven Patienten auftraten. COLMANT (1978) sowie SPITTLER et al. (1980) berichteten über umfangreichere Sippen mit der gleichen Erkrankung. Die Krankheitsbilder decken sich sowohl klinisch als auch anatomopathologisch mit der von SOURANDER und WÅLINDER (1977) beschriebenen „hereditary multiinfarct-dementia".

COLMANT stellte eine 15 Generationen umfassende Stammtafel aus einem ländlichen Isolat dar, in der spätestens nach der IX. Generation eine teils aus Apoplexie oder einfach als „Lähmung", in neuerer Zeit auch als multiple Sklerose bezeichnete Erkrankung des ZNS sich in einigen Linien forterbte. Sie beginnt meist um das 25.–40. Lebensjahr und verläuft schubförmig über etwa 5–15 Jahre hin. Klinisch-chemische Untersuchungen zeigten Serum-Cholesterin- und Triglyzeride-Werte im Normbereich. Die Lipid-Elektrophorese ergab eine Erhöhung der Prä-β- oder β-Werte, die als Typ FREDRICKSEN II, einmal auch als IV, eingeordnet wurden. In allen Fällen tritt im Glukose-Toleranz-Test ein subklinischer, einmal auch ein manifester Diabetes hinzu.

In zwei Fällen mit typisch klinischem Verlauf, die zur Sektion kamen, fand man eine beträchtliche Beteiligung meningealer Gefäße über den Groß- und Kleinhirnhemisphären. Die größeren Arterien zeigten dabei unterschiedlich starke subintimale Plaques, die kleinen eine Fibrohyalinose bei durchweg intakt gebliebenem Cortex. Schwere Gefäßveränderungen verbunden mit unterschiedlich alten Nekrosen und ausgedehnter Marklichtung betrafen das Zentrum ovale und den stark verschmälerten Balken. Die Stammganglien und der Hirnstamm wiesen Pseudozysten bzw. einen ausgeprägten Status lacunaris auf.


# C. Entzündliche Erkrankungen der Hirngefäße

Die Blutgefäße spielen im Rahmen der Mikrozirkulation eine wesentliche Rolle bei der entzündlichen Reaktion. In der akuten Entzündung handelt es sich vor allem um Störungen der Gefäßintegrität mit Erythro- und Leukodiapedese (s.S. 33) sowie der Gefäßpermeabilität mit Ödembildung (s.S. 205). Als unspezifische sekundäre Veränderungen, insbesondere in den Kapillaren und Arteriolen, können bei der Entzündung — aber nicht nur bei ihr — Angionekrosen (s.S. 17) als akute Veränderung und Endarteriitiden der Rindengefäße als chronische Erscheinung (s.S. 30) auftreten.

Die größeren Hirngefäße beteiligen sich nicht unmittelbar an der entzündlichen Reaktion, können aber sekundäre Veränderungen als Folge einer Entzündung, vor allem der Hirnhäute, aufweisen. Sie können auch der Sitz einer Entzündung sein, die sich primär in den Gefäßen abspielt.

# I. Sekundäre Angiitiden

Bei den Meningitiden gleich welcher Ätiologie ist eine sekundäre Beteiligung der in den weichen Hirnhäuten lokalisierten Gefäße geläufig. Die herkömmliche Unterscheidung zwischen eitrigen bzw. banalen und spezifischen Entzündungen ist für die Einordnung der sekundären Angiitiden weniger zweckmäßig. Die Art der Gefäßveränderungen hängt in erster Linie von zeitlichen Faktoren ab.

Die Folgen der sekundären Angiitiden für das Hirngewebe richten sich nach dem Ausmaß der Gefäßläsionen und der allgemeinen Kreislaufsituation.

## a) Akute Meningitiden

Die Gefäßveränderungen bei akuten Meningitiden sind in den basalen Zisternen und im Mittelhirn besonders ausgeprägt, entsprechend der Stellen mit größeren Eiteransammlungen. Die Venen werden in einem Frühstadium stärker betroffen, doch finden sich an ihnen nach Abklingen der akuten Veränderungen oft auffallend geringe Resterscheinungen.

Durch Übergreifen der Entzündung auf die *Venen* treten Venenwandnekrosen mit fibrinoider Umwandlung aller Schichten mit Leukozyteninfiltration und Thrombenbildung auf. Diese beginnen mit Bildung fibrinreicher, zellarmer, wandständiger Pfröpfe, an die sich ein Abscheidungsthrombus mit korallenartigem Aufbau anschließt und dem ein kurzer roter Stagnationsthrombus im vorgeschaltetem Venenstück folgt. Im Anschluß daran können Sinusthrombosen auftreten, die allerdings nur beim Säugling im akuten Stadium vorkommen, und in der Regel dem subakuten bzw. chronischen Stadium angehören. Die Veränderungen an den Venen, vor allem, wenn sie mit thrombotischen Verschlüssen der Lichtung einhergehen, führen zu Blutstauungen und Stauungsblutungen. Die früh auftretenden zelligen Infiltrate der Venenwände sind während des akuten Stadiums meist belanglos und verschwinden bald wieder. Als Folge entzündlicher Wandveränderungen kann es aber auch zu einem narbigen Umbau der Venenwand kommen, dessen Endstadium als Phlebosklerose bezeichnet wird.

Die *Arterien* sind am Anfang weniger betroffen als die Venen. Die Veränderungen treten im Bereich des subendothelialen Gewebes und der Adventitia auf, während die Media wenig oder gar nicht betroffen ist. Die erste morphologisch erfaßbare Manifestation ist die Abhebung des Endothels von der inneren elastischen Membran durch Ansammlung seröser Flüssigkeit. Hierdurch kann es zu weitgehender Einengung bis zum Verschluß der Lichtung kommen. Die abgehobenen Endothelien sind dabei kaum oder gar nicht verändert. Betroffen sind dabei in erster Linie — aber nicht ausschließlich — mittlere Arterienäste, die innerhalb entzündlich veränderten Meningealgewebes liegen. Neben dem eiweißarmen Erguß kann es zu Blutungen mit Fibrinansammlungen kommen. Wenn Ansammlungen von gelapptkernigen Leukozyten hinzutreten, entwickelt sich eine eitrige Endarteriitis (Abb. 163). Die Gefäßlichtung kann dabei hochgradig eingeengt werden und zeigt nun Schwellungen einiger Endothelzellen. Häufig geht mit der subendothelialen Leukozytenansammlung ein Ödem der Adventitia einher. Die eitrige Arteriitis ist bei der Pneumokokkenmeningitis besonders häufig und besonders ausgeprägt, fehlt aber auch nicht bei Meningitiden anderer Ätiologie.

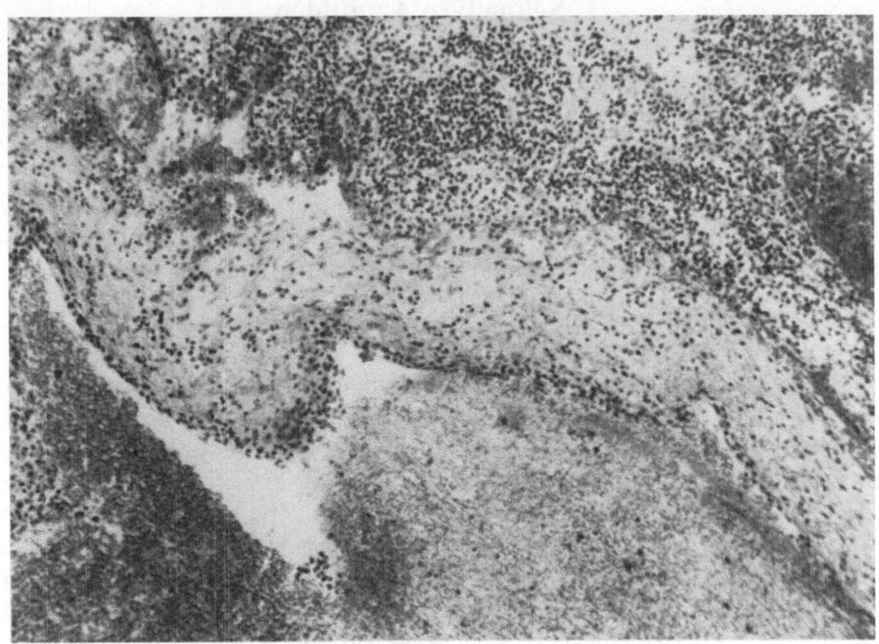

**Abb. 163.** 37jähriger Patient. Pneumokokkenmeningitis. Eitrige Endarteriitis einer Arterie der Hirnkonvexität. Nissl. × 80

### b) Endangiitiden bei chronischen Meningitiden

Durch die Einführung der Antibiotica traten protrahierte Verläufe mit längeren Überlebenszeiten und späteren Stadien der Gefäßveränderungen auf (CAIRNS u. RUSSELL, 1946). Nach Überlebenszeiten zwischen 2 und 3 Wochen finden sich die Gefäßveränderungen fast ausschließlich in den Arterien mit eitriger Infiltration der gesamten Wanddicke oder nur der Intima, die sichelförmig verdickt ist (Abb. 164a). DOERR (1970) sah in den von eitrigem Exsudat umspülten Arterien der Hirnbasis ein besonderes Beispiel für die allgemeine Regel, daß die Gefäßwände an den Stellen, an denen der Adventitia ein entzündlicher Erguß − gleich welcher Ätiologie − anliegt, von seiten der Intima eine sichelförmige Proliferation entwickeln. Auch fibrinoide Nekrosen, die ebenfalls die gesamte Gefäßwand oder nur die Intima und einen Teil der Media durchsetzen, können in diesem Stadium auftreten.

In einem Spätstadium von 7–8 Wochen Überlebenszeit stehen die proliferierten Gefäßwandveränderungen im Vordergrund, obgleich die fibrinoiden Nekrosen in der Intima oder in der gesamten Gefäßwand der Arteriolen auf die Progressivität des Prozesses hinweisen. Dieses Stadium entspricht der Endarteriitis fibrosa, die vor der Antibiotika-Ära gelegentlich bei in der chronischen Phase heilenden, fibrinös-eitrigen, vor allem Meningokokkenmeningitiden schon beschrieben wurde (KAUFMANN, 1922; TURNBULL, 1915). Die Veränderungen in diesen Stadien ähneln denjenigen der primären Angiitiden, vor allem der Polyarteriitis nodosa, und es bleibt die Frage offen, ob es sich um eine Weiterent-

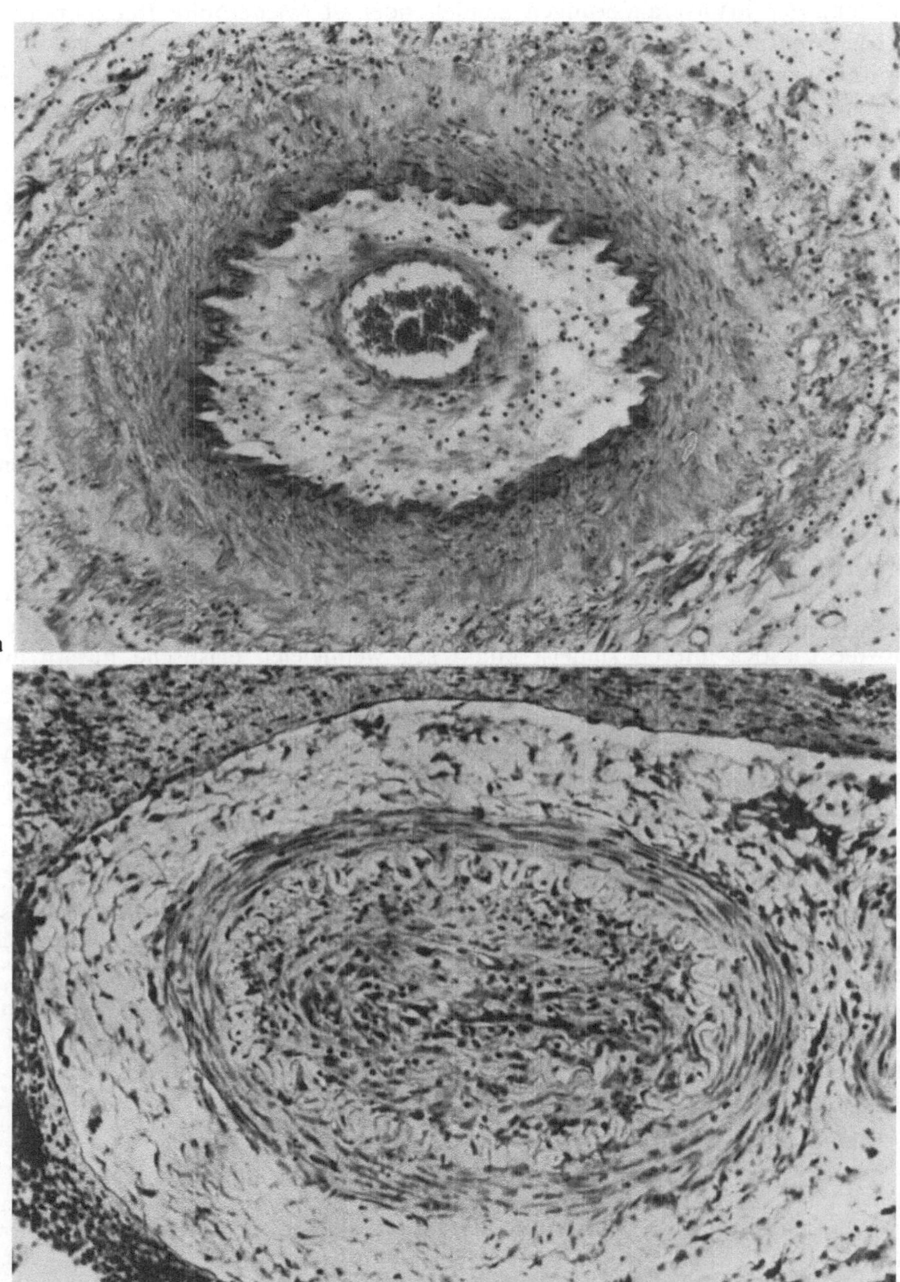

Abb. 164. a 53jähriger Patient. Chronische Meningoenzephalitis. Heubnersche Endarteriitis.
b 73jährige Frau. Zustand nach Operation eines luetischen Rückenmarkprozesses. Ausgedehnte eitrige Meningoenzephalitis. Meningeale Arterie im Bereich der Brücke. Starke
Proliferation der Intima mit Einengung des Lumens. × 100

wicklung der Frühveränderungen handelt oder ob wiederholte Reinfektionen zu einer Sensibilisierung führen.

Im Zuge subakut bis chronisch verlaufender, spezifischer und unspezifischer Meningitiden kommt es zu mehr oder weniger ausgeprägten und zellreichen, zirkulären und exzentrisch-stenosierenden Intimahyperplasien (Endangiitis proliferativa), während die entzündlichen, rundzelligen Infiltrate der übrigen Wandschichten mehr in den Hintergrund treten. Auf die Chronizität der Grundkrankheit als Voraussetzung der Intimaproliferation hat EICKE (1947) besonders hingewiesen. HEUBNER (1874) hatte diese Endangiitis ursprünglich als spezifische *syphilitische Gefäßentzündung* beschrieben. Heute weiß man, daß es sich um eine unspezifische Gefäßreaktion handelt, die auf dem Boden einer Meningitis syphilitica im Tertiärstadium der Lues auftritt. Die Lichtungsstenose erreicht u.U. erhebliche Ausmaße und führt bis zur völligen Verlegung des Gefäßlumens, das in späteren Stadien rekanalisiert werden kann. Ganz offenbar treten auch in dieser Gefäßerkrankung die von STOCHDORPH (1968) bei der kongenitalen Angiopathie beschriebenen Gefäßdoppelrohre mit Bildung einer neuen Media zwischen altem und neuem Gefäßrohr auf (Abb. 164b). Die Endophlebitis syphilitica tritt vor allem in den Venen des Rückenmarks auf.

Nach EICKE (1947) sind Thrombosen bei der Heubner-Endangiitis eher selten, eine Feststellung, die von MEYER (1951) bestritten wurde. EICKE (1947) betonte, daß die Elastica interna zumeist intakt sei, wenngleich elastische Fasern an der Bildung der hyperplastischen Intimawucherungen teil hätten. MEYER (1951) hingegen wertete gerade die Unversehrtheit der Elastica interna als Indiz für das Vorliegen parietaler Thromben, welche die Intimawucherungen induziert hätten.

Primäre, von einer Erkrankung der Umgebung unabhängige Gefäßgummen wurden von BAUMGARTEN (1878) in den Arterien der Gehirnbasis beschrieben.

Grundsätzlich könne jede chronifizierte oder nicht ausreichend chemotherapeutisch behandelte Leptomeningitis stenosierende Angiopathien hervorrufen. Dies gilt besonders für die Meningitis tuberculosa, bei der die Heubner-Angiitis verhältnismäßig oft vorkommt, aber auch für die bei Zystizerkenmeningitis auftretende Endangiitis (TRELLES, 1967).

BERBLINGER (1954) faßte die Endangiitis productiva bei der *tuberkulösen Meningitis* als allergisch-hyperergische Arteriitis auf, die insofern spezifisch sei, als sie auf Reaktionen zwischen Tuberkuloseerregern und zellständigen Tuberkulose-Antikörpern beruhe. Er beobachtete diese Form der Angiitis nur bei exsudativ-käsigen, nicht bei produktiven tuberkulösen Meningitiden.

Bemerkenswert bei diesen vornehmlich durch Intimareaktion ausgezeichneten Endangiitiden ist die Tatsache, daß die Schädlichkeit von außen an das Gefäß und an die Intima herangetragen wird und nicht über den Blutstrom. Pathogenetisch betrachtet, liegt der Ausgangspunkt der geschilderten Arterienveränderungen im periarteriellen Bindegewebe. Hier werden auch die meisten, oft die einzigen Krankheitserreger gefunden. Von hier aus erfolgt die Schädigung des Endothels mit anschließender Permeabilitätsstörung, subendothelialem Exsudat und später subendothelialer Gewebsproliferation. Im entzündlichen Subendothelialgewebe sind Erreger nur in den seltensten Fällen und dann nur in verschwindend geringer Menge nachzuweisen.

Eine angiographisch darstellbare Erweiterung der Konvexitätsarterien wurde als Restzustand antibiotisch behandelter eitriger Meningitiden beschrieben (DAVIS et al., 1970).

MEYER (1951) sowie HALLERVORDEN und MEYER (1956) haben auf die Häufigkeit angiitischer Befunde in den arteriellen Grenzzonen des Gehirns bei *frühkindlichen Hirnschäden* hingewiesen. Es handelte sich bei diesen Fällen jedoch um stationäre Zustandsbilder, was insbesondere die Differentialdiagnose gegenüber der Endangiitis obliterans erleichterte. Nach ULE und KOLKMANN (1972) sollte für diese und ähnliche reaktive endarteriitische Prozesse, die bei nicht entzündlichen Parenchymuntergängen vorkommen, die sonst in der Neuropathologie nicht übliche Bezeichnung „Endangiitis obliterans Friedländer" angewandt werden.

## II. Primäre Angiitiden

In dieser Gruppe werden alle diejenigen entzündlichen Erkrankungen der Hirnarterien, die keine infektiöse Ursache haben, subsummiert. Eine befriedigende Einteilung dieser Angiitiden wird durch ihre sehr bunte pathologisch-anatomische Symptomatik, die in vielen der Krankheitsbilder keine scharfen Grenzen erkennen läßt, und wegen der unklaren Ätiologie erschwert.

KLEMPERER (1941) faßte die Polyarteriitis nodosa im engeren Sinne mit dem Lupus erythematodes, der Dermatomyositis, der Sklerodermie und der Serumkrankheit zu den sogenannten Kollagenkrankheiten zusammen. ZEEK et al. (1948) hatten sich um eine Stadieneinteilung und Abgrenzung der Polyarteriitis nodosa im konventionellen Sinne von einer „hypersensitivity angiitis" bemüht (SMITH et al., 1944; SMITH u. ZEEK, 1947; ZEEK et al., 1948; ZEEK, 1952; KNOWLES et al., 1953). Demnach wurden unter dem Begriff der nekrotisierenden Angiitis alle mit betont fibrinoiden Nekrosen und entzündlichen Infiltrationen verbundenen Gefäßprozesse zusammengefaßt. Die Klassifikation von ZEEK wurde aber nicht überall akzeptiert, z.T. wegen der vielen Fälle, die unrubrizierbar bleiben (RANDERATH, 1954; ROSE u. SPENCER, 1957; REIDBORD u. MCCORMACK, 1965; WIGLEY, 1970).

Als Hauptursachen kommen rheumatische, allergisch-hyperergische und immunologische Mechanismen in Frage. Die Kapillaren und Arteriolen sind nach ALBERTINI (1954) für das Auftreten allergischer Gewebsreaktionen von größter Bedeutung. Deshalb zeigen diese Gefäßabschnitte Schädigungen, die bis zur Nekrose gehen können. Da es aber nicht immer möglich ist, bei jedem einzelnen Krankheitsbild den ätiopathogenetischen Mechanismus sicher nachzuweisen, wird von einer weiteren Unterteilung der primären Angiitiden Abstand genommen.

## 1. Thrombangiitis obliterans

Die Thrombangiitis obliterans ist eine Allgemeinerkrankung des gesamten Gefäßsystems und kann Gefäße aller Regionen des Körpers und von jeder Größe befallen. Besonders oft erkranken die Gefäße der Extremitäten und hier wieder häufiger die der unteren. Das männliche Geschlecht ist überwiegend betroffen. SPATZ (1935) berichtete als erster über die zerebrale Lokalisation der Erkrankung. Sie wurde sowohl als „Thromboendangiitis" als auch „Thrombendarteriitis" (LINDENBERG u. SPATZ, 1939) oder „Endangiitis obliterans" (EICKE, 1957) bezeichnet.

VON HASSELBACH (1939) stellte in einer großen Reihenuntersuchung, die insgesamt 218 Kranke umfaßte, das Verhältnis zwischen dem Befallensein der Gefäße des ZNS und dem der übrigen Organe dar. LINDENBERG und SPATZ (1939) teilten 22 eigene, anatomisch verifizierte Fälle von Thrombangiitis obliterans der Hirngefäße mit. Von Albertini (1946) berichtete über 12 und Meyer (1948b) über 19 Fälle. Derselbe Autor (Meyer, 1949b) wies darauf hin, daß Krankheitsfälle, bei denen die verschiedenen Diagnosen, wie jugendliche Arteriosklerose, Polysklerose, rezidivierende Insulte und unklare organische Wesensveränderungen vom Charakter der Stirnhirnläsion gestellt waren, sich bei der Obduktion gelegentlich als zerebrale Form der Thrombangiitis obliterans erwiesen. Weitere Einzelveröffentlichungen und zusammenfassende Darstellungen erfolgten von Luers (1943), Schottky (1943), Llavero (1948), Scheid (1953, 1961), Eicke (1957), Quandt (1961) und Quandt und Sommer (1969).

Inzwischen wurde die Zugehörigkeit der Mehrzahl dieser zerebralen Gefäßveränderungen zur Thrombangiitis obliterans in Frage gestellt.

Auch wenn eine ätiopathogenetische Eigenständigkeit der zerebralen Thrombangiitis obliterans von vielen Autoren verneint wird, stellen die neuropathologischen Befunde in allen diesen Fällen ein gut umgrenztes morphologisches Bild dar.

### *Makroskopisches Bild und Lokalisation*

Die Hirnatrophie bei der Thrombangiitis obliterans ist stets deutlich. Regelmäßig besteht eine milchige Trübung der Meningen über der Konvexität, die im Bereich der veränderten Rindenpartien am stärksten ausgeprägt ist, so daß der Befund der granulären Atrophie erst nach Abziehen der weichen Häute deutlich sichtbar wird. Ziemlich konstant ist nach Meyer (1949) auch die gleichzeitig vorliegende Stauung in den Gefäßen der weichen Häute über der Konvexität. Die von Spatz (1935) beschriebenen wurmartigen Veränderungen der Konvexitätsarterien ist in den Fällen vorhanden, wo eben gerade die Gefäße dieses Kalibers von dem Prozeß ergriffen sind.

Im Hinblick auf die zerebrale Lokalisation stellten Lindenberg und Spatz (1939) zwei Typen heraus:

Bei *Typ I* verteilen sich die Gefäßveränderungen unregelmäßig auf einzelne Gefäßgebiete. In solchen Fällen können die A. carotis und die großen extrazerebralen Äste regellos beteiligt sein.

Die diskontinuierlichen kleineren und größeren Erweichungsherde, die in diesem Lokalisationstyp vorkommen, können auch durch Arteriosklerose hervorgerufen werden (s.S. 302). Für zerebrale Thrombangiitis obliterans spricht das Vorhandensein von kleineren und größeren Erweichungsherden ausschließlich in der Rinde (einschließlich Inselrinde und Hippocampus) bei gleichzeitigem Freibleiben der Stammganglien, dem Lieblingssitz arteriosklerotischer Erweichungen.

Die kortikalen Erweichungen können mehr oder weniger tief noch in das Mark hineinreichen und in seltenen Fällen kann es durch Miterkrankung der Aa. striolenticulares auch zu Herden in den (vor allem rostralen) Stammganglien kommen (Lindenberg, 1939). Ein weiterer Befund, den Lindenberg und Spatz (1939) nur bei diskontinuierlichen Herden und dort dann einseitig gesehen haben, ist der Hydrocephalus internus.

Bei *Typ II* ist die Verteilung der Gefäßveränderungen von gesetzmäßiger Regelmäßigkeit. Die distalen Abschnitte der großen Hirnarterienäste sind betroffen. Die Veränderungen findet man ziemlich gleichmäßig in beiden Hemisphären. Auch die mittleren und kleineren Arterien beider Kleinhirnhemisphären können erkrankt sein. Eine Mitbeteiligung der distalen Abschnitte der A. lenticulostriata ist selten.

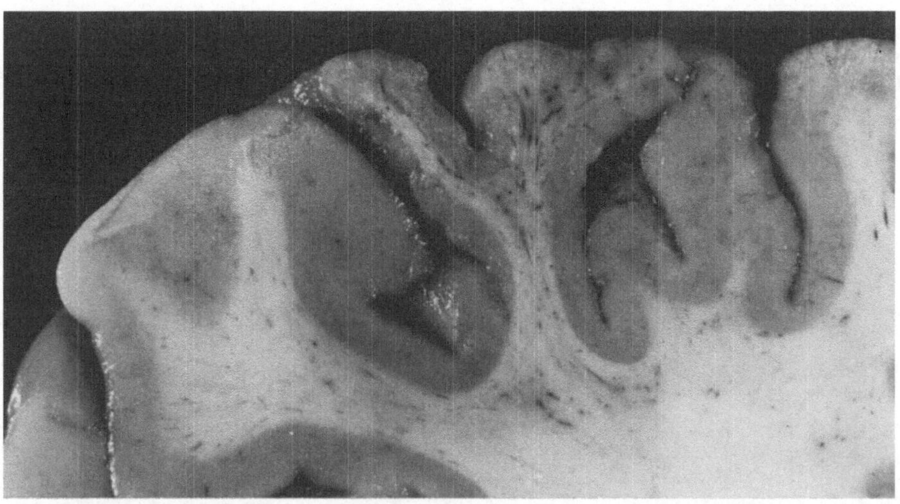

**Abb. 165.** 44jährige Patientin. Zerebrales Anfallsleiden. Chronische Vaskulitis. Granularatrophie des Großhirns

Bei der in diesem Typ vorkommenden granulären Atrophie der Großhirnrinde werden die Veränderungen im Grenzgebiet der Aa. cerebri media und
posterior ebenso regelmäßig und ausgesprochen gefunden wie in der zweiten
Frontalwindung (Abb. 165), dem Grenzgebiet der Aa. cerebri anterior und media. Die granuläre Atrophie ist nicht spezifisch für eine bestimmte Gefäßerkrankung, sondern lediglich Ausdruck, daß die Schädigung die Hirngefäße eines
bestimmten Kalibers befallen hat (s.S. 116).

*Histologisches Bild*

Bei der histologischen Betrachtung stehen die Veränderungen der Gefäße
und besonders der Arterien im Vordergrund. Dabei sind sie fast nie in ihrer
gesamten Länge vom Krankheitsprozeß ergriffen, vielmehr erstrecken sich die
pathologischen Prozesse immer nur auf Gefäßabschnitte.

Das histologische Bild ist durch das gleichzeitige Zusammentreffen von
thrombotischen und endangiitischen Veränderungen gekennzeichnet. Die thrombotischen Veränderungen mit anschließender Proliferation des Endothels bevorzugen die Arterien mittlerer Größe. An den kleinen Arterien und Arteriolen
überwiegen endangiitische Proliferationen (Abb. 166a). Vereinzelt können auch
Venen betroffen sein. Im allgemeinen sind nur die extrazerebralen Arterien
erkrankt. Eine Mitbeteiligung der intrazerebralen Arterien, bestehend aus endangiitischen Proliferationen, wird nur dicht unter der Hirnoberfläche beobachtet
(Abb. 166b). Im Verlauf des Prozesses schreitet die Endothelwucherung weiter
und kann schließlich bis zum Verschluß des ganzen Lumens führen. Gleichzeitig
können sich auch Thrombosen bilden. Man findet in den verschlossenen Arterien
lockeres, kernarmes, netzartig strukturiertes Füllgewebe, dem man nicht mehr

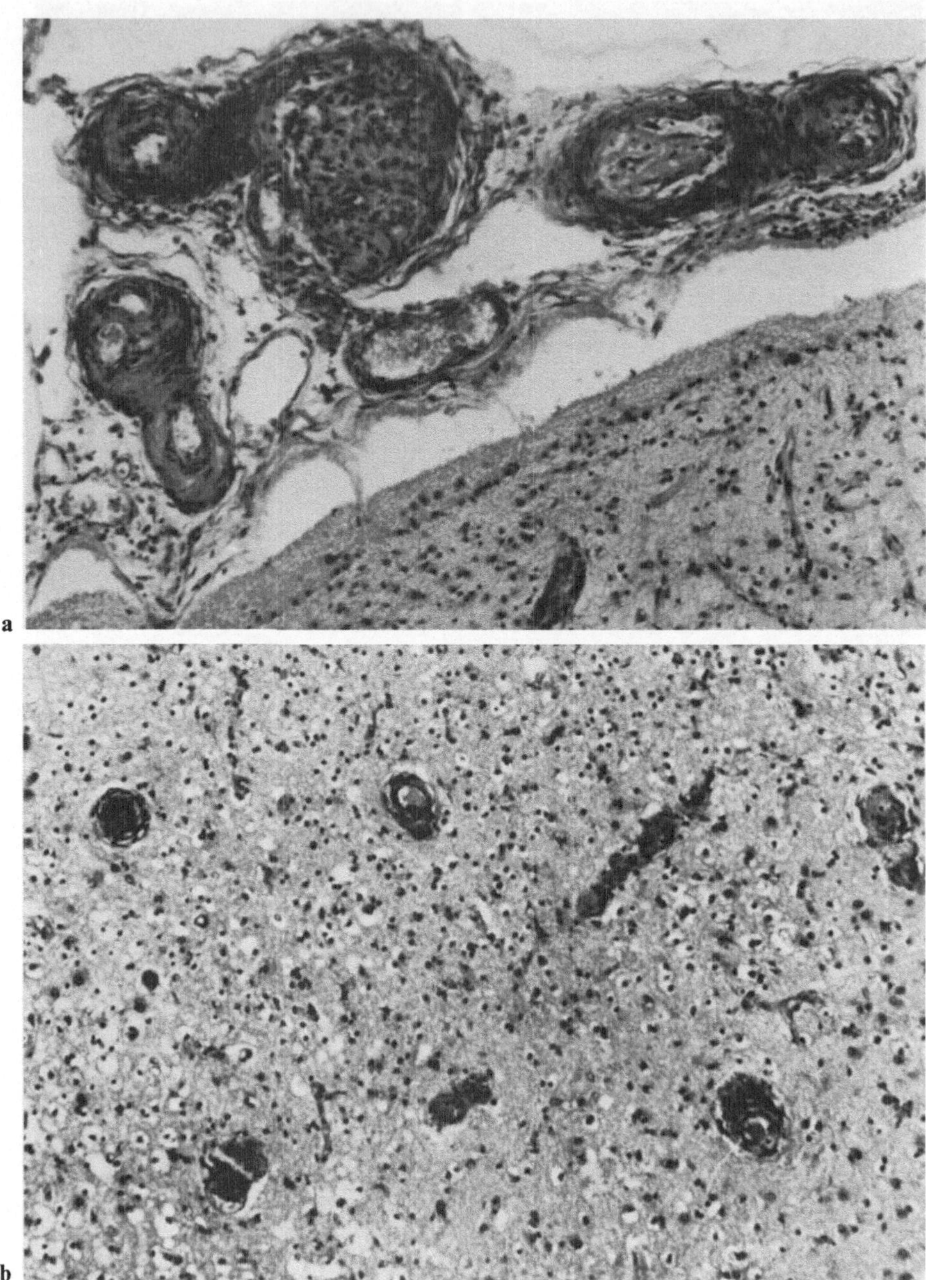

**Abb. 166a u. b.** 54jähriger Patient. Todesursache Herzversagen. Thrombangiitis obliterans **a** der meningealen Arterien und **b** der intrazerebralen Arteriolen. (Überlassen von Prof. Dr. R. LINDENBERG.) Nissl. × 100

ansehen kann, ob es der Rest eines Thrombus oder eines rein auf Intimawucherung beruhenden Verschlusses ist.

Die Ansichten über die Entstehung des Füllgewebes sind dabei nicht ganz einheitlich. So sahen FRIEDMANN (1932), SCHEINKER, (1945) und STRÄUSSLER (1947/1950) als alleinige Ursache endarteriitische Prozesse an. LINDENBERG und SPATZ (1939) werteten dagegen die thrombotischen Prozesse mindestens ebensosehr wie die endarteriitischen. Die ersten Veränderungen in der Intima, die die Thrombosierung auslösen, sind selten erfaßt worden (QUANDT, 1961). Nach ASANG und MITTELMEYER (1957) geht die Endangiitis frühzeitig mit Thrombenbildung einher. Es besteht eine erhöhte Permeabilität des Endothels. Mit Fibrinogen dringt an den Stellen der beginnenden Abscheidung auch Plasminogen in die Gefäßwand. Dieses wird durch die ortsständigen Zytokinasen aktiviert. Letzteres besitzt neben fibrinolytischer auch stark proteolytische Wirkung. Dadurch werden saure Mukopolysaccharide aus ihren Proteinverbindungen freigesetzt und es treten auch freie Aminogruppen auf, wie experimentelle Untersuchungen zeigen konnten (BLEYL u. WEGENER, 1966).

In den Verschlußmassen ist eine Rekanalisierung erkennbar (Abb. 167a). Liegen frische Thromben vor, so kann man von der Intima aus die Organisation gut beobachten. Neubildungen elastischer Fasern erfolgen im Bereich der Rekanalisation. Bei der Organisation der Thrombenmassen treten gelegentlich auch Riesenzellen auf. Es kann hier sogar zur Knochenbildung kommen (KRÜCKE, 1940). Diese Endzustände werden nach LINDENBERG und SPATZ (1939) weitaus häufiger als die frischen Veränderungen angetroffen. Die adventitiellen Infiltrate sind dann zurückgegangen, sie konnten zumindest in den Fällen mit älteren Veränderungen kaum noch gefunden werden. Nach MEYER (1948b) soll die Diagnose einer zerebralen Endangiitis obliterans nur dann als gesichert gelten, wenn nebeneinander frische und alte Thromben bestehen.

Im Gegensatz zur chronischen Arteriosklerose, die durch eine Aufsplitterung der Elastica interna und umschriebene Intimaproliferationen mit Einlagerung von Kalksalzen und sudanpositiven Lipoiden charakterisiert ist, sind bei der Thrombangiitis obliterans Elastica interna, Media und Adventitia nur geringgradig verändert (Abb. 167b). Die Elastica interna ist verdichtet, in der Media sind selten einige Infiltrate vorhanden. Dagegen sind in der Adventitia in Fällen mit frischen Veränderungen manchmal recht reichlich Infiltrate auffindbar, sie haben fast immer lymphozytären Charakter. Selten sieht man einige Leukozyten und oft etwas Blutpigment.

Die Endothelwucherung braucht nicht zum völligen Lumenverschluß zu führen und kann schon vorher durch ein lockeres Bindegewebe ersetzt werden. Im Füllgewebe liegen oft Fett- und merkwürdigerweise nur selten Pigmentkörnchenzellen (LINDENBERG u. SPATZ, 1939).

Die Gefäßveränderungen verursachen im zugehörigen Hirnparenchym diskontinuierliche Erweichungen (Abb. 168a) mit Ausgang in bindegewebig-gliöse Schrumpfung, laminäre Nekrosen oder Status spongiosus (Abb. 168b). Durch unterschiedliche narbige Schrumpfungsvorgänge entsteht das makroskopische Bild der granulären Atrophie. Nach MEYER (1949) sind bei diesen Nekrosen im Gegensatz zur Arteriosklerose hämorrhagische Infarzierungen oder auch kleine Erythrodiapedesen, die sich in Form von blutpigmenttragenden Körnchenzellen sehr lange erhalten können, in der Regel nicht vorhanden.

In höherem Lebensalter sind Kombinationen von Endangiitis obliterans und Arteriosklerose häufiger. QUANDT und SOMMER (1968) beobachteten mehrere

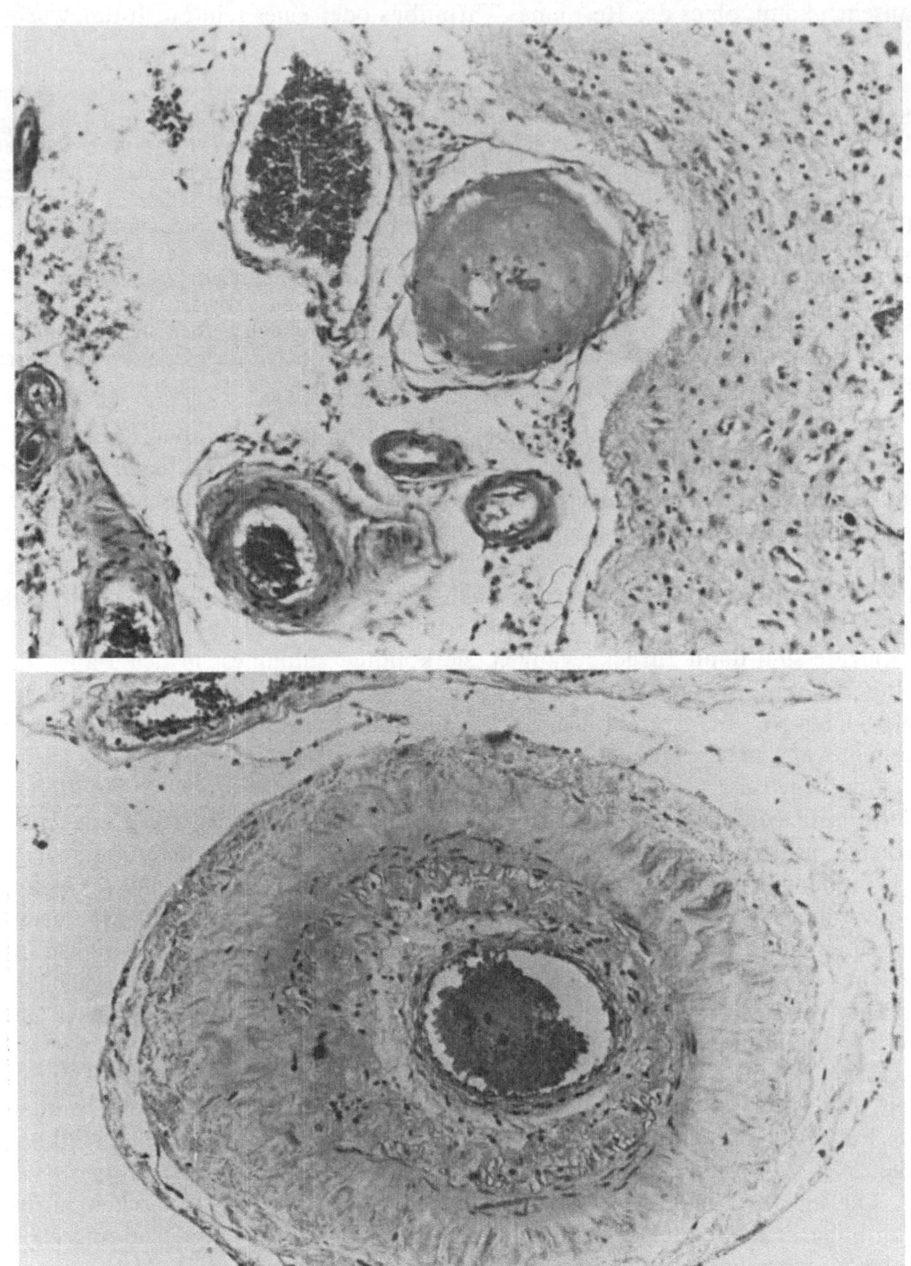

**Abb. 167. a** 69jähriger Patient. Obliterierende Arteriosklerose, axillo-femoraler Bypass rechts. Arterie in der Gehirnkonvexität. Abgelaufener endarteriitischer Prozeß. Nissl. × 80. **b** 72jährige Patientin. Hochgradige Arteriosklerose und Arteriolosklerose. Rekanalisierung einer embolisch verschlossenen meningealen Arterie. Nissl. × 100

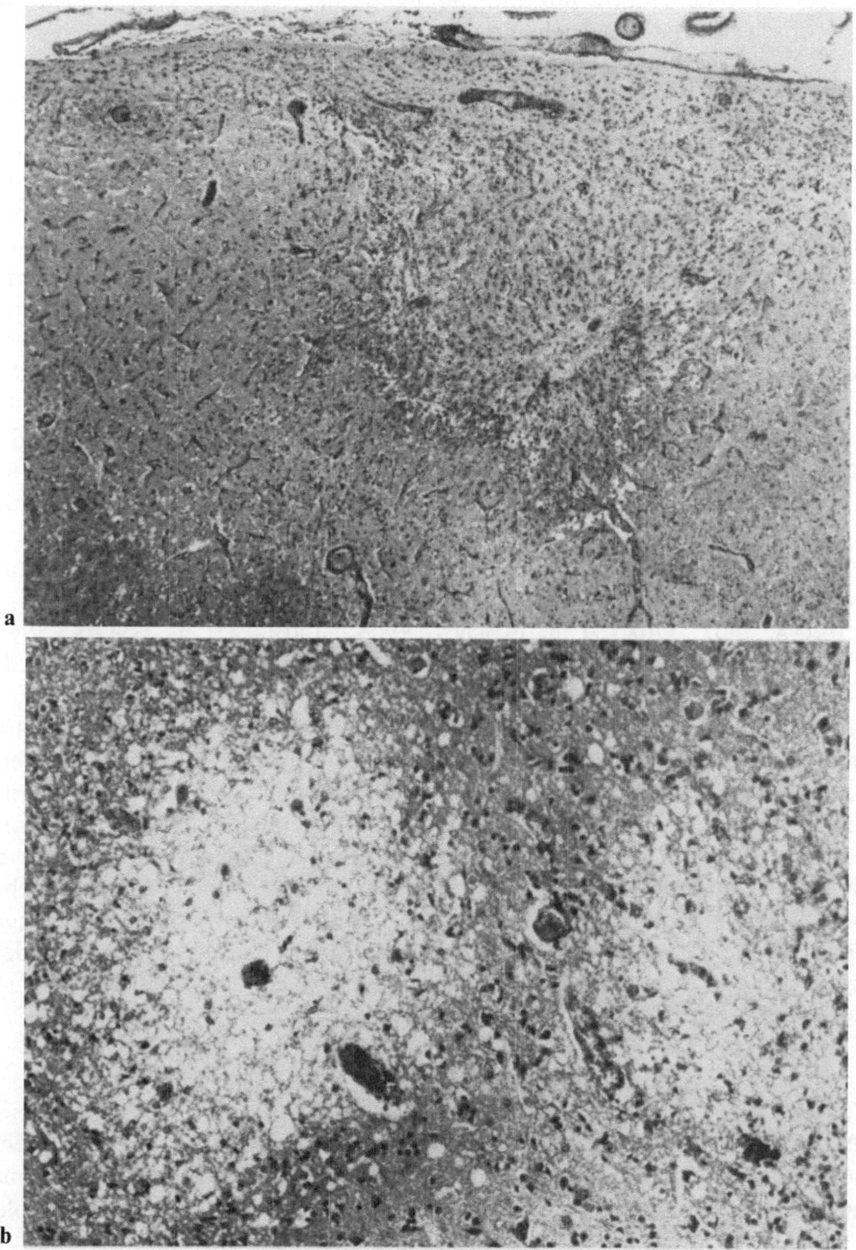

**Abb. 168. a** Umschriebene Erweichung, **b** Status spongiosus in der Hirnrinde. Nissl. **a** ×60;
**b** ×160

Fälle, bei denen neben thromb- und endangiitischen Rindennekrosen auch arteriosklerotisch bedingte Parenchymnekrosen vorkamen.

## *Ätiopathogenetische Abgrenzung*

Die Existenz einer zerebralen Form der Thrombangiitis obliterans als nosologische Einheit wurde häufig bezweifelt, u.a. weil eine ZNS-Beteiligung bei der generalisierten Erkrankung äußerst selten ist. Nach LIPPMANN (1952) boten von 1700 Fällen des Schrifttums nur 12 zerebrale Gefäßläsionen, von denen nur bei 9, davon 4 Frauen, eine Thrombangiitis obliterans morphologisch berechtigt war. Für PENTSCHEW (1934), ASANG und MITTELMEIER (1957) sowie QUANDT (1961) handelt es sich bei der zerebralen Form der Thrombangiitis obliterans um einen Standort der Arteriosklerose. JELLINGER (1971) wies darauf hin, daß, auch wenn eine überzeugende Differentialdiagnose zwischen beiden Gefäßerkrankungen kaum möglich ist, das Syndrom der zerebralen Thrombangiitis obliterans nicht nur im Rahmen der Arteriosklerose auftritt. Für BRUETSCH (1971c) kommt als mögliche Ursache noch die rheumatische Herzerkrankung hinzu.

Andere Autoren halten die Veränderungen der Thrombangiitis obliterans für distale Folgen von Gefäßverschlüssen (FISHER, 1957; ADAMS, 1958; GANNUSCHKINA, 1962; QUANDT u. SOMMER, 1968; JÖRGENSEN u. TORVIK, 1969).

Bei Verschluß großer proximaler Hirnschlagadern kommt es in den distalen Gefäßabschnitten zu typischen proliferierten Veränderungen, die mit unter- schiedlichen Stadien des Verschlusses bis zur blanden Stenose oder Obliteration der nichtentzündlichen, dystrophischen Form der Thrombangiitis obliterans entsprechen. ROMANUL und ABRAMOWICZ (1964) fanden Veränderungen in den pialen Gefäßen, die in allen Fällen bei den Grenzzoneninfarkten vorkommen und zwar ausschließlich in diesen Zonen, so daß sie annehmen, daß die Gefäßveränderungen von den Durchblutungsstörungen abhängen und nicht umgekehrt. Demnach wären die als „thrombangiitisch" aufgefaßten Intimaveränderungen in den distalen Hirngefäßen nicht Ausdruck einer primären Angiitis, sondern reaktive oder adaptive Phänomene, im Sinne der von ZOLLINGER (1967) beschriebenen adaptativen Intimafibrose.

## 2. Rheumatische Erkrankungen der Hirngefäße

Auch wenn die rheumatische Herzerkrankung als Herkunftsort embolischer Verschlüsse der Hirngefäße eine wichtige Rolle spielt (s.S. 383), wurden rheumatische Gefäßentzündungen im Gehirn fast ausschließlich an Arteriolen, Venolen und Kapillaren festgestellt.

Die Endangiitis rheumatica, die BRUETSCH (1971b) bei einem Teil der Fälle von Endangiitis obliterans annimmt, ist bis jetzt ätiologisch nicht mit Sicherheit nachgewiesen worden. Ein Fall von Thrombose der A. cerebri media, den DENST und NEUBÜRGER (1948) in Zusammenhang mit der von der Patientin erlittenen rheumatischen Herzerkrankung brachten, ist in der Literatur ebenso Ausnahme geblieben, wie die von MAFFEI (1951) bei der A. vertebralis beschriebenen Veränderungen.

Die Veränderungen beim akuten rheumatischen Fieber sind durchaus unspezifisch, kommen aber in Fällen von rheumatischen Herzerkrankungen besonders

gehäuft vor (DENST u. NEUBÜRGER, 1948). Man kann zwei wesentliche Arten
von Gefäßveränderungen unterscheiden (BRUETSCH, 1971 b), einmal die fibrinoide Angionekrose, die den übrigen Angionekrosen entspricht und zum anderen
die Veränderungen der Hirnkapillaren.

WINKELMAN und ECKEL (1932) beschrieben die Schwellungen der Endothelzellen der Kapillaren während akuter Stadien von rheumatischem Fieber und
COSTERO (1949) fand als Folge davon mit der Silberimprägnation eine Fibrose
und Sklerose der Kapillaren der Hirnrinde, die nach den heutigen Kenntnissen
als Venolen angesehen werden sollten (s.S. 20). Bei dem chronischen und rheumatischen Fieber beschrieb BRUETSCH (1936) Veränderungen des Kapillarbettes
der Hirnrinde mit herdförmigem Vorkommen von leeren Kapillaren. Die Kerne
der Endothelzellen dieser Kapillaren waren geschrumpft und nekrotisch.

In den benachbarten Arealen dagegen waren die Kapillaren normal. JACOB
(1961) fand bei akutem Gelenkrheumatismus hyalinfibröse Gefäßumwand-
lungen, begleitet von einer chronischen lymphozytären Meningitis, multiple
kleine Entmarkungsherde und eine starke Mikrogliaproliferation. VAN DER
HORST (1947) beobachtete bei längerer Erkrankungsdauer granulomartige perivaskuläre Infiltrate.

In den akuten Stadien des rheumatischen Fiebers wurden auch Mikrothromben der Hirnkapillaren gefunden, daher rechnen ULE und KOLKMANN (1972)
auch die nekrotisierenden und hämorrhagischen Veränderungen bei der throm-
bozytopenisch-arteriolitischen Purpura (Moschcowitz-Syndrom), bei der auch
das Gehirn beteiligt sein kann (s.S. 144), zu diesem Formenkreis.

## 3. Polyarteriitis nodosa (Panarteriitis Nodosa)

Die Polyarteriitis nodosa kennzeichnet sich durch entzündliche, z.T. knöt-
chenförmige oder aneurysmatische Veränderungen an den mittelgroßen Arteriolen bis kleinen Arterien (75–500 µ). Während die Polyneuritis und Polymyositis
neben den Veränderungen an Nieren, Herz, Leber und Haut von Anfang an
zu den wesentlichen Manifestierungen dieser Erkrankung gezählt wurden, blieben die pathologischen Veränderungen des ZNS lange Zeit nahezu unbeachtet.
Erst in späteren Arbeiten wurde in zunehmendem Maße auch über eine Mitbeteiligung des ZNS berichtet (MARINESCO u. DRAGENESCO, 1927; RUNGE u. MEZLER,
1930; KERNOHAN u. WOLTMAN, 1938; FORSTER u. MALAMUD, 1941; ROGER
et al., 1955; STAMMLER, 1958). Die Angaben über die Häufigkeit der Hirnbeteiligung schwanken innerhalb weiter Grenzen zwischen 8% (ARKIN, 1930) und
70% (PARKER u. KERNOHAN, 1949) der Fälle. Nach Durchmusterung zahlreicher
histologischer Präparate aus verschiedenen Teilen des ZNS konnten MARTIN
und NOETZEL (1959) sogar in 80% der untersuchten Fälle Veränderungen im
Gehirn nachweisen.

Da die exsudativen Vorgänge die Media und Adventitia bevorzugen, und der Prozeß
mit Bildung von knötchenförmigem Granulationsgewebe einhergeht, bezeichneten KUSS-
MAUL und MAIER (1866) die Erkrankung als Periarteriitis nodosa. Im Bereich der „nodösen"
Veränderungen jedoch weisen alle Wandschichten Veränderungen auf. Daher ist der Ausdruck „Periarteriitis nodosa" nicht in allem zutreffend. WINKELMANN und MOORE (1950)
gebrauchen anstelle von Peri- oder Polyarteriitis nodosa die Bezeichnung „disseminierte
Panarteriitis". MARTIN und NOETZEL (1959) sowie WECHSLER (1959) wählten den Ausdruck

„Panarteriitis nodosa". DOERR (1970) bezeichnete die Erkrankung wegen ihrer ausgesprochenen Generalisationstendenz als vielörtliche „Polyarteriitis" mit subakutem bis subchroni-
schem Verlauf und erheblicher geweblicher Desintegration.

### *Makroskopisches Bild und Lokalisation*

MARTIN und NOETZEL (1959) konnten in ihren Fällen keine makroskopischen
Veränderungen der Hirngefäße feststellen. Nach WECHSLER (1959) zeigen die
großen basalen Arterien und ihre Äste eine fast porzellanweiße Verfärbung
sowie knotige und spindelförmige Auftreibungen in oft dichter Reihenfolge.
Auf Querschnitten sind sie wandverdickt und zeigen eine starke Lumeneinengung. Auch in der Konvexität imponieren einzelne Arterien als weißliche Stränge
mit und ohne knötchenartige Verdickungen und lassen auf den Querschnitten
eine Wandverdickung erkennen.

Ein bestimmtes prädilektives Verteilungsmuster der Polyarteriitis nodosa gibt
es am Gehirn nicht. Nach WALTHARD und WALTHARD (1957) sowie STAMMLER
(1958) werden meistens die mittleren und kleinen Arterien und die Arteriolen
in den Meningen und Marklager betroffen. Bei WOHLWILL (1923) waren Marklager und Thalamus betroffen. MARTIN und NOETZEL (1959) konstatierten ebenfalls
eine deutliche Bevorzugung der Marksubstanz, in der mehrfach ausgedehnte
Nekrosen, zumeist in der Nähe geschädigter Arterien, vorlagen.

Subarachnoidale Blutungen und Massenblutungen in die Hirnsubstanz werden häufiger, Thrombosierungen größerer Gefäßstämme, wie der A. carotis
interna, nur selten beobachtet (FAHRLÄNDER u. KLINGER, 1954). Oft sind zer-
streute Punktblutungen sowie einzelne oder multiple umschriebene Erweichungsherde zu sehen (HAMPEL, 1933; STAMMLER, 1958; u.a.).

### *Histologisches Bild*

Die großen Hirnarterien bieten in der Regel als allgemeine Veränderungen
das Bild einer einfachen entzündlichen Arteriitis. Auf eine stark und dicht infil-
trierte Adventitia folgt eine im wesentlichen intakte Media, eine meist völlig
erhaltene, leicht aufgesplitterte und verbreiterte Elastika sowie eine mäßig konzentrische Intimaproliferation. Das Gefäßlumen ist dabei nur leicht eingeengt.
Ab und zu ist die Elastika stärker aufgesplittert und an einzelnen Stellen zugrunde gegangen. Hier liegen dann auch Veränderungen der Media vor, die
von Bindegewebszügen und -streifen durchzogen ist oder eine mehr sektorenar-
tige granulomatöse Umwandlung aufweist, in deren Bereich Muskelelemente
fehlen und die in die Adventitia hineinreicht.

An den mittleren Hirnarterien und an den intrazerebralen Arteriolen
(Abb. 169) kommen alle Übergänge von der einfachen zur proliferenden Arteriitis bis zur typischen Granulombildung vor. Die Veränderungen sind durch eine
dichte adventitielle Infiltration und durch eine hochgradig stenosierende, vereinzelt sogar obliterierende Intimaproliferation mit starker Verschmächtigung und
örtlicher Auflösung der Elastica interna gekennzeichnet. Die Muskelzellen der
Media können dabei gut erhalten sein. Im Bereich der nodösen Gefäßveränderungen ist die Media zusammen mit der Elastika meist sektorenförmig untergegangen. Hiervon nimmt ein exzentrisches, oft pilzförmig in die Adventitia

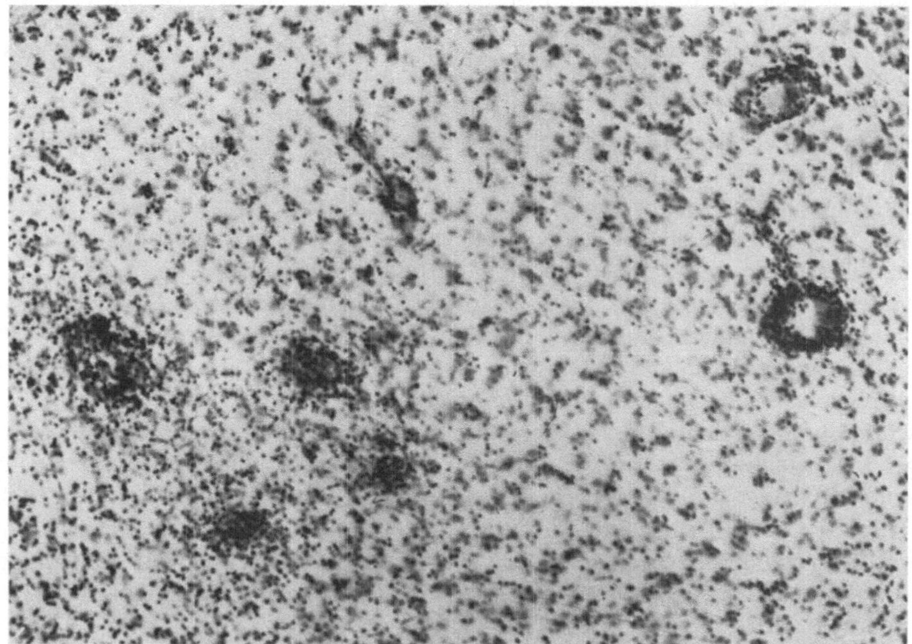

**Abb. 169.** 55jährige Patientin. Polyarteriitis nodosa. Proliferierende Arteriitis mit beginnender Granulombildung im Marklager des Fontalpols. Nissl. × 120

hineinwachsendes Granulom seinen Ausgang, das über die ehemalige Gefäß-wandperipherie hinauswächst. In diesem Stadium der meist sektorförmigen Medianekrose werden häufig Aneurysmen registriert, die rupturieren und zu ausgedehnteren intrazerebralen und subarachnoidalen Blutungen führen können, die oft die Todesursache sind (WINKELMAN u. MOORE, 1950; FACON et al., 1960).

Massive Intimaproliferationen und Granulombildungen kommen nicht immer zusammen vor und im Bereich der Granulome kann die Intimaproliferation oft recht gering sein. WECHSLER (1959) wies darauf hin, daß es im konkreten Fall sehr schwierig sein kann, festzulegen, wo die Grenze zwischen dem intimalen Proliferationsprozeß und dem adventitiellen Granulom zu ziehen ist. Die meningealen Arteriolen besitzen lymphoplasmazelluläre adventitielle Infiltrate, Gefäß-wandfibrosen und vereinzelte Intimaschwellungen. Die pialen Venen der Konvexität sind hin und wieder, die der Basis immer stärker infiltriert, jedoch durchweg weniger als die Arterien. In den weichen Hirnhäuten können die adventitiellen Granulome den Raum zwischen zwei benachbarten Gefäßen konfluierend überbrücken und so eine Meningitis simulieren (WECHSLER, 1959).

Die zuerst von WOHLWILL (1924) und dann von zahlreichen anderen Autoren (KIMMEL-STIEL, 1927; PETTE, 1928; RICHARDSON, 1928; BRENNER, 1938; HORANYI, 1952; MARTIN u. NOETZEL, 1959) bei der Polyarteriitis nodosa beschriebenen Pseudoxanthomzellen finden sich an zahlreichen Gefäßen zwischen Elastica interna und Intima, niemals dagegen in Media und Adventitia. Sie kommen sowohl an intrazerebralen Arterien als auch an denen der weichen Häute vor und zwar an Arterien mit oder ohne Zerstörungen der Elastica interna und Media. Sie wurden nur an den Arterien des Gehirns und seiner weichen

Häute, nicht an den Arterien anderer Organe nachgewiesen. Die Zellen enthalten fettfärbbare Substanzen, wahrscheinlich Cholesterinester des Blutes. Gegen die Annahme von WOHLWILL (1924) und RICHARDSON (1928), es handele sich um Abbauprodukte des Gehirns, spricht die Tatsache, daß sie auch in meningealen Arterien nachgewiesen wurde (MARTIN u. NOETZEL, 1959).

Die Parenchymschäden bestehen in umschriebenen ischämischen Ganglienzellnekrosen mit erheblicher Gliaproliferation und ausgedehnten Nekrosen in der Marksubstanz, zumeist in der unmittelbaren Nähe schwer geschädigter Arterien. Sie lassen sich stets als Folge der Gefäßveränderungen interpretieren. Entmarkungsherde wurden bei der Panarteriitis nodosa häufig beschrieben. Im Markscheidenpräparat zeichnet sich oft ein scharf begrenzter Markscheiden- und Achsenzylinderzerfall ab. Außerdem fanden MARTIN und NOETZEL (1959) häufig ein perivaskuläres Ödem, zum Teil verbunden mit einer noch unscharf begrenzten Erbleichung und noch ohne gliöse Reaktion. MALAMUD (1945) beschrieb umfangreiche Rinden-Mark-Stammganglien-Nekrosen bei einem 5jährigen Knaben mit Polyarteriitis nodosa. Eine Granularatrophie wurde selten beobachtet (BÉNARD et al., 1952). HAMPEL (1933) und SCHOLZ (1949) konnten auch im Kortex Veränderungen in eindrucksvoller Form nachweisen. Weniger häufig werden Veränderungen im Kleinhirn (RICHARDSON, 1928; BRENNER, 1938), im Thalamus (LEMKE, 1923; BALO, 1926; HAMPEL, 1933) und im Hirnstamm (RICHARDSON, 1928; BRENNER, 1938) beschrieben.

BALO und NACHTNEBEL (1929) verglichen die Entmarkungsherde mit denjenigen einer Encephalitis periaxialis diffusa und führten sie auf die Wirkung einer lezithinolytischen Substanz zurück. STAMMLER (1958) diskutierte ebenfalls die Möglichkeit, nicht unmittelbar vasozirkulatorisch inszenierter, sondern auf übergeordnete Schädigungsprinzipien zurückzuführender Parenchymläsionen.

Die häufig durch die Polyarteriitis nodosa herbeigeführte Nierenschädigung sowie die darauffolgende hypertensive Erkrankung stellt einen zusätzlichen Faktor für die Entstehung von Parenchymläsionen dar.

Die Polyarteriitis nodosa kommt auch bei Hunden, Rindern und Schweinen vor (WOHLWILL, 1924; BALO, 1926). Die Gefäßschäden bei der Polyarteriitis nodosa des Axis-Hirsches wurden auch im Gehirn nachgewiesen (LÜPKE, 1906). Bei Ratten wurden durch Ovulationshemmer Polyarteriitis nodosa-ähnliche Veränderungen hervorgerufen (CUTTS, 1966).

## 4. Lupus erythematodes

Der disseminierte Lupus erythematodes geht häufig mit neurologischen und psychiatrischen Symptomen einher. Der Befall des ZNS ist neben der progressiven Niereninsuffizienz die häufigste Todesursache für Patienten mit disseminiertem Lupus erythematodes. Veränderungen der großen Hirnarterien sind eine Ausnahme, die veränderten Gefäße weisen weniger als 100 μ Durchmesser auf. Die Ätiopathogenese ist noch unbekannt. Die Erkrankung wurde häufig unter den Kollagenosen klassifiziert und als autoimmuner Prozeß angesehen.

*Makroskopisches Bild*

In der weitaus größten Anzahl der Fälle sind makroskopisch keine oder nur unspezifische Veränderungen festzustellen. Die Meningen können fibrosiert

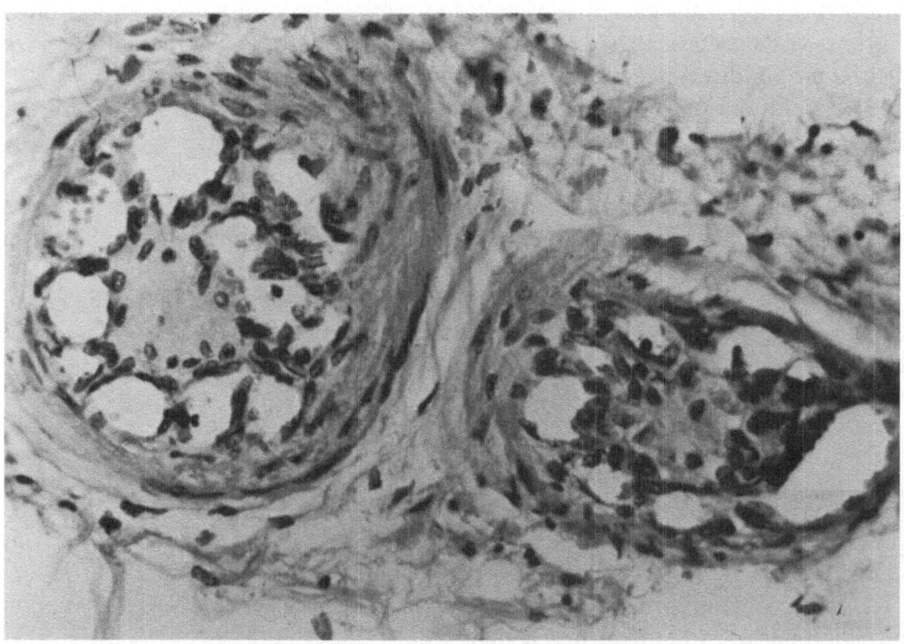

**Abb. 170.** 44jährige Patientin. Lupus erythematodes. Kleine Arterien der Meningen mit rekanalisiertem Lumen. HE. × 120

und verdickt sein, sehr selten erkennt man schon makroskopisch thrombosierte Gefäße. Ebenfalls ungewöhnlich sind alte oder frische umschriebene Subarachnoidalblutungen (BERRY, 1971). Eine granuläre Atrophie der Hirnrinde wurde gelegentlich beschrieben (GLASER, 1952; DE MORSIER, 1962). Frische Blutungen sowohl im Marklager wie in der Rinde, z.T. übergreifend auf die weichen Häute, wurden ebenfalls mitgeteilt. In mehr als einem Drittel der Literatur wurden Erweichungsherde, vor allem in der Hirnrinde und in Marklagerzungen gefunden (O'CONNOR u. MUSHER, 1966). ORTHNER und ROSSNER (1965) fanden bei einem Patienten mit viszeralem Lupus erythrematodes eine akute Meningoenzephalitis.

### Histologisches Bild

Betroffen sind vor allem die Arteriolen der Meningen und die penetrierenden Arteriolen der Hirnrinde. Sie zeigen in frühen Stadien eine fibrinoide Nekrose mit einer entzündlichen Reaktion der Adventitia unterschiedlichen Grades, die sich auch in den weichen Häuten ausbreiten kann. Meistens sind die entzündlichen Zellen sehr spärlich.

In der Regel findet man in späteren Stadien der Vaskulitis eine Zersplitterung der Elastica und Proliferation des Endothels. Im Endstadium treten Thrombosen und Rekanalisierung (Abb. 170) des thrombosierten Lumens auf. Serienschnitte zeigen, daß die Veränderungen sich häufig nur auf Strecken von 50–100 µ ausbreiten. In der Nähe der Veränderungen im Hirngewebe findet man oft verbreiterte Venolen, häufig mit einer verdickten Adventitia und einer perivaskulären Fibrose; frische diapedetische Blutungen und Ansammlung von Pigmentkörnchenzellen um die Gefäße kommen häufig vor.

Die Veränderungen des Hirngewebes lokalisieren sich sehr häufig um die Sulci der Hirnrinde. Sie bestehen aus kleinen Nekroseherden mit Wucherung der Mikroglia und Bildung von Fettkörnchenzellen, häufig auch in elektiven Parenchymnekrosen. Plaques fibromyeliniques wurden beschrieben (DE MORSIER, 1962). Gliaknötchen und Neuronophagien kommen gelegentlich vor allem im Hirnstamm vor.

Im Marklager finden sich perivaskuläre Entmarkungsherde und kleine Erweichungen. In den Fällen mit massiven Blutungen entsprechen die Veränderungen denjenigen der hämorrhagischen Enzephalitis, ohne daß die Hirnrinde dabei verschont bleibt.

## 5. Sklerodermie

Die Sklerodermie ist eine chronische, generalisierte Erkrankung des Bindegewebes, bei Frauen häufiger als bei Männern. Die bei dieser Erkrankung vorkommenden Gefäßveränderungen sind von der hypertonischen Gefäßerkrankung z.T. schwer abzugrenzen. Dies um so mehr, als die Mehrzahl der Patienten mit Sklerodermie an Hochdruck leiden. Wegen dieser Abgrenzungsschwierigkeiten und wegen der geringen Zahl von Fällen mit Befall des ZNS ist eine Systematisierung der neuropathologischen Veränderungen z.Z. noch nicht möglich.

Die Veränderungen treten meistens in den kleinen Arterien und Arteriolen auf. In einem ersten Stadium findet man vor allem Angionekrosen, in späteren Stadien erkennt man eine Einengung des Gefäßlumens. Die großen Arterien sind selten befallen. RICHTER (1954) fand eine perivaskuläre Fibrose der extrakraniellen Gefäße. LEE und HAYNES (1967) beschrieben bei einem Patienten mit Sklerodermie eine Endangiitis der A. carotis mit arteriitischen und periarteriitischen Veränderungen der Vasa vasorum. Im gleichen Fall waren die linken Aa. cerebri mediae und anteriores thrombosiert. Das Lumen der A. cerebri media war rekanalisiert. In den zerebralen Arteriolen und Kapillaren fanden sich Fibrosen und fibrinoide Nekrosen. Ein Hirninfarkt nahm den größten Teil der linken Hemisphäre ein und in der rechten Hemisphäre waren kleine Erweichungsherde vorhanden.

## 6. Riesenzellarteriitis

Die Riesenzellarteriitis ist eine akute bis chronische Erkrankung, die mit prodromalen generalisierten Symptomen beginnt. Im zweiten Stadium überwiegen die Kopfschmerzen sowie Druckschmerz der A. temporalis. Die bei der Biopsie vorgenommene Teilexzision der A. temporalis führt gelegentlich zu einer Besserung der Symptome.

Der erste Fall von Riesenzellarteriitis wurde schon 1890 von HUTCHINSON klinisch beschrieben. Aber erst HORTON et al. (1932) gaben eine genaue Beschreibung der Erkrankung, die auch „Horton-Arteriitis" genannt wurde. Die Bezeichnung „Arteriitis temporalis superficialis" ist irreführend, da es sich keineswegs um eine isolierte Erkrankung der Schläfenarterien handelt. JELLINGER (1977) und KLEIN (1977) legten es nahe, die sog. Riesenzellarteriitis des ZNS zumindest nach klinischen Gesichtspunkten von der Arteriitis cranialis (Arteriitis temporalis) des höheren Lebensalters abzugrenzen. WAGENVOORT et al. (1963) beschrieben bei einem 3jährigen Kinde eine generalisierte Riesenzellarteriitis mit multiplen Aneurysmen, die auch in dem intrakraniellen Anschnitt der A. carotis interna vorhanden waren. Sie grenzten die Erkrankung von derjenigen der Erwachsenen ab und nannten sie „Riesenzellarteriitis des Kindesalters".

Die Riesenzellarteriitis soll nach BRUETSCH (1971a) häufiger sein, als im allgemeinen angenommen wird. Die Krankheit bevorzugt das höhere Lebensalter, insbesondere die 7. und 8. Lebensdekade mit Häufigkeitsgipfel im 7. Jahrzehnt und zeigt keine Geschlechtsprädilektion. Sie ist relativ gutartig, die Mortalitätsrate beträgt 10% (DOERR, 1970).

*Lokalisation und makroskopisches Bild*

Generalisation mit unterschiedlichem Befall nahezu aller großen elastisch-muskulären Arterien, aber auch der kleinen Organgefäße (RODENHÄUSER, 1958) wurde pathologisch-anatomisch beschrieben (COOKE et al., 1946; FRANGENHEIM, 1953; DOERR, 1970). Die großen Arterien können befallen sein und die Riesenzellarteriitis stellt eine der Ursachen des Aortenbogensyndroms dar.

Die A. ophthalmica und ihre Zweige, die Ziliararterien und die A. centralis retinae erkranken relativ häufig. WHITEFIELD et al. (1963) fanden bei zwei Drittel ihrer Patienten eine Sehverschlechterung, die bis zu ein- oder doppelseitiger Amaurose reicht.

Die Beteiligung der intrakraniellen Gefäße wurde als ausgesprochen selten bezeichnet. MORRISON und ABITBOL (1955) fanden bei einer Riesenzellarteriitis, die verschiedene Gefäße befallen hatte, eine Beteiligung der Hirngrundarterien. McCORMICK und NEUBÜRGER (1958) teilten zwei Fälle mit Befall der kleinen meningealen und intrazerebralen Arterien mit. NEWMAN und WOLF (1956) sowie CRAVIOTO und FEIGIN (1959) beschrieben granulomatöse Entzündungen mit Riesenzellen in den Konvexitätsarterien und -venen sowie in den intrazerebralen Arteriolen. Bei einem der Fälle von KOLLMANNSBERGER (1969) konnte autoptisch ebenfalls ein Befall der Hirngefäße gesichert werden. KLEIN (1977) fand bei einem 42jährigen Mann eine sämtliche intrazerebralen Gefäße (vor allem die Aa. cerebri mediae und arteriores mit leptomeningealen Ästen) betreffende schwerste Angiitis mit Riesenzellen. Der Fall von HINCK et al. (1964) mit ausschließlichem Befall der meningealen Gefäße ist von einer Polyarteriitis nodosa, die mit exzessiver Riesenzellbildung einhergehen kann (HIERONYMI, 1963), schwer abzugrenzen.

Veränderungen der Venen bei der Riesenzellarteriitis wurden von HARRISON (1948) und HEPTINSTALL et al. (1954) verneint. Demgegenüber haben andere Autoren thrombophlebitische Veränderungen in vereinzelten Venen beschrieben (COOKE et al., 1946; CROSBY u. WADSWORTH, 1948; FRANGENHEIM, 1953). Nach BRUETSCH (1971a) handelte es sich um eine Ausweitung der adventitiellen Veränderungen der Arterien auf die begleitende Vene.

Die Arterien, vor allem die A. temporalis, erscheinen unter der Haut geschlängelt, z.T. knotig geschwollen und später werden sie hart. Das makroskopische Bild unterscheidet sich kaum von dem der Gefäße bei älteren Patienten und ermöglicht allein in keinem Fall die Diagnose einer Riesenzellarteriitis. Bei größeren Gefäßen findet man Abscheidungsthromben in der Intima sowie Plaques von Fibrin. Aneurysmen wurden gelegentlich beim Befall der Aorta und größerer Gefäße, aber nicht in den kleinen Gefäßen wie der A. temporalis und A. ophthalmica, gefunden.

### Histologisches Bild

Die Stadieneinteilung in exsudative Initialphase, produktive Hauptphase und regressive Endphase hat ERBSLÖH (1954) gegeben. Diese unterschiedlichen Stadien erklären die Variationsbreite der histologischen Veränderungen bei der Beschreibung verschiedener Autoren. Die Intima erscheint durch ein Granulationsgewebe, begleitet von fibrinös-zelligen Exsudationen verdickt. Das Lumen ist spaltförmig eingeengt oder zu einem unregelmäßigen Hohlraum reduziert (Abb. 171). Unmittelbar unter dem Endothel ist das proliferierte Gewebe faserig mit wenigen Entzündungszellen. Zur Elastica interna hin (Abb. 172) ist die entzündliche Reaktion florider und weist Makrophagen, Lymphozyten, Plasmazellen, Leukozyten, Fibroblasten und neugebildete Gefäße aus. Eosinophile Leukozyten sind selten, wurden aber von HEPTINSTALL et al. (1954) in 9 von 14 Fällen nachgewiesen. Bei Fällen mit ausgeprägter eosinophilen Infiltration und Bluteosinophilie wurde von WALTON und ASHBY (1951) die Zugehörigkeit zur Riesenzellarteriitis bezweifelt. Die Lamina elastica interna wird an mehreren

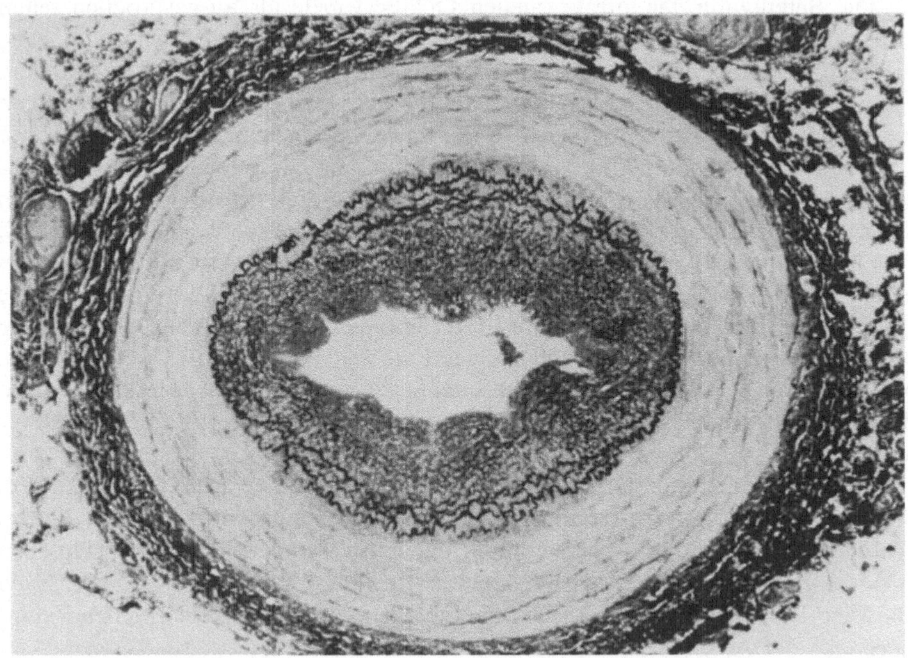

**Abb. 171.** 62jähriger Patient. Riesenzellarteriitis (A. temporalis). Wucherung des subendothelialen Gewebes mit Aufsplitterung und Zerstörung der Lamina elastica interna. Elastika van Gieson. × 50

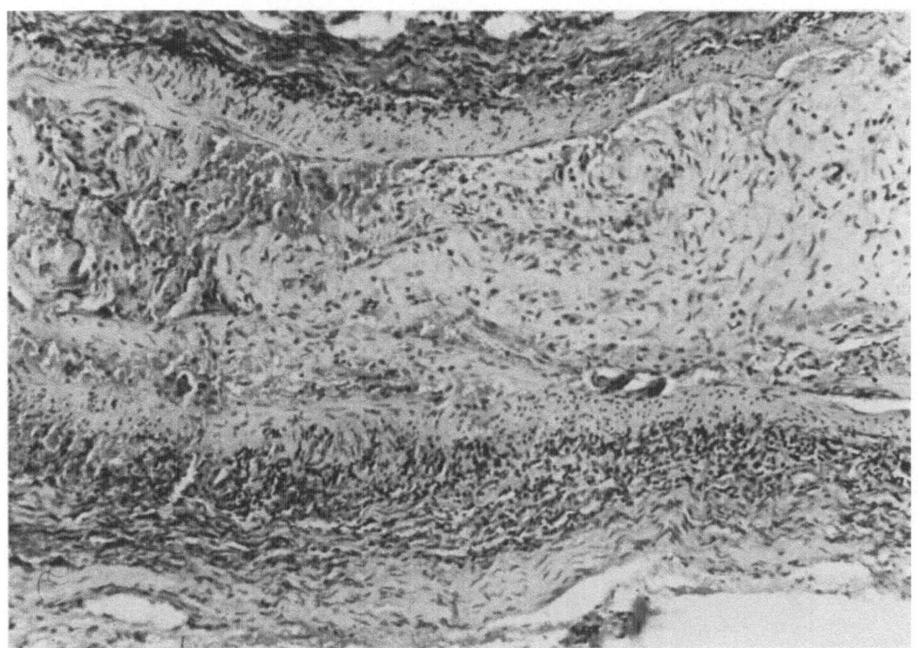

**Abb. 172.** 74jähriger Patient. Riesenzellarteriitis (A. temporalis). Das subendotheliale Gewebe ist faserig und mit locker angeordneten Lymphozyten und Fibroblasten durchsetzt. HE. × 120

Stellen herdförmig zerstört. Durch die Elastica-Lücken schieben sich die entzündlichen Infiltrate pilzförmig in die inneren Gefäßwandschichten vor. Dort, wo diese Durchbrüche die Intima erreichen, entstehen großzellige, entzündliche Infiltrate.

Zwischen Lamina elastica interna und Media entwickeln sich zahlreiche typische Riesenzellen, sog. Fremdkörperriesenzellen (Abb. 173), die enge räumliche Beziehungen zu den elastischen Elementen der Gefäßwand unterhalten und häufig degeneriertes elastisches Material phagozytiert haben (HAMPERL, 1953; FRITSCH, 1964). Elektronenmikroskopisch konnte gezeigt werden, daß sowohl Makrophagen als auch die Riesenzellen fibrilläres Material beinhalten, das als Elastica-Reste und Fibrin identifiziert wurde (SMITH, 1969). ERBSLÖH (1954) hielt die fibrinoide Degeneration der Media für das erste Stadium der Erkrankung. Fibrinoides Material wurde wiederholt gefunden (HEPTINSTALL et al., 1954; McCORMICK u. NEUBÜRGER, 1958; RUSSELL, 1962) und durch Untersuchungen von LENDRUM et al. (1962) mit spezifischen Färbemethoden und von SMITH (1969) elektronenmikroskopisch als echtes Fibrin nachgewiesen.

Für die Genese der Riesenzellen kommen sowohl monozytäre Blutzellen in Betracht, deren Fusion durch lymphozytäre Sensibilisierung initiiert wird, als auch glatte Muskelzellen der Media, deren Transformationsprozeß häufig amitotische Kernteilungen vorausgehen. Beide Entstehungsmechanismen können durch die verschiedene Ultrastruktur der Riesenzellen bei Arteriitis temporalis belegt werden (CERVOS-NAVARRO et al., 1980; STOLTENBURG et al., 1980).

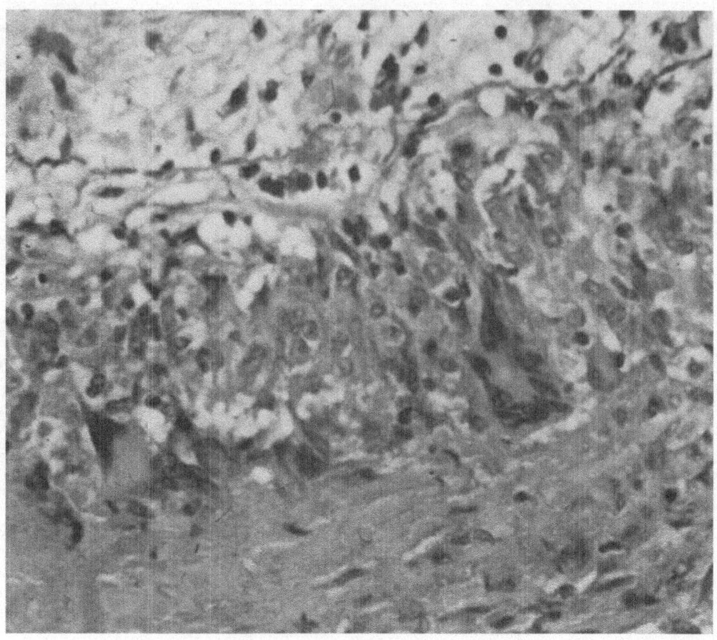

**Abb. 173.** 64jährige Patientin. Riesenzellarteriitis (A. temporalis). Fremdkörperriesenzelle.
HE. × 300

### Ätiopathogenese

Ätiologie und Pathogenese der Erkrankung sind bisher noch nicht geklärt. KIMMELSTIEL et al. (1952) glaubten an ein spezielles Elastica-Gift, das die Ursache des Zerfalls der elastischen Elemente und der Arteriitis sei; eine Ansicht, die durch die experimentellen Ergebnisse von TSUNEKAWA (1966) eine gewisse Unterstützung erfuhr. WOLFMÜLLER (1967) hielt eine Autoimmunreaktion gegenüber den elastischen Fasern für die Ursache die Arterienentzündung. Diese Vorstellung wird unterstützt durch den Nachweis von Immunglobulinen und Komplement im Bereich der Elastica interna (LIANG et al., 1974). RANDERATH (1954) schloß die Arteriitis temporalis des alten Menschen aus der Gruppe der nekrotisierenden, riesenzellhaltigen angiomatösen Angiitiden aus, die keine allergische Vorgeschichte zu haben brauchen.

DOERR (1963) sprach von einer „Arteriitis elastico-diairetica giganto-cellularis". Riesenzellen können jedoch auch ohne entzündliche Veränderungen als Ausdruck resorptiver Leistungen in der Gefäßwand auftreten (HAMPERL, 1953; FRITSCH, 1964), so daß ihre Existenz allein noch nicht die Diagnose einer Arteriitis temporalis rechtfertigen. Nach BECKER (1954) sind die Riesenzellen eine Folgeerscheinung der Elastica-Zerstörung und nicht deren Ursache.

### 7. Wegenersche Granulomatose

Die von WEGENER (1936, 1939, 1966) beschriebene Granulomatose ist charakterisiert durch: a) nekrotisierend-granulomatöse Entzündungsprozesse der Atemwege, b) eine multifokale Glomerulitis und c) eine generalisiert auftretende, herdförmige nekrotisierende Vaskulitis. Die angiitischen Prozesse gleichen in ihrer Form den Veränderungen bei der Panarteriitis nodosa (RANDERATH, 1954; HIERONYMI, 1959; WEGENER, 1966). KLINGER (1931), der diese Erkrankung als Sonderform der Periarteriitis nodosa ansah, beschrieb erstmals einen Fall mit Beteiligung des ZNS.

Die intrakranielle Beteiligung kann durch Fortleitung aus nasalen und paranasalen Granulomen entstehen und die Meningen sowie die Hirnbasis befallen (KLINGER, 1931; McCART, 1950; ROGERS u. ROBERTO, 1956; STRAATSMA, 1957; TUHY et al., 1958; McDONALD u. EDWARDS, 1960). LINDHOLM und NILSSON (1958) berichteten von einer auf die Meningen beschränkten Vaskulitis. Die größeren Hirnarterien in den weichen Häuten zeigen lockere adventitielle Infiltrate, die überwiegend aus Lymphozyten (Abb. 174a) sowie Plasmazellen und wenigen gelapptkernigen Granulozyten bestehen. Intimafibrose sowie geringe Zerstörung der Elastica interna und gelegentlich auch Kalk- und Lipoideinlagerungen kommen vor. Um die kleineren intrazerebralen Gefäße findet man perivaskuläre Infiltrate und gelegentlich hämosiderinhaltige Makrophagen (FEOLA et al., 1971).

Eine weitere Art von Veränderungen stellen die intrazerebralen Granulome dar, die aus Mikrogliazellen und Histiozyten bestehen. Sie sind meist um kleinere Gefäße gruppiert, breiten sich aber am Rande (Abb. 174b) diffus in das umgebende Hirngewebe aus (TUHY et al., 1958; FEOLA et al., 1971). Diskontinuierliche Granulome in den Hirnnerven wurden auch beschrieben (COGAN, 1955).

Gefäßveränderungen im ZNS können innerhalb und auch unabhängig von den Granulomen auftreten. Die betroffenen Gefäße zeigen z.T. Zeichen der Wandnekrose sowie intramurale lymphozytäre Infiltrate. DRACHMANN (1963) führte die fibrinoide Nekrose der Arteriolen auf den bei diesen Patienten wegen der Nierenerkrankung vorhandenen Hochdruck zurück.

Die entzündlichen Prozesse zeigen die Merkmale eines schubweisen Verlaufes. Frisch erkrankte, reichlich Entzündungszellen und zarte argyrophile Fibrillen aufweisende Gewebsbezirke können unmittelbar an solche grenzen, in denen der Prozeß länger besteht und die bereits eine bindegewebige Umwandlung erkennen lassen.

Intrazerebrale und subarachnoidale Blutungen können im Spätstadium vorkommen und stellen gelegentlich die Todesursache dar (BUDZILOVICH u. WILENS, 1960; McFADYEN, 1960).

## 8. Takayasu-Krankheit

Bei der Takayasu-Arteriitis, die oft als pulslose japanische Krankheit bezeichnet wird, handelt es sich um eine stenosierende Erkrankung des Aortenbogens und seiner Hauptabgänge, die zu einer Minderdurchblutung der kraniellen Gefäßprovinzen mit zerebrovaskulärer Insuffizienz führen kann. Die Krankheit ist in Japan weitaus häufiger, wurde nun aber auch in anderen Teilen der Welt beobachtet. Sie kommt bei jungen Frauen zur Erscheinung und betrifft meistens, jedoch nicht ausschließlich, den Aortenbogen und seine Abzweigungen (RIEHL, 1963). Das pathologische Bild ist dem der tertiären Syphilis nicht unähn-

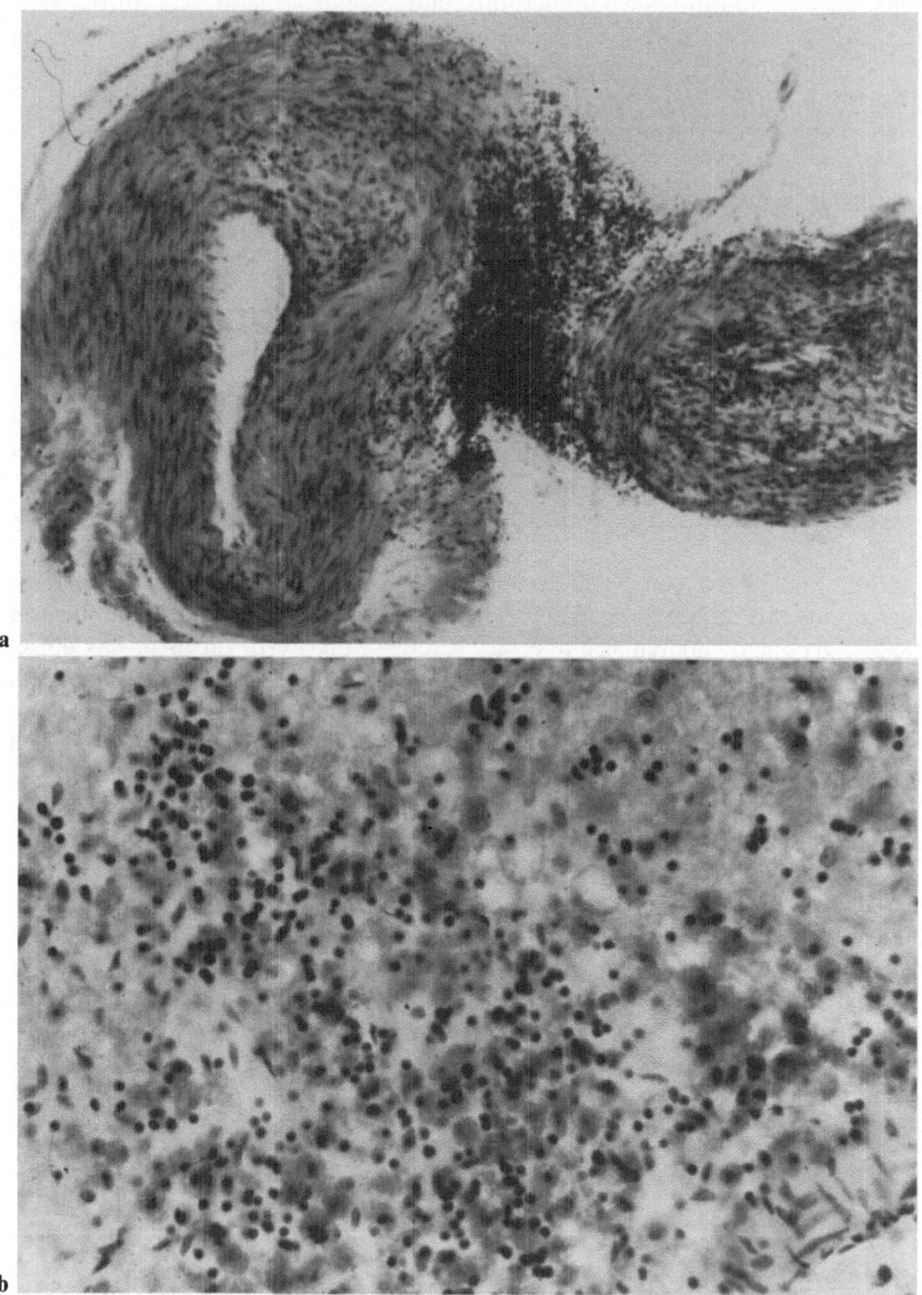

**Abb. 174a u. b.** 67jährige Patientin. Wegenersche Granulomatose. **a** Meningeale Arterien mit lymphozytärem Infiltrat. HE. × 80. **b** Diffuse Ausbreitung der Entzündungszellen und Makrophagen in das Hirngewebe. HE. × 200

lich und darüber hinaus kann ein falsch-positiver serologischer Test vorhanden sein. Allerdings bleibt der Nelson-Test unbeeinflußt. Im späteren Verlauf werden alle Gefäße, die aus dem Aortenbogen hervorgehen, vollständig obliteriert. Daher wird häufig die Bezeichnung Takayasu-Krankheit für alle Aortenbogen-Syndrome (s.S. 401) sämtlicher Ätiologien gebraucht. Die Takayasusche Krankheit zeichnet sich gegenüber dem Aortenbogen-Syndrom anderer Ätiologie durch reichhaltigere Symptomatik aus, durch ausgesprochene Bevorzugung des weiblichen Geschlechts — geschätzt werden Raten zwischen 10:1 und 20:1 (RIEHL, 1963) — und durch ein Prädilektionsalter von 20–40 Jahren (KALMANSOHN u. KALMANSOHN, 1957).

Das Vorkommen von Fieber, einer erhöhten ESR und Veränderungen des Serumproteins deuten auf eine Reaktion gegenüber einem infektiösen Erreger hin, obwohl ein solcher bis jetzt nicht bekannt ist. Die Krankheit gehört wahrscheinlich zum Formenkreis der rheumatischen Systemerkrankungen; bei der ausgesprochenen Geschlechtsdisposition könnte man auf eine Verwandtschaft zum Lupus erythematosus visceralis schließen. LE-Zellen sind in einzelnen Fällen nachgewiesen worden (IRVINE et al., 1965/1).

Der Prozeß breitet sich nur einige Zentimeter in die vom Aortenbogen abgehenden großen Arterien aus, darunter auch auf die Karotiden. Die intrakraniellen Gehirngefäße zeigen keine entzündlichen Veränderungen. Meistens bestehen jedoch Anzeichen einer residualen Embolisierung. Die Hirnarterien sind oft hypoplastisch und ihr Kaliber entspricht dem bei kleinen Kindern. Das jugendliche Alter der Patienten macht eine ziemlich schnelle Hyperplasie der kollateralen Kanäle möglich, die größere, verschlossene zerebrale Arterien umgehen; subklavikuläre und ander Blutentzugssyndrome (s.S. 387) sind häufige Erscheinungen.

Man unterscheidet morphologisch vorwiegend adventitielle Fibrosen mit erhaltenem elastischem Gewebe ohne Riesenzellen sowie mehr oder weniger durch Riesenzellen ausgezeichnete tuberkuloid-granulomatöse Formen mit riesenzell-arteriitischen und endangiitischen Manifestationen. Letztere können zu hochgradigen Lichtungseinengungen führen (TSUNEKAWA, 1966).

Alle Arterienwandschichten werden durch die granulomatösen, destruktiven Veränderungen und die darauffolgende Fibrose betroffen (NASU, 1963). Zelluläre intimale Verdickungen, Thrombose und embolische Komplikationen kommen ebenfalls vor.

Die Befunde am Auge, die Anlaß zur Beschreibung des Krankheitsbildes durch den Opthalmologen TAKAYASU gewesen sind, bestehen in Blutstase und Segmentierung der Blutsäule in Netzhautarteriolen und -venen, peripapillären Mikroaneurysmen (ASKUPMARK, 1954; BUSTAMENTE et al., 1954; LEO, 1955; MÜLLER, 1956) sowie Irisatrophie, Katarakt und Sehnervenatrophie.

# D. Verschluß des Gefäßlumens

## I. Verschlüsse der Hirnarterien

Die okklusiven Erkrankungen der Hirngefäße weisen in ihren pathophysiologischen Mechanismen und Abläufen, unabhängig von den verschiedenen Ätiologien, Gemeinsamkeiten auf, die ihre systematische Einordnung in einem Kapitel erfordern. Die Folgen für das Gehirn hängen zum einen von der Lokalisation des Verschlusses ab, zum andern, ob es sich um ein Gefäß des arteriellen oder venösen Schenkels handelt. Die Art der zum Gefäßverschluß führenden Veränderungen spielen dabei keine wesentliche Rolle.

Der Verschluß der Arterienlichtung kann durch eine Thrombose, eine Embolie oder auch durch eine mechanische Kompression herbeigeführt werden. Die von ihnen verursachte lokale Ischämie und der darauffolgende Hirninfarkt (s.S. 105) kann ebenfalls durch eine exzessive Einengung der Arterienlichtung ohne eigentlichen Gefäßverschluß stattfinden. Aufgrund des gegebenen Aufbaues des Gefäßsystems und der Häufigkeit, mit der bestimmte Gefäßabschnitte durch okklusive oder stenosierende Prozesse befallen werden, treten je nach Lokalisation bestimmte Syndrome auf. Daher soll vor den arteriellen Gefäßverschlüssen und ihren Folgen für das ZNS ein Überblick der Zuflußarterien und ihrer Versorgungsgebiete dargelegt werden.

Okklusive Störungen der Hirnsinus und -venen werden in der Regel durch Thrombosen, bei den Venen auch durch mechanische Kompression, herbeigeführt.

## 1. Zerebrale Zuflußarterien

Die arterielle Versorgung des Gehirns kommt aus zwei Hauptquellen, der beiderseitigen A. carotis interna und der A. basilaris. Eine vom Mantelkantenrand des Sulcus parieto-occipitalis bis zu den Corpora mamillaria schräg verlaufende Ebene stellt die Versorgungsgrenze beider Arteriensysteme dar (Abb. 175). Das vor der Ebene frontalwärts gelegene Gebiet entspricht dem Versorgungsbereich der A. carotis interna. Die hinter und unterhalb der Ebene gelegenen Hirnanteile werden vom Vertebralissystem versorgt. Überlappung der beiden Gefäßsysteme in den einzelnen menschlichen Gehirnen sind durchaus möglich und keine Seltenheit.

### a) Versorgungsgebiete des Karotidensystems

Das Stromgebiet der *A. carotis interna* hat großes klinisches Interesse, da unter den arteriellen Verschlüssen am häufigsten der Carotisinterna-Verschluß auftritt. Die A. carotis interna entsteht mit der Gabelung der A. carotis communis in die A. carotis externa und interna, etwa in Höhe des Kehlkopfes. Die Übergangsstrecke vom extra- in den intrakraniellen Abschnitt wurde als Vorzugssitz der Arteriosklerose in dem entsprechenden Kapitel beschrieben (s.S. 270).

Der erste Hauptast der A. carotis interna ist die *A. ophthalmica*. Sie geht entweder noch im Sinuscavernosus-Abschnitt selbst oder unmittelbar nach dem Durchtritt durch die Dura ab.

Da sie durch reichliche Anastomosen zu Ästen aus der A. carotis externa in der Gegend der Keil- und Stirnhöhle verbunden ist, hat sie für die kollaterale Zirkulation eine große Bedeutung. Ihr Versorgungsgebiet liegt jedoch außerhalb des Gehirns.

Die *A. chorioidea* (Durets „Artère lenticulo-optique") entspringt normalerweise aus der A. carotis interna. Nur in 4–11% der Fälle kann das Gefäß von der A. cerebri media abgehen und in seltenen Fällen als Ast aus dem

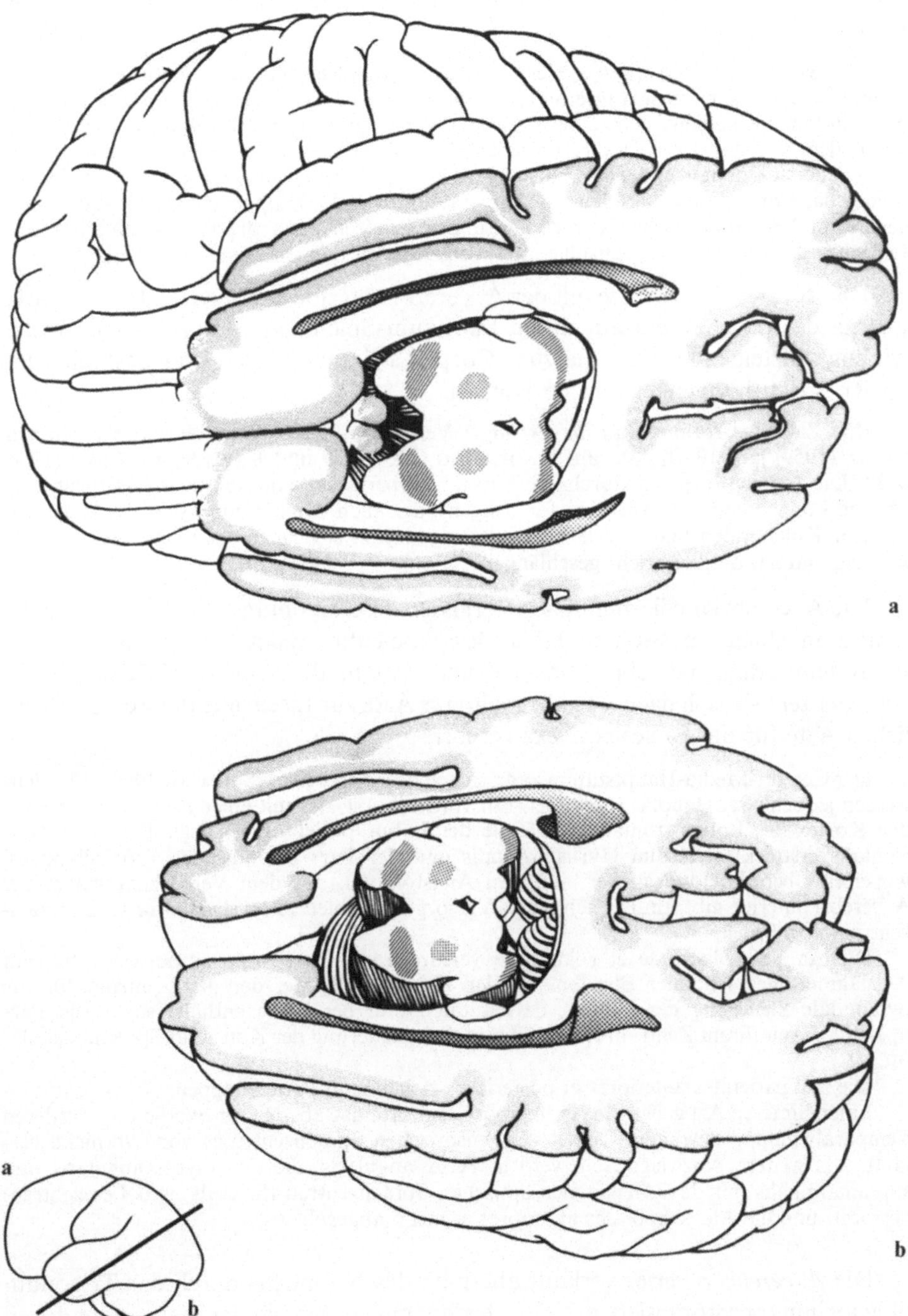

**Abb. 175a u. b.** Versorgungsbereiche **a** der A. carotis interna und **b** des vertebralen Systems

proximalen Stamm der A. cerebri posterior kommen (CARPENTER et al., 1954; OTOMO, 1965).

Die wichtigsten Versorgungsgebiete der A. chorioidea sind der Tractus opticus, der hintere Schenkel der Capsula interna, der Schwanz des Nucleus caudatus sowie weite Teile des Pallidum. Sie beteiligt sich an der arteriellen Versorgung der Sehstrahlung, der Substantia nigra, des Nucleus ruber, des Hypothalamus und des ventro-lateralen Thalamusanteils. Nach neueren Untersuchungen (KAPLAN u. FORD, 1966) sollen auch einige Äste der A. chorioidea das Corpus amygdaloideum und rostrale Bezirke des Hippocampus mit Blut versorgen. Zum Versorgungsgebiet der A. chorioidea gehören auch die in den hinteren zwei Dritteln des Crus posterius capsulae internae gelegenen Bahnen sowie der Fornix.

Die *A. cerebri media,* die mit der A. cerebri anterior die Endäste der A. carotis interna darstellt, entläßt auf ihrem Lauf zum Sulcus lateralis zahlreiche rechtwinklig aufsteigende Äste, die zum Corpus striatum führen und deshalb auch als Rr. striati bezeichnet werden können.

Ihre Zahl, ihr Kaliber und ihr jeweiliger Verlauf unterliegen erheblichen Variationen. CLARA (1959) gibt 10–20 Äste an, LINDENBERG (1957) 5–9 und KAPLAN und FORD (1966) 6–20. Die Ästchen dringen durch die Substantia perforata anterior in die Hirnsubstanz ein und können entweder vor dem Eindringen oder auch danach mit Ästen der A. cerebri anterior Kollateralen bilden. Die zum Corpus striatum ziehenden Äste sind relativ starkkalibrig und gewöhnlich leicht geschlängelt.

Die A. cerebri media zieht nach Verlassen des Trigonum olfactorium dorsolateral zum Uncus, passiert in Höhe des Fasciculus uncinatus und dorsal vom Polus temporalis das Limen insulae und tritt in den Sulcus lateralis (Sylvii) ein. Hier teilt sie sich nach Abgabe mehrerer Äste zur Inselrinde in ihre oberflächlichen Äste für die Facies convexa cerebri.

Der Cerebri-Media-Hauptstamm kann sich in drei Äste teilen (SCHMIDT, 1969). Meistens werden jedoch zwei Hauptäste gebildet. Ein vorderer Ast, der mit einer Reihe von Arterien den Kortex des Lobus frontalis und Teile des Lobus parietalis versorgt. Die A. orbitofrontalis erstreckt sich zum Gyrus frontalis und der Pars orbitalis des Frontallappens, wobei es Überschneidungen der einzelnen Anastomosen mit dem Versorgungsgebiet der A. cerebri anterior gibt. Im Bereich dieses Versorgungsgebietes liegt das motorische Sprachzentrum von Broca.

Die Aa. praerolandicae et rolandicae versorgen die Gyri prae- et postcentralis (mit Ausnahme eines schmalen Streifens an der Hirnmantelkante, der das Zentrum für die pyramidale Steuerung der unteren Extremitäten und der Blase enthält) sowie die Pars opercularis mit ihrem Zentrum für die pyramidale Steuerung der Kau- und Sprechmuskulatur.

Die Aa. parietales anteriores et posteriores ziehen zum Parietallappen.

Einen hinteren Ast geben die Aa. temporales profundae ab, der zur oberen und mittleren Temporalwindung bzw. zum Gebiet des sensorischen Sprachzentrums von Wernicke verläuft. Als weitere Abzweigungen werden die A. angularis, die den Gyrus angularis und supramarginalis mit dem Gebiet der optischen Sprachzentren (Schreib- und Lesezentren) versorgt, und die Aa. temporales anteriores et medii abgegeben.

Die *A. cerebri anterior* verläuft oberhalb des N. opticus durch das Trigonum olfactorium, anastomosiert mit der gleichnamigen Arterie der Gegenseite durch die A. communicans anterior und bildet dabei den vorderen Abschnitt des Circulus arteriosus cerebri (s.S. 214).

Die Länge des Gefäßabschnittes zwischen A. carotis interna und A. communicans anterior beträgt durchschnittlich 10–12 mm. Meist gehen in diesem Gefäßabschnitt eine Reihe feinerer Ästchen ab, die in die Hirnsubstanz eindringen.

Ein größerer Ast von ihnen zieht seitlich zur Substantia perforata anterior und verläuft in Nachbarschaft mit den Rr. striati zur Versorgung des ventro-kaudalen Teiles des Nucleus septalis, der praeoptischen Region, der medialen Seite des Trigonum olfactorium und des rostralen Anschnittes des Nucleus supraopticus. Durch dieses Versorgungsgebiet ziehen die Striae longitudinales mediales et laterales, Striae medullares thalami, Striae olfactoriae und Fasern, die von septalen und/oder orbitalen kortikalen Gegenden kommen und im Dienzephalon enden (KAPLAN u. FORD, 1966).

Ein weiterer ziemlich konstant abgehender Ast von der A. cerebri anterior, der sich in die Hirnsubstanz einbohrt, ist die Heubnersche Arterie (recurrent branch) (AHMED u. AHMED, 1967). Sie verläßt die A. cerebri anterior entweder in Höhe der A. communicans anterior oder geht etwas später von der A. cerebri anterior in ihrem Verlaufsabschnitt in den Balken ab (TAVERAS u. WOOD, 1964).

Die Heubnersche Arterie zieht rückläufig zum medialen Abschnitt der Substantia perforata anterior und teilt sich in die Äste für die Augenregion des Lobus frontalis und in perforierende Äste für die medialen Abschnitte des Caput caudati, das angrenzende medio-ventrale Gebiet des Putamen, einen Teil des Nucleus septalis und des rostro-lateralen Trigonum olfactorium. Faserbahnen, die zum Versorgungsgebiet der Heubnerschen Arterie gehören, sind die fronto-pontinen Fasern des Crus anterius capsulae internae und die Stria olfactoria intermedia.

In ihrem weiteren bogenförmigen Verlauf um den Balken bekommt die A. cerebri anterior die Bezeichnung: A. pericallosa. Sie liegt in der Cisterna corporis callosi und versorgt den Balken bis auf einen kleinen okzipitalen Bezirk, der zum Versorgungsgebiet der A. cerebri posterior gehört.

Von der A. cerebri anterior werden folgende weitere Äste abgegeben: Die A. frontalis medialis inferior, „A. frontobasalis" (R. orbitalis), für die Sulci orbitales und die angrenzenden Gyri orbitales des basalen Stirnbeins. Es wird von ihr der für die höheren psychischen Funktionen bedeutsame frontale Orbitallappen versorgt.

Die A. frontalis anterior, „A. frontopolaris", ist für die Durchblutung der Stirnpolanteile der 1. und 2. Frontalwindung verantwortlich.

Die A. frontalis media, „A. calloso-marginalis", deren Ausdehnung eine große Variationsbreite aufweist (SALOMON u. HUANG, 1976), zieht zu dem Gyrus cinguli an der Medianseite des fronto-parietalen Hirnmantels dicht oberhalb des Balkens einschließlich der oberen und medialen Bezirke beider Frontalwindungen, der sogenannten Mantelkante. In diesem Bereich liegen die kortikalen Zentren der unteren Extremität und der Blasenfunktion.

Die A. frontalis posterior versorgt den Praecuneus und den medialen Teil des Parietallappens.

## b) Versorgungsgebiete des Vertebro-Basilaris-Systems

Die A. vertebralis entspringt als erster Gefäßast von der A. subclavia und führt die Hauptmasse des Blutes durch verschiedene Gefäßaufteilungen dem Gehirn zu, während ein kleinerer Bestandteil über 3–4 dünne Gefäßpaare aus dem Halsteil der A. vertebralis für das Rückenmark bestimmt ist. Ihr Verlauf im extrakraniellen Abschnitt wurde im Kapitel über Arteriosklerose beschrieben (s.S. 273). Nach dem Eintritt ins Schädelinnere verläuft die A. vertebralis auf der Vorderfläche der Medulla oblongata aufwärts, um sich mit der gegenüberliegenden A. vertebralis am unteren hinteren Rand der Brücke zur unpaaren A. basilaris zu vereinigen.

Vor ihrer Vereinigung geben die Aa. vertebrales noch eine Reihe kleinerer Äste für die Versorgung des Rückenmarks, der Rückenmarkhüllen und der Dura mater der hinteren Schädelgrube ab (SCHECHTER u. ZINGESSER, 1966; DJINDJIAN, 1970).

Ein größeres paariges Gefäß, die *A. cerebelli inferior posterior* (von den Klinikern oft A. cerebellaris caudalis bezeichnet) geht an der lateralen Fläche der A. vertebralis ab.

Sie zieht zum hinteren Abschnitt der Kleinhirnunterfläche zu und teilt sich bei ihrem dorso-lateralen Verlauf um die Medulla in einen lateralen und einen medialen Gefäßast. Der laterale Ast versorgt die kaudalen zwei Drittel der basalen und lateralen Kleinhirnhemisphärenseiten, der mediale Ast die kaudalen Teile des Wurms und die mediale Fläche der Kleinhirnhemisphäre mit den Tonsillen. Einige Teile des medialen Astes beteiligen sich an der Gefäßversorgung der Tela chorioidea und des Plexus chorioideus des IV. Ventrikels.

Ihre radiographische Darstellung ist ein wichtiger Hinweis auf die Lage des IV. Ventrikels (LEIFER, 1967; MEGRET, 1972). Die aus dem Zusammenfluß der beiden Aa. vertebrales entstandene unpaare *A. basilaris* zieht im Sulcus basilaris der Brücke auf dem Clivus aufwärts und spaltet sich am oberen Brückenrand in ihre beiden Endäste, die Aa. cerebri posteriores.

Einen wesentlichen Einblick in die Strömungsverhältnise des Blutes in diesem Gefäßabschnitt geben die interessanten Direktbeobachtungen an der Basilarisarterie lebender Tiere von McDONALD und POTTER (1949). Die Untersucher konnten feststellen, daß das Blut jeder Vertebralisarterie zur gleichen Basilarisseite strömt, ohne sich wesentlich zu durchmischen.

Die *A. cerebelli inferior anterior* (A. cerebelli media der Kliniker), der erste oder am weitesten kaudal gelegene Ast der A. basilaris, variiert von allen Basilarisästen am häufigsten.

Ist nur ein Ast auf jeder Seite vorhanden, läuft er meist zwischen dem VI. und VII. Hirnnerv an die Kleinhirnhemisphärenunterseite, die er zusammen mit der A. cerebelli inferior posterior versorgt. Obwohl sich beide Gefäßgebiete mehr oder weniger überlappen können, versorgt die A. cerebelli inferior anterior die Kleinhirnunterfläche in der Regel stets bis zum Pedunculus cerebellaris medius. Die gemeinsame Versorgung von Hirnteilen durch die beiden Kleinhirnarterien wird auch bei der Blutversorgung des Plexus chorioideus ventriculi quarti beibehalten, d.h. der Plexus erhält von den Aa. cerebelli inferiores anterior et posterior sein Blut. Die von der A. basilaris abgehenden Ästchen zur Brücke dringen meist in der Mittellinie in die Substantia pontis ein und verzweigen sich seltener kurz vor dem Eintritt in die Brücke. Typisch sind netzartige Aufteilungen und Bildungen von Kapillarplexus erst in der Hirnsubstanz der Brücke. Seitlich der Medianlinie in den Pons eindringende Brückenäste gehen meist von etwas größeren Gefäßen im oberen Abschnitt der A. basilaris ab und dringen direkt in das Hirnparenchym. Die Rr. ad pontem longi liegen paramedian der Mittellinie und versorgen das kraniale Kerngebiet der Brücke, die Rr. ad pontem breves senken sich in der Mittellinie in die Tiefe und versorgen zusammen mit den langen Ästen Brückenhaube, Brückenfuß und die medialen Abschnitte der Formatio reticularis medialis. Die mehr seitlich gelegenen Äste verteilen sich zusätzlich im lateralen Gebiet der Formatio reticularis und im Bereich des IV. Ventrikelbodens. Nach Injektionsbefunden von KAPLAN und FORD (1966) scheinen sich diese Gefäße nicht zu kreuzen und nur die Kerngebiete der gleichen Hirnseite zu versorgen.

Die *A. cerebelli superior* entspringt paarig nur wenige Millimeter kaudal der beiden Endäste der A. basilaris und umschließt mit der A. cerebri posterior den N. oculomotorius. Sie kann auch aus der A. cerebri posterior abgehen (SALAMON u. HUANG, 1976).

Das Gefäß versorgt größere Abschnitte der Kleinhirnhemisphären, innere Kleinhirnkerne, Mittelhirnteile, die Tela chorioidea und den Plexus chorioideus ventriculi tertii. Von der A. cerebelli superior kann gelegentlich ein stärkerer Ast abgehen und in die Hirnsubstanz eindringen. Normalerweise geht dieses perforierende Gefäß jedoch als direkter Ast von der A. basilaris ab. Weitere von der A. cerebelli superior abgehende Äste, die von ihrer Nomenklatur nicht einheitlich bezeichnet werden, ziehen zur Brückenregion. Die A. cerebelli superior gibt beim Erreichen der dorsolateralen Hirnstammseite einen R. lateralis ab, der die Blutzufuhr für die Seitenfläche der Kleinhirnhemisphären bis zur Fissura horizontalis übernimmt. Kleinere unbenannte Ästchen des R. lateralis ziehen jedoch auch zur lateralen und ventralen Kleinhirnseite. Der R. medialis a. cerebelli superioris entsteht durch Aufteilung des verbliebenen Endastes. Dieser Ast kann mehrteilig sein und kommt überwiegend für die Versorgung der dorsalen Kleinhirnhemisphärenfläche in Frage. Sekundäräste des R. medialis können zusätzlich die dorsale Wurmseite, das Velum medullare anterius, den Colliculus inferior und die inneren Kleinhirnkerne versorgen.

Die paarigen *Aa. cerebri posteriores* stellen die Endäste der A. basilaris dar und bilden durch die Aufnahme der rechten und linken A. communicans posterior aus der jeweiligen A. carotis interna den hinteren Abschnitt des Circulus arteriosus cerebri (s.S. 214).

Die A. cerebri posterior ist für weite Teile des temporobasalen und okzipitalen Hirnmantels der einzige Zufluß. Sie gibt zahlreiche Äste zur Substantia perforata posterior des Mittelhirns (LAZORTHES u. SALAMON, 1971; GEORGE et al., 1975) und zur Vierhügelplatte ab, d.h. zu den Kernbahnen des extrapyramidalen Systems (Substantia nigra, Nucleus ruber und hypothalamicus sowie Formatio reticularis und Kerngebiet des N. oculomotorius). Auch die Corpora mamillaria werden von solchen kleinen Ästen versorgt. Weiterhin werden kleinere Äste zum Splenium corporis callosi und zum Plexus chorioideus ventriculi tertii abgegeben. Hierbei schlingt sich die A. um den Hirnschenkel und gibt Äste zum hinteren und unteren Anteil des Thalamus ab sowie zu den Corpora geniculata, den Schaltstellen der Hör- und Sehbahn.

Der Hauptast der A. cerebri posterior zieht an der Basis des Temporal- und Okzipitallappens entlang und gibt die Aa. temporales profundae und die A. occipitalis ab.

Die A. temporalis profunda anterior führt zu dem vorderen Teil des Gyrus occipito-temporalis lateralis und zum Gyrus parahippocampalis. Die Unterfläche des Schläfenpoles und der Uncus gehören nach Ansicht von LINDENBERG (1957) meist nicht zu ihrem Bereich, sondern zu dem der A. cerebri media bzw. A. chorioidea.

Die A. temporalis profunda posterior versorgt den basalen Anteil des Temporallappens, soweit dies nicht durch die A. temporalis profunda anterior geschieht, und den Gyrus occipito-temporalis lateralis.

LINDENBERG (1957) trennt von den Aa. temporales noch die Rr. cornus ammonis ab, die in der anatomischen Nomenklatur nicht berücksichtigt werden. Es handelt sich dabei um 3–5 schwächere Arterien, die wie die übrigen Äste in der Cisterna ambiens entspringen und sich dorso-lateral zum Ammonshorn begeben, sie können allerdings auch von den Aa. temporales direkt abstammen. Einer ihrer Äste, der längste von allen, versorgt das Gebiet des Sommerschen Sektors des Ammonshorns.

Die A. occipitalis (von den Klinikern auch R. calcarinus genannt) dringt in die Tiefe des Sulcus calcarinus und versorgt den Okzipitalpol sowie den medialen Teil des Okzipitallappens, insbesondere aber den Sulcus calcarinus (die Sehrinde) einschließlich des Cuneus. Asymmetrien der beiden Aa. occipitales sind häufig (SALAMON u. HUANG, 1976).

## 2. Arterielle Thrombose

Die arterielle Thrombose entsteht in den Hirnarterien wie in den übrigen Gefäßen durch eine intravitale intravaskuläre Gerinnung des Blutes. Die arteriographischen Bilder lassen eine Unterscheidung zwischen thrombotischem und embolischem Verschluß bzw. hochgradiger Stenose nicht zu. MARTIN et al. (1960) fanden bei Patienten von über 50 Jahren bei 11 arteriographischen Verschlüssen nur 2 Thrombosen, bei den anderen 9 war das Gefäß durch eine arteriosklerotische Plaque verlegt. Daher sollten die Bezeichnungen „Thrombose" und „Embolie" bei arteriographisch dargestellten Gefäßverschlüssen ohne morphologische Bestätigung vermieden werden.

## Häufigkeit und Lokalisation

Die der klinischen und z.T. auch der morphologischen Nomenklatur anhaftende Unschärfe läßt keine sicheren Angaben über die Inzidenz der Thrombosen von Hirnarterien zu. Am ehesten ist anhand der Angaben aus der Literatur die Feststellung der relativen Häufigkeit innerhalb der zerebrovaskulären Insulte möglich.

Thrombosen bzw. Thrombembolien wurden früher viel häufiger diagnostiziert (FOWLER, 1950; SMITH, 1951) und zwar aufgrund des Vorhandenseins eines Hirninfarktes, ohne daß der Verschluß im Gefäß nachgewiesen wurde. MOOSSY (1966b) fand in 55% von 142 frischen Infarkten Thrombose der entsprechenden Arterie. Nach ZÜLCH (1971b) jedoch ist noch nicht eindeutig bewiesen, daß die Thrombosen, die man bei Hirninfarkten findet, Ursache und nicht Folge derselben sind. Die klinischen Beobachtungen (ZÜLCH, 1963) scheinen dafür zu sprechen, daß der Thrombus häufig erst nach der Durchblutungsstörung gebildet wird. Andererseits können sich Thromben auflösen, wie man arteriographisch nachgewiesen hat, und daher als Ursache eines Hirninfarktes autoptisch nicht mehr festgestellt werden, wenn der Patient einige Tage überlebt hat.

Die Altersgruppen jenseits von 50–60 Jahren überwiegen, und Männer erkranken etwa doppelt so häufig wie Frauen. Nur STAEMMLER (1958) fand bei Frauen die Hirnarterienthrombose fast doppelt so häufig wie bei Männern.

Die einzelnen Abschnitte der Hirnarterien unterscheiden sich voneinander in der Häufigkeit, mit der es unter den verschiedenen pathogenetischen Bedingungen zu einer partiellen oder totalen Thrombosierung kommt. STAEMMLER (1958) beobachtete unter 3600 Sektionen von Menschen über 20 Jahren im ganzen 93 Fälle von Hirnarterienthrombose, d.h. 2,5% aller Sektionen dieser Altersstufe. MOOSSY (1961) fand bei 95 arteriellen Thrombosen der Hirnarterien am häufigsten die Cerebri media (45 Fälle), die Basilaris (18 Fälle) und die Karotis (15 Fälle) befallen. Die Aa. vertebrales waren in 13 Fällen, die A. cerebri anterior und die A. cerebri posterior je 2mal thrombosiert. GURDJIAN et al. (1961) fanden bei ihrem Patientengut von Schlaganfällen radiographisch 10,5% von thrombotischen Verschlüssen in der Carotis interna, 5% in der A. cerebri media, 2,5% im Vertebro-Basilaris-System und 7,5% in der A. cerebri anterior.

Die Thrombose der *A. carotis communis und interna* kommt nach Angaben von HULTQUIST (1941) in arteriographisch oder durch Obduktion gewonnenen Beobachtungen bei 2–3% der Kranken vor.

MILLER-FISHER (1954) fand bei 432 Obduktionen von Patienten mit zerebralen Gefäßprozessen 28mal vollständige Karotisverschlüsse und 13mal Teilverschlüsse, PANTER (1957) unter 14955 Aufnahmen und 306 Gefäßprozessen 5 Karotisthrombosen. DECKER und HOLZER (1954) sahen unter 97 angiographisch nachgewiesenen Gefäßverschlüssen 42mal solche im Bereich der A. carotis, WOLF (1959) nur 23 derartige Fälle bei über 1100 Gefäßprozessen.

Unterschiedlich sind die Angaben über die genauere Lokalisation des Prozesses. Die meisten Autoren bezeichnen die Abgangsstelle der A. carotis interna als den häufigsten Ort des Verschlusses (GURDJIAN u. WEBSTER, 1953; PAILLAS

u. Bonnal, 1953; Paillas et al., 1953; Decker u. Holzer, 1954; Eck, 1954; Thomson, 1954; Turner, 1954; Livingston et al., 1955; Sastrasin, 1957; Törma u. Troupp, 1957; Lindgren, 1958). Der Verschluß findet sich aber auch oft im Karotissiphon oder im intraossären Karotisabschnitt. Die linke Seite ist bevorzugter Sitz der Thrombose. Dies erklärt sich wohl aus den ungünstigeren Strömungsverhältnissen in der linken A. carotis, die rechtwinklig aus der Aorta abzweigt, während die rechte nahezu in der Verlängerung der Aorta ascendens und der A. anonyma liegt (Törma u. Troupp, 1957).

Die Thrombosen der *A. cerebri media* bilden sich meistens im Hauptstamm, können aber auch in den peripheren Ästen vorkommen (Lascelles u. Burrows, 1965). Die Thrombosen an der *A. basilaris* wurden in zahlreichen autoptisch gesicherten Fällen beschrieben (Kubik u. Adams, 1946; Siekert u. Millikan, 1955). Sie kommen bei Männern häufiger als bei Frauen (2:1) vor und in etwa $^2/_3$ der Fälle handelt es sich um Hochdruckpatienten. Die Thrombose kann sich in jeder Höhe der Basilaris bilden und sich auf die A. cerebri posterior (Abb. 176) oder auf die A. vertebralis ausbreiten (Biemond, 1951).


### Makroskopisches Bild

Das thrombosierte Gefäß ist erweitert und zeigt von außen eine dunkelrot-schwarze Verfärbung. In diesem Falle ist die prämortale Entstehung des Blutgerinnsels anzunehmen und die Unterscheidung zwischen Thromben und Blutgerinnsel leicht. Wenn der Thrombus organisiert ist, kann die betreffende Arterie eingeengt erscheinen. Die prallfüllende Erweiterung des Gefäßes fehlt weiterhin, wenn die Gefäßwand stark arteriosklerotisch und daher starr ist, wenn es sich um nicht okklusive Wandthromben handelt und bei infizierten Thromben, die weich, zerbrechlich und sogar eitrig sein können. In der Regel zeigen sich die Thromben bei der Sektion trocken mit einer glanzlosen Oberfläche, die auch in dem darunterliegenden Endothel erscheint, und zwar im Gegensatz zu der normalerweise glänzenden Oberfläche des Endotheliums. Die Thromben, mit Ausnahme der ganz frischen, haften an der Gefäßwand. Wenn sie organisiert sind, zeigt die entsprechende Arterie auf der Schnittfläche eine weißliche, z.T. auch leicht bräunliche Verfärbung.


### Histologisches Bild

Die Thrombose kann sich entweder als parietale Abscheidung von Blutplättchen und Fibrin manifestieren oder in Form eines Gerinnungspfropfes das Gefäßlumen völlig verlegen.

Die Abgrenzung zwischen intravital entstandenen Thromben und postmortalem Gerinnsel kann leichter histologisch als makroskopisch festgestellt werden. Bei den postmortalen bzw. außerhalb des Körpers gebildeten Blutgerinnseln finden sich im Gegensatz zum Thrombus die Thrombozyten aufs Geratewohl verteilt und nicht agglutiniert.

Die Sichtbarmachung der Beziehungen zwischen Thrombus und Endothel erfordert Serienschnitte. Constantinides (1967) konnte durch lückenlose Serienschnitte bei allen untersuchten Thromben der Hirnarterien Endothelbreschen

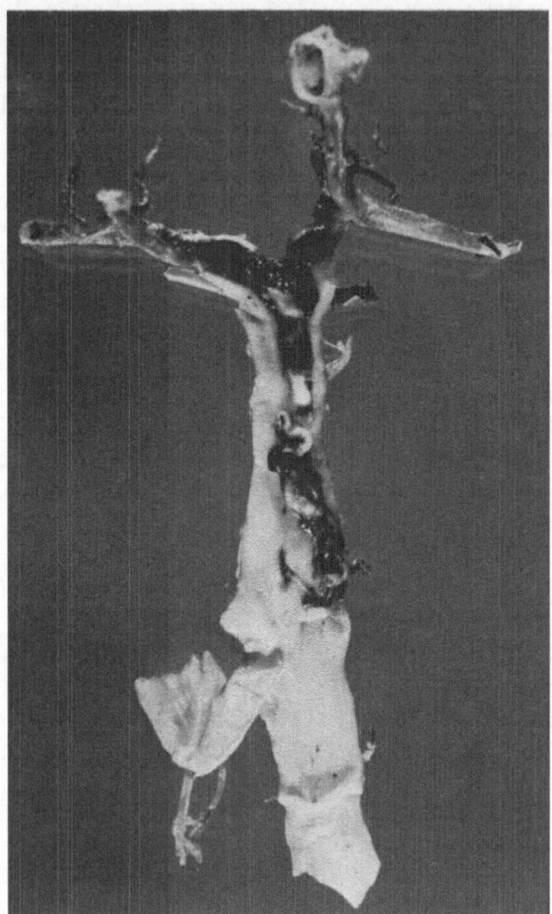

Abb. 176. 45jähriger Patient. Thrombus im mittleren Drittel der A. basilaris

nachweisen. Sie kommen sowohl einzeln als auch multipel vor. Sie verlaufen häufiger längs als quer zur Gefäßrichtung und ihre Größe reicht von ca. 100–700 µ Breite und von 200 µ bis 3 mm Länge. Die Endothelbreschen werden von dem Thrombenkopf überdeckt. Allerdings handelte es sich bei den Fällen von CONSTANTINIDES ausschließlich um Thrombosen bei arteriosklerotisch veränderten Gefäßen.

Nachdem das Thrombenmaterial durch Monozyten und überwachsendes Endothel gegen das strömende Blut abgedeckt worden ist, wird es von der subendothelialen Intimaschicht aus aufgeschlossen (Abb. 177), organisiert und auch rekanalisiert. In besonderen Krankheitssituationen kommt es stattdessen nur zur einfachen Hyalinisierung mit schlechterer Prognose für die dauernde Wiederherstellung der Durchgängigkeit und für die überdeckten Wandbezirke. In dem rekanalisierten Thrombus variieren von Fall zu Fall die Durchmesser der neugebildeten Gefäße (Abb. 178) und der Aufbau ihrer Wände. In der Regel jedoch

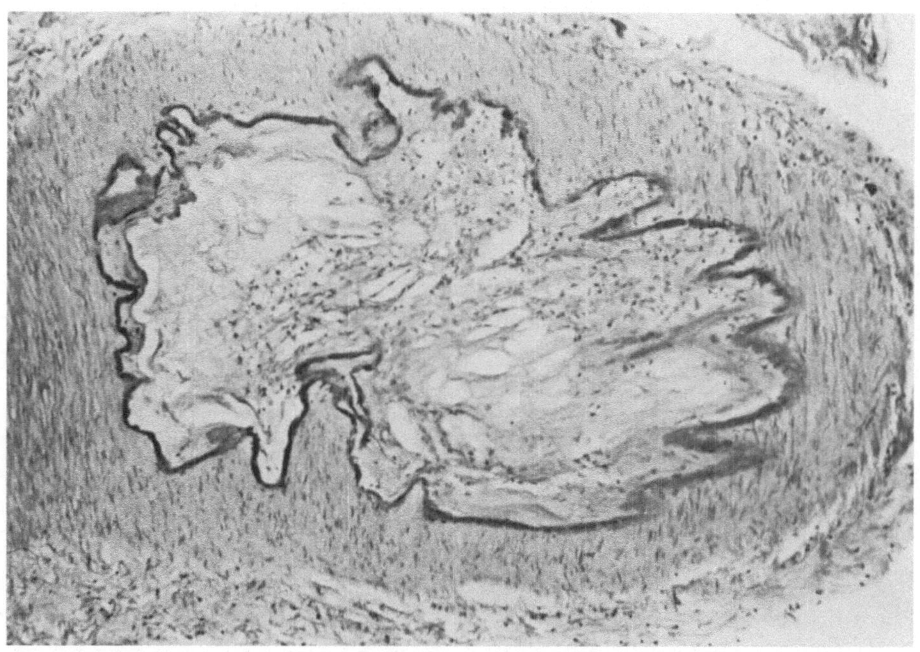

**Abb. 177.** 60jähriger Patient. Hochgradige Arteriosklerose. Frischere Thrombose der A. carotis interna rechts. Elastika van Gieson. ×40

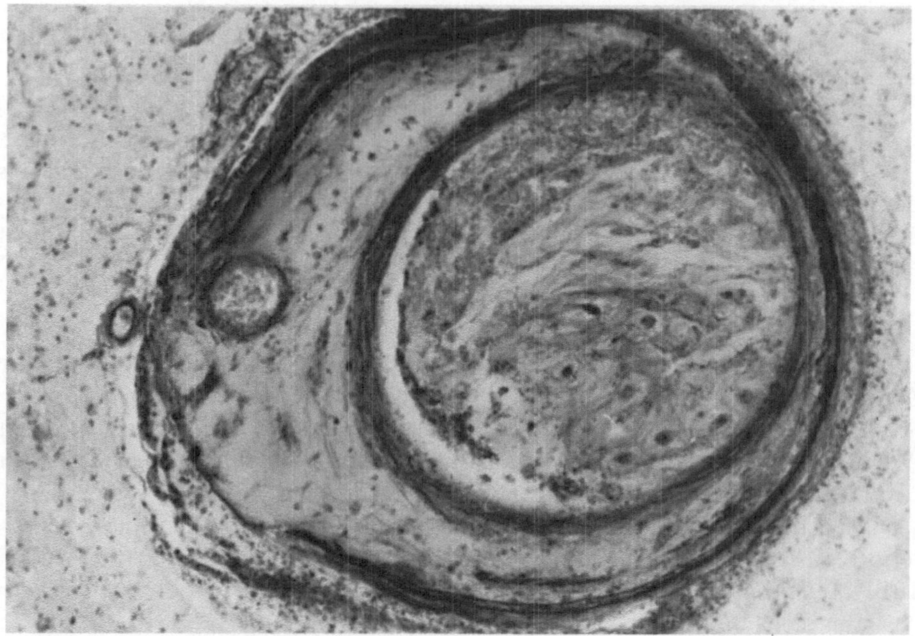

**Abb. 178.** Gleicher Fall wie in Abb. 82. Rekanalisierung eines embolischen Verschlusses durch Myxommassen. Das rechte neugebildete Lumen ist wieder verschlossen, das kleine linke durchgängig. Elastika van Gieson. ×180

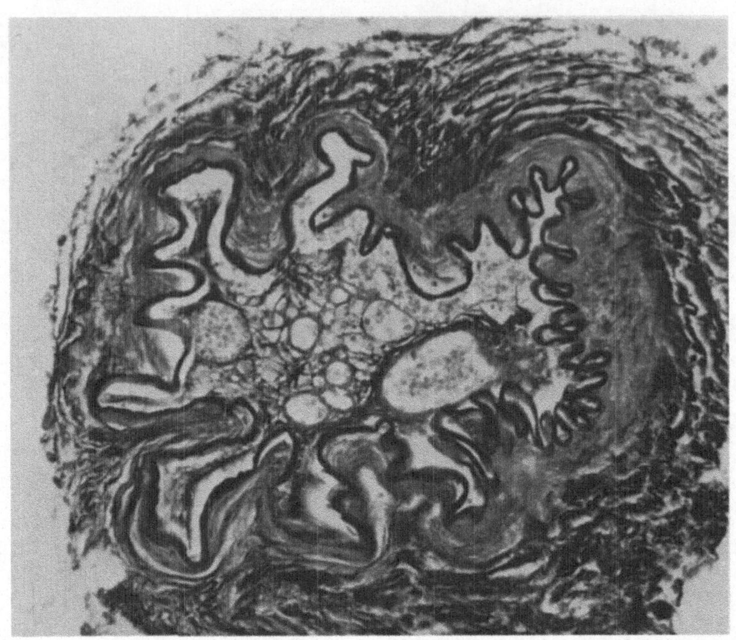

**Abb. 179.** 42jährige Patientin. Meningeale Arterie in der Nähe eines alten Hirnabszesses. Das Gefäßlumen ist durch z.T. hochgradig hyalin-umgewandeltes kollagenes Bindegewebe rekanalisiert. Die Elastica interna ist gut erhalten. Elastika van Gieson. × 120

haben sie einen kleinen Durchmesser, sind häufig kollabiert und das durch sie fließende Blut sollte quantitativ wenig relevant sein (STEHBENS, 1972).

In den thrombosierten Gefäßen persistiert die Elastica interna (Abb. 179) für Jahre, manchmal auch, wenn keine Media mehr vorhanden ist. STEHBENS (1972) fand in zwei Fällen mit rekanalisierten Thromben des Halssegmentes der A. carotis interna eine Riesenzellreaktion gegenüber der persistierenden Elastica interna. Weitere Zeichen von Riesenzellarteriitis (s.S. 360) waren nicht festzustellen.

### Ätiopathogenese

Die autochthone Thrombose der Hirnarterien unterscheidet sich in ihrer Ätiopathogenese nicht von den entsprechenden Prozessen im übrigen Körper. Auch bei den Thrombosen der Karotiden und den Aa. cerebrales mit ihren Ästen und Zweigen ist eine Kombination lokaler und allgemeiner Faktoren (BÜCHNER, 1950) mit variablen Anteilen anzunehmen.

Unter den lokalen Gefäßwandveränderungen (DIETRICH, 1932) spielt die Arteriosklerose die größte Rolle (s.S. 298). BLACKWOOD et al. (1969) fanden bei 105 Patienten mit Arteriosklerose und Hirninfarkt 57 „thrombotischer" Ursache, allerdings unter Einbeziehung der Stenosen.

Nicht näher definierte Arteriitiden der Hirngefäße wurden ebenfalls als Ursache von Thrombosen, sowohl der A. carotis als auch der A. cerebri media, vor allem bei Kindern, beschrieben (KING u. LANGWORTHY, 1941; CABIESES

u. SALDAS, 1956; BANKER, 1961). MARTIN et al. (1954) beschrieben einen Fall von Karotisthrombose bei Mukormykose des ZNS und CARPENTER et al. (1968) von isolierter Basilaristhrombose bei Phykomykose.

Bei der Thrombangiitis obliterans wurden Thrombosen größerer Hirnarterien, auch der Karotiden, häufig beschrieben (LINDENBERG u. SPATZ, 1939; ANDRELL, 1943; KRAYENBÜHL u. WEBER, 1944; SCHEINKER, 1944; MINKOWSKI, 1950; EICKE, 1957). Allerdings wird sie in neueren Arbeiten eher als eine seltene Ursache von Karotidenthrombosen angesehen (DORNDORF u. GÄNSHIRT, 1972).

Erkrankungen in der Nachbarschaft von Arterien können auch zur Entstehung von Thrombosen führen. Bei der A. carotis interna sind komprimierende oder einwachsende Tumoren der Schilddrüsen, des Glomus caroticus (BRANDBERG, 1929), Abszesse oder Phlegmonen des Halses (LITCHFIELD, 1938; POUYANNE et al., 1957; BICKERSTAFF, 1964) und Osteomyelitiden des Felsenbeines (SHILLITO, 1964) beschrieben worden. Sekundären Charakter hat ebenfalls die Karotisthrombose bei Aortenaneurysmen, bei denen sich die Thrombose in die Peripherie fortsetzt. HULTQUIST (1941) nannte diese Form nach ihrem ersten Beobachter „v. Hallers Typ". Chronisch-entzündliche Prozesse spielen bei der Thrombosenbildung in den Arterien des Circulus Willisi und seinen Hauptästen eine vordergründige Rolle.

Läsionen kontusioneller Art durch stumpfe Gewalt (CALDWELL u. HADDEN, 1948; KRAULAND, 1948/1950; FRANTZEN et al., 1961), Würgegriff (NORDMANN, 1936) oder Strangulation, aber auch Stich-, Schuß- und andere Verletzungen können Thrombosen der A. carotis auslösen (LÖHR, 1936; PRIETZEL, 1940; BOLDREY et al., 1956; HOCKADAY, 1959; ACQUIVIVA et al., 1961). Eingriffe wie die Karotisligatur (DE BOOR, 1950) und die Karotispunktur, insbesondere in Zusammenhang mit der Arteriographie (NORDMANN, 1936; DIETHELM u. DONTENWILL, 1953) führen gelegentlich zu Thrombosen. Auch in den Arterien des Circulus Willisi (OTTO, 1954), in der A. cerebri anterior (MARMOR u. SAPIRSTEIN, 1941), in der A. cerebri media (DUMAN u. STEPHENS, 1963) und in der A. vertebralis (SCHMITT u. GLADISCH, 1977) wurden posttraumatische Thrombosebildungen beschrieben.

Die im vorigen Jahrhundert lichtmikroskopisch festgestellte Entstehung des Thrombus durch Adhäsion von Thrombozyten an der geschädigten Gefäßwand (BIZZOZERO, 1882; EBERT u. SCHIMMELBUSCH, 1886) wurde elektronenmikroskopisch untersucht. RUSSEL (1962) zeigte, daß im ersten Stadium eine dicht gepackte Masse von Thrombozyten an der Stelle der Gefäßwandschädigung haftet, ohne daß dazwischen Fibrin sichtbar wird. Die elektronenmikroskopische Untersuchung von experimentell erzeugten Thromben (POOLE et al., 1963) konnten zeigen, daß der weiße Kopf durch zusammengepackte Thrombozyten mit intakten osmiophilen Granula gebildet wird. Die Thrombozytenmasse wird umgeben von anderen Thrombozyten, deren osmiophile Granula entleert sind. An diesen degranulierten Thrombozyten haften wiederum Granulozyten. Erst dazwischen befinden sich Ansammlungen von Fibrin.

HONOUR und MITCHELL (1964) geben an, daß kleine Verletzungen ohne Blutung keinen Thrombus bilden, wenn nicht ein stärkerer Reiz, z.B. durch Adenosin-Diphosphate hinzukommt. Letzteres führt auch in vitro zu Thrombozytenaggregation. Da die Adenosin-Diphosphate in dem intakten Lumen nicht zur Thrombozytenaggregation führt, bleibt die Frage, durch welche andere Substanz eine solche ausgelöst wird, bis jetzt unbeantwortet. Weitere Untersuchungen von HONOUR et al. (1971) zeigten, daß die Schädigung des Endothels mit Bloßstellung von kollagenen Fasern nicht für die Bildung eines Thrombus ausreicht und daß eine Schädigung der Gefäßwand, vor allem der Media, notwendig zu sein scheint.

Die Verlangsamung des Blutstromes (ASCHOFF, 1912) spielt gegenüber den anderen determinierenden Faktoren mehr die Rolle eines Realisationsfaktors. HICKS und WARREN (1951) hielten es für möglich, daß eine Verlangsamung des Blutflusses durch Herzversagen die Thrombosenbildung in den Hirnarterien begünstigt. Die Autoren wiesen jedoch darauf hin, daß bei ihren 40 Patienten mit Thrombose der Hirnarterien nur bei 23 ein Herzversagen vorausging.

Für die Bedeutung allgemeiner, nicht lokaler Faktoren im Sinne der Blutbeschaffenheit (APITZ, 1944) in der Entstehung der Thrombosen sprechen die Fälle mit ihrem simultanen multizentrischen Vorkommen (SAMENI, 1966). Auch für den Zusammenhang zwischen Thrombosen der Hirnarterien und der Einnahme von Kontrazeptiva konnte die Beeinflussung des Gerinnungsmechanismus durch eine Verminderung des Fibrogenabbaues nachgewiesen werden.

### Ovulationshemmer und Veränderungen der Hirnarterien

Über die spezifischen Beziehungen von Thrombosen der Hirnarterien und Ovulationshemmern wurden widersprüchliche Ansichten geäußert. Ein Zusammenhang wurde z.B. von JENNETT und CROSS (1967) aufgrund der Analyse einer Gruppe von jungen Frauen mit Insulten abgelehnt. Zu einer analogen Schlußfolgerung gelangte eine statistische Untersuchung in England „Oral contraception and thrombo-embolic disease. A report ... J. roy. Coll. gen. Practit. 13,267 (1967)", eine sozialmedizinische Studie aus den USA von MARKUSH und SEIGEL (1969) und eine Feldstudie der Bevölkerung von Minnesota (SCHOENBERG et al., 1970). MARKUSH und SEIGEL (1969) verglichen die Häufigkeitsstatistiken über zerebrale Thrombosen und Embolien in den Jahren 1962–1966 mit Zahlen aus früheren Jahren. Sie konnten keine Zunahme bei Frauen in neuerer Zeit finden. Allerdings räumten sie die Möglichkeit ein, daß eine Verminderung anderer pathogener Momente hier eventuell im Spiele sein könnte. Diesen Publikationen stehen statistisch sorgfältige Untersuchungen gegenüber (ILLIS et al., 1965; BICKERSTAFF u. HOLMES, 1967; INMAN u. VESSEY, 1968; VESSEY u. DOLL, 1968; SARTELL et al., 1969), die auf ein erhöhtes Risiko zerebraler arterieller Insulte unter Ovulationshemmern schließen. In einer kritischen Übersicht über die angelsächsische Literatur schlossen MASI und DUGDALE (1970) auf ein etwa sechsfach erhöhtes Risiko einer zerebralen Thrombose bei Einnahme von Ovulationshemmern. Jedenfalls erließ die „Commission of Food and Drugs" in den USA 1968 eine Warnung an die Ärzte und wies auf den Zusammenhang von Ovulationshemmern und thrombo-embolischen Geschehen hin (GODDARD, 1968), nachdem sie noch 1963 einen solchen als nicht erwiesen bezeichnet hatte (WRIGHT, 1963).

Pathologisch-anatomische Untersuchungen sind selten (ETHIS-AMUDDIN, 1965; WALSH et al., 1965; SHAFEY u. SCHEINBERG, 1966; ASK-UPMARK et al., 1969; ATKINSON et al., 1970; BUCHANAN u. BRAZINSKY, 1970; POLTERA, 1972). Sie konnten bis jetzt weder die möglichen pathogenetischen Mechanismen klären, noch ein morphologisch charakteristisches Bild für die Gefäßveränderungen nachweisen.

IREY et al. (1970) beschrieben die Autopsiebefunde bei 20 Frauen, die nach thromboembolischen Komplikationen unter Ovulationshemmern verstorben waren. Sie fanden Endothelproliferationen, Intimaverdickung, Thrombosen in strukturell und histochemisch veränderten Gefäßen, jedoch keine Arteriosklerose. Unter den Kontrollfällen wurden bei einem einzigen ähnliche Veränderungen gefunden; eine nachträgliche Erkundigung ergab, daß auch diese Frau während sechs Wochen vor ihrem Tode Ovulationshemmer eingenommen hatte. Andere Autoren beschrieben Thrombosen bei fehlender Atheromatose (NEVIN et al., 1965; WOLF et al., 1967), mit lymphozytären Infiltraten der Gefäßwand (NEVIN et al., 1965), progressiven Lungenarterienveränderungen (OACKLEY u. SOMERVILLE, 1968), Nierenarterienthrombosen und multiplen, frischen, arteriolären, degenerativen Veränderungen (ALTSCHULER et al., 1968).

Bei einer 36jährigen Patientin von WOHLFELL et al. (1973), die 13 Monate Kontrazeptiva genommen hatte, wurde bei der Desobliteration der durch Thrombose verschlossenen linken A. carotis interna ein Stück Karotisgabel entfernt. Die Intima-Media-Grenze war erheblich verkalkt, die Intima zeigte Proliferationen, unregelmäßige Aufwerfungen und Verdickungen.

Im Tierexperiment fanden sich am Kaninchen eine Verdickung der Muskularis mit Kaliberreduktion und Verlust an elastischem Gewebe (DAMFORTH et al., 1964). Analoge Veränderungen waren bei den Tieren in der Gravidität festgestellt worden. Die experimentell erzeugten Wandveränderungen bildeten sich nach Absetzen der Medikation bzw. nach Beendigung der Schwangerschaft zurück (MANALO-ESTRELLA et al., 1965). Bei Ratten wurden durch Ovulationshemmer ebenfalls Veränderungen hervorgerufen (CUTTS, 1966).

## 3. Embolie

Jede Beimengung oder Verschleppung von körpereigenem oder fremdem Material in die Blutbahn stellt einen Embolus dar. Nach dem Kaliber des Embolus unterscheidet man Makro- oder Mikroembolien. Letztere führen zu embolischen Gefäßverschlüssen der terminalen Strombahn und wurden im Rahmen der Mikrozirkulationsstörungen behandelt (s.S. 146).

Bei den embolischen Gefäßverschlüssen handelt es sich meist um Thromboembolien. Daher versteht man im gewöhnlichen Sprachgebrauch unter der Bezeichnung „Embolie" die Gefäßverstopfung durch einen abgelösten, im Blut kreisenden Thrombus. Die bei der Besprechung der Thrombose erläuterten Nomenklaturschwierigkeiten (s.S. 374) treffen auch für die exakte Begriffsbestimmung der Embolie zu. Daher ist eine Feststellung der Inzidenz der Hirnembolien anhand der Literatur schwierig. Große Unterschiede gibt es auch, je nachdem, ob die Daten klinisch oder anatomisch-pathologisch gewonnen wurden. Am ehesten sind Angaben über das Vorkommen von Hirnthrombosen, verglichen mit Hirnembolien, zu bewerten. In umfangreichen Untersuchungen von 1000 Hirninfarkten bei 25 415 Sektionen fand BANKL (1968) 71,8% direkt nachweisbare oder wahrscheinliche Gefäßverschlüsse und ein Verhältnis Thrombose zu Embolie von 2:1. Die Inzidenz von Hirnembolien bei Herzkrankheiten wurde häufig festgestellt. Aus Statistiken, die sich auf ein größeres Sektionsgut stützen, geht hervor, daß bei kardialen Erkrankungen in etwa 5–10% mit einer Hirnembolie zu rechnen ist (MICHEL, 1953). In ihren Serien fanden WARREN et al. (1954) 14,6%, OUCHI und WARREN (1968) 25,2% aller Embolien in den Hirnarterien.

*Lokalisation und makroskopisches Bild*

Nach HILLER (1936) gelangt der Embolus nie aus der Karotis der einen Seite in den Circulus Willisi oder gar in Arterien der Gegenseite. HULTQUIST (1942) sah aber in seinem großen Material zwei Fälle von Kollateralwegembolie.

Die frühere Annahme einer Bevorzugung der linken Seite bei Hirnembolien wurde wiederholt widerlegt (POPPER, 1949; HALL et al., 1952; SCHEID, 1953). Je größer das Kaliber des Embolus ist, um so mehr rückt der Ort der Einkeilung in die großen Hirnarterien. Die Emboli liegen meist so, daß das Kopfende eben einen Abgang passiert hat. In einigen Fällen ist die Lokalisation durch Wandauflagerungen oder auch durch Einengung des Gefäßes von außen bestimmt. Bei ungefähr symmetrischer Teilung des Gefäßes kann sich das Schwanzende des Embolus in den zunächst nicht betroffenen und noch durchströmten Ast umschlagen, so daß ein reitender Embolus entsteht.

Aus hämodynamischen Gründen sind die größeren Embolien meist in den zerebralen Ästen der A. carotis interna nachweisbar. Die Emboli in der Carotis interna können sich distal ausbreiten und die A. cerebri media miteinbeziehen. Am häufigsten lokalisieren sich die Hirnembolien in der A. cerebri media. In einer Reihe von 5000 fortlaufenden allgemein-pathologischen Sektionen fanden sich 80% der Hirnembolien in dieser Arterie. Dabei kann der Embolus auch die arteriellen Abzweigungen des Striatums, der Inselrinde oder des zerebralen parietalen Marklagers verlegen. Die Hauptbifurkation bzw. -trifurkation der A. cerebri media ist eine Prädilektionsstelle von Embolien. Embolien der A. cerebri anterior sind selten. Die A. basilaris und A. cerebri posterior werden nur von kleinen Emboli erreicht, wie sie im Verlauf von thrombotischen Auflagerungen bei Herzklappenerkrankungen oder bei umschriebenen Thrombosen wanderkrankter Gefäße abgerissen werden.

Die frische Embolie ist an den Hirngefäßen und ihren Ästen wegen ihrer freien Lage im Subarachnoidalraum wesentlich besser an einer blauroten, prallen Auftreibung zu erkennen als bei den anderen Körpergefäßen; allerdings ist das Bild dem der Thrombosen ähnlich. Bei der Eröffnung des unfixierten Gefäßes wird der Embolus gleichsam aus der Lichtung heraus geboren; meist ist er durch angeschichtete Thrombenmassen vergrößert und das Arterienrohr vor ihm mit Blut gefüllt. Die Anschichtung kann peripher bis zur Einmündung von Kollateralen reichen und dort als neue Embolusquelle wirken.

### *Histologisches Bild*

Für die Unterscheidung einer Embolie von einer örtlichen Thrombose wiesen schon LUBARSCH (1905) und später HULTQUIST (1942) auf die Bedeutung der mikroskopischen Untersuchung hin. Bei der Embolie fehlen die senkrecht zur Gefäßwand angeordneten Lamellen der Thrombose; außerdem gibt oft die Beschaffenheit der Gefäßwand Anhaltspunkte für die thrombotische Genese. In fortgeschrittenen Stadien der Organisation kann die Unterscheidung zwischen Embolie und Thrombose unmöglich werden, vor allem, wenn es zur Anschichtung von reichlich thrombotischem Material gekommen ist. Das weitere Schicksal des eingeschlossenen Embolus unterscheidet sich nicht von den entsprechenden Prozessen der Organisation von Emboli an anderen Gefäßprovinzen. Die Feststellung der Verbindung mit der Gefäßwand und die Entfärbung, die mit den in Gang gekommenen Organisationsvorgängen verbunden sind, lassen einen ungefähren Schluß auf das Alter zu. Die Rekanalisation kann schließlich so vollständig sein, daß selbst bei eindeutigen Folgeerscheinungen am Parenchym der Ort der Embolie nicht mehr aufgefunden wird. Nach MEESSEN und STOCH-DORPH (1957) erleichtert die Eisenreaktion das Auffinden von Embolieresten.

Die Organisation eines Embolus erfolgt nicht immer am Ort seines ersten Haftenbleibens. In vielen Fällen wird der Embolus nach der Lösung der initialen Konstriktion von der wiedereinsetzenden Zirkulation weiter zur Peripherie verschoben (FISHER u. ADAMS, 1951). Es besteht auch die Möglichkeit, daß der Embolus entweder in dem Augenblick, in dem er sich einkeilt und die kinetische Energie der mit sich führenden Blutsäule vernichten müßte, unter der ruckartigen Verformung zerstiebt oder zerbröckelt oder nach kurzer Zeit durch Thrombolyse zerlegt wird. Ein derartiger Ablauf wurde bei Beobachtungen des Augenhintergrundes (SCHNABEL u. SACHS, 1885) festgestellt.

## Ätiopathogenese

Die häufigste Ursache von Hirnembolien stellen Herzerkrankungen dar. An erster Stelle steht die parietale Abscheidungsthrombose beim Herzinfarkt, bei dem das Gehirn die häufigste Lokalisation der klinisch festgestellten Embolien darstellt. Demgegenüber rangiert bei in Sektionen festgestellten Embolien die Niere an erster Stelle (MILLER et al., 1952). Eine weitere Ursache ist die rheumatische Endokarditis (DARLING et al., 1967). Meistens entwickeln sich die Hirnembolien in der chronischen Phase der rheumatischen Herzerkrankung. Die nicht bakterielle thrombotische Endokarditis, die häufig als Begleiterscheinung bei Tumorkranken vorkommt (NEUFELD et al., 1960; AGUAYO, 1964), stellt die Ursache von 10% aller Hirnembolien (BARRON et al., 1960) dar.

Herzsarkome und vor allem Herzmyxome können die Quelle von Emboli sein, die meistens in kleineren Arterien (Abb. 178 u. 179), gelegentlich aber auch in der A. cerebri media zu Embolien führen (JOYNT et al., 1965). Spontane Embolien der Hirnarterien als Folge von Lungenkarzinomen (bei bestehenden Foramen ovale) wurden von MADOW und ALPERS (1952) beschrieben. Sie kommen jedoch am ehesten bei der chirurgischen Entfernung des Tumors vor (DICKENS et al., 1961). Embolien der größeren Hirnarterien durch Fremdkörper sind eine Seltenheit, wurden aber bei Metallsplitterverletzungen des Halses (DOWZENKO, 1946) und bei Verletzungen der Brust durch Schrot (PIAZZA u. GAIST, 1960) beschrieben.

## 4. Folgen von Verschlüssen der Hirnarterien

Die Folgen der nicht kompensierten Verlegung des Arterienlumens ist der Hirninfarkt. Dem Verschluß einer der zuführenden Hirnarterien folgen jedoch nicht immer erkennbare Störungen nach. In der Statistik von HULTQUIST (1941) zeigten 2–4% der Fälle mit Thrombosen der A. carotis interna keine klinische Symptomatik. BAKER et al. (1963) fanden in einer Serie von 1 120 Hirnsektionen 267 Fälle, bei denen eine Stenosierung oder ein Verschluß festgestellt wurde, aber kein makroskopisch feststellbarer Hirninfarkt beobachtet werden konnte.

Die Abbindung der A. carotis communis bzw. interna beim Menschen führt nur bei 30% der Patienten zu defizitären neurologsichen Symptomen (LANDOLT u. MILLIKAN, 1970). VITEK et al. (1972) fanden beim Verschluß aller vier zuführenden extrakraniellen Hirngefäße nur geringe klinische Symptome. Bei der experimentellen Ligatur des zervikalen Segmentes der A. carotis communis bei Rhesusaffen konnten wir weder klinisch noch neuropathologisch Veränderungen feststellen. Bei Pavianen konnten wir mit Abständen von einer Woche sukzessive die beiden Karotiden und eine Vertebralis unterbinden, ebenfalls ohne klinische bzw. neuropathologische Konsequenzen.

Andererseits konnten HICKS und WARREN (1951) in fast $^2/_3$ der Fälle von Hirninfarkten an den für die Versorgung des betreffenden Gebietes verantwortlichen Hirngefäßen keinen Verschluß nachweisen. Eine Feststellung, die den Erfahrungen der meisten Pathologen am Sektionstisch entsprach. Dies führte zu der These (ZÜLCH, 1961), daß es sich bei zerebralen Infarkten selten um die Folge einer arteriellen Thrombose und viel häufiger um eine Stenose handelt (Nicht-Obturationsinfarkte). BAKER et al. (1963) fanden bei 290 Hirninfarkten 145 mit hochgradiger Stenosierung, aber ohne Verschluß des Gefäßes. Nach KAMEYAMA und OKINAKA (1963) korreliert die Inzidenz von Hirninfarkten nicht mit dem Grad der extrazerebralen, aber doch mit dem der intrazerebralen arteriosklerotischen Stenosen. Als zusätzlicher, mit der arteriosklerotischen Stenose zusammenwirkender Faktor wurde der Blutdruckabfall vor allem von den Klinikern besonders betont (SÈZE, 1931; ALAJOUANINE et al., 1959).

Bei dem experimentellen Verschluß der A. cerebri media fanden MEYER und DENNY-BROWN (1957) nur dann einen Infarkt, wenn gleichzeitig ein Blutdruckabfall herbeigeführt wurde. Andere Autoren zeigten jedoch, daß eine hypotensive Phase beim experimentellen Verschluß der A. cerebri media das Ausmaß des ischämischen Infarktes beeinflussen kann (WALTZ u. SUNDT, 1967), für seine Entstehung aber nicht notwendig ist (HARVEY u. RASMUSSEN, 1951; CYRUS et al., 1962; ANTHONY et al., 1963).

Die Pathophysiologie der arteriellen Thrombose und hochgradigen Stenose unterscheidet sich von der Embolie vor allem darin, daß die den beiden Bildern gemeinsame Ischämie bei der Embolie schlagartig auftritt, während sie sich bei der Thrombose und noch mehr bei der Stenose langsamer entwickelt und von den extrazerebralen Bedingungen des Kreislaufes und der Sauerstoffversorgung (BROBELL, 1950; DÖRING, 1950; SCHOLZ, 1953a) sehr viel stärker beeinflußt wird. So können sowohl das Absinken der Herzkraft bei akuter kardialer Dekompression, bei Myokardinfarkt (CHINI, 1947; FAZIO, 1949) oder bei Infekten als auch die Verringerung der Blutmenge bei Blutverlust einschließlich des Aderlasses oder die Hypoxie bei Asthmabronchitis und bei Emphysem bei der Entstehung des Hirninfarktes mitwirken.

Ein wichtiger Unterschied in der weiteren Entwicklung des Hirninfarktes je nach Art des Gefäßverschlusses zeigt sich durch die Tatsache, daß es in 30–40% der Embolien zum hämorrhagischen Infarkt kommt (s.S. 119). Verglichen mit den Infarkten anderer Pathogenese herrschen die embolisch bedingten bei der hämorrhagischen Form vor. Die Angaben über ihren Anteil schwanken zwischen 55% (POPPER, 1949) und 95% (FISHER u. ADAMS, 1951), so daß beim hämorrhagischen Infarkt schon vom makroskopischen Aspekt her eine embolische Entstehung mit Wahrscheinlichkeit abgeleitet werden kann.

Ausschlaggebend für die Folgen eines arteriellen Gefäßverschlusses ist der Effizienzgrad der kollateralen Zirkulation des betroffenen Versorgungsgebietes.

### a) Kollaterale Kreisläufe der Hirngefäße

KAPLAN (1961) sowie KAPLAN und FORD (1966) unterteilten die arteriellen Kollateralzirkulationen zum Gehirn in 1. normal anatomische, extrakraniell arterielle Verbindungen zum Gehirn, 2. Verbindungen, die durch entwicklungsgeschichtlich persistierende Arterien vom extrakraniellen zum intrakraniellen Verlauf zustande kommen und schließlich 3. intrakranielle arterielle Anastomosen.

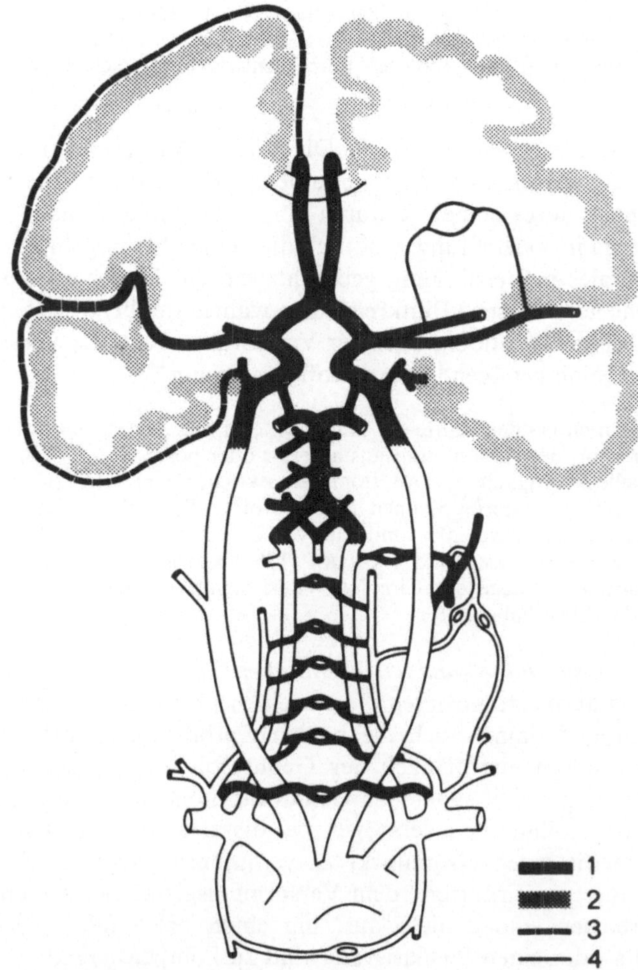



**Abb. 180.** Funktionell wichtige Kollateralkreisläufe der Hirngefäße: *1* Circulus arteriosus extracranialis, *2* Circulus arteriosus Willisii, *3* Circulus arteriosus corticalis, *4* Circulus arteriosus subcortalis

Nach KRAYENBÜHL und YASARGIL (1965) können neun ineinandergeschobene und kommunizierende Ringsysteme unterschieden werden. Viele der Kollateralkreisläufe sind jedoch wegen ihrer Feinheit für die Blutversorgung eines Hirnabschnittes distal von einem Verschluß ohne wesentliche Bedeutung. Die wichtigsten (Abb. 180) sind:

*Circulus arteriosus extracranialis.* Die Kollateralkreisläufe zwischen der A. carotis externa über die A. ophthalmica zum Karotissiphon und zwischen den Muskelästen der A. vertebralis und der A. carotis interna sind die wichtigsten.

Weniger häufig entwickelt sich ein kollateraler Kreislauf von der A. subclavia zur A. carotis interna (YOUMANS u. SCARCELLA, 1961; BOSNIAK et al., 1965). Viel wichtiger ist die

Umkehr des Vertebralisstroms bei Verschlüssen der A. subclavia (s.S. 387). Anastomosen zwischen extra- und intrakraniellen Gefäßen, die durch die Dura verlaufen, wurden von einigen Radiologen beschrieben (LEEDS u. ABBOT, 1965; KUDO, 1968; BUSCH, 1969). Nach KAPLAN (1961) sollen diese Anastomosen immer entwicklungsgeschichtliche Anomalien darstellen.

*Circulus arteriosus cerebri (Willisi).* Die beiden Aa. cerebri anteriores sind durch eine unpaare Arterie, die A. communicans anterior, miteinander verbunden. Die Aa. posteriores stehen je durch eine A. communicans posterior mit der Carotis interna in Verbindung, wodurch die beiden Stromgebiete der Karotiden und Vertebrales in Verbindung gebracht werden. Dieser an der Basis des Gehirns gelegene geschlossene Blutkreislauf gewährleistet bei Verlegung der Karotis, ja selbst beider Karotiden, oder der Vertebralis, wenn die Verlegung nicht plötzlich eintritt, eine genügende Sauerstoffversorgung.

Allerdings kommen bei der Hälfte der untersuchten Fälle Anomalien mit Hypoplasien der A. cerebri anterior, der A. communicans anterior oder posterior vor (s.S. 214).

Die funktionelle Wertigkeit der Anastomosen zwischen den Hirnarterien war lange umstritten. Bei einseitigen Arteriogrammen der A. carotis sollen sich die Gefäße der Gegenseite des Gehirns nur um etwa 20% und nur vorübergehend anfüllen. FETTERMAN und MORAN (1941) sowie KAMEYAMA und OKINAKA (1963) konnten jedoch nachweisen, daß Patienten mit normaler Anlage des Circulus Willisi signifikant weniger Infarkte als die mit Variationen desselben haben.

*Circulus arteriosus inter- und intrahemisphericus corticalis et subcorticalis.* Auf der Konvexität anastomosieren die einzelnen Groß- und Kleinhirn versorgenden Arterien und damit auch die beiden Zuflußgebiete miteinander. Die Zahl der Anastomosen nimmt nach der Geburt bis zum 3. Lebensmonat zu, um dann später langsam abzunehmen (HARNARINE-SINGH u. HYDE, 1970). Die leptomeningealen Kollateralen vermögen bei distalen Verschlüssen von Ästen der A. cerebri media einen Hirninfarkt zu verhindern, indem sie Blut aus der vorderen und hinteren Hirnarterie dem Versorgungsgebiet der A. cerebri media zuführen, sie reichen jedoch nicht aus, um einen proximalen Verschluß der A. cerebri media oder einen Basilarisverschluß zu kompensieren.

Während sich die Venen der weichen Häute vorwiegend bäumchenartig verzweigen und wenig miteinander anastomosieren (OLKON u. JOANNIDES, 1930; CLARK u. WENTSLER, 1938), zeigen die kleinen Arterien und Arteriolen nicht nur bei verschiedenen Säugetierarten, sondern auch beim Menschen eine ausgesprochene Neigung zur Ring- und Netzbildung (FLOREY, 1925; SCHMIDT, 1955; MEYER u. DENNY-BROWN, 1957). SCHMIDT (1969), der sich mit diesen ringförmigen arterio-arteriellen Anastomosen besonders befaßte, sprach von „arteriellen Kreisen". Beim Kaninchen konnte er auf einer Fläche von $^1/_2$ cm$^2$ 10–42 solcher arterieller Kreise zählen; der Durchmesser der hieran beteiligten Arterien variierte zwischen 75 und 11 µ. PENRY und NETSKY (1960) konnten beim Hund zeigen, daß die embolische Verlegung einer einzigen meningealen Arterie keine Folgen für das Gehirn hat. VAN DER EECKEN und ADAMS (1953) kamen nach Untersuchung von 10 Fällen mit Verschluß einer der Hauptarterien des Gehirns zu dem Schluß, daß die individuellen Unterschiede in der Zahl und Größe der meningealen Anastomosen einen der Faktoren für die unterschiedliche Ausdehnung der Hirninfarkte darstellen.

Die intrazerebralen Anastomosen im Gebiet der Mikrozirkulation wurden schon von PFEIFER (1930 u. 1931) und COBB (1931) nachgewiesen, sind aber nur für die Grenzzonen der Versorgungsgebiete relevant.

### b) Blutentzugssyndrome

Unmittelbar im Anschluß an die Blockade der arteriellen Strombahn sinkt der Perfusionsdruck im distalen Gefäßabschnitt. Die Folge davon ist eine Neuverteilung des Blutes. Je größer das Druckgefälle wird, um so intensiver entzieht der Kollateralkreislauf sein Blut benachbarten Regionen mit höherem peripherem Gefäßwandwiderstand und zwar so lange, bis das Strombahnhindernis beseitigt ist. Wenn es dem Hirnkreislauf nicht gelingt, sich dynamisch an diese Situation anzupassen, und die Blutzufuhr in das angezapfte Gefäßsystem, aus welchen Gründen auch immer, insuffizient wird, entsteht eine totale Ischämie in einem Distrikt, der gar nicht zur verschlossenen Arterie gehört. Intrazerebrale Blutentzugseffekte kommen auch bei lokal umschriebenen Vasoparalysen im Rahmen der Mikrozirkulation vor (s.S. 92).

Verschlußprozesse der großen vom Aortenbogen abgehenden Arterienstämme erzwingen Umgehungswege, in die ursprüngliche Hirnarterien miteinbezogen und dadurch vom Hirnkreislauf ausgeschlossen werden können, weil sich die Strömungsrichtung ihres Blutes umkehrt. Der Arterienverschluß ist gewöhnlich segmental auf den proximalen Gefäßabschnitt begrenzt und kann die Strombahn total blockieren. Vorzugsweise betroffen ist die A. subclavia, und zwar die linke, längere etwa dreimal so oft wie die rechte. Der Truncus brachiocephalicus und die A. carotis communis obliterieren wesentlich seltener. Bei einer Zusammenstellung der Literatur fanden DORNDORF und GÄNSHIRT (1972), daß von 233 Personen mit zervikaler Strömungsumkehr 202 einen Verschluß der proximalen A. subclavia vor dem Abgang der A. vertebralis, 25 eine Obliteration des Truncus brachiocephalicus und 6 einen Verschluß der A. carotis communis hatten.

Meistens handelt es sich um arteriosklerotische Verschlußprozesse. Entzündliche Arterienerkrankungen sind selten. Ein einziges Mal ist eine vom Herzen ausgehende Embolie als Ursache eines Subklavia-Anzapfsyndroms beschrieben worden (GORMANN et al., 1964). Die Umkehr der Strömungsrichtung des Blutes kann ferner durch folgende Anomalien des Aortenbogens verursacht werden: kongenitale Atresien oder Stenosen einzelner bzw. mehrerer Arterien, gelegentlich in Kombination mit einer Koarktation der Aorta (MASSUMI, 1963; MARSHALL u. MARTINI, 1965; VOLLMAR et al., 1965; BRADLEY, 1966; LEVINE et al., 1966; LOCHAYA et al., 1967). Blutentzugssyndrome des Hirnkreislaufes können daher schon in der Kindheit manifest werden. Traumatische Blutentzugssyndrome entstehen auch nach Arterienverletzungen, z.B. im Anschluß an stumpfe Gewalteinwirkungen auf den Thorax bzw. im Zusammenhang mit Frakturen der Klavikula und/oder der obersten Rippen (SWEETMAN, 1965; ROJAS et al., 1966; MANDELBAUM et al., 1967). Traumatische arteriovenöse Fisteln der V. jugularis interna können ebenfalls eine Strömungsumkehr in den beteiligten Hirnarterien verursachen (JAVID et al., 1965).


## 5. Topographie der Hirninfarkte

Die Lokalisation eines Infarktes im Gehirn hängt von den arteriellen Versorgungsgebieten ab und richtet sich danach, an welcher Stelle das zuführende

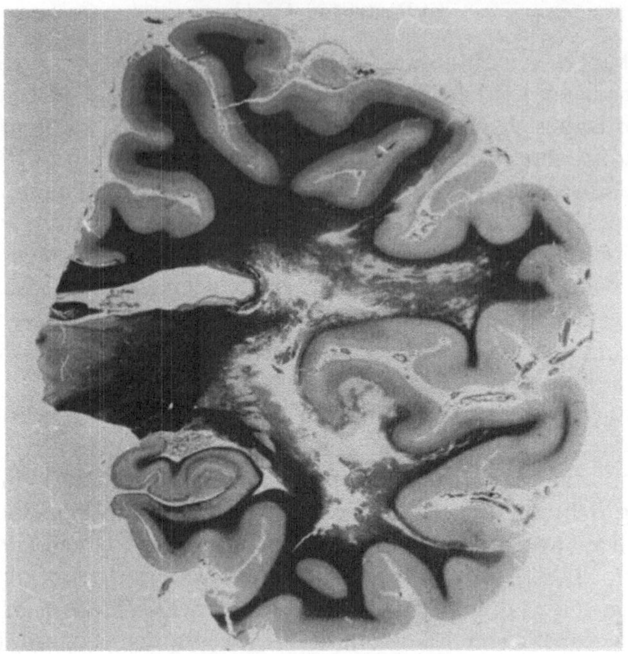

**Abb. 181.** Hirninfarkt mit selektivem Markbefall. (Überlassen von Prof. Dr. H. JACOB)

Gefäß verlegt ist, und wie weit durch einen funktionellen Anastomosenkreislauf das eigentliche Gebiet der Sauerstoffunterernährung eingeengt wird. Die Art des Gefäßverschlusses hat nur begrenzt Einfluß auf die Topographie des Hirninfarktes. ROMANUL (1971) fand einen kortikalen und einen Marklagertyp von Infarkten. Bei den letzteren handelt es sich immer um arteriosklerotische Verschlüsse, während der Rindentyp sowohl bei thromboembolischen als auch bei arteriosklerotischen Verschlüssen vorkommen kann.

Neben der topographischen Anordnung des verschlossenen bzw. stenosierten Gefäßes wies ZÜLCH (1971 c) auf die Bedeutung der hämodynamischen Grundlage und des Blutdruckes für die Ausbreitungsgebiete des Hirninfarktes hin. Aufgrund dieser Faktoren erklärte ZÜLCH die von ihm herausgearbeitete Einteilung der Infarkte in: 1. Grenzzoneninfarkte, 2. Endausbreitungsinfarkte und 3. Infarkte innerhalb eines Ausbreitungsgebietes. Letztere können wiederum in totale, zentrale und stumpfnahe Infarkte unterteilt werden.

Die Problematik dieser Einteilung wurde von JACOB (1978) anhand eines umfangreichen Materials deutlich gezeigt. Er fand — wenn auch selten — immer wieder Hirninfarkte mit selektivem Rinden- bzw. Markbefall (Abb. 181). Darüber hinaus ist die Dynamik in der Entwicklung von Hirninfarkten mit progressivem, intermittierendem Verlauf („Stroke in evolution") zu berücksichtigen.

### a) Grenzzonen- und Endausbreitungsinfarkte

Hirnveränderungen in den arteriellen Grenzgebieten können sowohl als lokalisierte Hirninfarkte als auch bei der globalen Oligämie bzw. Ischämie (s.S. 100) vorkommen. Im ersten Fall liegt in der Regel eine Stenose der beiden korrespondierenden Arterien bzw. ihres Hauptstammes vor.

Arteriosklerotische Narben und Erweichungsherde, die nicht Folge einer Massenblutung oder einer Zirkulationsstörung in einer größeren Arterie sind, finden sich häufig in den Grenzgebieten zwischen den Versorgungsbereichen der drei großen Mantelarterien. Besonders charakteristisch sind die Ausfälle in der zweiten Frontalwindung (Anterior-Media-Grenze) und um die zweite Temporalwindung (Media-Posterior-Grenze); außerdem an der lateralen Konvexität des Okzipitallappens im Grenzgebietdreieck am kaudalen Ende des Mediaversorgungsgebietes (MEYER, 1958) sowie zwischen den Aa. cerebelli superior und inferior anterior in der Fissura horizontalis cerebelli der Kleinhirnhemisphären.

Eine gleiche Lokalisation kommt bei der zerebralen Kinderlähmung (MEYER, 1949a u. 1953), bei der granulären Atrophie der Großhirnrinde (PENTSCHEW, 1934), bei der Thrombangiitis obliterans (LINDENBERG u. SPATZ, 1939), bei der CO-Vergiftung (RÖDER-KUTSCH u. SCHOLZ-WÖLFLING, 1941) und in der Paraamyloidose vor (GÖTZE u. KRÜCKE, 1941; KRÜCKE, 1950); dabei handelt es sich allerdings vornehmlich um Störungen der Mikrozirkulation.

ZÜLCH (1961) bezeichnete die im Kopf des Schweifkernes und im Centrum semiovale lokalisierten Infarkte als Endausbreitungsinfarkte. Sie sind in ihrer Pathogenese gegenüber den Grenzzoneninfarkten nicht deutlich abzugrenzen.

Nach MEYER (1958) stellt das Kaudatum ein arterielles Grenzgebiet dar. Auch wenn die Aa. corpores striatae aus der A. cerebri media hervorgehen, muß man ein Grenzgebiet zwischen ihnen und dem Hauptanteil der Media mit ihren die Inselrinde und das Klaustrum versorgenden Arterien annehmen. Demnach liegen das Kaudatum und seine Umgebung in einem Arteriendreieck (Anterior, Media, Aa. corpores striatae).

Für die inmitten des Putamens gelegenen Herde nimmt MEYER (1958) eine Versorgungsgrenze zwischen den stärksten und am meisten lateral gelegenen „Arterien der Hirnblutung" und den übrigen Aa. corpores striatae an. Die ersteren verlaufen am ventralen Rand des Putamens kaudalwärts und geben nach dorsal feine Äste ab, während sich die anderen Striatumarterien fächerförmig zur Wand des Seitenventrikels ausbreiten. Diese unterschiedlichen Gefäßverläufe sollen „funktionelle' Grenzgebiete entstehen lassen.

Periventrikuläre ischämische Infarkte ohne Gefäßverschluß kommen bei bestimmten Varianten der Gefäßversorgung mit kurzen ventrikulofugalen Ästen aus dem Plexus chorioideus und langen Marklagerästen aus der Konvexität (Abb. 182). Der Mechanismus der Erweichung entspricht nach DE REUCK (1971) dem der Grenzzoneninfarkte (Abb. 183).

Für die besondere Vulnerabilität der arteriellen Grenzgebiete gab MEYER (1953) zwei Gründe an. Einmal die Unterbrechung der anastomotischen Netzwerke der Hirnkapillaren an der Nahtstelle während der Entwicklung. Er führte als Unterstützung die Befunde von EICH und WIEMERS (1950) an, daß bei Trypan-Blau-Vitalfärbungen mit nachfolgender Kochsalzdurchspülung das Gehirn gelegentlich in den arteriellen Grenzgebieten blau verfärbt bleibt. Die Annahme einer unzureichenden Kapillarisierung stellt für MEYER die einfachste Erklärung dieses Tatbestandes dar. In den Grenzzonen des Rattenhirns fanden DINSDALE et al. (1976) bei akutem und chronischem Hochdruck eine Abnahme der Durchblutung und eine erhöhte Durchlässigkeit der Bluthirnschranke. Zum anderen bezog sich

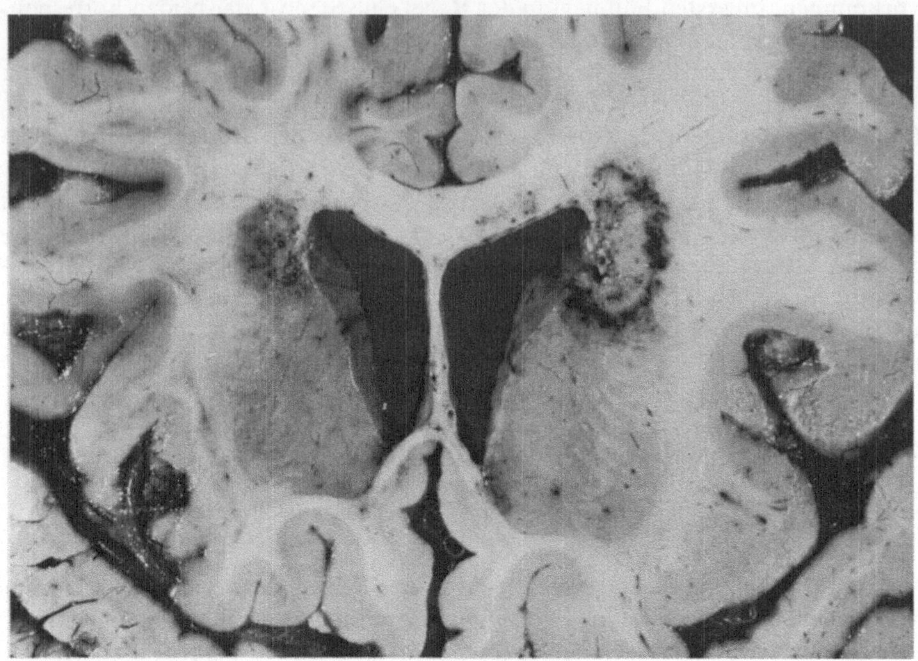

**Abb. 182.** 76jährige Frau. Arteriosklerose, Herzinsuffizienz und Kreislaufversagen. Periventrikuläre Infarkte

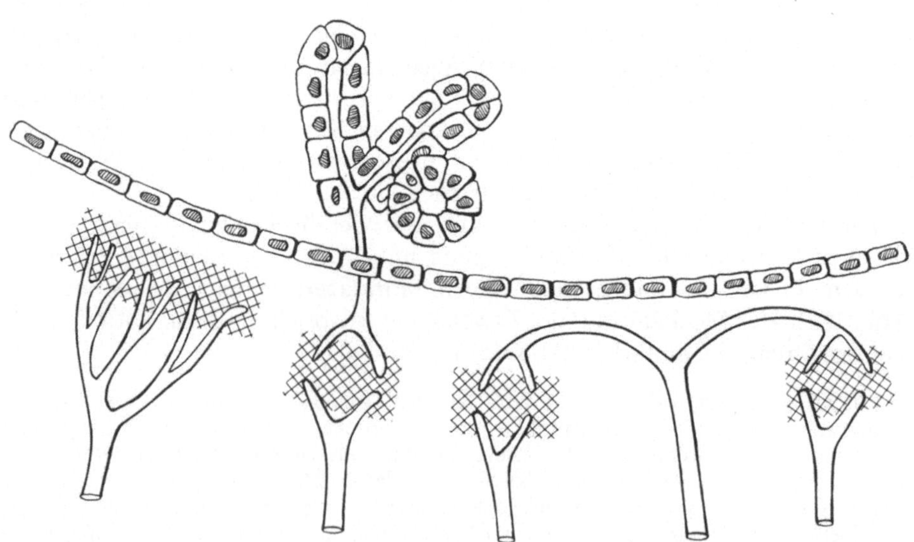

**Abb. 183.** Drei Varianten der periventrikulären arteriellen Versorgung. (Modifiziert nach DeReuck, 1971)

Meyer (1953) auf die Beobachtungen von Noel und Schneider (1942), daß unter pathologischen Bedingungen das Sauerstoffangebot von der Länge des zu versorgenden Gebietes abhängt und dieses zunächst in den distalen Gebieten („letzte Wiese") insuffizient wird.

Für Romanul und Abramowicz (1964) und Stochdorph (1977) sind die ischämischen Veränderungen der Grenzzonen ausschließlich auf hämodynamische Faktoren zurückzuführen. Die Tatsache, daß die Grenzzonen zwischen der Anterior und der Media bei bestimmten Prozessen häufiger beeinträchtigt sind, wird dadurch bedingt, daß bei einer Stenose oder Verschluß der A. carotis interna beide Arterien aus dem verschlossenen Gefäß ihr Blut erhalten, während in der Grenze zwischen Posterior und Media nur dann Veränderungen auftreten, wenn die A. cerebri posterior nicht aus der Basilaris, sondern aus der A. carotis interna abgeht. Wenn es sich um einen systemischen Blutdruckabfall ohne Stenosen einzelner Arterien handelt, wird die Verteilung in den Grenzzonen von den Variationen des Circulus Willisi einschließlich der Unterschiede im Kaliber der einzelnen Hirngrundarterien abhängen.

### b) Infarkte innerhalb der arteriellen Versorgungsgebiete

Wenn der Verschluß der *A. carotis interna* zu einem Infarkt führt, breitet er sich im Versorgungsgebiet der A. cerebri media aus. In zwei Dritteln der Fälle nimmt er auch das Versorgungsgebiet der A. cerebri anterior und in einigen Fällen auch das der A. chorioidea anterior ein (Castaigne et al., 1970). Wenn die A. cerebri posterior aus der A. carotis interna entsteht, so können Karotisverschlüsse zu Erweichungen in ihrem Versorgungsgebiet führen, in seltenen Fällen sogar als einziges Symptom des Karotisverschlusses hervortreten.

Verschlüsse der A. carotis interna können stumm bleiben, wenn eine ausreichende Kollateralversorgung durch die kontralaterale Carotis via A. communicans anterior, durch das vertebro-basiläre System via A. communicans posterior, durch die leptomeningealen Kollateralen oder durch die A. carotis externa via Ophthalmikakollaterale vorhanden ist. Nach Fisher et al. (1965) sollen 20–40% der einseitigen extrakraniellen Karotisverschlüsse frei von zerebralen Erscheinungen bleiben. Sie können aber zu flüchtigen ischämischen Anfällen führen (s.S. 123), die in 30–40% extrakranieller Hirnarterienstenosen und -verschlüsse zu beobachten sind (Rüshede, 1957; Toole u. Patel, 1967). Nach Yates (1968) ist der Verschluß der Carotis interna als Ursache eines größeren Infarktes nur dann relevant, wenn es sich dabei um die 2. oder 3. extrakranielle Arterie handelt, die von einer starken Arteriosklerose befallen ist.

Ein Verschluß der *A. cerebri anterior* kommt selten vor. Darüber hinaus anastomosieren beide Arterien innerhalb der Cisterna interhemispherica häufig mehrfach miteinander. Daher weist ihr Versorgungsgebiet nur selten isolierte Infarkte auf. In Fällen mit einem doppelseitigen Verschluß entsteht meistens ein Infarkt (Abb. 184).

Die *A. chorioidea anterior* kann Dank reicher Anastomosen mit der vorderen, mittleren und hinteren Hirnarterie bei gesundem Hirngefäßsystem geklippt werden, ohne daß neurologische Ausfälle auftreten, was aus der operativen Behandlung des Parkinsonismus bekannt ist (Copper, 1965). Wenn es beim Verschluß des Gefäßes zu Ausfällen kommt, sind sie nach Umfang und Intensität inkonstant. Das voll ausgeprägte klinische Bild besteht aus einer sensomotorischen Hemiplegie, einer homonymen Hemianopsie und einem Thalamussyndrom. Pertuiset et al. (1962) arbeiteten drei Formen des Gesichtsfelddefektes heraus, je

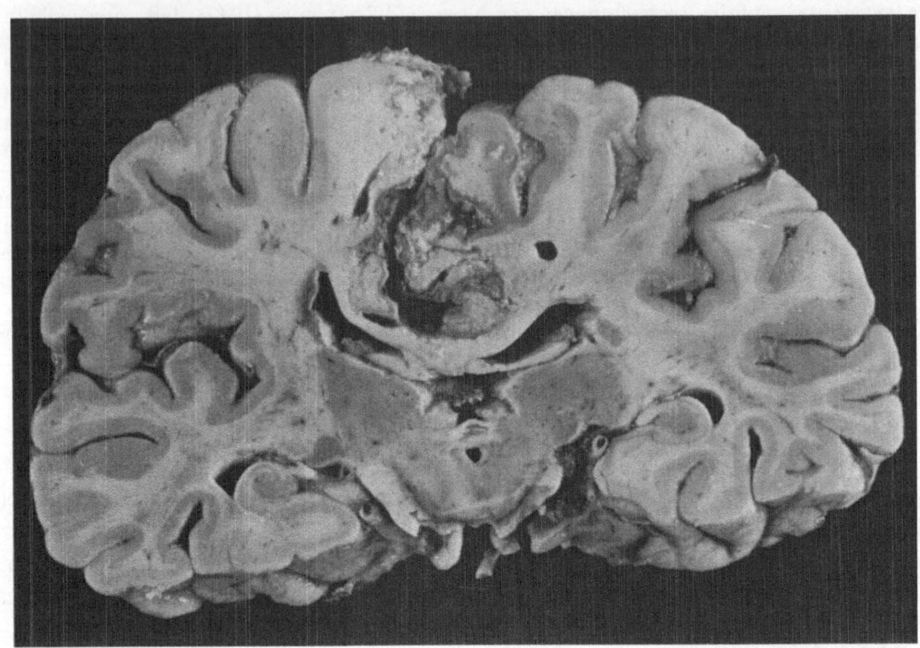

**Abb. 184.** 68jähriger Patient. Hochgradige Arteriosklerose der basalen Hirngefäße. Ausgedehnter Infarkt (Stadium III) im Versorgungsgebiet der Aa. cerebri anteriores

nachdem, ob der Infarkt vor dem Corpus geniculatum laterale, in ihm selbst oder in der vorderen Sehstrahlung lokalisiert war.

Die *A. cerebri media* ist häufiger Sitz eines Gefäßverschlusses (WEBSTER u. GURDJIAN, 1958) und mehr als die Hälfte der Hirninfarkte lokalisieren sich in ihrem Versorgungsgebiet. Die am häufigsten betroffenen Gebiete sind die zentrale und präzentrale Region mit dem darunterliegenden Marklager, das Putamen und das äußere Glied des Pallidums und der Vorderschenkel der Capsula interna (Abb. 185).

Der stumpfnahe Infarkt ist meist in der weiteren Umgebung des Sulcus collateralis lokalisiert und bezieht gleichfalls Teile der Stammganglien und des Mittelhirns mit ein (Abb. 186).

Infarkte im Zentrum des Versorgungsgebietes der A. cerebri media liegen häufig in der Tiefe der Fissura cerebri lateralis (Abb. 66) und umfassen Inselrinde, Klaustrum, evtl. das Putamen und meist auch Teile des frontalen Operculums. Nicht selten ist der Fuß der dritten Frontalwindung isoliert betroffen. Bei solchen umschriebenen kleinen Nekrosen spricht man von „Minimalinfarkten“. Minimalinfarkte, welche exklusiv den Fuß der dritten Frontalwindung links, die „Broca-Stelle“, das morphologische Sprachzentrum zerstören, bilden das Substrat der „ausgestanzten motorischen Aphasie“.

Neben den Verschlüssen der A. cerebri media sind die der *A. cerebri posterior* die häufigsten. Sie kommen in 10–15% aller Hirninfarkte vor (MURPHY, 1954; KLEIHUES u. HIZAWA, 1966). Sie sind in 80% der Fälle mit weiteren Läsionen vaskulärer Genese, insbesondere mit Media- und Kleinhirninfarkten, assoziiert.

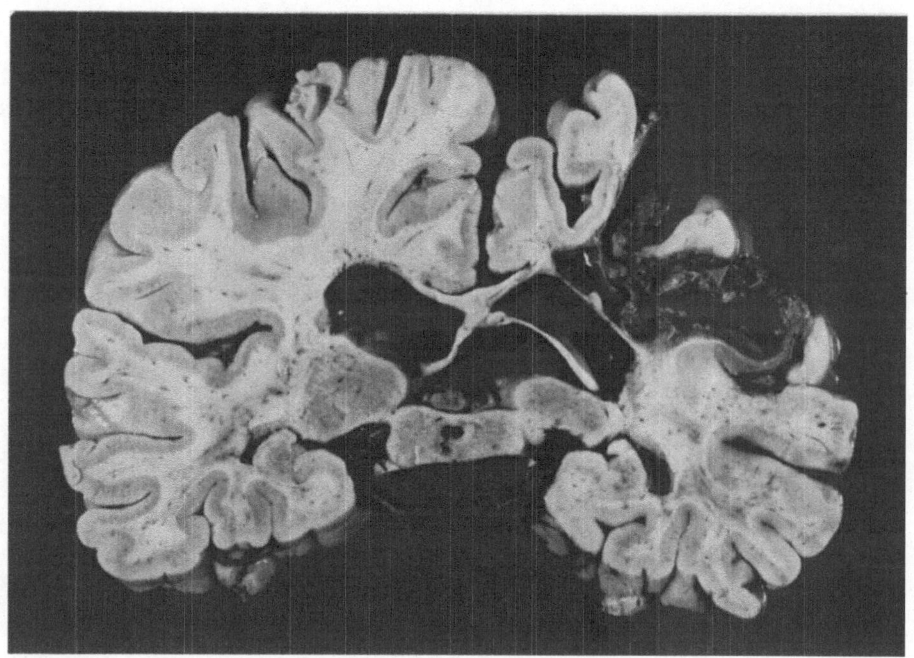

**Abb. 185.** 52jähriger Patient. Hochgradige Arteriosklerose. Alter anämischer Infarkt im Versorgungsgebiet der A. cerebri media

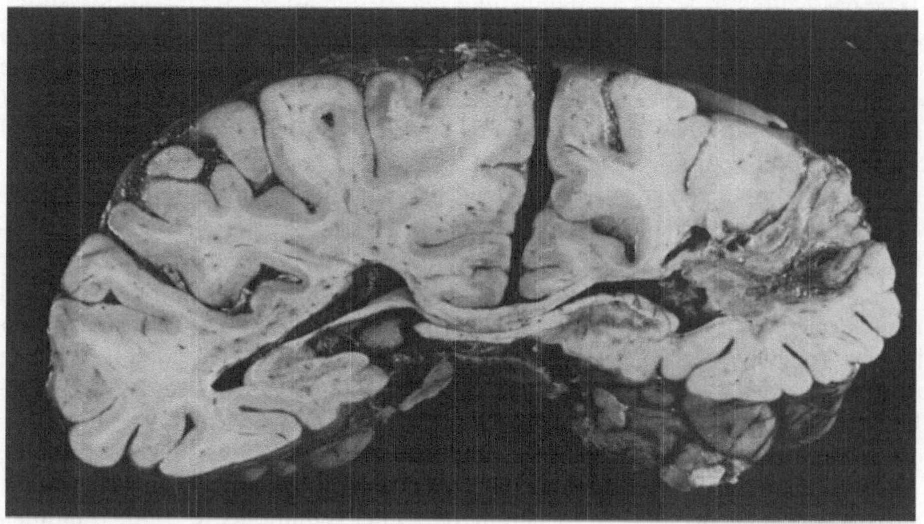

**Abb. 186.** 71jähriger Patient. Hochgradige Arteriosklerose. Stumpfnaher Infarkt im Versorgungsbereich der A. cerebri media

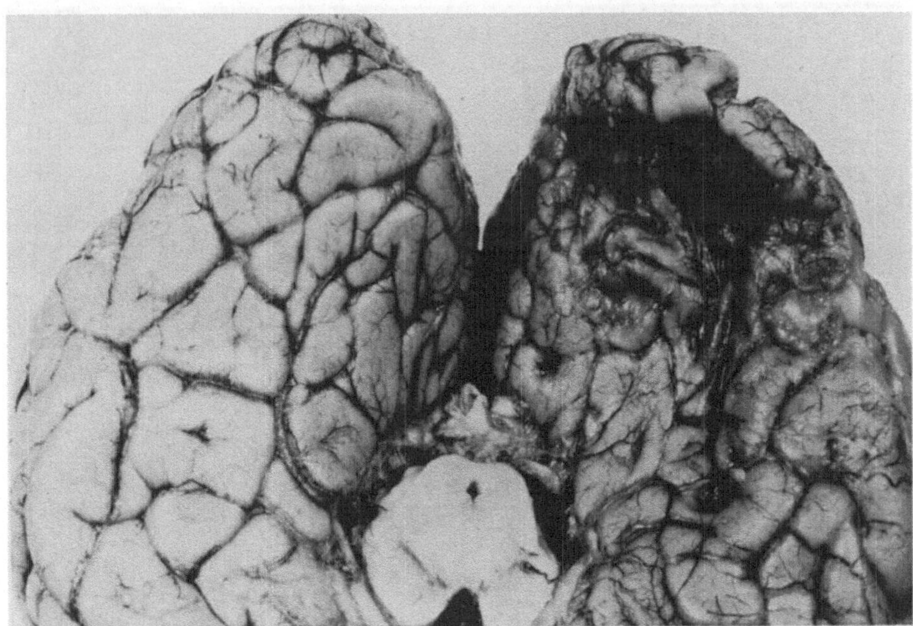

**Abb. 187.** 72jährige Patientin. Alter ischämischer Infarkt im Zentrum des Versorgungsgebietes der A. cerebri posterior. Hirninfarkt (Stadium III) im basalen Okzipitallappen

Die Infarkte im Posterior-Gebiet sind von KLEIHUES (1966) sowie von KLEIHUES und HIZAWA (1966) analysiert und in Anlehnung an ZÜLCH (1961) pathogenetisch in totale, zentrale und stumpfnahe Infarkte unterteilt worden. Der Totalinfarkt erstreckt sich auf das gesamte Versorgungsgebiet, es sind also auch Teile des Mittelhirns, des Thalamus und der mediabasalen Schläfenrinde einbezogen. Die Mehrzahl der Infarkte nimmt das Zentrum der Versorgungsgebiete ein (Abb. 187), so daß die rostralen (Mittelhirn, Thalamus, Pulvinar) sowie die am weitesten distal gelegenen Bezirke häufig von der Infarzierung ausgespart bleiben. Der die zentralen Gesichtsfeldanteile repräsentierende Okzipitalpol wurde in 20% der Fälle vollständig, in weiteren 11% partiell betroffen.

Der stumpfnahe Infarkt hat eine enge topographische Beziehung zum Sulcus calcarinus (Abb. 188) und bezieht gleichfalls Teile des rostralen Versorgungsgebietes (Mittelhirn, Hippokampus, Thalamus) mit ein. Er tendiert mehr zu einer basalen Ausdehnung und die Unterlippe der Fissura calcarina ist deshalb viel häufiger betroffen als die Oberlippe. Unter- und Oberlippe der Calcarina waren in den Fällen von KLEIHUES und HIZAWA (1966) in 47% infarziert. Völlige Aussparung der Area striata zeigten 28% der Fälle. Klinisch sind homonyme Hemianopsien sowie partielle obere Gesichtsfelddefekte, teils unter Aussparung der Makula, als charakteristisch für die Posteriorinfarkte anzusehen.

Differentialdiagnostisch müssen Nekrosen im Calcarina-Gebiet bei oberer Abklemmung sowie — bei stark hämorrhagischer Komponente — auch hämorrhagische Infarzierungen in Erwägung gezogen werden, die sich bei Raumforderung ebenfalls in der Sehrinde entwickeln können (s.S. 407).

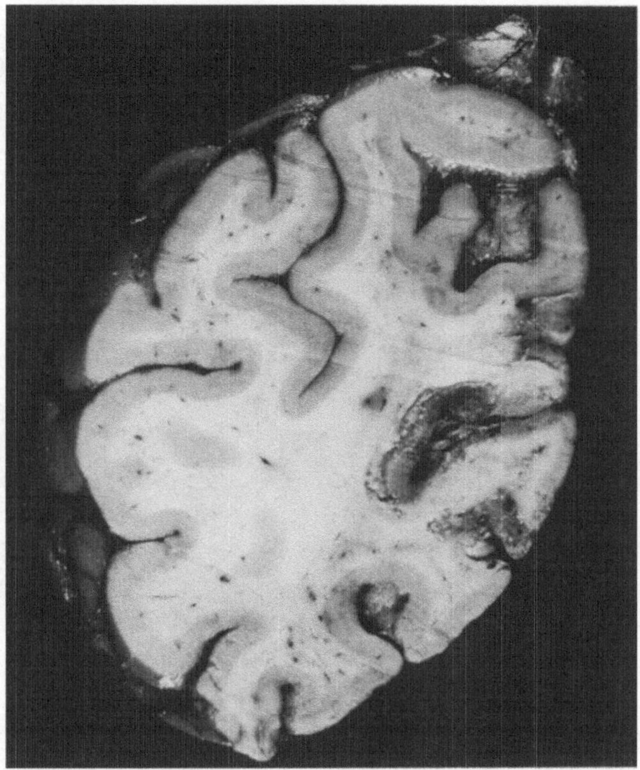

**Abb. 188.** 71jährige Patientin. Hochgradige Arteriosklerose. Stumpfnaher Infarkt im Bereich der A. cerebri posterior

Die Verschlüsse der *A. vertebralis* finden sich in der Regel zwischen dem Atlasbogen und der Abgangsstelle beider Aa. vertebrales in die Basilaris. TAT-SUMI und SHENKIN (1965) fanden einen Verschluß in 24% der Fälle in Höhe des Foramen magnum. Mehr als zwei Drittel der Patienten zeigten keine Symptome.

Infarkte im Versorgungsgebiet der Aa. vertebrales wirken sich u.a. auf Kleinhirn und Medulla oblongata aus. Teilnekrosen der Medulla oblongata bedingen durch die enge topographische Beziehung zahlreicher funktionell wichtiger Kerngebiete, Zentren und Bahnen eine sehr bunte und vielfältige Symptomatik, die zu einer ebenso vielfältigen und verwirrenden Nomenklatur geführt hat. Eine tabellarische klinisch-patho-anatomisch-nomenklatorische Synopsis der diversen Syndrome findet sich bei GILLILAN (1964). Er wies darauf hin, daß sich die Infarkte des oberen und unteren Hirnstammes mit einer gewissen Regelmäßigkeit in den Versorgungsbezirken der kleinen, perforierenden, inneren Arterien lokalisieren. Diese kleinen Gefäße entspringen entweder direkt aus der A. vertebralis und basilaris oder aus deren superfiziellen lateralen und zirkumferenten Ramifikationen. Sie übernehmen die eigentlich nutritive Funktion. Man kann ziemlich konstant dorsale, laterale, paramediane und mediane Versorgungsbezirke unter-

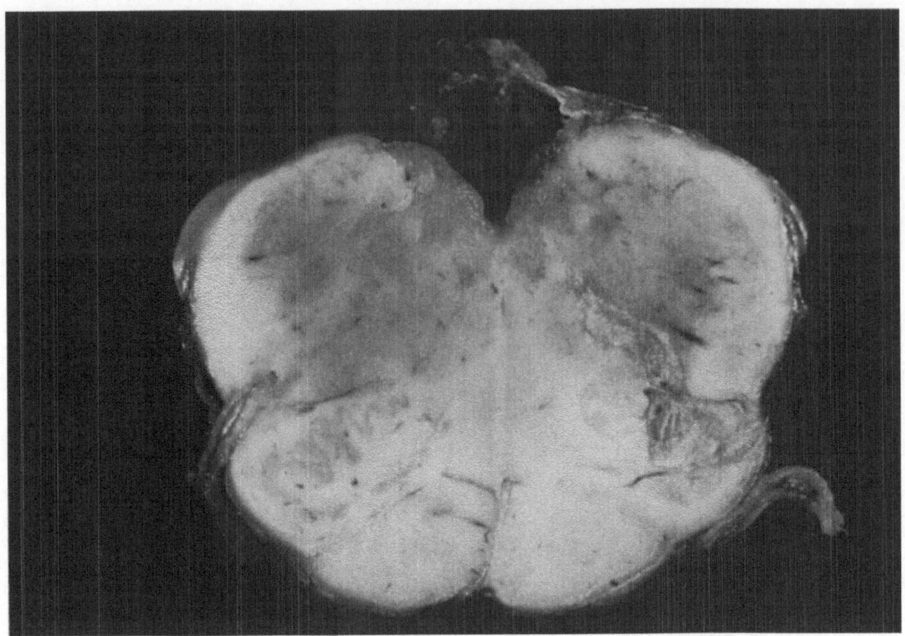

**Abb. 189.** 51jähriger Patient. Laterales Oblongata-Syndrom als Folge einer älteren Thrombose der A. vertebralis

scheiden und die verschiedenen klinischen Ausfallssyndrome diesen Arealen zuordnen.

Nach MINDERHOUD (1971) haben von der Fülle der klassischen Syndrome, die z.T. nur anhand eines Falles beschrieben wurden, nur das Wallenberg- und das Millard-Gupler-Syndrom eine klinische Relevanz. Beim letzteren handelt es sich um ein kaudales mediales Ponssyndrom.

Das Wallenberg-Syndrom oder laterale Oblongata-Syndrom wurde von WALLENBERG (1901) ursprünglich als Folge einer Embolie der A. cerebelli inferior posterior gedeutet. Spätere Untersuchungen ergaben, daß weniger eine Embolie der A. cerebelli inferior posterior als vielmehr Thrombosen oder arteriosklerotische Stenosen der gleichseitigen A. vertebralis das Syndrom auslösen (BAKER, 1961; FISHER et al., 1961; ROLL, 1967; DORNDORF u. KAHRWEG, 1969; NOETZEL, 1969). Der entsprechende Infarkt umfaßt (Abb. 189) in sehr wechselndem Ausmaß:

Wurzel und Kerne des Nucleus vestibularis Deiters, gleichseitigen Kern der Trigeminuswurzel und laterale Teile der sekundären Trigeminusbahn, Nucleus ambiguus, Teile der Wurzel des 9. und 10. Hirnnervs sowie des Seitenstrangkernes und die dorsale Nebenolive, außerdem die Formatio reticularis, seitliche und vordere Anteile des Pedunculus cerebelli inferior, die spinozerebellaren Bahnen sowie Tractus spinotectalis, spinothalamicus und vestibulospinalis, die wechselseitigen Faserverbindungen zwischen Olive und Kleinhirn sowie innere und äußere Fibrae arcuatae (ROLL, 1967).

Die Verlegung der *A. basilaris*, vor allem durch Thrombosen, können in verschiedenen Höhen stattfinden. Daher zeigen die Infarkte in der Brücke eine sehr unterschiedliche Ausdehnung und sind manchmal auffallend klein. Da die Thrombosen häufig weiterwachsen, zeigt ein Brückeninfarkt gelegentlich Gebiete unterschiedlichen Alters (STEHBENS, 1972). Wenn ein Abscheidungsthrombus

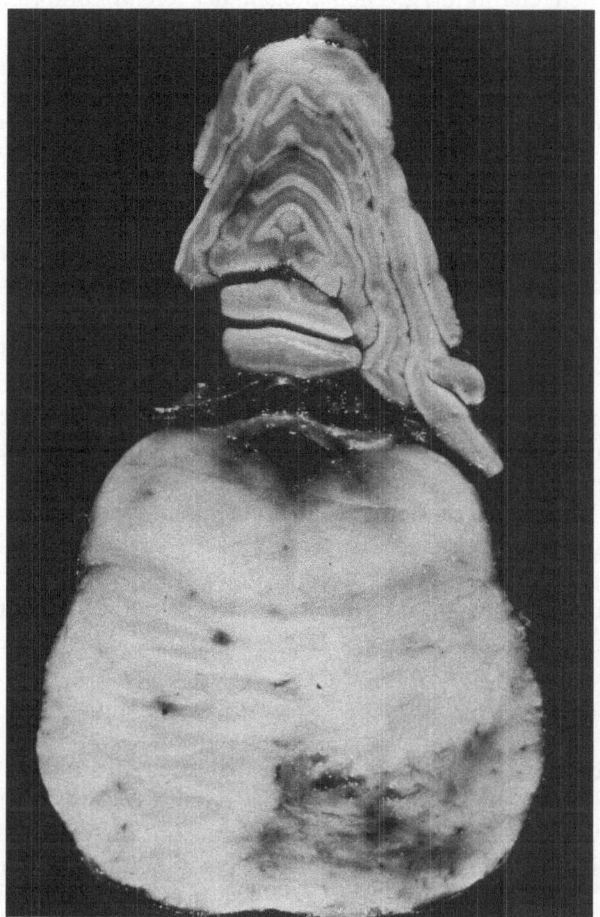

**Abb. 190.** 46jähriger Patient. Einseitiger ischämischer Infarkt nach Aneurysmaruptur und Thrombose der Äste der A. basilaris

sich in einer Seite der Basilaris bildet und die entsprechenden Äste verlegt, kann ein Infarkt einseitig sein (Abb. 190). Gefäßverlegungen der Gabelung der Basilaris können einen Mittelhirninfarkt hervorrufen. Bei kompletter Basilaristhrombose finden sich ausgedehnte Infarkte der Brücke, die klinisch das Bild der Enthirnungsstarre hervorrufen und stets tödlich verlaufen.

## 6. Kompression der Hirnarterien

Der Verschluß eines Gefäßes kann auch bei Kompression der Gefäßwände durch erhöhten Außendruck herbeigeführt werden. Der darauffolgende Hirninfarkt ist in seiner Erscheinung und Verlauf gleich wie bei Gefäßverschlüssen anderer Ätiologie. Nur seine Lokalisation ist verschieden und die Veränderungen, auch bei Thrombose oder Embolie kleinerer kortikaler Äste, beginnen sehr selten in den charakteristischen Stellen der Gefäßkompression, d.h. auf der Höhe der Falx und der Tentoriumsränder.

Die Höhe des intrakraniellen Druckes ist nicht so wichtig, um arterielle Kompressionen zu erzeugen, wie die Schnelligkeit, mit der er sich einstellt (MOORE u. STERN, 1938; FIELDS u. HALPERT, 1953). Eine Kompression der Arterien findet entweder statt, wenn der intrakranielle Druck sehr schnell oder in kurzer Zeit steigt, oder wenn ein schon hoher intrakranieller Druck eine akute Steigerung zu einem neuen Maximum erfährt. Diese Tatsache wurde dahingehend interpretiert, daß die Arterie nicht mehr imstande ist, an einen akut entwickelten abnormen Streß zu adaptieren, mit Spasmus oder Paralyse reagiert und dadurch ein Abfall des Druckes entsteht, der die Kompression ermöglicht. LINDENBERG (1955) ist der Meinung, daß das Zusammentreffen eines Abfalls im systemischen Blutdruck mit einer akuten Steigerung des intrakraniellen Druckes ausschlaggebend ist.

Verschlüsse bzw. Einengungen der Gefäße durch Kompression kommen vor allem bei der *A. cerebri posterior* vor. Daher können sowohl die kortikalen als auch die Stammhirnäste bzw. -zweige betroffen sein. Jeder der *kortikalen Äste* der A. cerebri posterior, der durch den Tentoriumrand kreuzt, kann allein oder zusammen mit anderen komprimiert werden. Die Nekrose bleibt in der Regel auf die Rinde begrenzt und kann auch hämorrhagisch sein. Wenn die Kompression vollständig ist, werden vom Infarkt sowohl die Rinde als auch das Marklager eingenommen, wie im Falle eines embolischen Verschlusses. Die Fissura calcarina ist durch eine einzelne Arterie oder durch einen einzelnen Ast der A. cerebri posterior versorgt und kann daher als einzelnes Gebiet verschont oder beschädigt vorkommen (Abb. 191).

Die *Hirnstammgefäße*, die durch die Fossa interpeduncularis verlaufen und den Thalamus, kaudale Teile des Hypothalamus sowie mittlere Gebiete des Mittelhirns und der oberen Brücke versorgen, werden leicht komprimiert, wenn die Fossa interpeduncularis geschmälert und die Corpora mamillaria in sie hineingepreßt werden. In Fällen, bei denen der Tod auf ein akutes Hirnödem zurückgeht, zeigt sich diese Kompression in einer besonders starken Ischämie des Thalamus, dessen blasse Färbung sich von der dunkleren grauen Substanz des Striatum abgrenzt. Wenn die ischämische Phase längere Zeit überlebt wird, kann man eine Erweichung des Thalamus beobachten (Abb. 192). Elektive Parenchymnekrosen, die die häufigste Folge einer kurzfristigen Kompression ausmachen, sind nicht leicht zu erkennen.

Die *A. chorioidea anterior* kann, wenn sie zwischen dem Gyrus hippocampi und dem optischen Bündel verläuft, gegen den vorderen Teil des Tentoriumrandes gepreßt werden. Gelegentlich wird das gesamte Versorgungsgebiet nekrotisch, nur die Wand des 3. Ventrikels und die Corpora mamillaria werden verschont, weil sie aus kleinen Gefäßen aus der A. communicans posterior versorgt werden. In der Mehrzahl der Fälle werden nur die Zweige, welche die Chorioidea anterior zu dem Pallidum abgibt, komprimiert. Dadurch entsteht eine Nekrose in den medialen Teilen des Pallidums, die den bei Kohlenmonoxidvergiftungen und bei Hypoxie vorkommenden beiderseitigen Pallidumnekrosen entsprechen (Abb. 193).

Die Zweige der *A. cerebri anterior* können gegen den Sichelrand, vor allem bei einseitig raumfordernden Prozessen, gepreßt werden. Da die kleinen Gefäße, die den Gyrus cinguli versorgen, unter dem Rand der Falx verlaufen, bleibt er oder zumindest sein unterer Teil, der zu der Cisterna interhemispherica orien-

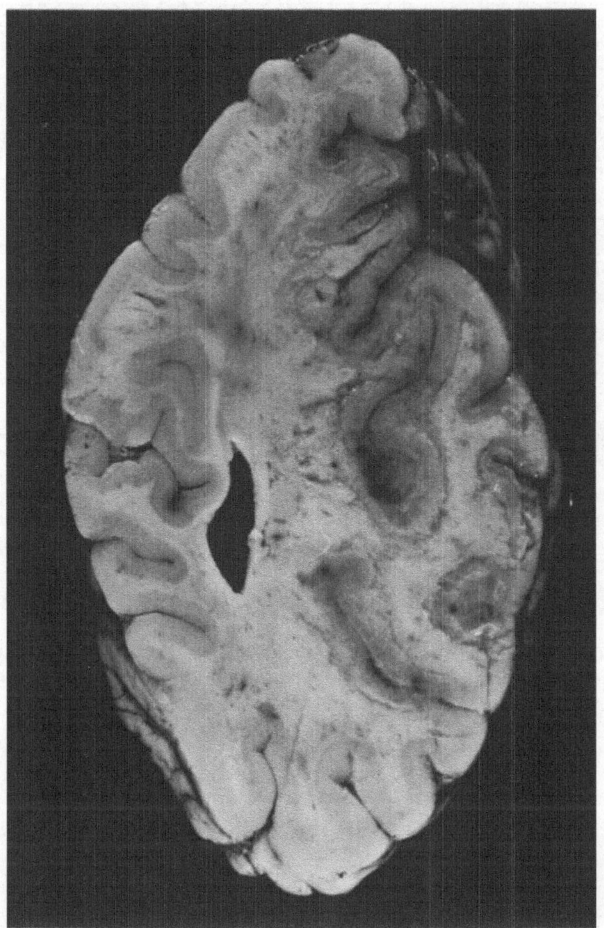

**Abb. 191.** 21jährige Patientin. Hirnabszeß mit hochgradigem Hirnödem und Kompression der A. cerebri posterior

tiert ist, normalerweise verschont. Die frontoorbitalen Gefäßzweige und auch die gesamte A. cerebri anterior können durch die kaudale Hernie des Gyrus rectus in der Cisterna perichiasmatica komprimiert werden.

Die *A. cerebri media* ist gut gegen die Kompression geschützt und weder sie noch ihre Abzweigungen stehen in unmittelbarer Beziehung zu harten und kantigen Strukturen. Die zwei Areale, bei denen sie auch komprimiert werden kann, sind die rostrale Strecke der Sylviischen Furche, wenn die Arterie um das Limen der Insula und das kaudale Gebiet der Furche verläuft, wo die hinteren Abzweigungen der Arterie verlaufen, um die Konvexität zu versorgen.

Die Kompression der seitlichen Äste der *A. cerebellaris superior* gegen den Tentoriumrand kann zu symmetrischen Infarkten in der vorderen Hälfte der Kleinhirnhemisphäre führen. Die medialen Äste, die das Culmen versorgen, können allein oder zusammen mit den seitlichen Ästen komprimiert werden.

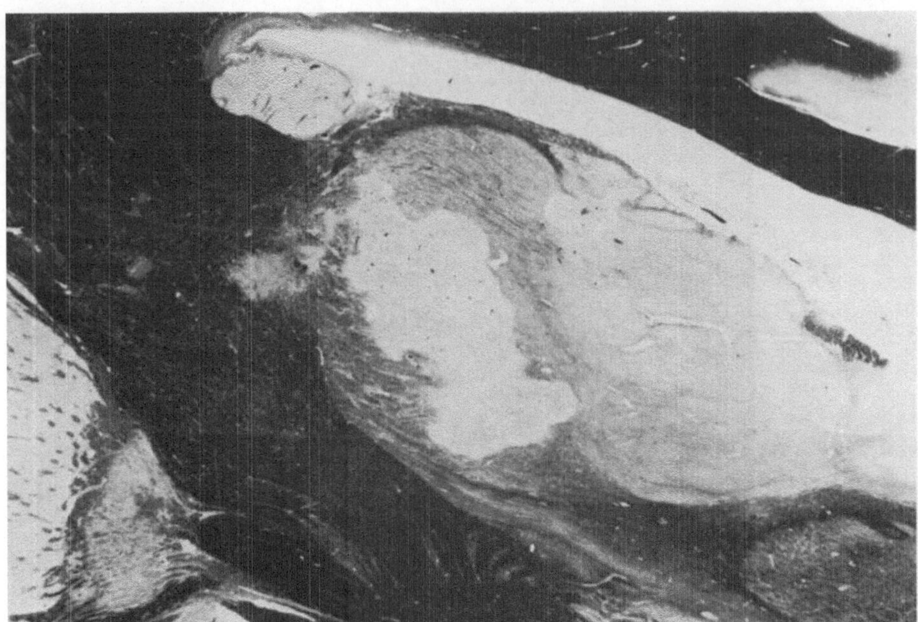

**Abb. 192.** 61jähriger Patient. Subarachnoidale Blutung (Aneurysmaruptur) 12 Tage vor dem Tod. Ischämischer Infarkt im Thalamus als Folge der Kompression von Hirnstammgefäßen. Heidenhain-Woelcke. × 3,5

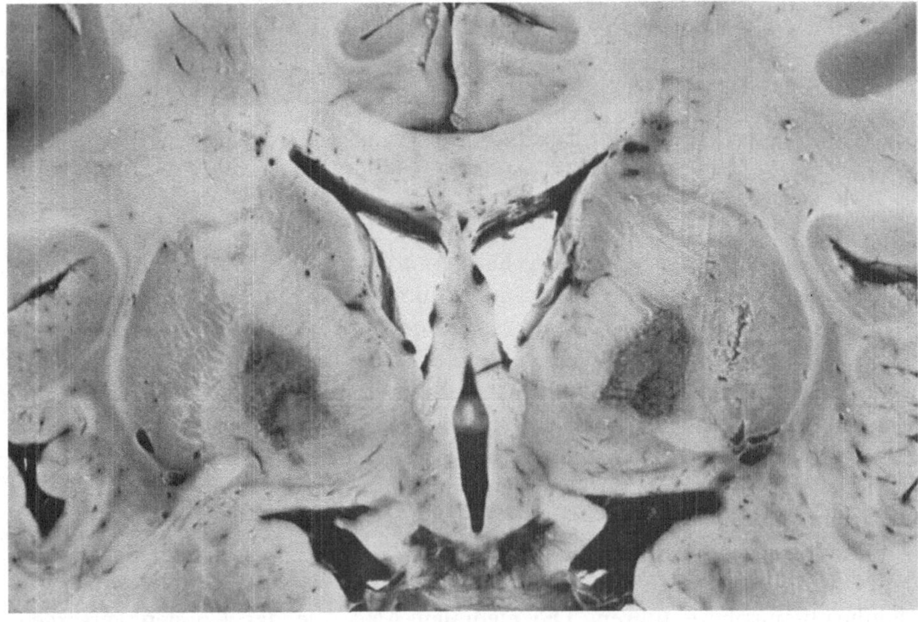

**Abb. 193.** 54jährige Patientin. Zustand nach CO-Intoxikation 3 Wochen vor dem Tod

Der Nucleus dentatus, der von tiefen Ästen der A. cerebellaris superior versorgt wird, zeigt bei Kompression der betreffenden Arterien selten eine vollständige, meistens eine elektive Parenchymnekrose mit darauffolgender Sklerose.

Die *A. cerebellaris posterior inferior und ihre Äste* können gegen den Rand des Foramen occipitale magnum komprimiert werden. Die Folge sind ischämische Infarkte sowohl in den Tonsillen als auch — wenn die peripheren Äste komprimiert werden — in der unteren Seite der Kleinhirnhemisphäre.

Wenn die *Arterien der ventralen Oberfläche der Medulla oblongata* gegen den Rand des Foramen komprimiert werden, kann man eine elektive Parenchymnekrose in einer oder beiden unteren Oliven erkennen.

## 7. Aortenbogensyndrom

Die Verschlüsse der supraaortalen Äste, die unter mannigfaltigen klinischen und antomisch-pathologischen Bildern auftreten, deren gemeinsamer Nenner in einer Störung der Hirndurchblutung besteht, sind unter den verschiedensten Namen in die Weltliteratur eingegangen: Takayasu's disease, Martorell-Farré-Syndrom, pulseless-disease. Das gleiche Bild wurde von SHIMIZU und SANO (1951) Thrombarteriitis obliterans subclavia-carotica, von ASK-UPMARK (1954) obliterative brachio-enzephalitische Arteriitis, von WEIR und KYLE (1956) reversed coarctation, und von RATSCHOW (1959) Schultergürtel- bzw. Karotistyp genannt. Die von FRØVIG (1946) eingeführte Bezeichnung „Aortenbogensyndrom" weist auf die gemeinsame okklusive Pathogenese am besten hin. Die Bezeichnung „umgekehrtes Aortenisthmusstenosen-Syndrom" drückt das der wahren Isthmusstenose entgegengesetzte Blutdruckverhalten zwischen den oberen und unteren Extremitäten und die umgekehrte Blutstromentwicklung in den Kollateralen aus.

Dem Syndrom liegt eine Stenose oder ein Verschluß der Ostien sämtlicher vom Aortenbogen abgehender Gefäße (Truncus brachiocephalicus, A. carotis communis, A. subclavia) zugrunde. Die Folgen sind Pulslosigkeit der Hals- und Armgefäße mit stark herabgesetztem oder nicht meßbarem Blutdruck an den Armen, während an den Beinen Hochdruck besteht. Als Ursache des Verschlusses sind kongenitale Anomalien (TYLER u. CLARK, 1958), Halsrippe (GUNNING et al., 1964), Traumen (GREMMEL u. SCHULTE-BRINKMANN, 1963), Riesenzellarteriitis (STEHBENS, 1972), Mesaortitis luica (ROSS u. McKUSICK, 1953) und Arteriosklerose (CALDWELL u. SKIPPER, 1961; AUSTEN u. SHAW, 1962; CRAWFORD et al., 1962) aufgedeckt worden. HEIDENBERG und LUPOVITCH (1966) haben das Syndrom bei einer Patientin mit Lymphogranulomatose festgestellt und führen seine Ursache auf die massive Bestrahlung zurück.

Bei einem großen Teil der Erkrankten kommt eine ätiologisch ungeklärte Gefäßerkrankung vor, die zuerst von TAKAYASU (1908) beschrieben wurde. Aus diesem Grunde wird das Aortenbogensyndrom mit der Takayasu-Arteriitis (s.S. 365) häufig verwechselt (FRØVIG u. LÖKEN, 1951; SHIMIZU u. SANO, 1951; BALKEN u. EDWARDS, 1955).

JUSIC und WECHSLER (1965) haben das Gehirn einer 19jährigen Patientin mit Aortenbogensyndrom neuropathologisch untersucht. Im Gegensatz zu den schweren Gefäßwandveränderungen im Bereich des Aortenbogens zeigten die intrakraniellen Hirnarterien lediglich eine starke Hypoplasie. Die Autoren faßten diese weniger kongenital als funktionell auf, d.h. als Anpassungshypoplasie an den niedrigen Blutdruck. Trotz einer 4jährigen Anamnese von neurologischen Symptomen fand man im Gehirn nur geringgradige Veränderungen mit vereinzelten kleinen Mikroinfarkten und elektiven Parenchymnekrosen. Erst im Zusammenhang mit postoperativen Komplikationen traten schwere kortikale Schäden im Bereich beider Großhirnhemisphären auf.

### 8. Moyamoya-Krankheit (Nishimota-Takeuchi-Kudo-Krankheit)

Japanische Neurochirurgen beobachteten eine Reihe von vor allem jugendlichen Patienten, die verschiedene neurologische Symptome, häufig von flüchtigem Charakter aufwiesen und angiographisch eine Einengung oder Verschluß beider Aa. carotides interna auf der Höhe des Siphons zusammen mit einer angiomatösen Gefäßzeichnung in der Hirnbasis zeigten (TAKEUCHI, 1961; NOMURA u. SUZUKI, 1962; NISHIO, 1964; FUKUYAMA et al., 1965; NISHIMOTO et al., 1965; SANO, 1965; KUDO, 1968; NISHIMOTO u. TAKEUCHI, 1968; SUZUKI u. TAKAKU, 1969). Die ersten Fälle, die außerhalb Japans von LEEDS und ABBOT (1965) veröffentlicht wurden, waren auch Kinder japanischer Herkunft. Später wurden ähnliche Befunde auch bei nicht-japanischen Kindern beschrieben (SIMON et al., 1968; BUSCH, 1969; PRENSKY u. DAVIS, 1970; URBANEK et al., 1970; HILAL et al., 1971).

Die heutige Auffassung ist, daß es sich dabei nicht um ein Krankheitsbild mit einer spezifischen Ätiologie handelt, sondern um eine Reihe von Prozessen, die zum Verschluß des Circulus Willisi und als Folge davon zu einer abnormen Entwicklung kollateraler Verbindungen führen (TAVERAS, 1969; HILAL et al., 1971). Befunde bei den morphologisch untersuchten Fällen sprechen dafür, daß es sich meistens nicht um eine Neubildung, sondern vielmehr um eine Erweiterung von normalerweise vorhandenen Gefäßen handelt (VUIA et al., 1970). Eine solche adaptive Erweiterung von Gefäßen kann sich bei Kindern leichter entwikkeln. Inzwischen sind allerdings weitere Fälle veröffentlicht worden, bei denen es sich um ältere Patienten handelte (KRAYENBÜHL u. YASARGIL, 1965; WEIDNER et al., 1965; TAVERAS, 1969; JONES u. WETZEL, 1970; TERRACIANO et al., 1970; POOR u. GÁCS, 1974). Voraussetzung für die Entwicklung teleangiektasieähnlicher Erweiterungen der kollateralen Gefäße ist, daß der Verschluß der Hauptgefäße besonders langsam vor sich gegangen ist.

Eine teleangiektasieähnliche Erweiterung von kollateralen Gefäßen kann auch bei Verschlüssen der A. cerebri media vorkommen (ZÜLCH et al., 1974; YASARGIL u. SMITH, 1976).

## II. Verschlüsse der Hirnvenen

### 1. Venen- und Sinusthrombosen

Thrombosen der Hirnvenen und -sinus stellen eine schwere Komplikation bei Erkrankungen dar, die in der Regel außerhalb des ZNS entstanden sind. Die Häufigkeit dieser Thrombosen ist mit Einführung der Antibiotika und von effizienteren Maßnahmen zur Erhaltung des Wasserhaushaltes viel geringer geworden. Andererseits stellt die in zunehmender Häufigkeit angewandte lange Kortison-Medikation wahrscheinlich einen begünstigenden Faktor bei der Entstehung von Sinusthrombosen dar.

Über die Häufigkeit des Vorkommens von Hirnvenen- und Sinusthrombosen im Sektionsgut finden sich nur wenige Angaben. EKLERS und COURVILLE (1936) fanden unter 12500 Autopsien eine Hirnvenen- und Sinusthrombose 98mal (0,78%). Im Jahre 1962 beobachteten NOETZEL und JERUSALEM (1965) bei 698 Sektionsfällen 14mal eine Hirnvenen- und Sinusthrombose, 7mal stellten sie die Todesursache dar.

Die Hirnvenen- und Sinusthrombosen zeigten bei diesen Autoren altersmäßig eine Häufung in der Perinatalperiode bis zum 1. Lebensjahr und dann zwischen dem 40. und 70. Jahr, in allen Lebensaltern war das männliche Geschlecht deutlich häufiger als das weibliche betroffen (6:4). HROMADKA und HOHENEGGER (1967) hatten ein niedrigeres Durchschnittsalter mit zwei Drittel der Patienten, die zum Zeitpunkt des Todes jünger als 40 Jahre waren.

### Lokalisation und makroskopisches Bild

Nach EKLERS und COURVILLE (1936), HUHN (1957, 1972), ESCOLA (1962) u.a. ist der Sinus sagittalis superior, nach NOETZEL und JERUSALEM (1965) der Sinus transversus am häufigsten thrombosiert.

Die Häufigkeit hängt von dem ursprünglichen Infektionsherd ab (BAILEY, 1971). Isolierte Thromben der oberflächlichen Hirnvenen kommen vor allem bei den eitrigen Meningitiden vor (BAILEY u. HASS, 1937). NOETZEL und JERUSALEM (1965) beobachteten 9 von insgesamt 105 Sinus- und Hirnvenenthrombosen, HUHN (1957) 8 von 59 und ESCOLA (1962) 2 von 17 Thrombosen der Venen der Großhirnkonvexität. Isolierte Kleinhirnvenenthrombosen fanden NOETZEL und JERUSALEM (1965) in 3 von 105 Fällen. Thrombosen des Sinus cavernosus sind äußerst selten (HAAS u. LAUBICHLER, 1968).

Wenn der Sinus sagittalis superior und seine Zuflußvenen (Abb. 194) thrombosiert sind, findet man fast immer eine subarachnoidale Blutung. Der Sinus ist mit Thromben ausgefüllt, die sich in den Vv. cerebri superiores ausbreiten, ohne sie ganz zu füllen. Im Längsschnitt erkennt man die Diskontinuität der Thrombi besonders gut, während die Querschnitte für die histologische Untersuchung an den Thrombi vorbeigerichtet sein können. Der Grad der Organisation variiert je nach Alter des Prozesses. Bei den chronischen Thrombosen erkennt man oft eine fleckförmige Hämosiderose und Fibrose der weichen Häute mit der gleichen Lokalisation wie die der subarachnoidalen Blutungen bei den akuten Thrombosen. Die Rekanalisation kann zu der Bildung von größeren Gefäßen führen, die bei der Sektion mit dem normalen Gefäßlumen verwechselt werden können.

### Ätiopathogenese

Thrombosen der Hirnvenen und des Durasinus können als primäre oder sekundäre Thrombosen auftreten. Letztere entstehen in der Regel durch Fortleitung von entzündlichen Prozessen aus der Nachbarschaft. Die primären Throm-

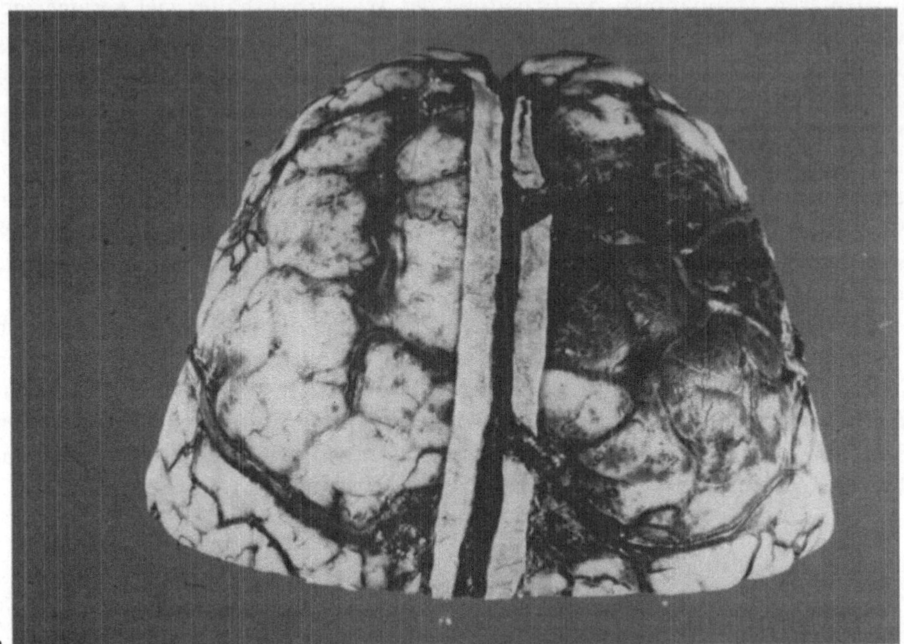

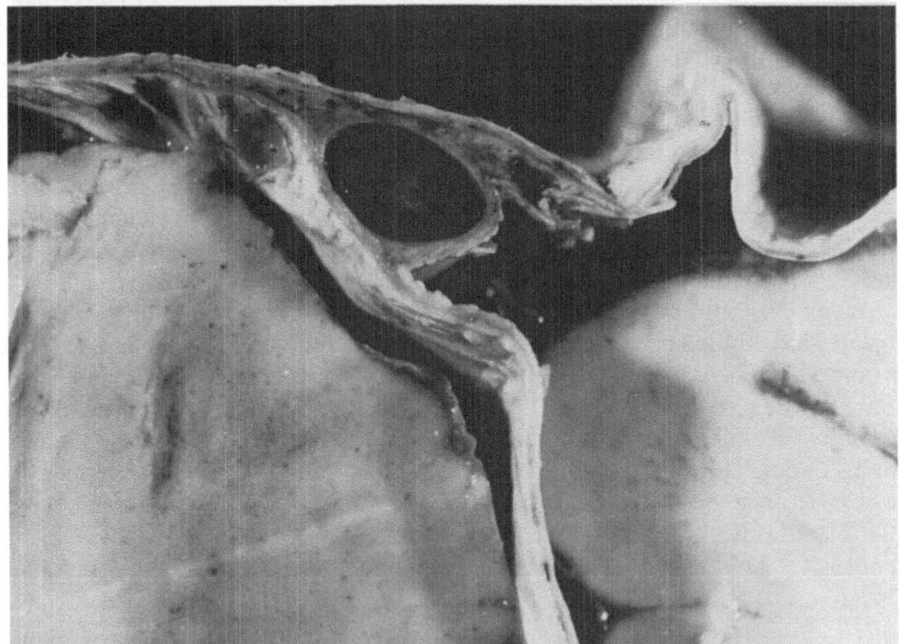

**Abb. 194. a** 13jähriger Patient. Rezidivierende Lungenarterienthromboembolien nach Orchiektomie. Thrombose des Sinus sagittalis superior, die sich in den Vv. cerebri superiores fortleitet. **b** 75jährige Patientin mit generalisierter Thrombophlebitis. Frische Thrombose des Sinus sagittalis superior

bosen treten als selbständige Erkrankung auf und befallen einen Sinus bzw. einen Teil des Sinussystems, seltener die Hirnvenen. In der Regel kann bei den primären Thrombosen irgend eine Grundkrankheit nachgewiesen werden, die mit der Thrombose in einem mehr oder minder klaren Zusammenhang steht (NOETZEL u. JERUSALEM, 1965). Eine Seltenheit stellen die sog. idiopathischen Sinus- und Hirnvenenthrombosen dar, bei denen kein eindeutiger Zusammenhang mit einer Grund- oder Begleiterkrankung zu erkennen ist (KLINGLER u. VOELLMY, 1953; SMITH, 1951; HROMADKA u. HOHENEGGER, 1967).

Prinzipiell muß zwischen lokalen und allgemeinen pathogenetischen Faktoren unterschieden werden. Erstere müßten an der Stelle der Thrombose zu suchen sein. Hierher gehören z.B. die in der Literatur beschriebenen entzündlichen zerebralen Phlebitiden (SMITH, 1951). Klinisch manifestieren sich die Thrombosen der Hirnkonvexität bei Meningitiden häufig in der zweiten oder dritten Woche nach vorübergehendem Abklingen der meningitischen Symptome (DODGE u. SWARTZ, 1965). Für 25% der Venen- und Sinusthrombosen stellte HUHN (1971) eine Entzündung der Nachbarschaft als Ursache fest.

Ein allgemeiner Faktor wird vor allem mit einer gesteigerten Gerinnbarkeit des Blutes zusammenhängen. Zu dieser Frage ist es wichtig festzustellen, wie weit bei den intrakraniellen Thrombosen auch Thrombosen an anderen Körperstellen zu finden sind. Sinusthrombosen im Verlauf von Infekten sind in der Literatur wohlbekannt (bei NOETZEL u. JERUSALEM 10 Fälle von 81 Gesamtfällen unter Erwachsenen). Thrombosefördernde Mechanismen sind erhöhte Blutviskosität (SWANK, 1959) sowie Kreislaufstörungen. NOETZEL und JERUSALEM (1965) fanden bei 81 Fällen von Sinusthrombose Erwachsener 24mal Herz- und Kreislaufstörungen.

Große Bedeutung haben nach NOETZEL und JERUSALEM (1965) die Sinusthrombosen bei intrakraniellen, raumfordernden Prozessen, bei denen die intrakranielle Drucksteigerung und die sie begleitende Blutstromverlangsamung einen begünstigenden Faktor darstellen.

Bei den Hirnvenen- und Sinusthrombosen als Komplikation entzündlicher Prozesse des Gehirns, der Hirnhäute und der Nebenhöhlen handelt es sich nur zum Teil um echte phlebitische Thromben, zum anderen Teil spielt auch hier eine Blutstromverlangsamung infolge Erhöhung des intrakraniellen Druckes eine Rolle. Vielfach handelt es sich dabei lediglich um isolierte, auf einzelne Hirnvenen beschränkt bleibende Thrombosen. Die Tonsillitis nimmt eine Zwischenstellung ein. Hierbei kann es sich wie auch bei anderen Infektionen, um eine aseptische Fernthrombose handeln. Andere in der Literatur mitgeteilte Grund- und Begleiterkrankungen der primären Sinus- und Hirnvenenthrombose sind Epilepsie, Tetanie, Schlafmittelvergiftung, Tumorkachexie, Coma diabeticum (ATA, 1965), CO-Vergiftung (HILLER, 1936), unverträgliche Bluttransfusionen (SCHALTENBRAND, 1951), protrahierter Insulinschock (ZEITLKOFER et al., 1954), Schädeltraumen (SCHEINKER, 1945; VORPAHL, 1913).

Primäre Sinusthrombosen treten häufig während der Schwangerschaft und im Wochenbett auf. In manchen Statistiken sind diese sogar als häufigste Form anzutreffen (MARTIN, 1941; HYLAND, 1950; BURT et al., 1951; WOLFF, 1952; MEESSEN u. STOCHDORPH, 1957).

LORENTZ (1962) wies als erster auf den möglichen Zusammenhang zwischen Einnahme von oralen Kontrazeptiva und Venenthrombose hin. Ein Teil der Fälle wurde bei der Besprechung der arteriellen Gefäßverschlüsse (s.S. 380) behandelt, weitere Venen- und Sinusthrombosen unter Ovulationshemmern wurden von SHAFEY und SCHEINBERG (1966), FILIPPA et al. (1967), REISNER et al. (1969), KRANKENHAGEN und KÖHLER (1971), VOIT und DORNDORF (1971) veröffentlicht.

## 2. Folgen der venösen Thrombosen

Die Folgen der Sinus- und Hirnvenenthrombose bestehen in einer venösen Abflußbehinderung und nachfolgender hämorrhagischer Infarzierung des Gehirns. Wegen der Unterschiede in der Pathogenese, Lokalisation und im histologischen Bild zwischen dem hämorrhagischen Infarkt (s.S. 119) und der Infarzierung ist eine begriffliche Abgrenzung beider Läsionen zweckmäßig.

Bei dem hämorrhagischen Infarkt bleiben die Petechien in der Regel auf die Rinde begrenzt. Bei der Infarzierung als Folge der Sinus- und Venenthrombosen breiten sich die Blutungen auch auf das Marklager aus, das stärker betroffen sein kann als die Rinde. Im Gegensatz zum hämorrhagischen Infarkt finden sich, wenn die Infarzierung länger überlebt wird, dazwischen Inseln von Rindengewebe, das weitgehend verschont geblieben ist.

In der Infarzierung findet sich ein in der Regel ausgeprägteres Ödem als beim hämorrhagischen Infarkt. Mikroskopisch erkennt man, daß die Blutungen sich um die Venolen lokalisieren (GARCIA et al., 1975).

Die hämorrhagischen Infarzierungen treten in direkter Abhängigkeit von den thrombosierten Gefäßabschnitten auf. Ihr Sitz wird jedoch weniger durch den thrombotisch verschlossenen Sinusabschnitt als vielmehr durch einen thrombotischen Verschluß der vorgeschalteten Hirnvenen bestimmt (NOETZEL u. JERUSALEM, 1965). Solange ein Thrombus auf einen Sinusabschnitt beschränkt bleibt, kann er einen Nebenbefund ohne erkennbare klinische und morphologische Folgeerscheinungen darstellen, oder er verursacht nur allgemeine, meist vorübergehende Stauungserscheinungen (MEESSEN u. STOCHDORPH, 1957; ESCOLA, 1962; VORPAHL, 1962). Erst die Thrombosierung der dem Sinus vorgeschalteten Hirnvenen, die gelegentlich auch isoliert, ohne Beteiligung des Sinus durch einen Thrombus verschlossen sein können, hat die Ausbildung einer hämorrhagischen Infarzierung zur Folge. Dies erklärt ihre unterschiedliche, oft nur eine Hemisphäre betreffende Lage in Groß- und Kleinhirn.

### a) Einzugsgebiete der Hirnvenen und Lokalisation
### der hämorrhagischen Infarzierung

Die Erörterung von Topographie und unterschiedlicher Ausbreitung der hämorrhagischen Infarzierungen setzt die genaue Kenntnis der Einzugsgebiete der Hirnvenen voraus.

Das aus dem Gehirn abfließende Venenblut wird über die äußeren und inneren Venen den großen Blutleitern zugeführt und fließt über die V. jugularis aus der Schädelhöhle ab. Die äußeren Venen sammeln das Venenblut aus der Hirnrinde und dem subkortikalen Mark, wogegen das Venenblut aus dem tiefen Hemisphärenmark und aus den Stammganglien über die inneren Hirnvenen

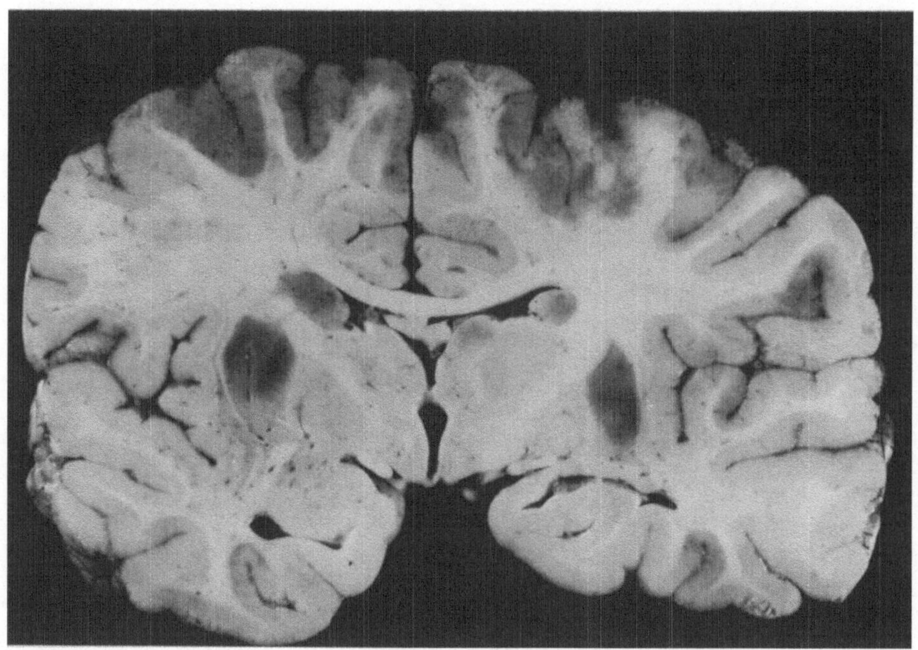

**Abb. 195.** 18monatiges Kind. Grundleiden: Sympathoblastom. Ausgedehnte Thrombosen der beiden Sinus transversi, des Confluens sinum und des Sinus sagittalis superior. Hämorrhagische Infarzierungen der Großhirnrinde parasagittal und des Striatums

in der V. magna Galeni gesammelt wird. Die Grenzzone zwischen diesen beiden Einzugsgebieten verläuft dabei im äußeren Drittel des Markes und wurde von FERNER (1959) als „venöse" Wasserscheide angesprochen. Manchmal verläuft sie unmittelbar unter der Hirnrinde, also im Bereich der U-Fasern, meist aber etwas tiefer im Mark (Abb. 195).

### *Äußere Venen*

Die *Vv. cerebri superiores dorsales* verlassen den Subarachnoidalraum schon 1 cm lateral vom Sinus sagittalis superior und treten in die Dura ein, um den Sinus zu erreichen. Sie sammeln das Venenblut aus der Konvexität, ausgenommen den mantelkantennahen Abschnitten und der Medialseite, also den Windungen im interhemisphären Spalt. Dementsprechend sieht man bei Thrombosierung dieser Venen Infarzierungen der Konvexität unter mehr oder minder vollkommener Aussparung der Mantelkante (Abb. 196).

Die *Vv. cerebri superiores mediales* münden seitlich und unten direkt in den Sinus sagittalis superior. Sie nehmen das Venenblut aus den mantelkantennahen Windungen auf. Bei ihrer Thrombosierung beobachtet man Infarzierungen der Windungen der Mantelkante.

Die *Vv. cerebri inferiores* sammeln das Venenblut aus den Schläfenlappen und aus lateralen und basalen Anteilen des Okzipitalhirns. Sie münden in den Sinus transversus auf der Strecke zwischen Confluens sinuum und Übergang

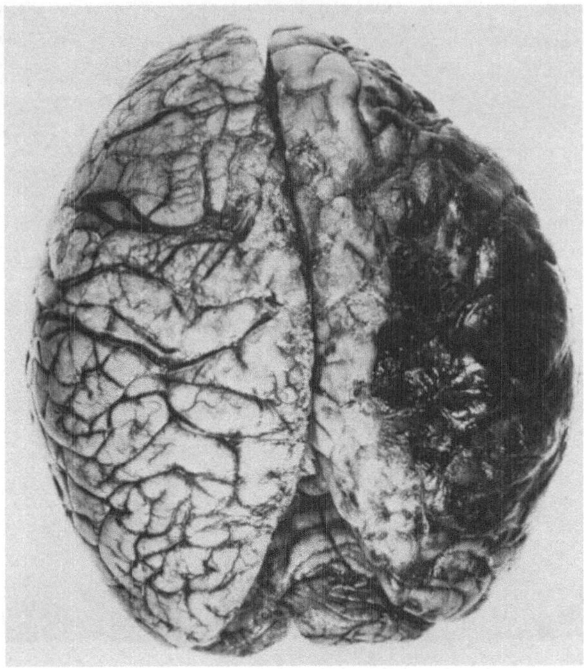

**Abb. 196.** 37jährige Patientin. Thrombose der rechten V. cerebri superior dorsal

des Sinus transversus in den Sinus sigmoideus. Bei ihrer Thrombosierung findet man Infarzierungen des Schläfenlappens oder des basolateralen Okzipitalhirns (Abb. 197).

In dem Einzugsgebiet dieser, unabhängig vom Verlauf der Arterien über die Konvexität, zu dem Sinus sagittalis und transversus ziehenden Venen fanden NOETZEL und JERUSALEM (1965) hämorrhagische Infarzierungen am häufigsten. Einen thrombotischen Verschluß der Venen, meist auch der dazugehörigen Sinusabschnitte, fanden sie so gut wie immer. Am Kleinhirn treten bei Thrombosen des Sinus transversus die hämorrhagischen Infarkte an der Unterfläche im Einzugsgebiet der *Vv. cerebelli inferiores* auf.

Die kleinen *Vv. cerebri anteriores* haben ein umschriebenes Einzugsgebiet von der Stirnhirnunterfläche und Medianseite und dem oralen Anteil des Balkens.

Die *Vv. cerebri mediae superficiales und profundae* verlaufen oberflächlich und in der Tiefe der Fissura Silvii. Sie sammeln das Blut aus latero-basalen Anteilen des Stirnhirns und aus der Inselrinde und stehen über die Vv. anastomotica magna (Troland) mit den Vv. cerebri superiores und über die V. anastomotica parva (Labbé) mit den Vv. cerebri inferiores in Verbindung. Die *Vv. cerebri mediae superficiales* münden in den Sinus cavernosus. Die *Vv. cerebri mediae profundae* bilden zusammen mit den Vv. cerebri anteriores die V. basalis (Rosenthal).

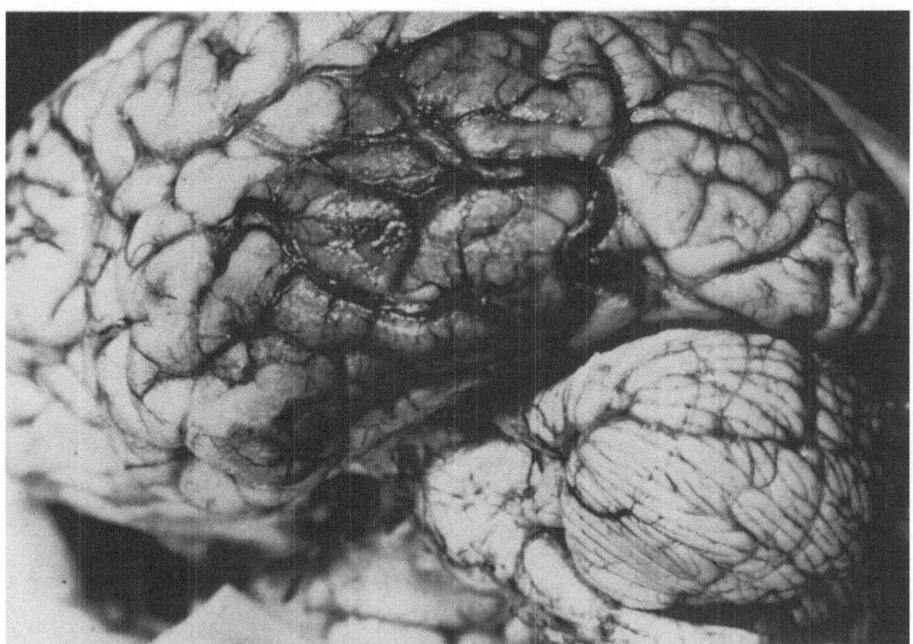

**Abb. 197.** 70jährige Patientin. Durch Peritonitis ausgelöstes periphäres Herzkreislaufversagen. Thrombose des Sinus transversus links und der V. cerebri inferior

Die *Vv. cerebri posteriores* begleiten die gleichnamige Arterie und münden nach Kreuzung der Cisterna ambiens in die V. basilaris. Ihr Einzugsgebiet ist der medio-basale Anteil des Okzipitalhirns, wobei im Zentrum die Sehrinde gelegen ist (Abb. 198).

Die *V. corporis callosi posterior*, die nach oral mit der V. corporis callosi anterior anastomosiert, mündet um das hintere Balkenknie verlaufend in die V. basalis oder direkt in die V. cerebri magna Galeni.

In dieser zweiten Gruppe von Venen, die gleichnamige Arterien begleiten, fließt das Blut in entgegengesetzter Richtung des Arterienbluts zu den basalen Venen. Bei der Infarzierung im Quellgebiet dieser Venen können thrombotische Verschlüsse nicht immer nachgewiesen werden und bei ihrer Entstehung haben hämodynamische Faktoren eine vorrangige Bedeutung.

### Innere Venen

Die *V. capitis nuclei caudati* mündet in die V. cerebri interna, während die *V. thalamica*, die vorwiegend das Blut aus dem mittleren und hinteren Drittel des Thalamus aufnimmt, nach ihrer Vereinigung nach rostral in konvexem Bogen verläuft, um weit hinten in die V. cerebri interna einzumünden. Vom rostralen Anteil des Thalamus ziehen kleine Venen basalwärts zu den Vv. cerebri mediae profundae.

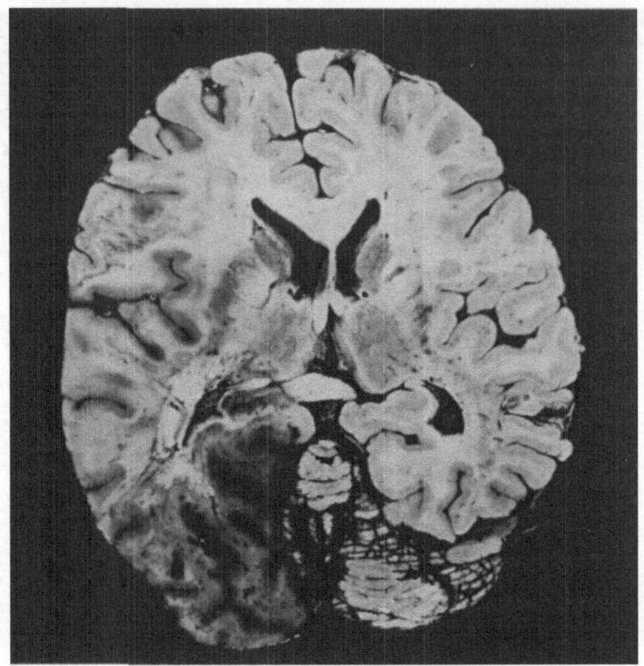

**Abb. 198.** 64jähriger Patient. Okzipitalbetonte eitrige Meningitis. Hämorrhagische Infarzierung im Abflußgebiet der linken V. cerebri posterior

Die Venen aus dem Mark des Stirnhirns vereinigen sich unter weitgehender Aussparung des Nucleus caudatus zur *V. septi pelludici*. Aus frontoparietalen und parietalen Markanteilen nehmen die *Vv. frontoparietales* das Blut auf. Sie bilden nach Vereinigung mit der V. septi pelludici die *V. cerebri interna*, die über den rostralen Anteil des Thalamus hinwegzieht. Unabhängig davon mündet die *V. parieto-occipitalis*, die das Blut aus dem parieto-okzipitalen Anteil des Scheitellappens und des Okzipitallappens aufnimmt, dicht vor der V. basalis in die V. cerebri interna oder direkt in die V. magna Galeni.

In einer Gruppe von Fällen führt die Thrombosierung der inneren Hirnvenen zu einer Infarzierung der Stammganglien, während das tiefe Hirnhemisphärenmark, das ebenfalls zum Einzugsgebiet der inneren Hirnvenen gehört, völlig oder weitgehend verschont bleibt. Entsprechend der Thrombosierung weiterer Sinusabschnitte finden sich darüber hinaus in einem Teil dieser Fälle weitere Infarzierungen im Einzugsgebiet der äußeren Hirnvenen und des Groß- und Kleinhirns.

Bei Neugeborenen und Kindern findet man im Unterschied zur vorigen Gruppe bei weitgehendem oder völligem Verschontbleiben der Stammganglien eine hämorrhagische Infarzierung des zentralen Hemisphärenmarkes. Dieser Verteilungstyp (Abb. 199) entspricht dem Einzugsgebiet der Vv. frontales (Septi pelludici), fronto-parietales und parieto-occipitales internae. Dabei fällt die Grenze der Markdestruktion rindenwärts mit dem Einzugsgebiet der inneren

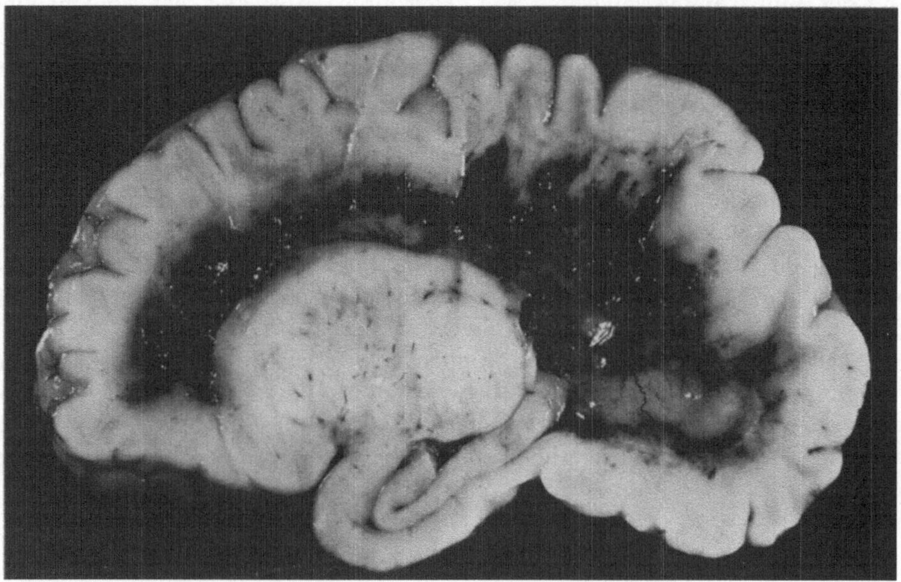

**Abb. 199.** 5jähriges Kind. Vitium cordis. Ausgedehnte Marklagerblutung bei vorangegangener Blutgerinnungsstörung

Hirnvenen zusammen. In den Arbeiten von SCHWARZ und FINK (1964), HALLER-
VORDEN (1937, 1939, 1953, 1956), EHLERS und COURVILLE (1936) wurde hervorge-
hoben, daß Thrombosen der V. magna Galeni und der vorgeschalteten Venen
bei Neugeborenen und Säuglingen häufiger vorkommen als Thrombosen des
Sinus sagittalis superior und der äußeren Hirnvenen. Im Ausheilungsstadium
der hämorrhagischen Infarzierung des tiefen Großhirnhemisphärenmarkes als
Folge einer Thrombosierung der inneren Hirnvenen resultieren charakteristische
Ausfälle mit dem Bild der Markporenzephalie (FRIEDE, 1972).

Eine Infarzierung des Plexus chorioideus der Großhirnkammern wird bei
Thrombosierung der inneren Hirnvenen häufig in Begleitung einer Infarzierung
sowohl der Stammganglien als auch des tiefen Hemisphärenmarkes im Kindesalter wie auch beim Erwachsenen angetroffen.

## 3. Kompression der Hirnvenen

Die Zunahme des extravasalen Volumens wegen zusätzlicher Volumenanteile
durch einen Tumor, einen Abszeß, ein Hämatom, ein Hirnödem oder auch
durch eine Zunahme der intrakraniellen Liquormenge zieht regelmäßig eine
Kompression der Hirnvenen nach sich. Eine umschriebene Volumenzunahme
bestimmter Hirnanteile kann zur Venenkompression am Ort des raumfordernden
Prozesses führen. In diesem Falle entwickelt sich eine allgemeine intrakranielle
Drucksteigerung erst von einem bestimmten Grenzwert an.

Der gesteigerte intrakranielle Druck wirkt sich nur unwesentlich an Arterien
und Arteriolen, wesentlich stärker an den Kapillaren und an den Venen aus

und der Blutstrom verlangsamt sich. Hierdurch entwickelt sich sowohl eine Hypoxydose als auch eine Abnahme der Spülfunktion des Blutes mit darauffolgenden Permeabilitätsstörungen und Ödemvorgängen. Schließlich entstehen aber folgenschwere Sperren des venösen Abflusses an den Prädilektionsorten, nämlich im Bereich der Hernienbildung in den basalen Zisternen, die zu charakteristischen hämorrhagischen Infarzierungen im Quellgebiet der komprimierten Venen führen. Besonders betroffen sind die Vv. occipitales sowie die V. basilaris Rosenthal. Die typisch lokalisierten hämorrhagischen Hirninfarkte betreffen entweder nur die Teile des medialen Okzipitallappens, meist das Gebiet der Callcarina oder den ganzen Okzipitallappen, d.h. die medialen, basalen und angrenzenden lateralen Abschnitte, niemals die Konvexität (PIA, 1957).

Auch primäre totale Ischämien können über eine Ödembildung zur Venenkompression führen. MAYER (1967) beobachtete bei länger überlebenden Patienten nach einem schweren Kreislaufkollaps in 3 Fällen und nach einem Herzstillstand in 5 Fällen ein offensichtlich venös bedingtes Verteilungsmuster der Hirnschäden.

Unabhängig von der Genese der venösen Abflußbehinderung entwickelt sich aufgrund der veränderten Suspensionsstabilität eine erhöhte Erythrozytenaggregation, etwa durch Einstrom von Thrombokinase. Die dadurch verstärkte Störung teilt sich nun wieder der venösen Strombahn stromabwärts vom geschädigten Gebiet mit. Dies wirkt sich erneut verstärkend auf die ursprünglich vorhandene venöse Abflußstörung aus. Ein derartiger Circulus vitiosus schließt häufig an einen Gewebsschaden an, der primär nicht durch eine venöse Zirkulationsstörung bedingt wurde, der aber dazu führt, daß ein sekundärer, durch Stase im abführenden Kreislaufabschnitt hervorgerufener Gewebsschaden sich auf die primäre Läsion aufpfropft und mit ihr verschmilzt.

## Literatur

### Mikrozirkulation

Accornero, F.: Experimental histopathological research on insulin-shock. Amer. J. Psychiat. **94**, 130 (1938)

Achucarro, N.: On the evolution of the neuroglia and especially their relation to the vascular apparatus. J. nerv. ment. Dis. **48**, 333 (1918)

Adams, J.H., Brierley, J.N., Connor, R.C.R., Treip, C.S.: The effect of systemic hypotension upon the human brain. Clinical and neuropathological observations in 11 cases. Brain **89**, 235 (1966)

Adams, R.D.: Pathology of cerebral vascular disease. In: Cerebral Vascular Disease, II. Conference, eds. Wright, J.C., Millikan, C.H., p. 23. New York-London: Grune & Stratton 1958

Adams, R.D., Cammermeyer, J., Fitzgerald, P.J.: The neuropathological aspects of thrombocytic acroangiothrombosis. J. Neurol. Neurosurg. Psychiat. **11**, 27 (1948)

Adebahr, G.: Beobachtungen und experimentelle Untersuchungen über den anatomischen Nachweis der Luftembolie. Zbl. Path. **92**, 53 (1954)

Adebahr, G., Staak, M.: Morphologischer Beitrag zur Frage der Verbrauchskoagulopathie bei der Luftembolie. Virchows Arch. Abt. A **346**, 224 (1969)

Adrian, E., Smothermon, S.: Leucocytic infiltration into the hypoglossal nerve nucleus following injury to the hypoglossal nerve. Anat. Rec. **166**, 99 (1970)

Agnoli, A., Fieschi, C., Bozzao, L., Battistini, N., Prencipe, M.: Autoregulation of cerebral blood flow studied during drug-induced hypertension in normal subjects and in patients with cerebral vascular disease. Circulation **38**, 800 (1968)

Alajouanine, Th.: L'oedème cérébro-méningé par hypertension arterielle. Rev. neurol. **79**, 263 (1947)

Alajouanine, Th., Bertrand, J., Castaigne, P., Gruner, J., Pecker, J.: Étude des lésions cérébrales de l'anoxie au cours des paralysies respiratoires. Rev. neurol. **86**, 3 (1952)

Alajouanine, Th., Hornet, Th.: Oedème cérébrale généralisé. Amer. Anat. Path. **12**, 131 (1939)

Alajouanine, T., Lhermitte, F., Gautier, J.C.: Transient cerebral ischemia in atherosclerosis. Neurology (Minneap.) **10**, 906 (1960)

Alajouanine, Th., Thurel, R.: La pathologie de la circulation cérébrale. Rev. neurol. **64**, 1276 (1936)

Alba, T., Lanner, L., Stattin, S., Wickborn, I., Zwetnow, N.: Effects of increased intracranial pressure on cerebral circulation, studied with serial angiography and isotope elimination techniques. In: Proceedings of the VIIIth Symposium of Neuroradiology. Paris (1967)

Aleu, F.P., Terry, R.D., Katzman, R.: Fine structure and electrolyte analyses of cerebral edema induced by alkyl tin intoxication. J. Neuropath. exp. Neurol. **22**, 403 (1963)

Alex, M., Baron, E.K., Goldenberg, S., Blumenthal, H.T.: An autopsy study of cerebrovascular accident in diabetes mellitus. Circulation **25**, 663 (1962)

Alexander, L., Loewenbach, H.: Experimental studies on electro-shock-treatment: The intracerebral vascular reaction of the path of the current and the treshold of early changes within the brain tissue. J. Neuropath. exp. Neurol. **3**, 139 (1944)

Alksne, J.F., Greenhot, J.H.: Experimental catecholamine-induced chronic cerebral vasospasm. J. Neurosurg. **41**, 440 (1974)

Allen, C.M., Hrdina, L.S. van, Clark, J.: Air embolism from the pulmonary vein: A clinical and experimental study. Arch. Surg. **19**, 567 (1929)

Allen, J.: Extracellular space in the central nervous system. Arch. Neurol. Psychiat. (Chic.) **73**, 241 (1955)

Alpers, B.J., Forster, F.M.: The reparative processes in subarachnoid hemorrhage. J. Neuropath. exp. Neurol. **4**, 262 (1945)

Altmann, H.W.: Allgemeine morphologische Pathologie des Zytoplasmas. Die Pathobiosen. In: Hdb. allgem. Pathol. II/1, Das Cytoplasma, S. 419, Hrsg. F. Büchner. Berlin-Göttingen-Heidelberg: Springer 1955

Altmann, H.W., Schubothe, H.: Funktionelle und organische Schädigungen des Zentralnervensystems der Katze im Unterdruckexperiment. Beitr. path. Anat. **107**, 1 (1942)

Altschuler, C.H., Angevine, D.M.: The pathology of connective tissue. In: Connective tissue in health and disease, ed. Asboe-Hansen, p. 178. Copenhagen: Munksgaard 1954

Alzheimer, A.: Histologische Studien zur Differentialdiagnose der progressiven Paralyse. Histopath. Arbeit, Hrsg. Nissl, Bd. 1 (1904)

Alzheimer, A.: Die syphilitischen Geistesstörungen. Allg. Z. Psychiat. **66**, 920 (1909)

Amann, E., Gerstenbrand, F., Jellinger, K.: Schwerer Hirnschaden (apallisches Syndrom) nach Herzstillstand. Pädiatrie und Pädologie **6**, 121 (1971)

Ames, A., Wright, R.L., Kowada, M., Thurston, J.M., Majno, G.: Cerebral ischemia. 2. The no-reflow phenomenon. Amer. J. Path. **52**, 437 (1968)

Anders, H.E., Eicke, W.J.: Die Gehirngefäße beim Hochdruck. Arch. Psychiat. Nervenkr. **112**, 1 (1941)

Anderson, H.B.: A tumor of the adrenal gland with fatal hypoglycemia. Amer. J. Med. **180**, 71 (1930)

Andral: Vorlesungen über die Krankheiten der Nervenherde, S. 260. Leipzig: Christian Ernst Kollmann Vlg. 1838

Andres, K.H.: Der Feinbau des Subfornikalorgans beim Hund. Z. Zellforsch. **68**, 445 (1965)

Anton, G.: Gehirnödem und Compression. In: Hdb. d. path. Anatomie d. Nervensystems, Bd. 1, S. 396–415. Berlin Karger 1904 eds.: E. Flatau, L. Jacobsohn, L. Minor

Appel, K.E., Alpers, B.J., Hustings, D.U., Hughes, J.: Central nervous system changes produced by insulin. Amer. J. Psychiat. **98**, 397 (1939)

Arab, A.: Hyalinose artériolaire cérébrale. Schweiz. Arch. Neurol. Psychiat. **84**, 2 (1959)

Arendt, A., Bachmann, P.: Intrazerebrale Gefäßwandveränderungen bei hypertonischer Hirnmassenblutung. Acta Neuropath. (Berl.) **7**, 79 (1966/67)

Arendt, K.A., Shulman, M.H., Fulton, G.P., Lutz, B.R.: Post-irradiation petechiae and the mechanism of formation with snake venom. Anat. Rec. **117**, 895 (1953)

Ashby, M., Oakley, N., Lorenz, N.: Recurrent transient monocular blindness. Brit. med. J. **II**, 894 (1963)

Åström, K.E., Webster, H.F., Arnason, B.G.: The initial lesion in experimental allergic neuritis. J. exp. Med. **128**, 469 (1968)

Babbit, D.P., Tang, T., Dobbs, J., Berk, R.: Idiopathic familial cerebrovascular ferrocalcinosis (Fahr's disease) and review of differential diagnosis in intracranial calcification in children. Amer. J. Roentgenol. **105**, 352 (1969)

Babcock, R.H., Netsky, M.G.: Respiratory and cardiovascular responses to experimental cerebral emboli. Arch. Neurol. **2**, 556 (1960)

Baer, H.: Apoplexie and hypertonie. Frankfurt. Z. Path. **30**, 128 (1924)

Bailey, O.T.: Results of long survival after thrombosis of the superior sagittal sinus. Neurology (Minneap.) **9**, 741 (1959)

Bailey, O.T.: Influence of hypoxia in various disease. In: Selective vulnerability of the brain in hypoxemia, eds. J.P. Schadé and W.H. McMenemy, p. 227. Oxford: Blackwell Scientific Publications 1963

Bailey, P., Schaltenbrand, G.: Die muköse Degeneration der Oligodendroglia. Dtsch. Z. Nervenheilk. **97**, 231 (1927)

Bakay, L.: Studies on the blood-brain barrier with radioactive phosphorus. Arch. Neurol. Psychiat. (Chic.) **70**, 30 (1953)

Bakay, L.: The blood-brain barrier with special regard to the use of radioactive isotopes. Springfield (Ill.): C.C. Thomas 1956

Bakay, L.: Studies in sodium exchange. Experiments with plasma, cerebrospinal fluid, and normal, injured and embryonic brain tissue. Neurology **10**, 564 (1960)

Bakay, L.: Neue Ergebnisse der Bluthirnschrankenforschung. Dtsch. Z. Nervenheilk. **182**, 238 (1961)

Bakay, L.: The cerebral uptake of tritiated tetracycline from blood and cerebrospinal fluid under normal conditions and in experimental pneumococcal meningitis. J. Neuropath. exp. Neurol. **21**, 424 (1962)

Bakay, L.: Morphological and clinical studies in cerebral edema: Triethyl-induced edema. J. Neurol. Sci. **2**, 52 (1965)

Bakay, L.: Basic aspects of the accumulation of substances in brain tumors. In: L. Bakay (ed.), Brain Tumor Scanning with Radioisotopes, p. 5. Springfield (Ill.): C.C. Thomas 1969

Bakay, L., Haque, I.U.: Morphological and chemical studies in cerebral edema. J. Neuropath. exp. Neurol. **23**, 393 (1964)

Bakay, L., Lee, J.C.: The effects of acute hypoxia and hypercapnia on the ultrastructure of the central nervous system. Brain **91**, 697 (1968)

Baker, A.B.: Cerebral lesions in hypoglycemia. Some possibilities of irreversible damage from insulin shock. Arch. Path. **26**, 765 (1938)

Baker, A.B., Iannone, A.: Cerebrovascular disease. III. The intracranial arterioles. Neurology **9**, 441 (1959)

Baker, R.D., Selikoff, E.: The cholesterol of hyaline arteriosclerose. Amer. J. Path. **28**, 573 (1952)

Baker, R.N., Moore, K.: Cerebral edema in experimental microembolism, abstracted. Neurology **23**, 401 (1973)

Balduzzi, O.: Beitrag zum klinischen und röntgenologischen Studium der Tumoren des Kleinhirns. Z. ges. Neurol. Psychiat. **106**, 653 (1926)

Baldy-Moulinier, M., Humeau, C.: Electron microscopic study of ischemic and histotoxic cerebral hypoxia. Correlation of ultrastructural changes and cerebral blood flow. In: Pathology of cerebral microcirculation, eds. Cervós-Navarro, J., Matakas, H.F., Betz, E., Grčevic, N., p. 307. Berlin-New York: De Gruyter 1974

Balser, D.: Der Ertrinkungsfall. Langenbecks Arch. Chir. **325**, 66 (1969)

Bancroft, R.W.: Anoxia and some CNS pathology induced by decompression to a nearvacuum. In: Brain Hypoxia, eds. J.B. Brierley and B.S. Meldrum, p. 172. London: Heinemann Medical Books 1971

Banker, B.Q.: The neuropathological effects of anoxia and hypoglycemia in the newborn. Develop. Med. Child Neurol. **9**, 544–550 (1967)

Barcroft, J.: The respiratory functions of the blood. Part. I. Lessons from high altitudes. London: University Press Cambridge 1925

Baringer, J.R., Griffith, J.F.: Experimental herpes simplex encephalitis: Early neuropathologic changes. J. Neuropath. exp. Neurol. **29**, 89 (1970)

Barlow, C.F.: A study of abnormal blood brain permeability in experimental allergic encephalomyelitis. J. Neuropath. exp. Neurol. **15**, 196 (1956)

Barlow, C.F., Domek, N.S., Goldberg, M.A., Roth, L.J.: Extracellular brain space measured by $S^{35}$ sulfate. Arch. Neurol. Psychiat. (Chic.) **5**, 102 (1961)

Barraquer-Bordas, L., Lopez-Battilori, J.: Hypertension endocranienne bénigne par rétention hydrique. Aspects cliniques, pathogeniques et thérapeutiques. Rev. esp. Oto-neuro-oftal. **16**, no. 101, 15 (1959)

Barron, K.D., Means, E.D., Feng, T., Harris, H.: Ultrastructure of retrograde degeneration in thalamus of rat. II. Changes in vascular elements and transvascular migration of leucocytes. Exp. Molec. Pathol. **20**, 344 (1974)

Bauer, R.W., Leong, G.W., Holloway, R.J., Krebs, J.S.: Parameters controlling oxygen uptake of the intact rat liver-respiratory rate and the definition of hepatic hypoxia. In: Selective vulnerability of the brain in hypoxaemia, eds. Schadé, J.P., McMenemey, W.N., p. 273. Oxford: Blackwell Scientific Publications 1963

Baxter, C.F.: Cerebral metabolism of some amino acids in vivo. Fed. Proc. **22**, 301 (1966)

Bayliss, W.M.: On the local reactions of the arterial wall to changes of internal pressure. J. Physiol. (Lond.) **28**, 220 (1902)

Becker, N.H.: The cytochemistry of anoxic and anoxic-ischemic encephalopathy in rats. II. Alterations in neuronal mitochondria identified by diphosphopyridine and triphosphopyridine nucleotide diaphorases. Amer. J. Path. **38**, 587 (1961)

Becker, N.H.: Cytochemical studies in cerebral hypoxia. In: Selective vulnerability of the brain in hypoxaemia, eds. J.P. Schadé and W.H. McMenemy, p. 317. Oxford: Blackwell Scientific Publications 1963

Becker, N.H., Hirano, A., Zimmermann, H.M.: Observations of the distribution of exogenous peroxidase in the rat cerebrum. J. Neuropath. exp. Neurol. **27**, 439 (1968)

Beclere, G.: Über die Gefahren, welche man bei der Radiotherapie der Tumoren der Schädelhöhle und des Wirbelkanals vermeiden muß. Strahlentherapie **23**, 503 (1926)

Behnsen, G.: Über die Farbstoffspeicherung im Zentralnervensystem der weißen Maus in verschiedenen Alterszuständen. Z. Zellforsch. **4**, 516 (1926)

Beitzke, H.: Über Hirnarterienaneurysmen als Quelle der apoplektischen Hirnblutungen. Beitr. path. Anat. **87**, 272 (1931)

Beitzke, H.: Die Rolle der kleinen Aneurysmen bei den Massenblutungen des Gehirns. Verh. dtsch. path. Ges. **29**, 74 (1937)

Bencosme, S.A., West, R.O., Kerr, J.W., Wilson, D.L.: Diabetic capillary angiopathy in human skeletal muscles. Amer. J. Med. **40**, 67 (1966)

Beneke, G.: Pathologische Anatomie der Arteriosklerose. Med. Klin. **66**, 729 (1971)

Bennet, H.S., Luft, J.H., Hampton, J.C.: Morphological classification of vertebral blood capillaries. Amer. J. Physiol. **196**, 381 (1959)

Ben-Shmuel, A.: Elektronenmikroskopische Untersuchungen über das im Marklager lokalisierte Hirnödem. Z. Zellforsch. **64**, 523 (1964)

Bergener, M., Gerhard, L., Mehne, P.: Zum Problem der kongophilen Angiopathie im Präsenium und in der Seneszenz. In: Janssen Symposium, Gerontopsychiatrie 2, Berlin 12./13.5.72, ed. Kanowski, S., Bd. 9, S. 1. Düsseldorf: Janssen GmbH 1972

Bernsmeier, A., Blömer, H., Schimmler, W.: Zerebrale Komplikationen beim chronischen Cor pulmonale. Verh. dtsch. Ges. Kreisl.-Forsch. **21**, 365 (1955)

Bertrand, J.: Lésions du système nerveux dans deux cas d'ictère nucléaire du nouveau-né. Rev. d'Hématol. **1**, 399 (1948)

Bertrand, J., Lhermitte, F., Antoine, B., Ducrot, H.: Nécroses massives du systéme nerveux central dans une survie arteficielle. Rev. neurol. **101**, 101 (1959)

Betz, E., Heuser, D.: Cerebral cortical blood flow during changes of acid base equilibrium of the brain. J. appl. Physiol. **23**, 726 (1967)

Betz, E.: Thermische Methoden zur Messung der Gehirndurchblutung. In: Der Hirnkreislauf, Hrsg. Gänshirt, H., S. 317. Stuttgart: Thieme 1972

Beyme, F.: Über das Gehirn einer familiär Oligophrenen mit symmetrischen Verkalkungen, besonders in den Stammganglien. Schweiz. Arch. Neurol. Psychiat. **56**, 161 (1945)

Biava, C.G., Dyrda, I., Genest, J., Bencosme, S.A.: Renal hyaline arteriolosclerosis: an electron microscopic study. Amer. J. Path. **44**, 349 (1964)

Bielschowsky, M.: Zur Kenntnis der Alzheimerschen Krankheit (präsenile Demenz mit Herdsymptomen). J. Physiol. Neurol. **18**, 273 (1912)

Bielschowsky, M.: Histopathology of nerve cells. In: Penfield's cytology and cellular pathology of the nervous system, p. 147. New York: Hoeber (1932)

Bingel, A., Hampel, E.: Spättod nach Erhängen. Z. Neurol. **149**, 640 (1934)

Bischoff, A.: Die Ultrastruktur peripherer Nerven bei der diabetischen Neuropathie. Verh. dtsch. Ges. inn. Med. **72**, 1138 (1967)

Blasberg, R.G.: Specificity of cerebral amino acid transport: A kinetic analysis. Progr. Brain Res. **29**, 245 (1968)

Blinzinger, K.: Viren im extrazellulären Raum des ZNS. Acta neuropath (Berl.) **17**, 37–43 (1971)

Blinzinger, K., Hager, H.: Elektronenmikroskopische Befunde zur Struktur und Entstehung von Riesenlysosomen und Makrophagen bei Spätstadien einer experimentell erzeugten bakteriellen Meningitis. Nturwissenschaften **48**, Heft **13**, 480 (1961)

Blomstrand, C., Johansson, B., Rosengren, B.: Blood-brain barrier lesions in acute hypertension in rabbits after unilateral x-ray exposure of brain. Acta neuropath. (Berl.) **31**, 97–102 (1975)

Bodechtel, G.: Gehirnveränderungen bei Herzkrankheiten. Z. Neurol. **140**, 657 (1932)

Bodechtel, G.: Der hypoglykämische Schock und seine Wirkung auf das Zentralnervensystem. Zugleich ein Beitrag zu seiner Pathogenese. Dtsch. Arch. Klin. Med. **175**, 188 (1933)

Bodechtel, G., Erbslöh, F.: Die Veränderungen des Zentralnervensystems beim Diabetes mellitus. In: Handb. d. spez. path. Anatomie und Histologie, Hrsg. Scholz, W., Bd. XIII/2B, p. 1717. Berlin-Göttingen-Heidelberg: Springer 1958

Bodechtel, G., Müller, G.: Die geweblichen Veränderungen bei der experimentellen Gehirnembolie. Z. Neurol. **124**, 764 (1930)

Bodechtel, G., Wichmann, F.W.: Cerebrale Kreislaufstörungen nach der Arteriographie. Z. Neurol. **151**, 673 (1934)

Bogaert, L.M. van: La méthode histopathologique et les problèmes des maladies de la substance blanche. J. belge Neurol. Psychiat. **47**, 82 (1947)

Bogaert, L.M., van, Dallemagne, M.J., Wégria, R.: Recherches sur le bésoin d'oxygêne chronique et aigu chez macacus rhesus. Absence de lésions expérimentales des centres nerveux après intoxications par l'oxyde de carbone, le nitrite de soude et l'appauvrissement de l'air en oxygéne. Arch. int. Méd. exp. **13**, 335 (1938)

Bohle, A., Sitte, H., Miller, F.: Elektronenmikroskopische Untersuchungen am Glomerulum des Kaninchens beim generalisierten Shwartzman-Phänomen. Verh. dtsch. path. Ges. 41. Tag., 326 (1958)

Bonfiglio, N.: Circa le alteracione della corteccia cerebrale consequenti ad intossicatione sperimentale da carbonato di piombo. Nissl's Beitr. **3**, 359 (1909)

Born, G., Mills, D., Smith, J.B.: Pharmacology of the inhibition of platelet aggregation. Bull. schweiz. Akad. med. Wiss. **29**, 215 (1973)

Born, G.V., Philp, R.B.: Effects of adenosine analogues and of heparin on platelet thrombi in non-lipaemic and lipaemic rats. Brit. J. exp. Path. **46**, 569 (1965)

Bots, G., Kramer, W.: Traumatic thrombosis of intracranial arteries and extensive necrosis of the brain developed during reanimation. Acta neuropath. (Berl.) **3**, 416 (1964)

Bourke, R.S., Greenberg, E.S., Tower, D.B.: Variation of cerebral cortex fluid spaces in vivo as a function of species brain size. Amer. J. Physiol. **208**, 682 (1965)

Bourke, R.S., Nelson, K.M., Naumann, R.A., Young, O.M.: Studies of the production and subsequent reduction of swelling in primate cerebral cortex under isosmotic conditions in vivo. Exp. Brain Res. **10**, 427 (1970)

Bowen, B.D., Beck, C.: Insulin hypoglycemia: two cases with convulsions. One necropsy report. Ann. Int. Med. **6**, 1412 (1933)

Braasch, D.: Erythrozytenflexibilität und Kreislaufreaktion nach Infusion von hypertoner Nacl-Lösung, freien Fettsäuren und Schlangengift. Z. Kreisl.-Forsch. **55**, 428 (1966)

Brambring, P.: Elektronenmikroskopische Untersuchungen über die Weite des Extrazellulärraumes im Großhirnmark. Acta neuropath. (Berl.) **4**, 317 (1965)

Braunmühl, A. v.: Über senile Gefäßnekrosen. Arch. Psychiatr. Nervenkr. **185** (1950)

Braunmühl, A. v.: Ambulante Insulinschockbehandlung einer Psychose durch einen Heilpraktiker. (Ein klinisch-anatomisches gerichtliches Gutachten.) Dtsch. Z. ges. gerichtl. Med. **44**, 386 (1955)

Brenner, H.: Studie zur Reproduktion und quantitativen Erfassung eines experimentellen Hirnödems. Klin. Med. (Wien) **22**, 522 (1967)

Breton, J., Guazzi, G.C., Macken, J., Tverdy, G.: Les manifestations cérébrales de la maladie de Moschcowitz. Rev. neurol. **107**, 432 (1962)

Brierley, J.B.: Some neuropathological contributions to problems of hypoxia. In: Cerebral anoxia and the electroencephalogram, eds.: Gastaut, H., Meyer, J.S., p. 164. Springfield (Ill.): C.C. Thomas 1961

Brierley, J.B.: Neuropathological findings in patients dying after open-heart surgery. Thorax **18**, 291 (1963)

Brierley, J.B.: Brain damage complicating upon heart surgery: a neuropathological study of 46 patients. Proc. roy. Soc. Med. **60**, 858 (1967)

Brierley, J.B.: Systemic hypotension — neurological and neuropathologic aspects. In: Modern trends in neurology, ed. Williams, D., p. 164. London: Butterworth 1970

Brierley, J.B.: The neuropathological sequelae of profound hypoxia. In: Brain hypoxia, eds. Brierley, J.B., Meldrum, B.S. Clinics in developmental medicine 39/40 — Spastic Intern. Med. Publ. Heinemann, W., p. 147. London: Medical Books Ltd. 1971

Brierley, J.B.: Pathology of cerebral ischemia. In: Cerebral vascular diseases, eds. F. McDowell, R. Brennan, p. 59. New York-London: Grune and Stratton 1973

Brierley, J.B., Brown, A.W., Excell, B.J., Meldrum, B.S.: Brain damage in rhesus monkey resulting from profound arterial hypotension. I. Its nature, distribution and general physiological correlates. Brain Research **13**, 68 (1969)

Brierley, J.B., Brown, A.W., Meldrum, B.S., Riche, D.: The time course of ischaemic neuronal changes in the primate brain followingprofound arterial hypotension, air embolism and hypoglycaemia. J. Physiol. (Lond.) **207**, 59 (1970)

Brierley, J.B., Brown, A.W., Meldrum, B.S.: The neuropathology of insulin-induced hypoglycaemia in a primate (M. Mulatta). Topography and cellular nature. In: Brain hypoxia, eds. J.B. Brierley and B.S. Meldrum. Clinics in Developmental Medicine 39/40, Spastic Internat. Med. Publ., Heinemann Med., London 225–229 (1971)

Brierley, J.B., Excell, B.J.: The effects of profound systemic hypotension upon the brain of M. rhesus. Physiological and pathological observations. Brain **89**, 269 (1966)

Brierley, J.B., Meldrum, B.S., Brown, A.W.: The threshold and neuropathology of cerebral anoxic-ischemic cell change. Arch. Neurol. **29**, 367 (1973)

Brierley, J.B., Nicholson, A.N.: Neuropathological correlates of neurological impairment following prolonged decompression. Aerospace Med. **40**, 148 (1969)

Brightman, M.W.: The distribution within the brain of ferritin injected into cerebrospinal fluid compartments. I. Ependymal distribution. J. Cell. Biol. **26**, 99–123 (1965a)

Brightman, M.W.: The distribution within the brain of ferritin injected into cerebrospinal fluid compartments. II. Parenchymal distribution. Amer. J. Anat. **117**, 193–220 (1965b)

Brightman, M.W.: The intracerebral movement of proteins injected into blood and cerebrospinal fluid of mice. Progr. Brain Res. **29**, 19–40 (1968)

Brightman, M.W., Hori, M., Rapoport, S.I., Reese, T.S., Westergaard, E.: Osmotic opening of tight junctions in cerebral endothelium. J. comp. Neurol. **152**, 317 (1973)

Brightman, M.W., Klatzo, I., Olsson, Y., Reese, T.S.: The blood-brain barrier in proteins under normal and pathological conditions. J. Neurol. Sci. **10**, 215 (1970)

Brightman, M.W., Reese, T.S.: Junctions between intimately apposed cell membranes in the vertebrate brain. J. Cell. Biol. **40**, 648 (1969)

Brinkmann, F.: Über flächenhafte Rindenerweichungen bei Arteriosklerose der kleinen Rindengefäße. Z. Neurol. **100**, 182 (1926)

Brock, M., Hadjidimos, A., Deruaz, J.P., Fischer, F., Dietz, H., Kohlmeyer, K., Pöll, W., Schürmann, K.: The effects of hyperventilation on regional cerebral blood flow. On the role of changes in intracranial pressure and tissue perfusions-pressure for shifts, in CBF distribution. In: Cerebral vascular diseases, eds. Moossy, J., Janeway, R., p. 114. New York: Grune & Stratton 1971

Broman, T.: Über die Farbindikatormethode als tierexperimentelle Funktionsprobe des Bluthirnschrankensystems. Scand. Arch. Physiol. **80**, 59 (1938)

Broman, T.: Über cerebrale Zirkulationsstörungen. Tierexperimentelle Untersuchungen über Mikroembolien, Schädigungen der Gefäßpermeabilität und Blutungen verschiedener Art. Acta path. microbiol. scand. Suppl. **42**, 1 (1940)

Broman, T.: The permeability of cerebrospinal vessels in normal and pathological conditions. Kopenhagen: E. Munksgaard 1949

Broman, T.: Supravital analysis of disorders in the cerebrovascular permeability. III. A critical analysis of the technique and results obtained in experimental animals. Acta psychiat. scand. **25**, 19 (1950)

Broman, T., Branemark, P.I., Johansson, B., Steinwall, O.: Intravital and post-mortem studies in air embolism damage of the blood-brain barrier tested with trypan blue. Acta neurol. scand. **42**, 146 (1966)

Broman, T., Gröntoft, O., Steinwall, O.: Comparative intravital and post-mortem studies on chemically induced blood-brain barrier damage tested with trypan blue. Acta neurol. scand. **41**, 527 (1965)

Bronstedt, H.E.: Exchange of glucose between plasma, brain extracellular fluid and cerebral ventricles in cats and effect of intraventricular acetazolamide and insulin. Acta physiol. scand. **80**, 122 (1970)

Brown, A.W., Brierley, J.B.: The nature, distribution and earliest stages of anoxic-ischemic nerve cell damage in the rat brain as defined by the optical microscope. Brit. J. exp. Path. **49**, 87 (1968)

Brown, A.W., Brierley, J.B.: The nature and time course of anoxic-ischemic cell change in the rat brain. An optical and electron microscope study. In: Brain hypoxia, eds. Brierley, J.B., Meldrum, B.S., Clinics in Developmental Medicine 39/40, Spastic Internat. Med. Publications, p. 49. London: Heinemann Med. 1971

Brunner, H.R., Laragh, J.H., Baer, L., Newton, M.A., Goodwin, F.T., Krakoff, L.R., Bard, R.H., Büchler, R.F.: Essential hypertension: Renin and aldosterone, heart attack and stroke. New Engl. J. Med. **286**, 441 (1972)

Bubis, J.J., Luse, S.A.: An electron microscopic study of the cerebral blood vessels of the opossum. Z. Zellforsch. **62**, 16 (1964)

Büchner, F.: Die pathogenetische Wirkung des allgemeinen Sauerstoffmangels, insbesondere bei der Höhenkrankheit und dem Höhentod. Klin. Wschr. **21**, 721 (1942)

Büchner, F., Luft, U.: Hypoxämische Veränderungen des Zentralnervensystems im Experiment. Beitr. path. Anat. **96**, 549 (1936)

Burnstock, G.: The autonomic neuromuscular junction. Science **6**, 7 (1968)

Byrom, F.B.: The pathogenesis of hypertensive encephalopathy and its relation to the malignant phase of hypertension. Experimental evidence of the hypertensive rat. Lancet **2**, 201 (1954)

Cairns, H., Oldfield, R.C., Pennybaker, J.B., Whitteridge, D.: Akinetic mutism with an epidemoid cyst of the third ventricle. Brain **64**, 273 (1941)

Cairns, H., Russell, D.S.: Cerebral arteriitis and phlebitis in pneumococcal meningitis. J. Path. Bac. **58**, 649 (1946)

Cajal, S. Ramon Y: Los fenómenos precoces de la degeneración neuronal en el cerebelo. Trav. Lab. Rech. biol. **9**, 1 (1911)

Cajal, R.: Contribution a la conaissance de la nevroglie cerebrale et cerebelleuse dans la paralysie generale progressive. Trab. Lab. Invest. Biol. Univ. Madrid **23**, 157 (1925)

Camerini-Cavalos, R.A., Caulfield, J.B., Lozano-Castaneda, O., Naldijan, S., Marble, A.: Preliminary observations on subjects with prediabetes. Diabetes **12**, 508 (1963)

Cammermeyer, J.: Über Gehirnveränderungen, entstanden unter Sakelscher Insulintherapie bei einem Schizophrenen. Z. Neurol. **163**, 322 (1938)

Cammermeyer, J.: The area postrema. A contribution to its normal and pathological anatomy specially in haemochromatosis. Oslo: Jacob Dybward 1945

Cammermeyer, J.: Deposition of the iron in paraventricular areas of the human brain in haemocromatosis. J. Neuropath. exp. Neurol. **6**, 111 (1947)

Cammermeyer, J.: Subacute cerebral fat embolism complicated by juxtaembolic thrombosis of fibrin. Arch. Path. **56**, 254 (1953)

Cammermeyer, J.: An evaluation of the significance of the „dark" neuron. Ergebn. Anat. Entwickl.-Gesch. **6**, 2 (1962)

Campbell, A.C.P.: The vascular architecture of the cat's brain. Res. Publ. Ass. nerv. ment. Dis. **18**, 69 (1938)

Cantu, R.C., Ames, A., Dixon, J., Digiacinto, G.: Reversibility of experimental cerebrovascular obstruction induced by complete ischemia. J. Neurosurg. **31**, 429 (1969)

Cardell, B.S.: Pathological findings in death from asthma. Int. Arch. Allergy **9**, 189 (1956)

Caronna, J., Plum, F.: Autoregulation of cerebral blood flow in idiopathic autonomic insufficiency. Neurology (Minneap.) **22**, 408 (1972)

Casperson, T.O.: Cell growth and cell function. A cytochemical study. New York: Norton 1950

Cazzullo, C.L., Giordano, P.L., Intervenizzi, G.: Histological and histochemical aspects of the early effects of roentgen irradiation on the nervous system of rabbits. In: Brain edema, eds. Klatzo, I., Seitelberger, F., p. 645. Wien-New York: Springer 1967

Cerletti, U.: Die Gefäßvermehrung im Zentralnervensystem. Nissl's Histolog. Histopath. Arb. **4**, 1 (1910/11)

Cervós-Navarro, J.: Elektronenmikroskopische Befunde an Spinalganglienzellen der Ratte nach Ischiadikotomie. IV. Internat. Kongr. Neuropath. 1961, Bd. 2, p. 99

Cervós-Navarro, J.: Elektronenmikroskopische Befunde an den Kapillaren der Hirnrinde. Arch. Psychiat. Nervenkr. **204**, 484 (1963)

Cervós-Navarro, J.: Die Bedeutung der Elektronenmikroskopie für die Lehre von Stoffaustausch zwischen dem Zentralnervensystem und dem übrigen Körper. Dtsch. Z. Nervenheilk. **186**, 209 (1964)

Cervós-Navarro, J.: Brain edema due to ionizing radiation. In: Brain edema, eds. Klatzo, I., Seitelberger, F., p. 632. Wien-New York: Springer 1967

Cervós-Navarro, J.: Der zeitliche Ablauf des akuten Bestrahlungsödems im Gehirn. Acta neurochir. (Wien) **22**, 43 (1970)

Cervós-Navarro, J.: Fisiopatologia de la circulacion cerebral. Communicación presentada a la Mesa redonda sobre Insuficiencia Circulatoria cerebral, Cap Sa Sal, Mayo 1974

Cervós-Navarro, J.: The structural basis of an innervatory system of brain vessels. In: Neurogenic control of brain circulation, eds. Owman, C., Edvinsson, L., p. 75–89. Oxford-New York: Pergamon Press 1977

Cervós-Navarro, J., Bergeder, H.D.: Elektronenmikroskopische Befunde bei akuten Veränderungen im Marklager des Affenhirns nach Einwirkung von Röntgenstrahlen. Forschungsber. K. 69-16 des Bundesministeriums für wissenschaftl. Forsch. (1969)

Cervós-Navarro, J., Bergeder, H.D., Puig Serra, J.: Ultrastructura de la sustancia blanca del cerebro de mono, en el edema agudo provocado por la aplicación de rayos X. Arch. Fund. Roux-Ocefa **3**, 133 (1969)

Cervós-Navarro, J., Christmann, U., Sasaki, S.: An ultrastructural substrate for the resolution of postirradiation brain edema. In: Dynamics of brain edema, eds. Pappius, H.M., Feindel, W., p. 43. Berlin-Heidelberg-New York: Springer 1976

Cervós-Navarro, J., Ferszt, R.: Connective tissue in pericapillary space of the human spinal cord. Acta neuropath. (Berl.) **24**, 178–213 (1973)

Cervós-Navarro, J., Ferszt, R.: Morphologische Aspekte cerebraler Schrankenstörungen unter Psychopharmakotherapie. Janssen-Symposium f. Gerontopsychiatrie 2. Berlin, 12./ 12.5.72, Hrsg. Kanowski, S., Bd. 9, S. 262. Düsseldorf: Janssen GmbH 1972

Cervós-Navarro, J., Herrera-Guemes, C., Matakas, F.: The effect of hyperventilation on CBF. Europ. Neurol. **6**, 127 (1971/72)

Cervós-Navarro, J., Iglesias-Rozas, J.R.: Arteriole as a site of metabolic exchange. Advanc. Neurol. **20**, 17 (1978)

Cervós-Navarro, J., Matakas, F.: Electron microscopic evidence for innervation of intracerebral arterioles in the cat. Neurology **24**, 282 (1974)

Cervós-Navarro, J., Matakas, F., Roggendorf, W., Christmann, U.: The morphology of spastic intracerebral arterioles. Neuropathol. and Applied Neurobiol. **4**, 369 (1978)

Cervós-Navarro, J., Schliack, H.: Iatrogenic diseases induced by intensive-care treatment. In: Internat. Congr. Series Nr. 319, Neurology, Proceed. of the X. Internat. Congr. of Neurology, eds. Subirana, A., Burrows, J.M. Amsterdam: Excerpta Medica 1973

Chason, J.L.: Brain, meninges and spinal cord. In: A text on systemic pathology, Saphir, O. (eds), Vol. 2, p. 1798. New York: Grune & Stratton 1959

Chen, H.C., Lin, C.S., Lien, J.N.: Vascular permeability in experimental kernincterus. An electron microscopic study of the blood-brain barrier. Amer. J. Path. **51**, 69–87 (1967)

Chiang, J., Kowada, M., Ames, A., Wright, R.L., Majno, G.: Cerebral ischemia. III. Vascular changes. Amer. J. Path. **52**, 455 (1968)

Chorniak, J.: The pathogenesis of the structural changes in the central nervous system produced by anoxemia. Bull. U.A. Army Med. Dept. **8**, 695 (1948)

Christomanos, A., Scholz, W.: Klinische Beobachtungen und pathologisch-anatomische Befunde am Zentralnervensystem Thiophen-vergifteter Hunde. Beitrag zur Frage der Elektivität von Giftwirkungen im Zentralnervensystem. Z. Neurol. **144**, 1 (1933)

Citters, R.L. van: Occlusion of lumina in small arterioles during vasoconstriction. Circulat. Res. **18**, 199 (1966)

Clarke, E., Murphy, E.: Neurological manifestations of malignant hypertension. Brit. med. J. **2**, 1319 (1956)

Clasen, R.A., Cooke, P.M., Martin, F.A., Williams, J.R., Hass, G.M.: Cerebral edema and electronencephalographic changes in local acute closed cerebral injury. Arch. Neurol. Psychiat. (Chic.) **80**, 696 (1958)

Clasen, R.A., Pandolfi, S.: Vital staining, serum albumin and the blood brain barrier. J. Neuropath. exp. Neurol. **29**, 266–284 (1970)

Clasen, R.A., Sky-Peck, H.H., Sandolfi, S., Laing, I., Hass, G.M.: The chemistry of isolated edema fluid in experimental cerebral injury. In: Brain edema, eds. Klatzo, I., Seitelberger, F., p. 536. Wien-New York: Springer 1967

Cohnheim, J.: Kapitel „Entzündung". In: Vorlesungen über allgemeine Pathologie. Berlin, Bd. I, 191 (1877)

Coimbra, A.: Nerve cell changes in the experimental occlusion of the middle cerebral artery. Histological and histochemical study. Acta neuropath. (Berl.) **3**, 547 (1964)

Colmant, H.-J.: Zerebrale Hypoxie. In: Zwanglose Abhandlungen aus dem Gebiet der normalen und pathologischen Anatomie, Heft 16, Hrsg. Bargmann, W., Doerr, W. Stuttgart: Thieme 1965

Colmant, H.-J.: Some remarks about experimental brain edema. In: Brain edema, eds. Klatzo, I., Seitelberger, F., p. 489. Wien-New York: Springer 1967

Colmant, H.-J., Elsässer, G.: Schizophrenieähnliche Psychose nach Atemstillstand in Eunarcon-Narkose (Abschlußbericht und Obduktionsbefund). Nervenarzt **29**, 370 (1958)

Cone, W.: Acute pathologic changes in neuroglia and in microglia. Arch. Neurol. Psychiat. (Chic.) **20**, 34 (1928)

Constantinides, P., Muray, R.: Ultrasturctural injury of arterial endothelium. Arch. Path. **88**, 99–117 (1969)

Constantinides, P., Robinson, M.: Ultrastructural injury of arterial endothelium. Part 1: Effects of pH, osmolarity, anoxia, and temperature. Part II: Effects of vasoactive amines. Part III: Effects of enzymes and surfactants. Arch. Path. **88**, 99–117 (1969)

Copley, A.L., Chambers, R.: Experimentally induced petechial hemorrhage and white embolization in the rabbit's nictitating membrane. Amer. Heart J. **45**, 237 (1953)

Corsellis, J.A.N., Brierley, J.H., An unusual type of presenile dementia (atypical Alzheimer's disease with amyloid vascular change) Brain **77**, 571 (1954)

Costero, I.: Studien an Mikrogliazellen (sog. Hortega-Zellen) in Gewebskulturen vom Gehirn. Arb. Staatsinst. exp. Therap., Frankfurt a.M. **23**, 27 (1930)

Courville, B.C.: Pathogenesis of necrosis of cerebral gray matter following nitrous oxide anaesthesia. Ann. Surg. **107**, 371 (1938)

Courville, C.B.: Cerebral anoxia and its residuals. Med. Arts Sci. **2**, 2 (1948)

Courville, C.B.: Case studies of cerebral anoxia. XI. Significance of focal vascular lesions in the basal ganglia in a case of severe asthma. Bull. Los Angeles neurol. Soc. **21**, 90 (1956)

Courville, C.B.: Late cerebral changes incident to severe hypoglycaemia (Insulinshock). Amer. Arch. Neurol. Psychiat. **78**, 1 (1957)

Courville, C.B.: Residual cerebral lesions after thrombosis of the superior longitudinal sinus. Review of the literature and report of case. Bull. Los Angeles neurol. Soc. **23**, 160 (1958)

Crédé, H.: Ein Beitrag zur Frage der Koagulationsnekrose am Zentralnervensystem. Z. ges. Neurol. Psychiat. **166**, 719 (1939)

Crone, C., Thompson, A.: Comparative studies of capillary permeability in brain and muscle. Acta physiol. scand. **87**, 252 (1973)

Cronquist, S., Lundberg, N.: Regional cerebral blood flow in intracranial tumours with special regard to cases with intracranial hypertension. Internat. Symp. of CSF and CBF, Lund and Copenhagen, Scand. J. clin. Lab. Invest. Suppl. **102**, (1968)

Crowell, R.M., Olsson, Y.: Observations on the microvasculature in focal cerebral ischemia and infarction. In: 8th Princeton Symp. Cerebral vascular disease, eds. McDowell, F.H., Brennan, R.W., pp. 77–88. New York: Grune & Stratton 1973

Cumings, J.N.: Soluble cerebral proteins in normal and edematous brain. J. clin. Path. **14**, 289–294 (1961)

Cutler, E.C., Sosman, C., Vaugham, W.W.: The place of the radiation in the treatment of cerebellar medulloblastoma. Amer. J. Roentgenol. **35**, 429–453 (1936)

Cutler, R.W.P., Barlow, C.F.: The effect of hypercapnia on brain permeability to protein. Arch. Neurol. Psychiat. (Chic.) **14**, 54–63 (1966)

Cutler, R.W.P., Watters, G.V., Barlow, C.F.: $J^{125}$ labelled protein in experimental brain edema. Arch. Neurol. Psychiat. (Chic.) **11**, 225 (1964)

Cuypers, J., Matakas, F., Potolicchio, S.J. jr.: The effect of central venous pressure on brain tissue pressure and brain volume. J. Neurosurg. **45**, 89 (1976)

Dahl, E.: The fine structure of intracerebral vessels. Z. Zellforsch. **145**, 577 (1973)

Dahl, E.: Microscopic observations on cerebral arteries. In: The cerebral vessel wall, eds. Cervós-Navarro, J., Betz, E., Matakas, F., Wüllenweber, R., p. 15. New York: Raven Press 1976

Damm, G., Traumann, K.J.: Risikofaktoren und Arteriosklerosezeichen bei Diabetes mellitus. Rheographische Untersuchungen an 100 Diabetikern. Med. Klin. **67**, 587 (1972)

David, E., Marx, I., David, H.: Zur Feinstruktur des experimentell erzeugten subakuten und chronischen Hirnödems. Acta neuropath. (Berl.) **9**, 217 (1967)

Davis, C.E., MacKinnon, J.: Neurological effects of oxygen in chronic Cor pulmonale. Lancet **II**, 882 (1949)

Davson, H.: The cerebrospinal fluid. Ergebn. Physiol. **52**, 20 (1963)

De Jong, R.N.: The nervous system complications of diabetes mellitus, with special reference to cerebrovascular changes. J. nerv. ment. Dis. **111**, 181 (1950)

De Jong, R.N.: CNS manifestations óf diabetes mellitus. Postgrad. Med. **61**, (1), 101 (1977)

Dempsey, E.W., Wislocki, G.B.: An electron microscopical study of the blood-brain barrier in the rat, employing silver nitrate as vital stain. J. biophys. biochem. Cytol. **1**, 145 (1955)

Denny-Brown, D.: Recurrent cerebrovascular episodes. Arch. Neurol. Psychiat. (Chic.) **2**, 194 (1960)

Denny-Brown, D., Horenstein, S., Fang, C.H.: Cerebral infarction produced by venous distension. J. Neuropath. exp. Neurol. **15**, 146 (1956)

Denny-Brown, D., Meyer, J.S.: The cerebral collateral circulation. II. The production of cerebral infarction by ischemic anoxia and its reversibility in early stages. Neurology (Minneap.) **7**, 567 (1957)

Dereymaker, A.: L'aspect anatomopathologique de l'ictère nucléaire. Acta neurol. belg. **49**, 939–960 (1949)

De Robertis, E.: Some old and new concepts of brain structure. Wld Neurol. **3**, 98 (1962)

De Robertis, E., Gerschenfeld, H.M.: Submicroscopic morphology and function of glial cells. Int. Rev. Neurobiol. **3**, 1–61 (1961)

Deuticke, B., Gerlach, E.: Kompetitive Hemmung der Adenosin-Desaminase als mögliche Ursache der coronardilatierenden Wirkung einer Pyrimidopyrimidui-Verbindung. Naunyn Schmiedebergs Arch. Pharmak. exp. Path. **255**, 107–119 (1966)

Deutsch, H.: Ein Fall symmetrischer Erweichung im Streifenhügel und im Linsenkern. Jb. Psychiat. Neurol. **37**, 237 (1917)

Dienst, C.: Gewebssäuerung und Ödem. Klin. Wschr. 1516 (1939)

Dietrich, A.: Die Entstehung der Ringblutungen des Gehirns. Amer. J. Surg. **35**, 2 (1921)

Dietrich, A.: Versuche zur hämorrhagischen Diathese. Verh. dtsch. path. Ges. **25**, 264 (1930)

Dill, L.V., Isenhour, C.E.: Etiological factors in experimentally produced pontile hemorrhages. Arch. Neurol. **41**, 1146 (1939)

Dinsdale, H.B., Robertson, D.M., Haas, R.A., Davis, P.E.: Acute hypertension, blood-brain barrier damage, and the role of adrenal steroids. In: The cerebral vessel wall, eds. Cervós-Navarro, J., Betz, E., Matakas, F., Wüllenweber, R., p. 253. New York: Raven Press 1978

Divry, P.: De L'amyloidose vasculaire cérébrale et méningée (méningopathie amyloide) dans la démence sénile. J. belge Neurol. Psychiat. **41/42**, 141 (1941/42)

Draganesco, S., Nereatiu, F., Vuia, O.: Encéphalopathie hypoxique prolongée. Acta neuropath. (Berl.) **3**, 387 (1964)

Dreszer, R., Neubürger, K.: Zur Frage der Blutverteilung im menschlichen Gehirn. Z. Kreisl.-Forsch. **30**, 318 (1938)

Dreszer, R., Scholz, W.: Experimentelle Untersuchungen zur Frage der Hirndurchblutungsstörungen bei generalisiertem Krampf. Z. Neurol. **164**, 140 (1938)

Driesen, W.: Sulfonamidkonzentration im Liquor cerebrospinalis mit entzündlicher Reaktion im Liquorraum nach Hirnoperationen. Dtsch. Z. Nervenheilk. **169**, 322 (1952)

Drommer, W.: Kapillaren mit kollagenhaltigen perivaskulären Räumen in der Medulla oblongata im Rückenmark des Schweines. Naturwissenschaften **56**, 3 (1969)

Drommer, W.: Permeation von Ferritin und normalen durch Colitoxin geschädigten Gefäßen im zentralen Nervensystem des Schweines. Acta neuropath. (Berl.) **24**, 30 (1973)

Dürck, H.: Über die Verkalkung von Hirngefäßen bei der akuten Encephalitis lethargica. Z. ges. Neurol. Psychiat. **72**, 175 (1921)

Duguid, J.B., Anderson, G.S.: The pathogenesis of hyaline arteriosclerosis. J. Path. Bact. **64**, 519–522 (1952)

Dunn, J.E., Bancroft, R.W., Haymaker, W., Foft, J.F.: Experimental animal decompression in less than 2 mm Hg absolute (pathologic effects). Aerospace Med. **36**, 725 (1965)

Dunning, H.S., Furth, J.: Studies on the relation between microglia histocytes and monocytes. Amer. J. Path. **11**, 895 (1935)

Durand-Fardel, M.: Traité des maladies des vieillards. Paris 1854

Dyll, L.M., Margolis, M., David, N.J.: Amourosis fugax. Neurology (Minneap.) **16**, 135 (1966)

Echlin, F.A.: Vasospasm and focal cerebral ischemia. Arch. Neurol. Psychiat. (Chic.) **47**, 77 (1942)

Eckström-Jodal, B.: On the relation between blood pressure and blood flow in the canine brain with particular regard to the mechanism responsible for cerebral blood flow autoregulation. Acta psychiol. scand. (Suppl.) **350**, 1 (1970)

Eckström-Jodal, B., Häggendal, E., Linder, L.E., Nilsson, N.J.: Cerebral blood flow autoregulation and high arterial pressures and different levels of carbondioxide tension in dogs. Europ. Neurol. **6**, 6 (1971)

Edström, R., Steinwall, O.: The blood-brain barrier phenomenon. The relazive impotance of permeability and cellular transport mechanism. Acta neurol. scand. **37**, 1 (1961)

Ehrlich, P.: Das Sauerstoffbedürfnis des Organismus. Eine farbenanalytische Studie. Berlin: Hirschwald 1885

Ehrly, A.M.: Zur Wirkung von Plasmaersatzlösungen auf die Erythrozytenaggregation und die Blutviskosität. Symp. ü. Plasmaersatzlösungen. Bern 1968

Eich, J., Wiemers, K.: Über die Permeabilität der Bluthirnschranke gegenüber Trypanblau, speziell im akuten Sauerstoffmangel. Dtsch. Z. Nervenheilk. **164**, 537 (1950)

Eicke, J.W.: Wilsonsche Krankheit — Pseudosklerose. In: Hdb. d. Spez. pathol. Anat.

u. Histol. XIII/1 A, Hrsg. Scholz, W., S. 851–890. Berlin-Göttingen-Heidelberg: Springer 1957

Elbel, H.: Über die tödliche Alkoholvergiftung besonders bei Kindern. (Mit einem kasuistischen Beitrag.) Dtsch. Z. ges. gerichtl. Med. **33**, 44 (1940)

Elliot, K.A.C., Jasper, H.: Measurement of experimentally induced brain swelling and shrinkage. Amer. J. Physiol. **157**, 122–129 (1949)

Epstein, O.: Beitrag zur Entstehung von Ringblutungen des Gehirns. Zbl. allg. Path. path. Anat. **111**, 402–406 (1968)

Erbslöh, F.: Kernikterus (Hirnveränderungen beim Morbus haemolyticus neonatorum). In: Hdb. d. Spez. pathol. Anat. u. Histol. XIII/2, Hrsg. Scholz, W., S. 1602–1644. Berlin-Göttingen-Heidelberg: Springer 1958

Erbslöh, F., Bochnik, H.: Symmetrische Pseudokalk- und Kalkablagerungen im Gehirn. In: Hdb. d. Spez. pathol. Anat. u. Histol. XIII/2, Hrsg. Scholz, W., S. 1769. Berlin-Göttingen-Heidelberg: Springer 1957

Ernst, M.: Experimentelle und klinische Untersuchungen über die Wirkung anisotonischer Lösungen auf Gehirn und Liquor. Dtsch. Z. Chir. **226**, 222 (1930)

Ernsting, J., Nicholson, A.N.: Respiratory and cardiovascular status of rhesus monkeys exposed to an environmental pressure of 160 mm Hg abs (11 430 m). In: Brain hypoxia, eds. Brierley, J.B., Meldrum, B.S., Clinics in Developmental Medicine 39/40 — Spastic Internat. Med. Publ., p. 162. London: Heinemann, W. Medical Books Ltd. 1971

Eros, G., Priestmann, G.: Cerebral vascular changes in carbon monoxide poisoning. J. Neuropath. exp. Neurol. **11**, 158 (1942)

Esterly, J.A., Glagov, S.: Altered permeability of the renal artery of the hypertensive rat: An electron microscopy study. Amer. J. Path. **43**, 619–638 (1963)

Eto, T., Omae, T., Yamamoto, T.: An electron microscopic study of hypertensive encephalopathy in the rat with renal hypertension. Arch. Histol. Jap. **33**, 133–143 (1971)

Falck, B., McHedlishvilli, G.I., Owman, Ch.: Histochemical demosntration of adrenergic nerves in the cortex-pia of the rabbit. Acta pharm. tox. **23**, 133 (1965)

Falck, B., Nielsen, K.C., Owman, Ch.: Adrenergic innervation of the pial circulation. Scand. J. clin. Lab. Invest. Suppl. **102**, VI B (1968)

Falck, B., Owman, Ch.: Fluorescence histochemistry of monoamines, with special regard to studies of blood-brain mechanisms. In: Neuropathology, methods and diagnosis, ed. Tedeschi, C.G., p. 385. Boston: Little, Brown & Co. 1970

Falzi, G.R., Henn, R., Spann, W.: Über pulmonale Fettembolie nach Trauma mit verschieden langer Überlebenszeit. Münch. med. Wschr. **106**, 978 (1964)

Farkas, K., Hajós, K.: Die morphologischen Grundlagen des Bronchialasthmas anhand von Obduktionsbefunden. Allergie u. Asthma **2**, 27 (1956)

Farquhar, M.G., Hartmann, J.F.: Neurological structure and relationship as revealed by electron microscopy. J. Neuropath. exp. Neurol. **16**, 18 (1957)

Farquhar, M.G., Palade, G.E.: Behavior of colloidal particles in the glomerulus. Anat. Rec. **133**, 378 (1959)

Farquhar, M.G., Wissig, S.L., Palade, G.E.: Glomerular permeability. 1) Ferritin transfer across the normal glomerular capillary wall. J. exp. Med. **113**, 47 (1961)

Faurbye, A.: Histologische Untersuchungen des Gehirns bei einem Jahr nach Insulin- und Elektroschockbehandlung verstorbener Kranken. Nord. Med. **89** (1943)

Fazekas, J.R., Alman, R.W.: The role of hypotension in transitory focal cerebral ischemia. Amer. J. med. Sci. **248**, 567 (1964)

Fazio, C.J.: Red softening in the brain. J. Neuropath. exp. Neurol. **8**, 43 (1949)

Fazio, C.J., Sacchi, U.: Experimentally produced red softening of the brain. J. Neuropath. exp. Neurol. **13**, 476 (1954)

Feigin, I.: Sequence of pathological changes in brain edema. In: Brain edema, eds. Klatzo, I., Seitelberger, F., p. 128. Wien-New York: Springer 1967

Feigin, I., Budzilovich, G.N.: The general pathology of the cerebrovascular disease. In: Hdb. Clin. Neurol., Vol. 11, p. 128. Amsterdam: North Holland Publ. Comp. 1972

Feigin, I., Popoff, N.: Neuropathological observations on cerebral edema: The acute phase. Arch. Neurol. Psychiat. (Chic.) **6**, 151 (1962)

Feigin, I., Popoff, N.: Neuropathological changes in cerebral edema: The relationship to trauma, hypertensive disease and Binswanger's encephalopathy. J. Neuropath. exp. Neurol. **22**, 500–511 (1963)

Feigin, I., Prose, P.: Hypertensive fibrinoid arteritis of the brain and gross cerebral hemorrhage. Arch. Neurol. Psychiat. (Chic.) **11**, 98 (1959)

Fein, J.M., Flor, W.J., Cohan, S.L., Parkhurst, J.: Sequential changes of vascular ultrastructure in experimental cerebral vasospasm: Myonecrosis of subarachnoid arteries. J. Neurosurg. **41**, 49 (1974)

Feindel, W., Garretson, H., Yamamoto, Y.L., Perot, P., Rumin, N.: Blood flow patterns in the cerebral vessels and cortex in man studied by intracarotid injection of radioisotopes and coomassie blue dye. J. Neurosurg. **23**, 12–22 (1965)

Feindel, W., Yamamoto, Y.L., Hodge, C.P.: Intracarotid fluorescence in angiography: A new method of examination of the epicerebral circulation in man. Canad. med. Ass. J. **96**, 1–7 (1967)

Ferraro, A., Jervis, G.A.: Brain pathology in four cases of schizophrenia treated with insulin. Psychiat. Quart. **13**, 207 (1939)

Ferszt, R., Cervós-Navarro, J., Sasaki, S.: Pericapillary spaces in the human spinal cord. In: Pathology of the cerebral microcirculation, eds. Cervós-Navarro, J., Matakas, F., Betz, E., Grčević, N., pp. 59–66. Berlin-New York: De Gruyter 1974

Ferszt, R., Neu, S., Cervós-Navarro, J., Sperner, J., Brock, M.: Vesicular transport through endothelial cells in focal brain edema. In: Pathology of cerebrospinal microcirculation, eds. Cervós-Navarro, J., Betz, E., Ebhardt, G., Ferszt, R., Wüllenweber, R. New York: Raven Press 1978a

Fields, W.S.: The significance of persistent trigeminal artery. Radiology **91**, 1095 (1968)

Fieschi, C., Volante, F., Battistini, N., Fontani, G., Zanette, E., Weber, G.: A model of focal brain ischemia obtained by intracarotid ADP infusion in rabbits. In: Pathology of the cerebral microcirculation, eds. Cervós-Navarro, J., Matakas, F., Betz, E., Grčević, N., p. 251. Berlin-New York: De Gruyter 1974

Finck, W.: Über die Permeabilität der Blut-Liquorschranke und der Bluthirnschranke bei experimenteller Meningitis und bei Fieber. Zbl. Allg. Path. path. Anat. **96**, 477 (1957)

Fischer, A.W., Holfeder, G.: Fall von lokalem Hirnamyloid. Dtsch. Z. Chir. **227**, 475 (1930)

Fischer, O.: Miliare Nekrosen mit drusiger Wucherung. Mschr. Psychiat. Neurol. **22**, (1907)

Fischer-Wasels, B.: Grundsätzliches über Funktionsstörungen in der Kreislaufperipherie. Verh. Dtsch. Ges. Kreislaufforsch., XI. Tagung, 205 (1938)

Fisher, C.M.: Observations of the fundus oculi in monocular blindness. Neurology (Minneap.) **9**, 333 (1959)

Fodor, G., Malorny, G., Colmant, H.J.: Über die Beinflussung des Elektroenzephalogramms der Albinoratte nach einseitiger Carotisunterbindung und nachfolgender CO-Vergiftung. Naunyn-Schmiedebergs Arch. exp. Path. Pharmak. **249**, 215 (1964)

Földi, M., Csanda, E., Orál, F., Madarász, I., Szeghy, G., Zoltán, O.T.: Über Wirkungen der Unterbindung der Lymphgefäße und Lymphknoten des Halses auf das Zentralnervensystem im Tierversuch. Z. ges. exp. Med. **137**, 483–510 (1963)

Foerster, O.: Die Pathogenese des epileptischen Krampfanfalles. Zbl. ges. Neurol. Psychiat. **44**, 746–764 (1926)

Foerster, O., Penfield, W.: Structural basis of traumatic epilepsy and results of radical operation. Brain **53**, 99 (1930)

Fog, G.: Om piaarteiernes vasomotoriske reaktioner. Dissertation Kopenhagen 1934

Folbergrova, J., Lowry, O.H., Passoneau, J.V.: Changes in metabolites of energy reserves in individual layers of mouse cerebral cortex and subjacent white matter. during ischemia and anaesthesia. J. Neurochem. **17**, 1155 (1970)

Folkow, B.: Intravascular pressure as a factor regulating the tone of small vessels. Acta physiol scand. **17**, 289 (1948)

Folkow, B.: Structural, myogenic, humoral, and nervous factors controlling peripheral resistance. In: Hypotensive drugs, ed. Harington, M., p. 163. London: Pergamon Press 1956

Folkow, B.: The haemodynamic consequences of adaptive stucrtural changes of the resistance vessels in hypertension. Clin. Sci. **41**, 1 (1971)

Forbes, H.S.: The cerebral circulation. I. Observations and measurements of pial vessels. Arch. Neurol. Psychiat. (Chic.) **19**, 751 (1928)

Forbes, H.S., Cobb, S.: Vasomotor control of cerebral vessels. Res. Publ. Ass. nerv. ment. Dis. **18**, 201 (1938)

Forbes, H.S., Wolff, H.G.: Cerebral circulation. III. Vasomotor control of cerebral vessels. Arch. Neurol. Psychiat. (Chic.) **19**, 1057 (1928)

Ford, F.R., Walsh, F.B., Jarvis, J.A.: Case of extensive injury to cerebral cortex following nitrous oxide-ether anaesthesia. Bull. Johns Hopk. Hosp. **61**, 246 (1937)

Frederickson, R.G., Low, F.N.: Blood vessels and tissue space associated with the brain of the rat. Amer. J. Anat. **125**, 123–146 (1969)

Friede, R.L.: The histochemical architecture of the ammons horn as related to its selective vulnerability. Acta Neurophath. **6**, 1 (1966)

Friede, R.L.: Subpial hemorrhage in infants. J. Neuropath. exp. Neurol. **31**, 548–556 (1972)

Friede, R.L., Houten, W.H. v.: Relation between post-mortem and glycocytic metabolism in the brain. Exp. Neurol. **4**, 197 (1961)

Fries, C.C., Levowitz, B., Adler, S., Cook, A., Karlson, K. Dennis, C.: Experimental cerebral gas embolism. Ann. Surg. **145**, 641 (1957)

Fromm, H.: Zur Differentialdiagnose und Prognose der zerebralen Fettembolie. Nervenarzt **33**, 430 (1962)

Frostig, J.P., Kister, J., Monosson, A., Mallecki, W.: L'étude expérimentale sur le traitment insulinique de la schizophrénie. Roczn. Psychjiatr. (Poln.) **28**, 136 (1936)

Fünfgeld, E.: Der Begriff der Hirnschwellung und des Hirnödems in ihrer Beziehung zu klinischen Krankheitsbildern. Zbl. inn. Med. **55**, H24 (1930)

Fujimoto, T., Walker, J.T., Jr., Spatz, M., Klatzo, I.: Pathophysiologic aspects of ischemic edema. In: Dynamics of brain edema, eds. Pappius, H.M., Feindel, W., p. 171. Berlin-Heidelberg-New York: Springer 1976

Fulton, G.F.: Microcirculation terminology. Angiology **8**, 102 (1957)

Gänshirt, H.: Die Sauerstoffversorgung des Gehirns und ihre Störung bei der Liquordruck-steigerung und beim Hirnödem. Berlin-Göttingen-Heidelberg: Springer 1957

Gänshirt, H., Zykla, W.: Die Erholungszeit am Warmblütergehirn nach kompletter Ischämie. Arch. Psychiat. Nervenkr. **189**, 23 (1952)

Gärtner, W.: Die Blutliquorschranke. Z. Biol. **86**, 115 (1927)

Gamper, E., Stiefler, G.: Klinisches Bild und anatomischer Befund nach Drosselung. Arch. Psychiat. Nervenkr. **106**, 744 (1937)

Garcia, J.H.: Reversibility of regional cerebral ischemia. In: Cerebral vascular disease, eds. McDowell, F., Brennan, W., p. 133. New York: Grune & Stratton 1973

Garcia, J.H.: Regional cerebral ischemia: Its effects on neurons and glial cells. In: Pathology of cell membranes, eds. Trump, B., Arstila, A. New York: Academic Press 1978

Garcia, J.H.: The neuropathology of stroke. Hum. Path. **6**, Nr. 5 (1975)

Garcia, J.H., Cox, J.V., Hudgins, W.R.: Ultrastructure of the microvasculature in experimental cerebral infarction. Acta Neuropath. **18**, 273 (1971)

Garcia, J.H., Kamijyo, Y.: Cerebral Infarction. Evolution of histopathological changes after occlusion of a middle cerebral artery in primates. J. Neuropath. exp. Neurol. **33**, 408 (1974)

Garcia, J.H., Kamijyo, Y., Kalimo, H., Tanaka, J., Viloria, J.E., Trump, B.F.: Cerebral ischemia: The early structural changes and correlation of these with known metabolic and dynamic abnormalities. In: Cerebral vascular diesease, eds. Whisnant, J.P., Sand-rock, B.A., p. 313. New York: Grune & Stratton 1975

Gardner, D.L., Matthews, M.A.: Ultrastructure of the wall of small arteries in early experimental rat hypertension. J. Path. Bact. **97**, 51 (1969)

Gebauer, P.W., Colbman, F.P.: Postanesthetic encephalopathy following cyclopropane. Ann. Surg. **107**, 481 (1938)

Geiger, A.: Correlation of brain metabolism and function by the use of a brain perfusion method in situ. Physiol. Rev. **38**, 1 (1958)

Geiger, A., Gombos, G., Otzuki, S.: The effect of hypoxacmia on the metabolic pattern of the perfused brain of cats. In: Selective vulnerability of the brain hypoxaemia, eds. Schadé, J.P., McMenemey, W.H., p. 295. Oxford: Blackwell Scientific Publ. 1963

Gellerstedt, N.: Zur Kenntnis der Hirnveränderungen bei der normalen Altersinvolution. Uppsala: Almquist & Wiksell, 1933

Géraud, J., Bes, A., Rascol, A.: Les oedèmes cérébraux „médicaux". In: L'oedème cérébrale, eds. Lazorthes, G., Campan, L., Paris: Masson & Cie 1963

Gerhard, L.: Morphologische Befunde zur Differentialdiagnose „Zerebralsklerose" und senile Demenz. Verh. Dtsch. Ges. Path. **52**, 164 (1968)

Gerhard, L., Bergener, M., Homayun, S.: Angiopathie bei Alzheimer'scher Krankheit. Z. Neurol. **201**, 43 (1972)

Gerschenfeld, H.M., Wald, F., Zadunaisky, J.A., DeRobertis, E.D.: Function of astroglia in the water-ion metabolism of the central nervous system: An electron microscopic study. Neurology (Minneap.) **9**, 412 (1959)

Gerstenbrand, F.: Das traumatische apallische Syndrom. Wien-New York: Springer 1967

Gerstmann, J.: Über einige Störungen des Zentralnervensystems in Fällen von Lawinenverschüttung und deren Wiederbelebung. Mschr. Psychiat. Neurol. **43**, 271 (1918)

Gibbs, F.A.: A thermoelectric blood flow recorder in the form of a needle. Proc. Soc. exp. Biol. (N.Y.) **31**, 141 (1933)

Gildea, E.F., Cobb, S.: The effects of anaemia on the cerebral cortex of cat. Arch. Neurol. Psychiat. (Chic.) **23**, 876 (1930)

Gilmour, J.R.: Erythroblastosis foetalis. Arch. Dis. Childh. **19**, 12 (1944)

Girard, P.F., Tommasi, M., Trillet, M.: Les lésions anatomiques de l'encéphalopathie post-tramatique. Acta neuropath. (Berl.) **2**, 313 (1963)

Globus, J.H., Epstein, J.A.: Massive cerebral hemorrhage: Spontaneous and experimentally induced. J. Neuropath. exp. Neurol. **12**, 107 (1953)

Gluge, G.: Anatomisch-mikroskopische Untersuchungen zur allgemeinen und speziellen Pathologie. 2. Heft, München und Leipzig (1841)

Goldmann, E.: Vitalfärbung am Zentralnervensystem. Beitrag zur Physiopathologie des Plexus chorioideus und der Hirnhäute. Abh. preuß. Akad. Wiss. Physik-Math. Kl. **1**, 1 (1913)

Goldenhofen, K.: Blood flow of muscle and skin studied by the local heat clearence technique. Scand. J. clin. Lab. Invest. **19**, Suppl. 99, 79 (1967)

Gonatas, N.K.: Subacute sclerosing leucoencephalitis: Electron microscopic and cytochemical observations on a cerebral biopsy. J. Neuropath. exp. Neurol. **25**, 177 (1969)

Gonatas, N.K., Anderson, W., Evangelista, I.: The contribution of altered synapses in the senile plaque: An electron microscopic study in Alzheimer's dementia. J. Neuropath. exper. Neurol. **26**, 25 (1967)

Gonatas, N.K., Zimmermann, H.M., Levine, S.: Ultrastructure of inflammation with edema in the rat brain. Amer. J. Path. **422**, 455 (1963)

Gonsette, R., Andre-Balisaux, G.: La perméabilité des vaisseaux cérébraux. Acta radiol. (Stockh.) **270**, 228 (1967)

Gore, I., Collins, D.P.: Spontaneous atheromatous embolization. Review of the literature and a report of 16 additional cases. Amer. J. Clin. Path. **33**, 416 (1960)

Gotoh, F., Ebihara, S., Toyoda, S., Shinohara, M., Shinohara, Y.: Role of autonomic nervous system in autoregulation of human cerebral circulation. Europ. Neurol. **6**, 203 (1971/72)

Gottstein, U.: Physiologie und Pathophysiologie des Hirnkreislaufes. Med. Welt (Stuttg.) 715 (1965)

Gottstein, U.: Störungen des Hirnkreislaufes und zerebralen Stoffwechsels durch Hypoglykämie. In: Die zerebralen Durchblutungsstörungen des Erwachsenenalters, Hrsg. Quandt, J., S. 857. Stuttgart: Schattauer 1969

Gottstein, U., Held, K.: Insulinwirkung auf den menschlichen Hirnmetabolismus von Stoffwechselgesunden und Diabetikern. Klin. Wschr. **45**, 18 (1967)

Graham, I.G., Oppenheimer, D.R.: Orthostatic hypotension and nicotine sensivity in a case of multiple system atrophy. J. Neurol. Neurosurg. Psychiat. **32**, 28 (1969)

Grayzel, D.M.: Changes in the central nervous system resulting from convulsions due to hyperinsulinism. Arch. intern. Med. **54**, 694 (1934)

Greenfield, J.G.: The histology of cerebral edema associated with intracranial tumours. J. Neurol., N.S. **1**, No. 4 (1938)

Greenfield, J.G.: Oedème cérébra en neurochirurgie. Rev. Neurol. **79**, 280 (1947)

Greenfield, J.G., Meyer, A.: General pathology of the nerve cell and neuroglia. In: Greenfield's Neuropath., 2nd Ed., p. 29. Baltimore: Williams and Wilkins 1963

Grenell, R.C.: Central nervous resistance. I. The effect of temporary arrest of central circulation for periods of 2 to 10 minutes. J. Neuropath. exp. Neurol. **5**, 131 (1946)

Grenell, R.C., Kabat, H.: Central nervous resistance. II. Lack of correlation between vascularity and resistance to circulatory arrest in hypothalamic nuclei. J. Neuropath. exp. Neurol. **6**, 35 (1947)

Gröhndahl, N.B.: Untersuchungen über Fettembolie. Dtsch. Z. Chir. **11**, 56 (1911)

Gröntoft, O.: Intracranial hemorrhage and blood-brain barrier problems in the new-born. Acta path. microbiol. scand. Suppl. **100**, 1–100 (1954)

Grogg, E.: Zur Frage der nervösen Veränderungen bei akuter Porphyrie. Schweiz. Arch. Neurol. Psychiat. **67**, 292 (1951)

Gromek, A., Czajkowska, D., Szernicki, Z., Jurkiewicz, J., Kunicki, A.: Biochemical disturbances in experimental brain edema. In: Advances in neurosurgery, Vol. 1. Brain edema-cerebello pontine angle tumors, eds. Schürmann, K., Brock, M., Reulen, H.-J., Voth, D., p. 28. Berlin-Heidelberg-New York: Springer 1973

Grossman, R.G., Williams, V.F.: Electrical activity and ultrasturcture of cortical neurons and synapses in ischemia. In: Brain hypoxia, eds. Brierley, J.B., Meldrum, B.S.: Clinics in Developmental Medicine 39/40 – Spastic Internat. Med. Publications, p. 61. London: W. Heinemann' Med. 1971

Grünthal, E.: Über zwei zu unterscheidende Formen von amöboider Glia und ihre Abhängigkeit von verschiedenen Hirnzuständen Arch. Psychiat. Nervenkr. **105**, 40 (1936)

Gruner, J.E.: Sur la pathologie des encéphalopathies alcoholoques. Rev. neurol. **94**, 682–689 (1956)

Gruner, J.E.: Étude anatomique de l'oedème cérébral. Ann. Anat. Path. T., 7, **3**, 365 (1962)

Grunert, V., Lofferer, O., Mostbeck, A., Partsch, H., Valencak, E.: Der quantitative Nachweis des Shunt-Volumens bei a-v-Kurzschlüssen. In: Durchblutungsstörungen, Meßmethodik und Pharmakotherapie, S. 141. Internat. Symp. 1968, Wien. Stuttgart-New York: Schattauer 1970

Guazzi, G.C., Bogaert, L. v.: Multiple scleroses and fat embol. (french). Acta neurol. belg. **60**, 333 (1960)

Guillaume, J., Janny, P.: Manométrie intracrânienne continue. Intérêt de la méthode et premiers résultats. Rev. neurol. **84**, 131–142 (1951)

Guizetti, P.: Contributo alla connoscenza dell'istogenesi del ramollimente cerebrale ischemico. Arch. Sci. med. **21**, 1 (1897)

Gullotta, F.: Zur Lokalisation der Wernicke-Endephalopathie des Kindes. 13. Tag. Dtsch. Neuropathologen u. Neuroanatomen. Düsseldorf 1967. Ref. Zbl. Neurol. **192**, 117 (1968a)

Gullotta, F.: Zur Lokalisation der Wernicke-Enzephalopathie im Kindes- und Erwachsenenalter. Verh. dtsch. path. Ges. **52**, 260–263 (1968b)

Gunning, A.J., Pickering, G.W., Robb-Smith, A.T.H., Ross Russel: Mural thrombosis of the internal carotid artery and subsequent embolism. Quart. J. Med. **33**, 155 (1964)

Guseo, A., Bodizsar, F. Gellert, M.: Elektronenmikroskopische Untersuchungen bei Striatodentaler Calcification (Fahr). Acta neuropath. (Berl.) **31**, 305 (1975)

Hadjidimos, A., Steingass, U., Fischer, F., Reulen, H.J., Weihrauch, D., Schürmann, K.: CBF and cerebral vasomoter response in brain tumors following Dexamethasone treatment. In: Cerebral circulation and metabolism, eds. Langfitt, T.W., Metenry, L.C. Jr., Reivich, M., Wollmann, H., p. 318. Berlin-Heidelberg-New York: Springer 1975

Häggendahl, E.: Elimination of autoregulation during arterial and cerebral hypoxia. Scand. J. clin. Lab. Invest. Suppl. **102**, 5D (1968)

Hafkenschiel, J.H., Sellers, A.M., King, G.A., Thorner, M.W.: Preliminary observations on the effect of parenteral reserpine on cerebral blood-flow, oxygen and glucose metabolism and electroencephalograms of patients with essential hypertension. Ann. Acad. Sci. **61/1**, 78–84 (1955)

Hagen, E.: Mikroskopische Beobachtungen über die Innervation der Gefäße in der Substanz des Zwischenhirns und der Pia mater. Z. Anat. Entwickl.-Gesch. **118**, 223 (1954)

Hager, H.: Elektronenmikroskopische Untersuchungen über die Feinstruktur der sogenannten Grundsubstanz der Groß- und Kleinhirnrinde des Säugetiers. Arch. Psychiat. Nervenkr. **198**, 574 (1959)

Hager, H.: Elektronenmikroskopische Befunde zur Zytopathologie der Abbau- und Abräumvorgänge in experimentell erzeugten traumatischen Hirngewebsnekrosen. Naturwissenschaften **47**, H. 18, 427 (1960)

Hager, H.: Elektronenmikroskopische Untersuchungen über die Feinstruktur der Blutgefäße und perivaskulären Räume im Säugetiergehirn. Ein Beitrag zur Kenntnis der morphologischen Grundlagen der sog. Bluthirnschranke. Acta neuropath. (Berl.) **1**, 9 (1961)

Hager, H.: Electron microscopical observations in the early changes in neurons caused by hypoxidosis and on the ultrastructural aspects of neuronal necrosis in the cerebral cortex of mammals. In: Selective vulnerability of the brain in hypoxaemia, eds. Schadé, J.P., McMenemy, W., p. 125. Oxford: Blackwell Scientific Public 1963

Hager, H.: Über das Vorkommen von partikulärem Glykogen in reaktiv veränderten Astrozyten der Großhirnrinde. Mikroskopie **19**, 52 (1964)

Hager, H.: Allgemeine morphologische Pathologie des Nervengewebes. In: Hdb. Allgem. Pathologie, Bd. III/3, Die Organe. Roulet, F. (Hrsg.), p. 1. Berlin-Heidelberg-New York: Springer 1968

Haggendal, E., Lovgren, J., Nilsson, M., Zwetnow, N.: Prolonged active hyperaemia after periods of increased cerebro-spinal fluid pressure. Acta neurol. scand. **43**, 239 (1967)

Hain, R.F., Westhaysen, P.V., Swank, R.L.: Hemorrhagic cerebral infarction by arterial occlusion. An experimental study. J. Neuropath. exp. Neurol. **11**, 34 (1952)

Hall, C.E., Slayter, H.S.: The fibrinogen molecule: its size, shape, and mode of polymerization. J. biophys. biochem. Cytol. **5**, 11 (1959)

Hallervorden, J.: Kreislaufstörungen in der Ätiologie des angeborenen Schwachsinns. Z. Neurol. **167**, 527 (1939)

Hallervorden, J.: Das normale und pathologische Altern des Gehirns. Nervenarzt **28**, 433 (1957)

Hallervorden, J., Meyer, J.E.: Zerebrale Kinderlähmung. In: Hdb. Spez. Path. Anat. u. Histol., Bd. XIII/4, Hrsg. W. Scholz, S. 194. Berlin-Göttingen-Heidelberg: Springer 1956

Hamer, J.S., Hoyer, S., Alberti, E.: Cerebral blood flow and oxidative brain metabolism during and after moderate profound arterial hypoxaemia. Acta neurochir. (Wien) **33** (3–4), 141 (1976)

Hampton, J.C.: An electron microscopic study of the hepatic uptake and excretion of submicroscopic particles injected into the blood stream into the bile duct. Acta anat. (Basel) **32**, 362 (1958)

Hardaway, R.M.: Pathological evidence of disseminated intravascular coagulation in human shock. Thrombos, Diathes, Haemorrh. (Stuttg.) Suppl. **20**, 249 (1966)

Harms, D.: Grundlagen einer pathologisch anatomischen Diagnostik der Verbrauchskoagulopathie. Blut, **23**, 261 (1971)

Harms, D., Lehmann, H.: Untersuchungen über die periphere Mikrothrombose in einem ausgewähltem Sektionsgut. Virchows Arch. Abt. A **347**, 57 (1969)

Harper, M.A.: La corrélation entre la $PCO_2$ et la pression sanguine dans la régulation du débit sanguin du cortex cérébrale. Acta neurol. scand. Suppl. **14**, 94 (1963)

Harris, A.B.: Steroids and blood brain alterations in sodium acetrizoate injury. Arch. Neurol. Psychiat. (Chic.) **17**, 282 (1967)

Harrison, M.J.G., Arnold, J., Sedal, L., Ross Russell, R.W.: Ischemic swelling of cerebral hemisphere in the gerbil. J. Neurol. Neurosurg. Psychiat. **38**, 1194 (1975b)

Harrison, M.J.G., Sedal, L., Arnolds, J., Ross Russell, R.W.: No-reflow phenomenon in the cerebral circulation of the gerbil. J. Neurol. Neurosurg. Psychiat. **38**, 1190 (1975a)

Harrison, W., Liebow, A.A.: The effects of increased intracranial pressure on the pulmonary circulation in relation to pulmonary edema. Circulation **5**, 824–832 (1952)

Harter, L.: Über die Zirkulationsstörungen des Zentralnervensystems bei experimenteller Fett- und Luftembolie. Virchows Arch. path. Anat. **314**, 213 (1947)

Hartmann, J.F.: High sodium content of cortical astrocytes. Arch. Neurol. Psychiat. (Chic.) **15**, 633 (1966)

Harvey, J., Rasmussen, T.: Occlusion of the middle cerebral artery. Arch. Neurol. Psychiat. (Chic.) **66**, 20 (1951)

Hasegawa, T., Ravens, J.R., Toole, J.F.: Precapillary arteriol-venous anastomoses. Arch. Neurol. Psychiat. (Chic.) **16**, 217 (1967)

Hassin, G.B.: Types of softening of central nervous tissue. Arch. Neurol. Psychiat. (Chic.) **47**, 347 (1942)

Hassler, O.: Vascular changes in senile brains. A microangiographic study. Acta neuropath. (Berl.) **5**, 40 (1965)

Hassler, O.: Arterial deformities in senile brains. The occurrence of the deformities in large autopsy series and some aspects of their functional significance. Acta neuropath. (Berl.) **8**, 219 (1967a)

Hassler, O.: Arterial pattern of human brain-stem. Neurology **17**, 368 (1967b)

Hassler, O.: Venous anatomy of human hindbrain. Arch. Neurol. Psychiat. (Chic.) **16**, 404 (1967c)

Hatt, P.Y., Dvojakovic, M., Cornet, P.: Contribution de la microscopie électronique á l'étude du mécanisme de l'hypertension artérielle expérimentale d'origine rénale. II. L'ischémie rénale chez le lapin. Path. et Biol. **10**, 23 (1962)

Hauptmann, A., Gärtner, W.: Kann die Lehre von der Bluthirnschranke in ihrer heutigen Form aufrechterhalten werden? Dtsch. med. Wschr. **58**, 421 (1931)

Hauser, H.M., Svien, H.J., McKenzie, B.F., McGuckin, W.F., Goldstein, N.P.: A study of cerebral protein and polysaccharide in the dog. III. Albumin changes in experimental cerebral edema. Neurology (Minneap.) **13**, 945 (1963)

Hazama, F., Amano, S., Haberara, H., Yamori, Y., Okamoto, K.: Pathology and pathogenesis of cerebrovascular lesions in spontaneously hypertensive rats. In: The cerebral vessel wall, eds. Cervós-Navarro, J., Betz, E., Matakas, F., Wüllenweber, R., p. 245. New York: Raven Press 1976

Hechst, B.: Über Gehirnbefunde bei urämischen Zuständen. Z. ges. Neurol. Psychiat. **139**, 544 (1932)

Hekmatpanah, J.: The sequence of alterations in the vital signs during acute experimental increased intracranial pressure. J. Neurosurg. **32**, 16 (1970)

Held: Die Entwicklung des Nervengewebes bei den Wirbeltieren. Leipzig: Barth 1909

Hempel, J.: Zur Frage der morphologischen Hirnveränderungen im Gefolge von Insulin-schock- und Kardiazol- und Azomankrampfbehandlung. Z. ges. Neurol. Psychiat. **173**, 210 (1941)

Henn, R.: Histopathologische Untersuchungen zur posttraumatischen Hirnpurpura. Habil. Schrift, Freiburg, 1970

Henn, R.: Struktur und Pathogenese der Purpurablutungen bei der zerebralen Fettembolie. Zbl. allg. Path. path. Anat. **120**, 154 (1976)

Henn, R., Gerken, H., Wiedemann, H.R.: Über die zerebrale Ödemkrankheit des frühen Kindesalters. Z. Kinderheilk. **83**, 277 (1965)

Herschkowitz, N., McGillivray, B.B., Cumings, J.N.: Biochemical and electrophysiological studies in experimental cerebral edema. Brain **88**, 557 (1965)

Herzog, J., Levy, W.A., Scheinberg, L.C.: Biochemical and morphologic studies of cerebral edema associated with intracerebral tumours in rabbits. J. Neuropath. exp. Neurol. **24**, 244 (1965)

Hierons, R.: Changes in the nervous system in acute prophyria. Brain **80**, 176 (1957)

Hiller, F.: In: VI. Tag. Dtsch. Ges. Kreislaufforsch., S. 182. Sitzungsbericht (1933)

Hiller, F.: Die Zirkulationsstörung des Rückenmarks und Gehirns. In: Hdb. d. Neurologie, Bd. XI, Hrsg. Bumke, O., Foerster, O., S. 178. Berlin: Springer 1936

Hiller, F.: Cerebral hemorrhage in hyperergic angiitis. J. Neuropath. exp. Neurol. **12**, 24–40 (1953)

Hills, C.P.: Ultrastructural changes in the capillary bed of the rat cerebral cortex in anoxic-ischemic brain lesions. Amer. J. Path. **44**, 531 (1964)

Hills, C.P., Spector, R.G.: Anoxia and cerebral water content in the adult rat. Nature **199**, 393 (1963)

Himwich, H.E., Fazekas, J.E.: Comparative studies of the metabolism of the brain of infant and adult dogs. Amer. J. Physiol. **132**, 454 (1941)

Hirano, A.: The fine structure of brain edema. In: The structure and function of nervous tissue, Vol. II, Ed. Bourne, G.H. New York: Academic Press 1969

Hirano, A., Becker, N.H., Zimmermann, H.M.: Pathological alterations in the cerebral endothelial cell barrier to peroxidase. Arch. Neurol. Psychiat. (Chic.) **20**, 301 (1969)

Hirano, A., Dembitzer, M.: A structural analysis of the myelin sheath in the central nervous system. J. Cell. Biol. **34**, 555–567 (1967)

Hirano, A., Dembitzer, H.M., Becker, N.H., Levine, S., Zimmermann, H.M.: Fine structural alterations of the blood-brain barrier in experimental allergic encephalomyelitis. J. Neuropath. exp. Neurol. **29**, 432 (1970)

Hirano, A., Zimmermann, H.W., Levine, S.: The fine structure of cerebral fluid accumulation. III. Extracellular spread of cryptococcal polysaccharides in the acute stage. Amer. J. Path. **45**, 1–19 (1964)

Hirano, A., Zimmermann, H.M., Levine, S.: The fine structure of cerebral fluid accumulation. VII. Reaction of atrocytes to cryptococal polysaccharide implantation. J. Neuropath. exp. Neurol. **24**, 386 (1965)

Hochberg, I., Hyden, H.: The cytochemical correlate of motor nerve cells in spastic paralysis. Acta physiol. scand. **17**, 60 (1948)

Hoche, A.: Experimentelle Beiträge zur Pathologie des Rückenmarks. I. Die Veränderungen im Rückenmark nach aseptischer Embolie. Arch. Psychiat. Nervenkr. **30**, 103 (1899)

Hoedt-Rasmussen, Skinhoj, K.E., Paulson, O., Ewald, J., Bjerrum, J.K., Fahrenkrug, A., Lassen, N.A.: Regional cerebral blood-flow in acute apoplexy: "Luxury perfusion syndrome" of brain tissue. Arch. Neurol. Psychiat. (Chic.) **17**, 271 (1967)

Hoff, H., Jellinger, K.: Brain edema as a biological problem. In: Brain edema, eds. Klatzo, I., Seitelberger, F., p. 3. Berlin-Heidelberg-New York: Springer 1967

Hoffmann, H.J., Olszewsky, J.: Spread of sodium fluorescein in normal brain tissue. Neurology (Minneap.) **11**, 1081–1085 (1961)

Hofmann, M.F., Reulen, J.: Studies on water and electrolyte disorders in experimental traumatic brain edema. Langenbecks Arch. klin. Chir. **302**, 151 (1963)

Hogan, J.M., Feeney, L.: The ultrastructure of the retinal vessel. II. The small vessels. J. Ultrastruct. Res. **9**, 29–46 (1963)

Holdorff, B., Cervós-Navarro, J.: Die Pathologie der inneren ponto-mesenchymalen Venen. Radiologe **11**, 465 (1971)

Hollenhorst, R.W.: Carotid and vertebrobasilar arterial stenosis and occlusion: Neuroophthalmologic considerations. Trans. Amer. Acad. Ophthal. Otolaryng. **66**, 166 (1962)

Honour, A.J., Ross Russell, R.W.: Experimental platelet embolism. Brit. J. exp. Path. **43**, 350 (1962)

Hopf, E.: Zur Frage des Hydrocephalus bei Kohlenoxydvergiftung. Dtsch. Z. Nervenheilk. **164**, 113 (1952)

Horstmann, E.: Die Struktur der molekularen Schichten im Gehirn der Wirbeltiere. Naturwissenschaften **44**, 448 (1957)

Hossmann, K.-A., Olsson, Y.: The effect of transient cerebral ischemia on the vascular permeability to protein tracers. Acta neuropath. (Berlin) **18**, 103 (1971a)

Hossmann, K.-A., Olsson, Y.: Influence of ischemia on the passage of protein tracers across capillaries in central blood-brain barrier injuries. Acta neuropath. (Berl.) **18**, 113 (1971b)

Hossmann, K.A., Zimmermann, V.: Factors influencing the recovery of the monkey brain after prolonged cerebral ischemia. In: Pathology of the cerebral microcirculation, eds. Cervós-Navarro, J., Matakas, F., Betz, E., Grčević, N., p. 354. Berlin-New York: De Gruyter 1974

Hubach, H., Poeck, K.: Erkennung, Behandlung und Prognose der traumatischen Dezerebration. Dtsch. med. Wschr. **89**, 556 (1964)

Hudson, A.J., Hyland, H.H.: Hypertensive cerebrovascular disease: A clinical and pathological review of 100 cases. Ann. Intern. Med. **49**, 1049 (1958)

Hueck, W.: Über Arteriosklerose. Münch. med. Wschr. **85**, 1 (1938)

Hüttner, I., Jellinek, H., Kenrenyl, Y.: Fibrin formation in vascular fibrinoid change in experimental hypertension. An electron microscopic study. Exp. Molec. Path. **9**, 309 (1968)

Hunt, J.C., Harrison, E.G., Kinkaid, O.W.: Idiopathic fibrous and fibromuscular stenosis of the renal arteries associated with hypertension. Proc. Mayo Clin. **37**, 181–216 (1962a)

Hunt, W.E., Maegher, J.N., Friemanis, A., Rossel, C.W.: Angiographic studies of experimental intracranial hypertension. J. Neurosurg. **19**, 1023–1032 (1962b)

Hunter, W.: Presence of nerve fibers in cerebral vessels. J. Physiol. (Lond.) **26**, 465 (1900)

Huntington, H., Terry, R.: The origin of the reactive cells in cerebral stab wounds. J. Neuropath. exp. Neurol. **25**, 646 (1966)

Hurst, E.W.: Experimental demyelination of the central nervous system. I. The encephalopathy produced by potassium cyanide. Aust. J. Exp. Biol. med. Sci. **18**, 201 (1940)

Hyden, H.: Chemische Komponenten der Nervenzelle und ihre Veränderungen im Alter und während der Funktion. In: 3. Mosbacher Colloquium, p. 1–26. Berlin-Göttingen-Heidelberg: Springer 1952

Iglesias-Rozas, J., Meencke, H.J., Cervós-Navarro, J.: Microangioarchitecture of the cerebral cortex during chronic hypertension in man. In: Proc. of Symp. Pathophysiological, Biochemical and Morphological Aspects of Cerebral Ischemia and Arterial Hypertension, eds. Mossakowski, M.J., Zelman, J.B., Kroh, H., p. 171. Warschau: Polish Med. Publ. 1978

Ignelzi, R.J., Kirsch, W.M.: Sodium Sequestration in vertebrate glial nuclei: Implications in the pathogenesis of ischemic brain injury. In: Advances in neurology, Vol. 20, eds. Cervós-Navarro, J., Betz, E., Ebhardt, G., Ferszt, R., Wüllenweber, R., p. 231. New York: Raven Press 1978

Illig, L.: Experimentelle Untersuchungen über die Entstehung der Stase; ein Beitrag zur Lehre von allen örtlichen Kreislaufstörungen. Virchows Arch. path. Anat. **326** (5), 501 (1955)

Ingvar, D., Brun, A.: Das komplette apallische Syndrom. Arch. Psychiat. Nervenkr. **215**, 219 (1972)

Inose, T.: Zur Histopathologie der Insulinwirkung auf das Gehirn. Psychiat. Neurol. jap. **43**, 899 (1939). Dtsch. Zusammenfassung **67** (1939)

Ishii, S., Hayner, R., Kelly, W.A., Evans, J.P.: Studies of cerebral swelling. II. Experimental cerebral swelling produced by supratentorial extradural compression. J. Neurosurg. **16**, 152 (1959)

Ishii, S., Tani, E.: Electron microscopic study of the blood-brain barrier in brain swelling. Acta neuropath. (Berl.) **1**, 474–488 (1962)

Jaburek, L.: Hirnödem und Hirnschwellung bei Hirngeschwülsten. Arch. Psychiat. Nervenkr. **104**, 518 (1936)

Jaburek, L.: Über das Gewebslückensystem des Großhirns. Arch. Psychiat. Nervenkr. **105**, 121 (1939)

Jacob, H.: Beiträge zur Histopathologie präseniler und seniler Gewebsveränderungen des ZNS. I. Über die Strukturmöglichkeiten seniler Drusen und über die fallweise verschiedenen Verläufe „drüsiger Entartung" der grauen Hirnsubstanz. Z. ges. Neurol. Psychiat. **166**, 313 (1939)

Jacob, H.: Über die diffuse Markstruktion im Gefolge eines Hirnödems. Z. ges. Neurol. Psychiat. **168**, 382 (1940)

Jacob, H.: Beiträge zur Histopathologie präseniler und seniler Gewebsveränderungen des Zentralnervensystems. II. Über verkalkte und senile Drusen (Pseudokalkdrusen). Z. Neurol. **172**, 791 (1941)

Jacob, H.: Über passagere eiweißgebundene Kalkausfüllungen im Abbaustadium von Colliquationsnekrosen. Z. Neurol. **174**, 513 (1942)

Jacob, H.: Zur histopathologischen Diagnose des akuten und chronisch rezidivierenden Hirnoedems. Arch. Psychiat. Nervenheilk. **179**, 158 (1947)

Jacob, H.: Über Hirnschäden beim Icterus gravis neonatorum (Kerninkterus). Arch. Psychiat. Z. Neurol. **180**, 1 (1948)

Jacob, H.: Über die Herdentwicklung bei Transsudationsschäden des Gehirns. Arch. Psychiat. Nervenheilk. **186**, 327 (1951)

Jacob, H.: Strangulationsmyelopathie beim Kind. Z. ges. Neurol. Psychiat. **116**, 339 (1952)

Jacob, H.: Strangulation. In: Hdb. Spez. Path. Anat. Histol., Bd. XIII/I B, Hrsg. Scholz, W., S. 1712. Berlin-Göttingen-Heidelberg: Springer 1957

Jacob, H.: CNS tissue and cellular pathology in hypoxaemic states. In: Selective vulnerability of the brain in hypoxaemia, eds. Schadé, J.P., McMenemy, W.N., p. 153. Oxford: Blackwell Scientific Publ. 1963

Jacob, H.: Die Kernhomogenisierungen der akut geschwollenen Oligodendroglia und der präamöboiden Glia beim Hirnödem. Arch. Psychiat. Nervenheilk. **206**, 690–704 (1965)

Jacob, H.: Course and sequelae of brain edema. In: Brain edema, eds. Klatzo, I., Seitelberger, F., p. 117. Berlin-Heidelberg-New York: Springer 1967

Jacob, H., Pyrkosch, H.: Frühe Hirnschäden beim Strangtod und in der Agonie. Arch. Psychiat. Z. Neurol. **187**, 177 (1951)

Jakob, A.: Über die Endarteriitis syphilitica der kleinen Hirngefäße. Z. Neurol. **54**, 89–116 (1920)

Jakob, A.: Normale und pathologische Anatomie und Histologie des Großhirns, Bd. 1. Leipzig-Wien: Franz Deuticke 1927

Jakob, A.: Normale und pathologische Anatomie und Histologie des Großhirns, Bd. 2. Leipzig-Wien: Franz Deuticke 1929

James, I.M., Miller, R.A., Purves, M.J.: Observations on the extrinsic neural control of cerebral blood flow in the baboon. Circulat. Res. **25**, 77 (1969)

Jansen, J., Waaler, A.: Pathologisch-anatomische Veränderungen bei Todesfällen Insulin- und Cardiazolschockbehandlung. Arch. Psychiat. Nervenkr. **111**, 62 (1940)

Janssen, P., Klatzo, I., Miquel, J., Brustad, T., Behar, A., Haymaker, W., Lyman, J., Henry, J., Tobias, C.: Pathologic changes in the brain from exposure to alpha particles from a 60-inch cyclotron. In: Response of the nervous system to ionizing radiation. Eds. Halay, T.J., Snider, R.S., p. 383. New York: Academic Press 1962

Janssen, W.: Zur Pathogenese und forensischen Bedeutung von Hirnblutungen nach zerebraler Luftembolie. Dtsch. Z. ges. gerichtl. Med. **61**, 62 (1967)

Jauerneck, A., Gueffroy, C.: Prontosilnachweis im Liquor. Klin. Wschr. **16**, 1544 (1937)

Jefferson, A.: A clinical correlation between encephalopathy and papilloedema in Addison's disease. J. Neurol. Neurosurg. Psychiat. **19**, 1 (1956)

Jellinek, H.: Fibrinoid vascular changes showing the same morphologic pattern following induction by various experimental conditions. Angiology **18**, 547 (1967)

Jellinger, K.: Nichtthrombotische zentralvenöse Gefäßembolien. Zbl. allg. Path. path. Anat. **121**, 554 (1977a)

Jellinger, K.: Cerebrovascular amyloidosis with cerebral hemorrhage. J. Neurol. Neurosurg. Psychiat. **214**, 195–206 (1977b)

Jellinger, K., Summer, K.: Zusammentreffen von Neuromyelitis optica mit schweren progressiven symmetrischen Pseudokalk- und Kalkablagerungen im Gehirn. Schweiz. Arch. Neurol. Psychiat. **86**, 82 (1960)

Jennett, B., Plum, F.: Persistent vegetative state after brain damage. A syndrome in search of a name. Lancet **1972I**, 734

Jennett, W.B., Harper, A.M., Miller, D., Rowan, J.O.: Relation between cerebral blood flow and cerebral perfusion pressure. Brit. J. Surg. **57**, 390 (1970)

Jeppsson, P.G.: Studies on the blood brain barrier in hypothermia. Acta neurol. scan. Suppl. **38**, 160 (1962)

Jervis, G.: Sulle alterazioni mieliniche da cianuro: Riv. Pat. nerv. ment. **50**, 410 (1937)

Johansson, B.: Blood-brain barrier dysfunction in acute arterial hypertension after papaverine induced vasodilatation. Acta neurol. scand. **50**, 573 (1974)

Johansson, B., Li, C., Olsson, Y., Klatzo, I.: The effect of arterial hypertension in the blood-brain barrier to protein tracers. Acta Neuropath. exp. Neurol. **16**, 117 (1970)

Johnson, R.T., Yates, P.O.: Brain stem hemorrhages in expanding supratentorial conditions. Acta radiol. (Stockh.) **46**, 250 (1956)

Jones, D.P., Nevine, S.: Rapidly progressive cerebral degeneration (subacute vascular encephalopathy with mental disorder, focal disturbances and myoclonic epilepsy). J. Neurol. Neurosurg. Psychiat. **17**, 148 (1954)

Jouvet, M.: Diagnostic électro-sous-cortico-graphique de la mort du système nerveux central au cours de certains comas. Electroenceph. clin. Neurophysiol. **11**, 805 (1959)

Käufer, C., Penin, H.D., Düx, A., Kersting, G., Schneider, H., Kubicki, S.: Zerebraler Zirkulationsstillstand bei Hirntod durch Hypoxidosen. Fortschr. Med. **87**, 713 (1969)

Kalamboukis, Z., Molling, P.: Symmetrical calcification of the brain in the predominance in the basal ganglia and cerebellum. J. Neuropath. exp. Neurol. **21**, 364 (1962)

Karlsson, U., Schultz, R.: Fixation of the nervous central system for electron microscopy by aldehyde perfusion. I. J. Ultrastruct. Res. **12**, 160 (1965)

Kassil, G.N.: Das Problem der Bluthirnschranken in Physiologie und Klinik. (Russ.) Ref. in Zbl. ges. Neurol. Psychiat. **147**, 34 (1958)

Katzman, R.: Electrolyte distribution in mammalian central nervous tissue. Neurology (Minneap.) **11**, 27 (1961)

Katzman, R., Aleu, F., Wilson, C.: Further observations on triethyltin edema. Arch. Neurol. Psychiat. (Chic.) **9**, 178 (1963)

Katzman, R., Gonatas, N., Levine, S.: Electrolytes and fluid in experimental focal leucoencephalopathy. Arch. Neurol. Psychiat. (Chic.) **10**, 58 (1964)

Katzman, R., Graziani, L., Ginsburg, S.: Cation exchange in blood, brain and CSF. Progr. Brain Res. **29**, 283 (1968)

Kauffmann, F.: Kreislauf und Nervensystem. Verh. Dtsch. Kreislaufforsch., 6. Tag., S. 153 (1933)

Kendell, R.E., Marshall, J.: Role of hypotension in the genesis of transient focal ischemic attacks. Brit. Med. J. **II**, 344 (1963)

Kerênyi, T., Jellinek, H., Hüttner, I., Gorâcz, G., Konyár, E.: Fibrinoid necrosis of the vascular wall in experimental malignant hypertension. Acta morph. Acad. Sci. hung. **14**, 175 (1966)

Kety, S., Schmidt, C.F.: The determination of cerebral blood flow in man by the use of nitrous oxide in low concentrations. Amer. J. Physiol. **143**, 53 (1945)

Kidd, M.: Alzheimer's disease. An electronmicroscopical study. Brain **87**, 307 (1964)

Kimura, J., Gerber, H.W., McCormick, W.F.: The isoelectric electroencephalogram. Significance in establishing death in patients maintained on mechanical respirators. Arch. Int. Med. **121**, 511 (1968)

Kindt, G.W., Youmans, J.R., Albrand, O.: Factors influencing the autoregulation of the cerebral blood flow during hypotension ans hypertension. J. Neurosurg. **26**, 299 (1967)

Kirschbaum, M.A.: Über kapilläre Gehirnblutungen. Frankf. Z. Path. **23**, 444 (1920)

Kiyota, K.: Electrophoretic protein fractions and the hydrophilic property of brain tissue. J. Neurochem. **4**, 202 (1959)

Kjeldsberg, C.R.: Respirator brain. In: Pathology of the nervous System, Vol. 3, ed. Minckler, J., p. 2952. New York: McGraw-Hill 1972

Klatzo, I.: Presidential adress. Neuropathological aspects of brain edema. J. Neuropath. exp. Neurol. **26**, 1 (1967)

Klatzo, I.: Some early reactions of brain tissue in injury. In: Head injuries, Proc. of an Internat. Symp. held in Edinburgh and Madrid, Churchill Livingstone, Edinburgh and London 1971

Klatzo, I.: Pathophysiology of brain edema: pathological aspects. In: Advances in neurosurgery, Vol. 1, Braun Edema – Cerebello Pontine Angle Tumors, Eds. Schürmann, K., Brock, M., Reulen, H.-J., Voth, D., p. 1. Berlin-Heidelberg-New York: Springer 1973

Klatzo, I., Ito, U., Go, G., Spatz, M.: Observations on experimental cerebral ischemia in mongolian gerbils. In: Pathology of the cerebral microcirculation, eds. Cervós-Navarro, J., Matakas, F., Betz, E., Grčević, N., p. 338. Berlin-New York: De Gruyter 1974

Klatzo, I., Piraux, A., Laskowski, E.J.: The relationship between edema, blood-brain barrier, and tissue elements in a local brain injury. J. Neuropath. exp. Neurol. **17**, 548 (1958)

Klatzo, I., Tobias, C., Haymaker, W.: Effects of alpha particle radiation on rat brain, including vascular permeability and glycogen studies. J. Neuropath. exp. Neurol. **20**, 459 (1961)

Klatzo, I., Wisniewski, H., Steinwall, O., Streicher, E.: Dynamics of cold injury edema. In: Brain edema, eds. Klatzo, I., Seitelberger, F., p. 554. Wien-New York: Springer 1967

Kleihues, P.W., Wechsler, W., Zülch, K.J.: Elektronenmikroskopische Befunde aus den perifokalen Ödemzonen des Katzengehirns nach lokaler Diphterie-Intoxikation. Naturwissenschaften **53**, 202 (1966)

Klingworth, G.K.: Paratentorial grooving of human brains with particular reference to transtentorial herniation and the pathogenesis of secondary brain-stem hemorrhages. Amer. J. Path. **53**, 391 (1968)

Klissurow, A.: Beitrag zur Frage der hyalinen Entartung der Großhirnkapillaren. Arch. Psychiat. Nervenkr. **90**, 201 (1930)

Knezevic, M.: Paramyloidose bei Periarteriitis nodosa. Virchows Arch. path. Anat. **312**, 628 (1944)

Knisely, M.H., Bloch, E.H., Eliot, T.S., Warner, L.: Sludged blood. Science **106**, 431 (1947)

Köhn, K.: Die pathologische Anatomie der arteriellen Luftembolie des Gehirns. Bruhns' Beitr. klin. Chir. **185**, 490 (1952)

Kölliker, A.: Handb. d. Gewebelehre des Menschen, Bd. II. Leipzig: Engelmann 1896

Környey, S.: Histopathologie und klinische Symptomatologie der anoxisch vasalen Hirnschädigungen. Akadémiai Kladó-Budapest 1955

Köstler, A.G., Reynolds, H.H.: Rapid decompression of chimpanzees to near vacuum. J. appl. Physiol. **25**, 153 (1968)

Kolkmann, F.W.: Hirnveränderungen nach Herz- und Atemstillstand bei Narkosezwischenfällen. Verh. dtsch. path. Ges. **51**, 367 (1967)

Kolkmann, F.W.: Die spongiösen Dystrophien des ZNS im Kindes- und Erwachsenenalter. Habil. Schr., Heidelberg 1969

Kolkmann, F.W., Ule, G.: Tin poisening edema. In: Brain edema, eds. Klatzo I., Seitelberger, F., p. 531. Wien-New York: Springer 1967

Konigsmark, B., Sidman, R.L.: Origin of brain macrophages in the mouse. J. Neuropath. exp. Neurol. **22**, 643 (1963)

Konowalow, N.W.: Histopathologie der hepatolentikulären Degeneration. 1. Mitt.: Über die Entstehung der Alzheimer'schen Glia. Z. ges. Neurol. Psychiat. **169**, 220 (1940)

Kopf, G., Mirvis, D., Myers, R.: Central nervous system tolerance to cardiac arrest during profound hypothermia. J. surg. Res. **18**, 29 (1975)

Kozik, M.: Ausgedehnte Hirngefäßwandnekrosen unbekannter Ätiologie. Acta neuropath. (Berl.) **5**, 312 (1965)

Kramer, W.: From reanimation to deanimation. Acta neurol. scand. **39**, 139 (1963)

Krauland, W.: Die Aneurysmen der Schlagadern am Hirn- und Schädelgrund und der großen Rückenmarksschlagadern. In: Hdb. d. Spez. path. Anatomie u. Histologie, Bd. XIII/1B, Hrsg. Scholz, W., p. 1511. Berlin-Göttingen-Heidelberg: Springer 1957

Kretschmer, E.: Das apallische Syndrom. Z. ges. Neurol. Psychiatr. **169**, 576 (1940)

Kreutzberg, G.W., Toth, L., Weikert, M., Schubert, P.: Changes in perineuronal capillaries accompanying chromatolysis of motoneurons. In: Pathology of the cerebral microcirculation, eds. Cervós-Navarro, J., Matakas, F., Betz, E., Grčević, N., pp. 282–288. Berlin-New York: De Gruyter 1974

Krogh, E.: Effect of acute anoxia on the larger motor cells in the spinal cord. Acta Jütland Suppl. **17**, 1 (1945)

Krogh, E.: The effect of acute hypoxia on the motor cells of the spinal cord. Acta physiol. scand. **20**, 262 (1950)

Krogh, E.: Diskussionsbemerkungen. Proc. I. Internat. Congr. Neuropath. Rom, p. 452 (1952)

Krücke, W.: Über die Fettembolie des Gehirns nach Flugunfällen. Virchows Arch. path. Anat. **315**, 481 (1948)

Krücke, W.: Erkrankungen der peripheren Nerven. In: Hdb. spez. Path. Anat. XIII/5, Hrsg. Scholz, W., S. 1. Berlin-Göttingen-Heidelberg: Springer 1955

Kubie, LS., Hettler, K.: The cerebral corculation. Arch. Neurol. Psychiat. (Chic.) **6**, 749 (1928)

Kufs, H.: Beiträge zur atypischen Paralyse – disseminierte Meningoenzephalitis mit laminärer Rindenerweichung bei Paralyse, Pleuritis gummosa bei Paralyse, altes Hirngumma bei frischer Paralyse – und zur Endarteriitis syphilitica der kleinen Rindengefäße. Z. Neurol. **106**, 518–545 (1926)

Kutt, H., Verebely, K., Bang, N., Streuli, F., McDowell, F.: Possible mechanisms of complications of angiography. Acta radiol. (Stockh.) **5**, 276 (1966)

Kyo, K., Jamaguchi, I., Kogane, M.: The experimental study of shock with special reference to the change of blood circulation in the central nervous system by a special technique of capillary expression. Yokohama med. Bull. **3**, 400 (1952)

Lajtha, A., Blasberg, R., Levi, G.: Control of cerebral amino acid concentrazions. Significance of changes in plasma amino acid pattern. New Brunswick: Rutgers Univ. Press 1966

Lamisse, F., Gautier, J., Rouzaud, M.: Les encéphalopathies respiratoires. Presse méd. **78**, 1925–1928 (1970)

Lampert, P.: The selective vulnerability of the brain to anoxia. Canad. med. Ass. J. **84**, 1172 (1961)

Lampert, P.: Electron microscopic studies on ordinary and hyperacute experimental allergic encephalomyelitis. Acta neuropath. (Berl.) **9**, 99 (1967)

Lampert, P., Carpenter, S.: Electron microscopic studies on the vascular permeability and the mechanism of demyelination in experimental allergic encephalomyelitis. J. Neuropath. exp. Neurol. **24**, 11 (1965)

Lampert, P., Garro, F., Pentschew, A.: Lead encephalopathy in suckling rats. In: Brain Edema. eds. Klatzo, I., Seitelberger, F., p. 207. Wien-New York: Springer 1967

Lampert, P.W.: Mechanism of demyelination in experimental allergic neuritis. Lab. Invest. **20**, 127 (1969)

Landau, W.M., Freygang, W.H., Rowland, L.P., Sokoloff, L., Ketty, S.S.: The local circulation of the living brain: values of the unanaesthetized cat. Trans. Ann. neurol. Ass. **80**, 125 (1955)

Landis, E.M.: Micro-injection studies of capillary permeability. Amer. J. Physiol. **81**, 124 (1927)

Langfitt, T.M., Marshall, W.J.S., Kassel, N.F., Schutta, A.S.: The pathophysiology of brain swelling produced by mechanical trauma and hypertension. Scand. J. clin. Lab. Invest. Suppl. **102**, 545–553 (1968a)

Langfitt, T.M., Marshall, W.J.S., Kassel, N.F., Schutta, A.D.: Contribution of intracranial blood volume to three forms of experimental brain swelling. Johns Hopk. Med. J. **122**, 261–270 (1968b)

Lapp, H.: Elektronenmikroskopische Befunde an der terminalen Strombahn von Lungen und Nieren beim Schock. Med. Welt **22**, Heft 19/30, 1180 (1971)

Lapresle, J.: Étude anatomique des neuropathies périphériques du diabeté sucre. J. Annu. Diabétol. Hôtel Dieu **9**, 101 (1968)

Lapresle, J., Milhaud, M.: Lésions di système nerveux central après arrêt circulatoire. Étude de 10 cas. Presse méd. **70**, 429 (1962)

Larsson, B.: Blood vessel changes following local irradiation of the brain with high-energic protons. Acta Soc. Med. upsalien. **65**, 61 (1960)

Lasch, H.G., Krecke, H.J., Rodriguez-Erdmann, F., Sessner, H.H., Schütterle, G.: Verbrauchskoagulopathien (Pathogenese und Therapie). Folia haemat. (Frankfurt) **6**, 1 (1961)

Lassen, N.A.: The luxury perfusion syndrome and its possible relation to acute metabolic acidosis localized within the brain. Lancet **1966 II**, 1113

Lassen, N.A.: The luxury perfusion syndrome of the brain. A condition of relative hyperemia occurring in a variety of acute brain disorders. Paper read at Internat. Congr. Neurosurg. 1967

Lassen, N.A., Ingwar, H.: The blood flow of the cerebral cortex determined by radioactive krypton. Experientia (Basel) **17**, 14 (1961)

Lassen, N.A., Palvölgyi, R.: Cerebral steal during hypercapnia and the inverse reaction during hypocapnia observed by the 133 xenon technique in man. Scand. J. Lab. Clin. Invest. **22** (Suppl. 102), Sect. XIII:D (1968)

Lassen, N.A., Paulson, O.E.: Partial cerebral vasoparalysis in patients with apoplexy: dissociation between carbon dioxide responsiveness and autoregulation. In: Cerebral blood flow. Eds: Brock, M., Fieschi, C., Ingvar, D.H., Lassen, N.A., Schürmann, K., p. 117. Berlin-Heidelberg-New York: Springer 1969

Lassen, N.A., Trap-Jensen, J., Alexander, S.C., Oleson, J., Paulson, O.B.: Blood-brain barrier studies in man using the double indicator-method. Amer. J. Physiol. **220**, 1627 (1971)

Lawrence, R.D., Meyer, A., Nevin, S.: The pathological changes in the brain in fatal hypoglycemia. Quart. J. Med. N.S. **11**, 181 (1942)

Layne, J.A., Baker, A.B.: Hypoglycemic cerebral change in diabetic patients. Minn. Med. **22**, 771 (1939)

Lazorthes, C.: Vascularisation et circulation cérébrales. Paris: Masson 1961

Lazorthes, G., Campan, L. (eds.): L'oedème cérébrale. Paris: Masson 1961

Lazorthes, G., Campan, L. (eds.): L'oedème cérébrale. Paris: Masson & Cie 1963

Lazorthes, G., Campan, L.: Brain edema. Symptomatology, clinical forms, diagnosis, and treatment. In: Handbook of clinical Neurology, Vol. 16 I, p. 186. Eds. Vinken, P.L., Bruyn, G.W. North-Holland Publ. Comp. New York: American Elsevier 1974

Lazorthes, J.: Les perturbation de la circulation paratumurale. Neurochir. **15**, Suppl. 2, 141 (1969)

Lebeau, J., Bonvallet, M.: Oedème aigu du cerveau par lésion de tronc cérébrale. C.R. Soc. Biol. (Paris) **127**, 126 (1938)

Lee, J.C., Bakay, L.: Ultrastructural changes in the edematous central nervous system. II. Cold induced edema. Arch. Neurol. **14**, 36 (1966a)

Lee, J.C., Bakay, L.: Ultrastructural changes in the edematous central nervous system. III. Edema in shark brain. Arch. Neurol. **14**, 644 (1966b)

Lee, J.C., Bakay, L.: Electron microscopic studies on experimental brain edema. In: Brain edema, eds. Klatzo, I., Seitelberger, F., p. 590. Wien-New York: Springer 1967

Lee, J.C., Olszewski, J.: Permeability of cerebral blood vessels in healing of brain wounds. Neurology (Minneap.) **9**, 7 (1959a)

Lee, J., Olszewski, J.: Effect of air embolism on permeability of cerebral blood vessels. Neurology (Minneap.) **9**, 619 (1959b)

Lee, J., Olszewski, J.: Increased cerebrovascular permeability after repeated electroshocks. Neurology (Minneap.) **11**, 515 (1961)

Leigh, D.: Sudden deaths from asthma. Psychosom. Med. **17**, 232 (1955)

Lemke, R.: Über die Indikation zur Insulinschockbehandlung der Schizophrenie. Arch. Psychiat. **107**, 223 (1937)

Leonhardt, H.: Über Hirnödem bei unterschiedlichen perikapillären Strukturen verschiedener Grisea des Kaninchens, hervorgerufen durch Pentamethylentetrazol (Cardiazol). Z. Zellforsch. **84**, 199 (1968)

Leppien, R., Peters, G.: Todesfall infolge Insulinschockbehandlung bei einem Schizophrenen. Z. Neurol. **160**, 144 (1937)

Letterer, E.: Allgemeine Pathologie. Stuttgart: Thieme 1959

Leuchtenberger, C.: A histochemical study of pyknotic nuclear degeneration. Chromosoma (Berl.) **3**, 449 (1949)

Levene, C.I.: The electron microscopy of atheroma. Lancet **269**, 1216 (1955)

Levin, P., Kunin, A.S., Donaghy, R.M., Hamilton, W., Maurer, J.: Intracranial calcification and hypoparathyroidism. Neurology **11**, 1076 (1961)

Levy, D.E., Brierley, J.B., Plum, F.: Ischaemic brain damage in the gerbil in the absence of "now-reflow". J. Neurol. Neurosurg. Psychiat. **38**, 1197 (1975)

Lewandowsky, M.: Zur Lehre von der Zerebrospinalflüssigkeit. Z. klin. Med. **40**, 480 (1900)

Lhermitte, F., Gautier, J.C., Marteau, R.: Troubles de la conscience et mutisme akinétique. ètude anatomoclinique d'un ramollissement paramédian, bilateral du pédoncule cérébral et du thalamus. Rev. neurol. **109**, 115 (1963)

Lhermitte, J., Schaffer, H.: Les phénomènes réactionels au ramollissement cérébral aseptique, leurs caractères différentielles d'avec l'encéphalite compliquée de ramollissement. Sem. méd. (Paris) **30**, 25 (1910)

Liebaldt, G., Descalzo, C.: Idiopathische (nicht arteriosklerotische) Verkalkungsvorgänge im Zentralnervensystem. Dtsch. Z. Nervenheilk. **184**, 388 (1963)

Lierse, W., Franke, H.D.: Effects of x-irradiation on guinea pig brain. In: Brain edema, eds. Klatzo, I., Seitelberger, F., p. 639. Wien-New York: Springer 1967

Lindau, A.: Über die Natur und die Pathogenese der Einzelveränderungen bei Encephalitis haemorrhagica und Purpura cerebri. Frankfurt. Z. Path. **30**, 271–288 (1924)

Lindenberg, R.: II. Störungen des Blutkreislaufes und ihre Folgen für das Zentralnervensystem. Die Gefäßversorgung und ihre Bedeutung für Art und Ort von kreislaufbedingten

Gewebsschäden und Gefäßeprozessen. In: Hdb. d. spez. Path. Anat. Histol., Bd. XIII/1, ed. Scholz, W., p. 1071. Berlin-Göttingen-Heidelberg: Springer 1957

Lindenberg, R.: A third factor essential for the development of cerebral lesions in acute hypoxemias and a reappraisal of the significance of pathoclisis. J. Neuropath. exp. Neurol. **22**, 318 (1963)

Lindenberg, R.: Systemic oxygen deficiences. In: Pathology of the nervous system, ed. Minckler, J., p. 1583. New York: McGraw-Hill 1971

Lindenberg, R., Noell, W.: Über die Abhängigkeit der postmortalen Gestalt, Astrocyten von praemortalem, bioelektrisch kontrolliertem Sauerstoffmangel. Dtsch. Z. Nervenheilk. **168**, 499 (1952)

Lindenberg, R.: Compression of brain arteries as pathogenetic Factor for tissue necroses and their areas of predilection. J. Neuropath. exp. Neurol. **14**, 223 (1955)

Lindenberg, R.: Morphotropic and morphostatic necrobiosis. Investigations on nerve cells of the brain. Amer. J. Path. **32**, 1147 (1956)

Lindlar, F., Lorenz, F.: Über die Abbaufettsäuren in encephalomalacischen Herden. Acta Neuropath. **10**, 86 (1968)

Little, J.R., Sundt, T., Kerr, F.: Neuronal alterations in developing cortical infarction. An experimental study in monkeys. J. Neurosurg. **39**, 186 (1974)

Little, J.R., Kerr, F.W., Sundt, T.M.: Microcirculatory obstruction in focal cerebral ischemia. Relationship to neuronal alterations. Mayo Clinic Proc. **50**, 264 (1975)

Löwenberg, K.: Zur Histopathologie und Histogenese der senilen Plaques. Z. Neur. **95**, 495 (1925)

Long, D., Hartmann, F., French, L.: The ultrastructure of human cerebral edema. J. Neuropath. **25**, 373 (1966)

Long, D.M., Hartmann, J.F., French, L.A.: Ultrastructural substrates of experimental cerebral edema. In: Brain edema, eds. Klatzo, I., Seitelberger, F., p. 419. Wien-New York: Springer 1967

Lowenberg, K., Waggoner, R., Zbinden, T.: Destruction of the cerebral cortex following nitrous oxide-oxygen anaesthesia. Ann. Surg. **104**, 801 (1936)

Lucas, B., Strangeways, D.: Experimental cerebral anoxia. J. Path. Bact. **86**, 273 (1963)

Lüers, Th.: Über die familiäre juvenile Form der Alzheimer'schen Krankheit mit neurologischen Herderscheinungen. Arch. Psychiat. Z. Neurol. **179**, 132 (1968)

Luft, U.C.: Irreversible hypoxämische Organveränderungen bei alten und jungen Tieren im Unterdruck. Beitr. path. Anat. **99**, 351 (1937)

Luft, U.C.: Das morphologische Bild hypoxaemischer Organveränderungen. Luftfahrtmed. **2**, 231 (1938)

Lund, O.E.: Über den Wert retinaler Gefäßveränderungen in der Diagnostik der Arteriosklerose. Basel-New York: Karger 1964

Lundberg, N., Conquist, S., Kjallquist, A.: Clinical investigations on interrelations between intracranial pressure and intracranial hemodynamics. Brain Res. **30**, 69–75 (1968)

Luse, S.A.: Electron microscopic observations of the central nervous system. J. biophys. biochem. Cytol. **2**, 531 (1956)

Luse, S.A.: The ultrastructure of normal and abnormal oligodendroglia. Anat. Rec. **138**, 461 (1960a)

Luse, S.A.: Histochemical implications of electron microscopy of the central nervous system. J. Histochem. Cytochem. **8**, 398 (1960b)

Luse, S.A.: The ultrastructure of the brain and its relation to transport of metabolites. Res. Publ. Ass. nerv. ment. Dis. **40**, 1 (1962)

Luse, S.A.: Ultrastructural aspects of infection in the central nervous system. Res. Publ. Ass. nerv. ment. Dis. **44**, 53 (1968)

Luse, S.A., Harris, B.: Electron microscopy of the brain in experimental edema. J. Neurosurg. **7**, 439–446 (1960)

Luse, S.A., Harris, B.: Brain ultrastructure in hydration and dehydration. Arch. Neurol. Psychiat. (Chic.) **4**, 139–153 (1961)

Lust, D.W., Mrŝulja, B.B., Mrŝulja, B.J., Passoneau, J.V., Klatzo, I.: Putative neurotransmitters and cyclic nucleotides in prolonged ischemia of the cerebral cortex. Brain Res. **98**, 394 (1975)

MacDonald, M., Spector, R.: The influence of anoxia on respiratory enzymes in rat brain. Brit. J. exp. Pathol. **44**, 11 (1963)

MacDougal, D.B., Adams, R.D.: Neuropathological changes in hemochromatosis. J. Neuropath. exp. Neurol. **9**, 117 (1950)

Magendie, F.: Vorlesungen über das Nervensystem und seine Krankheiten. (Übersetzt: Gustav Krupp.) Leipzig: Christian Ernst Kollmann 1841

Majno, G., Palade, G.E.: Studies on inflammation. I. The effect of histamine and serotonin on vascular permeability. J. biophys. biochem. Cytol. **11**, 571 (1961)

Majno, G., Shea, S.M., Leventhal, M.: Endothelial contraction induced by histamine-type mediators. An electron microscopic study. J. Cell. Biol. **42**, 647 (1969)

Malamud, N.: Zur Klinik und Histopathologie der chronischen Gefäßlues im Zentralnervensystem. Z. Neurol. **102**, 778 (1926)

Malamud, N., Grosh, L.C.: Hyperinsulism and cerebral changes: Report of a case due to islet-cell adenoma of pancreas. Arch. intern. Med. **61**, 579 (1938)

Malhotra, S.K., Harreveld, A. van: Distribution of extracellular material in central white matter. J. Anat. (Lond.) **100**, 99 (1966)

Manasse, P.: Über hyaline Ballen und Thromben in den Gehirngefäßen bei akuten Infektionskrankheiten. Virchows Arch. path. Anat. **130**, 217 (1892)

Manery, J.F., Bale, W.F.: Penetrazion of radioactive dosium and phosphorus into the extra- and intracellular phases and tissue. Amer. J. Physiol. **132**, 215 (1941)

Marburg, O., Sgalitzer, M.: Die Röntgenbehandlung der Nervenkrankheiten. Sonderbände z. Strahlentherapie **15**, Berlin 1930

Marsden, H., Wilson, V.: Lead poisoning in children. Brit. med. J. **1**, 324 (1955)

Marshall, J.: The natural history of transient ischemic cerebrovascular attacks. Quart. J. Med. **33**, 309–324 (1964)

Marshall, J.: Hypertension and cerebro-vascular disease. Boston: Little & Brown 1968

Maske, H.: Über den topochemischen Nachweis von Zink im Ammonshorn verschiedener Säugetiere. Naturwissenschaften **42**, 424 (1955)

Matakas, F., Birkle, J., Cervós-Navarro, J.: The effect of prolonged experimental hypercapnia on the brain. Acta neuropath. (Berl.) **41**, 207–210 (1978)

Matakas, F., Cervós-Navarro, J., Schneider, H.: Experimental brain death. 1. Morphology and fine structure of the brain. J. Neurol. Neurosurg. Psychiat. **36**, 497 (1973)

Matakas, F., Cervós-Navarro, J., Roggendorf, W.: Local differences in innervation of cerebral vessels and their relationship to vessel reaction. In: The cerebral vessel wall, eds. Cervós-Navarro, J., Betz, E., Matakas, F., Wüllenweber, B., p. 191. New York: Raven Press 1976

Matakas, F., Cuypers, J.: Lesions of the microvasculature in brain edema. In: Pathology of the microcirculation, ed. Cervós-Navarro, J., F. Matakas, F. Betz, E. Grěcević, p. 274. Berlin-New York: de Gruyter 1974

Matthews, M.A.: Death of the central neuron. An electron microscopic study of thalamic retrograde degeneration following cortical ablation. J. Neurocytol. **2**, 265 (1973)

Matthews, M.A.: Reactive events in cerebral microvasculature associated with neural degeneration in thalamic relay nuclei. In: The cerebral vessel wall, eds. Cervós-Navarro, J., Betz, E., Matakas, F., Wüllenweber, p. 81. New York: Raven Press 1976

Matthews, M.A., Krüger, L.: Electron microscopy of non-neuronal cellular changes accompanying neural degeneration in thalamic nuclei of the rabbit. I. Reactive hematogenous and perivascular elements within the basal lamina. J. comp. Neurol. **148**, 285 (1973)

Mattyus, A.: Über anoxische Hirnveränderungen bei Asthma bronchiale. Arch. Psychiat. Nervenkr. **199**, 172 (1959)

Maxwell, D.S., Krüger, L.: The fine structure of astrocytes in the cerebral cortex and their response to focal injury produced by heavy ionizing particles. J. Cell. Biol. **25/II**, 141 (1965)

Maynard,, E.A., Schultz, R.L., Pease, D.C.: Electron microscopy of the vascular bed of rat cerebral cortex. Amer. J. Anat. **100**, 409 (1957)

McDonald, W.I.: Recurrent cholesterol embolism as a cause for fluctuating cerebral symptoms. J. Neurol. Neurosurg. Psychiat. **30**, 489 (1967)

McGee, W.G., Ashworth, C.T.: Fine structure of chronic hypertensive arteriopathy in the human kidney. Amer. J. Path. **43**, 273 (1963)

Mchedlishvili, G.I., Nikolaishvili, L.S., Itkis, M.L.: Further studies on the pathophysiological mechanisms of postischemic brain edema development. Neuropat. Pol. **17**, 2 (1979)

McKay, D.G.: Disseminated intravascular coagulation. An intermediary mechanism of disease. New York-Evanston-London: Höber Medical Division, Harper & Row Publ. 1965

McKay, D.G.: Tissue damage in disseminated intravascular coagultion. Mechanisms of the thrombo in the microcirculation. In: Disseminated intravascular coagulations, ed. Mammen, E.F. Stuttgart 1969

McMenemy, W.H.: The dementias and progressive diseases of the basal ganglia. In: Greenfield's Neuropathology, 2nd ed., eds. Blackwood, W., Corsellis, J.A.N., p. 520. London: Arnold, E. 1963

McMillan, D.E., Breithaupt, D.L., Rosenau, W., Lee, J.C., Forsham, H.: Forearm skin capillaries of diabetic, potential diabetic and nondiabetic subjects. Diabetes **15**, 251 (1966)

Mealy, J.: Brain scanning in brain tumors. Clin. Neurol. **16**, 661 (1974)

Meencke, H.J., Schneider, H., Stoltenburg-Dindinger, G.: Thalamusschäden nach Herzkreislaufstillstand und Reanimation. In: Aktuelle Probleme der Neuropath. **4**, Vol. 4, 138–148 (1978)

Meessen, H.: Veränderungen im Zentralnervensystem des Hundes nach Histaminkollaps. Beitr. path. Anat. **109**, 352 (1947)

Meessen, H., Stochdorph, O.: Erweichung und Blutung. In: Hdb. spez. Path. Anat. Histol., Bd. XIII/1B, Hrsg. Scholz, W., S. 1384. Berlin-Göttingen-Heidelberg: Springer 1957a

Meessen, H., Stochdorph, O.: Die Embolie durch Luft- und Fetteinschwemmung. In: Hdb. spez. Path. Anat. Histol., Bd. XIII/1B, Hrsg. Scholz, W., S. 1420. Berlin-Göttingen-Heidelberg: Springer 1957b

Meriwehter, L.S., Wilson, D.L., Taylor, L.B.: Cerebral fett embolism. Experimental study with special reference to reaction of glia. Arch. Neurol. **31**, 338 (1934)

Merk, R.: Die morphologischen Veränderungen am Zentralnervensystem im kurzfristigen Unterdruckversuch. Arch. Psychiat. **111**, 160 (1940)

Mettler, F.A., Cooper, I., Liss, H., Carpenter, M., Noback, C.: Patterns of vascular failure in the central nervous system. J. Neuropath. exp. Neurol. **13**, 528 (1954)

Metuzals, T.F.: Ultrastructure of the nodes of ranvier and their surrounding structures in the central nervous system. Z. Zellforsch. **65**, 791 (1965)

Meyer, A.: Über die Wirkung der Kohlenoxidvergiftung auf das Zentralnervensystem. Z. ges. Neurol. Psychiat. **100**, 201 (1926)

Meyer, A.: Experimentelle Vergiftungsstudien. II. Vergleichende phylogenetische Untersuchungen über Kohlenoxidvergiftungen des Gehirns. Z. ges. Neurol. Psychiat. **139**, 422 (1932)

Meyer, A.: The selective regional vulnerability of the brain and its relation to psychiatric problems. Proc. roy. Soc. Med. **29**, 1175 (1936)

Meyer, A.: Intoxications. In: Greenfield's Neuropathology, 2nd ed., eds. Blackwood, W., Corsellis, J.A.N., p. 252. London: E. Arnold 1963

Meyer, J.E.: Über eigenartige Gestaltsveränderungen der Purkinjezellen der Kleinhirnrinde. Arch. Psychiat. Nervenkr. **181**, 748 (1949)

Meyer, J.E.: Über eine Ödemkrankheit des Zentralnervensystems im frühen Kindesalter. Arch. Psychiat. Nervenkr. **185**, 35 (1950)

Meyer, J.E.: Hirnveränderungen vom Typ der intervallären CO-Vergiftung nach Stickoxydul-Äther-Narkose. Arch. Psychiat. Nervenheilk. **202**, 113 (1961)

Meyer, J.S., Denny-Brown, C.: The cerebral collateral circulation. 1. Factors influencing collateral blood flow. Neurology **7**, 447 (1957)

Meyer, J.S., Fang, H.C., Denny-Brown, D.: Polarographic study of cerebral collateral circulation. Arch. Neurol. Psychiat. (Chic.) **72**, 296 (1954)

Meyer, J.S., Gotoh, F.: Metabolic and electroencephalographic effects of hyperventilation. Arch. Neurol. **3**, 539 (1960)

Meyer, J.S., Gotoh, F., Tazaki, Y., Hamaguchi, K., Nouailhat, S., Symon, L.: Regional cerebral blood flow and metabolism in vivo. Arch. Neurol. 7, 560 (1962a)

Meyer, J.S., Gotoh, F., Tazaki, Y.: Circulation and metabolism following experimental cerebral embolism. J. Neuropath. exp. Neurol. 21, 4 (1962b)

Meyer, J.S., Sawada, T., Kitamura, A., Toyoda, M.: Cerebral blood flow after control of hypertension in stroke. Neurology (Minneap.) 18, 772 (1968)

Meyer, J.S., Shimazu, K., Fukuuchi, Y., Okamoto, S., Koto, A., Ericsson, A.D.: Cerebral dysautoregulation in central neurogenic orthostatic hypotension (Shy-Drager-Syndrome). Neurology 23, 262 (1973)

Meyer, J.S., Waltz, A.G., Gotoh, F.: Pathogenesis of cerebral vasospasms in hypertensive encephalopathy. I. Effects of acute increase in intraluminal blood pressure in pial blood flow. Neurology (Minneap.) 10, 735 (1960)

Meyer, W.W.: Cholesterinkristallembolie kleiner Organarterien und ihre Folgen. Arch. path. Anat. 314, 616–638 (1947)

Michaux, L., Bertrand, I., Scherer, J., Bourguignon, M.: Ètude anatomique du coma insolinothérapique à propos de deux cas personnels. Sem. Hôp. Paris 4288 (1950)

Mihalík, P.R.C.: Über die Nervengewebskulturen mit besonderer Berücksichtigung der Neuronenlehre und der Mikrogliafrage. Arch. exp. Zellforsch. 17, 119 (1935)

Miller, J., Myers, R.E.: Neuropathology of systemic circulatory arrest in the adult monkey. Neurology 22, 888 (1972)

Miller, J., Stanek, A., Lanfitt, T.: Concepts of cerebral perfusion pressure and vascular compression during intracranial hypertension. Progress in brain research 35, 441 (1971)

Miquel, J., Haymaker, W.: Brain edema produced by particle and ultraviolet radiation. In: Brain edema, eds. Klatzo, I., Seitelberger, F., p. 615. Wien-New York: Springer 1967

Mithoefer, J.C.: Increased intracranial pressure in emphysema caused by oxygen inhalation. J. Amer. med. Ass. 149, 116 (1952)

Moe, R.: Electron microscopic morphology of lymphatic sinuses. Anat. Rec. 136, 245 (1960)

Moegen, P.: Über die Wirkung von Proteinasen auf koaguliertes Gewebe. Frankfurt. Z. Pat. 54, 352 (1940)

Mönninghoff, F.H.: Untersuchungen über die Autolyse der Zeilen bei „trüber Schwellung" und „postmortaler kadaveröser Trübung". Beitr. path. Anat. 102, 87 (1939)

Mollaret, P., Bertrand, I., Mollaret, H.: Coma dépassé et nécroses nerveuses centrales massives. Rev. neurol. 101, 116 (1959)

Monakow, C.V.: Der Kreislauf des Liquor cerebrospinales. Schweiz. Arch. Neurol. Psychiat. 8, 233 (1921)

Montgomery, P.O.B., Muirhead, E.E.: Similarities between the lesions in human malignant hypertension and the hypertensive state of the nephrectomized dog. Amer. J. Path. 29, 1147–1155 (1953)

Moore, D.H., Hunter, S.W., Hubbard, T.B.: Clinical and experimental studies of fluorescence in dyes with special reference to their use for the diagnosis of central nervous system tumors. Ann. Surg. 130, 637 (1949)

Moore, D.H., Ruska, H.: The fine structure of capillaries and small arteries. J. biophys. biochem. Cytol. 3, 457 (1957)

Morel, F.: Altération vasculaire de nature aperemment dyshorique intéressant électivement certains vaisseaux corticaux chez des personnes âgées. Extrait des comptes rendus du Congrès des Médecins aliénistes et neurologiste. Genève et Lausanne, 1946

Morgenstern, Z.I.: Ein Fall von lokalem Amyloid der Hirngefäße. Virchows Arch. path. Anat. 294, 334 (1935)

Morrison, L.R.: Histopathologic effect of anoxia on the central nervous system. Arch. Neurol. Psychiat. (Chic.) 55, 1 (1946)

Morsier, G. de, Mozer, J.J.: Lésions cérébrales mortelles par hypoglycémie au cours d'un traitement insulinique chéz un morphinomane. Ann. Méd. 39, 474 (1936)

Moschcowitz, E.: An acute febrile pleiochromic anemia with hyalin thrombosis of terminal arterioles and capillaries. An undescribed disease. Arch. intern. Med. 36, 89 (1925)

Mrŝulja, B.B., Mrŝulja, B.J., Ito, U., Walker, J.T., Klatzo, I.: Experimental cerebral ischemia in Mongolian gerbils. II. Changes in carbohydrates. Acta Neuropath. 33, 91 (1975a)

Mrŝulja, B.B., Mrŝulja, B.J., Spatz, M., Ito, U., Walker, J.T., Klatzo, I.: Experimental cerebral ischemia in Mongolian gerbils. IV. Behavior of biogenic amines. Acta neuropath. (Berl.) **36**, 1–8 (1976)

Mrŝulja, B.B., Mrŝulja, B.J., Spatz, M., Klatzo, I.: Action of cerebral ischemia on decreased levels of 3-methoxy-4-hydroxylethylglycol sulfate, homovanillic acid and 5-hydroxyindolaecetic acid produced by pargyline. Brain Res. **98**, 388 (1975b)

Müller, E.: Der Zelltod. In: Hdb. allg. Path. II/1. Das Cytoplasma, Hrsg. Büchner, F., Letterer, E., Roulet, F., S. 613. Berlin-Göttingen-Heidelberg: Springer 1955

Müller, G.: Zur Frage der Altersbestimmung histologischer Veränderungen am menschlichen Gehirn unter Berücksichtigung der örtlichen Verteilung. Z. ges. Neurol. (Arch. Psychiat. Nervenkr.) **124**, 1 (1930)

Münter, M.D., Whisnant, J.P.: Basal ganglia calcification, hypoparathyroidism and extrapyramidal motor manifestations. Neurology (Minneap.) **18**, 1075 (1968)

Munk, F.: Zur sogenannten „Hochdruckkrankheit". Med. Klin. **36**, 1192 (1937)

Murphy, D.J.: Cerebrovascular permeability after meglumine iothalamate administration. Neurology (Minneap.) **23**, 926 (1973)

Murray, J.E.: Carrier-mediated transfer of amino acids from blood to brain. Neurology (Minneap.) **23**, 940 (1972)

Myers, R.E.: Two patterns of perinatal brain damage and their conditions of occurrence. Amer. J. Obstet. Gynec. **112**, 246 (1972)

Myers, R.E.: Neuropathology of total oxygen lack (anoxia) in Rhesus monkey. In: Pathology of cerebral microcirculation, eds. Cervós-Navarro, J., Matakas, F., Betz, E., Grčević, N., p. 299. Berlin-New York: De Gruyter 1974

Myers, R.E., Kahn, K.J.: Insulin-induced hypoglycaemia in the non-human primate. II. Long-term neuropathological consequences in brain hypoxia. Clinics in developmental medicine 39/40, Spastic Internat. Med. Publ., pp. 195–206 (Eds. Brierley, J.B., Meldrum, B.S.). London: F. Heinemann Med. 1971

Nakata, Y., Shionoya, S., Kamiya, K.: Pathogenesis of mycotic aneurysm. Angiology **19**, 593 (1968)

Naquet, R., Vigouroux, R.-P.: Embolies expérimentales par vois carotidienne chez le Babouin (Papio papio). Rev. neurol. **144**, 339 (1966)

Nelson, E., Blinzinger, K., Hager, H.: Electron microscopic observations on the subarachnoidal and perivascular spaces of the Syrian hamster brain. Neurol. (Minneap.) **11**, 285 (1961)

Nelson, E., Hager, H., Kovacs, E.: Ultrastructural alterations in neurons of mice infected with MM polioencephalitis virus. Neurology **11**, 755 (1961)

Nelson, E., Rennels, M.: Neuromuscular contacts in intracranial arteries of the cat. Science **167**, 301 (1970)

Nelson, E., Takayanagi, T., Rennels, M., Kawamura, J.: The innervation of human intracranial arteries: A study by scanning transmission electron microscopy. J. Neuropath. exp. Neurol. **31**, 526 (1972)

Netter, H.: Die Feinstruktur der Zelle als dynamisches Problem. Verh. dtsch. path. Ges. **33**, 8 (1950)

Neubürger, K.: Über zerebrale Luft- und Fettembolie. Z. Neurol. **95**, 278 (1925)

Neubürger, K.: Akute Ammonshornveränderungen nach frischen Hirnschußverletzungen. Krankheitsforsch. **7**, 219 (1928)

Neubürger, K.: Arteriosklerosis. In: Hdb. d. Geisteskrankheiten, ed. Blumke, O., p. 570, Vol. 11. Berlin: Springer 1930

Neubürger, K.: Lesions of the human brain following circulatory arrest. J. Neuropath. exp. Neurol. **13**, 144 (1954)

Neumann, M.A.: Combined amyloid vascular changes and argyrophilic plaques in the central nervous system. J. Neuropath. exp. Neurol. **19**, 390 (1960)

Ng, L.K., Nimmannitya, I.: Massive cerebral infarction and severe brain swelling. Stroke **1**, 158 (1970)

Nicholson, A.N., Ernsting, J.: Neurological sequelae of prolonged decompression. Aerospace Med. **38**, 389 (1967)

Nicholson, A.N., Freeland, S.A., Brierley, J.B.: A behavioural and neuropathological study of the sequelae of profound hypoxia. Brain Res. **22**, 237 (1970)

Nicholson, N.A.: Neurological and behavioural studies on the sequelae of profound hypoxia. In: Brain hypoxia, eds. Brierley, J.B., Meldrum, B.S., p. 152. Clinics and Developmental Medicine 39/40. Spastic Internat. Med. Publ. W. Heinemann. London: Medical Books Ltd. 1971

Nielson, K.C., Owman, Ch.: Adrenergic innervation of pial arteries related to the circle of Willis in the cat. Brain Res. **6**, 773 (1967)

Niessing, K., Vogell, J.: Das elektronenmikroskopische Bild der sog. Grundsubstanz der Hirnrinde. Z. Naturforsch. **12b**, 641 (1957)

Niessing, K., Vogell, J.: Elektronenmikroskopische Untersuchungen über Strukturveränderungen in der Hirnrinde beim Ödem und ihre Bedeutung für das Problem der Grundsubstanz. Z. Zellforsch. **52**, 216 (1960)

Niklas, A., Oehlert, W.: Autoradiographische Untersuchung der Größe des Eiweißstoffwechsels verschiedener Organe, Gewebe und Zellarten. Beitr. path. Anat. **116**, 91 (1956)

Nissl, F.: Zur Histopathologie der paralytischen Rindenerkrankungen. Histol. u. Histopath. Arb. Nissl-Alzheimer **1**, 315 (1904)

Noel, W., Schneider, M.: Über die Durchblutung und Sauerstoffversorgung des Gehirns im akuten Sauerstoffmangel. Pflügers Arch. path. Anat. **246**, 181 (1942)

Nordmann, M.: Die Spontanblutung im menschlichen Gehirn. Verh. dtsch. path. Ges. **29**, 11 (1936)

Nordmann, M.: Funktionelle und materielle Kreislaufstörungen. In: Hdb. spez. Path. Anat. Histol., Bd. XIII/1, S. 1180. Hrsg. Scholz, W. Berlin-Göttingen-Heidelberg: Springer 1957

Norman, R.M., Urich, H.: The influence of a vascular factor on the distribution of symmetrical cerebral calcifications. J. Neurol. Neurosurg. Psychiat. **23**, 142 (1960)

Norris, J.W., Hodge, C.P., Pappius, H.M.: Water and electrolyte content of ischemic cerebral tissue. J. Neuropath. exp. Neurol. **30**, 140 (1971)

Norris, J.W., Pappius, H.M.: Cerebral water and electrolytes. Effect of asphyxia, hypoxia and hypercapnia. Arch. Neurol. Psychiat. (Chic.) **23**, 248–258 (1970)

Northfield, D.W.L., Russel, D.S.: Das Schicksal des Thorotrastes bei der zerebralen Arteriographie. Lancet **1**, 377 (1937)

Nyström, S.: The case of decortication following a severe head injury. Acta psychiat. scand. **35**, 101 (1960)

Obersteiner, H.: Cerebral blood vessels in health and disease. Brain **7**, 289 (1884)

Obrador, S.: Damaged sub-responsive human brain. Acta neurochir. (Wien) **22**, 113 (1970)

Obrador, S., Pisuñer, J.: Experimental swelling in the brain. Arch. Neurol. Psychiat. (Chic.) **49**, 826–830 (1943)

O'Brien, M.D., Waltz, A.G., Jordan, M.M.: Ischemic cerebral edema. Distribution of water in brains of cats after occlusion of the middle cerebral artery. Arch. Neurol. Psychiat. (Chic.) **30**, 456 (1974)

Oehlert, W., Schultze, B.: Autoradiographic findings on the amount of protein-metabolism in single tissue and cells with special view with reference to the central nervous system of the rabbit. Internat. conf. on Radioisotopes in Scientific Research. Paris 1957

Oehlert, W., Schultze, B., Maurer, W.: Autoradiographische Untersuchungen der Größe des Eiweißstoffwechsels der verschiedenen Zellen des Zentralnervensystems. Beitr. path. Anat. **119**, 343 (1958)

Oeller, H.: Pathologisch-anatomische Studien zur Frage der Entstehung und Heilung von Hirnblutungen und über ihre Stellung zur „hämorrhagischen Enzephalitis". Dtsch. Z. Nervenheilk. **47/48**, 504 (1913)

Olsen, F.: Arteriolar permeability and destruction of elastic membrane in hypertension. A morphological difference between mesenteric arterioles permeable for plasma components and nonpermeable mesenteric arterioles in rats with acute angiotensin hypertension or renal hypertension. Acta path. microbiol. scand. **75**, 527–536 (1969)

Olsson, Y., Crowell, R.M., Klatzo, I.: The blood brain barrier to protein tracers in focal cerebral ischemia and infarction caused by occlusion of the middle cerebral artery. Acta neuropath. (Berl.) **18**, 89–102 (1972)

Olsson, Y., Hossmann, K.-A.: Fine structural localization of exsudated protein tracers in the brain. Acta neuropath. (Berl.) **16**, 103–116 (1970)

Olsson, Y., Hossmann, K.A.: The effect of intravascular saline perfusion on the sequelae of transient cerebral ischemia. Acta neuropath. (Berl.) **17**, 68 (1971)

Ooneda, G., Ooyama, Y., Matsuyama, K., Takatamy, M., Yoshida, Y., Sekiguchi, M., Arai, I.: Electron microscopic studies on the morphogenesis of fibrinoid degeneration in the mesentric arteries of hypertensive rats. Angiology 16, 8 (1965)

Ooneda, G., Yoshida, Y., Suzuki, K., Sekiguchi, T.: Morphogenesis of plasmatic arterionecrosis as the cause of hypertensive intracerebral hemorrhage. Virchows Arch. Abt. A 361, 31–38 (1973)

Opitz, E., Schneider, M.: Über die Sauerstoffversorgung des Gehirns und den Mechanismus von Mangelwirkungen. Erg. Physiol. 46, 126 (1950)

Oppelt, W.W., Rall, D.P.: Brain extracellular space as measured by diffusion of various molecules into brain. In: Brain edema, eds. Klatzo, I., Seitelberger, F., p. 333. Wien-New York: Springer 1967

Oppenheim, G.: Über „drusige Nekrosen" in der Großhirnrinde. Zbl. ges. Neurol. Psychiat. 8, 410 (1909)

Oppenheimer, B.S., Fishberg, A.M.: Hypertensive encephalopathy. Arch. intern. Med. 41, 264 (1928)

Orthner, H.: Die Methylalkoholvergiftung. Mit besonderer Berücksichtigung neuartiger Hirnbefunde. Berlin-Göttingen-Heidelberg: Springer 1950

Ostertag, B.: Hirnbefunde bei Insulinvergiftungen und deren Entstehung (Anatomischer Teil). Zbl. Neurol. 96, 249 (1939)

Ostertag, B.: Bioptische Befunde bei Krampfbehandlung. Jahresvers. Dtsch. Neurol. Psychiat., Marburg 1948. Zbl. Neurol. 107, 5 (1949)

Paarmann, H.F.: Über Schäden des Nervensystems bei Porphyrie. Frankfurt. Z. Path. 65, 527–538 (1954)

Palade, G.E.: Fine structure of blood capillaries. J. appl. Physiol. 24, 1424 (1953)

Palade, G.E.: The endoplasmic reticulum. J. biophys. biochem. Cytol. 2, Nr. 4, 85 (1956)

Palade, G.E.: Blood capillaries of the heart and other organs. Circulation 24, 368 (1961)

Palay, S.L., McGee Russell, S.A., Gordon, S., Grillo, M.A.: Fixation of neural tissue for electron microscopy by perfusion with solutions of osmium tetroxide. J. Cell. Biol. 12, 385 (1962)

Palmer, A.: Platelet and leucocyte skimming. Bibl. anat. (Basel) 9, 300 (1967)

Palvolgyi, R.: Regional cerebral blood flow in tumor patients. Internat. Symp. on CSF and CBF. Copenhagen: Lund 1968

Pantelakis, S.: Un type particulier d'angiopathie sénile du système nerveux central: L'Angiopathie congophile. Dissertation Genf. Mschr. Psychiat. Nervenkr. 195, 219 (1954)

Pappas, G.D., Ross, M.H., Thomas, L.: Studies on the generalized Shwartzman reaction. VIII. The appearence, by electron microscopy, of intravascular fibrinoid in the glomerular capillaries during the reaction. J. exp. Med. 107, 333 (1958)

Pappius, H.M.: Fundamental aspects of brain edemas. In: Hdb. of Clinical Neurology, Bd. 16 I, p. 167. Eds. Vinken, P.P., Bruyn, G.W. North-Holland Publ. Comp. American. New York: Elsevier Publ. Co. Inc. 1974

Pappius, H.M., Dayes, L.A.: Hypertonic urea. Its effects on the distribution of water and electrolytes in normal and edematous brain tissue. Arch. Neurol. Psychiat. (Chic.) 13, 395 (1965)

Pappius, H.M., Gulatti, D.R.: Water and electrolyte content of cerebral tissue in experimentally induced edema. Acta neuropath. (Berl.) 2, 451 (1963)

Pappius, H.M., Klatzo, I., Elliott, K.A.C.: Further studies on swelling of brain slices. Canad. J. Biochem. 40, 885 (1962)

Pappius, H.M., Oh, J.O., Dossetor, J.B.: The effect of rapid hemodialysis on brain tissues and cerebrospinal fluid of dogs. Canad. J. Physiol. Pharmacol. 45, 129 (1967)

Pease, D.C.: Electron microscopic study of the red bone marrow. Blood 11, 501 (1956)

Penfield, W.: Intracerebral vascular nerves. Arch. Neurol. Psychiat. (Chic.) 27, 30 (1932)

Penfield, W., Cone, W.: Acute swelling of oligodendroglia; specific type of neuroglia change. Arch. Neurol. Psychiat. (Chic.) 16, 131–153 (1926)

Pentschew, A.: Die granuläre Atrophie der Großhirnrinde. Arch. Psychiat. 101, 80 (1933)

Pentschew, A.: Gibt es eine Endarteriitis luica der kleinen Hirnrindengefäße (Nissl-Alzheimer)? Nervenarzt 8, 393–398 (1935)

Pentschew, A.: Intoxikationen. In: Hdb. d. spez. Path. Anat. Histol. Bd. XIII/2B, S. 1907. Hrsg. Scholz, W. Berlin-Göttingen-Heidelberg: 1958

Pentschew, A., Garro, F., Schweda, P.: Systemized dysphoric encephalopathy in the suckling rat produced by lead. In: Proc. Vth Internat. Congr. Neuropath., Zürich, 730–733 (1965). Excerpta Medica Found. 1966

Peters, G.: Pathologie, Pathogenese und Klinik der Salvarsanschäden des Zentralnervensystems. Nervenarzt Bln. **18**, 66 (1947)

Peters, G.: Paraproteinosen und Zentralnervensystem. Dtsch. Z. Nervenheilk. **161**, 359 (1949)

Peters, G.: Die Störungen des Lipoid-, Kohlehydrat- und Eiweißstoffwechsels. In: Hdb. spez. Path. Anat. Histol. Bd. XIII/2, S. 1831. Hrsg. Scholz, W. Berlin-Göttingen-Heidelberg: 1958

Peters, G.: Plasma-membrane contacts in the central nervous system. J. Ann. **96**, 237 (1962)

Peters, G.: Klinische Neuropathologie. Stuttgart: Thieme 1970

Peters, G., Selbach, H.: Neutralisationsfähigkeit des Hirngewebes. Arch. Psychiat. **116**, 531 (1943)

Pette, H.: Kreislauf und Nervensystem. Neue Dtsch. Klinik **18**, 482 (1945)

Pfaff, W., Herold, W.: Versuche am Mesenterium des lebenden Kaninchens. In: Grundlagen einer neuen Therapieforschung der Tuberkulose. Leipzig: Thieme 1937

Pfeiffer, R.A.: Die Angioarchitektonik der Großhirnrinde. Berlin: Springer 1928

Pia, H.W.: Die Schädigungen des Hirnstammes bei raumfordernden Prozessen des Gehirns. Acta neurochir. (Wien) Suppl. **4**, 1–182 (1957)

Pilleri, G.: A case of Morbus Fahr (non-arteriosclerotic, idiopathic intracerebral calcification of the blood vessels) in three generations. Psychiat. et Neurol. (Basel) **152**, 43 (1966)

Plum, F., Posner, J.B., Alvord, E.C.: Edema and necrosis in experimental cerebral infarction. Arch. Neurol. Psychiat. (Chic.) **9**, 563 (1963)

Pollack, J.D. (Ed.): Reye's syndrome. New York-San Francisco-London: Grune & Stratton 1974

Pratesi, F., Cayellini, M., Macchini, H.: The innominant steal. Vasc. Disease **5**, 214 (1968)

Prievara, J.: Ein Fall tödlicher Alkoholvergiftung eines Kindes. Fühner-Wielands Slg. Vergift.-Fälle **11**, 223 (1941)

Prosenz, P.: The cerebral hyperperfusion syndrome. Wien: Hollinek 1971

Prusiner, S., Wolfson, S.K.: Hypothermic protection against cerebral edema of ischemia. Prevention of cerebral edema in the rat after prolonged circulatory arrest. Arch. Neurol. Psychiat. (Chic.) **19**, 623 (1968)

Puchstein, G.: Anoxieschädigung des Gehirns durch Verschüttung. Fortschr. Neurol. Psychiat. **27**, 645 (1959)

Raaflaub, J.: Über Basizität der Knochenmineralien. Experientia (Basel) **17**, 433 (1961)

Raichle, M.E., Eichling, J.D., Straatmann, M.G., Welch, M.J., Larson, K.B., TEV-Pogassian, M.M.: Blood-brain permeability of $^{11}$C-labeled alcohols and $^{15}$O-labeled water. Amer. J. Physiol. **230**, 543 (1976a)

Raichle, M.E., Hartman, B.K., Eichling, J.O., Grubb, R.L. Jr.: Central noradrenergic regulation of brain microcirculation. In: Dynamics of Brain edema, eds. Pappius, H.M., Feindel, W., p. 11. Berlin-Heidelberg-New York: Springer 1976b

Raimondi, A.J.: Localization of radio-iodinated serum albumin in human glioma. Arch. Neurol. Psychiat. (Chic.) **11**, 173 (1964)

Raimondi, A.J., Evans, J.P., Mullan, S.: Studies of Cerebral edema III. Acta neuropath. (Berl.) **2**, 177 (1962)

Randerath, E.: Die Bedeutung der allergischen Pathogenese bei der Arteriitis. Pathologisch-anatomisches Referat. Verh. dtsch. Ges. inn. Med. **60**, 359 (1954)

Rank, J.B., Windle, W.F.: Brain edema in the monkey, Macaca mulatta by asphyxia neonatorum. Exp. Neurol. **1**, 130 (1959)

Rapoport, S.I.: Effect of concentrated solution on the blood-brain barrier. Amer. J. Physiol. **219** (1970)

Rapoport, S.I.: Blood-brain barrier permeability, autoregulation of cerebral blood flow and brain edema. In: Head injuries, ed. McLaurin, R.L. New York: Grune & Stratton 1977

Rapoport, S.I., Brightman, M.W., Reese, T.S.: Reversible osmotic opening of blood-brain barrier by opening tight junctions of cerebrovascular endothelium. Abstracts, 17th Ann. Meet. Biophys. Soc. **13**, 230a (1973)

Rapoport, S.I., Hori, M., Klatzo, I.: Testing of a hypothesis for osmotic opening of the blood-brain barrier. Amer. J. Physiol. **223**, 323 (1972)

Rapoport, S.I., Thompson, H.K.: Opening of the blood-brain barrier (BBB) by a pulse of a hydrostatic pressure. Biophys. J. **15**, 326 (1975)

Rauch, H.J.: Hirnschädigungen bei der Schockbehandlung der Psychosen. Ärztl. Wschr. **3**, 65 (1948)

Ravens, J.R.: Anastomoses in the vascular bed of the human cerebrum. In: Pathology of cerebral microcirculation, eds. Cervós-Navarro, J., Matakas, F., Betz, E., Grčević, N., p. 26. New York: Raven Press 1974

Recklinghausen, F. v.: Handbuch der allgemeinen Pathologie des Kreislaufes und der Ernährung. Stuttgart: Enke Vlg. 1883

Reed, D.J., Woodbury, D.M., Holtzer, R.L.: Brain edema, electrolytes and extracellular space. Effect of triethyl tin on brain and sceletal muscle. Arch. Neurol. Psychiat. (Chic.) **10**, 604 (1964)

Reese, T.S., Karnovsky, M.J.: Fine structural localization of a blood-brain barrier for exogenous peroxidase. J. Cell. Biol. **34**, 207 (1967)

Reichardt, M.: Zur Entstehung des Hirndruckes. Dtsch. Z. Nervenheilk. **28**, 34 (1905)

Reichardt, M.: Hirnschwellung. Allg. Z. Psychiat. u. Nervenheilk. **75**, 34 (1919)

Reichardt, M.: Das Hirnödem, Anhang: Die Hirnschwellung. In: Hb. spez.-path. Anat. Histol. Vol. XIII, IB, S. 1229. Hrsg. W. Scholz. Berlin-Göttingen-Heidelberg: Springer 1957

Reichardt, M.: Schädelinnenraum, Hirn und Körper. Stuttgart: G. Fischer 1965

Reivich, M., Jehle, J., Sokoloff, L., Kety, S.S.: Measurement of regional cerebral blood flow with $C^{14}$-antipyrine in awake cats. J. appl. Physiol. **27**, 296 (1969)

Remmele, W., Harms, D.: Zur pathologischen Anatomie des Kreislaufschocks beim Menschen. I. Mikrothrombose der peripheren Blutgefäße. Klin. Wschr. **46**, 352 (1968)

Reske-Nielsen, E., Lundbaek, K., Rafaelsen, O.J.: Pathology of the central and peripheral nervous system of young long-term diabetics. Diabetologia **1**, 233 (1965)

Reulen, H.J.: Wasser- und Elektrolytveränderungen nach experimenteller commotio bei der Ratte. Inaug.-Diss. München 1963

Reye, R.D.K., Morgan, G., Baral, J.: Encephalopathy and fatty degeneration in the viscera – a disease entity in childhood. Lancet **1963 II**, 749

Rhodin, J.A.G.: Ultrastructure of mammalian venous capillaries, venules and small collecting veins. J. Ultrastruc. Res. **25**, 452 (1968)

Ricker, G.: Pathologie als Naturwissenschaft. Berlin 1924

Ricker, G.: Sklerose und Hypertonie der innervierten Arterien. Berlin: Springer 1927

Rider, H., Espey, F., Kristoff, F., Evans, J.: Observations on the interrelationship of intracranial pressure and cerebral blood flow. J. Neurosurg. **8**, 46 (1951)

Riebeling, C.: Zur Frage der Hirnschwellung. Dtsch. Z. Nervenheilk. **170**, 309 (1953)

Riggs, H.E., Rupp, C.: Variation in form of circle of Willis. Arch. Neurol. Psychiat. (Chic.) **8**, 8 (1969)

Rinder, L., Olsson, Y.: Studies on vascular permeability changes in experimental brain contusion. Acta neuropath. (Berl.) **11**, 183 (1968)

Rio-Hortega, P. Del: El tercer elemento de los centros nerviosos. I. La microglia en los procesos patologicos. III. Naturaleza probale de la microglia. Bol. Soc. esp. Biol. **9**, 69 (1919)

Rio-Hortega, P. Del: Microglia. In: Cytology and cellular pathology of the Nervous System, ed. Penfield, W., Vol. 3, p. 482. New York: Hoeber 1932

Rodbard, S.: Capillary control of blood flow and fluid exchange. Circ. Res. **28**, Suppl. 1, 51 (1971)

Rodriguez-Peralta, L.A.: Experiments on the histologic locus of the hematoencephalic barrier. J. comp. Neurol. **102**, 27 (1955)

Röhr, V.U.: Zum Feinbau des Subfornikalorgans der Katze. Z. Zellforsch. **73**, 246 (1966)

Rössle, R.: Ursache und Folgen der arteriellen Luftembolie des großen Kreislaufes. Virchows Arch. path. Anat. **314**, 511 (1947)

Roessmann, U., Friede, R.L.: Entry of labelled monocytic cells into the central nervous system. Acta neuropath. (Berl.) **10**, 359 (1968)

Roggendorf, W., Cervós-Navarro, J.: Ultrastructure of arterioles in cat brain. Cell Tiss. Res. **178**, 495 (1977)

Roggendorf, W., Cervós-Navarro, J., Lazaro-Lacalle, M.D.: Ultrastructure of venules in the cat brain. Cell. Tiss. Res. **192**, 461 (1978)

Rokitansky: Lehrbuch der pathologischen Anatomie. 3. Aufl., Bd. 2 (1856)

Romanul, F.C.A., Abramowicz, A.: Changes in brain and pial vessels in arterial border zones. Arch. Neurol. Psychiat. (Chic.) **11**, 40 (1964)

Rosenbaum, P., Kattine, A., Gottsegen, W.: Diabetic and prediabetic nephropathy in childhood. Amer. J. Dis. Child. **106**, 83 (1963)

Ross, J.A.T., Leavitt, S.R., Holst, E.A., Clemente, C.D.: Neurological and electroencephalographic effects of X-irradiation of the head in monkeys. Arch. Neurol. Psychiat. (Chic.) **71**, 238 (1954)

Ross-Russell, R.: The significance of intracerebral aneurysm. In: Research of cerebral circulation, eds. Meyer, J.S., Reivich, M., Lechner, H., Eichhorn, O., p. 34. Springfield (Ill.): Ch. C. Thomas Publ. 1970

Rossen, R., Kabat, H., Anderson, J.P.: Acute arrest of cerebral circulation in men. Arch. Neurol. Psychiat. (Chic.) **50**, 510 (1943)

Rotter, W.: Über hypoxämische Veränderungen des Zentralnervensystems unter Sauerstoffmangelatmung bei normalem Luftdruck. Beitr. path. Anat. **101**, 23 (1938)

Rotter, W.: Das morphologische Substrat des Schocks. Med. Welt. **22**, (N.F.), 1175 (1971)

Roussy, G., Laborde, S., Levy, G.: Traitement des tumeurs cérébrales par la radiothérapie. Rev. neurol. **31.II**, 129 (1924)

Rowbotham, G.F., Little, E.: A new concept of the circulation and the circulations of the brain. Brit. J. Surg. **52**, 539 (1965)

Rozdilsky, B., Olszewsky, J.: Permeability of cerebral vessels to albumine in hyperbilirubinemia. Neurology (Minneap.) **10**, 631 (1960)

Rubinstein, L.: Neuropathological aspects of neonatal anoxia: In: Drugs and Poison in Relation to Developing Nervous System. U.S.P.H.S. Publ. Nr. 1791, US Public Health Serv., p. 172 (1967)

Rubinstein, L.J., Klatzo, I., Miquel, J.: Histochemical observations on oxidative enzyme activity of glial cells in a local brain injury. J. Neuropath. exp. Neurol. **21**, 116 (1962)

Rudert, H., Schwink, A., Wetzstein, R.: Die Feinstruktur des Gefäßorgans beim Kaninchen. Z. Zellforsch. **74**, 252 (1966)

Rühl, A.: Über die Gangarten der Arteriosklerose. Veröff. Kriegs- u. Konstit.-Path. **5**, H. 21 (1929)

Sahs, A.B., Alexander, L.: Fatal hypoglycemia. A clinicopathologic study. Arch. Neurol. Psychiat. (Chic.) **42**, 286 (1939)

Sahs, A.L., Joynt, R.J.: Brain swelling of unknown cause. Neurology **6, 11**, 791 (1956)

Salm, H.: Benommenheitszustände im Anschluß an Insulinschockbehandlung bei Schizophrenen. Münch. med. Wschr. **84**, 1064 (1937)

Samorajski, T., Zeman, W., Ordy, J.M.: Ultrastructural changes in the cerebellum after focal deuteron irradiation. J. Neuropath. exp. Neurol. **26**, 40 (1967)

Sandritter, W.: Über das Vorkommen von Pseudokalk in Gehirnen von Feten, Säuglingen, Kleinkindern und Jugendlichen. Dtsch. Z. Nervenheilk. **166**, 481 (1951)

Sandritter, W., Lasch, H.G.: Pathological aspects of shock. Meth. Archiev. exp. Path. **3**, 86 (1967)

Santha, K., Juba, S.: Weitere Untersuchungen über die Entwicklung der Hortega'schen Mikroglia. Arch. Psychiat. Nervenkr. **98**, 598 (1933)

Sarteschi, R.: Contributio all'istologia patologica della presbiofrenia. Riv. sper. Freniat. **35**, 3 (1909)

Sasaki, S., Ferszt, R., Cervós-Navarro, J.: Transendothelial vesicular transport of protein in brain edema induced by ultraviolet irradiation. Acta neuropath. (Berl.) **40**, 207 (1977)

Sasaki, S., Schneider, H.: Supravital diffusion of fluorescent evans blue in brain and spinal cord tissue. Acta neuropath. (Berl.) **36**, 363 (1976)

Saunders, R., Bell, M.: X-ray microscopy and histochemistry of the human cerebral blood vessels. J. Neurosurg. **35**, 128 (1971)

Sawatari, M.: Electron microscopic studies on arterio-sclerosis and arterial fibrinoid degeneration. Gunma J. med. Sci. **15**, 229 (1966)

Sayre, G.P., Campbell, D.C.: multiple peripheral emboli in atherosclerosis of the aorta. Arch. intern. Med. **103**, 799 (1959)

Schadé, J.P.: Functional correlates of ionic movements in the cerebral cortex. In: Selective vulnerability of the brain in hypoxaemia, eds. Schadé, J.P., McMenemy, W.H., p. 88. Oxford: Blackwell Scientific Publ. 1963

Schaltenbrand, G.P.: Plexus und Meningen. In: Hdb. d. mikroskopischen Anatomie des Menschen, Bd. IV/2, Hrsg. Bergmann, W. Berlin-Göttingen-Heidelberg: Springer 1955

Scheinker, M.: Zur Histopathologie des Hirnödems und der Hirnschwellung bei Tumoren des Gehirns. Dtsch. Z. Nervenheilk. **147**, 137 (1938)

Scheinker, M.: Hypertensive disease of the brain. Arch. Path. **36**, 289 (1943)

Scheinker, I.M.: Transtentorial herniation of the brain stem. Arch. Neurol. Psychiat. (Chic.) **53**, 289 (1945)

Scheinker, M.: Clinical significance, histopathology and classification of cerebral swelling. Neurology (Minneap.) **2**, 177–194 (1952)

Schiffer, D., Sibour, F., Vesco, C.: Les classifications dans les tumeurs cérébrales. Wld. Neurol. **2**, 1069 (1961)

Schlote, W.: Die Amyloidnatur der kongophilen, drusigen Entartung der Hirnarterien (Scholz) im Senium. Acta neuropath. (Berl.) **4**, 449 (1965)

Schlote, W.: Plasmatische Infiltration der Extra- und Intrazellulärräume der grauen Substanz (plasmatische Infiltrationsnekrose) nach experimentellem Trauma. Acta neuropath. (Berl.) **8**, 171–184 (1967)

Schlote, W., Betz, E., Nguyen, H.: Reversible apical swelling of dendrites in the cerebral cortex of cats during respiratory acidosis. In: Advances in neurology, Vol. 12, p. 483. Ed. Kreutzberg, W. New York: Raven Press 1975

Schmidt, C.F., Hendrix, J.P.: Action of chemical substances on cerebral blood vessels. Res. Publ. Ass. nerv. ment. Dis. **18**, 229 (1938)

Schmidt, H.W.: Tierexperimentelle Untersuchungen zur Frage der Gefäßspasmen bei Hirnembolie. Dtsch. Z. Nervenheilk. **174**, 499 (1956)

Schmidt, M.B.: Über Gehirnpurpura und hämorrhagische Enzephalitis. Beitr. path. Anat. **7**, 419 (1905)

Schmidt, W.: Licht- und elektronenmikroskopische Untersuchungen über die intrazelluläre Verarbeitung von Vitalfarbstoffen. Z. Zellforsch. **58**, 573 (1962)

Schmitt, H.P.: Hirnblutungen bei kongophiler Angiopathie. Zbl. allg. Path. path. Anat. **121**, H. 6, 560 (1977)

Schmitt, H.P., Barz, J.: Cerebral massive hemorrhage in congophilic angiopathy and its medico-legal significance. Forensic. Sci. (1979) (in press)

Schneider, C.L.: Fibrin embolism (disseminated intravascular coagulation with defibrination) as one of the end results during abruptio placentae. Surg. Gynec. Obstet. **92**, 27 (1951)

Schneider, H.: Der Hirntod. Nervenarzt **41**, 381 (1970)

Schneider, H., Ballowitz, L., Schachinger, H., Hanefeld, F., Dröszus, J.U.: Anoxic encephalopathy with predominant involvement of basal ganglia, brain stem and spinal cord in ther perinatal period. Report on seven newborn. Acta neuropath. (Berl.) **32**, 287 (1975b)

Schneider, H., Dralle, J.: Ultrastuctural changes in the rat spinal cord after temporary occlusion of the thoracic aorta. Acta neuropath. (Berl.) **26**, 301 (1973)

Schneider, H., Masshoff, W., Neuhaus, G.A.: Zerebraler Tod nach Reanimation. (Ein Beitrag zur Pathogenese.) Wiederbeleb. u. Organersatz **4**, 88 (1967)

Schneider, H., Masshoff, W., Neuhaus, G.A.: Klinische und morphologische Aspekte des Hirntodes. Klin. Wschr. **47**, 844 (1969)

Schneider, H., Matakas, F., Simon, R.S., Cervós-Navarro, J.: Hypertension intracrânienne et infarctus ischémique total du cerveau. Extrait de la Neuro-chirurgie (Paris) **18**, 159 (1972)

Schneider, H., Renz, S., Stoltenburg, G., Sasaki, S.: Microcirculatory disturbances in the canine spinal cord produced by contrast media in aortography. In: Pathology of the cerebral microcirculation, eds. Cervós-Navarro, J., Matakas, F., Betz, E., Grčević, N., p. 256. Berlin-New York: De Gruyter 1974

Schneider, H., Stoltenburg, G., Renz, S.: Hirnstammläsionen nach Kreislaufstillstand. In: Aktuelle Probleme der Neuropathologie, Vol. 2. 5. Donau-Symposium für Neuropathologie. Wien: Facultas 1975a

Schneider, M.: Durchblutung und Sauerstoffversorgung des Gehirns. Verh. Dtsch. Ges. Kreislaufforsch (19. Tagg.), 3 (1953)

Schneider, M.: Critical blood pressure in the cerebral circulation. In: Selective vulnerability of the brain in hypoxaemia, eds.: Schadé, J.P., McMenemy, W.N., p. 7. Oxford: Blackwell Scientific Publ. 1963

Schneider, R.C.: Rat-Embolism. A problem of the differential diagnosis of craniocerebral trauma. J. Neurosurg. 9, 1 (1952)

Schoenmackers, J.: Die markierte arterielle Luftembolie im Kaninchenversuch. Virchows. Arch. path. Anat. 318, 234 (1950)

Scholz, W.: Über herdförmige, protoplasmatische Gliawucherungen. Z. Neurol. 79, 114 (1922)

Scholz, W.: Über die Entstehung des Hirnbefundes bei der Epilepsie. Z. ges. Neurol. Psychiat. 145, 471 (1933)

Scholz, W.: Studien zur Pathologie der Hirngefäße; die drusige Entartung der Hirnarterien und -kapillaren. (Eine Form seniler Erkrankung.) Z. Neurol. 162, 694 (1938)

Scholz, W.: Histologische Untersuchungen über Form, Dynamik und pathologisch-anatomische Auswirkung funktioneller Durchblutungsstörungen des Hirngewebes. Z. ges. Neurol. Psychiat. 167, 424 (1939)

Scholz, W.: Histologische und topische Veränderungen und Vulnerabilitätsverhältnisse im menschlichen Gehirn bei Sauerstoffmangel, Ödem und plasmatischen Infiltrationen. Arch. Psychiat. Nervenkr. 181, 621 (1949)

Scholz, W.: Die nicht zur Erweichung führenden unvollständigen Gewebsnekrosen (elektive Parenchymnekrosen). In: Hdb. der spez. Path. Anat. Histol. Bd. XIII/1, S. 1284. Hrsg. Scholz, W. Berlin-Göttingen-Heidelberg: Springer 1957

Scholz, W.: Topistic lesions. In: Selective vulnerability of the brain in hypoxaemia. eds. Schadé, J.P., McMenemy, W.H., p. 257. Oxford: Blackwell Publ. 1963

Scholz, W., Boellard, J.W., Hager, H.: Toxicity changes in the central nervous system. In: Ber. d. Air Forces Office of Scientific Research of the Air Research and Development Command (1959)

Scholz, W., Jötten, J.: Durchblutungsstörungen im Katzenhirn nach kurzen Serien von Elektrokrämpfen. Arch. Psychiat. Nervenkr. 186, 264 (1951)

Scholz, W., Nieto, D.: Studien zur Pathologie der Hirngefäße. I. Fibrose und Hyalinose. Z. ges. Neurol. Psychiat. 162, 675 (1938)

Scholz, W., Schmidt, H.: Zerebrale Durchblutungsstörungen bei Hypoxaemie (Asphyxie). Arch. Psychiat. Nervenkr. 189, 231 (1952)

Scholz, W., Wake, J., Peters, G.: Der Status marmoratus, ein Beispiel systemähnlicher Hirnveränderungen auf der Grundlage von Kreislaufstörungen. Z. Neurol. 163, 193 (1938)

Scholz, W., Wechsler, W.: Nekrotisierende Entmarkungsvorgänge bei zerebraler Gasembolie. Acta neuropath. (Berl.) 1, 85 (1961)

Schröder, J.M., Wechsler, W.: Ödem und Nekrose in der grauen und weißen Substanz beim experimentellen Hirntrauma. Acta neuropath. (Berl.) 5, 82 (1965)

Schröder, R., Schäfer, H.E.: Zeitliche Längsschnittuntersuchung über Ganglienzellverkalkungen im Randgebiet menschlicher Hirngewebsnekrosen. Zbl. allg. Path. path. Anat. 121, 563 (1977)

Schürmann, P.: Hirnschwellung. Verh. path. Ges. 234 (p.) (1936)

Schürmann, P., McMahon, H.E.: Die maligne Nephrosklerose, zugleich ein Beitrag zur Frage der Bedeutung der Blutgewebsschranke. Virchows Arch. path. Anat. 291, 47 (1933)

Schultz, R., Karlsson, U.: Fixation of the central nervous system for electron microscopy by aldehyd perfusion II. J. Ultrastruc. Res. 12, 187 (1965)

Schultze, B., Oehlert, W.: Autoradiographische Untersuchungen des Eiweißstoffwechsels in den Zellen des Zentralnervensystems des Kaninchens und der Ratte. Strahlentherapie **38**, 68 (1958)

Schwartz, Ph., Anderson, G.W.: Birth lesions of the nervous system. In: Pathology of the nervous system, Vol. III, p. 2926. ed. Minckler, J. New York: McGraw-Hill 1972

Seitelberger, F.: The problems of status spongiosus. In: Brain edema, eds. Klatzo, I., Seitelberger, F., Wien-New York: Springer 1967

Selbach, H.: Physikalisch-chemische Untersuchungen zur Frage der Hirnvolumenvermehrung (Hirnschwellung und Hirnödem). Arch. Psychiat. Nervenkr. **112**, 409 (1941). Zit. n. Reichardt

Sengupta, D., Harper, M., Jennett, B.: Effect of carotid ligation on cerebral blood flow in baboons. 2. Response to hypoxiam and hemorrhagic hypotension. J. Neurol. Neurosurg. Psychiat. **37**, 578 (1974)

Sessner, H., Schütterle, G., Remmele, W., Lehmann, V.: Allgemeine hämorrhagische Diathese und vaskuläre Fibrinabscheidungen im sekundären Stadium der experimentellen Fettembolie. Med. Welt **40**, 2105 (1962)

Sevitt, S.: Fat emboliem. London: Butterworth 1962

Shaw, Ch., Alvord, E.C., Berry, R.G.: Swelling of the brain following ischemic infarction with arterial occlusion. Arch. Neurol. Psychiat. (Chic.) **1**, 161 (1959)

Shay, J., Gonatas, N.K.: Electron microscopy of the rats spinal cord subject to circulatory arrest and deep local hypothermia (15C). Amer. J. Path. **72**, 396 (1973)

Shibata, S., Hodge, C.P., Pappius, H.M.: Cerebral water and electrolytes: Effects of ischemia. J. Neurosurg. **41**, 146 (1974)

Shimamoto, T.: Contraction of endothelial cells as a key mechanism in atherogenesis and treatment of atherosclerosis. Endothelial cell relaxants. In: Atherosclerosis 3, p. 64. Eds. Schettler, G., Weizel, H. Heidelberg-New York: Springer 1974

Shimoda, A.: Elektronenoptische Untersuchungen über den perivaskulären Aufbau des Gehirns unter Berücksichtigung der Veränderungen bei Hirnödem und Hirnschwellung. Dtsch. Z. Nervenheilk. **183**, 78 (1961)

Shy, M., Drager, G.A.: A neurological syndrome associated with orthostatic hypotension. Arch. Neurol. Psychiat. (Chic.) **2**, 511 (1960)

Siegel, B.A., Meidinger, R., Elliott, A.J., Studer, R., Curtis, Ch., Morgan, J., Potchen, E.J.: Experimental cerebral microembolism. Multiple tracer assessment of brain edema. Arch. Neurol. Psychiat. (Chic.) **26**, 73 (1972)

Siekert, R.G., Millikan, C.: Changing carotid bruit in transient cerebral ischemic attack. Arch. Neurol. Psychiat. (Chic.) **14**, 302 (1966)

Siesjö, B.K., Nilsson, L.: The influence of arterial hypoxemia upon labile phosphates and upon extracellular and intracellular lactate and pyruvate concentrations in the cat brain. Scand. J. clin. Lab. Invest. **27**, 83 (1971)

Silberman, J., Cravioto, H., Feigin, I.: Foreign body emboli following cerebral angiography. Arch. Neurol. Psychiat. (Chic.) **3**, 711 (1960)

Simchowicz, B.: Sur la signification des plaques séniles et sur la formule sénile de l'écorce cérébrale. Rev. neurol. Paris **1**, 221 (1924), Ref. Zbl. Neurol. **38**, 227 (1924)

Sioli, F.: Über Spirochäten bei Endarteriitis syphilitica des Gehirns. Arch. Psychiat. Nervenkr. **66**, 318 (1922)

Sjöstrand, F.S.: Electron microscopy of myelin and nerve cells and tissue. In: Modern sciencific aspects of neurology, ed. Cumings, U., p. 188. London: E. Arnold Ltd. 1960

Skjørten, F.: Hyaline microthrombi in an autopsy material. A quantitative study with discussion of the relationship to small vessel thrombosis. Acta path. microbiol. scand. **76**, 361 (1969)

Skjörten, F., Kierulf, P.B., Degrê, M.: Formation of hyaline microthrombi in the mouse. Evidence for dependence on the fibrinolytic system. Acta path. microbiol. scand. (A) **78**, 351 (1970)

Sluga, E.: Observations on the white matter in human brain edema. In: Brain edema, eds. Klatzo, I., Seitelberger, F., p. 223. Wien-New York: Springer 1967

Smith, M.G., Seibel, M.S.: Tumors of islands of Langerhans and hypoglycemia. Amer. J. Pathol. **7** (1931)

Sobin, S., Flasher, W.G., Jacobson, G.: Nature of adverse reactions to radiopaque agents. J. Amer. med. Ass. **170**, 1546 (1959)

Soloway, H.B., Aronson, S.M.: Atheromatous emboli to central nervous system. Arch. Neurol. Psychiat. (Chic.) **11**, 657 (1964)

Sommer, M.: Anamnestische Störungen nach Strangulationsversuchen. Mschr. Psychiat. Neurol. **14**, 221 (1969)

Soskin, S., Levine, R.: Carbohydrate metabolism. Chicago: University Chicago Press 1946

Spatz, H.: Über den Eisennachweis im Gehirn, besonders in Zentren des extrapyramidal-motorischen Systems. Z. Neurol. **77**, 261 (1922)

Spatz, H.: Die Bedeutung der „symptomatischen" Hirnschwellung für die Hirntumoren und für andere raumbeengende Prozesse in der Schädelgrube. Arch. Psychiat. Nervenkr. **88**, 790 (1929)

Spatz, H.: Die Bedeutung der vitalen Färbung für die Lehre von Stoffwechselaustausch zwischen dem ZNS und dem übrigen Körper. Das morphologische Substrat der Stoffwechselschranken im Zentralorgan. Arch. Psychiat. Nervenkr. **101**, 267 (1934)

Spatz, H.: Pathologische Anatomie der Kreislaufstörungen des Gehirns. Z. ges. Neurol. Psychiat. **167**, 301 (1939)

Spatz, M., Berson, F., Fujimoto, T., Klatzo, I.: Transport of nutrients and non-nutrients across the blood-brain barrier in pathological conditions. In: The cerebral vessel wall, eds. Cervós-Navarro, J., Betz, E., Matakas, F., Wüllenweber, R., p. 225. New York: Raven Press 1976

Spatz, M., Go, K.G., Klatzo, I.: The effect of ischemia of the brain uptake of 14 C glucose analogues and 14 C sucrose. In: Pathology of the cerebral microcirculation, eds. Cervós-Navarro, J., Matakas, F., Betz, E., Grčević, N., p. 361. Berlin-New York: De Gruyter 1974

Spector, R.G.: Water content of the brain in anoxic-ischemic encephalopathy in adult rats. Brit. J. exp. Path. **42**, 623 (1961)

Spector, R.G.: Selective changes in dehydrogenase and pyridine nucleotides in rat brain in anoxic-ischemic encephalopathy. Brit. J. exp. Path. **44**, 312 (1963)

Spielmeyer, W.: Allgemeine Histopathologie des Nervensystems. Berlin: Springer 1922

Spielmeyer, W.: Die Bedeutung des lokalen Faktors für die Beschaffenheit der Entmarkungsherde bei der multiplen Sklerose und Paralyse. Arch. Psychiat. Nervenkr. **74**, 359 (1925)

Spielmeyer, W.: Die Pathogenese des epileptischen Krampfes. Histopathologischer Teil. Z. Neurol. **109**, 501 (1927)

Spielmeyer, W.: Vasomotorisch trophische Veränderungen bei zerebraler Arteriosklerose. Mschr. Psychiat. Neurol. **68**, 605 (1928)

Spiro, D., Lattes, R., Wiener, J.: The cellular pathology of experimental hypertension. I. Hyperplastic arteriosclerosis. Amer. J. Path. **47**, 19 (1965)

Staemmler, M.: Über Veränderungen der kleinen Hirngefäße in apoplektischen und traumatischen Erweichungsherden und ihre Beziehungen zur traumatischen Spätapoplexie. Beitr. path. Anat. **78**, 408 (1927)

Stauffer, R.E.: Autopsy observations in a case of carbon monoxide poisoning. Ref. Arch. Neurol. **66**, 244 (1951)

Steegmann, A.T.: Encephalopathy following anaesthesia: Histological study of four cases. Arch. Neurol. Psychiat. (Chic.) **41**, 955 (1939)

Steegmann, A.T.: A note on the anatomy of the meningeal blood vessels. III. Their functional importance suggested by some experiments on cerebral microembolism. Acta anat. (Basel) **40**, 323 (1960)

Steegmann, A.T.: Encéphalopathie anoxique. Rev. neurol. **107**, 111 (1962)

Steegmann, A.T.: The neuropathology of cardiac arrest. In: Pathology of the nervous system, Vol. 1, p. 1005, Ed. Minckler, J. New York: McGraw-Hill 1968

Steegmann, A.T., de la Fuente, J.: Experimental cerebral embolism. II. Microembolism of the rabbit brain with seran polymer resin. J. Neuropath. exp. Neurol. **18**, 537 (1959)

Stehbens, W.E.: Thrombosis, embolism, infarction and vascular insufficiency. In: Pathology of the cerebral blood vessels, ed. Stehbens, W.E., p. 136. St. Louis: Mosby Comp. 1972

Steinbereitner, K.: Hypoxia and brain edema: some anaesthesiological considerations. In: Brain edema, eds. Klatzo, I., Seitelberger, F., p. 67. Wien-New York: Springer 1967

Steinwall, O.: Transport inhibition phenomena in unilateral chemical injury of blood-brain barrier. Progr. Brain Res. **29**, 357 (1968)

Steinwall, O., Olsson, Y.: Impairment of the blood-brain barrier in mercury poisoning. Acta neurol. scand. **45**, 351 (1969)

Stern, L., Peyrot, R.: Le fonctionnement de la barrière hématoencéphalisque aux divers stades de dévelopment chez les diverses espéces animales. C.R. Soc. Biol. (Paris) **96**, 1124 (1927)

Stern, W.E.: Studies in experimental brain swelling and brain compression. J. Neurosurg. **16**, 676 (1959)

Stochdorph, O.: Über Nervenzellfortsätze in Hirngewebsnarben. Arch. Psychiat. Nervenkr. **206**, 199 (1964)

Stochdorph, O.: Zur nosologischen Stellung der kongophilen Angiopathie (sog. Altersamyloidose) des Gehirns. Verh. dtsch. path. Ges. **52**, 233 (1968)

Stochdorph, O., Meessen, H.: Die arteriosklerotische und hypertonische Gehirnerkrankung. In: Hdb. Spez. Path. Anat. Histol., Bd. XIII/1B, S. 167. Hrsg. Scholz, W. Berlin-Göttingen-Heidelberg: Springer 1957

Stöhr, P.H.: Die mikroskopische Innervation der Hirngefäße. Ergebn. der Anat. **32A**, 1 (1938)

Strandgaard, S., Olesen, J., Skinhøj, E., Lassen, N.A.: Autoregulation of brain circulation in severe arterial hypertension. Brit. med. J. **1**, 507 (1973)

Streicher, E.: The thiocyanate space of rat brain in experimental brain edema. J. Neuropath. exp. Neurol. **21**, 437 (1962)

Streicher, E., Ferris, P.J., Prokop, J.D., Klatzo, I.: Brain volume and thiocyanate space in local cold injury. Arch. neurol. Psychiat. (Chic.) **11**, 444 (1964)

Struck, G., Umbach, W.: Das elektronenoptische Bild des Hirnödems in Rinde und Mark beim gleichen Patienten vor und nach medikamentöser Dehydrierung. Neurochirurgia (Stuttg.) **7**, 64 (1964)

Sturm, K.W., Wenzel, W., Tamaska, L., Hotzhüter, H.: Comparative study of neuropathological findings and coagulation parameters in disseminated intravascular coagulation. In: Pathology of the cerebral microcirculation, eds. Cervós-Navarro, J., Matakas, F., Betz, E., Grčević, N., p. 419. Berlin-New York: De Gruyter 1974

Sundt, T., Grant, W., Garcia, J.: Restoration of middle cerebral artery flow in experimental infarction. J. Neurosurg. **31**, 311 (1969)

Sundt, T., Waltz, A.G., Sayre, G.: Experimental cerebral infarction: Modification and treatment with hemodiluting, hemoconcentrating and dehydrating agents. J. Neurosurg. **26**, 46 (1967)

Surbek, B.: L'angiopathie dyshorique (Morel) de l'écorce cérébrale Acta neuropath. (Berl.) **1**, 168 (1961)

Svien, H.J., Johnson, A.B.: Fluorescein in the localization of brain tumors. Proc. Mayo Clin. **26**, 142 (1951)

Swank, R.L., Hain, R.F.: The effect of different sized emboli on the vascular system and parenchyma of the brain. J. Neuropath. exp. Neurol. **11**, 280 (1952)

Swanson, A.G., Stavney, L.S., Plum, F.: Effects of blood pH and carbon dioxide on cerebral electrical activity. Neurology (Minneap.) **8**, 787 (1958)

Symmers, W.: Thrombotic microangiopathy (thrombotic thrombocytopenic purpura) associated with acute hemorrhagic leucoencephalitis and sensitity to oxophenarsine. Brain **79**, 511 (1956)

Symon, L., Brierley, J.: Morphological changes in cerebral blood flow vessels in chronic ischemic infarction: Flow correlation obtained by the hydrogen clearance method. In: The Cerebral vessel wall, eds. Cervós-Navarro, J., Betz, E., Matakas, F., Wüllenweber, R., p. 165. New York: Raven Press 1976

Takahashi, M.: Fine structure of the rat intracranial veins. Acta Anat. Nippon **43**, 239 (1968)

Tallan, H.H.: A survey of the amino acids and related compounds in the nervous tissue. In: Amino acid pools, ed. J.D. Holden, p. 471. Amsterdam: Elsevier 1962

Tani, E., Evans, J.P.: Electron microscopic studies of cerebral swelling. I. Studies of the permeability of brain capillaries, using ferritin molecules as tracers. Acta neuropath. (Berl.) **4**, 507 (1964/65a)

Tani, E., Evans, J.P.: Electron microscopic studies of cerebral swelling. II. Alterations of myelinated nerve fibers. Acta neuropath. (Berl.) **4**, 604 (1964/65b)

Tani, E., Evans, J.P.: Electron microscopic studies of cerebral swelling. III Alterations in the neurologia and the blood vessels of the white matter. Acta neuropath. (Berl.) **4**, 624 (1964/65c)

Tannenberg, J.: Beobachtungen über die Kapillartätigkeit. Zbl. allg. Path. path. Anat. **36**, 235 (1925)

Tannenberg, J.: Bau und Funktion der Blutkapillaren. Frankfurt. Z. Path. **34**, 1 (1926)

Tannenberg, J.: Advantages and danger of combined anoxic and insulinshock. Report of animal experients with a possible method of treatment of schizophrenia. Arch. J. Neurol. **44**, 811 (1940)

Teraura, T., Meyer, J.S., Sakamoto, K., Hashi, K., Marx, P., Sternman-Marinchesu, C., Shinmara, S.: Hemodynamic and metabolic concomitants of brain swelling and cerebral edema due to experimental cerebral infarction. J. Neurosurg. **36**, 728 (1972)

Terbrüggen, A.: Anatomische Befunde bei spontaner Hypoglykämie infolge multipler Pankreasadenome. Beitr. path. Anat. **88**, 37 (1931)

Termine, J.D., Eanes, E.D.: Calcium phosphate deposition from balanced salt solutions. Calc. Tiss. Res. **15**, 81 (1974)

Terplan, K.: Changes in the brain in a case of fatal insulin-shock. Arch. Path. **14**, 131 (1932)

Terry, R.D., Gonatas, N.K., Weiss, M.: Ultrastructural studies in Alzheimer's presenile dementia. Amer. J. Path. **44**, 269 (1964)

Thierry, A., Vieville, C., Duquesnel, J., Fischer, G., Brunon, J., Mansuy, L.: Hémodétournement vertébro-carotidien à la suite d'une ligature de la carotide primitive. Restitution de la fonction par pontage veineux après vingt ans d'évolution. Neuro-chirurgie **16**, 33 (1970)

Thorner, M.W., Lewy, F.H.: The effects of repeated anoxia on the brain. J. Amer. med. Ass. **115**, 1595 (1940)

Töbel, F.: Über eigenartige Hirnschädigungen durch Depot-Insulin bei Hunden. Arch. Psychiat. Z. Neurol. **180**, 569 (1948)

Torack, R.M.: The extracellular space of rat brain following perfusion fixation with glutaraldehyde and hydroxyadipaldehyde. Z. Zellforsch. **66**, 352 (1965)

Torack, R.M., Terry, R.D., Zimmermann, H.M.: The fine structure of cerebral fluid accumulation. I Swelling secondary to cold injury. Amer. J. Path. **35**, 1135 (1959)

Torre, E. de la, Mitchell, O.C., Netzky, M.G.: The seat of respiratory and cardiovascular response to cerebral air emboli. Neurology (Minneap.) **12**, 140 (1962)

Tower, D.B.: Distribution of cerebral fluids and electrolytes in vivo and in vitro. In: Brain edema, eds. Klatzo, I., Seitelberger, F., pp. 303–332. New York: Springer 1967

Trump, B.F., Laiho, K.U., Mergner, W.J., Arstila, A.: Studies on the subcellular pathophysiology of acute lethal cell injury. Beitr. path. Anat. **152**, 243 (1974)

Tschirgi, R.D.: The blood-brain barrier. In: Biology and neuroglia, ed. Windle, W., p. 130. Springfield (Ill.): Thomas 1958

Tschirgi, R.D.: Chemical environment of the central nervous system. In: Hdb. of Physiology, Vol. III, p. 1865. Eds.: Field, J., Magoun, H.W., Hall, V.E. Baltimore: Amer. Physiol. Soc. Waverly Press, Inc. 1960

Türk, W.: Über psychische Störungen bei Verschütteten nach ihrer Belebung. Klin. Wschr. **44**, 910 (1966)

Tureen, L.L.: Effect of experimental temporary vascular occlusion of the spinal cord. Arch. Neurol. Psychiat. (Chic.) **39**, 455 (1938)

Tyler, D.K., Dawson, D.: Hypertension and its reaction to the nervous system. Ann. int. Med. **55**, 681 (1961)

Tzonos, T.: Über eine neue Methode zur Erzeugung von stereotypen Mikroembolien im Gehirn der Katze. Acta neuropath. (Berl.) **3**, 892 (1964)

Ule, G.: Hirnbefunde bei hochgradiger posttraumatischer „Demenz". Verh. dtsch. path. Ges. **43**, 178 (1959)

Ule, G.: Ultrastrukturelle Befunde bei verschiedenen Formen des Hirnödems. In: Hydrodynamik, Elektrolyt- und Säure-Basen-Haushalt im Liquor und Nervensystem, Hrsg. Kienle, G., Stuttgart: Georg Thieme 1967

Ule, G.: Pathologisch-anatomische Aspekte zerebraler Durchblutungsstörungen. Bull. schweiz. Akad. med. Wiss. **24**, 440 (1969)

Ule, G.: Hypoxidose — Kreislaufstörungen — Gefäßerkrankungen. Auswirkungen und Ursachen der zerebralen Hypoxidose. In: Organpathologie, Bd. III, S. 9.26–9.45. Hrsg. Doerr, W., Stuttgart: Georg Thieme 1974

Ule, G., Döhner, W., Buse, E.: Ausgedehnte Hemisphärenmarkschädigung nach gedecktem Hirntrauma mit apallischem Syndrom und partieller Spätrehabilitation. Dtsch. Z. ges. Neurol. **202**, 155 (1961)

Ule, G., Kolkmann, F.-K.: Zur Ultrastruktur des perifokalen und histotoxischen Hirnödems bei der Ratte. I. Untersuchung an der Groß- und Kleinhirnrinde. Acta neuropath. (Berl.) **1**, 519 (1962)

Ule, G., Kolkman, F.-W.: Pathologische Anatomie des Hirngefäßsystems. In: Der Hirnkreislauf, Hrsg. Gänshirt, H., S. 47. Stuttgart: Georg Thieme 1972

Ulrich, G., Taghavy, A., Schmidt, H.: Zur Nosologie und Ätiologie der kongophilen Angiopathie (Gefäßform der zerebralen Amyloidose). Z. Neurol. **206**, 39–59 (1973)

Urechia, C.J.: Le cerveau des cardiaques noire. Paris méd. **II**, 302 (1930)

Valencak, E.: Ultrastrukturelle und funktionelle Korrelation bei Durchblutungsstörungen des Gehirns. A) Respiratorische Alkalose, B) Respiratorische Azidose, C) Die arteriovenösen Anastomosen. Acta chir. Austria, Suppl. **11**, (1973)

Valencak, E., Mostbeck, A., Grunert, V.: Une nouvelle méthode d'evaluation quantitative des shunts arterioveineux. Neuro-chirurgie **15**, 229 (1969)

Van Breemen, V.L., Clemente, C.D.: Silver deposition in the central nervous system and the hemoencephalic barrier studied with the electron microscope. J. biophys. biochem. Cytol. **1**, 161 (1955)

Van Dyke, D.C., Janssen, P., Tobias, C.A.: Fluorescein as a sensitive, semiquantitative indicator of injury following alpha particle irradiation of the brain. In: Response of the nervous system to ionizing radiation, eds. Haley, T.J., Snider, R.S., p. 369. New York: Academic Press 1962

Van Gelder, N.M.: A possible enzyme barrier for aminobutyric acid in the central nervous system. Progr. Brain Res. **29**, 259 (1968)

Van Harreveld, A.: Changes in volumen of cortical neuronal elements during asphyxiation. Amer. J. Path. **191**, 233 (1957)

Van Harreveld, A., Collewijn, H., Malhorta, S.K.: Water, electrolytes and extracellular spaces in hydrated and dehydrated brains. Amer. J. Physiol. **210**, 251 (1966)

Van Harreveld, A., Crowell, J.: Electron microscopy after rapid freezing on a metal surface and substitution fixation. Anat. Rec. **149**, 381 (1964)

Van Harreveld, A., Crowell, J., Malhorta, S.K.: A study of extracellular space in central nervous tissue by freeze substitution. J. Cell Biol. **25**, 117 (1965)

Van Harreveld, A., Ochs, S.: Cerebral impedance changes after circulatory arrest. Amer. J. Physiol. **187**, 180 (1956)

Verron, G., Verron, I.: Die Blutliquorschranke für Depot-Penicillin im Kindesalter. Z. Kinderheilk. **76**, 320 (1955)

Villaret, M., Cachera, R.: Les embolies cérébrales. Paris: Masson 1939

Virchow, R.: Die pathologischen Pigmente. Arch. Path. Anat. **1**, 379 u. 407 (1847)

Vise, W., Liss, L., Yashon, D., Hunt, W.: Astrocytic processes: A route between vessels and neurons following blood-brain barrier injury. J. Neuropath. exp. Neurol. **34**, 324 (1975)

Vogt, C.: Nature et localisation de la paralysie pseudobulbaire congénitale et infantile. J. Psychol. Neurol. **18**, 301 (1911)

Vogt, C., Vogt, O.: Erkrankungen der Großhirnrinde im Licht der Topistik, Pathoklise und Pathoarchitektonik. J. Physiol. Neurol. (Lpz.) **28**, 1 (1922)

Volhard, F.: Die doppelseitigen hämatogenen Nierenerkrankungen. Die Folgen der beiden Mechanismen des Hochdrucks für das Gehirn. In: Hdb. der Inn. Med., 2. Aufl., Bd. 6/I, S. 534. Hrsg. Bergmann, H.v., Stachelin, R. Berlin: Springer 1931

Vonkennel, A., Schmidt, W.: Die Permeabilität der Blut-Liquorschranke für Sulfonamide. Klin. Wschr. **18**, 150 (1939)

Wahl, P., Deppermann, D.: Die diabetische Mikroangiopathie. Diagnostik **5**, 349 (1972)

Wallace, G.B., Brodie, B.B.: The distribution of administered iodine and thiocyanate in comparison with chloride and their relation to body fluids. J. Pharmacol. exp. Ther. **61**, 197 (1937)

Waltz, A.G., Sundt, T.M.: Microvasculature and microcirculation of the cerebral cortex after arterial occlusion. Brain **90**, 681 (1967)

Walzer, I., Frost, T.H.: Death occuring in bronchial asthma. A report of five cases. J. Allergy **23**, 204 (1952)

Wasterlain, C.G., Posner, J.B.: Cerebral edema in water intoxication. I. Clinical and chemical observations. Arch. Neurol. Psychiat. (Chic.) **19**, 71 (1968)

Wasterlain, C.G., Torack, R.M.: Cerebral edema in water intoxication. II. An ultrastructural study. Arch. Neurol. Psychiat. (Chic.) **19**, 69 (1968)

Webster, H.F. de, Ames, A.: Reversible and irreversible changes in the fine structure of nervous tissue during oxygen and glucose deprivation. J. Cell Biol. **26**, 885 (1965)

Wechsler, W.: Progressive symmetrische Pseudokalk- und Kalkablagerungen bei maligner hypertonischer Hirnerkrankung. Arch. Psychiat. Nervenheilk. **202**, 634 (1962)

Wechsler, W., Riverson, E., Schröder, J.M., Kleihues, P., Palmeiro, J.F., Hossmann, K.A.: Electron microscopic observations on different models of acute experimental brain edema. In: Brain edema, eds. Klatzo, I., Seitelberger, F., p. 598. Wien-New York: Springer 1967

Weed, W.L.: Certain anatomical and physiological aspects of the meninges and cerebrospinal fluid. Brain **58**, 383 (1935)

Wehner, W.: Die Fettembolie. Berlin: VEB 1968

Weigert, C.: Über die pathologischen Gerinnungsvorgänge. Virchows Arch. path. Anat. **79**, 94 (1880)

Weil, A., Liebert, E., Heilbrunn, B.: Histopathological changes in the brain in experimental hyperinsulinism. Arch. Neurol. Psychiat. (Chic.) **39**, 467 (1938)

Weimann, W.: Besondere Hirnbefunde bei zerebraler Fettembolie. Dtsch. Z. Nervenheilk. **120**, 68 (1939)

Weindl, A., Schwink, A., Wetzstein, R.: Der Feinbau des Gefäßorgans der Lamina terminalis beim Kaninchen. Z. Zellforsch. **79**, 1 (1967)

Weiss, L.: A study of the structure of splenic sinuses in man and the albino rat with the light microscope and the electron microscope. J. biophys. biochem. Cytol. **3**, 599 (1957)

Weiss, L.: An electron microscopic study of the vascular sinuses of the bone marrow of the rabbit. Bull. Johns Hopk. Hosp. **108**, 171 (1961)

Welsh, K.M.A., Meyer, J.S., Teraura, T., Hashi, K., Shinmaru, S.: Ischemic anoxia and cerebral serotonin levels. J. Neurol. Sci. **16**, 85 (1972)

Wertham, F., Wertham, F.L.: The Brain as an Organ. New York: 1934

Wertheimer, F., Rougemont, J., Descortes, J., Jouvet, M.: Angiographical data concerning the death of the brain during coma with respiratory arrest (so-called protracted coma). Lyon chir. **56**, 641 (1960)

West, C., Matsen, S.A.: Effects of experimental ischemia on electrolytes of cortical cerebrospinal fluid and on brain water. J. Neurosurg. **36**, 687 (1972)

Westergaard, E., Go, G., Klatzo, I., Spatz, M.: Increased permeability of cerebral vessels to horseradish peroxidase induced by ischemia in mongolian gerbils. Acta neuropath. (Berl.) **35**, 307 (1976)

Westlake, E.K., Kaye, M.: Raised intracranial pressure in emphysema. Brit. med. J. **1**, 302 (1954)

Westphal, K.: Die spontane Blutung des Gehirns. Verh. dtsch. path. Ges. **29**, 55 (1936)

Westphal, K., Baer, R.: Über die Entstehung des Schlaganfalles. 1. Pathologisch anatomische Untersuchungen zur Frage der Entstehung des Schlaganfalles. Dtsch. Arch. klin. med. **151**, 1 (1926)

Whisnant, J.P.: Experimental cerebral vascular disease and dysfunctions. In: Cerebral vascular disease, 2nd Conf., Eds. Wright, J.S., Millikan, C.H., p. 53. New York-London: Grune & Stratton 1958

Wieck, H.: Direkte kortikale Reizantworten, Impulse und polyneurale Aktivitäten während der Hypoxie. Dtsch. Z. Nervenheilk. **186**, 299 (1964)

Wiedemann, H.R.: Zur Frage der kindlichen Bleivergiftung. (Über einen Fall tödlich verlaufener Bleiklampsie und zwei Fälle von Bleiwirkung bei Kleinkindern.) Z. Kinderheilk. **63**, 213 (1942)

Wiener, J., Lattes, R., Meltzer, B., Spiro, D.: The cellular pathology of experimental hypertension. Amer. J. Path. **54**, 187 (1969)

Wiener, J., Spiro, D., Lattes, G.: The cellular pathology of experimental hypertension. II. Arteriolar hyalinosis and fibrinoid change. Amer. J. Path. **47**, 457 (1965)

Wilke, G.: Zur Theorie der Hirnschwellung als Polimerisationsproblem. Dtsch. Z. Nervenheilk. **168**, 459 (1952)

Williams, V., Grossmann, R.: Ultrastructure of cortical synapses after failure of presynaptic activity in ischemia. Anat. Rec. **166**, 131 (1970)

Windle, F.R., Becker, R.F., Weil, A.: Alterations in the brain structure after asphyxiation after birth. An experimental study in the guinea pig. J. Neuropath. exp. Neurol. **3**, 224 (1944)

Windle, W.F.: Selective vulnerability of the central nervous system of rhesus monkey to asphy during birth. In: Selective vulnerability of the brain in hypoxaemia, eds. Schadé, J.P., McMenemy, W.H., p. 251. Oxford: Blackwell Scientific Publ. 1963

Winkelman, N.W., Eckel, J.L.: Endarteritis of small cortical vessels in severe infections and toxemias. Arch. Neurol. Psychiat. (Chic.) **21**, 863 (1929)

Winkelman, N.W., Moore, M.T.: Neurohistopathologic changes with metrazol and insuline-shock therapy. An experimental study on the cat. Arch. Neurol. Psychiat. (Chic.) **43**, 1108 (1940)

Winkelman, N.W., Moore, M.T.: Disseminated necrotizing paraarteritis (periarteriitis nodosa). J. Neuropath. exp. Neurol. **9**, 60 (1950)

Winter, W.J., jr.: Atheromatous emboli. A cause of cerebral infarction, report of two cases. Arch. Path. **64**, 137 (1957)

Wislocki, G.B., Leduc, E.H.: Vital staining of the hematoencephalic barrier by silver netrate and trypan blue and cytological comparisons on the neurohypophysis, pineal body, aera postrema, intercolumnar tubercle and supraoptic crest. J. comp. Neurol. **96**, 271 (1952)

Witte, S.: Eine neue Methode zur Untersuchung der Kapillarpermeabilität. Z. ges. exp. Med. **129**, 181 (1957)

Witte, S.: Morphologische Befunde über die funktionellen Beziehungen zwischen Blutgerinnung und Blutgefäßen. Mannheim: Boehringer 1960

Wohlwill, F.: Zum Kapitel der pathologisch anatomischen Veränderungen des Gehirns und Rückenmarks bei perniziöser Anämie und verwandten Affektionen. Dtsch. Z. Nervenheilk. **68/69** (1921)

Wohlwill, F.: Über Hirnbefunde bei Insulinüberdosierung. Klin. Wschr. 7, 344 (1928)

Wolff, J.: Beiträge zur Ultrastruktur der Kapillaren in der normalen Großhirnrinde. Z. Zellforsch. **60**, 409 (1963)

Wolff, J., Nemecek, St.: Über kollagenhaltige perivaskuläre Räume an Kapillaren in der Medulla oblongata des Rhesusaffen. Experientia (Basel) **24**, 930 (1968)

Wolff, K.: Grundlagen zu den Problemen der spontanen apoplektischen Hirnblutungen. Beitr. path. Anat. **89**, 249 (1932)

Wolff, K.: Untersuchungen und Bemerkungen zur Lehre von der hypertonischen apoplektischen Hirnblutung. Virchows Arch. path. Anat. **299**, 573 (1937)

Woodbury, D.M.: Distribution of nonelectrolytes and electrolytes in the brain as affected by alterations in the cerebrospinal fluid secretion. Progr. Brain Res. **29**, 297 (1968)

Woodbury, D.M., Timiras, P.S., Koch, A., Ballard, A.: Distribution of radiochloride, radiosulfate and inulin in brain of rats. Fed. Proc. **15**, 501 (1956)

Worster-Drought, C., Greenfield, J.G., McMenemy, W.H.: A form of familial presenile dementia with spastic paralysis. Brain **67**, 38 (1944)

Wüllenweber, R.: Schwankungen der Hirndurchblutung unter physiologischen und pathologischen Bedingungen. Acta neurochir. (Wien) **13**, 11 (1965)

Wünscher, W., Möbius, G.: Über Gehirnveränderungen beim Spättod nach Strangulation. Dtsch. Z. ges. gerichtl. Med. **50**, 235 (1960)

Wyckhoff, R.W.G., Young, J.Z.: The nerve cell surface. J. Anat. (Lond.) **88**, 568 (1954)

Yates, P.O.: Microaneurysms and apoplexy. In: Research of the cerebral circulation, eds. Meyer, J.S., Reivich, M., Lechner, H., Eichhorn, O., p. 30. Springfield (Ill.): Ch. C. Thomas Publ. 1970

Yudilevich, D.L., de Rose, N., Sepulveda, F.V.: Facilitated transport of amino acids through the blood-brain barrier of the dog studied in a single capillary circulation. Brain Res. **44**, 569 (1972)

Zacks, S.I., Peques, J.J., Elliott, F.A.: Interstitial muscle capillaries in patients with diabetes mellitus: A light and electron microscopic study. Metabolism **11**, 381 (1962)

Zand, N.: Les plexus chorioides. Paris: Masson 1930

Zehnder, A.: Zur Pathogenese der Hirnblutungen nach zerebraler Luftembolie und ihre Bewertung unter forensischen Gegebenheiten. Dissertation Heidelberg 1967

Zeman, W.: Histochemical and metabolic changes in the brain tissue after hypoxaemia. In: Selective vulnerability of the brain in hypoxaemia, eds. Schadé, J.P., McMenemy, W.H., p. 327. Oxford: Blackwall Scientific Publ. 1963

Zeman, W., Kalsbeck, J.: Histochemical aspects of brain edema. In: Brain edema, eds. Klatzo, I., Seitelberger, F., p. 468. Wien-New York: Springer 1967

Ziegler, D.K., Zossa, A., Zilei, T.: Hypertensive Encephalopathy. Arch. Neurol. Psychiat. (Chic.) **12**, 472 (1965)

Zülch, K.J.: Morphologische Befunde bei Hirnschwellung. Zbl. Neurochir. **5**, 166 (1940)

Zülch, K.J.: Hirnödem und Hirnschwellung. Virchows Arch. path. Anat. **310**, 1 (1943)

Zülch, K.J.: Hirnschwellung und Hirnödem. Dtsch. Z. Nervenheilk. **170**, 179 (1953)

Zülch, K.J.: Neuropathological aspects and histological criteria of brain edema and brain swelling. In: Brain edema, eds. Klatzo, I., Seitelberger, F., p. 95. Wien-New York: Springer 1967

Zülch, K.J.: Pathological aspects of cerebral accidents in arterial hypertension. Acta neurol. belg. **71**, 196 (1971)

Zwetnow, N.: CBF autoregulation to blood pressure and intracranial pressure variations. Scand. J. clin. Lab. Invest. Suppl. **102**, 90 (1968)

Zwetnow, N.: The influence of the increased intracranial pressure on the lactate, pyruvate, bicarbonate, phosphocreatine, ATP, ADP, and AMP concentrations on the cerebral cortex of dogs. Acta physiol. scand. **79**, 158 (1970)

## Makrozirkulation

Ackerman, R.F., Dry, T.J., Edwards, J.E.: Relationship of various factors to the degree of coronary atherosclerosis in women. Circulat. Res. **1**, 1045 (1950)

Acquiviva, R., Thevenot, C., Lebascle, J.: Thrombose de la carotide interne après contusion de la loge amygdalienne par appareil de prothése dentaire. Maroc méd. **40**, 781–782 (1961)

Adami, J.G., Nichols, A.G.: The principles of pathology. Vol. II, p. 182. London: Henry Srowde, Colon Hodder & Slonghton Oxford Med. 1909

Adams, C.W.M., Tuqan, N.A.: Elastic degeneration as source of lipids in the early lesion of atherosclerosis. J. Path. Bact. **82**, 131 (1961)

Adams, R.D.: Recent developments in cerebrovascular diseases. Brit. med. J. **1**, 785 (1958)

Adams, R.D.: Case records of Massachusetts General hospital, case 22-1963 New Engl. J. Med. **268**, 724 (1963)

Adams, R.D., van der Eecken, H.M.: Vascular diseases of the brain. Ann. Rev. Med. **4**, 213 (1953)

Adlersberg, T.: Inborn errors of lipid metabolism. Arch. Path. **60**, 481 (1955)

Agee, O.F., Musella, A., Tweed, C.G.: Aneurysm of the great vein of Galen. J. Neurosurg. **31**, 346 (1969)

Aguayo, A.J.: Cerebral thrombo-embolism in malignancy. Arch. Neurol. Psychiat. (Chic.) **11**, 500 (1964)

Aguilar, M.J., Kamoshita, S., Landing, B.H., Boder, E., Sedgwick, R.P.: Pathological observations in ataxiatelangiectasia. A report of five cases. J. Neuropath. exp. Neurol. **27**, 659–676 (1968)

Ahmed, D.S., Ahmed, R.H.: The recurrent branch of the anterior cerebral artery. Anat. Rec. **157**, 699 (1967)

Alajouanine, T., Castaigne, P., Lhermitte, F., Cambier, C., Gautier, J.-C.: Les obstructions bilatérales de la carotide interne. Sem. Hôp. Paris **35**, 1149 (1959)

Albersdorf, G.: Sehnervenatrophie durch Druck benachbarter Gefäße und durch Zirkulationsstörungen. In: Handb. d. Spez. Pathol. Anat., Bd. XI 1, p. 792. Berlin: Springer 1928

Albertini, A. von: Pathologie der entzündlichen, nicht spezifischen Arterienerkrankungen. Schweiz. med. Wschr. **74**, 513 (1944)

Albertini, A. von: Studie zur zerebralen Form der Thrombangiitis obliterans von Winiwarter-Buerger. Arch. Neurol. (Schweiz) **57**, 393 (1946)

Albertini, A. von: Die Bedeutung der allergischen Pathogenese bei der Arteriitis. Verh. dtsch. Ges. inn. Med. **60**, 381 (1954)

Albrink, M.J.: Lipoprotein pattern as a function of total triglyceride concentration of serum. J. clin. Invest. **40**, 536 (1961)

Albrink, M.J.: Triglycerides, lipoproteins and coronary artery disease. Arch. intern. Med. **109**, 345 (1962)

Albrink, M.J., Man, E.B.: Serum triglycerides in coronary artery disease. Arch. intern. Med. **103**, 4 (1959)

Alex, M., Baron, E.K., Goldenberg, S., Blumenthal, H.T.: An autopsy study of cerebro-vascular accident in diabetes mellitus. Circulation **25**, 663 (1962)

Alexander, L., Norman, R.M.: The Sturge-Weber syndrome. Bristol: Wright 1960

Alexianu, M., Vuia, O.: Fibro elastic cushions at the level of the circle of Willis in the newborn infant. Acta neurol. scand. **45**, 2, 224–230 (1969)

Alksne, J.F., Greenhot, J.H.: Experimental catecholamine induced chronic cerebral vaso-spasm. J. Neurosurg. **41**, 440 (1974)

Allcock, J.M., Drake, C.G.: Ruptured intracranial aneurysms: the rule of arterial spasm. J. Neurosurg. **22**, 21 (1965)

Allen, G.S., Chou, S.N., French, L.A.: Proceedings: Study of cerebral arterial spasm. In vitro contractile activity of various vasoactive agents on the human basilar and anterior cerebral arteries. J. Neurol. Neurosurg. Psychiat. **38** (4) 404 (1975)

Alpers, B.J.: The diagnosis of cerebral aneurysms. Amer. Practit. **1**, 146 (1946)

Alpers, B.J., Forster, F.M.: Arteriovenous aneurysm of great cerebral vein and arteries in the circle of Willis. Arch. Neurol. Psychiat. (Chic.) **54**, 181 (1945a)

Alpers, B.J., Forster, F.M.: The reparative processes in subarachnoid hemorrhage. J. Neuropath. exp. Neurol. **4**, 262 (1945b)

Altschul, R.: Experimental arteriosclerosis in the nervous-system. J. Neuropath. exp. Neurol. **5**, 333 (1946)

Altschul, R.: Selected studies on arteriosclerosis, p. 182. Springfield (Ill.): Thomas 1950

Altschul, R.: Endothelium. Its development, morphology, function and pathology, pp. 12–14. New York: Macmillan Co. 1954

Altschuler, J.H., McLaughlin, R.A., Neubuerger, K.T.: Neurological catastrophe related to oral contraceptives. Arch. Neurol. Psychiat. (Chic.) **19**, 264 (1968)

Alzheimer, A.: Die arteriosklerotische Atrophie des Gehirns. Allg. Z. Psychiat. **51**, 809 (1895)

Alzheimer, A.: Die Seelenstörungen auf arteriosklerotischer Grundlage. Allg. Z. Psychiat. **59**, 695 (1902)

Anders, H.E., Eicke, W.J.: Über die Veränderungen an den Gehirngefäßen bei Hypertonie. Z. Neurol. **167**, 562 (1939)

Anders, H.E., Eicke, W.J.: Die Gehirngefäße beim Hochdruck. Arch. Psychiat. Nervenkr. **112**, 1 (1941)

Anderson, P.E.: Fibromuscular hyperplasia of the carotid artery. Acta radiol. Diagn. **10**, 90 (1970)

Anderson, R., Schechter, M.M.: A case of spontaneous dissecting aneurysm of the internal carotid artery. J. Neurol. Neurosurg. Psychiat. **22**, 195 (1959)

Andrell, O.: Thrombosis of the internal carotid artery, a clinical study of nine cases diag-nosed by arteriography. Acta med. scand. **114**, 336 (1943)

Andrus, S.B., Portman, O.W., Riopelle, A.J.: Comparative studies of spontaneous and experimental atherosclerosis in primates. II. Lesions in chimpanzees including myocardial infarction and cerebral aneurysm. Progr. biochem. Pharmacol. **4**, 391 (1968)

Anitschkow, N.: Über die Veränderungen der Kaninchenaorta bei experimenteller Cholesterinsteatose. Beitr. path. Anat. **59**, 306 (1914)

Anitschkow, N.: Experimental arteriosclerosis in animals. In: Arteriosclerosis, ed. Cowdry, E.V., p. 271. New York: Macmillan Co. 1933

Anitschkow, N., Chalatow, S.: Über die experimentelle Cholesterinsteatose und ihre Bedeutung für die Entstehung einiger pathologischer Prozesse. Zbl. allg. Path. Anat. **24**, 1 (1913)

Anthony, L.U., Goldring, S., O'Leary, J.L., Schwartz, H.G.: Experimental cerebrovascular occlusion in dog. Arch. Neurol. Psychiat. (Chic.) **8**, 515–527 (1963)

Antonis, A., Bersohn, I.: Serum-Triglyceride levels in south african europeans and bantu and in ischemic heart disease. Lancet **1960I**, 998

Apitz, K.: Über die Ursachen der Arterienthrombose. Virchows Arch. path. Anat. **313**, 28 (1944)

Arab, A.: L'artériosclérose cérébrale scalariforme hypertensive. Etude anatomoclinique. Psychiat. et Neurol. (Basle) **134**, 175–193 (1957)

Arab, A.: Hyalinose artériolaire cérébrale. Schweiz. Arch. Neurol. Psychiat. **84**, 2–33 (1959)

Arendt, A., Bachmann, P.: Intrazerebrale Gefäßveränderungen bei hypertonischer Hirnmassenblutung. Acta neuropath. (Berl.) **7**, 79–85 (1966)

Aring, C.D.: Vascular disease of the nervous system. Brain **68**, 28 (1945)

Aring, C.D., Merritt, H.H.: Differential diagnosis between cerebral hemorrhage and cerebral thrombosis. Arch. intern. Med. **56**, 435 (1935)

Arkin, A.: A clinical and pathological study of periarteriitis nodosa. Amer. J. Path. **6**, 401 (1930)

Arnould, G., Dureux, J.B., Tridon, J.B., Picard, P., Weber, L., Thiriet, M., Floquet, J.: Malformations vasculaire cérébrales et angiomatose de Rendu-Osler. Rev. neurol. **119**, 230 (1968)

Arseni, C., Nash, F.: Cerebral ischemia in the course of ruptured aneurysms. Europ. Neurol. **1**, 308 (1968)

Arutiunov, A., Baron, M.A., Majorova, N.A.: Experimental and clinical study of the development of spasm of the cerebral arteries related to subarachnoid hemorrhage. J. Neurosurg. **32**, 617 (1970)

Asang, E., Mittelmeier, H.: Die systematisierte Endangiitis obliterans. Arch. Kreisl. **26**, 143 (1957)

Aschoff, L.: Thrombose und Sandbankbildung. Beitr. path. Anat. **52**, 205 (1912)

Aschoff, L.: Über Arteriosklerose. Jena: Gustav Fischer 1925

Aschoff, L.: Über Arteriosklerose. Z. ges. Nun. Psych. **167**, 214–237 (1939)

Asenjo., A., Rojas, G.: Ultrastructura de las arterial y aneurysmas arteriales del cerebro, ruptura y hemorragia. Neurocirugía **27**, 113 (1969)

Ask-Upmark, E.: On the pulseless disease outside of Japan. Acta med. scand. **149**, 161 (1954)

Ask-Upmark, E., Glas, J., Stenram, U.: Oral contraceptives and cerebral arterial thrombosis. Acta med. scand. **185**, 479 (1969)

Ask-Upmark, E., Ingvar, D.: A follow-up examination of 138 cases of subarachnoid hemorrhage. Acta med. scand. **138**, 15 (1950)

Astrup, P.: Effects of hypoxia and of carbon monoxide exposures on experimental atherosclerosis. An. intern. Med. **71**, 426 (1969)

Astwazaturoff, M.: Über die kavernöse Blutgeschwulst des Gehirns. Frankfurt. Z. Path. **4**, 482–491 (1910)

Ata, M.: Cerebral infarction due to intracranial sinus thrombosis. J. clin. Path. **18**, 636 (1965)

Atkinson, E.A., Fairburn, B., Haethfield, K.W.G.: Intracranial venous thrombosis as complication of oral contraception. Lancet **1970I**, 914

Austin, M.G., Schaefer, R.F.: Marfan's syndrome, with unusual blood vessel manifestation. Arch. Path. **64**, 205 (1957)

Austen, W.G., Shaw, R.S.: Isolated upper-extremity Symptoms due to obstruction of the aortic origin of the left subclavian or innominate artery. New Engl. J. Med. **266**, 489 (1962)

Baer, H.: Apoplexie und Hypertonie. Frankfurt. Z. Path. **30**, 128 (1924)

Bähr, E.: Die Atherosklerose der Herzkranzgefäße in ihrer Beziehung zu Alter, Krankheit und Konstitution. Arch. Kreisl.-Forsch. **3**, 95 (1938)

Bailey, O.T.: The vascular component of congenital malformations in the central nervous system. J. Neuropath. exp. Neurol. **20**, 170 (1961)

Bailey, O.T.: Thrombosis of dural sinuses and meningeal veins. In: Pathology of the nervous system, Vol. 2, p. 1536, Ed. Minckler, J. New York: MacGraw-Hill Book Comp. 1971

Bailey, O.T., Hass, G.M.: Dural sinus thrombosis in early life: recovery from acute thrombosis of the superior longitudinal sinus and its relazion to certain acquired cerebral lesions in childhood. Brain **60**, 293 (1937)

Bailey, O.T., Woodard, J.S.: Small vascular malformations of the brain: their relationship to unexpected death, hydrocephalus and mental deficiency. J. Neuropath. exp. Neurol. **18**, (1) 98–108 (1959)

Baker, A.B.: The medullary blood supply and the lateral medullary syndrome. Neurology (Minneap.) **11**, 852 (1961)

Baker, A.B., Dahl, E., Sandler, B.: Cerebrovascular disease. Etiologic factors in cerebral infarction. Neurology (Minneap.) **13**, 445 (1963)

Baker, A.B., Iannone, A.: Cerebrovascular disease: II. The smaller intracerebral arteries. Neurology (Minneap.) **9**, 391 (1959)

Baker, A.B., Iannone, A., Kinnard, J.: Cerebrovascular disease. V. A comparative study of an American and a Norwegian population. Wld Neurol. **1**, 127 (1960b)

Baker, A.B., Iannone, A., Kinnard, J.: Cerebrovascular disease. VI. Relationship of disease of the heart and of the aorta. Neurology (Minneap.) **11**, 63 (1961a)

Baker, A.B., Iannone, A., Kinnard, K.: Cerebrovascular disease. VIII. Role of nutritional factors. Neurology (Minneap.) **11**, 380 (1961b)

Baker, A.B., Refsum, S., Dahl, E.: Cerebrovascular disease: IV. A study of a Norwegian population. Neurology (Minneap.) **10**, 525 (1960a)

Baker, A.B., Resch, J.A.: Hypertension in relationship to cerebroatherosclerosis. Minn. Med. **47**, 1202 (1964)

Baker, A.B., Resch, J.A., Loewenson, R.B.: Hypertension and cerebral atherosclerosis. Circulation **39**, 701 (1969)

Baker, R.D., Selikoff, E.: The cholesterol of hyaline arteriosclerose. Amer. J. Path. **28**, 573 (1952)

Baker, R.N., Schwartz, W.S., Ramseyer, J.C.: Prognosis among sruvivors of ischemic stroke. Neurology (Minneap.) **18**, 933 (1968)

Balis, J.U., Haust, M.D., More, R.H.: Electron-microscopic studies in human atherosclerosis; cellular elements in aortic fatty streaks. Exp. molec. Pat. **3**, 511 (1964)

Balken, N.W., Edwards, J.E.: Primary arteritis of the aortic arch. Circulation **11**, 486 (1955)

Balo, J.: Über eine Häufung von P.-n-Fällen nebst Beiträgen zur Polyneuritis infolge P.n. Virchows Arch. Path. Anat. **259**, 773 (1926)

Balo, J., Nachtnebel, E.: Über die P.n. auf Grund von 9 Fällen. Virchows Arch. Path. Anat. **272**, 478 (1929)

Band, R.I.: Optic atrophy caused by an arteriovenous aneurysm. Arch. Neurol. Psychiat. (Chic.) **67**, 655 (1952)

Banker, B.Q.: Cerebral vascular disease in infancy and childhood. 1. Occlusive vascular diseases. J. Neuropath. exp. Neurol. **20**, 127 (1961)

Bankl, H.: Zur Pathogenese der arteriellen Verschlüsse im Gehirn. Verh. dtsch.path. Ges. **52**, 237 (1968)

Bankl, H.: Über die Bedeutung der Arteriosklerose für die Entstehung zerebraler Gefäßverschlüsse. Wien. klin. Wschr. **81**, 447 (1969)

Bannerman, R.M., Ingall, G.B., Graf, C.J.: The family occurrence of intracranial aneurysms. Neurology (Mineap.) **20**, 283 (1970)

Baptista, A.G.: Studies on the arteries of the brain. IV. Circle of Willis: functional significance. Acta neurol. scand. **42**, 161 (1966)

Barker, W.F.: Myotic aneurysms. Ann. Surg. **139**, 84 (1954)

Barron, K.D., Siqueira, E., Hirano, A.: Cerebral embolism caused by non bacterial thrombotic endocarditis. Neurology (Minneap.) **10**, 391 (1960)

Bartal, A.D., Morris, M.J.: Excision of a congenital suboccipital vertebral arteriovenous fistula. Case report. J. Neurosurg. **37**, 452 (1972)

Bassoe, P.: Aneurysm of the vertebral artery. Arch. Neurol. Psychiat. (Chic.) **42**, 127 (1939)

Bauer, R.B.: Evaluation of the stroke patient with respect to associated diseases. In: Fields, W.S., Spencer, W.A. (eds.), Stroke rehabilitation, basic concepts and research trends, p. 31. St. Louis: Warren H. Green Inc. 1967

Bauer, R., Sheewan, S., Meyer, J.S.: Arteriographic study of cerebrovascular disease. Arch. Neurol. Psychiat. (Chic.) **4**, 119 (1961)

Baumgarten Über die chronische Arteriitis und Endarteriitis mit besonderer Berücksichtigung der sog. „luetischen" Erkrankung der Gehirnarterien nebst Beschreibung eines Beispiels von spezifisch-syphilitischer (gummöser) Entzündung der großen Zerebralgefäße. Virchows Arch. path. Anat. **73**, (1978)

Beadenkopf, W.G., Polan, A.K., Marks, R.U., Tornatore, L.M.: Some demographic characteristics of an autopsied population. J. chron. Dis. **18**, 333 (1965)

Beadles, C.F.: Aneurysms of the larger cerebral arteries. Brain **30**, 285 (1907)

Bebin, J., Currier, R.D.: Cause of death in ruptured intracranial aneurysms. Arch. intern. Med. **99**, 771 (1957)

Becker, V.: Die Elasticodiarese in Fremdkörperriesenzellen. Virchows Arch. path. Anat. **325**, 397–406 (1954)

Beitzke, H.: Zur Entstehung der Arteriosklerose. Virchows Arch. path. Anat. **267**, 625–647 (1928)

Beitzke, H.: Über Hirnaneurysmen als Quelle der apoplektischen Hirnblutungen. Beitr. path. Anat. **87**, 272 (1931)

Beitzke, H.: Die Rolle der kleinen Aneurysmen bei den Massenblutungen des Gehirns. Verh. dtsch. path. Ges. **29**, 74 (1936)

Bell, E.T.: Renal disease. Philadelphia: Lea & Febinger 1947

Bell, E.T., Clawson, B.J.: Primary (essential) hypertension. Arch. Path. **5**, 939 (1928)

Bell, H.V.: Fatal atherosclerotic encephalomalacia in a young man. Arch. intern. Med. **99**, 481 (1957)

Bénard, R., Kourilski, R., Grossiord, A., Gruner, J., Samson, M.: A propos d'un cas d'artérite nodulaire disseminée avec manifestations nerveuses, hépatiques et cutanées. ètude anatomoclinique. Rev. neurol. **86**, 223 (1952)

Benda, C.: Phlebosklerose. In: Handb. Spec. path. Anat., Bd. **2**, S. 787. Berlin: Springer 1924

Benda, C.: Über einen Fall von schwerer infantiler Koronararteriensklerose als Todesursache. Virchows Arch. path. Anat. **254**, 600 (1925)

Benditt, E.P.: Evidence for a monoclonal origin of human atherosclerotic plaques and some implications. Circulation **50**, 650 (1974)

Beneke, R.: Grundlagen der Arteriosklerose. I. Reine Fibrose. II. Reine Lipoidose (Papageienatherom). Beitr. path. Anat. **87**, 285 (1931)

Benninghoff, A.: In: Handb. der mikroskopischen Anatomie des Menschen. Hrsg. v. Möllendorf, W., Berlin, Bd. 6, S. 1 (1930)

Berblinger, K.: Die allergische Arteriitis besonders bei der menigealen Tuberkulose. Medizinische 590–592 (1954)

Berenson, G.S., Dalferes, E.R., Robin, R., Strong, J.P.: Mucopolysaccharides and atherosclerosis. In: Evolution of the atherosclerotic plaques, ed. Jones, R.J., p. 139 (1963)

Bergan, J.J., MacDonald, J.R.: Recognition of cerebrovascular fibromuscular hyperplasia. Arch. Surg. **98**, 332 (1969)

Bergstrand, H., Olivecrona, H., Tönnis, W.: Gefäßmißbildungen und Gefäßgeschwülste des Gehirns. Leipzig: Thieme 1936

Berkson, D.M., Stamler, J.: Epidemiological findings on cerebrovascular diseases and their implications. J. Atheroscler. Res. **5**, 189 (1965)

Berlin, L., Tumarkin, B., Martin, H.L.: Cerebral thrombosis in young adults. New Engl. J. Med. **262**, 162 (1955)

Berns, A.W., Goldenberg, S., Blumenthal, H.T.: Diabetes as an etiologic factor in atherosclerosis. In: Blumenthal, H.T. (ed.), Cowdry's Atherosclerosis, 2. Edit. Vol. 3, p. 474. Springfield: Thomas 1967

Bernsmeier, A.: Probleme der Hirndurchblutung. Z. Kreisl.-Forsch. **48**, 278 (1959)

Berry, J.F., Resch, J.A., Baker, A.B.: Serum lipids and cerebral atherosclerosis in terminal cancer patients. Neurology (Minneap.) **16**, 673 (1966a)

Berry, R.G.: Lupus erythematosus. In: Pathology of the nervous system, Vol. 2, p. 1482. Ed. Minckler, J., New York: McGraw-Hill Book Comp. 1971

Berry, R.G., Alpers, B.J., White, J.C.: The site, structure and frequency of intracranial aneurysms, Angiomas, and arteriovenous abnormalities. Res. Publ. Asc. nerv. ment. Dis. **41**, 40 (1966b)

Berson, E., Freman, M., Gay, A.: Visual field defects in giant suprasellar aneurysms of the internal carotid artery. Arch. Ophthal. **76**, 52 (1966)

Bertelsen, S., Jensen, C.E.: Histochemical studies on human aortic tissue. Acta path. microbiol. scand. (1960)

Bevans, M., Davidson, J.D., Abell, L.L.: The early lesions of canine arteriosclerosis. Arch. Path. **51**, 278 (1951a)

Bevans, M., Davidson, J.D., Kendall, F.E.: Regression of lesions in canine arteriosclerosis. Arch. Path. **51**, 288 (1951b)

Bickerstaff, E.R.: Aetiology of actue hemiplegia in childhood. Brit. med. J. **2**, 82 (1964)

Bickerstaff, E.R., Holmes, J.M.: Cerebral arterial insufficiency and oral contraceptives. Brit. med. J. **1**, 726 (1967)

Biemond, A.: Thrombosis of the basilar artery and the vascularization of the brain stem. Brain **74**, 300 (1951)

Bigelow, N.H.: Intracranial dissecting aneurysms. Arch. Path. **60**, 271 (1955)

Bing, R.: Über einige Erscheinungsformen der zerebro-spinalen Arteriosklerose und ihre Behandlung. Korresp.-Bl. schweizer Ärzte **22**, 809–820 (1912)

Binswanger, O.: Die Abgrenzung der allgemeinen progressiven Paralyse. Berl. Klin. Wschr. **49**, 1103–1105, 1137–1139, 1180–1186 (1894)

Bird, A.C., Nolan, B., Gargano, F., David, N.J.: Unruptured aneurysm of the supraclinoid carotid artery. A treatable cause of blindness. Neurology (Minneap.) **20**, 445 (1970)

Birse, S.H., Tom, M.J.: Incidence of cerebral infarction associated with ruptured intracranial aneurysms. Neurology (Minneap.) **10**, 101 (1960)

Bizzozero, J.: Über einen neuen Formbestandteil des Blutes und dessen Rolle bei der Thrombose und der Blutgerinnung. Virchows Arch. path. Anat. **90**, 261 (1882)

Björkerud, S.: Atherosclerosis initiated by mechanical trauma in normolipidemic rabbits. J. Atheroscler. Res. **9**, 209 (1969)

Black, S.P.W., German, W.J.: Observations on the relationship between the volume and the size of the orifice of experimental aneurysms. J. Neurosurg. **17**, 984 (1960)

Blackwood, W., Hallpike, J.P., Kocen, R.S., Mair, V.G.P.: Atheromatous disease of the carotid arterial system and embolism from the heart in cerebral infarction: a morbid anatomical study. Brain **92**, 897 (1969)

Blaustein, A., Shenker, L., Post, R.C.: The effects of oral contraceptives on the endometrium. Int. J. Fertil. **13**, 466–475 (1968)

Bleyl, U., Wegener, K.: Vergleichende histochemische und autoradiographische Untersuchungen zur Plasminwirkung in der Wandung von Aorta und Koronararterien. Klin. Wschr. **44**, 156–157 (1966)

Blumenthal, H.T.: Response potentials of vascular tissues and the genesis of arteriosclerosis—a review. I. The concept. Geriatrics **11**, 345 (1956a)

Blumenthal, H.T.: Response potentials of vascular tissues and the genesis of arteriosclerosis—a review. II A. Inflammatory agents. Geriatrics **11**, 456 (1956b)

Blumenthal, H.T.: Response potentials of vascular tissues and the genesis of arteriosclerosis—a review. II B. Lipid metabolic factors. Geriatrics **11**, 514 (1956c)

Blumenthal, H.T.: Response potentials of vascular tissues and the genesis of arteriosclerosis—a review. II C. Hemodynamic factors. Geriatrics **11**, 554 (1956d)

Blumenthal, H.T., Handler, F.P., Blache, J.O.: The histogenesis of arteriosclerosis of the larger cerebral arteries with an analysis of the importance of mechanical factors. Amer. J. Med. **17**, 337 (1954)

Boder, E., Sedgwick, R.P.: Ataxia-telangiectasia; a familial syndrome of progressive cerebellar ataxia, oculocutaneous telangiectasia and frequent pulmonary infection. Pediatrics **21**, (3), 526 (1958)

Böhne, C.: Die Arten der Schlaganfälle des Gehirns und ihre Entstehung. Beitr. path. Anat. **86**, 566 (1931)

Böttcher, D.J.F., Boelsma-van, Houte, E., ter Haar Romenty-Wachter, C.C., Woodford, F.P., Gent, C.M. van: Lipid and fatty acid composition of coronary and cerebral arteries at different stages of atherosclerosis. Lancet **1960 II**, 1162

Bogaert, L. van: Situation actuelle de la question des angiomatoses neuro-cutanées. Scalpel (Brux.) **7**, 209 (1933)

Bogaert, L. van: Encéphalopathie sons corticale progressive (Binswanger) à évolution rapide chez deux soeurs. Ellenike Iatrike **24**, 961–972 (1955)

Bogaert, L. van, Martin, J.J.: Analyse critique de la pathologie de l'angiomatose cerébromeningée diffuse non calcifiante et de l'encephalopathie de Binswanger. J. Neurol. Sci. **14**, 301 (1971)

Boinet, E.: Anévrisme syphilitique de l'artère vertébrale gauche. C. R. Soc. Biol. **69**, 210 (1910)

Boldrey, E., Miller, E.R.: Arteriovenous fistula (aneurysm) of great cerebral vein (of Galen) and the circle of Willis; report on two patients treated by ligation. Arch. Neurol. Psychiat. (Chic.) **62**, 778–783 (1949)

Boldrey, E., Maass, L., Miller, E.R.: The role of atlantoid compression in the etiology of internal carotid thrombosis. J. Neurosurg. **13**, 127–139 (1956)

Bonduelle, M., Ruscalleda, G., Zalzal, P.: Dysplasie fibromusculaire avec fistule arterioveineuse de l'artère vertébrale extra-crânienne. Rev. neurol. **128**, 204–205 (1973)

Boor, W. de: Psychopathologische Syndrome nach Carotisligaturen. Klin. Wschr. **88**, (1950)

Bosniak, M.A. Caplan, L., Boczko, M.L.: Cervical collateral arterial pathways fed by the subclavian artery in carotid artery occlusive disease. Neurology (Mineap.) **15**, 734 (1965)

Boström, K., Liliequist, B.: Primary dissecting aneurysm of the extracranial part of the internal carotid and vertebral arteries. Neurology (Minneap.) **17**, 179 (1967)

Botton, J.: Artériosclérose cérébrale, étude anatome-clinique et statistique. Encéphale **44**, 350 (1955)

Bouman, L.: Hemorrhage of the brain. Arch. Neurol. Psychiat. (Chic.) **25**, 255 (1931)

Boyd, A.N.: An inflammatory basis for coronary thrombosis. Amer. J. Path. **4**, 159 (1928)

Boyd, J.D.: Absence of right common carotid artery. J. Anat. (Lond.) **68**, 551 (1934)

Boyd, J.F., Watson, A.: Dissecting aneurysm due to trauma. Scot. med. J. **1**, 326 (1956)

Boyd-Wilson, J.S.: Iatrogenic carotid occlusion medial dissection complicating arteriography. Wld. Neurol. **3**, 507 (1962)

Bradley, W.C.: Congenital aortic arch abnormalities with the "subclavian-steal" pattern of blood flow. Brit. Heart J. **28**, 718 (1966)

Brandberg, R.: A case of tumour of the carotid body with thrombosis of the arteria carotis interna. Acta chir. scand. **65**, 464 (1929)

Brash, J.C.: Blood- vascular and lymphatic systems. In: Cunningham's textbook of anatomy. Brash, J.C., Jamieson, E.B., eds., p. 1177. London: Oxford University Press 1943

Brawley, B.W., Strandness, D.E., Jr., Kelly, W.A.: The biphasic response of cerebral vasospasm in experimental subarachnoid hemorrhage. J. Neurosurg. **28**, 1 (1968)

Bredt, H.: Die Morphologie der Arteriosklerose. Verh. dtsch. path. Ges. **41**, 11 (1957)

Bredt, H.: Morphology. Atherosclerosis: Pathology, physiology, aetiology, diagnosis and clinical management, Chap. I, pp. 1–48. New York: Elsevier Publishing Comp. 1969

Bremer, J.L.: Congenital aneurysms of the cerebral arteries. Arch. Path. **35**, 819 (1943)

Brenner, F.: Zur Kenntnis der Hirnveränderungen bei P.n. (Periarteriitis nodosa) Frankfurt. Z. Path. **51**, 479 (1938)

Brenner, F.: Ein Fall von kombinierter intrakranieller Gefäßmißbildung. Zbl. Neurochir. **20**, 244 (1960)

Breslow, L., Buell, P.: Mortality from coronary heart disease and physical activity of work in California. J. chron. Dis. **11**, 421–444 (1960)

Bret, J., Kunc, Z.: Fistula between three main cerebral arteries and a large occipital vein. J. Neurol. Neurosurg. Psychiat. **32**, 308 (1969)

Brice, J.G., Crompton, M.R.: Spontaneous dissecting aneurysms of the cervical internal carotid artery. Brit. med. J. **2**, 790 (1964)

Brinkmann, F.: Über flächenhafte Rindenerweichungen bei Arteriosklerose der Rindengefäße. Z. ges. Neurol. Psychiat. **100**, 182 (1926)

Brobeil, A.: Hirndurchblutungsstörungen, ihre Klinik und arteriographische Diagnose. Stuttgart: Thieme 1950

Brown, R.A.P.: Polycystic disease of the kidneys and intracranial Aneurysms: the etiology and inter-relationship of these conditions: review of a recent literature and report of seven cases in which both conditions coexisted. Glasg. med. J. **32**, 333 (1951)

Bruens, J.H., Guazzi, G.C., Martin, J.J.: Infantile form of meningeal angiomatosis with sudanophilic leucodystrophy associated with complex abiotrophies. Study of a second family. J. Neurol. Sci. **7**, 417 (1968)

Bruetman, M.E., Litrenta, M.M., Saadia, J.M.: Pathological studies on the distribution of arteriosclerotic lesions of the cerebral arteries. Trans. Amer. neurol. Ass. **94**, 25 (1969)

Bruetsch, W.L.: Psychosen bei chronischer Endocarditis. Psychiat. Neurol. Wschr. **38**, 551 (1936)

Bruetsch, W.L.: The myth of Binswanger disease. J. Neuropath. exp. Neurol. **20**, 312 (1961)

Bruetsch, W.L.: Giant cell arteritis (temporal arteritis, cranial arteritis, granulomatous angiitis). In: Pathology of the nervous system, Vol. 2, p. 1456. Ed. Minckler, J., New York: MacGraw-Hill Book Comp. 1971a

Bruetsch, W.L.: Rheumatic vascular disease of the brain and other organs. In: Pathology of the nervous system, Vol. 2, p. 1436. Ed. Minckler, J., New York: MacGraw-Hill Book Comp. 1971b

Bruetsch, W.L.: Cerebral thrombangitis obliterans. In: Pathology of the Nervous System, Vol. 2, p. 1449. Ed. Minckler, J., New York: MacGraw-Hill Book Comp. 1971c

Buchanan, D.S., Brazinsky, J.H.: Dural sinus and cerebral venous thrombosis. Incidence in young women recieving oral contraceptivas. Arch. Neurol. Psychiat. (Chic.) **22**, 440 (1970)

Buck, R.C., Paterson, J.C., Rossiter, R.J.: Chemical composition of cerebral arteries: the concentration of lipids and minerals compared with those in the internal carotid. Canad. J.Biochem. **32**, 539 (1954)

Buckle, R.M., Du Boulay, G., Smith, B.: Death due to cerebral vasospasm. J. Neurol. Neurosurg. Psychiat. **27**, 440 (1964)

Budzilovich, G.N., Wilens, S.L.: Fulminating Wegener's Granulomatosis. Arch. Path. **70**, 653 (1960)

Büchner, F.: Allgemeine Pathologie. München-Berlin: Urban & Schwarzenberg 1950

Bull, J.: Massive aneurysms at the base of the brain. Brain **92**, 535 (1969)

Bullock, B.C., Clarkson, T.B., Lehner, N.D.M., Lofland, H.B. Jr., Clair, R.W.St.: Atherosclerosis in cebus albifrons monkeys. III. Clinical and pathological studies. Exp. molec. Path. **10**, 39–62 (1969)

Burch, G.E., Tsui, C.Y., Harb, J.M.: Pathologic changes of aorta and coronary arteries of mice infected with coxsackie B4 virus. Proc. Soc. exp. Biol. (N.Y.) **137**, 657 (1971)

Burt, R.L., Donnely, J.F., Whitener, D.L.: Cerebral venous thrombosis in the puerperium. Amer. J. Obstet. Gynec. **62**, 639 (1951)

Busch, H.F.M.: Unusal collateral circulation in a child with cerebral arterial occlusion. Psychiat. Neurol. Neurochir. **72**, 23 (1969)

Bustamente, R.A., Milanes, B., Casas, R., de la Torre, A.: The chronic subclavian-carotid abstruction syndrome (Pulsless disease). Angiology **5**, 479 (1954)

Byrom, F.B.: The pathogenesis of hypertensive encephalopathy and its relation to the malignant phase of hypertension. Experimental evidence from the hypertensive rat. Lancet **1954 II**, 201

Cabieses, F., Saldas, C.: Thrombosis of the internal carotid in a child. Neurology (Minneap.) **6**, 677 (1956)

Caesar, R.: Gefäße und Herz im elektronenmikroskopischen Bild. In: Lehrbuch der spez. path. Anatomie. Kaufmann, E., Staemmler, M. (Hrsg.), S. 701. Berlin: de Gruyter, W. 1969

Cairney, J., Cairns, H., Russell, D.S.: Tortuosity of the cervical segment of the internal carotid artery. J. Anat. (Lond.) **59**, 87 (1924)

Cairns, H.: The vascular aspects of head injuries. Lisboa med. **19**, 375 (1942)

Cairns, H., Russeli, D.S.: Cerebral arteriitis and phlebitis in pneumococcal meningitis. J. Path. Bact. **58**, 649 (1946)

Caldwell, H.W., Hadden, F.C.: Carotid artery thrombosis: report of eight cases due to trauma. Ann. internal. Med. **28**, 1132 (1948)

Caldwell, R.A., Skipper, E.W.: Pulseless disease: report on five cases. Brit. Heart J. **23**, 53 (1961)

Cammermeyer, J.: Deposition of the iron in paraventricular areas of the human brain in hemocromatosis. J. Neuropath. exp. Neurol. **6**, 111 (1947)

Campbell, R.L., Dyken, M.L.: Four cases of carotid basilar anastomosis associated with central nervous system disfunction. J. Neurol. Neurosurg. Psychiat. **24**, 250 (1961)

Cappel, D.F.: Muir's Textbook of Pathology. London: Edward Arnold Publ. Ltd. 1958

Carmichael, R.: The pathogenesis of non flammatory cerebral aneurysms. J. Path. Bact. **62**, 1 (1950)

Carpenter, D.F., Brubaker, L.H., Powell, R.D., Valsamis, M.P.: Phycomycotic thrombosis of the basilar artery. Neurology (Minneap.) **18**, 807–812 (1968)

Carpenter, M.B., Noback, C.R., Moss, M.L.: The anterior choroidal artery: its origins, course, distribution, and variations. Arch. Neurol. Psychiat. (Chic.) **71**, 714 (1954)

Castaigne, P., Gautier, J.C., Escourolle, R., Derouesne, C., Der Agopian, P., Popa, C.: Arterial occlusions in the vertebro-basilar system. Brain **96**, 133 (1973)

Castaigne, P., Lhermitte, R., Escourolle, J.-C., Derouesne, C.: Internal carotid artery occlusion. Brain **93**, 231 (1970)

Cavatorti, P.: Di un rara variazione delle arterie della basodell' encephalo nell' uomo. Monit. zool. ital. **18**, 294 (1907)

Ceelen, W.: Die Pathologie der Arteriosklerose. Dtsch. med. Wschr. **55**, 1913 (1929)

Cervós-Navarro, J., Matakas, F.: The ultrastructure of reticulin. Acta neuropath. (Berl.), Suppl. VI, 173–176 (1975)

Cervós-Navarro, J., Stoltenburg-Dindinger, G., Sperner, J.: Ultrastrukturelle Befunde bei Riesenzellarteriitis. (1980) (im Druck)

Chakravorty, B.G., Gleadhill, C.A.: Familial incidence of cerebral aneurysms. Brit. med. J. **1**, 147 (1966)

Chambers, W.R., Harper, F. Jr., Simpson, J.R.: Familial incidence of congenital aneurysms of cerebral arteries: report of cases of ruptured aneurysms in father and son. J. Amer. med. Ass. **155**, 358 (1954)

Chang, V., Rewcastle, N.B., Harwood-Nash, D., Norman, G.: Bilateral dissecting aneurysms of the intracranial internal carotid arteries in an 8-years-old boy. Neurology (Minneap.) **25**, 573 (1975)

Charcot, J.M., Bouchard, C.: Nouvelle recherches sur la pathogénie de l'hémorrhagie cérébrale. Arch. Physiol. (Paris) **1**, 110, 643 (1869)

Chason, J.L.: Brain, meninges and spinal cord. In: Saphir, O. (ed.). A text on systemic pathology, Vol. 2, p. 1798. New York: Grune & Stratton 1959

Chason, J.L., Hindman, W.M.: Berry aneurysms of the circle of Willis. Neurology (Minneap.) **8**, 41 (1958)

Chiari, H.: Über das Verhalten des Teilungswinkels der Carotis communis bei der Endarteriitis chronica deformans. Verh. Dtsch. path. Ges. **9**, 326 (1905)

Chini, V.: Aspetti clinici della sindrome associata coronarica e cerebrale. Settim. med. **35**, 443 (1947)

Chrast, B.: Der vertebrale Zufluß in seiner Bedeutung für die Hirndurchblutungsstörungen. In: Quandt, J. (ed.). Die zerebralen Durchblutungsstörungen des Erwachsenenalters, S. 555, 2. Aufl. Stuttgart-New York: Schattauer 1969

Clara, M.: Das Nervensystem des Menschen, 3. Aufl. Leipzig: J.A. Barth 1959

Clarisse, J., Jomin, M., Andreussi, L.: Prognostic significance of cerebral arterial spasm in the course of meningeal hemorrhage. Neuroradiol. **3**, 150 (1972)

Clarkson, T.B., Middleton, Ch., Pritchard, R.W., Losland, H.B.: Natural occurrence of atherosclerosis in birds. Ann. N. Y. Acad. Sci. **127**, 685 (1965)

Cobb, S.: The cerebral circulation XIII: The question of "end-arteries" of the brain and the mechanism of infarction. Arch. Neurol. Psychiat. (Chic.) **25**, 273 (1931)

Cogan, D.: Corneoscleral lesions in periarteriitis nodosa and Wegener's Granulomatosis. Trans. Amer. ophthal. Soc. **53**, 321 (1955)

Cohen, M.M.: Cerebrovascular accidents: study of 201 cases. Arch. Path. **60**, 296 (1955)

Cohen, M.M., Kristiansen, K., Hval, E.: Arteriovenous malformation of the great vein of Galen. Neurology (Minneap.) **4**, 124 (1954)

Cole, F.M., Yates, P.O.: Intracerebral microaneurysms and cerebrovascular lesions. Brain **90**, 759 (1967a)

Cole, F.M., Yates, P.O.: Pseudoaneurysms in relationship to massive cerebral haemorrhages. J. Neurol. Neurosurg. Psychiat. **30**, 61 (1967b)

Cole, F.M., Yates, P.O.: Comparative incidence of cerebrovascular lesions in normotensive and hypertensive patients. Neurology (Minneap.) **18**, 255 (1968)

Collier, J.: Cerebral haemorrhage due to causes other than arteriosclerosis. Brit. med. J. **2**, 519 (1931)

Colmant, H.J.: Familiäre cerebrale Gefäßerkrankung. Deutsche Gesellschaft für Neuropathologie und Neuroanatomie, 23. Jahrestagung, Bonn 23.–25.11.1978

Columella, F., Delzanno, G.B., Gaist, G., Piazza, G.: Angiography in traumatic cerebral lacerations with special regard to some less common aspects. Acta radiol. Diagn. **1**, 239 (1963)

Conant, R.G., Perkins, J.A., Ainley, A.B.: Stroke morbidity, mortality and rehabilitative potential. J. chron. Dis. **18**, 387 (1965)

Connett, M.C., Lansche, J.M.: Fibromuscular hyperplasia of the internal carotid artery. Ann. Surg. **162**, 59 (1965)

Constans, J.P., Dilenge, D., Jolivet, B.: Un case de persistance d'une artère hypoglosse embryonnaire. Neuro-chirurgie **10**, 297 (1964)

Constantinides, J., Garrone, G., de Ajuriaguerra, J.: L'heredite des demences de l'âge avance. Encéphale **4**, 301 (1962)

Constantinides, P.: Pathogenesis of cerebral artery thrombosis in man. Arch. Path. **83**, 422 (1967)

Constantinides, P., Robinson, M.: Ultrastructural injury of arterial endothelium. I. Effects of pH osmolarity anoxia and temperature. II. Effects of vasoactive amines. III. Effects of enzymes and surfactants. Arch. Path. **88**, 99 (1969)

Cooke, W.T., Cloake, P.C.P., Govan, A.D.T., Colbeck, J.C.: Temporal arteritis: a generalized vascular disease. Quart. J. Med. **15**, 47 (1946)

Cooper, I.S.: Surgical treatment of parkinsonism. Ann. Med. **16**, 309 (1965)

Costero, I.: Cerebral lessions responsible for death of patients with active rheumatic fiver. Arch. Neurol. Psychiat. (Chic.) **62**, 48 (1949)

Courville, C.B.: Late cerebral changes incident to severe hypoglycemia (Insulin schock). Amer. Arch. Neurol. Psychiat. **78**, 1, (1957)

Courville, C.B., Olsen, C.W.: Miliary aneurysms of the anterior communicating artery. Bull. Los Angeles neurol. Soc. **3**, 1 (1938)

Cramer, H.: Beiträge zur Atherosklerose-Frage. Virchows Arch. path. Anat. **230**, 46 (1921)

Cravioto, H., Feigin, I.: Noninfectious granulomatous angiitis with a predilection for the nervous system. Neurology (Minneap.) **9**, 599 (1959)

Crawford, E.S., Debakey, M.E., Morris, G.C. Jr., Cooley, D.A.: Thrombo-obliterative disease of the great vessels arising from the aortic. Arch. J. Thorac. Cardiovasc. Surg. **43**, 38 (1962)

Crawford, E.S., Edwards, W.H., Debakey, M.E., Cooley, D.A., Morris, G.C.: Peripheral arteriosclerotic aneurysms. J. Amer. Geriat. Soc. **9**, 1 (1961)

Crawford, F., Levene, C.I.: Medial thinning in athcroma. J. Path. Bact. **66**, 19 (1953)

Crawford, I.: Some aspects of the pathology of coronary occlusion. In: McDonald, L.

(ed.). Pathogenesis and treatment of occlusive arterial disease, p. 18. Proc. Roy. Coll. Phys. 13./14.11.1959, London: Pitman 1960

Crawford, J.V., Russel, D.S.: Cryptic arteriovenous hamartomas of the brain. J. Neurosurg. Psychiat. **19**, 1 (1956)

Crawford, T.: Some observations on the pathogenesis and natural history of intracranial aneurysms. J. Neurol. Neurosurg. Psychiat. **22**, 259 (1959)

Crawford, T.: Some aspects of the pathology of atherosclerosis. Proc. roy. Soc. Med. **53**, 9 (1960)

Creed, D.L., Baird, W.F., Fisher, E.R.: The severity of aortic arteriosclerosis in certain diseases: necropsy study. Amer. J. Med. Soc. **230**, 385–391 (1955)

Critchley, M.: The arterior cerebral artery and its syndromes. Brain **53**, 120 (1930)

Crompton, M.R.: Intracerebral haematoma complicating ruptured cerebral berry aneurysms. J. Neurol. Neurosurg. Psychiat. **25**, 378 (1962)

Crompton, M.R.: Cerebral infarction following the rupture of cerebral berry aneurysms. Brain **87**, 263 (1964a)

Crompton, M.R.: The pathogenesis of cerebral infarction following the rupture of cerebral berry aneurysms. Brain **87**, 491 (1964b)

Crompton, M.R.: Recurrent haemorrhage from cerebral aneurysms and its prevention by surgery. J. Neurol. Neurosurg. Psychiat. **29**, 164 (1966a)

Crompton, M.R.: Mechanism of growth and rupture in cerebral berry aneurysms. Brit. med. J. **1**, 1138 (1966b)

Crompton, M.R.: The pathogenesis of cerebral aneurysms. Brain **89**, 797 (1966c)

Crosato, F., Terzian, H.: Gli aneurismi dissecanti intracranici; studio di un caso con interessamento dell'arteria basilare. Riv. Pat. nerv. ment. **82**, 450 (1961)

Crosby, R.C., Wadsworth, R.C.: Temporal arteriitis. Review of the literature and 5 additional cases. Arch. Intern. Med. **81**, 431 (1948)

Cullen, A.F., Haining, W.M., Crombie, A.L.: Cerebral aneurysms presenting with visual field defects. Brit. J. Ophthal. **50**, 251 (1966)

Curtius, F.: Über die Erkrankungen des arteriellen Systems. Leipzig: Thieme 1935

Cushing, H., Bailey, P.: Tumors arising from the blood vessels of the brain. Springfield Ill: Thomas Publ. 1928

Cutts, J.H.: Vascular lesions resembling periarteriitis nodosa in rats undergoing prolonged stimulation with oestrogen. Brit. J. exp. Path. **47**, 401 (1966)

Cyrus, A.E., Close, A.S., Foster, L.L., Brown, D.H., Ellison, E.H.: Effect of low molecular weight dextran on infarction after experimental occlusion of the middle cerebral artery. Surgery **52**, 25 (1962)

Dahl, E., Flora, G., Nelson, E.: Electron microscopic observations on normal human intracranial arteries. Neurology (Minneap.) **15** 132 (1965)

Dahme, E.G.: Atherosclerosis and arteriosclerosis in domestic animals. Ann. N. Y. Acad. Sci. **127**, 657 (1965)

Dambska, M.: Altérations artériosclerotiques des vaisseaux cérébraux, en report avec la topographie du système vasculaire du cerveau et l'artériosclérose des vaisseaux de la base du cerveau. Acta neuropath. (Berl.) **2**, 407 (1963)

Damforth, D.N., Manola-Estrella, P., Buckingham, J.C.: The effect of pregnancy and of enovid on the rabbit vasculature. Amer. J. Obstet. Gynec. **88**, 952 (1964)

Dandy, W.E.: Arteriovenous abnormalities and angiomas of the brain. Arch. Surg. **17**, 715 (1928)

Dandy, W.E.: Carotid-cavernous aneurysms (pulsating exophthalmos). Zbl. Neurochir. **2**, 165 (1937)

Dandy, W.E.: Intracranial arterial aneurysms. New York: Comstock Publ. Co. Inc. 1944

Dandy, W.E., Follis, R.H.: On the pathology of carotid-cavernous aneurysm (pulsating exophthalmos)? Amer. J. Ophthal. **24**, 365 (1941)

Daoud, A., Jarmolych, J., Zumbo, O., Fani, K., Florentin, R.: "Preatheroma" phase of coronary atherosclerosis in man. Exp. molec. Path. **3**, 19 (1964)

Darling, R.C., Austen, W.G., Linton, R.R.: Arterial embolism. Surg. Gynec. Obstet. **124**, 106 (1967)

David, M., Morice, J., Adam, J.: Sténose de l'aqueduc de Sylvius par anévrysme des artères cérébelleuses supérieures. Rev. neurol. **84**, 313 (1951)

Davidson, C.: Progressive subcortical encephalopathy (Binswanger's disease). J. Neuropath. exp. Neurol. **1**, 42 (1942)

Davidson, P., Robertson, D.M.: The true mycotic (Aspergillus) aneurysm leading to fatal subarachnoid hemorrhage in a patient with hereditary hemorrhagic telangiectasia. Case report. J. Neurosurg. **35**, 71 (1971)

Davis, D.O., Dilenger, D., Schlaepfer, W.: Arterial dilatation in purulent meningitis. J. Neurosurg. **32**, 112 (1970)

Dawber, T.R., Kannal, W.B., Revotskie, N.: Some factors associated with the development of coronary heart disease. Amer. J. publ. Hlth **49**, 1349 (1959)

DeBuscher, J.: Anévrysme de l'artére vertébrale gauche chez un homme de 45 ans. Acta neurol. belg. **52**, 1 (1952)

Decker, K.: Klinische Neuroradiologie. Stuttgart: Thieme 1960

Decker, K., Hipp, E.: Der basale Gefäßkranz: Morphologie und Angiographie. Anat. Anz. **105**, 100 (1958)

Decker, K., Holzer, E.: Gefäßverschlüsse im Carotis- und Vertebralisgebiet. Fortschr. Röntgenstr. **80**, 565 (1954)

Dei Poli, G., Zucha, J.: Beiträge zur Kenntnis der Anomalien und der Erkrankungen der Arteria carotis interna. Zbl. Neurochir. **5**, 209 (1940)

Denny-Brown, D., Foley, J.M.: The syndrome of basilar aneurysm. Trans. Amer. neurol. Ass. **77**, 30 (1952)

Denst, J., Neubuerger, K.T.: Intracranial vascular lesions in late rheumatic heart disease. Arch. Path. **46**, 191 (1948)

DeReuck, J.: The human perivantricular arterial blood supply and the anatomy of cerebral infarctions. Europ. Neurol. **5**, 321 (1971)

Devadiga, K.V., Mathai, K.V., Chandy, J.: Spontaneous cure of intra avernous aneurysm of the internal carotid artery in a 14-month-old child: case report. J. Neurosurg. **30**, 165 (1969)

DeVriese, B.: Sur la signification morphologique des artères cérébrales. Arch. Biol. (Liège) **21**, 357 (1905)

Dial, D.L., Maurer, G.B.. Intracranial aneurysms. Amer. J. Surg. **35**, 2 (1937)

Dickens, W.N., Sayre, G.P., Clagett, O.T., Goldstein, N.P.: Tumor embolism of basilar artery: Case report. Arch. Neurol. Psychiat. (Chic.) **5**, 655 (1961)

Dickinson, C.J., Thomson, A.D.: High blood-pressure and stroke: necropsy study of heart-weight and left ventricular hypertrophy. Lancet **2**, 342 (1960)

Dickinson, W.H.: A treatise in albuminuria. 2nd ed., Wood, New York (1881)

Dieterle, R.R.: Malignant hypernephroma coincident with arteriosclerosis in children. J. nerv. ment. Dis. **65**, 42 (1927)

Diethelm, L., Dontenwill, W.: Carotisthrombose nach Encephalo-Arteriographie. Zbl. Neurochir. **13**, 99 (1953)

Dietrich, A.: Thrombose. Ihre Grundlage und ihre Bedeutung. Berlin: Springer 1932

Diezel, P.B.: Histochemische Befunde an der Gefäßwand bei Arteriosklerose. In: Pathophysiological and Clinical Aspects of Lipid Metabolism, p. 133. Symposion 25.4.–5.5.1965 Heidelberg. Stuttgart: Thieme 1966

Dinning, T.A.R., Falconer, M.A.: Sudden or unexpected natural death due to ruptured intracranial aneurysm. Survey of 250 forensic cases. Lancet **2**, 799 (1953)

Dinsdale, H.B.: Spontaneous hemorrhage in the posterior fossa. Arch. Neurol. Psychiat. (Chic.) **10**, 200 (1964)

Dinsdale, H.B., Robertson, D.M, Haas, R.A.: Acute systemic hypertension and resultant prolonged focal cerebral ischemia. In: Cerebral circulation and metabolism, eds. Langfitt, Th.W., McHenry, L.C. Jr., Reivich, M., Wollman, H., p. 63. Berlin-Heidelberg-New York: Springer 1975

Dinsdale, H.B., Robertson, D.M., Haas, R.A., Davis, P.E.: Acute hypertension, blood-brain barrier damage and the role of adrenal steroids. In: The cerebral vessel wall, eds. Cervós-Navarro, J., Betz, E., Matakas, F., Wüllenweber, R., p. 253. New York: Raven Press 1976

Divry, P., Bogaert, L. van: Une maladie familiale caractérisée par une angiomatose diffuse cortico-méningée non calcifiante et une démyélinisation progressive de la substance blanche. J. Neurol. Neurosurg. Psychiat. **9**, 41 (1946)

Djindjian, R.: L'angiographie de la moelle épinière. Angiography of the spinal cord. Paris: Masson 1970

Dodge, P.R., Swartz, M.N.: Bacterial meningitis – a review of selected aspects. II. Special neurologic problems, postmeningitic complications and clinicopathological correlations New Engl. J. Med. **272**, 954 (1965)

Doerr, W.: Morphologische Untersuchungen zur Entstehung der Aortensklerose. Dtsch. med. Wschr. **85**, 1401–1405 (1960)

Doerr, W.: Perfusionstheorie der Arteriosklerose. In: Zwanglose Abhandlungen aus dem Gebiet der normalen und pathologischen Anatomie, Hrsg. Bargmann, W., Doerr, W., Bd. 13. Stuttgart: Thieme 1963

Doerr, W.: Die Gangarten der Arteriosklerose. S.-B. heidelberger Akad. Wiss. Math.-nat. Klin., Abt. 4, 1964

Doerr, W.: Allgemeine Pathologie der Organe des Kreislaufes. In: Handb. d. Allg. Pathologie, Bd. III/4, S. 205. Hrsg. Meessen, H., Roulet, F. Berlin-Heidelberg-New York: Springer 1970

Dörfler, J.: Ein Beitrag zur Frage der Lokalisation der Arteriosklerose der Hirngefäße mit besonderer Berücksichtigung der A. carotis interna. Arch. Psychiat. Nervenkr. **103**, 180–190 (1935)

Döring, G.: Beitrag zur Frage der Hirndurchblutung in ihrer Bedeutung für das Gewebe. Dtsch. Z. Nervenheilk. **164**, 1 (1950)

Donner, S.E.: Über die Belastung mit Schlag und Arteriosklerose bei progressiver Paralyse und anderen Geisteskrankheiten. Z. Konstit.-Lehre **12**, 564 (1926)

Dorn, H.F.: Some considerations in the revision of the international statistical classification. Publ. Hlth. Rep. (Wash.) **79**, 175–179 (1964)

Dorndorf, W., Gänshirt, H.: Die Klinik der arteriellen cerebralen Gefäßverschlüsse. In: Der Hirnkreislauf. Hrsg. Gänshirt, H., S. 512–650. Stuttgart: Georg Thieme 1972

Dorndorf, W., Kahrweg, A.: Syndrom der lateralen Medulla oblongata (Wallenberg-Syndrom) bei proximal lokalisierten Verschlußprozessen der Vertebralarterien. Nervenarzt **40**, 107 (1969)

Doron, Y., Behar, A.: Pathology of the optic nerves. I. Histopathological changes in the intracranial portions, associated with arteriosclerotic and hypertensive cardiovascular diseases and with liver parenchymal damage. Acta neuropath. (Berl.) **10**, 173–278 (1968)

Dourov, N., Lacoge, M., Themelin, G.: Etude anatomoclinique et radiolique d'un cas d'heimatome dissequant d'une artère cérébrale chez du sujet jeune. Rev. belge. Path. **30**, 265 (1964)

Dowzenko, A.: Rare case of embolus to middle cerebral artery caused by foreign body. Pol. Tyg. lek. (Polish) **1**, 1045 (1946)

Drachmann, D.A.: Neurological complications of Wegener's granulomatosis. Arch. Neurol. Psychiat. (Chic.) **8**, 145–155 (1963)

Dragiev, M., Terziev, G.: Intimal "cushions" in the arteries of the circle of Willis in man and some age changes in them. Folia med., pp. 27–32 (1971)

Drake, C.G.: Surgical treatment of ruptured aneurysms of the basilar artery: experience with 14 cases. J. Neurosurg. **23**, 457–473 (1965)

Drennan, A.M.: Aneurysms of the larger cerebral vessels. N. Z. med. J. **20**, 324 (1921)

Dropmann, K.: Feingewebliche Umwandlung in der Aorta des Kaninchens nach AT 10-Fütterung und ihre Auswirkungen auf die Funktion der Gefäßwand. Z. Kreisl.-Forsch. **55**, 1203–1218 (1966)

DuBoulay, G.H.: Some observations on the natural history of intracranial aneurysms. Brit. J. Radiol. **38**, 721 (1965)

DuBoulay, G.H.: The natural history of intracranial aneurysms. Amer. J. Heart **73**, 723 (1967)

DuBoulay, G.H, Gado, M.: The protective value of spasm after subarachnoid haemorrhage. Brain **97**, 153 (1974)

Duff, G.L.: Experimental cholesterol arteriosclerosis and its relationship to human arteriosclerosis. Arch. Path. **20**, 81 (1935)

Duff, G.L., McMillan, G.C.: Pathology of atherosclerosis. Amer. J. Med. **11**, 92 (1951)

Duff, G.L., McMillan, G.C., Ritchie, A.C.: The morphology of the early atherosclerotic
lesions of the aorta demonstrated by the surface technique in rabbits fed cholesterol
Amer. J. Path. **33**, 845–872 (1957)

Duguid, J.B.: Thrombosis as a factor in the pathogenesis of aortic atherosclerosis. J.
Path. Bact. **60**, 57 (1948)

Duguid, J.B., Robertson, W.B.: Mechanical factors in atherosclerosis. Lancet **1**, 1205 (1957)

Duman, S., Stephens, J.W.: Posttraumatic middle cerebral artery occlusion. Neurology
(Minneap.) **13**, 613 (1963)

Eadie, M.J., Jamieson, K.G., Lennon, E.A.: Persisting carotidbasilar anastomosis. J. Neurol. Sci. **1**, 501 (1964)

Eakins, D.: Atherosclerosis and malignant disease. Brit. J. Cancer **19**, 9 (1965)

Ebert, J.S., Schimmelbusch, C.: Experimentelle Untersuchungen über Thrombose. Virchows
Arch. path. Anat. **103**, 39 (1886)

Ebhardt, G., Cervós-Navarro, J., Resch, J.A., Schneider, H.: Statistische Untersuchungen
der Arteriosklerose der basalen Hirngefäße in verschiedenen Lebensaltern. In: 3. Symp.
der Gerontopsychiat. Arbeitsgemeinschaft, Düsseldorf, 5./6.10.1973. Janssen Symp.,
Bd. 13, S. 316. Hrsg. Bergener, M., Köln

Ebhardt, G., Wüllenweber, R., Cervós-Navarro, J.: The ultrastructure of the aneurysmatic
vessel wall. In: The cerebral vessel wall, eds. Cervós-Navarro, J., Betz, E., Matakas,
F., Wüllenweber, R., p. 67. New York: Raven Press 1976

Echlin, F.A.: Spasm of basilar and vertebral arteries caused by experimental subarachnoid
hemorrhage. J. Neurosurg. **23**, 1 (1965)

Echols, D.H., Jackson, J.D.: Carotid cavernous fistula: a perplexing surgical problem.
J. Neurosurg. **16**, 619 (1959)

Eck, H.: Zur Pathogenese der Apoplexia sanguinea cerebri. Z. ges. inn. Med. **9**, 765 (1954)

Eck., H.: Über die Erblichkeit von Hirnbasisaneurysmen. Münch. med. Wschr. **99**, 1070
(1957)

Eckel, K.: Zur Stellung der Sturge-Weber'schen Krankheit im Rahmen der kongenitalen
Ektodermosen. Wien. Z. Nervenheilk. **3**, 184–195 (1950)

Eckström-Jodal, B., Häggendal, E., Johansson, B., Linder, L.E., Nilsson, N.J.: Acute
arterial hypertension and the blood brain barrier: An experimental study in dogs.
In: Cerebral circulation and metabolism, eds. Langfitt, Th.W., McHenry, L.C. Jr.,
Reivich, M., Wollman, H., p. 7. Berlin-Heidelberg-New York: 1975

Ectors, L.: Anatomo et physiopathologie des anévrismes intrâcraniens. Acta neurol. belg.
**50**, 403 (1950)

Edelson, L., Caplan, L., Rosenbaum, A.E.: Familial aneurysms and infundibular widening.
Neurology (Minneap.) **22**, 1056 (1972)

Eder, H.A.: The effects of sex hormones on serum lipids and lipoproteins. In: Hormones
and atherosclerosis, ed. Pincus, G., p. 335. New York: Academic Press 1959

Eecken, H.M. van der, Adams, R.D.: The anatomy and functional significance of the
meningeal arterial anastomoses of the human brain. J. Neuropath. exp. Neurol. **12**,
132 (1953)

Ehlers, H., Courville, B.: Thrombosis of internal cerebral veins in infancy and childhood.
J. Pediat. **8**, 600 (1936)

Ehrenberg, L.: Die Subarachnoidalblutung. In: Handb. der Neurologie, Bd. 10, S. 411.
Hrsg. Bumke, O., Foerster, O. Berlin: Springer 1936

Ehrenfeld, W.K., Stoney, R.J., Wyler, E.J.: Fibromuscular hyperplasia in the internal
carotid artery. Arch. Surg. **95**, 284–287 (1967)

Eich, J., Wiemers, K.: Über die Permeabilität der Bluthirnschranke gegenüber Trypanblau,
speziell im akuten Sauerstoffmangel. Dtsch. Z. Nervenheilk. **164**, 537 (1950)

Eicke, W.J.: Gefäßveränderungen bei Meningitis und ihre Bedeutung für die Pathogenese
frühkindlicher Hirnschäden. Virchows Arch. path. Anat. **314**, 88 (1947)

Eicke, W.J.: Die Endangiitis obliterans der Hirngefäße. In: Hdb. Spez. path. Anat., Bd. 13/
1B, S. 1336. Hrsg. Scholz, W. Berlin-Göttingen-Heidelberg: Springer 1957

Ellis, A.G.: The pathogenesis of spontaneous cerebral hemorrhage. Int. Clin. **2**, 271 (1909)

Endtz, L.J.: Familial incidence of intracranial aneurysms. Acta neurochir. (Wien) **19**, 297 (1968)

Engeset, A., Nelson, J.W., Munthe-Kaas, A.W.: Acute cerebral vascular insufficiency in young patients. Acta neurol. scand. **43** (Suppl. 31), 122 (1967)

Ennis, J.T., Bateson, E.M., Moule, N.J.: Uncommon arterio-venous fistulae. Clin. Radiol. **23**, 392 (1972)

Enterline, P.E., Rickli, A.E., Sauer, H.I.: Death rates for coronary heart disease in metropolitan and other areas. Publ. Hlth. Rep. **75**, 759–766 (1960)

Eppinger, H.: Pathogenesis (Histogenesis und Aetiologie) der Aneurysmen einschließlich des Aneurysma equi verminosum. Arch. Clin. Chir. **35** (Suppl. I), (1887)

Epstein, B.S.: The roentgenographic aspects of thrombosis of aneurysms of the anterior communicating and anterior cerebral arteries. Amer. J. Roentgenol. **70**, 211 (1953)

Epstein, F., Ransohoff, J., Budzilovich, G.N.: The clinical significance of functional dilatation of the posterior communicating artery. J. Neurosurg. **33**, 529 (1970)

Erbslöh, F.: Nosologische und klinische Besonderheiten der sog. Arteriitis temporalis. Verh. dtsch. Ges. inn. Med. **60**, 702–706 (1954)

Eros, G.: Observations on cerebral arteriosclerosis. J. Neuropath. exp. Neurol. **10**, 257 (1951)

Eschbach, O., Zülch, K.J.: Seltene angiographische Befunde bei cerebrovasculärer Insuffizienz. Radiologe **9**, 415 (1969)

Escola, J.: Die Gewebsveränderungen bei Thrombosen der Sinus und cerebralen Venen. Arch. Psychiat. Nervenkr. **203**, 342 (1962)

Ethisamuddin, M.: Vertebral artery thrombosis and oral Contraceptives. Brit. med. J. **1**, 921 (1965)

Evans, G.: Arteriosclerosis in children. Quart. J. Med. **16**, 33 (1922)

Faber, M., Lund, F.: The human aorta; influence of obesity on the development of arteriosclerosis in the human aorta. Arch. Path. **48**, 351 (1949)

Fabricant, C., Krook, L., Gillespie, J.: Virus-induced cholesterol crystals. Science **181**, 566 (1973)

Facon, E., Mestes, E., Georgesco, T.: Périastésite noneuseà lésions d'aspect particulier au niveau des grandes artées cérébrales. Rev. neurol. **103**, 147 (1960)

Fahr, T.: Apoplexie und Erweichung: Vergleichende statistische Untersuchungen. Verh. dtsch. path. Ges., 29. Tagung, S. 84. Breslau 1936

Fahrländer, H., Klinger, M.: Periarteriitis nodosa und Nervensystem. Dtsch. med. Wschr. **1**, 952 (1954)

Farnell, F., Globus, J.H.: Chronic progressive vascular subcortical encephalopathy. Arch. Neurol. Psychiat. (Chic.) **27**, 593 (1932)

Fang, H.C.H., Palmer, J.J.: Vascular phenomena involving brain stem structure. A clinical and pathological correlation study. Neurology (Minneap.) **6**, 402, (1956)

Fasano, V.A., Broggi, G.: Aspect clinique et chirurgical de l'hémorragie cérébrale. Neurochirurgie **2**, 357 (1956)

Fasano, V.A., Broggi, G., DeNunno, T., Lombard, G.F., Bradac, G.B.: Modifications vasculaires dans les traumatismes craniens aigus. Neuro-chirurgie **12**, 373 (1966)

Fazio, C.: Red softening of the brain. J. Neuropath. exp. Neurol. **8**, 43 (1949)

Fearnsides, E.G.: Intracranial aneurysms. Brain **39**, 224 (1916)

Feigin, I., Popoff, N.: Neuropathological changes late in cerebral edema: the relationship to trauma hypertensive disease and Binswanger's encephalopathy. J. Neuropath. exp. Neurol. **22**, 500 (1963)

Fein, J.M., Flor, W.J., Cohan, S.L., Parkhurst, J.: Sequential changes of vascular ultrastructure in experimental cerebral vasospasm: Myonecrosis of subarachnoid arteries. J. Neurosurg. **41**, 49 (1974)

Feldman, J.D., Mardiney, M.R., Unanue, E.R., Cutting, H.: The vascular pathology of thrombotic thrombocytopenie purpura. An immunohistochemical and ultrastructural study. Lab. Invest. **15**, 927 (1966)

Feldman, R.G., Albrink, M.J.: Serum lipids and cerebrovascular disease. Arch. Neurol. Psychiat. (Chic.) **10**, 91 (1964)

Feola, R., Matakas, F., Rafii, M.R.: Cerebrale Form der Wegener'schen Granulomatose mit strangförmiger Entmarkung. Virchows Arch. Abt. A. **354**, 169 (1971)

Ferguson, G.G.: Turbulence in human intracranial saccular aneurysms. J. Neurosurg. **33**, 485 (1970)

Ferguson, J.F., Kirsch, W.M.: Regional differences in arterial metabolic rate: Its significance in relation to cerebral vasospasm. (1975)

Ferner, H.: Die inneren Hirnvenen des Menschen und ihre Zustromgebiete. Verh. anat. Ges. (Jena) 55. Vers., 273 (1959)

Ferrand, J.: Essai sur l'hémiplégie des vieillards. Les lacunes de desintrégation cérébrale. Paris: Thesis 1902

Ferszt, R., Neu, S., Cervós-Narvarro, J., Sperner, J.: The spreading of focal brain edema induced by ultraviolet irradiation. Acta neuropath. (Berl.) **42**, 223 (1978)

Fetterman, G.H., Moran, T.J.: Anomalies of the circle of Willis in relation to cerebral softening. Arch. Path. **32**, 251 (1941)

Fields, W.S.: The significance of persistent trigeminal artery. Radiology **91**, 1095 (1968)

Fields, W.S., Halpert, B.: Pontine hemorrhage in intracranial hypertension. Amer. J. Path. **29**, 677 (1953)

Fields, W.S., Bruetman, M.E., Weibel, J.: Collateral circulation of the brain. Monogr. surg. Sci. **2**, 183 (1965)

Filatoff, N., Rachmaninoff, J.: Ein Fall von primärer Nierenschrumpfung und atheromatöser Degeneration der Arterien bei einem 12-jährigen Knaben. Jb. Kinderheilk. **20**, 209 (1883)

Filippa, G., Regi, F., Noseda, G.: Kausalzusammenhänge zwischen Einnahme oraler Kontrazeptiva und neurologischen Komplikationen. Mitteilungen eines Falles von ausgedehnter Hirnvenenthrombose. Münch. med. Wschr. **109**, 691–698 (1967)

Fincher, E.F.: Arteriovenous fistula between the middle meningeal artery and the greater petrosal sinus. Case report. Ann. Surg. **133**, 886–888 (1951)

Fisher, A.G.T.: A case of complete absence of both internal carotid arteries, with a preliminary note on the developmental history of the stapedial artery. J. Anat. (Lond.) **48**, 37 (1914)

Fisher, C.M.: Occlusion of the carotid arteries. Arch. Neurol. Psychiat. (Chic.) **72**, 187 (1954)

Fisher, C.M.: Cranial bruit associated with occlusion of the internal carotid artery. Neurology (Minneap.) **7**, 299 (1957)

Fisher, C.M.: The pathology and pathogenesis of intracerebral hemorrhage. In: Pathogenesis and treatment of cerebrovascular disease, ed. Fields, W.S., p. 295. Springfield (Ill.): Charles C. Thomas 1961

Fisher, C.M.: The circle of Willis' anatomical variations. Vasc. Dis. **2**, 99 (1965)

Fisher, C.M.: The arterial lesions underlying lacunes. Acta neuropath. (Berl.) **12**, 1 (1969)

Fisher, C.M.: Cerebral miliary aneurysms in hypertension. Amer. J. Path. **66**, 313 (1972)

Fisher, C.M., Adams, R.D.: Observations of the brain embolism with special reference to the mechanism of hemorrhagic infarction. J. Neuropath. exp. Neurol. **10**, 92 (1951)

Fisher, C.M., Gore, I., Okabe, N., Withe, P.D.: Atherosclerosis of the carotic and vertebral arteries – extracranial and intracranial.' J. Neuropath. exp. Neurol. **24**, 455–476 (1965)

Fisher, C.M., Karnes, W.E., Kubik, C.S.: Lateral medullary infarction – the pattern of vascular occlusion. J. Neuropath. exp. Neurol. **20**, 323–379 (1961)

Fletcher, T.M., Taveras, J.M., Pool, J.L.: Cerebral vasospasm in angiography for intracranial aneurysms. Incidence and significance in 100 consecutive angiograms. Arch. Neurol. Psychiat. (Chic.) **1**, 38 (1959)

Flora, G., Dahl, E., Nelson, E.: Electron microscopic observations on human intracranial arteries. – Changes seen with aging and atherosclerosis. Arch. Neurol. Psychiat. (Chic.) **17**, 162 (1967)

Flora, G.C., Baker, A.B., Klassen, A.: Age and cerebral atherosclerosis. J. Neurol. Sci. **6**, 357 (1968a)

Flora, G.C., Baker, A.B., Loewenson, R.B., Klassen, A.C.: A comparative study of cerebral atherosclerosis in males and females. Circulation **38**, 859 (1968b)

Florey, H.: Microscopical observations of the circulation of the blood in the cerebral cortex. Brain **48**, 43 (1925)

Fog, M.: Cerebral circulation. A reaction of pial arteries to epinephrine by direct application and by intravenous injection. Arch. Neurol. Psychiat. (Chic.) **41**, 109 (1939)

Foltz, E.L., Ward, A.A. Jr.: Communicating hydrocephalus from subarachnoid bleeding. J. Neurosurg. **13**, 546 (1956)

Forbus, W.D.: Über den Ursprung gewisser Aneurysmen der basalen Hirnarterien. Zbl. Path. **44**, 243 (1928/29)

Forbus, W.D.: On the origin of miliary aneurysms of the superficial cerebral arteries. Bull. Johns Hopk. Hosp. **47**, 239 (1930)

Ford, F.R., Schaffer, A.J.: The etiology of infantile acquired hemiplegia. Arch. Neurol. Psychiat. (Chic.) **18**, 323 (1927)

Ford, R.G., Siekert, R.G.: Central nervous system manifestations of periarteritis nodosa. Neurology (Minneap.) **15**, 114 (1965)

Forster, D.B., Malamud, N.: Periarteritis nodosa. A clinico-pathologic report with special reference to the central nervous system. A. preliminary report. Univ. Hosp. Bull. Ann. Arbor **7**, 102 (1941)

Forster, F.M., Alpers, B.J.: Aneurysm of the circle of Willis associated with congenital polycystic disease of the kidneys. Arch. Neurol. Psychiat. (Chic.) **50**, 669 (1943)

Foster, J.H.: Blood pressure of foreigners in China. Arch. intern. Med. **40**, 38 (1927)

Fowler, N.O., Jr.: Thromboembolism; a survey of the recent literature. Angiology **1**, 257 (1950)

Fox, H.: Contribution à l'etude de l'arteriosclerose et des artères de la vieillesse. Schweiz. med. Wschr. **1**, 214 (1935)

Frangenheim, H.: Zur Frage der Riesenzellarteriitis (Mesarteriitis granulomatosa gigantocellularis). Zbl. allg. Path. **90**, 34 (1953)

Frankhauser, R., Luginbühl, H., McGrath, J.T.: Cerebrovascular disease in various animal species. Ann. N. J. Acad. Sci. **127**, 1817 (1965)

Frantzen, E., Jacobsen, H.H., Therkelsen, J.: Cerebral artery occlusions in children due to trauma to the head and neck: a report of 6 cases verified by cerebral angiography. Neurology (Minneap.) **11**, 695 (1961)

French, J.E.: Experimental arteriosclerose in the rabbit. In: Evolution of the atherosclerotic plaque, ed. Jones, R.H., pp. 15–21. Chicago (Ill.): Univ. Chicago Press 1963

French, J.E.: Thrombosis as a factor in atherosclerosis. Angiology **17**, 590 (1966)

French, J.E., Jennings, M.A., Florey, H.W.: Morphological studies on atherosclerose in swine. Ann. N. Y. Acad. Sci. **127**, 780 (1965)

French, L.A., Peyton, W.T.: Vascular malformations in the region of the great vein of Galen. J. Neurosurg. **11**, 488 (1954)

Frens, B.D., Petajan, J.H., Anderson, R., Deblanc, H.J.: Fibromuscular dysplasia of the posterior cerebral artery: report of a case and review of the literature. Stroke **5**, 161 (1974)

Freund, L.: Ein Beitrag zur Gefäßsyphilis des Gehirns. Virchows Arch. path. Anat. **232**, 206 (1921)

Freytag, E.: Fatal rupture of intracranial aneurysms. Arch. Path. **81**, 418 (1966)

Freytag, E.: Fatal hypertensive intracerebral haematomas, a survey of the pathological anatomy of 393 cases. J. Neurol. Neurosurg. Psychiat. **31**, 616 (1968)

Friede, R.L.: Residual lesions of infantile cerebral phlebothrombosis. Acta neuropath. (Berl.) **22**, 319–332 (1972)

Friedmann, R.: Ein Fall von Thromboangiitis obliterans. Jb. Psychiat. Neurol. **48**, 59 (1932)

Fritsch, H.: Temporalisarterienuntersuchungen an 100 unausgewählten Sektionsfällen. Ein Beitrag zur sog. Arteriitis temporalis. Zbl. allg. Path. **106**, 147–158 (1964)

Fritsch, H.: Pathologisch-anatomische Untersuchungen zur skalariformen Sklerose der Hirngrundschlagadern. Z. Kreisl.-Forsch. **55**, 372 (1966)

Froboese, C.: Über Intimaverfettung und Skleratherose der Aorta. Zbl. allgem. Path. Bd. **31**, Nr. 9, 225–231 (1921)

Frøvig, A.G.: Bilateral obliteration of the common carotid artery. Thrombangiitis obliterans? Acta psychiat. scand., Suppl **39**, 1–79 (1946)

Frøvig, A.G., Löken, A.: Syndrome of obliteration of arterial branches of aortic arch due to arteritis: Post mortem angiographic and pathological study. Acty psychiat. scand. **26**, 313 (1951)

Fuhrmann, W.: Arteriosklerose: Erkrankungen der Koronargefäße In: Humangenetik. Hrsg. Becker, P.E., Bd. III/2, S. 508–532. Stuttgart: Thieme 1972

Fukuyama, Y., Suzuki, Y., Segawa, M.: Recurrent transient hemiparesis in children with basal vascular network. Brain Nerve **17**, 757 (1965)

Gänsslen, M., Lambrecht, M., Werner, M.: Erbbiologie und Erbpathologie des Kreislaufapparates. In: Hdb. d. Erbbiologie, Bd. IV/1, S. 193, Hrsg. Just, G. Berlin: Springer 1940

Gallagher, P.G., Dorsey, J.F., Stefanini, M., Looney, J.M.: Large intracranial aneurysms producing panhypopituitarism and frontal lobe syndrome. Neurology (Minneap.) **6**, 829 (1956)

Gannon, W.B.: Malformation of the brain. Arch. Neurol. Psychiat. (Chic.) **6**, 89 (1962)

Gannuschkina, J.W.: One some experimental and pathologic anatomical data on the problem of giant cell arteritis (preliminary report). Zh. Nevropat. Psikhiat. **62**, 78 (1962)

Garcia, J.H., Tanaka, J., Williams, J.P.: Spontaneous thrombosis of deep cerebral veins: a complication of arteriovenous malformation. Stroke **6**, 164 (1975)

Garcia-Chavez, C., Moossy, J.: Cerebral artery aneurysm in infancy: association with a genesis of the corpus callosum. J. Neuropath. exp. Neurol. **24**, 492 (1965)

Garcin, R., Lapresle, J., Lyon, G.: Encephalopathie sous corticale chronique de Binswanger. Etude anatomoclinique de trois abservations. Rev. neurol. **102**, 423 (1960)

Garparsch, C., Matthiessen, M.E., Helin, P., Lorenzen, I.: Arteriosclerosis and hypoxia, Part 1 and 2. J. Atheroscl. Res. **9**, 283 (1969)

Gass, H.H.: Kinks and coils of the cervical carotid artery. Surg. Forum **9**, 721 (1958)

Gautier, J.C.: Histoire naturelle des accidents cérébraux dus á l'athérosclérose. (1970)

Geer, I.C., Guidry, M.A.: Cholesteryl ester composition and morphology of human normal intima and fatty streaks. Exp. mol. Path. **3**, 485 (1964)

Geer, J.C.: Fine structure of canine experimental atherosclerosis. Amer. J. Path. **47**, 241 (1965a)

Geer, J.C.: Fine structure of human aortic intimal thickening and fatty streaks. Lab. Invest. **14**, 1764 (1965b)

Geer, J.C., McGill, H.C., Strong, J.P.: The fine structure of human atherosclerotic lesions. Amer. J. Path. **38**, 263 (1961)

Geertinger, P., Sørensen, H.: Complement and atherosclerosis. J. Atheroscler. Res. **18**, 65–71 (1973)

Geiringer, E.: Venous Atheroma. Arch. Path. **48**, 410 (1949)

George, A.E., Salamon, G., Kricheff, I.: Angiography of the thalamoperforate artery with special emphasis of arteriography of the third ventricle. In: Advances in cerebral angiography, ed. Salamon, G., p. 42. Berlin-Heidelberg-New York: Springer 1975

Geraud, J., Manelfe, C., Caussanel, J.P., Sallenave, J.: Fistule artérioveneuse spontanée de l'artère vertébrale. Rôle éventuel de la dysplasie fibro-musculaire dans sa pathogénie. Rev. neurol. **128**, 206 (1973)

Gerhard, L., Schmitz-Bauer, G.: Hirnbasisarterienveränderungen bei Marfan-Syndrom und idiopathische Media-Nekrose. Acta neuropath. (Berl.) **26**, 179–184 (1973)

Gerlach, J., Jensen, H.P.: Zur Klinik der kapillären intrazerebralen Angiome. Ärztl. Wschr. **44/45**, 977–988 (1958)

Gerlach, J., Jensen, H.P.: Die intravertebralen Hämatome bei Mikroangiomen. Acta neurochir. (Wien), Suppl. **7**, 367 (1961)

German, W.J., Black, S.P.W.: Intraaneurysmal hemodynamics: Turbulence. Trans. Amer. neurol. Ass. **79**, 163 (1954)

Getty, R.: The gross and microscopic occurrence and distribution of spontaneous atherosclerosis in the arteries of swine. In: Comparative atherosclerosis, eds. Roberts and Straus, p. 11. New York: Harper and Row, 1965

Giertsen, J. Chr.: Atherosclerosis in an autopsy series. 2. The lipid and calcium contents of the aorta in childhood. Acta path. microbiol. scand. **61**, 233 (1961).

Gifford, R.W., Hines, E.A., Janes, J.M.: An analysis and follow-up study of one hundred popliteal aneurysms. Surgery **33**, 284 (1953)

Gigante, D.: Über die Verfettung der Intima. Z. Kreisl.-Forsch. **27**, 18 (1935)

Gillilan, L.A.: The correlation of the blood supply to the human brain stem with clinical brain stem lesions. J. Neuropath. exp. Neurol. **23**, 78–108 (1964)

Gilman, S., Braverman, L.E., Starr, A., Horenstein, S., Tilles, J.G.: Intracranial aneurysm causing panhypopituitarism blindness; seizures and dementia. Ann. intern. Med. **57**, 639 (1962)

Girard, P.F., Tommasi, M., Trillet, M.: Les lésions anatomiques de l'encéphalopathie post-traumatique Acta neuropath. (Berl.) **2**, 313 (1963)

Glaser, G.H.: Lesions of the central nervous system in disseminated lupus erythematosus. Arch. Neurol. Psychiat. (Chic.) **67**, 745–753 (1952)

Glatzel, H.: Die Grundstoffe der Nahrung. In: Hdb. d. allg. Pathologie, Bd. 11/I, S. 1–444. Hrsg. Roulet, F. Berlin-Göttingen-Heidelberg: Springer 1962

Gliedman, M.L., Ayers, W.B., Vestal, B.L.: Aneurysms of the abdominal aorta and its branches. Ann. Surg. **146**, 207 (1957)

Globus, J., Globus, R.S.: Cerebral aneurysm and massive non-traumatic cerebral hemorrhage. J. Neuropath. exp. Neurol. **2**, 365 (1943)

Glynn, I.E.: Medial defects in the circle of Willis and their relation to aneurysm formation. J. Path. Bact. **51**, 213 (1940)

Goddard, L.J.: Risk factors in guides to preventive action (Commissioner of Food and Drugs), US Department of Health, Education of Welfare, GPO 0–311–364 (1968)

Goerttler, K.: Die funktionelle Bedeutung des Baues der Gefäßwand. Dtsch. Z. Nervenheilk. **170**, 433 (1953)

Goerttler, K., Pflieger, H., Zahn, D.G.H.: Lokalisation arteriosklerotischer Schäden an den großen Eingeweideschlagadern und begünstigten Wandfaktoren. Verh. dtsch. path. Ges. **53**, 441 (1969)

Goetze, W., Krücke, W.: Über Paramyloidose mit besonderer Beteiligung der peripheren Nerven und granuläre Atrophie des Gehirns. Arch. Psychiat. **114**, 183 (1941)

Gold, A.P., Ransohoff, J., Carter, S.: Vein of Galen malformation. Acta neurol. scand. **40**, (Suppl. II) 1 (1964)

Goldstein, H.J.: Hereditary epistaxis: with and without hereditary (familial) mutiple hemorrhagic telangiectasia (Osler's disease). Int. Clin. **3**, 148 (1930) and **4**, 253 (1930)

Goodale, F., Lee, K.T., Scott, R.F., Edington, G.M., Snell, E.S.: Geographic pathology of arteriosclerosis. A study of disease patterns in autopsied individuals from Kampala, Uganda, Ibadan, Nigeria, and Albany-New York. In: Experimental and Molecular Pathology, Vol. 3, pp. 148–164. New York-London: Academic Press 1964

Goody, W., Schechter, M.M.: Spontaneous arteriovenous fistula of the vertebral artery. Brit. J. Radiol. **33**, 709 (1960)

Gordon, W.H., Bland, E.F., Withe, P.D.: Coronary artery disease analysed post mortem with special reference to the influence of economic status and sex. Amer. Heart J. **17**, 10–14 (1939)

Gore, I., Robertson, K.B., Hirst, A.E., Hadley, C.G., Koseky, Y.: Geographic differences in the severity of aortic and coronary atherosclerosis: The United States, Jamaica, W.I., South India, and Japan. Amer. J. Path. **36**, 559 (1960)

Gorman, J.F., Navarre, J.R., McLean, H.: Subclavian steal syndrome. Arch. Surg. **88**, 350–353 (1964)

Gottlieb, H., Lalich, J.: The occurrence of atherosclerosis in the aorta of swine. Amer. J. Path. **30**, 351 (1954)

Gottschaldt, M., Schmidt, H., Walter, W., Schiefer, W.: Histopathologische Befunde bei angiographisch nachweisbaren, reversiblen, cerebralen Gefäßeinengungen. Radiologe **11**, 444 (1971)

Gover, M., Pennel, M.Y.: Statistical studies of heart disease: VII. Mortality from eight specific forms of heart disease among white persons. Publ. Hlth. Rep. (Wash.) **65**, 819–838 (1950)

Graf, C.J.: Spontaneous carotid-cavernous fistula: Ehlers-Danlossyndrome and related conditions. Arch. Neurol. Psychiat. (Chic.) **13**, 662 (1965)

Green, F.H.K.: Miliary aneurysm in the brain. J. Pat. Bact. **33**, 71 (1930)

Green, R.J.: Encephalo-trigeminal angiomatosis. J. Neuropath. exp. Neurol. **4**, 27 (1945)

Greenfield, J.G.: Neuropathology. 2nd. Ed. London: Arnold 1963

Gregoretti, L.: Cicatricial foci of elective parenchymatous necrosis of the occipital and prefrontal cortex. Rev. neurol. (Paris) **95**, 207 (1956)

Greitz, T., Löfstedt, S.: The relationship between the third ventricle and the basilar artery. Acta radiol. (Stockh.) **42**, 85 (1954)

Gremmel, H., Schulte-Brinkmann, W.: Das Aortenbogensyndrom. Fortschr. Röntgenstr. **99**, 144 (1963)

Grosse, H.: Krebssyntropien. Wahlverwandtschaften und Lokalisierungsgesetze des Krebses. Jena: VEB Gustav Fischer 1960

Grunnet, M.L.: Cerebrovascular disease: diabetes and cerebral atherosclerosis. Neurology, Minneap. **13**, 486–491 (1963)

Grunnet, M.L.: Changes in cerebral arteries with aging. Arch. Path. (Chic.) **88**, 314–318 (1969)

Grünthal, E.: Zur Klinik und Anatomie des arteriosklerotischen Großhirnmarkschwundes. Arch. Psychiat. Nervenheilk. **88**, 849–851 (1929)

Guillaume, R., Djindjan, R., Pansini, A.: A propos de 80 cas d'angiomes hémisphériques. (Considérations thérapeutiques et indications opératoires). Rev. neurol. **100**, 160 (1959)

Gull, W.M.: Thickening and dilatation of the aorta with occlusion of the innominata and left carotid, atrophic softening of the brain. Guy's Hosp. Rep. **1**, 12 (1855)

Gull, W.M.: Cases of aneurysm of the cerebral vessels. Guy's Hosp. Rep. **5**, 281 (1859)

Gunning, A.J., Pickering, G.W., Robe-Smith, A.T.H., Russel, Ross: Mural thrombosis of the internal carotid artery and subsequent embolism. Quart. J. Med. **33**, 155 (1964)

Gurdjian, E.St., Webster, J.E.: Stroke resulting from internal carotid artery thrombosis in the neck. J. Amer. med. Ass. **151**, 541 (1953)

Gurdjian, E.S., Hardy, W.G., Lindner, D.W., Thomas, L.M.: Analysis of occlusive disease of the carotid artery and the stroke syndrome. J. Amer. med. Ass. **176**, 194 (1961)

Gurdjian, E.S., Thomas, L.M., Scrath, G.P., Darmody, W.R.: Cerebral vasospasm. In: Intracranial aneurysms and subarachnoid hemorrhage, ed. Fields, W.S., p. 70–82, Springfield (Ill.): C.C. Thomas, Publ. 1965

Gutierrez-Mahoney, C.G. de, Schechter, M.M.: The myth of rete mirabile in man. Neuroradiology **4**, 141 (1972)

Haas, R., Laubichler, W.: Über die Sinusthrombosen. Nervenarzt **39** Jg., H. 7 (1968)

Haberland, C.: Arteriovenous anastomosis on the base of the brain. Mschr. Psychiat. Neurol. **119**, 199 (1950)

Hackel, W.M.: Über den Bau und die Altersveränderungen der Gehirnarterien. Virchows Arch. path. Anat. **266**, 630 (1928)

Haerem, J.W.: The perivascular nerve-plexus of human cerebral arteries in vascular disease. Acta path. microbiol. scand. **77**, 598–608 (1969)

Häggendal, E., Johansson, B.: Pathophysiological aspects of the blood brain barrier change in acute arterial hypertension. Europ. Neurol. **6**, 24–28 (1971)

Hager-Padget, D.H.: The circle of Willis. In: Dandy, W.E. (ed.). Intracranial arterial aneurysms. Ithaca (N.Y.): Comstock Publ. & Co. 1944

Hager-Padget, D.H.: The circle of Willis. Embryol. **32**, 205–262 (1948)

Hall, P., Dencker, S.J., Biörck, G.: Studies in mitral stenosis. III. Observations on the incidence and distribution of cerebral emboli with regard to the possibilities of their prevention during operative procedures. Amer. Heart J. **44**, 500 (1952)

Hallervorden, J.: Das Geburtstrauma als Ursache der Entwicklungshemmung im Kindesalter. Med. Klin. **1** (1937)

Hallervorden, J.: Kreislaufstörungen in der Ätiologie des angeborenen Schwachsinns. Z. Neurol. **167**, 527 (1939)

Hallervorden, J.: Entwicklungsstörungen und frühkindliche Erkrankungen des Zentralnervensystems. In: Hdb. Inn. Med., Bd. V/3, 4. Aufl., S. 905. Hrsg. Jung, R. Berlin-Göttingen-Heidelberg: Springer 1953

Hallervorden, J., Meyer, I.E.: Cerebrale Kinderlähmung (früherworbene körperliche und geistige Defektzustände). In: Hdb. Spez. Path., Bd. XIII/4, S. 194. Hrsg. Scholz, W. Berlin-Göttingen-Heidelberg: Springer 1956

Hamby, W.B.: Intracranial aneurysms of the internal carotid artery and its branches. J. int. Coll. Surg. **5**, 216 (1942)

Hamby, W.B.: Intracranial aneurysms. Springfield (Ill.): Thomas 1952

Hamby, W.B.: The pathology of supratentorial angiomas. J. Neurosurg. **15**, 65 (1958)

Hammes, E.M.: Reaction of the meninges to blood. Arch. Neurol. Psychiat. (Chic.) **52**, 505 (1944)

Hammond, E.C.: Smoking in relation to the death rates of one million men and women. Nat. Cancer Inst. Monogr. **19**, 127 (1966)

Hampel, E.: Zwei ungewöhnliche Fälle von Periarteriitis nodosa. Z. ges. Neurol. Psychiat. **146**, 355 (1933)

Hamperl, H.: Elastische Fasern als Fremdkörper. Bemerkungen zur sog. Arteriitis temporalis. Virchows Arch. path. Anat. **323**, 591–596 (1953)

Hansman, G.H., Schenken, J.R.: Melitensis meningo-encephalitis: mycotic aneurysm due to Brucella Melitensis var. porcine. Amer. J. Path. **8**, 435 (1932)

Harnarine-Singh, D., Hyde, J.B.: Post-natal growth of the arterial net in the human cerebral pia mater. Nature **225**, 86 (1970)

Harris, L.S., Roessman, U., Friede, R.L.: Bursting of cerebral ventricular walls. J. Path. Bact. **96**, 33 (1968)

Harrison, C.V.: Giant-cell or temporal arteritis: A Review. J. clin. Path. **1**, 197 (1948)

Hartmann, F., Schlack, M., Jipp, P.: Das Verhalten der Gefäßwand unter chronischer experimenteller Cholesterinbelastung. J. Atheroscler. Res. **6**, 531 (1966)

Hartmann, J.D., Young, J., Bank, A.A., Rosenblatt, S.A.: Fibrosmuscular hypoplasia of internal carotid arteries: Stroke in a young adult complicated by oral contraceptives. Arch. Neurol. Psychiat. (Chic.) **25**, 295–301 (1971)

Harvald, H., Hauge, M.: A catamnetic investigation of Danish twins. A survey of 3100 pairs. Acta genet. (Basel) **8**, 287 (1958)

Harvey, J., Rasmussen, T.: Occlusion of the middle cerebral artery. Arch. Neurol. Psychiat. (Chic.) **66**, 20 (1951)

Hasenjäger, Th., Spatz, H.: Über örtliche Veränderungen der Konfiguration des Gehirns bei Hirndruck. Arch. Psychiat. Nervenkr. **107**, 193 (1937)

Hass, G.M.: Observations on vascular structure in relation to human and experimental arteriosclerosis. Symposion on Atherosclerosis. Nat. Res. Council Pub. **338**, 24 (1955)

Hasselbach, K.H.v.: Die Endangiitis obliterans. Arb. u. Gesdh., H. 36 (1939)

Hassler, O.: Morphological studies on the large cerebral arteries with reference to the aetiology of subarachnoid haemorrhages. Acta psychiat. neurol. scand. **36**, (Suppl. 154), 1 (1961)

Hassler, O.: Experimental carotid ligation followed by aneurysmal formation and other morphological changes in the circle of Willis. J. Neurosurg. **20**, 1 (1963a)

Hassler, O.: The perivascular nerve plexus of human cerebral arteries in vascular disease. J. Neuropath. exp. Neurol. **22**, 446 (1963b)

Hassler, O.: Venous anatomy of human hindbrain. Arch. Neurol. Psychiat. (Chic.) **16**, 404 (1967)

Hassler, O.: Scanning electron microscopy of saccular intracranial aneurysms. Amer. J. Path. **68**, 511 (1972)

Hassler, O., Saltzman, G.F.: Angiographic and histologic changes in infundibular widening of the posterior communicating artery. Acta radiol. (Diagn.) (Stockh.) **1**, 321 (1963)

Hauser, K.: Das arterio-venöse Aneurysma der Arteria carotis interna im Sinus cavernosis. Ein therapeutisches Problem. Inaug. Dissertation, Universität Zürich (1966)

Hauss, W.H., Boehle, E.: Lipid fractions in blood in circulation, particularly cardiac infarct. Dtsch. Arch. klin. Med. **202**, 579 (1955)

Haust, M.D.: Electron microscopic and immunohistochemical studies of fatty streaks in human aorta. Progr. biochem. Pharmacol. **4**, 429 (1968)

Haust, M.D.: Injury and repair in the pathogenesis of atherosclerotic lesions. In: Atherosclerosis, ed. Jones, R.J. S. 12. Berlin-Heidelberg-New York: Springer 1970

Haust, M.D., Balis, J.U., More, R.H.: Electron microscopic study of intimal lipid accumulations in the human aorta and their pathogenesis. Circulation **26**, 656 (1962)

Haust, M.D., More, R.H.: Significance of the smooth muscle cell in atherogenesis. In:

Evolution of the atherosclerotic plaque, ed. Jones, R.J. pp. 51–63. Chicago (Ill.): Univ. of Chicago Press 1963

Haust, M.D., More, R.H., Bencosme, S.A., Balis, I.U.: Electron microscopic studies in human atherosclerosis. Extracellular elements in aortic dots streaks. Exp. mol. Path. **6**, 300 (1967)

Haust, M.D., More, R.H., Movat, H.Z.: The role of smooth muscle cells in the fibrogenesis of arteriosclerosis. Amer. J. Path. **37**, 372 (1960)

Haust, M.D., Wyllie, J.C., More, R.H.: Atherogenesis and plasma constituents, I. demonstration of fibrin in the white plaque by the fluorescent antibody technique. Amer. J. Path. **44**, 255 (1964)

Haust, M.D., Wyllie, J.C., More, R.H.: Electron microscopy of fibrin in human atherosclerotic lesions. Immunohistochemical and morphologic identification. Exp. mol. Path. **4**, 205 (1965)

Hayman, J.A., Anderson, R.M.: Dissecting aneurysm of the basilar artery. Med. J. Aust. **2**, 360 (1966)

Heidelberger, K.P., Layton, W.M., Fisher, R.G.: Multiple cerebral mycotic aneurysms complicating posttraumatic pseudomonas meningitis: case report. J. Neurosurg. **29**, 631 (1968)

Heidenberg, W.J., Lupovitch, A.: "Pulseless disease" complicating Hodgkin's disease. J. Amer. med. Ass. **915**, 194 (1966)

Henschen, F.: Grundzüge einer historischen und geographischen Pathologie bei spezieller pathologischer Anatomie. In: Spezielle pathologische Anatomie. Hrsg. Doerr, W., Seifert, G., Uehlinger, E., Bd. 5, S. 238. Berlin-Heidelberg-New York: Springer 1966

Heptinstall, R.H., Porter, K.A., Barkley, H.: Giant-cell (temporal) Arteritis. J. Path. Bact. **67**, 507–519 (1954)

Herrmann, E., Pia, H.W.: Der cerebrale Arteriospasmus. Kasuistischer und radiologischer Beitrag zur Frage nach der Existenz von Spasmen der Hirnarterien und ihrer Bedeutung für die Genese des ischämischen Insults. Dtsch. Z. Nervenheilk. **185**, 381–392 (1963)

Herzog, E.: Beitrag zur Atherosklerose im Kindesalter. Beitr. path. Anat. **85**, 707 (1930)

Hess, H.: Ein Beitrag zur Aneurysmabildung am Circulus arteriosus Willisi. Beitr. gerichtl. Med. **17**, 136 (1943)

Hess, R., Stäubli, W.: Vergleichende histochemische und elektronenmikroskopische Untersuchungen von Aortenveränderungen bei experimenteller Lipoidose. Verh. dtsch. path. Ges. **47**, 369 (1963)

Heubner, O.: Die luetische Erkrankung der Hirnarterien nebst allgemeinen Erörterungen zur normalen und pathologischen Histologie der Arterien. Leipzig: Vogel 1874

Heyden, S.: Radical factors. In: Atherosclerosis II. Ed. Schettler, F.G., Boyd, G.S. Chapt. 6, Section H. Amsterdam-London-New York: Elsevier Publ. Comp. 1969

Heyn, K., Noetzel, H.: Über verschiedene Formen der Rupturblutungen intrakranieller Aneurysmen. Beitr. path. Anat. **116**, 61 (1956)

Hicks, S.P., Warren, S.: Infarction of the brain without thrombosis. Arch. Path. **52**, 403 (1951)

Hieronymi, G.: Über einen Fall von Periarteriitis nodosa mit exzessiver Riesenzellenbildung. Zbl. allg. Path. path. Anat. **90**, 34–40 (1953)

Hieronymi, G.: Allergische Gefäßreaktion in den Gefäßwänden. In: Angiologie, ed. Ratschow, M. Stuttgart: Georg Thieme 1959

Hilal, S.K., Solomon, G.E., Gold, A.P., Carter, S.: Primary cerebral arterial occlusive disease in children. Radiol. **99**, 71–86 (1971)

Hild, R.: Epidemiologie, Pathogenese und Pathophysiologie der Arteriosklerosekrankheit. Med. Welt (Stuttg.) **2**, 2754 (1969)

Hill, J., Sament, S.: Bilateral agenesis of the internal carotid artery associated with cardiac and other anomalies. Neurology (Minneap.) **18**, 142 (1968)

Hill, L.D., Anjonius, J.I.: Arterial dysplasia: An important surgical lesion. Arch. Surg. **90**, 585 (1965)

Hiller, F.: Zirkulationsstörungen im Gehirn, eine klinische und pathologisch-anatomische Studie. Arch. Psychia. Nervenkr. **103**, 1 (1935)

Hiller, F.: Die Zirkulationsstörungen des Gehirns und des Rückenmarks. In: Handb. d. Neurologie, Bd. II, p. 178. Hrsg. Bumcke, O., Foerster, O. Berlin: Springer 1937

Hinck, V.C., Carter, C.C., Rippey, J.G.: Giant cell (cranial) arteritis. Amer. J. Roentgenol. **92**, 769 (1964)

Hinkle, L.E., Whitney, L.H., Lehmann, E.W., King, R., Benjamin, B., Dunn, J., Plakum, A., Flehinger, B.: Occupation, education, and coronary heart disease. Science **161**, 238 (1968

Hirano, A., Barron, K.D., Zimmermann, H.M.: Ruptured aneurysms of the supraclinoid portion of the internal carotid and of the middle cerebral arteries. J. nerv. ment. Dis. **129**, 35 (1959)

Hirano, A., Terry, R.D.: Aneurysm of the vein of Galen. J. Neuropath. exp. Neurol. **17**, 424–429 (1958)

Hirsch, E.F., Phibbs, B.P., Carbonaro, L.: Parallel relation of hyperglycaemia and hyperlipaemia in diabetes. Arch. intern. Med. **91**, 106 (1953)

Hirst, A.E., Gore, J., Hadley, G.G., Gault, E.W.: Gross estimations of atherosclerosis in aorta; coronary and cerebral arteries. Arch. Path. **69**, 578–585 (1960)

Hirst, A.E., Hadley, G.G., Gore, I.: The effect of chronic alcoholism and cirrhosis of the liver on atherosclerosis. Amer. J. Med. Sci. **249**, 143 (1965)

Hirst, A.E., Piyaratn, P., Gore, I.: A comparison of atherosclerosis of the aorta and coronary arteries in Bangkok and Los Angeles. Amer. J. clin. Path. **38**, 162 (1962)

Hockaday, T.D.R.: Traumatic thrombosis of the internal carotid artery. J. Neurol. Neurosurg. Psychiat. **22**, 229 (1959)

Hoelzer, H.: Über einen Fall von Varix des Sinus rectus. Zbl. Neurochir. **3** (1940)

Hoff, H.F.: A histoenzymatic study of human intracranial atherosclerosis. Amer. J. Path. **67**, 583–600 (1972)

Hofmann, E.V.: Über Aneurysmen der Basilararterien und deren Ruptur als Ursache des plötzlichen Todes. Wien. Klin. Wschr. (1894)

Holle, G.: Über Lipoidose, Atheromatose und Sklerose der Aorta und deren Beziehungen zur Endaortitis. Virchows Arch. path. Anat. **310**, 160 (1943)

Holman, E., Gerbode, F., Richards, V.: Communications between the carotid artery and cavernous sinus. Angiology **2**, 311 (1951)

Holman, R.L.: Atherosclerosis — A pediatric nutrition problem? Amer. J. clin. Nutr. **9**, 565–569 (1961)

Holman, R.L., Moossy, J.: The natural history of aortic, coronary and cerebral atherosclerosis. In: Pathogenesis and treatment of cerebrovascular disease, ed. Fields, W.S., p. 63. Springfield (Ill.): Charles C. Thomas 1961

Holman, R.L., McGill, H.C., Strong, J.P., Geer, J.C.: Technics for studying arteriosclerotic lesions. Lab. Invest. **7**, 42 (1958)

Honour, A.J., Mitchell, J.R.A. Jr.: Paletelet clumping in injured vessels. Brit. J. exp. Path. **45**, 75 (1964)

Honour, A.J., Pickering, G.W., Sheppard, B.L.: Ultrastructure and behaviour of platelet thrombi in injured arteries. Brit. J. exp. Path. **52**, 482 (1971)

Horányi, B.: Gehirnveränderungen bei Periarteriitis nodosa. Acta morph. Acad. Sci. hung. **2**, 239 (1952)

Horn, R.C., Jr.: Coronary artery disease and myocardial infarction. Circulation **28**, 99–102 (1963)

Horst, L. van der: International Congress of Neurology and Psychiatrie, Amsterdam (1947)

Horton, B.T., Magath, T.B., Brown, G.E.: An undescribed form of arteriitis of the temporal vessels. Proc. Mayo Clin. **7**, 700–701 (1932)

Hosoi, K.: Multiple intracranial angiomas. Amer. J. Path. **6**, 235 (1930)

Housepian, E.M., Pool, J.L.: A systematic analysis of intracranial aneurysms from the autopsy file of the Presbyterian Hospital 1914 to 1956. J. Neuropath. exp. Neurol. **17**, 409 (1958)

Houser, O.W., Baker, H.L., Sandok, B.A., Holley, K.G.: Cephalic arterial fibromuscular dysplasia. Radiol. **101**, III, 605–611 (1971)

Hromadka, A., Hohenegger, M.: Primäre Hirnvenen- und Sinusthrombose bei Erwachsenen. Arch. Psychiat. Nervenkr. **209**, 79 (1967)

Huber, P.: Posttraumatische Kaliberschwankungen der Hirngefäße im Angiogramm. Fortschr. Röntgenstr. Nucl. Med. **98**, 292 (1963)

Huber, P., Tucks, W.A.: Gibt es eine fibromuskuläre Hyperplasie cerebraler Arterien? Fortschr. Röntgenstr. Nucl. Med. **107**, 119 (1967)

Hudson, C.H., Raaf, J.: Timing of angiography and operation in patients with ruptured intracranial aneurysms. J. Neurosurg. **29**, 37 (1968)

Hueck, W.: Anatomisches zur Frage nach Wesen und Ursache der Arteriosklerose. Münch. med. Wschr. **I**, 535, 573, 606 (1925)

Hueck, W.: Über Arteriosklerose. Münch. med. Wschr. **85**, 1 (1938)

Hueper, W.C.: Arteriosclerosis. Arch. Path. **39**, 117 (1944a)

Hueper, W.C.: The anoxemia theory. Arch. Path. **39**, 181 (1944b)

Hughes, J.T., Oppenheimer, D.R.: Superficial siderosis of the central nervous system. Acta neuropath. (Berl.) **13**, 56 (1969)

Hughes, W., Dodgson, M.C.H., Maclennan, D.C.: Chronic cerebral hypertensive disease. Lancet **267**, 770 (1954)

Huhn, A.: Die Hirnvenen- und Sinusthrombose. Fortschr. Neurol. Psychiat. **25**, 440 (1957)

Huhn, A.: Klinik der intrakraniellen venösen Thrombose. Radiologe **11**, 377–390 (1971)

Huhn, A.: Klinik der venösen Abflußstörungen des Gehirns. In: Der Hirnkreislauf, Physiologie, Pathologie, Klinik, p. 651. Hrsg. Gänshirt, H. Stuttgart: Georg Thieme 1972

Hultquist, G.: Zur Kenntnis der Morphologie und funktionellen Bedeutung der Anomalien der basalen Hirnarterien. Z. Neurol. **173**, 466 (1941)

Hultquist, G.T.: Über Thrombose und Embolie der Arteria carotis. Jena: G. Fischer 1942

Hunt, J.R.: The role of the carotid arteries in the causation of the vascular lesions of the brain, with remarks on certain special features of the symptomatology. Amer. J. Med. Sci. **147**, 704 (1914)

Hunt, W.E., Maegher, J.N., Friemanis, A., Rossel, C.W.: Angiographic studies of experimental intracranial hypertension. J. Neurosurg. **19**, 1023–1032 (1962)

Hutchinson, E.C., Yates, P.O.: The cervical portion of the vertebral artery. A clinical-pathological study. Brain **79**, 319–331 (1956)

Hutchinson, E.C., Yates, P.O.: Carotico-vertebral stenosis. Lancet **1957I**, 2

Hutchinson, E.C., Yates, P.O.: Cerebral infarction: The role of stenosis of the extracranial cerebral arteries. Special report series of the Medical Research Council, London, No. **300**, H.M.S.O. London (1961)

Hutchinson, J.: A peculiar form of thrombotic arteritis of the aged which is sometimes productive of gangrene. Arch. Surg. (Lond.) **I**, 323–329 (1890)

Hyland, H.H.: Thrombosis of intracranial arteries. Arch. Neurol. Psychiat. (Chic.) **30**, 342 (1933)

Hyland, H.H.: Intracranial venous thrombosis in puerperium. J. Amer. med. Ass. **142**, 707 (1950)

Hyland, H.H., Barnett, H.J.M.: The pathogenesis of cranial nerve palsies associated with intracranial aneurysms. Proc. roy. Soc. Med. **47**, 141 (1954)

Iglesias-Rozas, J.R., Holdorff, B., Steiner, G.: Trastornos vasculares en la encefalopatia subcortical cronica progressiva de Binswanger. Patologia VII, 11–18 (1974)

Iglesias-Rozas, J.R., Meencke, H.J., Cervós-Navarro, J.: Microangio-architecture of the cerebral cortex during chronic hypertension in man. In: Proc. of Symp. Pathophysiological, Biochemical and Morphological Aspects of Cerebral Ischemia and Arterial Hypertension, eds. Zelman, J.B., Kroh, H., Mossakowski, M.J. p. 171. Warschau: Polish Med. Pub. 1978

Ignatowski, A.: Über die Wirkung des tierischen Eiweißes auf die Aorta und die parenchymatösen Organe der Kaninchen. Arch. path. Anat. **198**, 248 (1909)

Illis, L., Kocen, R.S., McDonald, W.J., Mondkar, V.P.: Oral contraceptives and cerebral arterial occlusion. Brit. med. J. **II**, 1164, (1965)

Imai, H., Lee, K.T., Pastori, S., Panlilio, E., Florentin, R., Thomas, W.A.: Atherosclerosis in rabbits. Architectural and subcellular alterations of smooth muscle cells of aortas in response to hyperlipemia. Exp. molec. Path. **5**, 278 (1966)

Imai, H., Thomas, W.A.: Cerebral atherosclerosis in swine: Role of necrosis in progression of diet-induced lesions from proliferative to atheromatous stage. Exp. molec. Path. **8**, 330–357 (1968)

Inman, W.H., Wessey, M.P.: Investigation of death from pulmonary coronary and cerebral thrombosis and embolism in woman of childbearing age. Brit. med. J. **2**, 193 (1968)

Iosue, A., Kier, E.L., Ostrow, D.: Fibromuscular dysplasia involving the intracranial vessels. Case Report. J. Neurosurg. **37**, 749–752 (1972)

Irey, N.S., Manion, W.C., Taylor, H.B.: Vascular lesions in women taking oral contraceptives. Arch. Path. **89**, 1–8 (1970)

Irvine, W.T., Luck, R.C., Jacobey, J.A.: Reversed blood flow in the vertebral arteries causing recurring brain-stem ischemia. Lancet **1965I**, 994

Israel, O.: Experimentelle Untersuchung über den Zusammenhang zwischen Nierenkrankheiten und sekundären Veränderungen des Zirkulationssystems. Virch. Arch. path. Anat. **86**, 299–321 (1881)

Jacob, H.: Rheumatic encephalitis and encephalopathy. In: Encephalitides, eds. Van Bogaert, L., Radernecker, J., Hozay, J., Lowenthal, A., p. 305. Amsterdam: Elsevier 1961

Jacob, H.: 1978 — Persönliche Mitteilungen —

Jaeger, R., Forbes, R.P.: Bilateral congenital arteriovenous communication (aneurysm) of the cerebral vessels. Arch. Neurol. Psychiat. (Chic.) **55**, 591 (1946)

Jänicke, K., Wünscher, W.: Zur Arteriosklerose des Gehirns. Dsch. Gesundh.-Wes. 453–465 (1965)

Jaffé, R.H.: Multiple hemangiomas of the skin and of the internal organs. Arch. Path. **7**, 44 (1929)

Jain, K.K.: Mechanism of rupture of intracranial saccular aneurysms. Surgery **54**, 347 (1963)

Jain, K.K.: Some observations of the anatomy of the middle cerebral artery. Canad. J. Surg. **7**, 134 (1964)

Jakob, A.: Normale und pathologische Anatomie und Histologie des Großhirns, Bd. I. Leipzig-Wien: Franz Deuticke 1927

Jamieson, K.G.: Aneurysms of the vertebrobasilar system. J. Neurosurg. **21**, 781 (1964)

Jane, J.A.: A large aneurysm of the posterior inferior cerebellar artery in an one year old child. J. Neurosurg. **18**, 245 (1961)

Janeway, T.C.: A clinical study of hypertensive cardiovascular disease. Arch. internal Med. **12**, 755 (1913)

Javid, H., Julian, O.C., Dye, W.S., Hunter, J.A.: Management of cerebral arterial insufficiency caused by reversal of flow. Arch. Surg. **90**, 634 (1965)

Jefferson, G.: Isolated oculomotor palsy caused by intracranial aneurysm. Proc. roy. Soc. Med. **40**, 419 (1947)

Jefferson, G.: Chiasmal lesions produced by intracranial aneurysms. Arch. Neurol. Psychiat. (Chic.) **72**, 111 (1954)

Jelgersma, H.C.: A case of encephalopathia subcorticalis chronica (Binswanger's disease). Psychiat. Clin. (Basel) **147**, 81 (1964)

Jellinger, K.: Die sogenannte zerebrale Form der Endangiitis obliterans. Nervenarzt **42**, 397 (1971)

Jellinger, K.: The morphology of centrally-situated angiomas. In: Cerebral angiomas. Advances in diagnosis and therapy, eds. Pia, H.W., Gleave, J.R.W., Grote, E., Ziershi, J., p. 9. Berlin-Heidelberg-New York: Springer 1975

Jellinger, K.: Giant cell granulomatous angiitis of the central nervous system. J. Neurol. Psychiat. **215**, 175 (1977)

Jellinger, K., Huber, K., Zervopoulos, G.: Zur Pathologie und Klinik basaler Hirnschlagaderaneurysmen. Wien. Z. Nervenheilk. **16**, 35–58 (1959)

Jellinger, K., Neumayer, E.: Progressive subkortikale vaskuläre Encephalopathic Binswanger. Eine klinisch-neuropathologische Studie. Arch. Psychiat. Nervenkr. **205**, 523–554 (1964)

Jennett, W.B., Cross, J.M.: Influence of pregnancy and oral contraception on the incidence of strokes in women of childbearing age. Lancet **1967I**, 1019–1023

Johansson, S.H., Melin, H.S.: Spontaneous cerebral haemorrhage and encephalomalacia. Acta psychiat. scand. **35**, 457 (1960)

Jones, H.R., Siekert, R.G., Geraci, J.E.: Neurologic manifestations of bacterial endocarditis. Ann. internal Med. **71**, 21 (1969)

Jones, N.W., Rogers, A.L.: Chronic infection and atherosclerosis. Arch. Path. **45**, 271 (1948)

Jones, R., Daoud, A.S., Zumbo, O., Coulston, F., Thomas, W.A.: Experimental atherosclerosis in rhesus monkeys. Cellular elements of proliferative lesions and possible role of cytoplasmic degeneration in pathogenesis as studied by electron microscopy. Exp. molec. Path. **7**, 34 (1967)

Jones, R.R., Wetzel, N.: s. Originalliteratur **33**, 581 (1970)

Jores, L.: Arterien. In: Handbuch der spezeiellen pathologischen Anatomie, Ed. II, S. 608. Hrsg. Henke, F., Lubarsch, O., Berlin: Springer 1924

Jørgensen, L.: Mechanisms of thrombosis. Pathobiol. Ann. (1971)

Jørgensen, L., Torvik, A.: Ischaemic cerebrovascular diseases in autopsy series. Part 1: Prevalence, location, and predisposing factors in verified thromboembolic occlusions and their significance in the pathogenesis of cerebral infarction. J. Neurol. Sci. **3**, 490 (1966)

Jørgensen, L., Torvik, A.: Ischaemic cerebrovascular diseases in an autopsy series. Part 2: Prevalence, location, pathogenesis and clinical course of cerebral infarcts. J. Neurol. Sci. **9**, 285–320 (1969)

Joynt, R.J., Afifi, A., Harrison, J.: Hyponatremia in subarachnoid hemorrhage. Arch. Neurol. Psychiat. (Chic.) **13**, 633 (1965)

Jusic, A., Wechsler, W.: Über die Veränderungen am Gehirn beim Aortenbogensyndrom. Dtsch. Z. Nervenheilk. **187**, 229 (1965)

Kalmansohn, R.B., Kalmansohn, R.W.: Thrombotic obliteration of branches of aortic arch. Circulation **15**, 237 (1957)

Kameyama, M., Okinaka, S.: Collateral circulation of the brain. With special reference to atherosclerosis of the major cervical and cerebral arteries. Neurology **13**, 279 (1963)

Kannel, W.B.: Epidemiology of cerebrovascular diasease: an epidemiologic study of cerebrovascular disease. In: Cerebrovascular disease, eds. Millikan, C.H., Siekert, R.G., Whisnant, J.P., p. 53. New York: Grune & Stratton 1966

Kannel, W.B., Dawber, T.R., Cohen, M.E., McNamara, P.M.: Vascular disease of the brain-epidemiologic aspects: The Framingham study. Amer. J. publ. Hth **55**, 1355 (1965)

Kaplan, H.A.: Collateral circulation of the brain. Neurology **11**, 9 (1961)

Kaplan, H.A., Ford, D.H.: The brain vascular system. Amsterdam: Elsevier Publ. Co. 1966

Kashida, D.: Über Gehirnarteriosklerose des „früheren" Alters und über die Kombination von cortikalen, pyramidalen und extrapyramidalen Lymphomen bei der Gehirnarteriosklerose. Z. ges. Neurol. **94**, 559 (1925)

Katsuki, S., Hirota, Y.: Recent trands in incidence of cerebral hemorrhage and infarction in Japan. A report study in cerebrovascular disease. Jap. Heart. J. **7**, 26 (1966)

Katz, L.N., Pick, R.: Reversibility of the atherosclerotic lesion. In: Evolution of the atherosclerotic plaque, ed. Jones, R.J., p. 251. Chicago (Ill.): University of Chicago Press 1963

Kaufmann, E.: Lehrbuch der speziellen pathologischen Anatomie, Bd. II. Berlin: de Gruyter 1922

Kautzky, R.: Die Bedeutung der Hirnhaut-Innervation und ihre Entwicklung für die Pathogenese der Sturge-Weber'schen Krankheit. Dtsch. Z. Nervenheilk. **161**, 506–525 (1949)

Keating, J.M., Edwards, W.A.: Dieseases of the heart and circulation infancy and adolescence. Arch. Pediat. **4**, 656 (1887)

Keen, J.A.: Absence of both internal carotid arteries. Clin. Proc. **4**, 588 (1946)

Kent, A.P., McCarroll, J.R., Schweitzer, M.D.: A comparasion of coronary artry disease (atherosclerotic heart disease), deaths in health areas of Manhattan, New York City. Amer. J. publ. Hlth **48**, 200 207 (1958)

Kernohan, J.W., Woltmann, H.W.: Periarteriitis nodosa, clinico-pathologic study with special reference to nervous system. Arch. Neurol. Psychiat. (Chic.) **39**, 655 (1938)

Kernohan, J.W., Woltman, H.W., Baines, A.R.: Involvement of the nervous system associated with endocarditis. Arch. Neurol. Psychiat. (Chic.) **42**, 789 (1939)

Kersten, H.D.: Early incidence of spontaneous medial degeneration ("arteriosclerosis") in the aorta of the rabbit. Arch. Path. **20**, 1–8 (1935)

Kessel, F.L., Feuerlein, W., Lehmann, C., Peters, G., Weidenbach, W.: Neuro-Traumatologie mit Einschluß der Grenzgebiete. Bd. I: Die frischen Schädel-Hirn-Verletzungen. München-Berlin-Wien: Urban & Schwarzenberg 1969

Kety, S.S.: The general metabolism of the brain in vivo. In: Metabolism of the nervous system. Ed. Richter, D., London: Pergamon Press 1957

Keys, A.: Nahrungsfett und Herzinfarkt. Dtsch. med. Wschr. **86**, 2490 (1961)

Kiffney, G.: Unusual lesions of the optic chiasm. Sth. med. J. (Bgham, Ala.) **56**, 302 (1963)

Kimmelstiel, P.: Beiträge zur Frage der Periarteriitis nodosa. Virchows Arch. path. Anat. **265**, 16 (1927)

Kimmelstiel, P., Gilmour, M.T., Hodges, H.H.: Degeneration of elastic fibres in granulomatous giant cell arteritis (temporal arteritis). Arch. Path. **54**, 157–168 (1952)

Kimura, N.: Analysis of 10,000 postmortem examinations in Japan. In: World trends in cardiology, ed. Keip, A., White, P.D. p. 22. New York: Hoeber Paul B. Inc. 1956

Kincaid, O.W., Davis, G.D., Hallermann, F.J., Hunt, J.C.: Fibromuscular dysplasia of the renal arteries: Arteriographic features, classification and observations on natural history of the disease. Amer. J. Roentgenol. **104**, 271–282 (1968)

Kincaid-Smith, P., Somers, K., Brownie, J.C.M.: Successful pregnancy under treatment for malignant hypertension. Lancet **1958 I**, 508

King, A.B., Langworthy, D.R.: Neurologic symptoms following extensive occlusion of the common or internal carotid artery. Arch. Neurol. Psychiat. (Chic.) **46**, 835 (1941)

Kishore, P.S., Kricheff, J.J., Lin, J.P.: Fibromuscular hyperplasia of the internal carotid artery. Presented at the 55th Scientific Assembly and Annual Meeting of the Radiologic Society of North America, Chicago (Ill.) Nov. 30th – Dec. 5th (1969)

Kjeldsen, K., Wanstrup, J., Astrup, P.: Enhancing influence of arterial hypoxia on the development of atheromatosis in cholesterol fed rabbits. J. Atheroscler. Res. **8**, 835 (1968)

Kjelsberg, M., Stamler, J.: Epidemiologic studies on cardio-vascular-renal diseases: II. Analysis of mortality by age-race-sex-place of residence, including urban-rural comparisons. J. chron. Dis. **12**, 456–463 (1960)

Klassen, A.C., Sung, J.H., Stadlan, E.M.: Histological changes in cerebral arteries with increasing age. J. Neuropath. exp. Neurol. **27**, 607 (1968)

Klassen, C., Loewenson, R.B., Resch, J.A.: Cerebral atherosclerosis in selected chronic disease states. Atheroscler. **18**, 321–336 (1973)

Kleihues, P.: Über die doppelseitigen symmetrischen Occipitalinfarkte. Pathologie und klinisch-ophthalmologische Befunde. Dtsch. Z. Nervenheilk. **188**, 25–52 (1966)

Kleihues, P., Hizawa, K.: Die Infarkte der A. cerebri posterior; Pathogenese und topographische Beziehungen zur Sehrinde. Arch. Psychiat. Nervenkr. **208**, 263–284 (1966)

Klein, H.: Zentral-nervöse Angiitis mit Riesenzellen. Zbl. allg. Path. **121**, H6 559 (1977)

Klemperer, D.: Pathology of disseminated Lupus erythematosus. Arch. Path. **32**, 569–631 (1941)

Klensch, H.: Blut-Katecholamine und Fettsäuren beim Streß durch Rauchen und durch körperliche Arbeit. Z. Kreisl.-Forsch. **55**, 1035 (1966)

Klinger, H.: Grenzformen der Periarteriitis nodosa. Frankfurt. Z. Path. **42**, 455–480 (1931)

Klingler, M., Voellmy, W.: Über cerebrale Venen- und Sinusthrombosen. Schweiz. med. Wschr. **83**, 97 (1953)

Klotz, O., Manning, M.F.: Fatty streaks in the intima of arteries. J. Path. Bact. **16**, 211 (1911)

Knieriem, H.-J., Kao, V.C., Wissler, R.W.: Actomyosin and myosin and the deposition of lipids and serum lipoproteins. Arch. Path. **84**, 118–129 (1967)

Knierim, H.-J., Kao, V.C.Y., Wissler, R.W.: Demonstration of smooth muscle cells in bovine arteriosclerosis. J. Atheroscler. Res. **8**, 125 (1968)

Knowles, H.C., Zeek, P.M., Blankenhorn, M.A.: Studies on necrotizing angiitis. IV. Periarteriitis nodosa and hypersensitive angiitis. Arch. intern. Med. **92/6**, 789–805 (1953)

Koch, G.: Beitrag zur Erblichkeit der Sturge-Weberschen Krankheit. Z. Neurol. **168**, 614–623 (1940)

Kodama, M.: Die regionäre Verteilung der arteriosklerotischen Veränderungen im Großhirn. Z. Neurol. **102**, 597 (1926)

Köppen, A.H.W.: Kleine Mitteilungen aus der Praxis. Berl. Münch. tierärztl. Wschr. **43**, 346 (1927)

Köppen, A.H.W., Barron, K.D.: Superficial siderosis of the central nervous system. A histological, histochemical and chemical study. J. Neuropath. exp. Neurol. **30**, 448 (1971)

Kojimahara, M., Ooneda, G.: Electron microscopic study on the middle cerebral artery lesions in hypertensive rats. Acta path. jap. **20** (4), 399–408 (1970)

Kojimahara, M., Sekiya, K., Fukushima, T., Ooneda, G.: On the morphogenesis of cerebral massive cerebral hemorrhage in experimental hypertensive rats. Acta path. jap. **22** (1), 99 (1972)

Kojimahara, M., Sekiya, K., Ooneda, G.: Age-induced changes of cerebral arteries in rats. An electron microscope study. Virchows Arch. Abt. A **361**, 11–18 (1973)

Kolkmann, F.W., Völzke, E.: Über die spongiösen Dystrophien des Nervensystems im frühen Kindesalter. II. Fokal disseminierte Formen mit Bevorzugung des Hirnstamms (infantiles Wernicke-Syndrom und subakute nekrotisierende Encephalopathie). Z. Kinderheilk. **98**, 287–306 (1967)

Kollmannsberger, A.: Über neurologische Komplikationen der Riesenzellarteriitis (sog. Arteriitis temporalis). Münch. med. Wschr. **111**, 1141–1144 (1969)

Korbicka, G.: Klassifizierung und Topographie atherosklerotischer Veränderungen in den einzelnen Segmenten der A. vertebralis alter Menschen. Zbl. allg. Path. path. Anat. **109**, 461–473 (1966)

Kott, E., Bechar, M., Bornstein, B., Askenasyi, H.M., Sandbank, U.: Superficial haemosiderosis of the central nervous system. Acta Neurochir. **14**, 287 (1966)

Krankenhagen, B., Köhler, G.K.: Hirndurchblutungsstörungen bei jungen Frauen nach Einnahme von Ovulationshemmern? Dtsch. med. Wschr. **71**, 416–421 (1971)

Krauland, W.: Thrombose der A. carotis cerebralis beiderseits nach indirekter Zerrung bei Schädelbruch. In: Forschungen u. Forscher der Tiroler Ärzteschule, Bd. II, S. 547 (1948/50)

Krauland, W.: Die Aneurysmen der Schlagadern am Hirn- und Schädelgrund und der großen Rückenmarksschlagadern. In: Handb. d. spez. path. Anatomie und Histologie, Bd. XIII/1. B, S. 1511. Hrsg. Scholz, W. Berlin-Göttingen-Heidelberg: Springer, 1957

Krayenbühl, H., Lüthy, F.: Hydrocephalus als Spätfolge geplatzter Hirnaneurysmen. Schweiz. Arch. Neurol. Psychiat. **61**, 7 (1948)

Krayenbühl, H., Siebermann, R.: Small vascular malformations as a cause of primary intracerebral hemorrhage. J. Neurosurg. **22**, 7 (1965)

Krayenbühl, H., Weber, G.: Die Thrombose der A. carotis interna und ihre Beziehung zur Endangiitis obliterans von Winiwarter-Bürger. Helv. med. Acta **11**, 289 (1944)

Krayenbühl, H., Yasargil, M.G.: Das Hirnaneurysma. Basel: S.A. Geigy 1958

Krayenbühl, H., Yasargil, M.G.: Die zerebrale Angiographie (2. Aufl.). Stuttgart: Thieme 1965

Krayenbühl, H., Yasargil, M.G.: Klinik der Gefäßmißbildungen und Gefäßinseln. In: Der Hirnkreislauf, Hrsg. Gänshirt, H., S. 365–511. Stuttgart: Thieme 1972

Krücke, Ch.: Über das Vorkommen von Knochengewebe in Gehirnarterien. Arch. Psychiat. **111**, 233 (1940)

Krücke, W.: Das Zentralnervensystem bei generalisierter Paraamyloidose. Arch. Psychiat. Nervenkr. **185**, 165 (1950)

Kubik, C.S., Adams, R.D.: Occlusion of the basilar artery. A clinical and pathological study. Brain **69**, 73 (1946)

Kudo, T.: Spontaneous occlusion of the circle of Willis. A disease apparently confined to Japanese. Neurology (Minneap.) **18**, 485 (1968)

Kunert, W.: Pathologische Veränderungen an der A. vertebralis und ihre Bedeutung für die cerebrale Duchblutung. Dtsch. Arch. klin. Med. **204**, 375–392 (1957)

Kurzke, J.F.: Epidemiology of cerebrovascular disease. Berlin-Heidelberg-New York: Springer 1969

Kussmaul, A., Maier, R.: Über eine bisher nicht beschriebene eigentümliche Arterienerkrankung (Periarteriitis nodosa). Dtsch. Arch. klin. Med. 1, 484 (1866)

Lamb, J., Morris, L.: The carotid basilar artery: a report and discussion of 5 cases. Clin. Radiol. 12, 179 (1961)

Lampert, H., Müller, W.: Bei welchem Druck kommt es zu einer Ruptur der Hirngefäße? Frankfurt. Z. Path. 33, 471 (1926)

Lang, E.R., Kidd, B.S.: Electron microscopy of human cerebral aneurysms. J. Neurosurg. 22, 544 (1965)

Landolt, A.M., Millikan, C.H.: Pathogenesis of cerebral infarction secondary to mechanical carotid artery occlusion. Stroke 1, 52 (1970)

Lange-Cosack, H.: Anatomie und Klinik der Gefäßmißbildungen des Gehirns und seiner Häute. Handb. Neurochir. 4, (1966)

Lascelles, R.G., Burrows, E.H.: Occlusion of the middle cerebral artery. Brain 88, 85 (1965)

Laurie, W., Woods, J.D.: Atherosclerosis and its cerebral complications in South African Bantu. Lancet 1958 I, 231

Lazorthes, G.: Vascularization et circul. cérébrales. Paris, 159–170 (1961)

Lazorthes, G., Salamon, C.: Etude anatomique et radio-anatomique de la vascularisation artérielle du thalamus. Ann. Radiol. 14, 905 (1971)

Leary, T.: Atherosclerosis, the important form of arteriosclerosis, a metabolic disease. J. Amer. med. Ass. 105, 475 (1935)

Le Beau, J., Daum, S.: Pseudo tumeurs vasculaires l'angle ponto-cérébelleux. Sem. Hôp. Paris 36, 1839 (1960)

Lebert, H.: Über die Aneurysmen der Hirnarterien. Berl. klin. Wschr. pp. 209, 228, 249, 281, 336, 402, 445. Zit. n. Krauland 1957 (1866)

Lechtape-Grüter, H., Zülch, K.J.: Gibt es einen Spasmus der Hirngefäße? Der Radiologe 11, 429 (1971)

Lee, E.J., Haynes, J.M.: Carotid arteritis and cerebral infarction due to scleroderma. Neurology (Minneap.) 17, 18 (1967)

Leeds, N.E., Abbott, K.H.: Collateral circulation in cerebrovascular disease in childhood via rete mirabile and perforating branches of anterior choroidal and posterior cerebral arteries. Radiology 85, 628 (1965)

Leeds, N.E., Reid, N.D., Rosen, J.M.: Angiographic changes in cerebral contusions and intracerebral hematomas. Acta radiol. Diagn. 5, 320 (1966)

Leifer, C.: Artériographie vertebrale. Trajets artériels normaux. Leurs modifications dans les processus expansif de la postérieure. Bordeaux: Thèse 1967

Lemercier, G., Quenum, C., Richir, C., Collomb, H.: Athérosclerose cérébrale au Sénégal. Athéroscler. 12, 107 (1970)

Lemke, R.: Ein Beitrag zur Frage der P.N. Virchows Arch. path. Anat. 240, 30 (1923)

Lendrum, A.C., Fraser, S., Slidders, W., Henderson, R.: Studies on the character and staining of fibrin. J. clin. Path. 15, 401 (1962)

Leo, M.: Augenveränderungen bei Verschluß der großen Gefäße am Aortenbogen. Klin. Mbl. Augenheilk. 127, 284 (1955)

Lev, M., Saphir, O.: Endophlebohypertrophy and phlebosclerosis. I. The popliteal vein. Arch. Path. 51, 154 (1951)

Lev, M., Saphir, O.: Endophlebohypertrophy and phlebosclerosis. II. The external and common iliac veins. Amer. J. Path. 28, 401 (1952)

Levine, S., Sarfas, C., Rusinko, A.: Right aortic arch with subclavian steal syndrome (atresia of left common carotid and left subclavian arteries). Amer. J. Surg. 111, 632 (1966)

Lewey, F.H., Govons, S.R.: Hemochromatotic pigmentation of the central nervous system. J. Neuropath. exp. Neurol. 1, 129 (1942)

Ley, A.: Compression of the optic nerve by fusiform aneurysm of the carotid artery. J. Neurol. Neurosurg. Psychiat. 13, 75 (1950)

Liang, G.C., Simkin, P.A., Mannik, M.: Immunglobulins in temporal arteries. – An immunfluorescent study. Ann. Internal Med. 81, 19–24 (1974)

Lie, T.A.: Congenital anomalies of the carotid arteries. Excerpta Medica Foundation, Amsterdam, 1968

Liebegott, G.: Hochdruck und periphere Arteriosklerose. Dtsch. Med. Wschr. 84, 1697 (1959)

Liebegott, G.: Aktuelle Probleme der zerebralen Durchblutungsstörungen. Ber. Sekt. inn. Med. **4**, 241 (1966)

Liebegott, G.: Die hypertonische Hirngefäßerkrankung und ihre Folgen. In: Die zerebralen Durchblutungsstörungen des Erwachsenenalters, 2. Aufl. Hrsg. Quandt, J. Stuttgart: Schattauer 1969

Liebig, H.: Cholesterinämie und Arteriosklerose. Klin. Wschr. **20**, 538 (1941)

Lindenberg, R.: Über die Anatomie der cerebralen Form der Thrombendangiitis obliterans (v. Winiwarter-Buerger). Z. ges. Neurol. Psychiat. **167**, 554–562 (1939)

Lindenberg, R.: Compression of the brain arteries as a pathogenic factor for tissue necroses and their areas of predilection. J. Neuropath. exp. Neurol. **14**, 223 (1955)

Lindenberg, R.: Die Gefäßversorgung und ihre Bedeutung für Art und Ort kreislaufbedingter Gewebsschäden und Gefäßprozessen. In: Hdb. spez. Path. Anat. Histol., Bd. XIII/1 B, S. 1071. Hrsg. Scholz, W. Berlin-Göttingen-Heidelberg: Springer 1957

Lindenberg, R., Spatz, H.: Über die Thromboendarteriitis obliterans der Hirngefäße (zerebrale Form der v. Winiwarter-Buergerschen Krankheit). Virchows Arch. path. Anat. **305**, 531 (1939)

Lindgren, St.O.: Course and prognosis in spontaneous occlusions of cerebral arteries. Acta psychiat. scand. **33**, 343 (1958)

Lindholm, H., Nilsson, B.: Wegener's Granulomatosis: A survey and a report on 6 cases. Act. chem. scand. **4**, 102 (1958)

Lippincott, S.W.: Histopathological study of a fatal case of hyper-vitaminosis D. Amer. J. Path. **16**, 665 (1940)

Lippmann, H.J.: Cerebrovascular thrombosis in patients with Buerger's disease. Circulation **5**, 680 (1952)

Litchfield, H.R.: Carotid artery thrombosis complicating retropharyngeal abscess. Arch. Pediat. **55**, 36 (1938)

Little, J.M., May, J., Vanderfield, G.K., Lamond, S.: Traumatic thrombosis of the internal carotid artery. Lancet **1969 II**, 926

Litvak, J., Yahr, M.D., Ransohoff, J.: Aneurysms of the great vein of Galen and midline cerebral arteriovenous anomalies. J. Neurosurg. **17**, 945 (1960)

Livingston, K.E., Escobar, A., Nichols, G.D.: Hemiplegia caused by cerebrovascular thrombosis. J. Neurosurg. **12**, 336 (1955)

Llavero, F.: Thrombendangiitis des Gehirns (obliterans). Basel: Schwabe, B. 1948

Lobstein, J.: Traité d'anatomie pathologique. Bd. II, Paris 1833

Lochaya, S., Kaplan, B., Shaffer, A.B.: Pseudocoarctation of the aorta with bicuspid aortic valve and kinked left subclavian artery, a possible cause of subclavian steal. Amer. Heart. J. **73**, 369 (1967)

Locksley, H.B.: Report on the cooperative study of intracranial aneurysms and subarachnoid hemorrhage. Section 5, part 1: Natural history of subarachnoid hemorrhage, intracranial aneurysms, and arteriovenous malformations (also part 2). J. Neurosurg. **25**, 219 und 321 (1966)

Loeb, C., Meyer, J.S.: Strokes due to vertebro-basilar disease: infarction. Vascular insufficiency and hemorrhage of the brain stem and cerebellum. Springfield (Ill), C.C. Thomas, Publ., p. 200ff (1965)

Löhr, W.: Hirngefäßverletzungen in arteriographischer Darstellung: II. Thrombotische Verstopfungen und Zerreißungen von Gefäßen des Gehirns. Zbl. Chir. **63**, 2593 (1936)

Loewenson, R.B., Flora, G.C., Baker, A.B.: The role of socioeconomic factors in cerebral atherosclerosis. Stroke **2**, 378–382 (1971)

Lojda, Z., Reinis, Z.: Histochemistry of the vascular wall in experimental atherosclerosis. IX. Internat. Congr. of Angiology, Florenz, April 1974

Lorentz, I.T.: Parietal lesion and "Enavid". Brit. med. J. **2**, 1191 (1962)

Lowrey, L.G.: Anomaly in the circle of Willis, due to absence of the right internal carotid artery. Anat. Rec. **10**, 221 (1916)

Lubarsch, O.: Die allgemeine Pathologie. Wiesbaden: Bergmann, J.F. 1905

Luers, Th.: Weitere Mitteilungen zur Klinik und Anatomie der cerebralen Form der Thrombendangiitis obliterans. Arch. Psychiat. **115**, 319 (1943)

Lüpke, F.: Über P. n. bei Axishirschen. Verh. dtsch. path. Ges. (10. Tagg.) 149 (1906)

Luginbühl, H., Detweiler, D.K.: Animal models for the study of cerebrovascular disease. National academy of sciences monograph; animal model of biomedical research. In: Proceeding of a symposion sponsored by the Institute of Laboratory animal medicine. Washington, D.C., pp. 35–41 (1968)

Luginbühl, H., Jones, J.E.: The morphology and morphogenesis of atherosclerosis in aged swine. Ann. N.Y. Acad. Sci. **127**, 763 (1965a)

Luginbühl, H., Jones, J.E.T.: The morphology of spontaneous atherosclerotic lesions in aged swine. In: Comparative atherosclerosis, eds. Roberts, J.C., Straus, R., p. 3. New York: Harper and Row 1965b

Luginbühl, H., Jones, J.E.T., Detweiler, D.K.: The morphology of spontaneous atherosclerotic lesions in the dog. In: Comparative atherosclerosis, eds. Roberts, J.C., Straus, R., p. 161. New York: Harper and Row 1965

Maeda, S., Nakayama, H., Isaka, K., Aihara, Y., Nemoto, S.: Familial unusual encephalopathy of Binswanger's type without hypertension. Folia Psychiatr. Neurol. Japon. **30**, Nr. 2, 165–177 (1976)

Mackenzie, I.: The clinical presentation of the cerebral angioma. A review of 50 cases. Brain **76**, 184 (1953)

Madow, L., Alpers, J.B.: Cerebral vascular complications of metastatic carcinoma. J. Neuropath. exp. Neurol. **11**, 137 (1952)

Maffei, W.E.: As bases anátom-patológicas da neuriatria e psiquìatrìca. Medodista, Sâo Paulo, Vol. 1, 373 (1951)

Magarey, F.R., Roser, B.J., Stehbens, W.E., Sharp, A.: Effects of experimental coarctation of the aorta on atheroma in sheep. J. Path. Bact. **90**, 129 (1965)

Malamud, N.: P.n., case with decerebrate rigidity and extensive encephalo malacia in 5 years old child. J. Neuropath. exp. Neurol. **4**, 88 (1945)

Malluche, H.: Hirnblutung bei Status rheumaticus. Dtsch. Gesundh.-Wes. **1**, 516 (1946)

Manalo-Estrella, P., Danforth, D., Buckingham, J.C.: Regression rate of vascular effects induced by pregnancy and by norethynodrel-mestranol. Fertil. and Steril. **16**, 81 (1965)

Mandelbaum, I., Nahrwold, D.L., Dzenitis, A.J.: Spontaneous resolution of traumatic subclavian steal syndrome. Amer. J. Surg. **165**, 314 (1967)

Marchand, F.: Über Arteriosklerose (Athero-Sklerose). Verh. deutsch. Kongr. inn. Med. **21**, 23 (1904)

Margolis, G.: The vascular changes and pathogenesis of hypertensive intracerebral hemorrhage. Ass. Res. nerv. Dis. Proc. **41**, 73 (1966)

Margolis, G., Odom, G.L., Woodhall, B., Bloor, B.M.: The role of small angiomatous malformations in the production of intracerebral hematoms. J. Neurosurg. **8**, 564 (1951)

Marie, P.: Des foyers lacunaires de désintégration et de différents autres états cavitaires du cerveau. Rév. Méd. (Paris) **21**, 281 (1901)

Marinesco, G., Dragenesco, S.: Sur la forme myéloneuromyopatique de la maladie de Kussmaul. Ann. Méd. (Paris) **22**, 154 (1927)

Markham, J.W.: Spontaneous arteriovenous fistula of the vertebral artery and vein: case report. J. Neurosurg. **31**, 220 (1969)

Markush, R.E., Seigel, D.G.: Oral contraceptives and mortality trends from thromboembolism in the United States. Amer. J. publ. Hlth **59**, 418 (1969)

Marmor, J., Sapirstein, M.R.: Bilateral thrombosis of anterior cerebral artery following stimulation of a hyperactive carotid sinus. J. Amer. med. Ass. **117**, 1089 (1941)

Marshall, J.R., Adams, J.G., De Bakey, M.E.: The ultrastructure of uncomplicated human atheroma in surgically resected aortas. J. Atheroscler. Res. **6**, 120 (1965)

Marshall, J.R., Martini, E.L.: Dynamics of the collateral circulation in patients with subclavian steal. Circulation **31**, 249 (1965)

Martin, F.P., Lukeman, J.M., Ranson, R.F., Geppert, L.J.: Mucormycosis of the central nervous system associated with thrombosis of the internal carotid artery. J. Pediat. **44**, 437 (1954)

Martin, H., Noetzel, H.: Die Gehirnbeteiligung bei generalisierter Panarteriitis nodosa. Beitr. path. Anat. **121**, 347 (1959)

Martin, J.P.: Thrombosis in the superior longitudinal sinus following childbirth. Brit. med. J. **a/II**, 537 (1941)

Martin, M.J., Whisnant, J.B., Sayre, G.P.: Occlusive vascular disease in the extracranial cerebral circulation. Arch. Neurol. Psychiat. (Chic.) **3**, 530 (1960)

Martinez, A.: Electron microscopy of human atherosclerotic cerebral vessels. In: Proc. IV. Internat. Cong. f. Neuropath, Vol. II, p. 164. Ed. Jacob, H. Stuttgart: Thieme 1962

Marx, A.M.: Kongenitaler Varix des Sinus longitudinalis inferior. Med. Klin. **43**, 1612 (1925)

Marx, P., Pabelick, W.: Cerebral vascular lesions in diabetics with late onset of the disease and in cases with massive intracerebral hemorrhage. In: Research of the Cerebral Circulation — 4th International Salzburg Conference, ed. Stirling Meyer, J., p. 17, Springfield (Ill.): Thomas 1970

Masi, A.T., Dugdale, M.: Cerebrovascular disease associated with the use of oral contraceptives. A review of the english language literature. Ann. intern. Med. **72**, 111 (1970)

Maslenikov, V., Medoc, J., Purriel, J., Gomensoro, J.B.: Arteriosclerosis cerebral. Estudio anatomoclinico de 3 observaziones. Acta neurol. lat.-amer. **16**, 31 (1970)

Massumi, R.A.: The congenital variety of the subclavian steal syndrome. Circulation **28**, 1149 (1963)

Master, A.M., Jaffe, H.L., Chesky, K.: Relationship of obesity to coronary disease and hypertension. J. Amer. med. Ass. **153**, 1499 (1953)

Mathur, K.S., Kashyap, S.K., Kumar, V.: Correlation of the exten and severity of atherosclerosis in the coronary and cerebral arteries. Circulation **27**, 929 (1963)

Mathur, K.S., Patney, N.L., Kumar, V.: Atherosclerosis in India. An autopsy study of the aorta and the coronary, cerebral renal and pulmonary arteries. Circulation **24**, 68 (1961)

Matsuoka, S.: Histopathological studies on the blood vessels in apoplexia cerebri. First Int. Congr. Neuropath. **3**, 222 (1952)

Mayer, E.Th.: Zentrale Hirnschäden nach Einwirkung stumpfer Gewalt auf den Schädel. Arch. Psychiat. Nervenkr. **210**, 239 (1967)

Mayer, S.J., Fang, H.C., Denny-Brown, D.: Polarographic study of cerebral collateral circulation. Arch. Neurol. Psychiat (Chic.) **72**, 296 (1954)

McCart, H.: Malignant granuloma of the nose. Canad. med. Ass. J. **63**, 357 (1950)

McConnell, T.H., Leonard, J.S.: Microangiomatous malformations with intraventricular hemorrhage. Neurology (Minneap.) **17**, 618 (1967)

McCormack, J.L.: Vascular changes in hypertension. Med. Clin. N. Amer. **45**, 247 (1961)

McCormack, J.L., Hazard, J.B., Poutasse, E.F.: Obstructive lesions of the renal artery associated with remediable hypertension (abstract). Amer. J. Path. **34**, 582 (1958)

McCormick, H.M., Neubuerger, K.T.: Giant cell arteritis involving small meningeal and intracerebral vessels. J. Neuropath. exp. Neurol. **17**, 471 (1958)

McCormick, W.F.: A unique anomaly of the intracranial arteries of man. Neurology (Minneap.) **19**, 77 (1969)

McCormick, W.F.: Problems and pathogenesis of intracranial arterial aneurysms. In: Toole, J.F., Moossy, S., Janeway, R.: Cerebral vascular disease, 7th Princeton Conference, p. 219. New York: Grune and Stratton Inc. 1971

McCormick, W.F., Hardman, J.M., Boulter, T.R.: Vascular malformations ("angiomas") of the brain with special reference to those occuring in the posterior fossa. J. Neurosurg. **28**, 241 (1968)

McCormick, W.F., Nofzinger, J.D.: Saccular intracranial aneurysms. An autopsy study. J. Neurosurg. **22**, 155 (1965)

McCormick, W.F., Nofzinger, J.D.: "Cryptic" vascular malformations of the central nervous system. J. Neurosurg. **24**, 865 (1966)

McCullough, A.W.: Some anomalies of the cerebral arterial circle (of Willis), and related vessels. Anat. Rec. **142**, 537 (1962)

McCune, W.S., Samadi, A., Blades, B.: Experimental aneurysms. Ann. Surg. **138**, 216 (1953)

McDonald, C.A., Korb, M.: Intracranial aneurysm. Arch. Neurol. Psychiat. (Chic.) **42**, 289 (1939)

McDonald, D.A., Potter, J.M.: Direct observations of stream lines in the basilar artery. J. Physiol. (Lond.) **109**, 17 (1949)

McDonald, J.B., Edwards, R.W.: Wegener's granulomatosis, a triad. J. Amer. med. Ass. **173**, 1205 (1960)

McFadyen, D.J.: Wegener's granulomatosis with discrete lung lesions and peripheral neuritis. Canad. med. Ass. J. **83**, 760 (1960)

McGill, H.C., Geer, J.C., Strong, J.P.: The natural history of human atherosclerosis. In: Atherosclerosis and its origin, eds. Sandler, M., Bourne, G.H. New York: Acad. Press 1963

McGill, H.C., Geer, J.C.: The human lesion, fine structure. In: Evolution of the atherosclerotic plaque, ed. Jones, J.G., p. 65. Chicago (Ill.): University of Chicago Press 1963

McKissock, W., Richardson, A., Taylor, J.: Primary intracerebral hemorrhage: a controlled trial of surgical and conservative treatment in 180 unselected cases. Lancet **1961 II**, 221

McKusick, V.A.: Heritable disorders of connective tissue. 3rd ed. St. Louis: C.V. Mosby & Co. 1966

McMillan, G.G., Stary, H.C.: Preliminary experience with mitotic activity of cellular elements in the atherosclerosis plaques of cholesterol-fed rabbits studied by labeling with tritiated thynidine. Ann. N.Y. Acad. Sci. **149**, 699 (1968)

McMinn, R.M.H.: A case of non-union of the vertebral arteries. Anat. Rec. **116**, 283 (1953)

Meadows, S.P.: Spontaneous carotid-cavernous aneurysms. Proc. roy. Soc. Med. **40**, 554 (1947)

Meessen, H., Stochdorph, O.: Die Thrombembolie, die arterielle und venöse Thrombose. In: Hdb. Spez. Path. Anat. Bd. XIII/1, S. 1438. Hrsg. Scholz, W. Berlin-Göttingen-Heidelberg: Springer 1957

Meessen, M.: Über den plötzlichen Herztod bei Frühsklerose und Frühthrombose der Koronararterien bei Männern unter 45 Jahren. Z. Kreisl.-Forsch. **36**, 185 (1944)

Megret, M.: Repérage des artéries choroidienne de l'artère cérébelleuse postéroinférieure. Thèse Dijon (1972)

Merrit, H.H.: A textbook of neurology. 4th ed. Philadelphia: Lea & Febiger 1967

Meyer, B.J., Meyer, A.C., Pepler, W.J., Theron, J.J.: Chemical composition of the aorta, coronary and cerebral arteries of Luropeans and Bantu. Am. Heart J. **71**, 6 (1964b)

Meyer, B.J., Pepler, W.J., Meyer, A.C., Theron, J.J.: Atherosclerosis in Europeans and Bantu. Circulation **29**, 415 (1964a)

Meyer, H.S., Busch, G.: Karotido-basiläre Anastomose in Kombination mit multiplen Aneurysmen und weiteren Anomalien. Fortschr. Röntgenstr. Nuklearmed. **92**, 690 (1960)

Meyer, J.E.: Pubertas praecox bei einer hyperplastischen Mißbildung des Hypothalamus. Ein Beitrag zur Frage des Sexualzentrums und der Neurosekretion im Zwischenhirn. Arch. Psychiat. Nervenkr. **179**, 378 (1948a)

Meyer, J.E.: Studien zur zerebralen Thrombangiitis obliterans. Arch. Psychiatr. Nervenkr. **180**, 647 (1948b)

Meyer, J.E.: Zur Ätiologie und Pathogenese des fetalen und frühkindlichen Zerebralschadens. Z. Kinderheilk. **67**, 123 (1949a)

Meyer, J.E.: Thrombangitis obliterans oder M. embolicus? Zbl. ges. Neurol. Psychiat. **107**, 38 (1949b)

Meyer, J.E.: Über Gefäßveränderungen beim fetalen und frühkindlichen Zerebralschaden. Arch. Psychiat. Nervenkr. **186**, 437 (1951)

Meyer, J.E.: Über die Lokalisation frühkindlicher Hirnschäden in arteriellen Grenzgebieten. Arch. Psychiat. z. Neurol. **190**, 328 (1953)

Meyer, J.E.: Zur Lokalisation arteriosklerotischer Erweichungsherde in arteriellen Grenzgebieten des Gehirns. Arch. Psychiat. Nervenkr. **196**, 421 (1958)

Meyer, J.S., Denny-Brown, D.: The cerebral collateral circulation. I. Factors influencing collateral blood flow. Neurology (Minneap.) **7**, 447 (1957)

Meyer, J.S., Gotoh, F., Tomita, M., Akiyama, M.: Cerebral blood flow: New technics for recording cerebral blood flow and metabolism in subjects with cerebrovascular disease. In: The cerebral vascular disease, eds. Millikan, C.H., Siekert, R.G., Whisnant, J.P., p. 147. New York: Grune & Stratton 1966

Meyer, J.S., Sheehan, S., Bauer, R.B.: Die Eiweißablagerungen im Werdegang der Arteriosklerose. Arch. Neurol. **2**, 27 (1960b)

Meyer, J.S., Waltz, A.G., Gotoh, F.: Pathogenesis of cerebral vasospasm in hypertensive encephalopathy. II. The nature of increased irritability of smooth muscle of pial arterioles in renal hypertension. Neurology (Minneap.) 10th Sept. 1960 (a), p. 859

Meyer, J.S., Waltz, A.G., Hess, J.W., Zak, B.: Serum lipid and cholesterol levels in cerebrovascular disease. Neurology (Minneap.) 9, 728 (1959)

Meyer, W.W.: Die Eiweißablagerung im Werdegang der Arteriosklerose. Klin. Wschr. 30, 244 (1952)

Meyer, W.W., Beck, H.: Das röntgenanatomische und feingewebliche Bild der Arteriosklerose im intrakraniellen Abschnitt der A. carotis interna. Virchows Arch. path. Anat. 326, 700 (1955)

Meyer, W.W., Naujokat, B.: Über die rhythmische Lokalisation der atherosklerotischen Herde im cervikalen Abschnitt der Vertebralarterie. Beitr. path. Anat. 130, 24 (1964)

Michel, D.: Die Bedeutung der absoluten Arrhythmie für die Differentialdiagnose apoplektischer Insulte. Ärztl. Wschr. 8, 1094 (1953)

Middleton, C.C.: Naturally occurring atherosclerosis in broad-breasted bronze turkeys. In: Comperative atherosclerosis, eds. Roberts, JC., Straus, R., p. 59. New York: Harper and Row 1965

Miller-Fisher, C.: Occlusion of the carotid arteries. Arch. Neurol. Psychiat. (Chic.) 72, 187 (1954)

Miller-Fisher, F.R.C.: Current trends in the medical therapy of cerebral ischemie due to arteriosclerosis. Symp. Internat. sur la Circulation cérébrale. Paris, Sandoz (1965)

Miller, R.D., Jordan, A.R., Parker, R.L., Edwards, J.E.: Thromboembolism in acute and in healed myocardial infarction. II. Systemic and pulmonary arterial occlusion. Circulation 6, 7 (1952)

Millikan, C.H.: Cerebral vasospasm and ruptured intracranial aneurysm. Arch. Neurol. Psychiat. (Chic.) 32, 433 (1975)

Minagi, H., Newton, T.H.: Carotid rete mirabile in man: Case report. Radiology 86, 100 (1966)

Minderhoud, J.M.: Diagnostic significance of symptomatology in brain ischemic infarction. Europ. Neurol. 5, 343 (1971)

Minkowski, M.: Über die cerebrale Form der Thrombangiitis obliterans von Winiwarter-Bürger. I. Teil: Neurologie. Schweiz. Arch. Neurol. Psychiat. 57, 364 (1946)

Minkowski, M.: Zur Kenntnis der Endangiitis obliterans des Gehirns. Zbl. Neurol. 110, 151 (1950)

Mitterwallner, F.: Variationsstatische Untersuchungen an den basalen Hirngefäßen. Acta anat. (Basel) 24, 51 (1955)

Molinari, G.F., Smith, L., Goldstein, M.N., Satran, R.: Pathogenesis of cerebral mycotic aneurysms. Neurology (Minneap.) 23, 325 (1973)

Momose, J., New, P.I.F.: Obstruction complète ou incomplète sans athérome de la carotide interne ou de ses branches principales. Amer. J. Roentgenol. 118, 550 (1973)

Monsch, O.: Apoplexie im jugendlichen Alter. Beitrag zur Frage der Arteriitis der Gehirngefäße. Schweiz. Arch. Neurol. Psychiat. 55, 160 (1926)

Montenegro, M.R., Solberg, L.A.: Obesity, body weight, body length and atherosclerosis. Lab. Invest. 18, 594 (1968)

Montgomery, P.O.B., Muirhead, E.E.: Similarities between the lesions in human malignant hypertension and the hypertensive state of the nephrectomized dog. Amer. J. Path. 29, 1147 (1953)

Moon, H.D., Rinehart, J.F.: Histogenesis of coronary arteriosclerosis. Circulation 6, 481 (1952)

Moore, M.T., Stern, K.: Vascular lesions in the brain stem and occipital lobe occuring in association with brain tumor. Brain 61, 70 (1938)

Moossy, J.: Development of cerebral atherosclerosis in various age groups. Neurology (Minneap.) 9, 569 (1959)

Moossy, J.: Die Entwicklung der cerebralen Atherosklerose bei verschiedenen Altersgruppen. Nervenarzt 32, 43 (1961)

Moossy, J.: Cerebral infarcts and complicated lesions of intracranial and extracranial atherosclerosis. Cerebral vascular diseases. New York-London: Grune & Stratton 1965

Moossy, J.: Cerebral infarction and intracranial arterial thrombosis. Arch. Neurol. Psychiat. (Chic.) **14**, 119 (1966a)

Moossy, J.: Cerebral infarcts and lesions of intracranial and extracranial atherosclerosis. Arch. Neurol. Psychiat. (Chic.) **14**, 124 (1966b)

Moossy, J.: Cerebral atherosclerosis: intracranial and extracranial lesions. In: Pathology of the nervous system, Vol. II, p. 1423. Minckler, J. (ed.), McGraw-Hill Book Comp. 1971

Morgan, A.D.: The pathogenesis of coronary occlusion. Oxford: Blackwell Sci. Publ. 1956

Morgan, H., Martinez, A.J., Kapp, J.P., Robertson, J.T., Astruc, J.: Aseptic meningitis due to atheromatous material in the subarachnoidal space. Acta neuropath. (Berl.) **30**, 145 (1974)

Morley, T.B., Barr, H.W.: Giant intracranial aneurysms: Diagnosis course and management. Clin. Neurosurg. **16**, 73 (1969)

Morris, E.D., Moffat, D.B.: Abnormal origin of the basilar artery from the cervical part of the internal carotid and its embryological significance. Anat. Rec. **125**, 701 (1956)

Morrison, A.N., Abitbol, M.: Granulomatous arteritis with myocardial infarction: a case report with autopsy findings. Ann. intern. Med. **42**, 691 (1955)

Morsier, G. de: Lupus érythèmateuse disséminé avec lésions encephalo-médullaires de troubles menteaux. Wld Neurol. **3**, 629 (1962)

Moschcowitz, E.: Phlebosclerosis of the hepatic veins. In: Contributions to the medical sciences in honor of Emanuel Libman. New York: International Press 1932

Moschcowitz, E.: Vascular sclerosis. New York: Oxford Univer. Press 1942

Moschkowitz, E.: Phlebosclerosis of the portal vein. Arch. Path. **68**, 180 (1959)

Moschkowitz, E.: Studies in phlebosclerosis. IV. Phlebosclerosis of the pulmonary veins. Amer. J. Cardiol. **10**, 836 (1962)

Mount, L.A., Taveras, J.M.: Arteriographic demonstration of the collateral circulation of the cerebral hemispheres. Arch. Neurol. Psychiat. (Chic.) **78**, 235 (1957)

Movat, H.Z., More, R.H., Haust, M.D.: The diffuse intimal thickening of the human aorta with aging. Amer. J. Path. **34**, 1023 (1958)

Müller, E.: Die tödliche Coronarsklerose bei jüngeren Männern. Beitr. path. Anat. **110**, 103 (1949)

Müller, F.: Takayasusche Krankheit (Aortenbogensyndrom). Ophthalmologica (Basel) **132**, 365 (1956)

Murphy, J.P.: Cerebrovascular disease. Chicago: Year Book Publ. Inc. 1954

Mutlu, N., Berry, R.G., Alpers, A.J.: Massive cerebral hemorrhage. Arch. Neurol. Psychiat. (Chic.) **8**, 644 (1963)

Najenson, T., Mendelson, L., Selibiansky, H., Donaand, R., Sandbank, U.: Diabetes and cerebrovascular accidents. Israel J. med. Sci. **6**, 598 (1970)

Nakaty, A., Shionoya, S., Kamiya, K.: Pathogenesis of mycotic aneurysm. Angiology **19**, 593–601 (1968)

Nasu, T.: Pathology of pulseless disease. Angiology **14**, 225 (1963)

Nedwich, A., Haft, H., Tellem, M., Kauffman, L.: Dissecting aneurysm of cerebral arteries. Arch. Neurol. Psychiat. (Chic.) **9**, 477 (1963)

Nelson, J.W., Styri, O.B.: Dissecting subintimal hematomas of the intracranial arteries: Report of a case. J. Amer. osteopath. Ass. **67**, 512 (1968)

Neubürger, K.T.: Arterio sclerosis. In: Handb. der Geisteskrankheiten, Vol. 11, p. 570. Ed. Bumke, O., Berlin: Springer 1930

Neufeld, H.N., Cadman, N.L., Miller, A.W., Edwards, J.E.: Embolism from marantic endocarditis as a manifestation of occult carcinoma. Proc. Mayo Clin. **35**, 292 (1960)

Neumann, M.A.: Chronic progressive subcortical encephalopathy. Report of a case. J. Gerontol. **2**, 57 (1947)

Neumann, M.N.: Hemochromatosis of the central nervous system. J. Neuropath. exp. Neurol. **7**, 19 (1948)

Nevin, N.C., Elmes, C.P., Weaver, J.A.: Three cases of intravascular thrombosis occurring in patients receiving oral contraceptives. Brit. med. J. **I**, 1586 (1965)

New, P.F.J.: Myxomatous emboli in brain. New Engl. J. Med. **282**, 396 (1970)

Newcomb, A.L., Munns, G.F.: Rupture of aneurysm of the circle of Willis in the newborn. Pediatrics 3, 769 (1949)

Newman, W., Wolf, A.: Noninfectious granulomatous angiitis involving the central nervous system. Trans. Amer. neurol. Ass. 77, 114 (1952)

Nijensohn, D., Saez, R., Reagan, T.: Clinical significance of basilar artery aneurysms. Neurology (Minneap.) 24, 301 (1974)

Nishimoto, A., Takeuchi, S.: Abnormal cerebrovascular network related to the internal carotid arteries. J. Neurosurg. 29, 255 (1968)

Nishimoto, A., Sugio, R., Mannami, T.: Hemangiomatous malformation of bilateral internal carotid artery at the base of brain. Brain and Nerve (Tokyo) 17, 750 (1965)

Nishio, S.: Studies on some cases with occlusive finding by cerebral angiography, with reference to patients with hemiplagia. Nihon Univ. J. Med. 23, 374 (1964)

Nissl, F.: Zur Kasuistik der arteriosklerotischen Demenz. (Ein Fall von sog. „Encephalitis subcorticalis".) Z. ges. Neurol. Psychiat. 19, 438 (1920)

Noel, W., Schneider, M.: Über Durchblutung und Sauerstoffversorgung des Gehirns im akuten Sauerstoffmangel. Pflügers Arch. path. Anat. 246, 181 (1942)

Noetzel, H.: Diffusion von Blutfarbstoff in der inneren Randzone und äußeren Oberfläche des Zentralnervensystems bei subarachnoidaler Blutung. Arch. Psychiat. Nervenkr. 111, 129 (1940)

Noetzel, H.: Gehirninfarkte beim Aneurysma der Gehirnpartien. Zbl. ges. Neurol. Psychiat. 192, 129 (1968)

Noetzel, H.: Das Wallenberg-Syndrom. Med. Welt 1755 (1969)

Noetzel, H., Jerusalem, F.: Die Hirnvenen- und Sinusthrombosen. In: Monogr. Ges. Neurol. Psychiat. Heft 106. Berlin-Heidelberg-New York: Springer 1965

Noetzel, H., Zorger, B.: Angiodysplasie der basalen Hirnarterien mit Varix der Vena magna Galen. Z. Kinderchir. 5, 156 (1967)

Nomura, T., Suzuki, J.: Cerebral angiography in cerebral vascular diseases. Brain and Nerve (Tokyo) 14, 1003 (1962)

Noppe, F.: Familiäre Hypercholesterinämie und Hochdruck. Beitr. path. Anat. 131, 450 (1965)

Noran, H.H.: Intracranial vascular tumors and malformations. Arch. Path. 39, 393 (1945)

Nordmann, M.: Referat über die Spontanblutungen im menschlichen Gehirn. Verh. dtsch. path. Ges. (29. Tagg.) 11 (1936)

Nordmann, M.: Funktionelle und materielle Kreislaufstörungen. In: Handb. d. spez. Pathol. Anatomie und Histologie, Bd. 13/1, S. 1180. Berlin-Göttingen-Heidelberg: Springer 1957

Norman, R.M.: Malformations of the nervous system, birth injury, and diseases of early life. In: Greenfields neuropathy. Vol. 2, p. 324. Eds. Blackwood, W., Corsellis, J.A. Baltimore: The Williams and Wilkins Co. 1963

Norman, R.M., Urich, H.: Dissecting aneurysm of the middle cerebral artery as a cause of acute infantile hemiplegia. J. Path. Bact. 73, 580 (1957)

Nyström, S.H.M.: Development of intracranial aneurysms as revealed by electron microscopy. J. Neurosurg. 20, 329 (1963)

Oacklay, C., Somerville, J.: Oral contraceptives and progressive pulmonary vascular disease. Lancet 1968 I, 890

O'Brien, J.G.: Subarachnoid hemorrhage in identical twins. Brit. med. J. 1, 607 (1942)

O'Connor, J.F., Musher, D.M.: Central nervous system involvement in systemic lupus erythematosus. Arch. Neurol. Psychiat. (Chic.) 14, 157 (1966)

Odom, G.: Ophthalmic involvement in vascular lesions. In: Proceedings of University of Miami, Neuro-ophthalmology (Symposium p. 181. Ed. Smith, J., Springfield (Ill.): C. Thomas & Co. 1964

Oertel, O.: Über die Persistenz embryonaler Verbindungen zwischen der A. carotis interna und der A. vertebralis cerebralis. Anat. Anz. 55, 281 (1922)

Ojemann, R.G., New, P.F.T., Fleming, T.C.: Intracranial aneurysms associated with bacterial meningitis. Neurology (Minneap.) 16, 1222 (1966)

Okeda, R.: Morphometrische Vergleichsuntersuchungen an Hirnarterien bei Binswanger'scher Encephalopathie und Hochdruckencephalopathie. Acta neuropath. (Berl.) 26, 23 (1973)

Olivecrona, H.: Über Gefäßgeschwülste und Gefäßmißbildungen des Gehirns. Orvosképzés, 778 (1936)

Olivecrona, H., Ladenheim, J.: Congenital arteriovenous aneurysms of the carotid and vertebral arterial systems. Berlin: Springer 1957

Oliver, M.F., Boyd, G.S.: Effect of bilateral ovariectomy on coronary-artery disease and serum-lipid levels. Lancet **1959 II**, 690

Olkon, D.M., Joannides, M.: The capillary circulation in the alveolus pulmonalis of the living dog. Arch. intern. Med. **45**, 201 (1930)

Olszewski, O.: Subcortical arteriosclerotic encephalopathy. Review of the literature on the so-called Binswangers disease and the presentation of two cases. Wld. Neurol. **3**, 359 (1962)

Ooneda, G., Yoshida, Y., Suzuki, K., Sekiguchi, T.: Morphogenesis of plasmatic arterionecrosis as the cause of hypertensive intracerebral hemorrhage. Virchows Arch. Abt. A **361**, 31 (1973)

Oppenheim, F.: Review of one hundred autopsies of Shanghai Chinese. China med. J. **34**, 1085 (1925)

Oppenheimer, B.S., Fishberg, A.M.: Hypertensive encephalopathy. Arch. intern. Med. **41**, 264 (1928)

Orthner, H., Rossner, R.: Chronisch rezidivierender Lupus erythematodes visceralis mit akut tödlicher zentralnervöser Exacerbation. Dtsch. Z. Nervenheilk. **187**, 1 (1965)

Oscherwitz, D., Davidoff, L.M.: Midline calcified intracranial aneurysm between occipital lobes. Report of a case. J. Neurochir. **4**, 539 (1947)

Osler, W.: On multiple heroditary telangiectases with recurring haemorrhages. Quart. J. Med. **1**, 53 (1907)

Osterholm, J.L., Meyer, R.: Serotonin: Trauma induced alterations in spinal fluid and brain. Presented at the Annual Meeting. American Association of Neurological Surgeons. Cleveland, Ohio, 15.4.1969

Otomo, E.: The anterior choroidal artery. Arch. Neurol. Psychiat. (Chir.) **13**, 656 (1965)

Otto, H.: Über traumatische Hirnbasisgefäßveränderungen. Beitr. path. Anat. **114**, 154 (1954)

Ouchi, H., Ohara, I., Iwabuchi, T., Suzuki, J.: Dissecting aneurysm of the extracranial portion of the vertebral artery. Vasc. Dis. **2**, 340 (1965)

Ouchi, H., Warren, R.: Arterial embolism: Modern concepts. Arch. Surg. **85**, 905 (1968)

Pabelick, W.H.: Die Veränderungen der Hirnarterien bei den Massenblutungen im Striatum. Dissertation aus dem Max-Planck-Institut für Hirnforschung, Köln-Mersheim (1967)

Padget, D.H.: The circle of Willis, its embryology and anatomy. In: Intracranial arterial aneurysms, ed. Dandy, W.E., p. 67. New York: Comstock Publ. Comp. 1944

Paillas, J.E., Berard, M., Sedan, R., Toga, M., Alliez, B.: The relative importance of atheroma in the clinical course of arteriovenous angioma of the brain. Progr. Brain Res. **30**, 419 (1968)

Paillas, J.E., Bonnal, J.: Les thromboses spontanées de la carotide interne. Rev. neurol. **89**, 15 (1953)

Paillas, J.E., Bonnal, J.: Badier-Bérard, M.: Etude anatomo-clinique de deux cas de thrombose bilatérale des carotides internes. Rev. neurol. **89**, 146 (1953)

Pakarinen, S.: Incidence, aetiology and prognosis of primary subarachnoid hemorrhage. Acta neurol. Scand. **43**, (Suppl 29), 1 (1967)

Palubinskas, A.J., Newton, T.H.: Fibromuscular hyperplasia of the internal carotid arteries. Radiol. clin. (Basel) **34**, 365 (1965)

Palubinskas, A.J., Peröoff, D., Newton, T.H.: Fibromuscular hyperplasia: an arterial dysplasia of increase in clinical importance. Amer. J. Roentgenol. **88**, 907 (1966)

Palubinskas, A.J., Ripley, H.R.: Fibromuscular hyperplasia in extrarenal arteries. Radiology **82**, 451 (1964)

Pampus, F., Gött, H., Kersting, G.: Das Aneurysma der Vena magna Galeni als Ursache des Hydrocephalus occlusus internus und apoplektischer Blutungen im Säuglings-, Kindes- und Jugendalter. Neurochir. (Stuttg.) **3**, 203 (1960)

Panter, K.: Psychopathologische und neurologische Syndrome bei spontaner Carotisthrombose am Hals. Arch. Psychiat. Nervenkr. **195**, 508 (1957)

Papatheodorou, C.A., Gross, S.W., Hollin, S.: Small arteriovenous malformations of the brain. Arch. Neurol. Psychiat. (Chic.) **50**, 6666 (1961)

Parella, M.T., Handler, F.P., Blumenthal, H.T.: Aging processes in the arterial and venous systems of the lower extremities. Circulation **8**, 36 (1953)

Parker, F.: An electron microscopic study of experimental atherosclerosis. Amer. J. Path. **36**, 19 (1960)

Parker, F., Odland, G.F.: A correlative histochemical, biochemical, and electron microscopic study of experimental atherosclerosis in the rabbit aorta with special reference to the myo-intimal cell. Amer. J. Path. **48**, 197 (1966a)

Parker, F., Odland, G.F.: A light microscopic, histochemical, and electron microscopic study of experimental atherosclerosis in rabbit coronary artery and a comparison with rabbit aorta atherosclerosis. Amer. J. Path. **48**, 451 (1966b)

Parker, F., Odland, G.F., Ormsby, I.W., Williams, R.H.: Some ultrastructural observations on the developing experimental atherosclerotic plaque in rabbit coronary artery and aorta. In: Evolution of the atherosclerotic plaque, ed. Jones, R.J., p. 35. Chicago (Ill.): University of Chicago Press 1963

Parker, H.L., Kernohan, J.W.: The central nervous system in periarteritis nodosa. Mayo Clin. **24**, 43 (1949)

Parkinson, D.: Collateral circulation of the cavernous carotid artery: Anatomy. Canad. J. Surg. **7**, 251 (1964)

Parin, P.: Opticusatrophie durch Arteriosklerose der A. carotis interna. Schweiz. Arch. Neurol. Psychiat. **67**, 139 (1951)

Passerini, A., de Donato, E.: Le anastomosi carotido-basilari. Radiol. med. (Torino) **48**, 939 (1962)

Patek, P.R., Bernick, S.: Experimental arterial lesions produced by reticuloendothelial blocking agents, Arch. Path. **69**, 35 (1960)

Patek, P.R., Bernick, S.: Particulate suspension effects on experimental arterial lesions. Arch. Path. **72**, 709 (1961)

Paterson, J.C., Cornish, B.R.: Calcium concentrations in sclerotic cerebral arteries. Arch. Path. **62**, 177 (1956)

Paterson, J.H., McKissock, W.: A clinical survey of intracranial angiomas with special reference to their mode of progression and surgical treatment. A report of 110 cases. Brain **79**, 233 (1956)

Paulson, G., Nashold, B.S., Margolis, G.: Aneurysms of the vertebral artery: report of 5 cases. Neurology (Minneap.) **9**, 590 (1959)

Peiffer, J.: Durch Alterung der Hirngefäße bedingte Abbauprozesse. Verh. dtsch. path. Ges. **52**, 155 (1968)

Peisker, R.: Die Anomalien des Circulus Willisi und ihre Beziehungen zu den angeborenen Aneurysmen, zur Arteriosklerose und den makroskopisch wahrnehmbaren Kreislaufstörungen des Gehirns. Dissertation, Berlin (1962)

Peisker, R.: Über das gemeinsame Vorkommen von angeborenen (Forbus'schen) Aneurysmen und Anomalien im Bereich des basalen Gefäßringes. Acta Neurochir. **12**, 69 (1964)

Pell, S., D'Alonzo, C.A.: Some aspects of hypertension in diabetes mellitus. J. Amer. med. Ass. **202**, 10 (1967)

Penry, J.K., Netsky, M.G.: Experimental embolic occlusion of a single leptomeningeal artery. Arch. Neurol. Psychiat. (Chic.) **3**, 391 (1960)

Pentschew, A.: Die granuläre Atrophie der Großhirnrinde. Arch. Psychiat. Nervenkr. **101**, 80 (1934)

Pepler, W.J., Meyer, B.J.: Interarterial coronary anastomoses and coronary arterial pattern. Circulation **22**, 14 (1960)

Percival, S.P.B.: Angioid streaks and elastorrhexis. Brit. J. Ophthal. **52**, 297 (1968)

Perier, O., Cauchie, C., Demanet, J.C.: Hématome intramural par dissection periétale („anévriysme disséquant") du tronc basilaire. Acta neurol. belg. **64**, 1064 (1964)

Perret, G., Nishioka, H.: Arteriovenous malformations: an analysis of 545 cases of craniocerebral arteriovenous malformations and fistulae reported to the cooperative study. J. Neurosurg. **25**, 467 (1966)

Pertuiset, B., Aron, D., Dilenge, D., Mazalton, A.: Les syndromes de l'artère chorioidienne antérieure. Rev. neurol. **106**, 286 (1962)

Peterman, A.F., Hayles, A.B., Dockerty, M.B., Love, J.G.: Encephalotrigeminal angiomatosis (Sturge-Weber disease). J. Amer. med. Ass. **167**, 2169 (1958)

Peters, G.: Klinische Neuropathologie. Spezielle Pathologie der Krankheiten des zentralen und peripheren Nervensystems. 2. Aufl. Stuttgart: Georg Thieme 1970

Peters, H.J., Chandler, A.B.: Thrombotic atherosclerosis of human cerebral arteries. In: Pathology of the nervous system, Vol. 1, p. 1432. Ed.: Minckler, J.: New York: McGraw-Hill Book Comp. 1971

Peterson, E.W., Searle, R., Mandy, F.F. Leblanc, L.: The reversal of experimental vasospasm by dibutyryl-3', 5'-adenosine monophosphate. J. Neurosurg. **39**, 730 (1973)

Pette, H.: Zur Klinik und Anatomie der P.N. Ref. Z. Neurol. **49**, 164 (1928)

Pfeifer, R.A.: Grundlegende Untersuchungen für die Angioarchitektonik des menschlichen Gehirns. Berlin: Springer 1930

Pfeifer, R.A.: Anastomosen der Hirngefäße dargestellt am asphyktisch hyperämischen Kindergehirn. J. Psychol. Neurol. **42**, 1 (1931)

Pfleiderer, Th.: Phänomenologie und Bedeutung der Lipidwirkung auf Thrombozyten. Fortschr. Med. **85**, 617 (1967)

Philipps, R.L.: Familial cerebral aneurysms: Case reports. J. Neurosurg. **20**, 701 (1963)

Pia, H.W.: Die Schädigung des Hirnstammes bei den raumfordernden Prozessen des Gehirnes. Wien: Springer 1957

Piazza, G., Gaist, G.: Occlusion of middle cerebral artery by foreign body embolus. J. Neurosurg. **17**, 172 (1960)

Pick, L.: Über die sogenannten miliaren Aneurysmen der Hirngefäße. Klin. Wschr. **47**, 325 (1910)

Pick, R., Clarke, G.B., Katz, L.N.: Estrogens and atherosclerosis. Progr. biochem. Pharmacol. **4**, 354 (1968)

Pilleri, G., Risso, M.: Das klinische Bild und die pathologischen Veränderungen eines Falles von schwerem subcortikalem Markbau auf arteriosklerotischer Grundlage (Encephalopathia subcorticalis chronica Binswanger). Psychiat. Clin. (Basel) **137**, 209 (1959)

Pitt, G.N.: On cerebral embolism and aneurysm. Brit. med. J. **1**, 827 (1890)

Platt, D., Kie, F.E., Luboeinski, H.P.: Der Einfluß des Alters auf die negative Syntrophie zwischen malignen Tumoren, Lebercirrhose und arteriosklerotischen Umbauvorgängen der Aortenwand, Coronar- und Cerebralarterien. Klin. Wschr. **51**, 176 (1973)

Pollak, M.D.: Attemps to produce cerebral atheroslerosis. Arch. Path. **39**, 16 (1945)

Pollock, M., Jackson, B.M.: Fibromuscular dysplasia of the carotid arteries. Neurology (Minneap.) **11**, 1226 (1971)

Poltera, A.A.: The pathology of intracranial venous thrombosis in oral contraception. The Pathology, Vol. 106, Nr. 4, 209 (1972)

Ponfick, E.: Über embolische Aneurysmen. Virchows Arch. Path. Anat. **58**, 528 (1873)

Pool, J.L.: Cerebral vasospasm. New Engl. J. Med. **259**, 1259 (1958)

Pool, J.L., Potts, D.G.: Aneurysms and arteriovenous anomalies of the brain. New York: Hoeber Med. Div. Harper & Row, 1965

Poole, J.C.F., French, J.E., Cliff, W.J.: The early stages of thrombosis. J. clin. Path. **16**, 523 (1963)

Poor, G., Gâcs, G.: The so-called moyamoya disease. J. Neurol. Neurosurg. Psychiat. **37**, 370 (1974)

Poppe, W., Tennstedt, A.: Ein Beitrag zur Encephalopathia subcorticalis Binswanger. Psychiat. Clin. (Basel) **145**, 27 (1963)

Popper, L.: Die zerebralen Insulte. Wien. Z. inn. Med. **30**, 1 (1949)

Poser, C.M., Taveras, J.M.: Cerebral angiography in encephaolotrigeminal angiomatosis. Radiology **68**, 327 (1957)

Potter, E.L.: Diffuse angiectasis of the cerebral meninges of the newborn infant. Arch. Path. **46**, 87 (1948)

Pouyanne, H., Arne, L., Loiseau, P., Mauton, L.: Considérations sur deux cas de thrombos de la carotide interne chez l'enfant. Rev. neurol. **97**, 525 (1957)

Prensky, A.L., Davis, D.O.: Obstruction of major cerebral vessels in early childhood without neurological signs. Neurology (Minneap.) **20**, 945 (1970)

Prietzel, F.: Tödliche Skistockverletzung im weichen Gaumen. Mschr. Ohrenheilk. **74**, 309 (1940)

Prineas, J., Marshall, J.: Hypertension and cerebral infarction. Brit. med. J. **5478**, 14, 1. Jan. 1966

Pritchard, J.E., Mathews, W.H.: Atherosclerosis of the carotid arteries. Circulation **6**, 457 (1952)

Quandt, J.: Cerebrale Thrombangiitis obliterans: Neuropathologische Aspekte. Wld Neurol. **2**, 1086 (1961)

Quandt, J.: Neuropathologische Gesichtspunkte zur hypertonischen cerebralen Gefäßerkrankung. Wld Neurol. **3**, 614 (1962)

Quandt, J.: Differentialdiagnose der Altersprozesse des Gehirns und seiner Gefäße. Wien. klin. Wschr. **81**, 591 (1969)

Quandt, J., Sommer, H.: Morphologische Studie zur Pathogenese der zerebralen Endangiitis obliterans. Fortschr. Neurol. Psychiat. **36**, (1968)

Quandt, J., Sommer, H.: Die zerebrale Form der Endangiitis obliterans. In: Die zerebralen Durchblutungsstörungen des Erwachsenenalters. Ihre Grundlagen und Klinik. Hrsg. J. Quandt. Stuttgart-New York: Schattauer: 1969

Quattlebaum, J.K., Upson, E.T., Neville, R.L.: Stroke associated with elongation linking of the internal carotid artery: Report of three cases treated by semental resection of the carotid artery. Ann. Surg. **150**, 824 (1959)

Quickel, K.E. Jr., Whaley, R.J.: Subarachnoid hemorrhage in a patient with hereditary hemorrhagic telangiectasia. Neurology (Minneap.) **17**, 716–719 (1967)

Rainer, W.G., Cramer, G.G., Newby, J.P., Clarke, J.Ph.: Fibromuscular hyperplasia of the carotid artery causing positional cerebral ischemia. Ann. Surg. **167**, 444 (1968)

Ramsey, T.L., Mosquera, V.T.: Dissecting aneurysm of the middle cerebral artery. Ohio St. med. J. **44**, 168 (1948)

Randerath, E.: Die Bedeutung der allergischen Pathogenese bei der Arteriitis. Pathologisch-anatomisches Referat. Verh. dtsch. Ges. inn. Med. **60**, 359 (1954)

Randrup, A., Parkenberg, H.: Plasma triglyceride and cholesterol levels in cerebrovascular disease. Sex and angiographic differences. J. Atheroscler. Res. **7**, 17 (1967)

Ratinov, G.: Extradural intracranial portion of carotid artery. Arch. Neurol. Psychiat. (Chic.) **10**, 66 (1964)

Ratschow, M.: Angiologie. Stuttgart: Thieme 1959

Reidbord, H.E., McCormack, L.J.: Necrotizing angiitis: II. findings at autopsy in twenty-seven cases. Clev. Clin. Q. **32**, 99 (1965)

Reinhoff, W.F.Jr.: Congenital arteriovenous fistula: On embryonic study with report of a case. Bull. Johns Hopk. Hosp. **35**, 271 (1924)

Reisner, H., Jaklitsch, R., Weissel, H.: Zerebrale Durchblutungsstörungen nach Gebrauch von Ovulationshemmern. Wien. med. Wschr. **119**, 575 (1969)

Resch, J.A., Baker, A.B.: Etiologic mechanisms in cerebral atherosclerosis. Arch. Neurol. Psychiat (Chic.) **10**, 617 (1964)

Resch, J.A., Okabe, N., Loewenson, R., Kimoto, K., Katsuki, S., Baker, A.B.: A comparative study of cerebral atherosclerosis in a Japanese and Minnesota population. J. Atheroscler. Res. **7**, 687 (1967)

Resch, J.A., Okabe, N., Loewenson, R.B., Kimoto, K., Katsuki, S., Baker, A.B.: Pattern of vessel involvement in cerebral atherosclerosis. A comparative study between a Japanese and Minnesota population. J. Atheroscler. Res. **9**, 239 (1969)

Resch, J.A., Williams, A.O., Lemercier, G., Loewenson, R.B.: Comparative autopsy studies on cerebral atherosclerosis in Nigerian and Senegal negroes, American negroes and Caucasians. J. Atheroscler. Res. **12**, 401 (1970)

Rey-Bellet, J.: Cerebellar hemorrhage. A clinico-pathologic study. Neurology (Minneap.) **10**, 217 (1960)

Rezek, Ph.R., Millard, M.: Autopsy pathology. Springfield (Ill.): Thomas 1963

Ribbert, H.: Die Arteriosklerose. Dtsch. med. Wschr. **44**, 953 (1918)

Richardson, J.C., Hyland, H.: Intracranial aneurysms. A clinical and pathological study of subarachnoid and intracerebral hemorrhage caused by berry aneurysms. Medicine (Baltimore) 1, 20 (1941)

Richardson, M.: Läsionen des Zentralnervensystems bei Periarteriitis nodosa. Z. Neurol. 115, 626 (1928)

Richter, R.P.: Peripheral neuropathology and connective tissue disease. J. Neuropath. exp. Neurol. 13, 168 (1954)

Riede, U.N., Zollinger, H.U.: Idiopathische Fibro-Elastose der Nierenarterien und ihre Beziehung zur fibromuskulären Dysplasie. Licht- und elektronenmikroskopische, statistische Untersuchungen. Virchows Arch. Abt. A. 351, 99 (1970)

Riehl, J.: The idiopathic arteriitis of Takayasu. A. re-evaluation of its anatomical distribution and neurological implications. Neurology (Minneap.) 13, 873 (1963)

Riggs, H.E., Griffiths, J.O.: Anomalies of the circle of Willis in persons with nervous and mental disorders. Arch. Neurol. Psychiat. (Chic.) 39, 1353 (1938)

Riggs, H.E., Rupp, C.: Miliary aneurysms: Relation of anomalies of the circle of Willis to formation of anourysms. Arch. Neurol. Psychiat. (Chic.) 49, 615 (1943)

Riggs, H.E., Rupp, C.: Variations in form of circle of Willis. Arch. Neurol. Psychiat. (Chic.) 8, 8 (1963)

Rindfleisch, E.: Lehrbuch der pathologischen Gewebslehre zur Einführung in das Studium der pathologischen Anatomie (1867)

Rinehart, J.F., Greenberg, L.: Pathogenesis of experimental arteriosclerosis in pyridoxin deficiency. Arch. Path. 51, 12 (1951)

Ritchie, H.: Dissecting aneurysm of the left internal carotid and left middle cerebral arteries. Wis. med. J. 60, 556 (1961)

Roach, M.R., Drake, C.G.: Ruptured cerebral aneurysm caused by microorganisms. New Engl. J. Med. 273, 240 (1965)

Robert, L.: The macromolecular matrix of the arterial wall: Collagen, elastin, Mucopolysaccharides. In: Atherosclerosis, ed. Jones, R.J., p. 59. Berlin-Heidelberg-New York: Springer 1970

Roberts, J.C. Jr., Moses, C., Wilkins, R.H.: Autopsy studies in atherosclerosis. I. Distribution and severity of atherosclerosis in patients dying without morphologic evidence of atherosclerotic catastrophe. Circulation 20, 511 (1959a)

Roberts, J.C. Jr., Wilkins, R.H., Moses, C.: Autopsy studies in atherosclerosis. II. Distribution and severity of atherosclerosis in patients dying with morphologic evidence of atherosclerotic catastrophe. Circulation 20, 520 (1959b)

Robertson, A.L. Jr.: Studies on the effects of local factors in the development of spontaneous and experimental atherosclerosis. In: Cerebral vascular diseases, p. 153. Eds. Millikan, C.H., Siekert, R.G., Whisnant, J.P., Pub. for The Am. Nerolo. Ass. and The Am. Heart Ass. New York-London: Grune & Stratton 1965

Robertson, E.G.: Cerebral lesions due to intracranial aneurysms. Brain 72, 150 (1949)

Robertson, W.B.: Some factors influencing the development of atherosclerosis: A survey in Jamaica. J. Atheroscler. Res. 2, 78 (1962)

Robertson, W.B., Geer, J.C., Strong, J.P., McGill, H.C.: The fate of the fatty streak. Exp. molec. Path., Suppl. 1, 28 (1963)

Robertson, W.B., Strong, J.P.: Atherosclerosis in persons with hypertension and diabetes mellitus. Lab. Invest. 18, 538 (1968)

Robinson, J.J.: Common infections disease of laboratory rabbits questionably attributed to encephalotozoon cuniculi. Arch. Path. 58, 71 (1954)

Rodbard, S.: Vascular modifications induced by flow. Amer. Heart J. 51, 926 (1956)

Rodda, R., Denny-Brown, D.: The cerebral arterioles in experimental hypertension. I. The nature of arteriolar constriction and its effects on the collateral circulation. Amer. J. Path. 49, 53 (1966a)

Rodda, R., Denny-Brown, D.: The cerebral arterioles in experimental hypertension. II. The development of arteriolonecrosis. Amer. J. Path. 49, 365 (1966b)

Rodenhäuser, J.E.: Seltene Befunde bei der "Arteriitis temporalis". Albrecht v. Graefes Arch. Ophthal. 160, 113 (1958)

Röder-Kutsch, Th., Scholz-Wöfling, J.: Schizophrenes Siechtum auf der Grundlage ausgedehnter Hirnveränderungen nach Kohlenoxydvergiftung. Z. Neurol. 173, 702 (1941)

Roettgen, P.: Venöse Angiome der Dura. Zbl. Neurochir. **3**, 87 (1938)

Roger, H., Poursines, Y., Roger, J.: Les aspects neurologique de la periarterite nodeuse. Rev. neurol. **92**, 430 (1955)

Rogers, J.V., Roberto, A.E.: Circumscribed pulmonary lesions in perioarteriitis nodosa and Wegener's granulomatosis. Amer. J. Roentgenol. **76**, 88 (1956)

Rojas, R.H., Lewitzsky, S., Stansel, H.C. Jr.: Acute traumatic subclavian steal syndrome. J. thorac. cardiovasc. Surg. **51**, 113 (1966)

Rokitansky, C.: Lehrbuch der pathologischen Anatomie. 3. Aufl. Bd. II, S. 316, Wien (1856)

Roll, H.: Katamnestische Untersuchungen über das Wallenberg-Syndrom. Diss. Freiburg/Br. (1967)

Romanul, F.C.A.: Selective infarction of gray or white matter caused by occlusion of large arteries. In: Brain hypoxia, eds. Brierley, J.B., Meldrum, B.S., p. 41. London: W. Heinemann Medical Books Ltd. 1971

Romanul, F.C.A., Abramowicz, A.: Changes in brain and pial vessels in arterial border zones. Arch. Neurol. Psychiat. (Chic.) **11**, 40 (1964)

Rønne, H.: A case of Sturge-Webers disease. Acta derm.-venerol (Stockh.) **18**, 591 (1937)

Rose, G.A., Spencer, H.: Polyarteriitis nodosa. Quart. J. Med. **26**, 43 (1957)

Rosen, W.C.: The morphology of valves in cerebral arteries of the rat. Ant. Rec. **157**, 481 (1967)

Rosenblum, W.I., Donnenfeld, H.: Microscopic observations of pia vessels during acute elevations of blood pressure. J. Neuropath. exp. Neurol. **25**, 125 (1966)

Ross, R.S., McKusick, V.A.: Aortic arch syndromes. Arch. internat. Med. **92**, 701 (1953)

Ross, R.T.: Multiple and familiar intracranial vascular lesions. Canad. med. Ass. J. **81**, 477 (1959)

Ross-Russel, R.W.: A microangiographic study of experimental cerebral ischaemia and of the effects of blood pressure changes. In: Brain and blood flow. Ed. Ross-Russel R.W., Proc. of the 4th Internat. Symp. on Regulation of Cerebral Blood Flow. London: Pitman 1970

Rothemund, E., Frische, M.: Klinisch-pathologische Studie zur Entstehung der intracerebralen Gefäßhyalinose bei Hypertonie. Arch. Psychiat. Nervenkr. **217**, 195 (1973)

Rothemund, E., Sudo, K.: Zur Frage der intracerebralen Arteriosclerose. Quantitativ vergleichende Untersuchungen verschiedener Hirngewebe. Arch. Psychiat. Nervenkr. **212**, 157 (1969)

Rotter, W.: Die Sperr- (Polster- bzw. Drossel-) Arterien der Nieren des Menschen. Z. Zellforsch. **37**, 101 (1952)

Rotter, W., Wellmer, H.K., Hinrichs, G., Mueller, M.: Zur Orthologie und Pathologie der Polsterarterien (sog. Verzweigungs- und Spornpolster) des Gehirns. Beitr. path. Anat. **115**, 253 (1955)

Routsonis, K.G.: Histopathological changes in the intracranial portion of the optic nerve in cerebral atherosclerosis. Acta neuropath. (Berl.) **16**, 77 (1970)

Roy, V.C., Sundt, T.M., Murphey, F.: Experimental subarachnoid hemorrhage: a study for spasm with the production of aneurysms. Stroke **1**, 248 (1970)

Rubinstein, M.K., Cohen, N.H.: Ehlers-Danlos syndrome. Associated with multiple intracranial aneurysms. Neurology (Minneap.) **14**, 125 (1964)

Rühl, A.: Über die Gangarten der Arteriosklerose. Veröff. Kriegs- u. Konstit.-Path. **5**, H. 21 (1929)

Rüshede, J.: Cerebral apoplexy. Acta psychiat. (Kbh.) Suppl. **118**, Vol 32 (1957)

Rukavina, V., Ivančić, R., Kostović, I., Custović, F., Persic, T.: Die Bedeutung histochemischer Befunde der Arterienwand im Laufe des Alterns für die Pathogenese der Arteriosklerose. Verh. dtsch. Ges. Kreisl.-Forsch. **37**, 275 (1971)

Runge, W., Melzer, R.: Über P.n. mit starker Beteiligung des Zentralnervensystems. J. Psychol. Neurol. **40**, 298 (1930)

Rupprecht, A., Scherzer, E.: Über die persistente Karotis-Basilaris-Verbindung. Fortschr. Geb. Röntgenstr. Nuklearmed. **91**, 196 (1959)

Russel, D.S.: The pathology of spontaneous intracranial hemorrhage. Proc. roy. Soc. Med. **47**, 689 (1954)

Russel, D.S., Nevin, S.: Aneurysm of the great vein of Galen causing internal hydrocephalus: Report of two cases. J. Path. Bact. **51**, 375 (1940)

Russel, D.S., Rubinstein, L.J.: Pathology of tumors of the nervous system. London: Arnold 1963

Russell, R.W.: Muscular involvement in giant cell arteritis. Ann. Rheumat. Dis. **21**, 171 (1962)

Russell, R.W.R.: Observations on intracerebral aneurysms. Brain **86**, 425 (1963)

Sachs, N., Cabezas, C., Posada, T.T., David, N.: Recherches anatomiques sur les anévrysmes artériels intracrâniens. J. Neurol. Sci. **6**, 83 (1968)

Sacks, J.G., Lindenberg, R.: Dolicho-ectatic intracranial arteries: Symptomatology and pathogenesis of arterial elongation and distention. Johns Hopk. med. J. **125**, 95 (1969)

Sacks, M., Cabezas, C.C., Posada, J.T., David, M.: Anatomical research on the intracranial arterial aneurysms. Progr. Brain Res. **30**, 275 (1968)

Sadik, A.R.G., Budzilovich, N., Shulman, K.: Giant aneurysm of middle cerebral artery: a case report. J. Neurosurg. **22**, 177 (1965)

Salamon, G., Huang, Y.P.: Radiologic anatomy of the brain. Berling-Heidelberg-New York: Springer 1976

Sameni, A.: Über die simultane multizentrische arterielle Thormbose, ihre Häufigkeit und ihre formale und kausale Pathogenese. Beitr. Path. Anat. **134**, 123 (1966)

Samra, K., Scoville, W.B., Yagihmai, M.: Anastomosis of carotid and basilar arteries. Persistent primitive trigeminal artery and hypoglossal artery: report of two cases. J. Neurosurg. **30**, 622 (1969)

Sandok, B.A., Houser, O.W., Baker, H.L. Jr., Holley, K.E.: Fibromuscular dysplasia. Arch. Neurol. Psychiat. (Chic.) **24**, 462 (1971)

Sano, K.: Cerebral juxta-basal telangiectasia. Brain and Nerve **17**, 748 (1965)

Santos-Buch, C.A.: The experimental production of Charoot-Bouchard miliary arterial microaneurysms in hypertensive rabbits. In: Cerebral circulation and metabolism, eds. Langfitt, Th.W., McHenry, L.C. Jr., Reivich, M., Wollman, H., p. 113. Berlin-Heidelberg-New York: Springer 1975

Sartell, P.E., Masi, A.T., Arthes, F.G., Greene, R.G., Smith, H.E.: Thromboembolism and oral contraceptives: an epidemiologic case-control study. Amer. J. Epide **90**, 365 (1969)

Sastrasin, K.: Carotid thrombosis. Acta neurochir. (Wien) **5**, 11 (1957)

Sawatari, M.: Electron microscopic studies on arteriosclerosis and arterial fibrinoid degeneration. Gunma J. med. Sci. **15**, 229 (1966)

Schäfer, L.E., Nechemius, Ch.: Endogenous hormones, lipid metabolism and coronary artery disease. Progr. cardiovasc. Dis. **7**, 449 (1965)

Schaltenbrand, G.: Die Nervenkrankheiten. Stuttgart: Georg Thieme 1951

Schechter, M.M., Zingesser, L.H.: The anterior spinal artery. Acta radiol. (Stockh.) **5**, 489 (1966)

Scheid, W.: Zirkulationsstörungen des Gehirns und seiner Häute. In: Hdb. Inn. Med., Bd. V/3, S. 1. Hrsg. Jung, R., Berlin-Göttingen-Heidelberg: Springer 1953

Scheid, W.: Kreislaufstörungen des Zentralnervensystems. Acta neurochir. (Wien), Suppl. VII, 16 (1961)

Scheidegger, S.: Arteriosklerose bei Vögeln. Schweiz. med. Wschr. **84**, 1320 (1945)

Scheinker, I.: Zur Histopathogenese der Hirnapoplexie bei Hypertonie. Mschr. Psychiat. Neurol. **102**, 158 (1940)

Scheinker, J.M.: Cerebral thrombangiitis obliterans, histogenesis of early lesions. Arch. Neurol. Psychiat. (Chic.) **52**, 27 (1944)

Scheinker, J.M.: Cerebral thrombo-angiitis obliterans and its relation to periarteriitis nodosa. J. Neuropath. exp. Neurol. **4**, 77 (1945)

Schettler, G., Krauland, W.: Arteriosklerose im Tierversuch und beim Menschen. Ciba-Symp. **14**, 1 (1966)

Schianchi, P.M., Hughes, J.T.: Cerebral artery spasm: Histological changes in necropsies of cases of subarachnoid hemorrhage. In: Advances in neurology, Vol. 20, p. 521. Eds. Cervós-Navarro, J., Betz, E., Ebhardt, G., Ferszt, R., Wüllenweber, R., New York: Raven Press 1978

Schiefer, W., Walter, W.: Die Persistenz embryonaler Gefäße als Ursache von Blutungen des Hirns und seiner Häute. Acta Neurochir. 7, 53 (1959)

Schilling, W.: Über Phlebosklerose, ihre Entstehungsweise und Ursachen. Virch. Arch. path. Anat. 262, 658 (1926)

Schimkat, E., Kathke, W.: Vergleichende Untersuchungen über die Coronar- und Cerebralsklerose bei Hypertonie. Beitr. path. Anat. 120, 26 (1959)

Schmidt, H.W.: Über Arterienkreise in der Pia mater des Menschen. Dtsch. Z. Nervenheilk. 172, 526 (1955)

Schmidt, H.W.: Über Anordnung und Hämodynamik der arterio-arteriellen Anastomosen in der Pia mater. Z. ges. exp. Med. 125, 229 (1969)

Schmidt, L.: Ein Beitrag zur Genese der Hirnbasisaneurysmen. Frankfurt. Z. Path. 51, 539 (1938)

Schmidt, R.: Der anatomische Aufbau der zerebralen Blutversorgung. In: Die zerebralen Durchblutungsstörungen des Erwachsenenalters. Hrsg. Quandt, J., S. 3. Stuttgart: Schattauer 1969

Schmidtmann, M.: Das Vorkommen der Arteriosklerose bei Jugendlichen und seine Bedeutung für die Ätiologie des Leidens. Virchows Arch. path. Anat. 255, 206 (1925)

Schmitt, H.P., Gladisch, R.: Multiple Frakturen des Atlas mit zweizeitiger tödlicher Vertebralisthrombose nach Schleudertrauma der Halswirbelsäule. Arch. orthop. Unfall-Chir. 87, 235 (1977)

Schnabel, J., Sachs. Th.: Über unvollständige Embolie der Netzhautschlagadern und ihrer Zweige. Arch. Augenheilk. 15, 311 (1885)

Schneck, S.A.: On the relationship between ruptured intracranial aneurysm and cerebral infarction. Neurology (Minneap.) 14, 691 (1964)

Schneck, S.A., Kricheff, I.I.: Intracranial aneurysm rupture, vasospasm and infarction. Arch. Neurol. Psychiat. (Chic.) 11, 668 (1964)

Schneider, R.C., Liss, L.: Cavernosous hemangiomas of the cerebral hemispheres. J. Neurosurg. 15, 392–399 (1958)

Schnürer, L.B., Stattin, S.: Vascular supply of intracranial dura from internal carotid artery with special reference to its arteriographic significance. Acta radiol. (Stockh.) II, p. 1, 441 (1963)

Schoenberg, B.S., Whisnant, J.P., Taylor, W.F., Kempers, R.D.: Strokes in women of childbearing age. A population study. Neurology (Minneap.) 20, 181 (1970)

Scholz, W.: Histologische und topische Veränderungen und Vulnerabilitätsverhältnisse im menschlichen Gehirn bei Sauerstoffmangel, Ödem und plastischen Infiltrationen. Arch. Psychiat. Nervenkr. 181, 621 (1949)

Scholz, W.: Kreislaufschäden des Gehirns und ihre Pathognese. I. Allgemeiner Teil. Verh. dtsch. Ges. Kreisl.-Forsch. (19. Tagung) 52 (1953a)

Scholz, W.: Selective neuronal necrosis and its topistic patterns in hyperaemia oligemia. J. Neuropath. exp. Neurol 12, 249 (1953b)

Scholz, W., Nieto, D.: Studien zur Pathologie der Hirngefäße. I. Fibrose und Hyalinose. Z. ges. Neurol. Psychiat. 162, 675 (1938)

Schoolman, A., Kepes, J.J.: Bilateral spontaneous carotid-cavernous fistulae in Ehlers-Danlos syndrome: a case report. J. Neurosurg. 26, 82 (1967)

Schottky, J.: Zur Klinik der Thrombendarteriitis obliterans der Hirngefäße. Arch. Psychiat. Nervenkr. 115, 237 (1943)

Schrade, W., Böhle, E.: On hyperlipidaemia and atherosclerosis. J. Atheroscler. Res. 2, 161 (1962)

Schürmann, P., McMahon, H.E.: Die maligne Nephrosklerose, zugleich ein Beitrag zur Frage der Bedeutung der Blutgewebsschranke. Virchows Arch. path. Anat. 291, 47 (1933)

Schultz, B.: Hereditäre Beziehungen der Hirnarteriosklerose. U. Neurol. 120, 35 (1929)

Schwartz, Ph.: Die Arten der Schlaganfälle des Gehirns und ihre Entstehung. Berlin: Springer 1930

Schwarz, Ph., Fink, L.: Geburtsschäden bei Neugeborenen. Jena, G. Fischer 1964

Scott, G.E., Neubürger, K.T., Denst, J.: Dissecting aneurysms of intracranial arteries. Neurology (Minneap.) 10, 22 (1960)

Scott, R.F., Florentin, R.A., Daoud, A.S., Morrison, E.S., Jones, R.M, Hutt, M.S.R.: Coronary arteries of children and young adults, a comparison of lipids and anatomic features in New Yorkers and East Africans. Exp. mol. Path. **5**, 12 (1966)

Scott, R.F., Jarmolych, J., Fritz, K.E., Imai, H., Kim, D.N., Morrison, E.S.: Reactions of endothelial and smooth muscle cells in the atherosclerotic lesion. In: Atherosclerosis, ed. Jones, R.J., p. 50. Berlin-Heidelberg-New York: Springer 1970

Scott, R.F., Morrison, E.S., Thomas, W.A.: Short term feeding of unsaturated versus saturated fat in the production of atherosclerosis in the rat. Exp. molec. Path. **3**, 421 (1964)

Scott, R.M., Ballantine, H.T.: Spontaneous thrombosis in a giant middle cerebral artery aneurysm. Case report. J. Neurosurg. **37**, 361 (1972)

Seifert, K.: Über experimentelle Atheromatose der Kaninchenaorta. Licht- und elektronenmikroskopische Untersuchungen. Z. Zellforsch. **61**, 276 (1963)

Seydel, H.G.: The diameter of the cerebral arteries of the human fetus. Anat. Rec. **150**, 79 (1964)

Sèze, S. de.: Pression artérielle et ramolissement cérébrale. Recherches cliniques, physiopathologiques et thérapeutiques. Paris: G. Doin et Cie 1931

Shabo, A.L., Maxwell, D.S.: The morphology of the arachnoid villi: a light and electron microscopic study in the monkey. J. Neurosurg. **29**, 451 (1968)

Shafey, A., Scheinberg, P.: Neurological syndromes occuring in patients receiving synthetic steroids (oral contraceptives). Neurology (Minneap.) **16**, 205 (1966)

Shanklin, W.M., Azzam, N.A.: Study of valves in the arteries of the rodent brain. Anat. Rec. **147**, 407 (1963)

Shaw, C., Foltz, E.L.: Traumatic dissecting aneurysm of middle cerebral artery and carotid-cavernous fistula with massive intracerebral hemorrhage. J. Neurosurg. **28**, 475 (1968)

Sheehan, S., Bauer, R.B., Meyer, S.J.: Vertebral artery compression in cervical spondylosis. Neurology (Minneap.) **10**, 968 (1960)

Shennan, T.: Military aneurysms, in relation to cerebral hemorrhage. Edinb. med. J. **15**, 245 (1915)

Shillito, J., Jr.: Carotid arteriitis: a cause of hemiplegia in childhood. J. Neurosurg. **21**, 540–551 (1964)

Shimamoto, T.: Damages to "silicone-like property" of vascular endothelial cells and prevention by monoamine oxidase inhibitor, nialamide. Asian med. J. **3**, 479 (1960)

Shimamoto, T.: The relationship of edematous reaction in arteries of atherosclerosis and thrombosis. J. Atheroscler. Res. **3**, 87 (1963)

Shimamoto, T.: New concept on atherogenesis. Vasa **2**, 84 (1973a)

Shimamoto, T.: Contracting and swallowing activity of arterial endothelial cells induced by cholesterol or epinephrine or angiotensin II or bradykinin. An electron microscopic study. J. Jap. Atheroscler. Soc. **1**, 29 (1973b)

Shimamoto, T.: Contraction of endothelial cells as a key mechanism in atherogenesis and treatment of atherosclerosis. Endothelial cell relaxants. In: Atherosclerosis III, eds. Schettler, G., Weizel, H., p. 64. Berlin-Heidelberg-New York: Springer 1974

Shimizu, K., Sano, K.: Pulseless disease. J. Neuropath. exp. Neurol. **1**, 37 (1951)

Siekert, R.G., Millikan, C.H.: Studies in cerebro-vascular disease. II. Some clinical aspects of thrombosis of the basilar artery. Proc. Staff Meet. Mayo Clin. **30**, 93 (1955)

Sigler, L.H.: The role of hypertension in the etiology and prognosis of coronary occlusion. Ann. int. Med. **42**, 369 (1955)

Siller, W.G.: Spontaneous atherosclerosis in the fowl. In: Comparative Atherosclerosis, eds., Roberts, J.C., Straus, R., p. 66, New York: Harper & Row 1965

Simmonds, W.J.: The subarachnoid space: some experimental approaches to its pathology. Med. J. Aust. **2**, 452 (1953)

Simon, J., Sabouraud, O., Gut, O., Turpin, J.: Un cas de maladie de Nishimoto: Â propos d'une maladie rare et bilatérale de la carotide interne. Rev. neurol. **119**, 376 (1968)

Sinapius, D.: Die Entstehung subendothelialer Lipophagenherde bei Coronarsklerose. Virchows Arch. Abt. A **345**, 169 (1968)

Sjöwall, H., Wihman, G.: Beobachtungen über die Arteriosklerose in Schweden. Acta path. scand., Suppl. 20 (1934)

Slany, A.: Anomalien des Circulus arteriosus Willisi in ihrer Beziehung zur Aneurysmenbildung an der Hirnbasis. Virchows Arch. path. Anat. **301**, 62 (1938)

Smith, C.C., Zeek, P.M.: Studies on periarteriitis nodosa. II. The role of various factors in the etiology of periarteriitis nodosa in experimental animals. Amer. J. Path. **23**, 147 (1947)

Smith, C.C., Zeek, P.M., McGuire, J.: Periarteriitis nodosa in experimental hypertensive rats and dogs. Amer. J. Path. **20**, 721 (1944)

Smith, D.E., Odel, H.M., Kernohan, J.W.: Causes of death in hypertension. Amer. J. Med. **9**, 516 (1950)

Smith, D.E., Windsor, R.B.: Embryologic and pathogenic aspects of the development of cerebral saccular aneurysms. In: Pathogenesis and treatment of cerebrovascular disease, ed Fields, W.S., p. 367. Springfield (Ill.): Thomas, 1961

Smith, E.B., Evans, P.H. Downham, M.D.: Lipid in the aortic intima. The correlation of morphological and chemical characteristics. J. Atheroscler. Res. **7**, 171 (1967)

Smith, J.Ch.: Primary cerebral thrombophlebitis. J. Amer. med. Ass. **148**, 613 (1951)

Smith, K.R.: Electron microscopy of giant-cells (temporal) arteritis. J. Neurol. Neurosurg. Psychiat. **32**, 348 (1969)

Smith, W.T., Whittaker, S.R.F.: Diffuse degeneration of cerebral white matter resembling so-called Binswangers disease and symmetrical necrosis of the globus pallidus associated with acute porphyria and cerebral atherosclerosis. J. clin. Path. **16**, 419 (1963)

Sokoloff, L.: Cerebral circulatory and metabolic changes associated with aging. Res. Publ. Ass. nerv. ment. Dis. **41**, 237 (1966)

Sokolov, M., Perlov, D.: The prognosis of essential hypertension treated conservatively. Circulation **23**, 697 (1961)

Solberg, A., McGarry, P.A.: Cerebral atherosclerosis in persons with selected diseases. Lab. Invest. **18**, 613 (1968)

Solberg, L.A., McGarry, P.A., Moossy, J., Tejada, C., Løken, A.C., Robertson, W.B., Donoso, S.: Distribution of cerebral atherosclerosis by geographic location, race, and size. Lab. Invest. **18**, 604 (1968)

Solitare, G.B.: Louis-Bar's syndrome (ataxid-telangiectasia). Anatomic considerations with emphasis on neuropathologic observations. Neurology (Minneap.) **18**, 1180 (1968)

Somotsa, C.: Neurohormonal factors influencing "spontaneous" atherosclerosis in rabbits. Amer. J. Path. **50**, 917 (1967)

Sorgo, W.: Weitere Mitteilungen über Klinik und Histologie des kongenitalen arteriovenösen Aneurysmas des Gehirns. Zbl. Neurochir. **2**, 64 (1938)

Sorgo, W.: Klinik, Histologie und Operation eines Angioma arteriovenosum congenitale der Arteria cerebri posterior. Zbl. Neurochir. **2/3**, 108 (1949)

Sourander, P., Wålinder, J.: Hereditary multi-infarct dementia. Acta Neuropath. (Berl.) **39**, 247–254 (1977)

Sparagan, S.C., Bond, V.B., Dah, L.K.: Role of hyperplasia in vascular lesions of cholesterol-fed rabbits studied with thymidine-3H autoradiography. Circulation **11**, 329 (1962)

Spatz, H.: Über die Beiligung des Gehirns bei der v. Winiwarter-Buerger'schen Krankheit (Thromboendangiitis obliterans). Dtsch. Z. Nervenheilk. **136**, 86 (1935)

Spatz, H.: Pathologische Anatomie der Kreislaufstörungen des Gehirns. Z. Neurol. **167**, 301–351 (1939)

Spielmeyer, W.: Die Psychosen des Rückbildungs- und Greisenalters. In: Handb. der Psychiatrie von Aschaffenburg, Spez. Teil, 5. Abt. (1912)

Spielmeyer, W.: Allgemeine Histopathologie des Nervensystems. Berlin: Springer 1922

Spielmeyer, W.: Vasomotorisch-trophische Veränderungen bei cerebraler Arteriosklerose. Mschr. Psychiat. Neurol. **68**, 605 (1928)

Spiro, D., Lattes, R.G., Wiener, J.: The cellular pathology of experimental hypertension. I. Hyperplastic atherosclerosis. Amer. J. Path. **47**, 1949 (1965)

Spittler, J.F., Reinhardt, V., Gerhard, L., Ess, Th.: Klinische, licht- und elektronenmikroskopische Untersuchungen bei Binswanger'scher Krankheit. Jansson Report – Gerontopsychiatrie – 1978 in Lausanne (im Druck)

Sprong, W.: The disappearence of blood from the cerebrospinal fluid in traumatic subarachnoid haemorrhage. Surg. Gynec. Obstet. **58**, 705 (1934)

Spudis, E.V., Scharyj, M., Martin, J.F.: Dissecting aneurysms in the neck and head. Neurology (Minneap. **12**, 867 (1962)

Staemmler, M.: Über Veränderungen der kleinen Hirngefäße in apoplektischen und tramatischen Erweichungsherden und ihre Beziehung zur traumatischen Spätapoplexie. Beitr. path. Anat. **78**, 408 (1927)

Staemmler, M.: Die Kreislauforgane. In: Lehrbuch der speziellen pathologischen Anatomie. Hrsg. Kaufmann, E., Staemmler, M., 12. Aufl., Bd. I/1, S. 1. Berlin: W. de Gruyter & Co 1955

Staemmler, M.: Kreislaufstörungen und Gefäßerkrankungen des ZNS. In: Lehrbuch der speziellen pathologischen Anatomie, Hrsg. Kaufmann, E., Staemmler, M., 12. Aufl., Bd. III/1, S. 271. Berlin: W. de Gruyter & Co 1958

Stamler, J.: The epidemiology of atherosclerotic coronary heart disease: Part 2. Postgrad. med. J. **25**, 685 (1959)

Stammler, A.: Die Klinik, Pathologie und Probleme der Periarteriitis nodosa des Nervensystems. Heidelberg-Frankfurt: Hüthig GmbH 1958

Stehbens, W.E.: Focal intimal proliferation in the cerebral arteries. Amer. J. Path. **36**, 289 (1960)

Stehbens, W.E.: Cerebral aneurysm and congenital abnormalities. Aust. Ann. Med. **11**, 102 (1962a)

Stehbens, W.E.: Hypertension and cerebral aneurysms. Med. J. Aust. **2**, 4 (1962b)

Stehbens, W.E.: Aneurysms and anatomical variation of cerebral arteries. Arch. Path. **75**, 45 (1963a)

Stehbens, W.E.: Cerebral aneurysms of animals other than in man. J. Path. Bact. **86**, 161 (1963b)

Stehbens, W.E.: Intimal proliferation and spontaneous lipid deposition in the cerebral arteries of sheep and steers. J. Atheroscler. Res. **5**, 556 (1965)

Stehbens, W.E.: Thrombosis, embolism, infarction and vascular insufficiency. In: Pathology of the cerebral blood vessels, ed. Stehbens, W.E., p. 136, St. Louis: Mosby Comp. 1972

Stehbens, W.E., Silver, M.D.: Arterial lesions induced by methyl cellulose. Amer. J. Path. **48**, 483 (1966)

Stein, B.M., McCormick, W., Rodriquez, J.N., Taveras, J.M.: Incidence and significance of occlusive vascular disease of the extracranial arteries as demonstrated by post-mortem angiography. Trans. Amer. neurol. Ass. **86**, 60 (1961)

Steinmann, B.: Epidemiologie der Apoplexie. Schweiz. med. Wschr. **96**, 1733 (1966)

Steiner, A., Kendall, F.E.: Atherosclerosis and arteriosclerosis in dogs following injection of cholesterol and thiohuracil. Arch. Path. **42**, 433 (1946)

Steiner, P.E.: Necropsies on Okinawans. Anatomic and pathologic observations. Arch. Path. **42**, 359 (1946)

Stern, W.E.: Mechanisms in the production of hemiparesis associated with intracranial aneurysm. Brain **78**, 503 (1955)

Sternby, N.H.: Atherosclerosis in a defined population. Acta path. microbiol. scan. **194**, 5 (1968) (Copenh.)

Still, J.W., Prosser, P.R.: The reaction of aortic endothelium of the rabbit to hyperlipemia and colloidal thorium. J. Atheroscler. Res. **4**, 517 (1964)

Still, W.J.S.: An electron microscopic study of the cholesterol atherosclerosis in the rabbit. Exp. molec. Path. **2**, 491 (1963)

Still, W.J.S., Marriott, P.R.: Comparative morphology of the early at herosclerotic lesion in man and cholesterol-atherosclerosis in the rabbit, an electron microscopic study. J. Atheroscler. Res. **4**, 373 (1964)

Still, W.J.S., O'Neal, R.M.: Electron microscopy study of experimental atherosclerosis in the rat. J. Path. Bact. **40**, 21 (1962)

Stochdorph, O.: Organgebundene Eigentümlichkeiten der Arteriosklerose der Hirngefäße. Verh. dtsch. Ges. Path., 41. Tagung, 145 (1957)

Stochdorph, O.: Zur nosologischen Stellung der kongophilen Angiopathie (sog. Altersamy-
loidose) des Gehirns. Verd. dtsch. Ges. Path. **52**, 233 (1968)
Stochdorph, O.: Hypertonie: Destruktion an zwei Fronten. Selecta **37**, 3274 (1973)
Stochdorph, O.: Der Mythos der „Letzten Wiese". Zbl. allg. Path. path. Anat. **121**, 554
(1977)
Stochdorph, O., Meessen, H.: Die arteriosklerotische und die hypertonische Hirnerkran-
kung. In: Hdb. Spez. Path. Anat. Histol. Bd. XIII/1B, Hrsg. Scholz, W., S. 167–1510.
Berlin-Göttingen-Heidelberg: Springer 1957
Stoltenburg-Didinger, G., Cervos-Navarro, J., Sperner, J.: The role of giant cells in arteriitis
temporalis. An electron microscopic study. (1980) (im Druck)
Stopord, J.S.B.: The arteries of the pons and medulla oblongata. J. anat. Physiol. **50**,
131 (1916)
Stout, C., Lemmon, W.B.: Predominant coronary and cerebral atherosclerosis in captive
non-human primates. Exp. mol. Path. **10**, 312 (1969)
Straatsma, B.R.: Ocular manifestation of Wegener's Granulomatosis. Amer. J. Ophthal.
**44**, 789 (1957)
Sträussler, E.: Die Endangiitis obliterans („Winniwarter-Buerger'sche Krankheit") in peri-
pherer und zentraler Form als Kriegsdienstbeschädigung. Wien. klin. Wschr., 133 (1947)
Ref. Zbl. Neurol. **108**, 389 (1950)
Strassmann, G.: Formation of hemosiderin and hematoidin after traumatic and spontaneous
cerebral hemorrhages. Arch. Path. **47**, 205 (1949)
Strauss, I., Globus, I.H., Ginsburg, S.W.: Spontaneous subarachnoid hemorrhage. Its rela-
tion to aneurysms of cerebral blood vessels. Arch. Neurol. **27**, 1080 (1932)
Streeter, G.L.: The developmental alterations in the vascular system of the brain of the
human embryo. Carnegie Publ. **271/8**, 5 (1918)
Strong, J.P., McGill, H.C. Jr., Tejada, C., Holman, R.L.: The natural history of atheroscler-
osis. Comparison of the early aortic lesions in New Orleans, Guatemala and Costa
Rica. Amer. J. Path. **34**, 731 (1958)
Stuckey, N.W.: Über die Veränderungen der Kaninchen-Aorta bei der Fütterung mit ver-
schiedenen Fettsorten. Zbl. allg. Path. path. Anat. **23**, 910 (1912)
Studer, A., Reber, K.: Der Tierversuch in der Arterioskleroseforschung. Ergebn. allg.
Path. path. Anat. **43**, 1 (1963)
Stuntz, J.T., Ojemann, G.A., Alvord, E.C. Jr.: Radiographic and histologic demonstration
of an aneurysm developing on the infundibulum of the posterior communicating artery.
J. Neurosurg. **33**, 591 (1970)
Sugai, M., Shoji, M.: Pathogenesis of so-called congenital aneurysms of the brain. Acta
path. jap. **18**, 139 (1968)
Suter, W.: Das kongenitale Aneurysma der basalen Gehirnarterien und Cystennieren.
Schweiz. med. Wschr. **471** (1949)
Sutton, D.: Anomalous carotid-basilar anastomosis. Brit. J. Radiol. **23**, 617 (1950)
Sutton, D., Pratt, A.E.: Vertebral arteriovenous fistula. Clin. Radiol. **22**, 289 (1971)
Suwanwela, C.: Geographical distribution of fronto-ethmoidal encephalomeningocele. Brit.
J. prev. soc. Med. **26**, 193 (1972)
Suwanwela, C., Suwanwela, N., Charuchinda, S., et al.: Intracranial mycotic aneurysms
of extravascular origin. J. Neurosurg. **36**, 552 (1972)
Suzuki, J., Takaku, A.: Cerebrovascular "moyamoya-disease". Disease showing abnormal
net-like vessels in base of brain. Arch. Neurol. Psychiat. (Chic.) **20**, 288 (1969)
Suzuki, J., Takaku, A., Hori, S., Ohara, I., Kwak, R.: Spasms of the cervical portion
of the carotid artery and its surgical treatment. J. Neurosurg. **27**, 94 (1967)
Suzuki, M.: Experimental cerebral atherosclerosis in the dog. Amer. J. Path. **67**, 387
(1972)
Suzuki, M., Greenberg, S.D., Adams, J.A., O'Neal, R.M.: Experimental atherosclerosis
in the dog. A morphological study. Exper. molec. Path. **3**, 455 (1964)
Svien, H.J., McRay, J.A.: Arteriovenous anomalies of the brain. J. Neurosurg. **23**, 23 (1965)
Swank, R.L., Blood viscosity in cerebrovascular disease: Effect of low fat diet and heparin.
Neurology (Minneap.) **9**, 553 (1959)

Sweetman, W.R.: Subclavian steal syndrome following trauma. Amer. Surg. **31**, 463 (1965)
Symon, L.: An experimental study of traumatic cerebral vascular spasm. J. Neurol. Neurosurg. Psychiat. **30**, 497 (1967)
Symon, L.: Vasospasm in aneurysms. In: J.F. Toole (Ed.): Vascular disease, pp. 232–240. Transactions of the 7th Princeton Conference. New York: Grune & Stratton 1970
Szabo, J.: Jobboldali csigolyaveröér csöves hasadása (aneurysma dissecans). Budap. Orv. Ujs. **37**, 201 (1939). Zit. nach Spudis et al. (1962)
Szilagyi, D.E., Elliott, J.P., de Russo, F.J., Smith, R.F.: Peripheral congenital arteriovenous fistulas. Surgery **57**, 61 (1965)
Szilagyi, D.E., Smith, R.F., Whitney, D.G.: The durability of aorto-iliac endarteriectomy. Arch. Surg. **89**, 827 (1964)
Takayasu, M.A.: Patient who has peculiar changes in retinal central vessels. Acta Soc. ophthal. Jap. **12**, 554 (1908)
Takeuchi, K.: Occlusive diseases of the carotid artery: Especially on their surgical treatment. Shinkei Shimpo **5**, 511 (1961)
Tangchai, P., Khaoborisut, V.: Aggenesis of internal carotid artery associated with aneurysm of contralateral middle cerebral artery. Neurology (Minneap.) **20**, 809 (1970)
Tatlow, W.F.T., Bammer, H.G.: Syndrome of vertebral artery compression. Neurology (Minneap.) **7**, 331 (1957)
Tatsumi, T., Shenkin, H.E.: Occlusion of the vertebral artery. J. Neurol. Neurosurg. Psychiat. **28**, 235 (1965)
Taveras, J.M.: Multiple progressive intracranial arterial occlusions: a syndrome of children and young adults. Amer. J. Roentgenol. **106**, 235 (1969)
Taveras, J.M., Wood, E.H.: Diagnostic neuroradiology. Baltimore: The Williams & Wilkins Co. 1964
Taylor, C.B.: Experimentally induced arteriosclerosis in non-human primates. Acta Cardiol. (Brux.) Suppl. **11**, 238 (1965)
Teilmann, K.: Hemangiomas of the pons. Arch. Neurol. Psychiat. (Chic.) **69**, 208 (1953)
Terao, H., Muraoka, I.: Giant aneurysm of the middle cerebral artery containing an important blood channel. Case report. J. Neurosurg. **37**, 352 (1972)
Terraciano, S., Granata, F., Graziussi, G.: Su di un caso de malformagione vascolare cerebrale di difficile classificazione. Osped. psichiat. **38**, 173 (1970)
Texon, M.: Haemodynamic concept of atherosclerosis with particular reference to coronary occlusion. Arch. int. Med. **99**, 418 (1957)
Thapedi, I.M., Ashenhurst, E.M., Rozdilsky, B.: Spontaneous dissecting aneurysm of the internal carotid artery in the neck. Arch. Neurol. Psychiat. (Chic.) **23**, 549 (1970)
Thoma, R.: Über die Abhängigkeit der Bindegewebsneubildung in der Arterienintima von den mechanischen Bedingungen des Blutumlaufs. I. Mittg. Die Rückwirkung des Verschlusses der Nabelarterien und des arteriösen Ganges auf die Struktur der Aortenwand. Virchows Arch. path. Anat. **93**, 443 (1883)
Thoma, R.: Verhandl. Mitteilungen Virchows Arch. path. Nat. **104**, (1886)
Thomas, J.E., Reagan, T.J.: Nonhemorrhagic complications of intracranial aneurysms of the internal carotid artery. Neurology (Minneap.) **20**, 1043 (1970)
Thomas, W.A., Jones, R., Scott, F.R., Morrison, E., Goodale, F., Imai, H.: Production of early atherosclerotic lesions in rats characterized by proliferation of "modified smooth muscle cells". Exp. molec. Path., Suppl. **1**, 40 (1963)
Thomson, J.L.G.: Thrombosis of major cerebral artery. Brit. J. Radiol. **27**, 553 (1954)
Tidhar, I.: Zur Pathologie des Angioma capillare telangiectaticum und ihre Beziehung zu chronischen und akuten klinischen Symptomen. Diss. Freiburg/Br. 1968
Tönnis, W., Schiefer, W.: Zur Frage des Wachstums arteriovenöser Angiome. Zbl. Neurochir. **15**, 145 (1955)
Törmä, T., Troupp, H.: Thrombosis of the internal carotid artery. Acta med. scand. **158**, 89 (1957)
Tomlinson, B.E.: Brain changes in ruptured intracranial aneurysm. J. clin. Path. **12**, 391 (1959)
Tomlinson, B.E., Walton, J.N.: Superficial haemosiderosis of the central nervous system. J. Neurol. Neurosurg. Psychiat. **27**, 332 (1964)

Tomus, L., Caluseriu, I., Ioanes, S., Cordos, D., Rusu, M., Iancu, P.: Rôle de l'hypoxie ischémique cérébrale chronique du système nerveux central dans l'athérosclérose du lapin. Atherosclerosis **11**, 207 (1970)

Toole, J.F., Patel, A.N.: Cerebrovascular disorders. New York: McGraw-Hill Book Co. 1967

Trelles, J.O.: Histopathologie de la cysticerose cérébrale. Acta neuropath. (Berl.) **8**, 115 (1967)

Troupp, H., Rinne, T.: Methyl-2-cyanoacrylate (Eastman 910) in experimental vascular surgery with a note on experimental arterial aneurysms. J. Neurosurg. **21**, 1067 (1964)

Tsunekawa, S.: Studies on the pathogenesis of pulseless disease. Especially on experimental angiitis by elastase. Nagoya J. med. Sci. **29/1**, 59 (1966)

Tucker, C.F., Catsulis, C., Strong, J.P.: Regression of early cholesterol-induced aortic lesions in rhesus-monkeys. Amer. J. Path. **65**, 493 (1971)

Tuhy, J.E., Maurice, G.L., Niles, N.R.: Wegener's Granulomatosis. A case report. Amer. J. Med. **25**, 638 (1958)

Turnbull, H.M.: Alterations in arterial structure and their relation to syphilis. Quart. J. Med. **8**, 201 (1915)

Turnbull, I.: Agenesis of the internal carotid artery. Neurology (Minneap.) **12**, 588 (1962)

Turner, B.: Some aspects of the pathology of thrombosis of the internal carotid artery. Proc. roy. Soc. Med. **47**, 604 (1954)

Turner, F.C.: Arteries of the brain from cases of cerebral haemorrhage. Trans. path. Soc. Lond. **33**, 96 (1882)

Tuthill, C.R.: The elastic layer in the cerebral vessels: Studies of newborn and children. Arch. Neurol. Psychiat. (Chic.) **26**, 268 (1931)

Tuthill, C.R.: Cerebral arteries in relation to arteriosclerosis. Arch. Path. **16**, 453 (1933)

Tuqan, N.A.: Elastin degeneration as source of lipids in the early lesion of atherosclerosis. J. Path. Bact. **82**, 131 (1961)

Tyler, R., Clark, D.B.: Neurologic complications in patients with coarctation of aorta. Neurology (Minneap.) **8**, 712 (1958)

Tyroler, H.A., Cassel, J.: The effect of urbanization on coronary heart mortality in rural residents. J. chron. Dis. **17**, 167 (1964)

Ule, G.: Hirnbefunde bei hochgradiger posttraumatischer „Demenz". Verh. dtsch. path. Ges. **43**, 178 (1959)

Ule, G., Jacob, H.: Chronische infantile zentrale pontine Myelinose von multifokalen Typ mit sekundären Capillarcalcinosen und Hypoxieschäden. Acta neuropath. (Berl.) **42**, 43–48 (1978)

Ule, G., Kolkmann, F.W.: Normale und pathologische Anatomie des Hirngefäßsystems. Pathologische Anatomie. In: Der Hirnkreislauf. Hrsg. Gänshirt, H., S. 47. Stuttgart: Thieme 1972

Ullrich, D.P., Sugar, O.: Familial cerebral aneurysms including one extracranial internal carotid aneurysm. Neurology (Minneap.) **10**, 288 (1960)

Upson, J.F.: The comparative development of atherosclerosis in the normal aorta, synthetic vascular grafts and endarteriectomized aorta. J. Surg. Res. **3**, 384 (1963)

Urbânek, K., Fârkôva, H., Klaus, E.: Nishimoto-Takenchi-Kudo disease: case report. J. Neurol. Neurosurg. Psychiat. **33**, 671 (1970)

Verbiest, M.H.: L'anévrisme artérioveneux intradural. Rev. neurol. **85**, 189 (1951)

Verdura, J., Shafron, M.: Aneurysm of vein of Galen in infancy. Surgery **65**, 494 (1969)

Verse, M.: Referat über den Cholesterinstoffwechsel. Verh. dtsch. path. Ges. **20**, 67 (1925)

Vessey, M.P., Doll, R.: Investigation of relation between use of oral contraceptives and thromboembolic disease. Brit. med. J. **II**, 199 (1968)

Virchow, R.: Phlogose und Thrombose im Gefäßsystem. In: Gesammelte Abhandl. zur Wiss. Medizin. Frankfurt: Meidinger & Sohn 1856

Vitek, J.V., Halsey, J.H., McDowell, H.A.: Occlusion of all four extracranial vessels with minimum clinical symptomatology. Case report. Stroke **3**, 462 (1972)

Vogt, C., Vogt, O.: Zur Kenntnis der pathologischen Veränderungen des Striatum und des Pallidum und zur Pathophysiologie der dabei auftretenden Krankheitserscheinungen. Naturwiss. klin. Abt. **14**, 1 (1919)

Voit, D., Dorndorf, W.: Schlaganfälle nach Einnahme von Ovulationshemmern. Dtsch. med. Wschr. **96**, 412 (1971)

Volhard, V.: Die doppelseitigen hämatogenen Nierenerkrankungen. Die Folgen der beiden Mechanismen des Hochdrucks für das Gehirn. In: Hdb. d. Inn. Med., 2. Aufl., Bd. 6/1, S. 534. Hrsg. v. Bergmann, H., Staehelin, R.. Berlin: Springer 1931

Vollmar, J., Diezel, P.B., Georg, H.: Das sogenannte Rankenangiom des Kopfes (Angioma racenosum Virchow). Langenbecks Arch. klin. Chir. **307**, 71 (1964)

Vollmar, J., Ei Bayar, M., Kolmar, D., Pfleiderer, Th., Diezel, P.B.: Zerebrale Durchblutungsinsuffizienz bei Verschlußprozessen der A. subclavia (Subclavian-steal-effect). Dtsch. med. Wschr. **90**, 8 (1965)

Vorpahl, F.: Über Sinusthrombose und ihre Beziehung zu Gehirn- und Pialblutungen. Beitr. path. Anat. **55**, 322 (1913)

Vorpahl, F.: Über Sinusthrombose und ihre Beziehung zu Gehirn und Piablutungen. Beitr. path. Anat. **55**, 322 (1962)

Vuia, O., Alexianu, M., Gabor, S.: Hypoplasia and obstruction of the circle of Willis in a case of atypical cerebral hemorrhage and its relationship to Nishimoto's disease. Neurology (Minneap.) **20**, 361 (1970)

Waberzinek, G., Urbanek, K., Klaus, E.: Beitrag zum klinischen Bild der sogenannten Megadolichobasilaris. Nervenarzt **42**, 208 (1971)

Wagenvoort, C.A., Harris, L.E., Brown, A.L. Jr., Veeneklaas, G.M.H.: Giant cell arteriitis with aneurysm formation in children. Pediatrics **32**, 861 (1963)

Walb, D., Redondo-Marco, J.A., Beneke, G.: Aneurysma dissecans intrakranieller Arterien. Med. Welt **16**, 1043 (1967)

Walker, A.E., Allêgre, G.W.: The pathology and pathogenesis of cerebral aneurysms. J. Neuropath. exp. Neurol. **13**, 248 (1954)

Walker, A.R.P., Grusin, H.: Coronary heart disease and cerebral vascular disease in South African Bantu: Examination and discussion of crude and age specific death rates. Amer. J. clin. Nutr. **7**, 264 (1959)

Wallenberg, A.: Anatomischer Befund in einem als akute Bulbäraffection (Embolie der A. cerebellaris posterior inferior sinistra?) beschränkten Falle. Arch. Psychiat. Nervenkr. **34**, 923 (1901)

Wallesch, E.: Die Verlaufstypen der Rupturaneurysmen am Hirngrunde. Virchows Arch. path. Anat. **251**, 107 (1924)

Walsh, F.B., Clark, D.B., Thompson, R.S., Nicholson, D.H.: Oral contraceptives and neuroophthalmologic interests. Arch. Ophthal. **74**, 628 (1965)

Walthard, B., Walthard, K.M.: Periarteriitis nodosa. In: Hdb. spez. Path. Anat. Histol., Bd. XIII/1B. S. 1563. Hrsg. Scholz, W., Berlin-Göttingen-Heidelberg: Springer 1957

Walton, J.N.: Subarachnoid haemorrhage. Edinburgh: E. & S. Livingstone Ltd. 1956

Walton, K.W., Ashby, D.W.: Diffuse arteriitis of unknown origin accompanied by eosinophilia. Brit. med. J. **2**, 1310 (1951)

Waltz, A.G., Sundt, T.M.: The microvasculature and microcirculation of the cerebral cortex after arterial occlusion. Brain **90**, 681 (1967)

Warren, R., Linton, R.R., Scannell, J.G.: Arterial embolism: Recent progress. Ann. Surg. **140**, 311 (1954)

Watson, A.J.: Dissecting aneurysm of arteries other than the aorta. J. Path. Bact. **72**, 439 (1956)

Watts, H.F.: Role of lipoproteins in the formation of atherosclerotic lesions. In: Evolution of the atherosclerotic plaque, ed. Jones, R.J., p. 117. Chicago (Ill.): University of Chicago Press 1963

Weber, F.P.: Multiple hereditory developmental angiomata (telangiectases) of the skin and mucous membranes associated with recurring hemorrhages. Lancet **1907 II**, 160

Webster, J.E., Gurdjian, E.S.: Observations on hemiplegia with middle cerebral artery trunk occlusions and with "normal" carotid angiograms. Neurology (Minneap.) **8**, 645 (1958)

Wechsler, W.: Beitrag zur Pathogenese cerebraler und spinaler Gewebsschäden bei Panarteriitis nodosa (P.n.). Arch. Psychiat. Nervenkr. **198**, 331 (1959)

Wegener, F.: Über generalisierte septische Gefäßerkrankungen. Verh. dtsch. path. Ges. **29**, 202 (1936)

Wegener, F.: Über eine eigenartige rhinogene Granulomatose mit besonderer Beteiligung des arteriellen Systems und der Nieren. Beitr. path. Anat. **102**, 36 (1939)

Wegener, F.: Die pneumogene allgemeine Granulomatose (PG) − Sogenannte Wegener-'sche Granulomatose. In: Lehrbuch der spez. path. Anatomie. Erg.-Bd. I, S. 226–299. Hrsg. Staemmler, M. Berlin: Walter de Gruyter 1966

Weibel, J., Fields, W.S.: Tortuosity, coiling and kinking of the internal carotid artery. 1. Etiology and radiographic anatomy. Neurology (Minneap.) **15**, 7 (1965)

Weidner, W., Hanafee, W., Markham, C.E.: Intracranial collateral circulation via leptomeningeal and rete mirabile anastomoses. Neurology (Mineap.) **15**, 39 (1965)

Weir, A.B., Kyle, J.W.: A "reversed coarctation": Review of pulseless disease and report of a case. Ann. int. Med. **45**, 682 (1956)

Weir, B.K.A., Allen, P.B.R., Miller, J.D.R.: Excision of thrombosed vein of Galen aneurysm in an infant. J. Neurosurg. **29**, 619 (1968)

Welch, W.H.: Arteriovenöses Aneurysma der Vena magna Galen. Dtsch. med. Wschr. **44**, 2125 (1968)

Werner, C., Werner, H.: Arterio-venöses Aneurysma der Vena magna Galeni. Ein kasuistischer Beitrag. Dtsch. med. Wschr. **93**, 2125 (1968)

Westphal, K.: Klinik der Kreislaufstörungen des Gehirns. Z. Neurol. **167**, 358 (1939)

Westphal, K., Bär, R.: Über die Entstehung des Schlaganfalls. I. Path.-anat. Untersuchungen zur Frage der Entstehung des Schlaganfalls. Dtsch. Arch. klin. Med. 151/152, **1** (1926)

White, J.C., Ballantine, H.T.: Intrasellar aneurysms simulating hypophyseal tumours. J. Neurosurg. **18**, 34 (1961)

White, J.C., Sayre, G.P., Whisnant, J.P.: Experimental destruction of the media for the production of intracranial arterial aneurysms. J. Neurosurg. **18**, 741 (1961)

White, N.K., Edwards, J.E., Dry, T.J.: Relationship of degree of coronary atherosclerosis with age in men. Circulation **1**, 645 (1950)

White, R.J., Wood, M.W., Kernohan, J.W.: A study of fifty intracranial vascular tumors found incidentally at autopsy. J. Neuropath. exp. Neurol. **17**, 392 (1958)

Whitefield, A.G.W., Bateman, M., Cooke, W.T.: Temporal arteries. Brit. J. Ophthal. **47**, 555 (1963)

Whiteley, H.J.: Atheroma of the portal vein. J. Path. Bact. **66**, 563 (1953)

Wiedemann, O., Hipp, E.: Abnorme Kommunikationen zwischen dem Versorgungsgebiet der A. carotis interna und der A. basilaris (Karotido-basilare Anastomosen). Fortschr. Röntgenstr. **91**, 350 (1959)

Wigley, R.D.: The aetiology of polyarteritis nodosa: a review. N.Z. med. J. **71**, 151 (1970)

Wilkins, R.H., Alexander, J.A., Odom, G.L.: Intracranial arterial spasms: a clinical analysis. J. Neurosurg. **29**, 121 (1968)

Wilkins, R.H., Odom, G.L.: Intracranial arterial spasm associated with craniocerebral trauma. J. Neurosurg. **32**, 626 (1970)

Wilkins, R.H., Roberts, J.C., Moses, C.: Autopsy studies in atherosclerosis. III. Distribution and severity of atherosclerosis in the presence of obesity, hypertension, nephrosclerosis and rheumatic heart disease. Circulation **20**, 527 (1959)

Wilkins, R.H., Wilkins, G., Gunnells, C., Odom, G.L.: Experimental studies of intracranial arterial spasm using aortic strip assays. J. Neurosurg. **27**, 490 (1967)

Willanger, R., Thygesen, P., Nielsen, R., Petersen, O.: Intellectual reduction and brain atrophy. Dan. med. Bull. **15**, 65 (1968)

Williams, A.D., Resch, J.A., Löwenson, R.P.: Cerebral atherosclerosis − a comparative autopsy study between Nigerian negros and American negros and Caucasians. Neurology (Minneap.) **19**, 205 (1969)

Williams, R.R., Bahn, R.C., Sayre, G.P.: Congenital cerebral aneurysms. Proc. Staff. Meet. Mayo Clinic **30**, 161 (1955)

Wilkins, R., Roberts, J.C., Campbell, M.: Autopsy studies in atherosclerosis. Part 3 (Distribution and severity of atherosclerosis in the presence of obesity, hypertension, nephrosclerosis and rheumatic heart disease). Circulation **20**, 527 (1959)

Wilson, G., Riggs, H.E., Rupp, C.: The pathologic anatomy of ruptured cerebral aneurysms. J. Neurosurg. **11**, 128 (1954)

Winckler, G., Foroglou, Ch.: Structure fine cellules endothéliales des artérioles du cerveau chez l'homme. Mise en évidence de lipides. Z. Anat. Entwickl. Gesch. **125**, 245–254 (1966)

Windaus, A.: Über den Gehalt normaler und atheromatöser Aorten an Cholesterin und Cholestinestern. Hoppe-Seylers Z. psysiol. Chem. **67**, 174 (1910)

Winkelman, N.W., Eckel, J.L.: The brain in acute rheumatic fever. Non-suppurative meningo-encephalitis rheumatica. Arch. Neurol. Psychiat. (Chic.) **28**, 844 (1932)

Winkelmann, N.W., Moore, M.T.: Disseminated necrotizing panarteritis. (P.n.). J. Neuropath. exp. Neurol. **9**, 60 (1950)

Winter, M.D., Sayre, G.P., Millikan, C.H., Barker, N.W.: Relationship of degree of atherosclerosis of internal carotid system in the brain of women to age and coronary atherosclerosis. Circulation **18**, 78 (1958)

Wirtz, H.: Die disseminierten Erweichungsherde des Hypertonikergehirns und ihre pathogenetische Bedeutung für die große Hochdruckblutung. Beitr. path. Anat. **97**, 217 (1936)

Whisnant, J.P.: Cervical and cerebral atherosclerosis. Cerebral vascular diseases. In: Transactions of the 4th conference held under the auspices of the American Neurological Ass. and the American Heart Ass., Princetown/New Jersey, 8.–10.1.1964

Wisoff, H.S., Rothballer, A.B.: Cerebral arterial thrombosis in children. Arch. Neurol. Psychiat. (Chic.) **4**, 258 (1961)

Wohak, H.: Ein Fall von Varix der Vena magna Galeni bei einem Neugeborenen. Virchows Arch. path. Anat. **242**, 58 (1923)

Wohlfeil, R., Schiffter, R., Schliack, R.: Schlaganfälle junger Frauen bei Einnahme von Ovulationshemmern. Fortschr. Neurol. Psychiat. **41**, 166 (1973)

Wohlwill, F.: Über die nur mikroskopisch erkennbaren Formen von P.n. Virchows Arch. path. Anat. **246**, 377 (1923)

Wohlwill, F.: Periarteriitis nodosa und Nervensystem. Zbl. Neurol. **34**, 305 (1924)

Wohlwill, F.: Über Pfortadersklerose und Banti-ähnliche Erkrankungen. Virchows Arch. path. Anat. **254**, 243 (1925)

Wohlwill, F.J., Yakovlev, P.I.: Histopathology of meningofacial angiomatosis (Sturge-Weber's disease). J. Neuropath. exp. Neurol. **16**, 341 (1957)

Wolf, G.: Die Durchblutungsstörungen des Gehirns. Fortschr. d. Neurologie u. Psychiat. u. ihrer Grenzgebiete, 27. Jahrg., H. 9, S. 487 (1959)

Wolf, P.A., Rosman, N.P., New, P.F.J.: Multiple small cryptic venous angiomas of the brain mimicking cerebral metastases. Neurology (Minneap.) **17**, 491 (1967)

Wolff, H.: Cerebrale Sinus- und Venenthrombose im Puerperium. Ärztl. Wschr. **7**, 97 (1952)

Wolff, H., Schmidt, G.B.: Das Arteriogramm des pulsierenden Exophthalmus. Zbl. Neurochir. **4**, 341; **5**, 310 (1939)

Wolff, K.: Untersuchungen und Bemerkungen zur Lehre von der hypertonischen apoplektischen Hirnblutung. Arch. path. Anat. **299**, 573 (1937)

Wolfmüller, H.: Generalisierte Riesenzellarteriitis mit Aortenruptur. Beitr. path. Anat. **135**, 1–20 (1967)

Wolkoff, K.: Über Atherosklerose der Coronararterien bei Kaninchen. Beitr. path. Anat. **85**, 386 (1930)

Wolkoff, K.: Über Atherosklerose der Gehirnarterien. Beitr. path. Anat. **91**, 515 (1933)

Wollschlaeger, G., Wollschlaeger, P.B.: The primitive trigeminal artery as seen angiographically and at postmortem examination. Amer. J. Roentg. **92**, 761 (1964)

Wolman, L.: Cerebral dissecting aneurysms. Brain **82**, 276 (1959)

Wolpert, S.M.: The trigeminal artery and associated aneurysms. Neurology (Minneap.) **16**, 610 (1966)

World Federation of Neurology: Collaborative study of epidemiological factors in cerebrovascular disease. Antwerpen: Coging Guide 1959

Wright, I.: The microscopical appearances of human peripheral arteries during growth and aging. J. clin. Path. **16**, 499 (1963)

Wuche, O.: Polsterbildungen in Arterien des Myocards (Polsterkissen und Polsterarterien). Schweiz. med. Wschr. **74**, 522 (1944)

Wuesk, J.H., Edwards, J.E.: Degree of coronary atherosclerosis in bilaterally oophorectomized women. J. Lab. clin. Med. **40**, 963 (1952)

Wurster, N.B., Zilversmit, D.B.: The role of phagocytosis in the development of atherosclerotic lesions in the rabbit. Atherosclerosis **14**, 309 (1971)

Yablonski, M., Behar, A., Ungar, H., Resch, J., Alter, M.: Cerebral atherosclerosis among Israeli Jews of Europe and Afro-Asien origin. Neurology (Minneap.) **18**, 550 (1968)

Yasargil, M.G., Smith, R.D.: Association of middle cerebral artery anomalies with saccular aneurysms and moyamoya disease. Clin. Neurol. **6**, 39 (1976)

Yaskin, H.E., Alpers, B.J.: Aneurysms of the vertebral artery. Arch. Neurol. **51**, 271 (1944)

Yates, P.O.: Arterial pathology in cerebral infarction. In: Biological aspects of occlusive vascular disease, eds. Chalmers, D.G., Grasham, G.A., p. 312. Cambridge: Cambridge University Press 1964

Yates, P.O.: Occlusive cerebrovascular disease. Progr. Brain Res. **30**, 167 (1968)

Yates, P.O.: Microaneurysms and apoplexy. In: Research of the Cerebral Circulation, eds. Meyer, J.S., Reivich, M., Lechner, H., Eichhorn, O., p. 30. Springfield (Ill.): Ch.C. Thomas 1970

Yates, P.O., Hutchinson, E.C.: Cerebral infarction: The role of stenosis of the extracranial cerebral arteries. London: Her Majesty's Stationary Office 1961

Youmans, J.R., Scarcella, G.: Extracranial collateral cerebral circulation. Neurology (Minneap.) **11**, 1232 (1961)

Young, W., Gofman, J.W., Malamut, N., Simon, A., Waters, E.S.G.: The interrelationship between cerebral and coronary atherosclerosis. Geriatrics **11**, 413 (1956)

Young, W., Gofman, J.W., Tandy, R., Malamud, N., Waters, E.S.G.: The quantitation of atherosclerosis. I. Relationship to artery size. Amer. J. Cardiol. **6**, 288 (1960a)

Young, W., Gofman, J.W., Tandy, R., Malamud, N., Waters, E.S.G.: The quantitation of atherosclerosis. II. Quantitative aspects of the relationship of blood pressure and atherosclerosis. Amer. J. Cardiol. **6**, 294 (1960b)

Young, W., Gofman, J.W., Tandy, R., Malamud, N., Waters, G.: The quantitation of atherosclerosis. III. The extent of correlation of degrees of atherosclerosis within and between the coronary and cerebral vascular beds. Amer. J. Cardiol. **6**, 300 (1960c)

Zeek, R.M.: Periarteriitis nodosa: a critical review. Amer. J. clin. Path. **22**, 777 (1952)

Zeek, R.M., Smith, C.C., Weter, J.C.: Studies on periarteriitis nodosa. The differentiation between the vascular lesions of periarteriitis nodosa and hypertensivity. Amer. J. Path. **24**, 889 (1948)

Zeitlkofer, J., Tschabitscher, H., Wanko, T.: Zur Pathologie der protrahierten Insulinschocks. Wien. Z. Nervenheilk. **9**, 445 (1954)

Zimmerman, H.M.: Cerebral apoplexy-mechanism and differential diagnosis. N.Y. St. J. Med. **49**, 2153 (1949)

Zinserling, W.D.: Untersuchungen über Arteriosklerose. I. Über die Aortaverfettung bei Kindern. Virchows Arch. path. Anat. **255**, 677 (1925)

Zollinger, U.: Zur Pathogenese und pathologischen Anatomie der Hypertonie. Schweiz. med. Wschr. **80**, 533 (1950)

Zollinger, H.U.: Adaptive Intimafibrose der Arterien. Virchows Arch. path. Anat. **342**, 154 (1967)

Zschoch, H.: Über die Beziehungen zwischen Arteriosklerose und Carcinom. Virchows Arch. path. Anat. **341**, 102 (1966)

Zülch, K.J.: Biologie und Pathologie der Hirngeschwülste. In: Hdb. d. Neurochirurgie, Bd. III, S. 1, Hrsg. Krenkel, W., Olivecrona, H., Tönnis, W. Berlin-Göttingen-Heidelberg: Springer 1956

Zülch, K.J.: Die Pathogenese von Massenblutung und Erweichung unter besonderer Berücksichtigung klinischer Gesichtspunkte. Acta neurochir. (Wien), Suppl. VII, 51 (1961)

Zülch, K.J.: Die Pathogenese des cerebrovasculären Insults. Internist **4**, 64 (1963)

Zülch, K.J.: Anatomie und Pathophysiologie der Altersprozesse des Gehirns und seiner Gefäße. Wien. klin. Wschr. **81**, 553 (1969)

Zülch, K.J.: Angiographische Befunde zur Pathogenese der Hirndurchblutungsstörungen. Zbl. Neurochir. **31**, 1 (1970)

Zülch, K.J.: Pathological aspects of cerebral accidents in arterial hypertension. Acta neurol. belg. **71**, 196 (1971a)

Zülch, K.J.: Hemorrhage, thrombosis, embolism. In: Pathology of the nervous system, Vol. 2, p. 1499, ed. Minckler, J. New York: McGraw-Hill Book Comp. 1971b

Zülch, K.J.: Cerebral Circulation and Stroke, ed. Zülch, K.J. Berlin-Heidelberg-New York: Springer 1971c

Zülch, K.J.: Quelques observations sur l'artériosclérose intracranienne en Allemagne de l'ouest. Afr. J. méd. Sci. **2**, 301 (1971d)

Zülch, K.J., Dreesbach, H.A., Eschbach, O.: Occlusion of the middle cerebral system – moyamoya type – 23 months later. Neuroradiol. **7**, 19 (1974)

Zugibe, F., Brown, K.: Histochemical studies in atherogenesis: human cerebral arteries. Circulat. Res. **9**, 897 (1961)

Zugibe, F.T.: Atherosclerosis in the miniature pig. In: Comparative atherosclerosis. The morphology of spontaneous and induced atherosclerotic lesions in animals. Its relation to human disease, eds. Roberts, J.C., Straus, R., pp. 3–10. New York: Harper & Row 1965

# Kreislaufstörungen und Gefäßprozesse des Rückenmarks

Von H. SCHNEIDER, Berlin

## A. Die Gefäßversorgung des Rückenmarks

Die Gefäßversorgung des menschlichen Rückenmarks ist wiederholt Gegenstand ausführlicher Untersuchungen gewesen (ADAMKIEWICZ, 1881, 1882; KADYI 1889; BOLTON, 1939; SUH u. ALEXANDER, 1939; GILLILAN, 1958; LAZORTHES et al., 1962, 1971, 1972; JELLINGER, 1966a; DOMMISSE, 1975; TURNBULL et al., 1966; TVETEN, 1976a, 1976c; PISCOL, 1972; CROCK u. YOSHIZAWA, 1977; TURNBULL, 1972; HASSLER, 1966). Vergleichende anatomische Untersuchungen an verschiedenen Tierspezies stammen u.a. von SAHS (1942), WOOLLAM und MILLEN (1955), JELLINGER (1966b) und TVETEN (1976b, 1976d).

Die Grundzüge der Gefäßversorgung werden im folgenden kurz rekapituliert, weil aus den Besonderheiten der spinalen Vaskularisation in der Vergangenheit weitreichende Schlüsse bzgl. Vulnerabilität und Pathologie des Rückenmarks gezogen wurden, die einer Revision bedürfen.

## I. Die arteriellen Zuflüsse

### 1. Quellgebiete und extraspinale Zuflüsse

Nach JELLINGER lassen sich zwei *Quellgebiete* in der arteriellen Versorgung des Rückenmarks unterscheiden:

1. Mehrere Äste aus der A. subclavia und der A. vertebralis versorgen das Halsmark und die oberen 1–3 Thorakalsegmente.

2. Über die weitgehend segmentalen Zuflüsse aus der Aorta erfolgt die Versorgung des Thorakal-, Lumbal- und Sakralmarks (Abb. 1). Durchströmungsversuche in einem der zwei Quellgebiete ergaben eine funktionelle Grenze im oberen Thorakalmark (JELLINGER, 1966b). LAZORTHES (1972) unterscheidet hingegen nach rein anatomischen Gegebenheiten drei arterielle Zuflußbereiche am Rückenmark: ein zerviko-thorakales, ein thorako-lumbo-sakrales Territorium sowie einen dazwischenliegenden Zuflußbereich zwischen T4 und T8.

Relativ kompliziert und im Einzelfall stärker variierend sind die Verhältnisse im Halsmarkbereich, der durch mehrere arterielle Äste der A. subclavia versorgt wird (Abb. 2a). Es sind dies die A. vertebralis, die A. cervicalis ascendens, die A. cervicalis profunda und andere Äste des Truncus costocervicalis und thyreocervicalis. TVETEN (1976a) hat in Injektionspräparaten folgende Gefäßversorgung gefunden (Abb. 2b): Versorgung der Segmente C1–C3 durch A. verte-

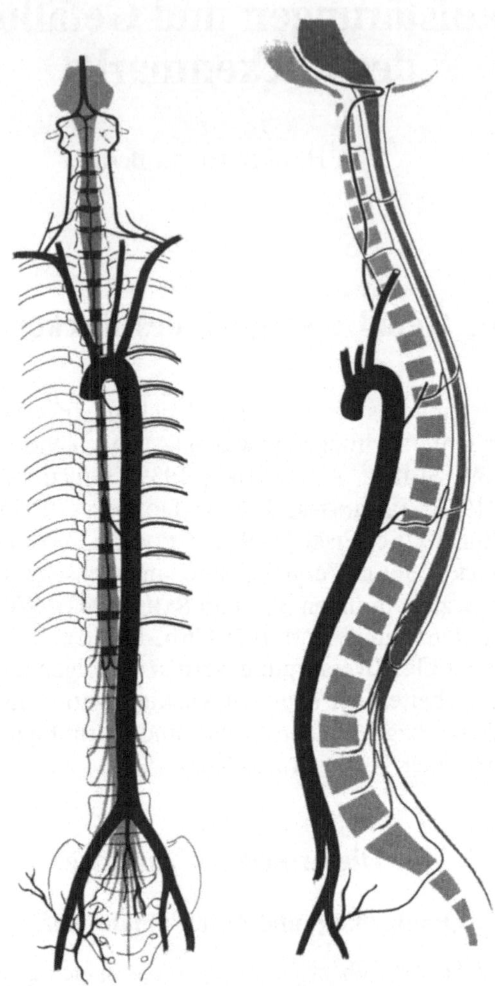

**Abb. 1.** Halbschematische Darstellung der extramedullären Zuflüsse. (Modifiziert nach DOPPMAN, 1972)

bralis, C4–C6 durch A. vertebralis und A. cervicalis ascendens (aus Truncus thyreocervicalis), C7–T1 durch A. cervicalis profunda aus dem Truncus costocervicalis. FRIED et al. (1969) fanden beim Affen, daß der Truncus costocervicalis den Hauptzufluß zum Halsmark darstellt. Bei der Ratte kommen die Zuflüsse zum Halsmark fast ausschließlich aus der A. vertebralis (TVETEN, 1976b). Die Versorgung des Zervikalmarks durch verschiedene Gefäße hat zur Folge, daß auch die gezielte angiographische Darstellung der Halsmarkzuflüsse nur in etwa 80% gelingt (DI CHIRO, 1972).

## 2. Wurzelarterien

Die zum Rückenmark ziehenden Wurzelarterien werden in ventrale und dorsale Zuflüsse unterteilt. Die für die Versorgung wesentlichen ventralen Zu-

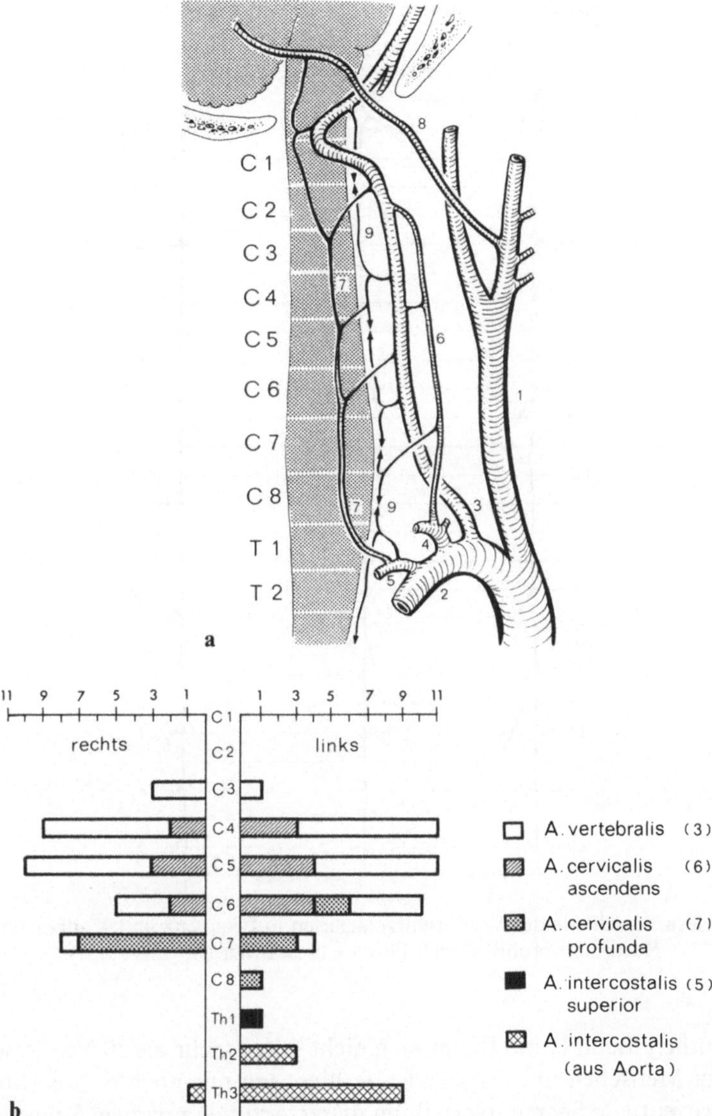



**Abb. 2a u. b.** Die Gefäßversorgung des Hals- und oberen Brustmarks beim Menschen. **a** Die Versorgung erfolgt über die A. vertebralis (*3*), die A. cervicalis ascendens [(*6*) aus Truncus thyreocervicalis (*4*)], die A. cervicalis profunda (*7*) und aus kleineren Ästen des Truncus costocervicalis (*5*). Weitere Gefäße: *1* A. carotis communis, *2* A. subclavia, *8* A. occipitalis, *9* A. spinalis anterior. (Nach Lazorthes et al., 1971.) **b** Herkunft und Zahl der von rechts und links hinzutretenden arteriellen Zuflüsse. (Tveten, 1976a)

flüsse sind in der Regel kräftiger ausgebildet, dafür seltener als dorsale Zuflüsse [durchschnittlich etwa 6 pro Rückenmark (Jellinger, 1966a)][1]. In Abb. 3 wird die stark divergierende Anzahl der ventralen Zuflüsse bei den verschiedenen

---

[1] Crock u. Yoshizawa (1977) äußerten jedoch in jüngster Zeit die Ansicht, daß bei adäquater Präparationstechnik die Zahl der ventralen Zuflüsse größer ist.

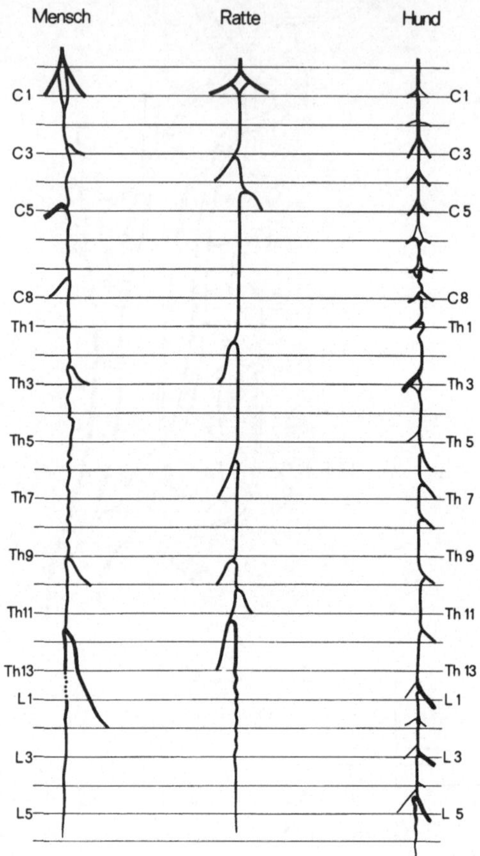



**Abb. 3.** Speziesunterschiede der Vorderwurzelarterien in Frequenz und Kaliber bei Mensch, Ratte und Hund. (Nach Ondra u. Schneider, unveröff.)

Spezies deutlich. Beim Hund finden sich nicht selten mehr als 30 Vorderwurzelarterien, beim Menschen und bei der Ratte hingegen nur noch 6–10. Abbildung 4 zeigt die prozentuale Segmentverteilung dieser Arterien mit zwei Schwerpunkten im Bereich des Halsmarks bzw. im unteren Thorakal- und Lumbalmark.

„In der aufsteigenden Vertebratenreihe besteht eine progressive Desegmentation der Zu- und Abflüsse des Rückenmarks, die bei Primaten und beim Menschen ihre stärkste Ausprägung erreicht. Sie betrifft vorzugsweise das arterielle System mit starker Prädilektion für die Vorderwurzeläste, welche die wichtigsten Versorgungsgefäße darstellen. Sie sind beim Menschen auf wenige, relativ mächtige Zuflüsse reduziert, die nach Zutrittshöhe und Kaliber starken individuellen Schwankungen unterliegen. Dennoch lassen sich in Anlehnung an Kadyi (1889) grob schematisch zwei Grundtypen der arteriellen Versorgung herausstellen: Die „paucisegmentale" Form mit 2–5 Ventralzuflüssen pro Rückenmark sowie ein relativ „plurisegmentaler" Typ mit 6 und mehr Vorderwurzelarterien. ... Die Auswertung von 600 menschlichen Medullae ergab in 45% eine paucisegmentale Form. Die durchschnittlich größten Abstände zwischen den Zuflüssen und ihre geringsten Kaliber bestehen im Brustmark.

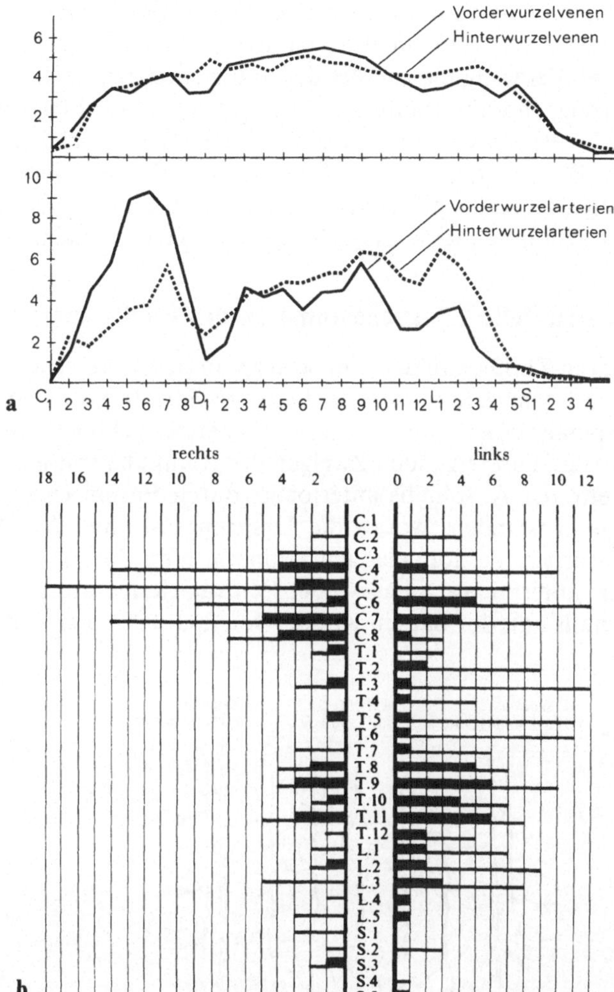



**Abb. 4. a** Mittlere prozentuelle Segmentverteilung der Wurzelgefäße am menschlichen Rükkenmark (JELLINGER, 1966a). **b** Zahl, Kaliber und Zutrittshöhe der Vorderwurzelarterien
(36 Beobachtungen). Gefäße mit einem Kaliber von über 450 μ sind fett gedruckt. (DOM-
MISSE, 1975)

Die geringere Reduktion der *Hinterwurzelarterien* mit 3–4fachen Mittelwerten gegenüber
den Ventralzuflüssen bedingt eine geringere Verwischung der Metamerie der Dorsalzuflüsse"
(JELLINGER, 1966a).

Das Kaliber der *ventralen Wurzelarterien* beträgt zwischen 200 und 1200 μ
(Abb. 4b). Die Aa. vertebrales können entwicklungsgeschichtlich als die ungewöhnlich kräftig ausgebildeten Arterien der Vorderwurzeln C1 angesehen werden
(KADYI, 1889). Das Halsmark erhält wenigstens einen kräftigen ventralen Zufluß
zwischen C5 und C7. Die A. radicularis magna (ADAMKIEWICZ, 1882) entspringt
als kräftigste thorako-lumbale Arterie in 62% aus den unteren Interkostalarterien, seltener aus den oberen Lumbalarterien (L1 26%, L2 10%) und gelangt

meist auf der linken Seite zum Rückenmark. Die A. radicularis magna ist nicht immer der kaudalste Ast, manchmal treten noch kleinkalibrige Zuflüsse lumbo-sakral hinzu. Der Verzweigungsmodus der Wurzelarterien ist im Halsmarkbe-reich eher T-förmig, thorako-lumbal Y-förmig. Die A. radicularis magna bildet einen kräftigen R. descendens und einen schwächeren R. ascendens.

Die *dorsalen Wurzelarterien* übertreffen die Zahl der ventralen Zuflüsse um über das Doppelte. Durchschnittlich finden sich am Rückenmark 14 Hinterwur-zelarterien, die als dünnkalibrige Äste ($\varnothing$ 150–400 μ) das Rückenmark erreichen.

### 3. Arterielle Längsanastomosen des Rückenmarks

Die radikulären Zuflüsse bilden eine kräftig ausgebildete ventrale Längsana-stomose und zwei schwächere dorsale Längssysteme (Abb. 5, 6). Es handelt sich bei den „Spinalarterien" um Anastomosenketten, gebildet von den anasto-mosierenden auf- und absteigenden Zweigen der Radikulararterien. Die ventrale Anastomosenkette der A. spinalis anterior ist durch Fusion einer ursprünglich paarigen Anlage entstanden, woran die Ursprungsäste aus der A. vertebralis und die gelegentlichen Verdoppelungen erinnern. Von der A. spinalis anterior gehen im Sulcus anterior die Sulcus- oder Zentralarterien ab. Die median ver-laufende A. spinalis anterior hat ein Kaliber von 200–1 000 μ (zervikal ca. 500 μ,

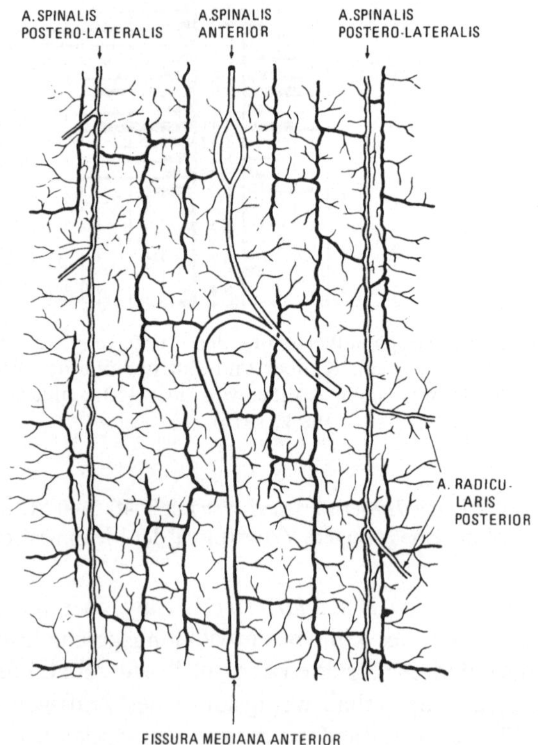


**Abb. 5.** Gefäßnetz an der Rückenmarksoberfläche mit Darstellung der Längsanastomosen. Zweidimensionale Darstellung des Zylindermantels. (Nach CLEMENS, 1967)

thorakal 300–400 µ, lumbal bis 1 000 µ) und entsteht kranial paarig, nicht selten auch unpaarig aus den Aa. vertebrales. Die paarigen Ursprünge verschmelzen in der Mittellinie meist in Höhe von C1.

Die Aa. spinales posteriores und posterolaterales sind keine konstanten Längsanastomosen, sondern stellen nach PISCOL (1972) in ihrer Kombination ein posterolaterales Längssystem dar. Keines dieser Gefäße ist kontinuierlich über der Dorsalfläche des Rückenmarks anzutreffen (im Gegensatz zur Darstellung von CLEMENS, 1967; s. Abb. 5) und wird in den verschiedenen Schemata deshalb teils medial, teils lateral des Hinterwurzeleintrittes lokalisiert. GILLILAN (1958) charakterisiert dieses Längssystem daher auch als „plexiform channels". Das Gefäßkaliber schwankt zwischen 100 und 200 µ.

Offensichtlich besteht ein reziprokes Verhältnis zwischen der Zahl segmentaler Wurzelarterien einerseits und der Konstanz und dem Kaliber der Längsanastomose andererseits. Ventral findet sich eine starke und konstant ausgebildete A. spinalis anterior und u.U. eine extreme Reduktion der radikulären Zuflüsse. Dorsal findet sich nahezu in jedem 2. Segment ein radikulärer Zufluß, hingegen nur eine schwach-kalibrige und inkonstante Längsanastomose. Die ventralen und dorsalen Längssysteme des Rückenmarks stehen über zahlreiche quer und schräg verlaufende piale Anastomosen miteinander in Verbindung (Abb. 6). Eine wichtige zirkuläre Anastomose findet sich im Bereich des Conus medullaris (Abb. 1) (KADYI, 1889; BOLTON, 1939; LAZORTHES et al., 1966 — „anse anastomatique du cône"). BOLTON konnte in Injektionsversuchen über die ventrale Spinalarterie das dorsale Gefäßnetz über diese kaudale Anastomose auffüllen. Auch angiographisch ist sie darstellbar (DJINDJIAN et al., 1970; DJINDJIAN, 1969).

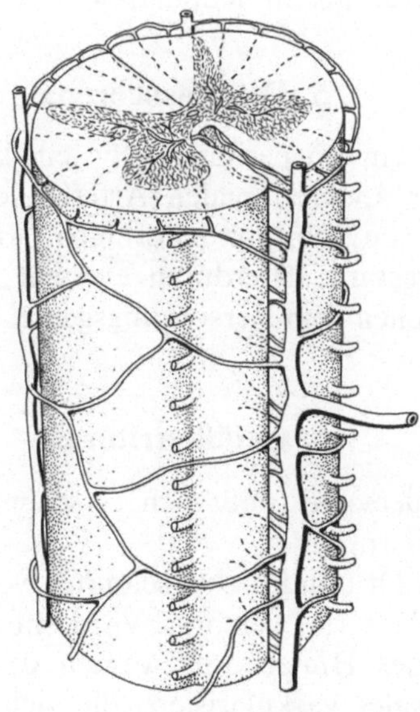

**Abb. 6.** Halbschematische Darstellung des extramedullären arteriellen Gefäßnetzes und der Längsanastomosen. (Nach LAZORTHES et al., 1971)

## 4. Die Sulcus- und Zentralarterien

Nach JELLINGER (1966) finden sich ca. 220 Sulcusarterien pro Rückenmark. Die Zahl der Sulcusarterien variiert in den verschiedenen Niveaus und beträgt im Halsmarkbereich 5–8/cm, im Bereich des Thorakalmarks 2–5/cm, im Lumbalmark 5–12/cm (TURNBULL, 1971). Insgesamt finden sich zervikal ca. 70, thorakal ca. 60, lumbal 60 und sakral 20–25 Sulcusarterien. Die Gefäßdichte ist im Hals- und Lumbalmark also 2–3mal größer als thorakal. Offenbar besteht eine direkte Beziehung zwischen Zahl der Sulcusarterien und der Masse der grauen Substanz. Das Kaliber dieser Arterien schwankt zwischen 90 und 120 µ. Der Abgang aus der A. spinalis anterior ist in etwa rechtwinklig. In der Tiefe der Fissura anterior strahlen Aufzweigungen der Sulcusarterien flächenförmig in vordere Kommissur und graue Substanz ein, alternierend die linke bzw. rechte Seite versorgend (Abb. 8). Durch die dichotome oder büschelförmige Aufzweigung der Zentralarterien nach oben und unten entsteht der Eindruck innerer Längsanastomosen. Zervikal beträgt das Territorium einer Zentralarterie 1,2 cm, lumbal 1,7 cm, thorakal bis zu 3,0 cm (TURNBULL, 1971). Diese Territorien überlappen sich offensichtlich, echte Längsanastomosen entstehen jedoch nicht.

Definiert man Arteriolen als kleine Arterien mit einem inneren Lumen von 80 µ und weniger, sind die Sulco-Kommissuralarterien als Präarteriolen und die Kommissuralarterien des Rückenmarks als Arteriolen zu werten. Nach DROMMER (1972a) haben die in die Rückenmarksubstanz eintretenden Sulco-Kommissuralarterien beim Schwein keine Elastica interna mehr; die Media wird von 1–4schichtigen Lagen glatter Muskulatur gebildet.

DROMMER (1972a, c) fand, daß beim experimentellen Colitoxinschock vor allem diese Arteriolen bemerkenswert häufig Endotheldefekte und eine Insudation von plasmatischen Substanzen in den perivaskulären Raum zeigen, offenbar frühzeitiger und intensiver als in Kapillaren und Venen der gleichen Tiere.

## 5. Die Vasocorona

Es handelt sich hier um ein peripheres System kleiner Äste, die direkt aus Längsanastomosen oder anderen pialen Arterien entspringen und radiär als Rr. marginales in die weiße Substanz eindringen (Abb. 6, 9). Einzelne Arterien erreichen die graue Substanz. Hierdurch entsteht eine unterschiedlich breite Überlappungszone zwischen dem Versorgungsgebiet der Zentralarterien und der Vasocorona (Abb. 7).

## 6. Gefäßterritorien

Der Rückenmarksquerschnitt läßt sich — schematisch — in drei arterielle Versorgungsgebiete gliedern:

1. Die ventralen zwei Drittel des Querschnittes werden durch die Zentralarterien bzw. die A. spinalis anterior versorgt. Vorderhorn, Zona intermedia, Kommissur und die Basis des Hinterhorns werden durch die Endverzweigungen der Aa. sulcocommissurales vaskularisiert, die sich kurz nach ihrem Eintritt in das spinale Grau in horizontaler und vertikaler Richtung verzweigen. Diese Arterien sind Endarterien, die keine Anastomosen miteinander eingehen. Ledig-

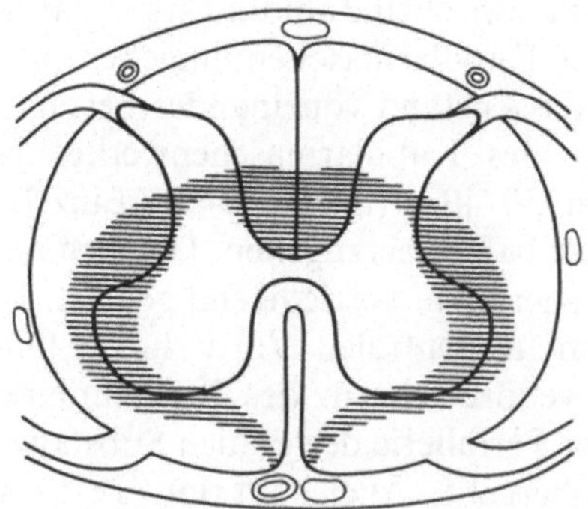

**Abb. 7.** Schematische Darstellung der Überlappungszone zwischen zentralem und peripherem arteriellen System des Rückenmarksquerschnittes. (Modifiziert nach Turnbull et al., 1966)

lich auf kapillärer Ebene kommunizieren die einzelnen Gefäßterritorien miteinander (Bolton, 1939; Gillilan, 1958; Turnbull, 1971).

2. Äste der dorsalen bzw. dorsolateralen Gefäßanastomosen versorgen das dorsale Drittel des Rückenmarksquerschnittes.

3. Die Randpartien der weißen Substanz werden durch die Rr. marginales der Vasocorona versorgt.

Es ist jedoch festzuhalten, daß sich die vaskulären Territorien in horizontaler Ebene (Abb. 7) und auch in longitudinaler Richtung durch den Verlauf der Aa. centrales überlappen.

## II. Die Kapillaren des Rückenmarks

Schon Adamkiewicz (1881) hatte die auffallenden Unterschiede der Kapillardichte in grauer und weißer Substanz dokumentiert (Abb. 8, 23a). Das Vorderhorn ist dichter kapillarisiert als das Hinterhorn, zudem ist die Kapillardichte in der Hals- und Lendenanschwellung gegenüber dem Brustmark erhöht. Daraus

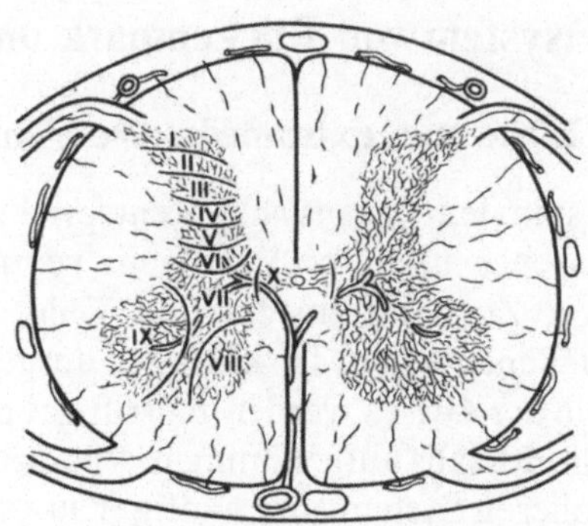

**Abb. 8.** Kapillardichte des Rückenmarksquerschnittes. Halbschematische Darstellung mit Einzeichnung des Lamina-Schemas. (Nach Rexed, 1952, 1954, 1964)

wurde ein Zusammenhang zwischen Zahl und Aktivität der Neurone und Kapillarisierung postuliert. Die Kapillarmaschen umgeben im Vorderhorn z.T. direkt die Neurone. Ihr mittlerer Abstand voneinander beträgt 25–40 μ (KADYI, 1889; SAHS, 1942). Die Weite des Kapillarmaschenwerkes beträgt im Vorderhorn 25–30 μ, im Hinterhorn 30–40 μ (SAHS, 1942). Einzelne Kapillaren scheinen direkt in die venöse Strombahn überzugehen. Der Beginn des venösen Schenkels ist jedoch anatomisch bisher nicht befriedigend geklärt. KROGH (1945) vermutete den Beginn der Venolen im zentralen Vorderhorn. GILLILAN (1970) ging bei seiner Studie über das venöse System des Rückenmarks davon aus, daß das kapillare Netzwerk in der Peripherie der grauen Substanz oder erst in der weißen Substanz in Venolen übergeht. Auch TVETEN (1976) stellte die Bildung der Venen in den Randstrukturen dar.

Nach SAHS (1942) ist das griseale Kapillarnetz in horizontaler und vertikaler Ebene gleichartig ausgebildet. Rückschlüsse aus der Kapillararchitektur auf die Hämodynamik sind nur bedingt möglich.

Die Kapillarisierung der weißen Substanz des Rückenmarks ist wesentlich weitmaschiger. Die Kapillarabstände betragen im Vorder- und Seitenstrang etwa 100–125 μ, im Hinterstrang 125–175 μ. Die Kapillarschleifen des Hinterstranges sind in der longitudinalen Ausdehnung ungefähr doppelt so groß wie im Querschnitt (SAHS, 1942).

Der feinstrukturelle Aufbau der Kapillaren in der spinalen Grisea zeigt nach den Untersuchungen von DROMMER und SCHULZ (1971) und DROMMER (1972b) am Schwein und von CERVÓS-NAVARRO und FERSZT (1973) beim Menschen insofern Besonderheiten, als ein Großteil der Kapillaren einen kollagenhaltigen perivaskulären Raum haben (beim Schwein ca. 60%, beim Menschen ca. 80%). Kollagen ist schon im frühen Kindesalter nachzuweisen, also kein altersabhängiger Befund (CERVÓS-NAVARRO u. FERSZT, 1973). Nach eigenen Beobachtungen ist das Kollagen zwischen der gefäßeigenen und gliogenen Basalmembran bei der Ratte seltener, beim Hund häufiger zu finden, oft verbunden mit einem optisch leeren perivaskulären Raum. Im übrigen entspricht das lückenlose Endothel mit Ausbildung interzellulärer „tight junctions" der Rückenmarkskapillaren völlig den Hirnkapillaren. Die Astroglia umgibt zu 80–90% die Kapillaroberfläche.

## III. Das Venensystem von Rückenmark und Wirbelsäule

### 1. Intra- und extramedulläre Venen

Die Anordnung des spinalen Venensystems entspricht in etwa dem Arterienverlauf (Abb. 9): Sulcusvenen und eine V. spinalis ventralis drainieren vordere Kommissur, Vorderhorn, Zona intermedia und Teile der Clarkeschen Säule. Das radiäre (periphere) Venensystem ist kräftiger ausgebildet als die arterielle Vasocorona. Große Teile der Grisea werden zentrifugal drainiert und von pialen Venen und der V. spinalis dorsalis aufgenommen. Venöse Anastomosen zwischen dem zentralen und peripheren System sind häufig (CROCK u. YOSHIZAWA, 1977).

Nach KROGH (1945) und TURNBULL et al. (1966) entstehen die radiären Venen im Zentrum der grauen Substanz; nach GILLIAN (1970) und TVETEN (1976) for-

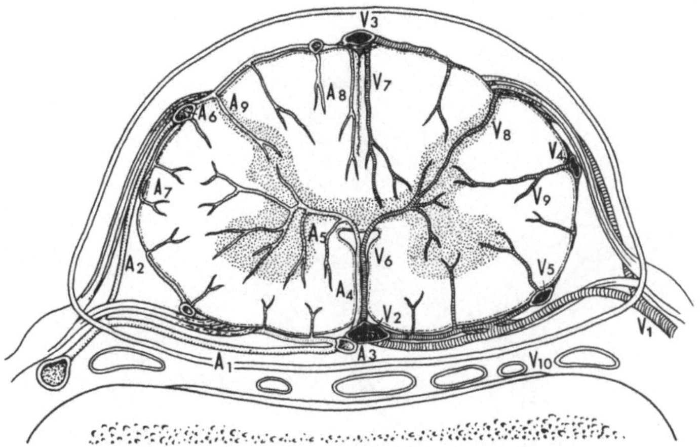


**Abb. 9.** Arterielle und venöse Versorgung des Rückenmarksquerschnittes. (Nach PISCOL, 1972). $A_1$ A. radicularis ventralis, $A_2$ A. radicularis dorsalis, $A_3$ A. spin. ventralis, $A_4$ A. sulci, $A_5$ A. centralis, $A_6$ A. spin. posterolateralis, $A_7$ Rr. marginales, $A_8$ A. fissurae, $A_9$ A. cornu posterioris; $V_1$ V. radicularis, $V_2$ V. mediana ventralis, $V_3$ V. mediana dorsalis, $V_4$ V. posterolateralis, $V_5$ V. anterolateralis, $V_6$ V. sulci, $V_7$ V. fissurae, $V_8$ V. cornu posterioris, $V_9$ Rr. marginales, $V_{10}$ Plexus venosus vertebralis internus

mieren sie sich erst in der Randzone der Grisea, wobei kapilläre Gefäße abrupt in Venolen überzugehen scheinen. Das Venennetz der Rückenmarksoberfläche ist dicht. Der Abfluß erfolgt über Venen, die nahezu jede Hinterwurzel begleiten, in den inneren Wirbelplexus (Plexus venosus vertebralis internus), der mit einer Kapazität von 100 ml Blut (CLEMENS, 1961) offenbar Druck- und Volumenschwankungen im Rückenmarkskanal ausgleichen kann (Abb. 9, 10). Ein Rückfluß von Blut aus diesem Venenplexus des Wirbelkanals in die Venen der Rückenmarksoberfläche bei Stauungszuständen wird durch zweizipflige Klappen der Wurzelvenen verhindert (CLEMENS, 1961). GILLILAN (1970) erwähnt neben den Klappen den rechten Winkel der Einmündung und das relativ kleine Kaliber der Rückenmarksvenen als Strukturprinzipien, die einer Strömungsumkehr entgegenstehen. Da auch Injektionsversuche in Venen der Rückenmarksoberfläche (V. spinalis anterior) nur zu einer geringen retrograden Füllung intramedullärer Venolen und Kapillaren führen, postulierten SUH und ALEXANDER (1939), GILLILAN (1970) und TVETEN (1976e), daß der mediale Rist beim Zusammenfluß zweier Venen im Falle der Strömungsumkehr als Klappe wirkt.

## 2. Die Venen des Wirbelkanals (Abb. 10)

Morphologische und angiographische Studien über das Venensystem von Rückenmark und Wirbelsäule stammen u.a. von BATSON (1940, 1957), CLEMENS (1961) und VOGELSANG (1969). BATSON konnte an der Leiche über Penisvenen die Venen der Wirbelsäule bis zur Schädelbasis mit Kontrastmittel füllen. Mit der Injektion von etwa 200 ml Kontrastmittel gelingt die zusammenhängende Darstellung von Plexus vertebralis internus und den Schädelsinus. Der dorsale und ventrale intravertebrale Venenplexus, der zwischen den Durablättern von

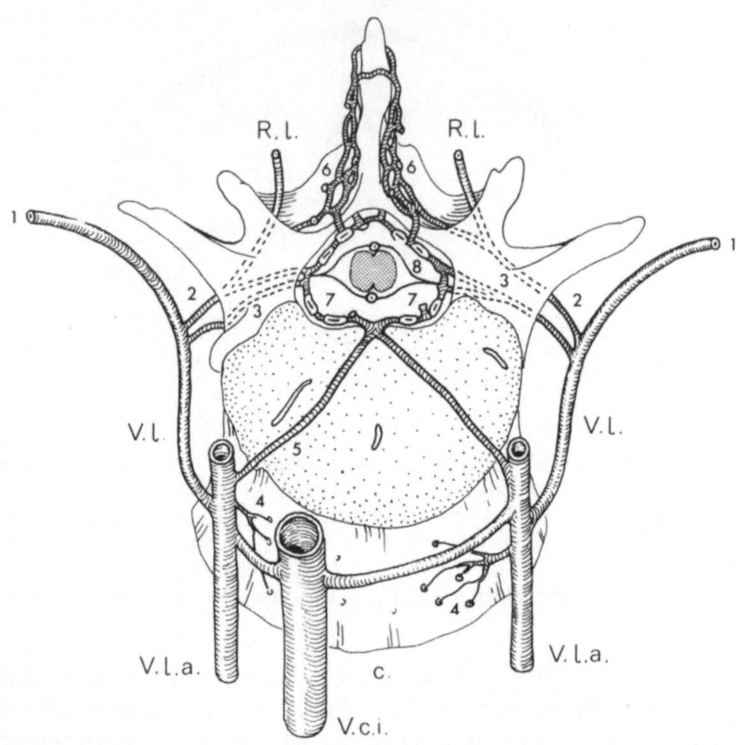


**Abb. 10.** Halbschematische Darstellung des intra- und extraspinalen Venensystems lumbal. (Nach CLEMENS, 1961.) *c.* Lendenwirbel, *V.c.i.* Vena cava inferior, *V.l.a.* Vena lumbalis ascendens, *V.l.* Vena lumbalis, *R.l.* Ramus lateralis, *1* R. ventralis v. lumbalis, *2* R. dorsalis v. lumbalis, *3* Vv. intervertebrales, *4* Plexus venosus vertebralis externus anterior, *5* Vv. basivertebrales, *6* Plexus venosus externus post., *7* Plexus venosi vertebrales interni, *8* Vv. radiculares

Fettgewebe umgeben ist, hat segmentale, klappenlose Verbindungen zu den Lumbalvenen, der V. azygos bzw. hemiazygos, ferner zu den Plexus der hinteren Schädelgrube, dem Sinus- und Jugularissystem.

Die Liquordruckschwankungen bei intrathorakaler oder intraabdomineller Druckerhöhung sind über die Kommunikation des Niederdrucksystems mit dem Venenplexus des spinalen Epiduralraumes erklärbar. Daher ist mit Richtungsänderung oder Strömungsumkehr des Blutes in diesem weitmaschigen System zu rechnen (BATSON, 1957; HALLENBECK, 1976). Histologisch sind die epiduralen Venen von wenigen Lagen glatter Muskulatur und Zügen straffen Bindegewebes umgeben, damit wahrscheinlich auch kontrahierbar (CLEMENS, 1961). Da das Volumen dieses venösen Pools („valveless venous lake") etwa 20mal höher ist als das des arteriellen Schenkels, dürfte die durchschnittliche Strömungsgeschwindigkeit in dem venösen System relativ langsam sein. Der Rückstrom in die intraduralen Venen wird u.a. durch Klappen im Bereich des Duradurchtritts der Wurzeltaschen verhindert (CLEMENS, 1961).

## IV. Arteriovenöse Anastomosen

Sie sind u.a. von ROLL (1958) und VUIA und ALEXIANU (1969) beschrieben worden. Durch die retrograde Auffüllung des Venensystems kommt es zum Übertritt von Farbstoff in das arterielle System. Arteriovenöse Anastomosen scheinen dabei überwiegend im Epiduralraum sowie im Bereich der Wurzeln zu existieren. Der Durchmesser kann über 200 μ betragen. Diese arteriovenösen Anastomosen scheinen für die retrograde Wanderung fibrokartilaginärer Embolien eine Rolle zu spielen (FEIGIN et al., 1965; OGATA u. FEIGIN, 1972) (s.S. 575).

## V. Zur angiographischen Darstellung der Rückenmarksgefäße

Bei der selektiven spinalen Angiographie lassen sich beim gegenwärtigen Stand der Technik (1977) Gefäße bis zu einem Kaliber von etwa 300 μ nachweisen. Sulcus- bzw. Kommissuralarterien sind in der Regel nicht darstellbar. In erster Linie lassen sich größerkalibrige radikuläre Arterien und die ventrale Längsanastomose darstellen. Die dorsolaterale Längsanastomose, die anastomosierende Schleife im Conus medullaris und intramedulläre Arterien entgehen in der Regel dem arteriographischen Nachweis (DOPPMAN u. RAMSEY, 1971; LAZORTHES et al., 1966; DJINDJIAN et al., 1970). Rückenmarksvenen werden nur in pathologischen Situationen, z.B. bei arteriovenösen Angiomen, erfaßt.

# B. Physiologie und Pathophysiologie der Rückenmarksdurchblutung

## I. Physiologie der Rückenmarksdurchblutung

### 1. Autoregulation

Das für das Gehirn gültige Prinzip der Autoregulation und ihre Störanfälligkeit gilt auch für das Rückenmark (PALLESKE u. HERRMANN, 1968; WÜLLENWEBER, 1969; GRIFFITHS, 1973c; KOBRINE et al., 1976a; NIX et al., 1977; COLLMANN et al., 1978). Untersuchungen am menschlichen Rückenmark intra operationem (WÜLLENWEBER, 1969) ergaben, daß wenige Sekunden nach dem Anstieg des $PCO_2$ in der Atemluft eine Gefäßdilatation und Erhöhung der Durchblutung erfolgt („$CO_2$-Antwort") und etwa eine Minute über den Anstieg des $PCO_2$ hinaus anhält. Hyperventilation hat den gegenteiligen Effekt. Auf i.v. appliziertes Noradrenalin erfolgt ein initialer Anstieg der Rückenmarksdurchblutung, der sich jedoch rasch wieder normalisiert, während der Systemblutdruck noch über Minuten erhöht bleibt. Bilaterale Kompression der Jugularisvenen führt durch Druckerhöhung im Spinalkanal zu einem kurzfristigen Abfall der spinalen Durchblutung. In der Umgebung von Tumoren kommt es zu Vasodilatation und teilweiser Aufhebung der Autoregulation. WÜLLENWEBER hat vor allem die Bedeutung des venösen Sektors für die Rückenmarksdurchblutung hervorgehoben, wobei Faktoren wie intrathorakaler Druck, Atemmechanik oder venöse Kompression eine große Rolle spielen.

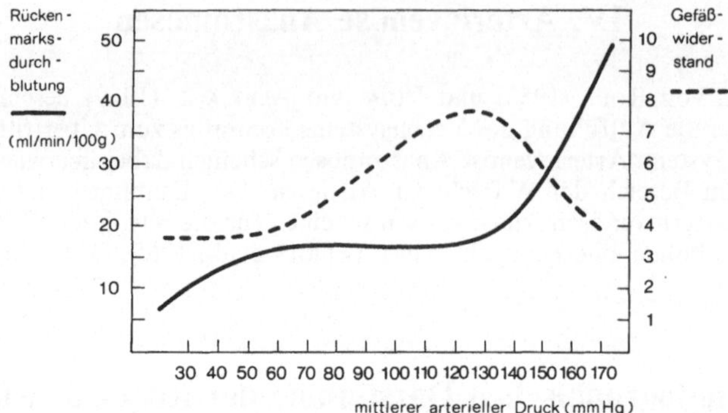


**Abb. 11.** Rückenmarksdurchblutung und Gefäßwiderstand in Abhängigkeit vom Systemblutdruck. (KOBRINE et al., 1976)

Die spinale Durchblutung bleibt in einem Blutdruckbereich zwischen 60 und 150 mm Hg
in etwa konstant. Abbildung 11 (KOBRINE et al., 1976a) gibt das Verhalten der spinalen
Durchblutung bei Veränderungen des Systemblutdrucks wieder. Der Flow bleibt in dem
Mitteldruckbereich zwischen 50 und 130 mm Hg bei etwa 15 ml/100 g/min konstant. Unterhalb von 50 mm Hg versagt die Autoregulation, die Durchblutung fällt bei weiterem Blutdruckabfall ab. Oberhalb von 130 mm Hg kommt es zu einem linearen Anstieg der Durchblutung in Abhängigkeit vom arteriellen Mitteldruck. Dieser „breakthrough" erfolgt über
eine $\beta$-adrenerg gesteuerte Vasodilatation, die durch Propranolol verhindert werden kann
(KOBRINE et al., 1977).
Für die Aufrechterhaltung der Autoregulation bei Normaldrucken sind intakte $\alpha$-adren-
erge Rezeptoren notwendig, da sie durch Gabe von Phenoxybenzamin aufgehoben wird
(KOBRINE et al., 1977). Diese Beobachtungen gelten für die weiße Substanz des Seitenstranges
beim Affen.

An Zwergschweinen konnte PALLESKE (1968) nachweisen, daß vasoaktive
Substanzen die spinale Durchblutung in der Regel nicht beeinflussen; nur Papa-
verin und Euphyllin führen zu einer geringen Durchblutungszunahme. Beim
experimentellen Kälteödem ist die Autoregulation gestört oder aufgehoben, es
kommt zur Vasodilatation (PALLESKE, 1969). Gleichartige Veränderungen finden
sich bei spinaler Kompression durch epiduralen Ballon (PALLESKE et al., 1970;
GRIFFITHS, 1973c). Die Autoregulation im unteren Thorakalmark wird durch
eine hohe Halsmarkdurchschneidung nicht wesentlich beeinflußt (KOBRINE et al.,
1976b). Hypoxie oder Hyperkapnie heben hingegen die Autoregulation auf;
es kommt zu Vasodilatation und Hyperämie.

## 2. Durchblutung, Sauerstoffverbrauch, Kreislaufzeit

Mit den Methoden der [133]Xenon-Technik bzw. Wasserstoff-Clearance-Tech-
nik wurden quantitative Angaben über die Rückenmarksdurchblutung gemacht
(GRIFFITHS, 1973a, b, 1975; KOBRINE et al., 1975, 1976). GRIFFITHS fand beim
Hund in den Segmenten T12–T13 eine Flow-rate zwischen 8 und 15 ml/100 g/
min. Die Ergebnisse von KOBRINE et al. (1976a) liegen bei etwa 15 ml/100 g/min
im unteren Thorakalmark des Affen. Wahrscheinlich entsprechen diese Werte
der Durchblutung der weißen Substanz, die bei Anbringung der Elektroden
an der Rückenmarksoberfläche erfaßt wird. Die Meßwerte von BINGHAM et al.

(1975) bei Affen schwanken zwischen 37,1 und 48,4 ml/100 g/min in der Grisea und 13,9–21,7 ml in der weißen Substanz. BENOIST (1976) fand bei Katzen in Höhe von L3/L4 eine Durchblutung von 29,8 bzw. 14,0 ml/100 g/min. FLOHR et al. (1972) fanden bei Anwendung der particle-distribution-Technik etwas höhere Durchblutungswerte für das Gesamt-Rückenmark, wobei für das Zervikalmark 19,9 ml, für das Thorakalmark 16,8 ml, für das Lumbalmark 22,1 ml/100 g/min gemessen wurden.

Sicher sind die unterschiedlichen Ergebnisse durch die Verschiedenheit der Meßmethoden erklärbar, die zudem eine getrennte Beurteilung von weißer und grauer Substanz nur bedingt zulassen (SANDLER u. TATOR, 1976a). Frühere autoradiographische Studien an Katzen von LANDAU et al. (1955) hatten für die spinale Grisea eine Durchblutungsrate von 63 ml/100 g/min, für die weiße Substanz 14 ml/100 g/min ergeben. Diese Ergebnisse wurden von SANDLER und TATOR (1976b) in etwa bestätigt: Die Autoradiographie mit $^{14}$C-Antipyrin ergibt bei computerisierter densitometrischer Analyse eine Durchblutung der weißen Substanz von $10,2 \pm 0,2$ ml/100 g/min und der grauen Substanz von $57,6 \pm 2,3$ ml/100 g/min (thorakaler Rückenmarksquerschnitt des Rhesusaffen). Durch die Analyse des Querschnittes in $100 \times 100$ μ großen Teilquadraten erlaubt diese Methode auch die Differenzierung regionaler Durchblutungsgrößen. Der Flow der Grisea ist relativ inhomogen und beträgt im Hinterhorn 20–40 ml/100 g/min, in der zentralen Grisea und im Vorderhorn 20–90 ml/100 g/min. Die Strangsysteme der weißen Substanz zeigen hingegen eine gleichmäßige Durchblutung.

Nachdem ANDERSON et al. (1978) nachweisen konnten, daß die Laminektomie allein, die in den meisten derartigen Versuchen durchgeführt wurde, zu einer meßbaren Reduktion der Rückenmarksdurchblutung führt, müssen alle bisherigen Messungen zurückhaltend interpretiert werden.

Untersuchungen über den *Sauerstoffverbrauch* spinaler Strukturen liegen m.W. bisher nicht vor. Der $PO_2$ der Grisea wurde von KELLY et al. (1970) mit 35 mm Hg, von DUCKER und PEROT (1971) mit 39 mm Hg angegeben, was dem mittleren $PO_2$ des Gehirns entspricht.

Nur wenige Angaben finden sich über die *Kreislaufzeit* im Bereich des Rückenmarks. Bei der stereomikroskopischen Beobachtung der von dorsal freigelegten Rückenmarksoberfläche konnten MARGOLIS et al. (1957) Werte gewinnen, die z.T. mit den bekannten Werten im Gehirn übereinstimmen. Bei intraaortaler Applikation eines fluoreszierenden Farbstoffes betrug die Zirkulationszeit zwischen früher arterieller Phase und später venöser Phase zwischen 6,2 und 11,1 sec (Cortex 6,0–12,7 sec). Die Zeit zwischen Beginn der arteriellen und Beginn der venösen Phase liegt beim Rückenmark zwischen 1,9 und 3,4 sec, über dem Cortex bei 0,9–2,0 sec. Wahrscheinlich bestehen beträchtliche regionale Schwankungen in der spinalen Durchblutungszeit. Bei der selektiven Angiographie der Rückenmarksgefäße stellt sich die arterielle Phase innerhalb von 3 sec, die venöse Phase nach 10–12 sec dar.

## 3. Die Partialstromtheorie

Die von ADAMKIEWICZ (1882) konzipierte Partialstromtheorie ist wiederholt von späteren Untersuchern (u.a. DI CHIRO u. FRIED, 1971) bestätigt worden.

In postmortalen Durchströmungsversuchen mit Farbstoffen und Röntgenkontrastmitteln hat Piscol derartige Partialkreisläufe dokumentiert.

"Über die Aa. radiculares erreichen mehrere Blutströme getrennt das Rückenmark. Sie teilen sich an den Bifurkationen in Teilströme, welche in den Rr. ascendentes jeweils nach kranial, in den Rr. descendentes dagegen nach kaudal verlaufen. Im Bereich der Intermediärstrecken der arteriellen Längstrakte liegen dadurch natürlich gegensinnige Stromrichtungen vor, welche sich an den Treffpunkten der Rr. ascendentes mit den Rr. descendentes neutralisieren. ... Im Bereich der Sulcusarterien sowie der perforierenden Äste der hinteren Längstrakte und der Vasocorona schwenken alle Teilströme in eine radiär auf die Zentralachse des Rückenmarks zielende Richtung ein. ... Im Normalzustand wird das Rückenmark also von *Partialkreisläufen* versorgt. Lokalisation und Ausdehnung werden von der Zutrittshöhe, der Zahl, dem Kaliber und dem Aufzweigungsmodus der Wurzelarterien bestimmt und unterliegen damit erheblichen individuellen Schwankungen" (Piscol, 1972).

Über starkkalibrige Wurzelarterien ließen sich auch die Versorgungsgebiete kleiner Zuflüsse darstellen, während über kleine Zuflüsse die Durchströmung benachbarter Territorien nur unvollkommen gelingt. Piscol (1972) verneinte anatomisch feststehende Grenzzonen, bejahte hingegen minderversorgte Areale im oberen Thorakalbereich.

Während bereits das starke Kaliber des absteigenden Astes der A. radicularis magna vermuten läßt, daß die Blutströmung hier im wesentlichen nach kaudal verläuft, bleibt die Strömungsrichtung im Halsmarkbereich lange umstritten. Fried et al. (1970) fanden bei direkter Beobachtung der A. spinalis anterior in Höhe von C2–C7, daß die Strömung in der Längsanastomose in Höhe der einmündenden Wurzelarterien nach kranial *und* kaudal verläuft. Nicht zuletzt hat die Angiographie klar gemacht, daß die Hämodynamik keinen starren Regeln folgt. Di Chiro (1971) und Di Chiro und Fried (1971) wiesen nach, daß sich die gegenläufigen Ströme in der Mitte zwischen zwei Wurzelarterien treffen ("Wasserscheiden"), betonten aber die große Anpassungsfähigkeit der spinalen Längsanastomosen bei Gefäßverschlüssen und Angiomen mit der Möglichkeit einer *Strömungsumkehr*.

## II. Pathophysiologie der Rückenmarksdurchblutung

### 1. Zur Rolle der "Grenzzonen"

Adamkiewicz (1881, 1882) ging bei seinen anatomischen Untersuchungen der spinalen Gefäße von Überlegungen zur Pathogenese der Tabes aus und stellte zur Diskussion, daß die Ausbreitung des tabischen Prozesses im Sinne einer "interstitiellen Erkrankung" abhängig von der arteriellen Gefäßversorgung sein könne. Durch die postmortale Injektion von Farbstofflösungen wurde es möglich, über Wurzelarterien und die A. spinalis anterior die intra- und extramedulläre Gefäßarchitektur darzustellen. Adamkiewicz unterschied erstmals Stromgebiete bzw. Vaskularisationsterritorien. Obwohl er selbst die Überlagerung der Stromgebiete und die Variabilität der Zuflüsse betonte, wurde von ihm erstmals die Hypothese vorgetragen, daß die Mitte des Brustmarks am schlechtesten vaskularisiert sei, "... daß in demjenigen Teil des Rückenmarks die myelitischen Prozesse am häufigsten vorkommen, in welchem die Anastomosen am schwächsten entwickelt sind und in welchem selbst bei künstlichen Injektionen die Masse nur mit Schwierigkeit eindringt, im mittleren Teil des Brustmarks". SUH and ALEXANDER (1939) sprachen angesichts der spärlichen und kleinkalibrigen Zuflüsse des mittleren Brustmarks erstmals von einer Wasserscheide („watershed") und BOLTON (1939) glaubte, an der Grenze zwischen Hinter- und Vorderhorn eine an Kapillaren und Anastomosen ärmere Region festgestellt zu haben. Andere Autoren hatten andererseits vor einer schematisierenden Darstellung gewarnt und gerade die Überlappung der Gefäßterritorien hervorgehoben (KADYI, 1889; GILLILAN, 1958; TURNBULL, 1971). "The blood supply to the thoracic cord is entirely adequate for the volume of grey matter present, and it is relatively as good as for any other cord segment" (GILLILAN, 1958). Dennoch sind später einprägsame Modellvorstellungen über die Rückenmarksdurchblutung entwickelt worden, nach denen die Segmente zwischen zwei arteriellen Versorgungsgebieten als „Grenzzonen" oder „letzte Wiesen" eine erhöhte Vulnerabilität gegenüber Minderdurchblutung aufweisen sollen (ZÜLCH, 1954, 1962, 1976; LAZORTHES, 1962; TÖNNIS, 1961, 1963). Die Hypothese von der Vulnerabilität minderversorgter Segmente weist jedoch gravierende Mängel auf:

1. Die Deutung postmortaler, mit zahlreichen Artefakten belasteter Füllungsversuche extramedullärer Gefäße. TURNBULL et al. (1966) wiesen nachdrücklich darauf hin, daß die postmortale Mikroangiographie mit Darstellung bestimmter Territorien keine Rückschlüsse auf die intramedulläre Hämodynamik in vivo zuläßt.

2. Die Überbewertung des arteriellen Schenkels für die Genese vaskulär bedingter Rückenmarksläsionen.

3. Die im Einzelfall bisher nie konsequent durchgeführte anatomische Korrelation zwischen Gefäßversorgung und Läsion.

Mit genauerer Kenntnis der Gefäßversorgung des Rückenmarks (CORBIN, 1961; JELLINGER, 1966; WOLF, 1967, 1969; CLEMENS, 1967; PISCOL, 1972) wurde die „Grenzzonen"-Hypothese zunehmend skeptischer beurteilt. JELLINGER (1966a, 1966b) fand Vorderwurzelarterien in Höhe von T4 in 24% der Fälle und konnte die von ZÜLCH (1954, 1962, 1967) als Grundlage der Grenzzonentheorie angenommene Zuflußverteilung mit der gefäßfreien Zone um T4 in kaum 10% antreffen. ZÜLCH hat zuletzt (1976) die Grenzzonentheorie mit dem Argument verteidigt, daß sie zumindest für die seltenen Fälle (ca. 10%) zutreffe, in denen eine sog. Minimalversorgung (Paucisegmentaler Typ nach JELLINGER) bestehe.

Vaskuläre Insulte finden sich relativ selten in „Grenzzonen", hingegen *bevorzugt in Kerngebieten* arterieller Stromgebiete. Nach CORBIN (1961) ergibt sich etwa folgende Verteilung der vaskulären Infarkte: 40,3% zerviko-thorakal, 49,2% thorako-lumbal, 7,5% mittleres Thorakalmark T4–T6, 3% oberes Halsmark. So betonte er vor allem die Vulnerabilität der Halsmarkschwellung und des zentralen Vorderhorns und forderte, daß im Einzelfall die Beziehung zwischen vaskulärer Läsion und Gefäßversorgung überprüft werden muß, da die individuellen Schwankungen zu groß seien. CORBIN zog aus der Infarktverteilung am Rückenmark den Schluß, daß die am besten vaskularisierten Segmente des Rückenmarks auch die vulnerabelsten gegenüber Ischämie sind («... les zones de la moelle les mieux irriguées sont aussi les plus vulnérables lors de l'ischémie»). Zu ähnlichen Ergebnissen kam WOLF (1969) bei der synoptischen Zusammenstellung von 50 vaskulär bedingten Myelomalazien aus der Literatur (Abb. 30, S. 561). STOCHDORPH (1970) hat kritisch zur Grenzzonenhypothese bemerkt, daß es sich beim Rückenmark nicht um ein offenes Flußsystem, sondern um ein Durchflußsystem handelt, „dessen Leistung wesentlich von der Abflußmöglichkeit abhängt und nicht einseitig vom Angebot her bestimmt ist".

Die Vertreter der Grenzzonentheorie übersehen zudem, daß in pathologischen Situationen die Plastizität der arteriellen Versorgung des Rückenmarks beachtlich ist:

1. Die dilatierte vordere Spinalarterie bei Aortenisthmusstenose ist mehrfach beschrieben worden. Selten ist sie sogar Anlaß zu Kompressionserscheinungen am Rückenmark (s. Übersicht DOPPMAN et al., 1969). Häufiger kommt es durch einen Steal-Effekt zu neurologischen Ausfällen (CHRISTIAN u. NODER, 1954; KENDALL u. ANDREW, 1972; TYLER u. CLARK, 1958).

2. Auch die Hyperplasie der die arteriovenösen Angiome versorgenden Wurzelarterien zeigt die Anpassungsfähigkeit der extramedullären arteriellen Zuflüsse (DI CHIRO u. FRIED, 1971).

3. Ferner kann die vordere Spinalarterie bei beidseitigem Verschluß der A. vertebralis als Kollaterale für die A. basilaris fungieren (LABAUGE et al., 1969; DI CHIRO, 1971; KARASAWA et al., 1974). So ist auch der — allerdings seltene — Fall zu erklären, daß die ventrale Längsanastomose den Ausfall der A. radicularis magna ohne neurologisches Defizit kompensiert (LAZORTHES et al., 1966).

4. Schließlich mehren sich in letzter Zeit Berichte, daß bei Patienten wegen Vorliegens einer Gefäßmißbildung größere Gefäße, u.a. die A. radicularis magna, verschlossen wurden, ohne daß nennenswerte neurologische Ausfälle resultierten (OMMAYA et al., 1969; DI CHIRO u. WENER, 1973; DECKER et al., 1975).

## 2. Experimentelle Ausschaltung von Wurzel- und extramedullären Rückenmarksgefäßen

Experimentelle Untersuchungen der letzten Jahre haben gezeigt, daß bei extravertebralen Gefäßverschlüssen die zahlreichen Anastomosen in der Regel eine normale Rückenmarkszirkulation garantieren. Sogar der Verschluß der A. spinalis anterior oder wichtiger Wurzelarterien kann ohne Auswirkung auf Funktion und Morphologie des Rückenmarks bleiben. Die ausgedehnte Unterbindung thorakaler und lumbaler Segment-Arterien von der Aorta im Rahmen von Sympathektomien, intraabdominellen und intrathorakalen Eingriffen bleibt meist ohne neurologische Konsequenzen (LAM u. ARAM, 1951; BLAISDELL u. COOLEY, 1962; KILLEN u. ADKINS, 1965). KILLEN und LANCE (1960) konnten durch Unterbindung der Lumbalarterien sogar die Kontrastmittelschädigung des Lumbalmarks durch Aortographie verhindern (s.u.). Wenn nach serienmäßiger Unterbindung segmentaler Zuflüsse spinale Ausfälle im Experiment resultieren, bleiben sie oft untypisch und schwer deutbar (KILLEN, 1965 beim Hund; bzw. TVETEN u. LØEKEN, 1975 bei der Ratte). Bei den beim Hund durch extradurale Wurzeldurchschneidungen zwischen T6 und T11 produzierten spinalen Läsionen erwogen WOODARD und FREEMAN (1956) mit Recht Ödem und venöse Abflußstörungen als Hauptfaktoren; hier fanden sich vor allem Nekrosen in Hintersträngen und Hinterhörnern. Noch ausgedehntere Rhizotomien beidseits zwischen T9 und L3 hatten neben Schäden der Hinterstränge auch Zellausfälle und fokale Nekrosen in Hinter- und Vorderhorn zur Folge (HALL et al., 1975).

Diese überwiegend beim Hund festgestellte Resistenz gegenüber einer Unterbrechung segmentaler Zuflüsse mag durch die wesentlich größere Zahl der Vorderwurzelarterien erklärbar sein (Abb. 3). FRIED et al. (1969) konnten jedoch zeigen, daß auch beim Rhesus-Affen, dessen Zuflußsystem dem des Menschen nahekommt, die Adamkiewiczsche Arterie oder ihr aszendierender Ast ohne größeres Risiko geklippt werden können. Erst die Ausschaltung des kaudalen Astes der A. radicularis magna führt in fast 100% zu eindeutigen Schäden der lumbalen grauen Substanz. Mikroangiographische Studien ergaben eine erstaunliche Ausgleichsmöglichkeit durch das dorsale Arteriensystem oder durch die die Cauda equina versorgenden Zuflüsse (DI CHIRO et al., 1973; FRIED et al., 1969). ZÜLCH (1962) erwähnt, daß eigene Versuche von Gefäßunterbrechungen an der Rückenmarksoberfläche beim Affen ohne Erfolg blieben.

WILSON et al. (1969) und HUKUDA und WILSON (1972) fanden ischämische Ausfälle im Halsmark des Hundes erst dann regelmäßig, wenn zur Unterbrechung der A. spinalis anterior bei C1 und der Wurzelarterie bei C3 zusätzlich die Vertebralarterien unterbunden wurden. Die latente vaskuläre Insuffizienz nach Gefäßblockade konnte bei noch unauffälligen Hunden durch einen hämorrhagischen Schock und/oder mechanische Kompression manifest gemacht werden (GOODING et al., 1975). SHIMOMURA et al. (1968) fanden ebenfalls keine sicheren Ausfälle bei Unterbrechung der Aa. vertebrales oder einzelner Wurzelar-

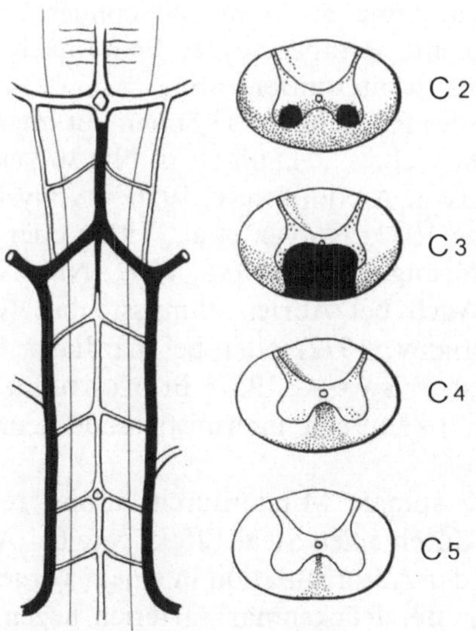


**Abb. 12.** Korrelation von experimentellem Gefäßverschluß und Läsionen des Halsmarks. Teile der A. vertebralis, der Wurzelarterie C3 und der A. spinalis ant. sind durch injizierten Kunststoff verschlossen *(schwarz)*. Korrespondierend hierzu die Läsionen im Rückenmarksquerschnitt. (Nach SHIMOMURA et al., 1968)

terien des Halsmarks. Zu konstanten Ausfällen kam es erst nach Injektion eines polymerisierenden Kunstharzes in die Wurzelarterien C3 mit Blockade der A. spinalis anterior zwischen C3 und C1. Es resultiert ein Verschlußsyndrom der A. spinalis anterior (Abb. 12). Schäden des Tractus corticospinalis lateralis traten erst auf, wenn auch piale Arterien und damit die penetrierenden Äste der Vasocorona blockiert wurden.

Mikroangiographische Untersuchungen nach Perfusionen in vivo haben schließlich gezeigt, daß eine hämodynamisch wirksame Kompression der vorderen Spinalarterie erst spät eintritt. Sehr viel früher kommt es zur Kompression der im Sulcus verlaufenden Zentralarterien (s.S. 534).

Der Exkurs über die experimentelle Ausschaltung von Wurzel- und extramedullären Rückenmarksgefäßen kann abgeschlossen werden mit einem Zitat von A. HOCHE, der bereits 1899 in dem Modell der experimentellen Embolisierung des Rückenmarks klar formuliert hat,

„daß vereinzelte Emboli, die so groß sind, daß sie in den Interkostal- oder Lumbalarterien, in den Radikulararterien oder selbst in einem der Tractus (Längsanastomosen) an der Außenfläche des Hunderückenmarks stecken bleiben, *keine* Funktionsschädigung zu machen *brauchen,* da dann immer noch jenseits der Verstopfung die Möglichkeit anastomotischen Ausgleichs bleibt; ganz anders liegt die Sache für Emboli, die in eine der Rückenmarksarterien in der Substanz des Rückenmarks hineingelangen. Hier ist, falls der Embolus seiner Gestalt nach das Arterienlumen völlig verlegt, *notwendiges* Resultat ein Erlöschen der arteriellen Blutzufuhr im Bezirk der Arterie mit allen ihren Konsequenzen."

## 3. Ischämie

1. Wie am Gehirn kann es im Bereich des Rückenmarks zur *intermittierenden Minderdurchblutung* kommen. DÉJÉRINE (1906) prägte dafür die Bezeichnung der „claudication intermittente de la moelle épinière" und grenzte die teils reversible, teils progrediente Paraparese der Beine nach längerem Gehen von der eigentlichen Claudicatio intermittens ab.

Viele Gefäßprozesse des Rückenmarks können mit intermittierenden spinalen Ausfällen beginnen (Übersicht s. JELLINGER u. NEUMAYER, 1972), so arteriovenöse Mißbildungen (FOIX u. ALAJOUANINE, 1926 — „Dysbasia intermittens spinalis"; WYBURN-MASON, 1943; OLIVER et al., 1973) oder arteriosklerotisch bedingte Durchblutungsstörungen (DJINDJIAN, 1969; NEUMAYER, 1967; JELLINGER u. NEUMAYER, 1962). Auch bei Aortenisthmusstenose (CHRISTIAN u. NODER, 1954; KENDALL u. ANDREW, 1972) oder bei kardialer Insuffizienz (BARTSCH u. HOPF, 1963; BARTSCH u. SWANK, 1967; BODECHTEL u. MITTELBACH, 1964; HENSON u. PARSON, 1967) kann eine intermittierende neurogene Paraparese der Beine auftreten.

Die intermittierende spinale Minderdurchblutung resultiert entweder aus einem Blutdruckabfall, durch einen Steal-Effekt (wie bei Aortenisthmusstenose), oder durch den Verlust der Autoregulation in einem vorgeschädigten Gefäßbett.

Über die Innervation der Rückenmarksarterien liegen bisher keine genauen Angaben vor. Nach eigenen Beobachtungen am Hund enthalten auch einzelne intramedulläre Arteriolen marklose Axone im perivaskulären Raum, wie es CERVÓS-NAVARRO und MATAKAS (1974) an intrazerebralen Gefäßen nachgewiesen haben. DOPPMAN und GIRTON (1978) konnten beim Affen angiographisch keinen Vasospasmus der vorderen Spinalarterie nach experimenteller Subarachnoidalblutung nachweisen und stellten auch keine funktionellen Ausfälle fest.

2. *Die ischämische Schädigung des Rückenmarks* kann durch direkte Unterbrechung der Zuflüsse (s.o.), durch temporäre Abklemmung der Aorta (EHRLICH u. BRIEGER, 1884) oder durch Druckerhöhung im Wirbelkanal (VAN HARREVELD u. MARMONT, 1939) erzeugt werden. Die Gefahr einer ischämischen Schädigung des Lumbalmarks besteht vor allem bei stenosierender Arteriosklerose der spinalen Zuflüsse im Bereich der Aorta (Atheromatose mit Verlegung der segmentalen Abgänge, parietale Thromben, Aneurysma dissecans), Aortenisthmusstenose, bei temporärer Aortenokklusion im Rahmen gefäßchirurgischer Eingriffe, seltener auch nach temporärem Kreislaufstillstand.

In dem klassischen *Modell der temporären Aortenokklusion* fungierte als Versuchstier meist das Kaninchen (EHRLICH u. BRIEGER, 1884; MÜNZER u. WIENER, 1895; MARINESCO, 1896; HÄGGQVIST, 1938; REXED, 1940; KROGH, 1945; BLASIUS u. ZIMMERMANN, 1957; MERKER, 1969). Die Katze wurde von TUREEN (1936), VAN HARREVELD (1941), VAN HARREVELD und SCHADÉ (1962), VAN HARREVELD und KHATTAB (1967), der Hund von ROTHMANN (1899) sowie GELFAN und TARLOV (1959) verwandt.

GELFAN und TARLOV mußten beim Hund die intrathorakale Aortenabklemmung (unmittelbar unterhalb des Abganges der A. subclavia) auf wenigstens 40 min ausdehnen, um regelmäßige Ausfälle zu erzielen. Ischämiezeiten über 50 min hatten eine bleibende schlaffe Plegie der Hinterläufe zur Folge. TUREEN (1936) beschränkte sich bei der intrathorakalen Abklemmung der Aorta (T4–T8) auf 15 min, weil die Mortalität der Katzen andernfalls zu hoch war.

Beim Kaninchen kann durch unblutige Kompression der Bauchaorta von außen, unmittelbar unterhalb des Zwerchfells (etwa T12) eine wirkungsvolle Ischämie des Lumbalmarks erzielt werden (HÄGGQVIST, 1938; KROGH, 1945). Um sichere Ausfälle zu erzielen, muß die Kompressionsdauer mindestens 15 min betragen. Der Vorteil dieser Methode ist die beliebige Wiederholbarkeit der Kompression.

MATSUSHITA und SMITH (1970) ermittelten bei der Ratte 21–23 min als wirkungsvolle, aber mit nicht zu hoher Mortalität belastete Ischämiezeit. Diese Werte werden hinsichtlich einer Standardisierung für neurophysiologische Untersuchungen ermittelt und entsprechen auch unseren Erfahrungen (SCHNEIDER u. DRALLE, 1973).

VAN HARREVELD und MARMONT (1939) entwickelten eine andere Versuchsanordnung, indem sie bei der Katze durch intradurale Druckerhöhung über 30–50 min einen lokalen intraspinalen Zirkulationsstillstand erzeugten. Der Effekt ist funktionell und morphologisch mit der Aortenkompression vergleichbar.

Alle Autoren sind sich einig, daß, gleichgültig welche Methode und welche Tiere verwandt werden, die Ausfälle nach Aortenkompression in ihrer Schwere beim Einzeltier nicht vorauszusehen sind, auch wenn methodische Fehler ausgeschlossen sind. Für die erheblichen Unterschiede in der Ischämie-Toleranz sind vielmehr neben Spezies und Alter die Plastizität der Rückenmarkszirkulation und die Variabilität der Gefäßversorgung verantwortlich zu machen. Häufig wurde die Körpertemperatur der Versuchstiere nicht berücksichtigt, was unterschiedliche Ergebnisse zum Teil erklärt (VAN HARREVELD u. TYLER, 1944).

Bei der temporären Aortenokklusion ist der Stillstand der Zirkulation im kaudalen Rückenmark nicht komplett. KROGH (1950) fand beim Kaninchen noch eine Restzirkulation von etwa 5% bei Blockade der Aorta in Höhe des 12. Wirbelkörpers. BENOIST (1976) fand im Lumbalmark der Katze eine Durchblutungsverminderung auf ca. 15%, wenn die Aorta in Höhe von T7–T8 blockiert wurde. Auch bei der perakuten subtotalen Ischämie sind noch Adaptationsmechanismen zu beobachten.

Während der Aortenokklusion ist ein Anstieg des Liquordrucks zu beobachten (BLAISDELL u. COOLEY, 1962; MIYAMOTO et al., 1960). Ausfälle treten regelmäßig dann ein, wenn der Liquordruck den Blutdruck in der distalen Aorta übersteigt, d.h. wenn der spinale Perfusionsdruck auf Null sinkt. Die Minderdurchblutung des Lumbalmarks während der Aortenokklusion entspricht in etwa dem Fluß in der Femoralarterie, d.h. die Rückenmarksdurchblutung folgt druckpassiv dem arteriellen Druck (KOBRINE et al., 1976a; GRIFFITHS, 1973a) (s. Abb. 11). In der Rezirkulationsphase kommt es zu einer vorübergehenden Hyperämie in den ischämischen Gebieten (BENOIST, 1976; PALLESKE u. HERRMANN, 1968).

KILLEN und ADKINS (1965) bestimmten den kritischen minimalen Blutdruck, der für die Funktionsfähigkeit des Rückenmarks notwendig ist, in proximal unterbundenen Interkostalarterien beim Hund. Eine Paraparese der Hinterläufe trat dann auf, wenn der Druck im Verlauf sukzessiver Unterbindungen von Interkostalarterien unter 30 mm Hg sank. Wurde der arterielle Druck in der subtotal isolierten Strombahn über einige Stunden verfolgt, konnte ein kontinuierlicher Druckanstieg, wahrscheinlich durch Eröffnung von Kollateralen, in den distalen Interkostalarterien beobachtet werden, ein wahrscheinlich auch für die extramedullären Rückenmarksgefäße repräsentativer Befund.

## 4. Perfusions- und Mikrozirkulationsstörungen

*Die entscheidende Rolle bei der Entstehung vaskulärer Läsionen des Rückenmarks spielen Störungen der Mikrozirkulation.*

Die vorangehenden Bemerkungen über experimentelle Arterienausschaltungen bzw. Ischämietoleranz des Rückenmarks hatten bereits deutlich gemacht, daß die Kompensationsfähigkeit beträchtlich ist. Arterielle Zuflußstörungen sind in ihrer Bedeutung für das Rückenmark stark überbewertet worden, denn sie können von einem intakten spinalen Kreislauf in der Regel kompensiert werden. Eine spinale Kreislaufinsuffizienz wird erst dann manifest, wenn zu stenosierenden oder obliterierenden arteriellen Prozessen Perfusionsstörungen in der terminalen Strombahn treten. Mikrozirkulationsstörungen werden begünstigt durch Faktoren wie Hypotension, Herzinsuffizienz, venöse Abflußstörung, mechanische Kompression u.a. Die allgemein als „vaskulär bedingt" angesehene Myelomalazie entwickelt sich häufig ohne organische Veränderungen der größeren Spinalgefäße. Die abrupte Entwicklung vieler Rückenmarkserweichungen mit Ödem, Nekrose und Blutungen deuten vielmehr auf den lawinenartigen Zusammenbruch der intramedullären Mikrozirkulation hin. Abhängig vom auslösenden Prozeß stehen der Verlust der Autoregulation, die kapillare Obstruktion, die venöse Abflußbehinderung oder das Ödem im Vordergrund.

Das Initialstadium dieser Mikrozirkulationsstörungen wird in der Humanpathologie in der Regel nicht erfaßt. Insofern sind experimentelle Modelle unabdingbar. Das Primat der Mikrozirkulationsstörung in der Pathogenese von Myelomalazien läßt sich bei folgenden Modellen klar herausarbeiten:

1. Schon die *ischämische Schädigung* der grauen Substanz ist komplexer als gemeinhin angenommen. Die Tatsache, daß eine 20–60minütige Ischämie zur experimentellen Erzeugung spinaler Läsionen notwendig ist — eine unter klinischen Verhältnissen kaum anzutreffende Situation —, läßt vermuten, daß am Rückenmark *postischämische* Mikrozirkulationsstörungen eine ähnliche Rolle spielen wie am Gehirn (SCHNEIDER et al., 1973; SCHNEIDER u. DRALLE, 1973). Daraus erklärt sich, daß bereits kürzere Ischämiezeiten, die unterhalb der Toleranzzeit liegen, zur Zerstörung der spinalen Grisea führen können.

2. *Das Modell des experimentellen Rückenmarkstraumas* ist für das Verständnis intramedullärer Zirkulationsstörungen besonders instruktiv. Das stumpfe Rückenmarkstrauma führt zu einer zentralen hämorrhagischen Nekrose, die sich auf die gesamte graue Substanz und die Hinterstränge ausdehnen kann (Abb. 20–23). Der Prozeß ist durch eine progrediente Perfusionsstörung der terminalen Strombahn gekennzeichnet. Morphologisch ergibt sich ein Nebeneinander von ischämischen und hämorrhagischen Nekrosen (DUCKER et al., 1971; ASSENMACHER u. DUCKER, 1971; DUCKER, 1976; WAGNER et al., 1971; WÜLLENWEBER et al., 1978; COLLMANN et al., 1978; RAWE et al., 1878).

Der mikroangiographisch nachweisbaren Perfusionsstörung im traumatisierten Niveau (FAIRHOLM u. TURNBULL, 1971) entspricht zeitlich ein Abfall des $PO_2$ im subpialen Gewebe der Hinterstränge, der sich nach KELLY et al. (1970) und DUCKER und PEROT (1971) im Laufe von 0,5–6 Std entwickelt. DUCKER und PEROT (1971) fanden einen $PO_2$-Abfall von 39 auf 17 mm Hg und ein Absinken der spinalen Durchblutung von 15,2 auf 6,1 ml/100 g/min nach 3 Std. Diese Befunde wurden von KOBRINE et al. (1975), BINGHAM (1975) und GRIFFITHS (1976) bestätigt. KELLY et al. (1970) registrierten sogar einen Abfall des $PO_2$ auf Werte um Null in der Traumazone. SANDLER und TATOR (1976c) fanden eine zur Schwere des Traumas korrespondierende Flow-Minderung auf 2–50% des Normalwertes in der Grisea, die auch 24 Std nach Trauma noch nachweisbar ist. Der Abfall von Blutfluß und $PO_2$ scheint vor allem die Grisea zu betreffen. Der Blutfluß in der weißen Substanz wurde in der posttraumatischen Phase teils erniedrigt, teils gleichbleibend, teils erhöht gefunden (DOHRMANN et al., 1973; BINGHAM, 1975; KOBRINE et al., 1975; GRIFFITHS, 1976; SANDLER u. TATOR, 1976c), er ist jedenfalls nicht so drastisch reduziert. Nach den Messungen von SANDLER und TATOR (1976c) liegt der Blutfluß in der weißen Substanz noch 6 Std nach dem Trauma unter 50% des Ausgangswertes (s.S. 524). 24 Std nach einem leichten Trauma läßt sich hingegen eine Durchblutungssteigerung in der weißen Substanz auf 180% feststellen. Beobachtungen der pialen Gefäße am von dorsal freigelegten Rückenmark ergaben posttraumatisch eine langanhaltende Dilatation der dorsalen Venen, verbunden mit pialen und subpialen Blutungen, Hyperämie der benachbarten Segmente und einer Schwellung des Rückenmarks. Zu den primär traumatischen Rupturblutungen (DOHRMANN et al., 1971; SASAKI et al., 1978; GRIFFITHS et al., 1978) treten sekundär traumatische Blutungen im Rahmen der Stase hinzu (ASSENMACHER u. DUCKER, 1971; TATOR u. DEECKE, 1973). Die hämorrhagische Komponente im Rückenmark scheint direkt abhängig vom posttraumatisch herrschenden Blutdruck zu sein (RAWE et al., 1978). Das Gewebslaktat ist im traumatisierten Rückenmarksgewebe stark erhöht (LOCKE et al., 1971). Diese Befunde und das Bild der hämorrhagischen Nekrose führten zu der Interpretation, daß der Ausgangspunkt dieses autodestruktiven Prozesses eine Perfusionsstörung und das Endresultat die ischämische Schädigung der grauen Substanz sei. Supravitale mikroangiographische Studien demonstrierten die 24 Std nach Traumatisierung noch progrediente Perfusionsstörung in der zentralen *Grisea*, die im Bereich der *Eintrittsstelle* der Zentralarterien beginnt, schwerpunktmäßig aber in der terminalen Strombahn des Vorderhorns ausgebildet ist. Die kapillären Füllungsdefekte lassen sich beim Affen noch 2 cm ober- und unterhalb der traumatisierten Zone nachweisen (FRIED u. GOODKIN, 1971; SANDLER u. TATOR, 1976c).

Hypotherme oder normotherme Perfusion der Umgebung der traumatisierten Zone oder hyperbare Sauerstoffbehandlung scheinen die Folgen der Gewebsanoxie im Experiment abmildern zu können (ALBIN et al., 1968; KELLY et al., 1972; TATOR u. DEECKE, 1973). Wahrscheinlich führt die ödembedingte Druckentwicklung in der traumatisierten Zone zusätzlich zur Kompression von venösen und kapillären Gefäßen (SHAPIRO et al., 1977).

Auf die Frage, wie weit die Freisetzung vasoaktiver biogener Amine im traumatisierten Rückenmarksgewebe die Mikrozirkulationsstörung in Gang setzt bzw. unterhält, kann hier nicht näher eingegangen werden. Hierzu liegen stark divergierende Meßergebnisse vor. Übersichten finden sich bei OSTERHOLM (1974) und ZIVIN et al. (1976).

3. Eine etwas andere pathogenetische Situation liegt bei der *Kompressionsschädigung des Rückenmarks durch intraspinale Raumforderungen* vor. Da bereits nach einer 5minütigen Rückenmarkskompression eine totale und bleibende Querschnittslähmung des Versuchstiers resultiert, reicht der Faktor Ischämie allein zur Erklärung der Veränderungen nicht aus (TARLOV u. KLINGER, 1954). Die Frage, welche Gefäßabschnitte bei Rückenmarkskompression besonders gefährdet seien, wurde von RAMSAY und DOPPMAN (1973), DOPPMAN (1975) und DOPPMAN und GIRTON (1976) untersucht. Bei akuter ventraler epiduraler Raumforderung bleibt die vordere Spinalarterie in der Regel durchgängig, während es zur Obstruktion der Sulcusarterien kommt (RAMSAY u. DOPPMAN, 1973). Wahrscheinlich führt die Verkleinerung des anteroposterioren Durchmessers zur Knickung der Sulcusarterie nach dem Abgang aus der vorderen Spinalarterie.

DOPPMAN und GIRTON (1976) haben angiographisch das Verhalten der extramedullären Rückenmarksgefäße (A. spinalis anterior und V. spinalis posterior) bei akuter epiduraler Raumforderung verfolgt. Die Autoren fanden zunächst einen Verschluß der dorsalen Vene, dann auch der vorderen Spinalarterie. Der Füllungszustand der dorsalen Vene scheint für die intramedulläre Hämodynamik repräsentativ zu sein (TATOR u. DEECKE, 1973): Paraplegien sind dann zu erwarten, wenn venöse Füllungsdefekte auftreten. Die Strömung in der A. spinalis anterior ist in dieser Phase der Kompression häufig noch vorhanden, wenn auch verlangsamt. Auch die langsam progrediente, neoplastisch bedingte Rükkenmarkskompression führt primär zur Perfusionsstörung in der Endstrombahn und zum Ödem (USHIO et al., 1977a).

4. *Die Schädigung der terminalen Strombahn durch intraarterielle Gabe von toxischen wasserlöslichen Kontrastmitteln* ist ein weiteres Beispiel für die Eigengesetzlichkeit von Mikrozirkulationsstörungen im intramedullären Gefäßsystem, ohne daß der arterielle oder venöse Sektor primär beeinträchtigt ist. MARGOLIS et al. (1959) untersuchten beim Hund die gestörte Hämodynamik an der Dorsalfläche des freigelegten Rückenmarks nach Injektion toxischer Kontrastmittel in die Bauchaorta. Unterschwellige Kontrastmitteldosen führen zunächst zu einer beschleunigten Durchblutung, die über 10–30 min anhält, Folge eines verminderten Gefäßwiderstandes. In einer überschwelligen Dosierung induziert ein toxisches Kontrastmittel (70%iges Natriumacetrizoat) einen temporären Kreislaufstillstand von 10–30 sec in der pialen Strombahn unmittelbar nach der Füllung der pialen Arterien. Es schließt sich eine protrahierte venöse Füllungsphase an, während der es dann zur Extravasation des Indikators und zu fokalen

Blutungen kommt. Die Blutsäule in den dilatierten Gefäßen zeigt Sludge, Stase oder auch Strömungsumkehr.

Bei der Kontrastmittelmyelopathie ist die Gefäßabhängigkeit der spinalen Schäden unter verschiedenen Fragestellungen untersucht worden. TARAZI et al. (1956) zeigten, daß Rückenmarksschäden nach Aortographie vor allem dort eintreten, wo der Kontrastmittel-Bolus über eine Wurzelarterie direkt und unverdünnt das Rückenmark erreicht. Schon die Rückenlage des Versuchstieres führt zum erhöhten Kontrastmittelangebot im Gefäßbett des Rückenmarks durch das erhöhte spezifische Gewicht (HOL u. SKJERVEN, 1954). Maßnahmen, die die Rückenmarksdurchblutung erhöhen, führen auch zu einer erhöhten Kontrastmittelanfälligkeit. So potenzierte TÖRNELL (1969) die Toxizität durch Kompression der Aorta unterhalb der Injektionsstelle.

Ähnlich wirkt die Gabe von vasopressorischen Substanzen kurz vor der Kontrastmittelinjektion. Es kommt zur Vasokonstriktion der viszeralen und Extremitätenarterien, zur Kontrastmittelüberflutung des — durch Autoregulation unveränderten — spinalen Strombettes und damit zur toxischen Myelopathie (MARGOLIS u. YERASIMIDES, 1966). Analog hierzu führt die Kreislaufzentralisation beim „Diving-Reflex" zum erhöhten Kontrastmittelangebot und toxischer Schädigung der spinalen Strombahn (MARGOLIS et al., 1972). Umgekehrt kann die toxische Rückenmarksschädigung durch prophylaktische Unterbindung der Lumbalarterien beim Hund verhindert werden (KILLEN u. LANCE, 1960).

## 5. Zusammenfassung

Obwohl die Hämodynamik der Rückenmarksdurchblutung nur fragmentarisch bekannt ist, können einige für das Verständnis vaskulärer Insulte des Rückenmarks wichtige Schlüsse gezogen werden:

1. Der isolierte Gefäßverschluß spielt für die Entstehung der vaskulären Rückenmarksläsionen eine eher untergeordnete Rolle. Vor allem die extramedulläre arterielle Gefäßversorgung zeigt eine erstaunliche Plastizität. Die Toleranz des Rückenmarks bezüglich Funktion und Struktur gegenüber Ischämie/Anoxie ist relativ hoch.

2. Die Annahme unzureichend vaskularisierter und deshalb vulnerabler „Grenzzonen" im Bereich des Rückenmarks ist aus mehreren Gründen nicht haltbar:

a) Die Vaskularisation des Rückenmarks entspricht primär den metabolischen Erfordernissen des einzelnen Segmentes.

b) Genaue Untersuchungen über die (hier wesentlichen) ventralen Zuflüsse haben gezeigt, daß eine konstante, zuflußfreie Zone im oberen bis mittleren Thorakalmark nicht existiert.

c) Vaskuläre Ausfälle am Rückenmark lassen sich nach den Befunden von CORBIN (1961), JELLINGER (1962, 1966), WOLF (1969), PISCOL und REMAGEN (1969), SCHNEIDER und FERSZT (1971) gerade nicht in sog. Grenzzonen, sondern in Kerngebieten von Gefäßterritorien nachweisen. Auch im Querschnitt ist die vulnerable Zone nicht das Überlappungsgebiet zwischen Zentralarterie und Vasocorona, sondern das Kerngebiet der Zentralarterie, das zentrale Vorderhorn.

d) Die schematisierende Vorstellung von minderversorgten, vulnerablen Grenzzonen ist vor allem durch postmortale Injektionsversuche der extramedullären Gefäße induziert worden, die Strömungsverhältnisse suggerieren, die der intravitalen Hämodynamik nicht entsprechen.

3. Entscheidend ist die Störanfälligkeit der terminalen Strombahn, vor allem der dichtkapillarisierten grauen Substanz des Rückenmarks. Einmal in Gang gekommene Perfusionsstörungen in der terminalen Strombahn durch Stase, venösen Rückstau, Mikrothromben, Gefäßwandnekrosen können in einem eigengesetzlichen Circulus vitiosus zur Nekrose vor allem zentral gelegener Strukturen der grauen Substanz führen. In der weißen Substanz spielen darüber hinaus reaktive Durchblutungserhöhung und pathologische Permeabilität der Gefäße mit Ödementwicklung eine entscheidende Rolle.

4. Über die Hämodynamik im venösen Sektor und die pathologische intramedulläre Druckentwicklung beim Ödem liegen bisher kaum gesicherte Erkenntnisse vor. Störungen im venösen Sektor sind von den Mikrozirkulationsstörungen kaum zu trennen. Venöse Abflußstörungen spielen wahrscheinlich u.a. bei epiduralen Raumforderungen, bei der Dekompressionskrankheit, bei der adhäsiven chronischen Arachnitis und Meningitis in der Pathogenese der Myelomalazie eine führende Rolle.

# C. Allgemeine Pathologie
## vaskulär bedingter Myelopathien

Grundsätzlich kann davon ausgegangen werden, daß die allgemeine Pathologie von grauer und weißer Substanz des Rückenmarks mit der zerebraler Strukturen vergleichbar ist. Es wird daher auf die Übersichtsartikel von SCHOLZ (1957), HAGER (1968) und insbesondere CERVÓS-NAVARRO (in diesem Teilband) verwiesen. Andererseits bietet sich das Rückenmark wegen der Überschaubarkeit seiner Strukturen zum Studium zellulärer und geweblicher Reaktionen geradezu an. Seit NISSL (1892) ist daher auch immer wieder das Verhalten der spinalen grauen Substanz bei verschiedenen Krankheitszuständen untersucht worden.

Im folgenden werden zunächst die Läsionstypen des Rückenmarksquerschnittes dargestellt. Es folgen einige Hinweise zur Längsausdehnung vaskulär bedingter Rückenmarksläsionen. Schließlich werden einige grundsätzliche gewebliche Reaktionen im Rückenmark dargestellt, insbesondere die Frühphase der Nekrose, die Vulnerabilität des Neurons und die verschiedenen Formen des Ödems.

## I. Läsionstypen des Rückenmarksquerschnittes

Dieser Abschnitt behandelt die wichtigsten gefäßbedingten Läsionsmuster des menschlichen Rückenmarks und ergänzend hierzu einige experimentelle Myelopathien. Die Läsionstypen des Rückenmarksquerschnittes können in Schäden der grauen und weißen Substanz bzw. die kombinierte Schädigung beider

Strukturen unterteilt werden. Bis zu einem gewissen Grade läßt sich eine Zuordnung der Läsionsform zur auslösenden Schädigung herstellen. Die anämische Nekrose der Grisea wird verursacht durch Anoxie und/oder arterielle Mangeldurchblutung, während die Nekrose der weißen Substanz Folge venöser Abflußstörungen ist. Dazwischen liegt eine große Gruppe von Rückenmarksschäden, die durch intramedulläre Mikrozirkulationsstörungen hervorgerufen werden.

## 1. Ischämisch bedingte Läsionen

Die ischämisch-anoxische Rückenmarksschädigung betrifft primär die graue Substanz (Abb. 13a–c). Bei Hinzutreten von Mikrozirkulationsstörungen und Ödem resultiert schließlich eine komplette Nekrose des Querschnittes (Abb. 13d). Andere Formen der arteriellen Mangeldurchblutung können auf die Territorien bestimmter Arterien beschränkt bleiben (Abb. 13e–h).

In der leichtesten Form der ischämischen Schädigung treten *Ganglienzellausfälle* symmetrisch in den zentralen Strukturen von Vorderhorn, Hinterhorn und Zona intermedia auf (Abb. 13a). Nach dem zytoarchitektonischen Schema von REXED sind vor allem die Laminae VI und VII betroffen (Abb. 8).

Der Ganglienzellausfall als „elektive Parenchymnekrose" des Rückenmarks wird vor allem nach temporärer Ischämie (Aortenokklusion), Hypotension oder anoxischen Zwischenfällen beobachtet.

*Die symmetrische zentrale Vorderhornnekrose* geht über den Ausfall einzelner Ganglienzellen hinaus. Es kommt zur inkompletten Gewebsnekrose, die im Zentrum von Vorderhorn und Hinterhornbasis lokalisiert ist (Abb. 13b). Dieser Läsionstyp wird beobachtet nach Ischämie (Abb. 17), als sog. Rarefikationsnekrose im Rahmen der vaskulären Myelopathie des höheren Lebensalters (Abb. 46) und bei der Myelopathie durch den Antimetaboliten 6-Aminonikotinamid (SCHNEIDER u. COPER, 1968; SCHNEIDER u. CERVÓS-NAVARRO, 1974).

*Die subtotale Nekrose der spinalen grauen Substanz* geht über die zentrale Vorderhornnekrose hinaus, wobei Randstrukturen partiell erhalten bleiben können (Abb. 13c). Die Nekrose kann in besonders schweren Fällen über die hintere Kommissur mit der Gegenseite kommunizieren (Abb. 17). Dieser Läsionstyp wird nach schweren ischämisch-anoxischen Zwischenfällen, Intoxikationen und – in hämorrhagischer Form – nach Trauma beobachtet.

*Die komplette ischämische Myelomalazie* (Abb. 13d) entsteht auf dem Boden einer arteriellen Zuflußstörung (Aorta, segmentale Zuflüsse) und betrifft bevorzugt unteres Thorakal- und Lumbalmark. Eine hämorrhagische Komponente kann hinzutreten (Abb. 31).

*Inkomplette Myelomalazien* bleiben oft auf das *Territorium der A. spinalis anterior* beschränkt (Abb. 13e). Die Nekrose umfaßt etwa die ventralen zwei Drittel des Rückenmarksquerschnittes, während das dorsale Drittel offenbar durch dorsale Längsanastomosen noch versorgt wird. Ein Verschluß der A. spinalis anterior liegt in der Regel jedoch nicht vor (s.S. 563).

Die *zentrale anämische Erweichung* von medialem Vorderhorn, vorderer Kommissur und Vordersträngen (Abb. 13f) resultiert aus einer Mangeldurchblutung in dem ventralen Versorgungssystem, meist durch Verschlüsse von Sulcusarterien.

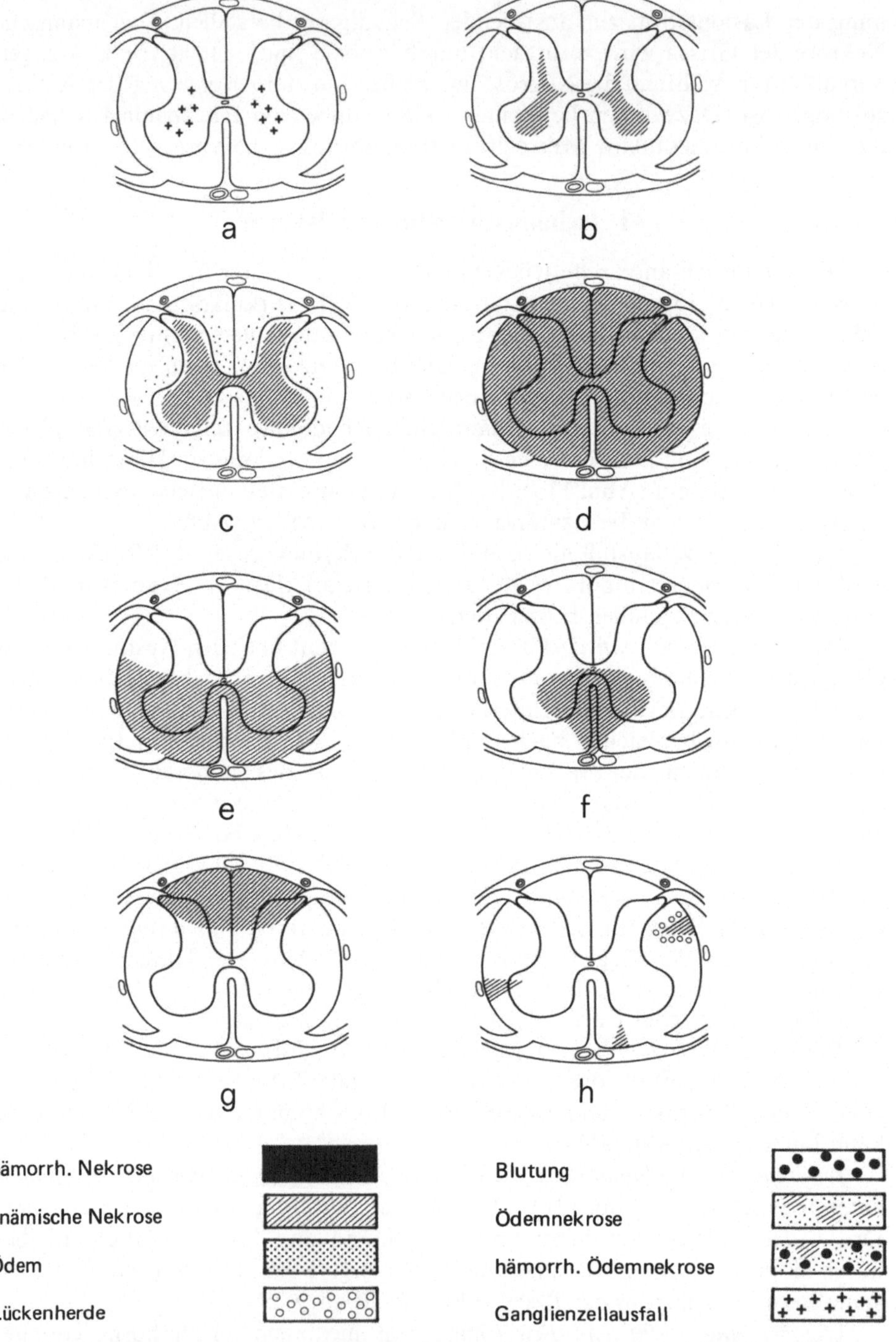


**Abb. 13a–h.** Läsionsmuster des Rückenmarksquerschnittes nach arteriellen Zuflußstörungen. **a–c** Ausfälle nach Kreislaufstillstand bzw. Anoxie, **d** Querschnittsnekrose (komplette Myelomalazie), **e–h** inkomplette Myelomalazien mit Schwerpunkt in bestimmten Gefäßterritorien: **e** A. spinalis anterior, **f** Sulcusarterie, **g** hintere Längsanastomose, **h** Pia-Arterien

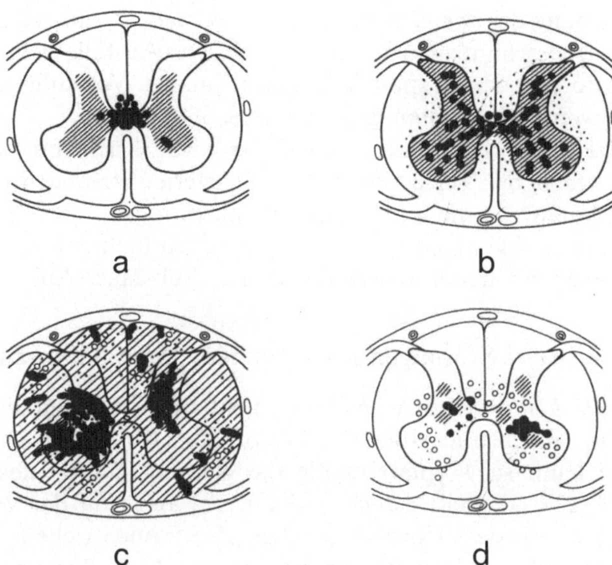

a

b

c

d

**Abb. 14a–d.** Schematische Darstellung von Myelomalazien bei primären Mikrozirkulationsstörungen. **a** Zentrale hämorrhagische Nekrose mit inkompletter ischämischer Begleitnekrose der grauen Substanz (Trauma); **b** hämorrhagische Nekrose der grauen Substanz und Ödem der weißen Substanz (Trauma); **c** partiell hämorrhagische Querschnittsnekrose (Myelomalazie bei epiduraler Raumforderung); **d** herdförmige hämorrhagische und anämische Nekrosen in der grauen Substanz (Embolie, Kontrastmittel-Myelopathie). Zeichenerklärung s. Abb. 13

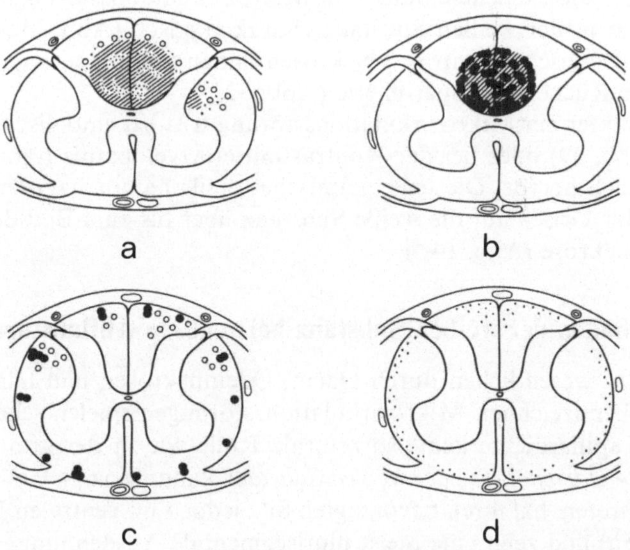

a

b

c

d

**Abb. 15a–d.** Läsionsmuster bei vorwiegender Schädigung der weißen Substanz. **a** Stiftförmige Ödemnekrose im ventralen Hinterstrang; zusätzliche Lückenfelder und beginnende Ödemnekrose im Seitenstrang; **b** hämorrhagische Stiftnekrose im ventralen Hinterstrang; **c** Blutungen, Ödem und Lückenfelder in der Vasocorona bei venösen Abflußstörungen im Leptomeningealraum; **d** Randentmarkung bei leptomeningealen Prozessen. Zeichenerklärung s. Abb. 13

Die Erweichung des *dorsalen Rückenmarksdrittels* ist eine weitere Form einer inkompletten Querschnittsnekrose (Abb. 13g). Die Ausfälle gehen in der Regel über das Territorium der A. spinalis posterior hinaus. Verschlüsse dieser Längsanastomosen werden nur selten gefunden (s.S. 568).

*Keilförmige Infarkte in der Randzone* des Rückenmarksquerschnittes (Abb. 13h) werden bei Verschlüssen pialer Arterien gefunden. Die Ausläufer des Infarktes können in die graue Substanz hineinragen. Venöse Abflußstörungen führen zu formal ähnlichen, in der Regel jedoch hämorrhagischen Nekrosen oder umschriebenen Ödemnekrosen der weißen Substanz (Abb. 27).

## 2. Läsionen bei Störungen der intramedullären Mikrozirkulation

*Die zentrale hämorrhagische Nekrose* stellt die Frühform der traumatisch bedingten Myelomalazie in Höhe der Läsion dar (Abb. 14a). Die hämorrhagische Nekrose kann schwerpunktmäßig die gesamte graue Substanz betreffen (Abb. 14b, 20, 21), sie greift jedoch in der Regel auch auf das ventrale Hinterstrangfeld und die vordere Kommissur über. Die traumatische zentrale Nekrose beschränkt sich auf 1–2 Segmente im Bereich der Gewalteinwirkung und muß von der häufig begleitenden Stiftnekrose abgegrenzt werden.

Eine Sonderform der zentralen hämorrhagischen Nekrose findet sich im oberen Halsmark nach Eintritt des Hirntodes (Abb. 58). Hier handelt es sich um eine Demarkierungszone zwischen devitalisiertem Gehirn und intaktem Rükkenmark (s.S. 616).

Für die *kompressionsbedingte Myelomalazie* im Rahmen intraspinaler Raumforderungen ist das Nebeneinander von Mikrozirkulationsstörungen in der Grisea und Ödem in der weißen Substanz charakteristisch (Abb. 14c). Neben den häufig hämorrhagischen zentralen Nekrosen finden sich radiär angeordnete Blutungen in der Rückenmarksperipherie (Abb. 52).

Der Charakter der Mikrozirkulationsstörung tritt bei embolischen Gefäßverschlüssen (Abb. 39) oder bei der Kontrastmittel-Myelopathie (Abb. 56, 57) besonders deutlich hervor. Die teils anämischen, teils hämorrhagischen Nekrosen greifen von der Grisea auf die weiße Substanz über bis zum Bild der subtotalen Querschnittsnekrose (Abb. 14d).

## 3. Schäden der weißen Substanz bei venösen Abflußstörungen

Sie sind im wesentlichen durch Ödem, Ödemnekrosen und hämorrhagische Nekrosen gekennzeichnet. Mikrozirkulationsstörungen spielen schon wegen der geringeren Kapillardichte keine so zentrale Rolle wie in der grauen Substanz.

*Die blande Ödemnekrose der weißen Substanz* kann prinzipiell in allen Strangsystemen auftreten, hat ihren bevorzugten Sitz jedoch im ventralen Hinterstrangfeld (Abb. 15a) und zeigt eine meist plurisegmentale Ausdehnung. Die „Stiftnekrose" des Hinterstranges kann, muß aber nicht mittelständig sein und scheint manchmal durch Konfluenz aus bilateralen Nekrosen zu entstehen. Sie ist raumfordernd und führt zur Kompression der sonst unversehrten grauen Substanz.

*Die hämorrhagische Ödemnekrose* tritt ebenfalls bevorzugt im ventralen Hinterstrangfeld auf und ist von der stiftförmigen Blutung, der sog. Hämatomyelie, zu unterscheiden (Abb. 15b). Es handelt sich um hämorrhagisch infarzierte weiße Substanz, die mehr oder weniger scharf demarkiert als Raumforderung das umgebende Gewebe komprimiert (Abb. 27, 29, 59). Die Stiftnekrosen treten vor allem ober- und unterhalb von Querschnittsnekrosen (durch Kompression, Trauma oder Ischämie) auf.

*Vasozirkulatorische Randschäden* entstehen in der Regel durch venöse Abflußstörungen in der Rückenmarksperipherie (Vasocorona). Im akuten Stadium finden sich unscharf begrenzte Lückenherde mit frischem Zerfall von Markscheiden und axonaler Dystrophie (Abb. 27). Später entwickeln sich hieraus teils keilförmige („Keilherd" – MARBURG, 1936), teils bandartige Randentmarkungen (Abb. 15c).

Hämorrhagische Nekrosen in der Vasocorona werden vor allem bei venöser Obstruktion im spinalen Subarachnoidalraum durch Leptomeningitis, aseptischer Arachnitis, flächenhafter Ausbreitung von Tumorgewebe etc. beobachtet (Abb. 49, 52, 59). Das Verteilungsmuster entspricht den anämischen vasalen Randschäden.

## II. Längsausdehnung vaskulärer Rückenmarksläsionen

Streng segmental begrenzte spinale Läsionen sind selten. In der Regel dehnt sich der nekrotisierende Prozeß über mehrere Segmente aus. Der häufigste Läsionstyp zeigt auf dem Längsschnitt ein bikonisches Aussehen (Spindelform) mit maximaler Ausdehnung in Höhe der Primärläsion. Neben dem spindelförmigen Auslaufen der Läsion wird auch eine säulenartige plurisegmentale Manifestation beobachtet. Folgende Formen lassen sich abgrenzen (Abb. 16):

### 1. Selektive Schäden der Grisea

Plurisegmentale Schäden, die selektiv die *graue Substanz* betreffen, sind in zwei Formen nachweisbar:

a) Bikonisch nach oben und unten auslaufend. Ober- und unterhalb der zentralen Vorderhornnekrose (Maximum-Infarkt – JELLINGER, 1966a) manifestieren sich über einige Segmente Rarefikationsnekrosen oder lediglich disseminierte Ganglienzellausfälle (Minimum-Infarkt). Prototyp ist die „vaskuläre Myelopathie des höheren Lebensalters". Das *Maximum der Ausfälle* liegt im Kerngebiet der ischämischen Region (Abb. 16a).

b) Säulenartig mit Schwerpunkt im zentralen Vorderhorn (Abb. 16b). Diese Form wird bei der anoxischen Schädigung nach Kreislaufstillstand (Abb. 17, 40) und der 6-AN-Myelopathie gefunden.

### 2. Die Längsausdehnung bei Querschnittsnekrosen

Den ganzen Querschnitt betreffende Nekrosen laufen nach zervikal und lumbal meist in eine stiftförmige anämische oder hämorrhagische Nekrose des ventralen Hinterstrangfeldes über mehrere Segmente aus (Abb. 16c).

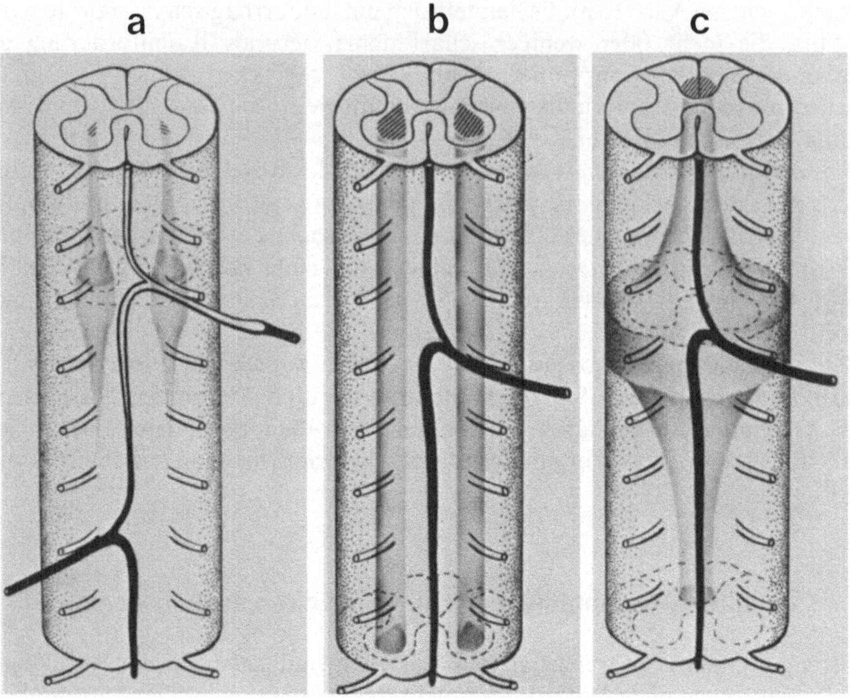



**Abb. 16a–c.** Längsausdehnung vaskulär bedingter Rückenmarksläsionen. **a** Bikonische Schädigung der grauen Substanz bei Gefäßverschluß (Maximuminfarkt im Kerngebiet des Gefäßterritorium); **b** säulenartige Schädigung der grauen Substanz (Anoxie); **c** Entwicklung der Stiftnekrose im ventralen Hinterstrang ober- und unterhalb einer transversalen Myelomalazie (Trauma, Ischämie)

## III. Läsionen der grauen Substanz

### 1. Sauerstoffmangel, geweblicher Aufbau und Vulnerabilität

Im allgemeinen wird angenommen, daß das Rückenmark weniger empfindlich gegen Sauerstoffmangel und Minderdurchblutung sei als zerebrale Strukturen. Es gibt jedoch in der funktionellen Vulnerabilität gegenüber Sauerstoffmangel keinen sicheren Unterschied zwischen spinalen und zerebralen Neuronen. So haben auch zerebrale Neurone nach den Untersuchungen von HOSSMANN und SATO (1970) bei garantierter postischämischer Rezirkulation eine höhere Ischämietoleranz als bisher angenommen. Histopathologisch verläuft die Ganglienzellnekrose im Gehirn und Rückenmark prinzipiell gleichartig (LITTLE, 1974; SCHNEIDER u. DRALLE, 1973). Die Ischämietoleranz der grauen Substanz ist auch nicht von der Ganglienzelle her zu definieren, sondern aus der Vulnerabilität der funktionell und morphologisch komplexen Gewebsstruktur. Die theoretisch höhere Anoxietoleranz der Ganglienzelle kommt deshalb nicht zum Tragen, weil das Strukturgefüge von Neuron, Glia und terminaler Strombahn schon nach wenigen Minuten einer Anoxie bzw. Ischämie zusammenbricht. So resul-

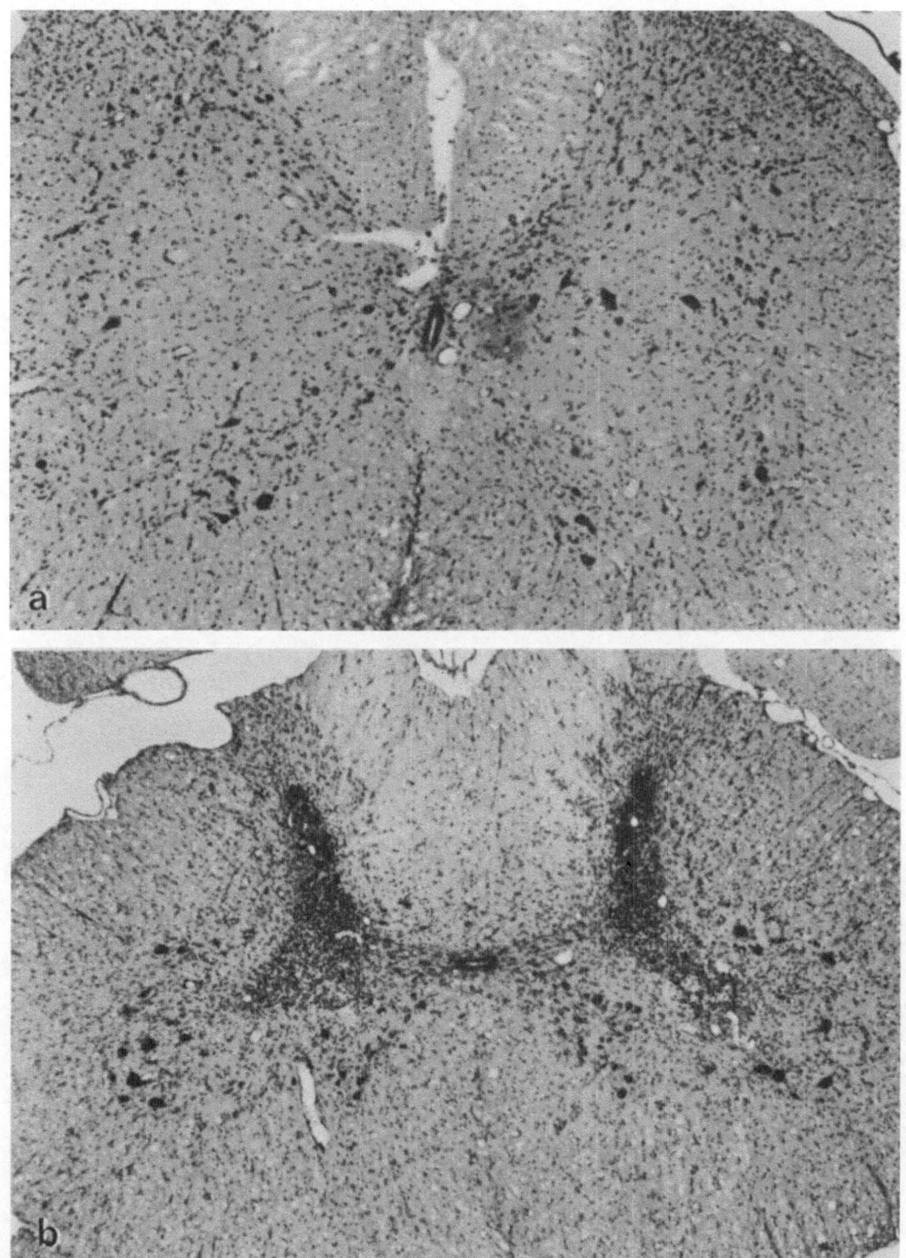

**Abb. 17a u. b.** Ischämische Schädigung des Lumbalmarks der Ratte durch temporären Verschluß der Aorta (30 min). **a** Nach 36 Std zentral betonter Ausfall der Ganglienzellen, Ödem, einzelne Blutung im Bereich der Kommissur rechts (NISSL; ×43). **b** Endstadium nach 8 Wochen (bleibende spastische Paraplegie). Vom zentralen Vorderhorn bis in das Hinterhorn reichender bilateraler Infarktbezirk bei relativer Aussparung der Motoneurone der Lamina VIII und IX (NISSL; ×43)

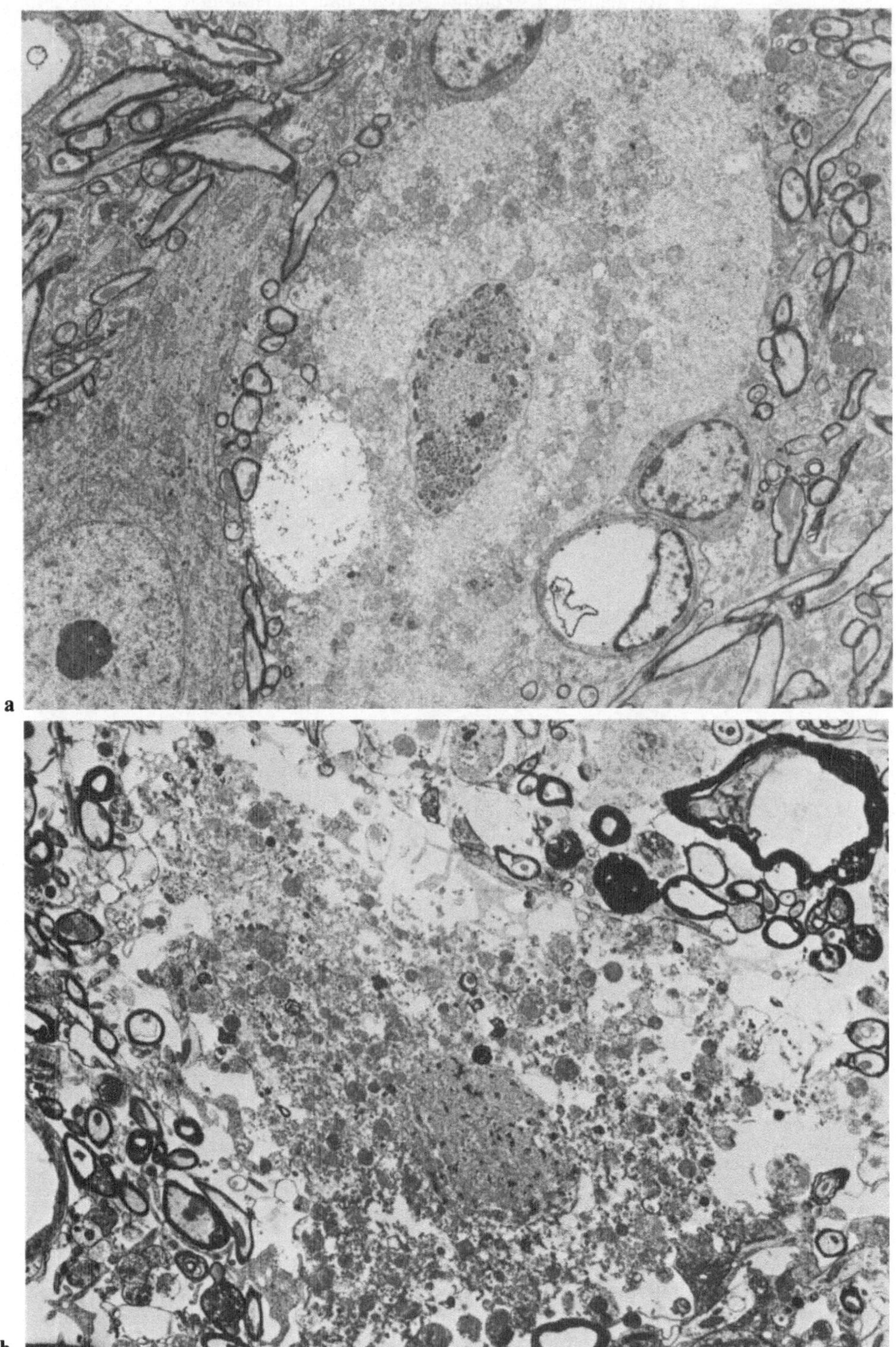

**Abb. 18a u. b.** Lumbalmark der Ratte nach temporärer Aortenokklusion. **a** „Selektive"
Ganglienzellnekrose 18 Std nach Ischämie ($\times 3800$), **b** Kolliquation einer Ganglienzelle
mit Verlust von Zytoplasma- und Kernmembran. Dilatation des Extrazellulärraumes und
Desintegration des Neuropils nach 36 Std — entspricht etwa Abb. 17a. ($\times 4300$)

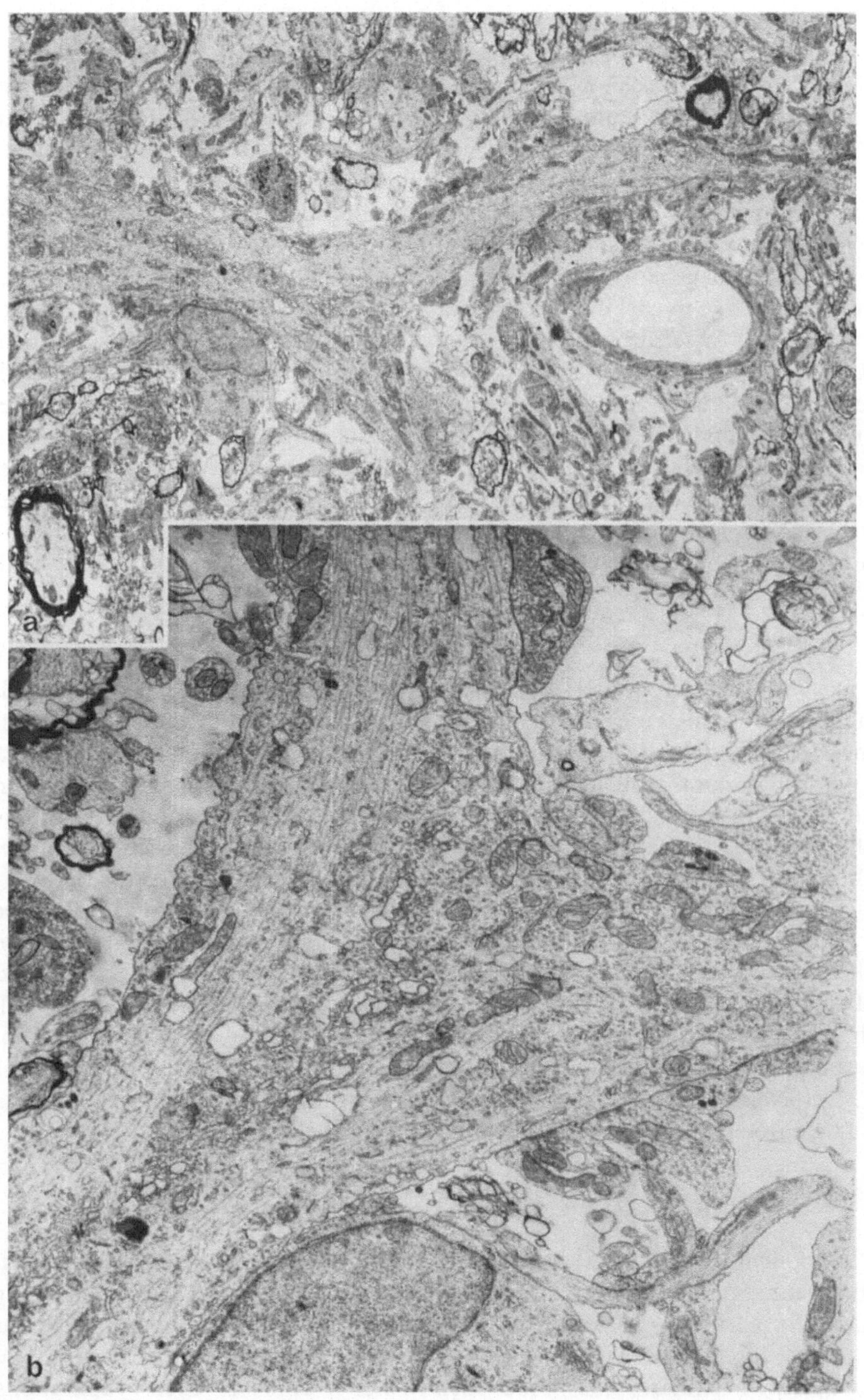

**Abb. 19a u. b.** Verlust von synaptischen Kontakten an der Dendritenoberfläche eines motorischen Neurons. Zervikalmark der Ratte bei 6-AN-Myelopathie. Weiter Extrazellulärraum, Dissoziation des Neuropils. **a** × 3600; **b** Detail. (× 11500)

tiert die zentrale Vorderhornnekrose also nicht etwa aus der Vulnerabilität einer Ganglienzellpopulation. Sie ist vielmehr die Folge der Perfusionsstörung in der terminalen Strombahn und der glialen und neuronalen Insuffizienz (SCHNEIDER, 1971). Die anoxisch-ischämisch induzierte Gewebsnekrose beginnt im zentralen Vorderhorn von Hals- und Lumbalmark (Abb. 17, 40), wo die spinale Grisea ihre größte Ausdehnung hat. Der nekrotisierende Prozeß breitet sich je nach Intensität der Schädigung auf die Randstrukturen der Grisea aus und erfaßt schließlich auch das schmächtig entwickelte thorakale Vorderhorn (Abb. 40b), das bei leichteren Schäden eher ausgespart bleibt.

Nervenzellen gehen nicht aufgrund einer spezifischen Vulnerabilität unter, sondern weil sie in zirkulatorisch gefährdeten Bezirken liegen. Stets bleiben die lateralen Motoneurone besser erhalten als zentral gelegene. Dieses Prinzip gilt aber nicht generell: Die Nekrose einer einzelnen Ganglienzelle kann wohl auch Ausdruck einer besonderen Vulnerabilität bzw. Resultat eines besonderen Funktionszustandes der Zelle bei Eintritt der Schädigung sein (Abb. 18).

Das ischämisch geschädigte, aber überlebende Motoneuron erleidet einen Verlust an synaptischen Kontakten vor allem an den distalen Dendritenverzweigungen (Abb. 19). Folge ist eine Atrophie des Dendritensystems („anoxische Amputation") ohne schwerere Veränderungen des Perikaryon (GELFAN et al., 1972).

## 2. Mikrozirkulationsstörungen

Die Pathophysiologie der Mikrozirkulationsstörung wurde bereits dargestellt. Grundsätzliches hierzu findet sich bei CERVÓS-NAVARRO in diesem Band. Abbildung 21 verdeutlicht die Lokalisation und das Tempo der traumatischen Zirkulationsstörung. Zum großen Teil dürfte es sich in der Frühphase um primäre Rhexisblutungen handeln (Abb. 22). Die sekundäre, sich an die mechanische Gefäßalteration anschließende Perfusionsstörung im vor- und nachgeschalteten Gefäßsektor läßt sich morphologisch gut verfolgen (SASAKI et al., 1978).

Eindrucksvoll sind die intravasalen Vorgänge und Gefäßwandschäden bei der Kontrastmittel-Myelopathie. Das Spektrum der Veränderungen reicht von isolierten Endothelläsionen (Abb. 24) über Mikrothrombosen (Abb. 25) bis zu Gefäßwandnekrosen (Abb. 26). Die Nekrosen der grauen Substanz entwickeln sich zunächst in direkter Abhängigkeit von der Gefäßobstruktion (Abb. 56). Die am dichtesten kapillarisierten Strukturen sind daher am intensivsten betroffen. Der Nekrosecharakter wird häufig durch eine Rezirkulation in die vorgeschädigten Gefäßbezirke sekundär hämorrhagisch (LAMY, 1897).

## 3. Formen des Ödems

Das Ödem der grauen Substanz tritt ultrastrukturell in verschiedener Form in Erscheinung. Die *ischämische Schädigung* ist gekennzeichnet durch eine unterschiedliche ausgeprägte Schwellung glialer und neuronaler Fortsätze. Später kommt es durch Untergang und/oder Retraktion der Astroglia zur Verbreiterung des Extrazellulärraumes (Abb. 18, 19), wie er unter üblichen Präparationsbedingungen im normalen Gewebe nicht zu beobachten ist (VAN HARREVELD u. KHATAB, 1967; SCHNEIDER u. DRALLE, 1973; GELFAN u. FIELD, 1974). Eine

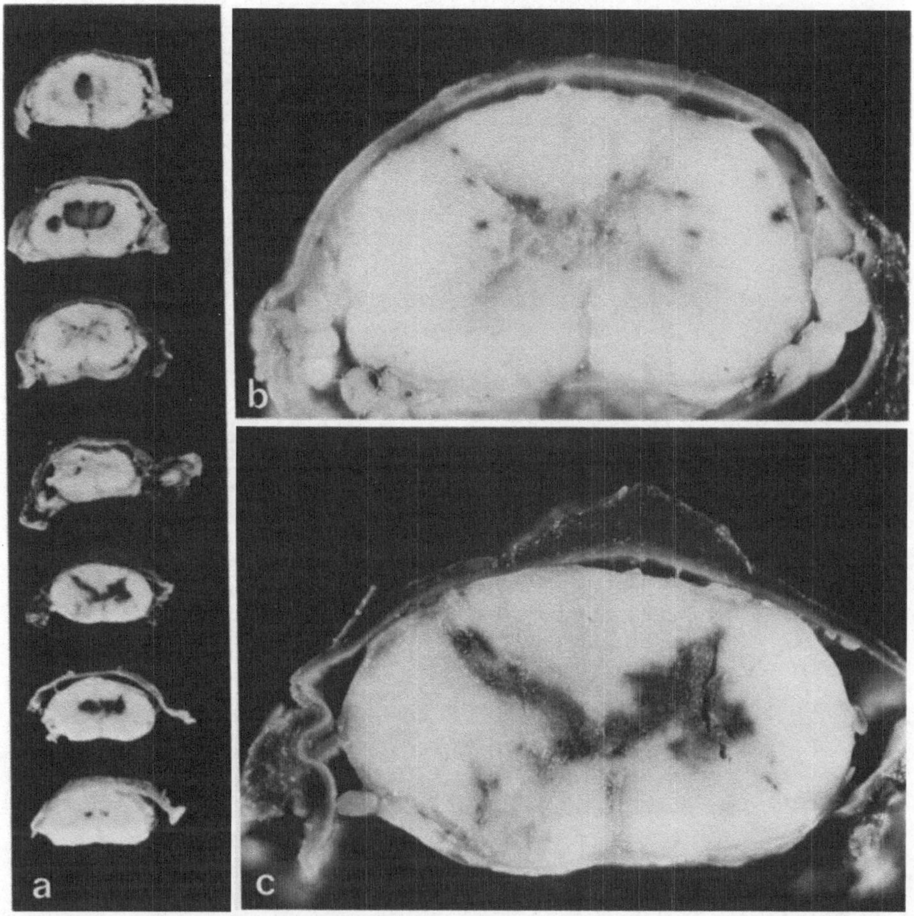

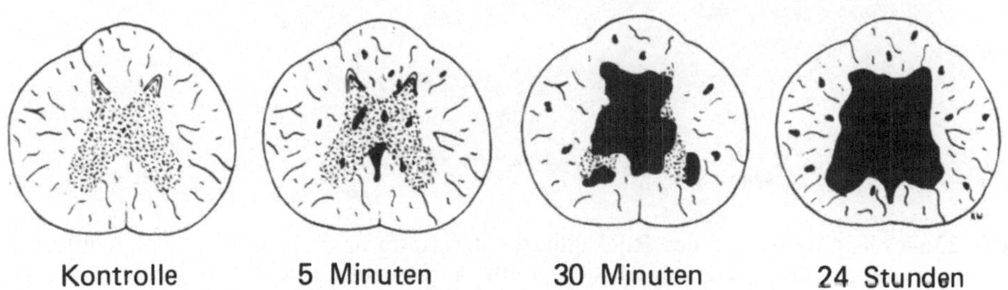

**Abb. 20a–c.** Traumatische Querschnittsläsion bei C5 (Luxationsfraktur der HWS) mit teils anämischer **b**, teils hämorrhagischer **c** Nekrose der grauen Substanz in C4 und C6 und plurisegmentalen hämorrhagischen Stiftnekrosen in der weißen Substanz **a**



**Abb. 21.** Zeitliche Entwicklung der Mikrozirkulationsstörung im Zentrum des traumatisierten Rückenmarks. (Nach DOHRMANN et al., 1973)

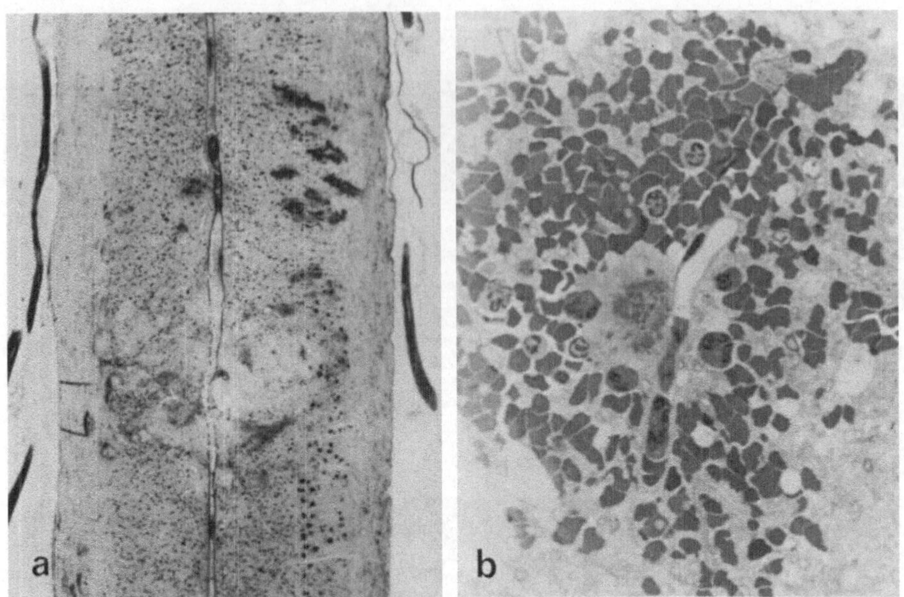

**Abb. 22a u. b.** Experimentelle Kontusion des Lumbalmarks der Ratte (5 min nach Trauma).
**a** Frontaler Längsschnitt: zentrale hämorrhagische Nekrose der grauen Substanz und progredientes Ödem der weißen Substanz (NISSL, 1892; ×40); **b** Gefäßwandruptur in der
zentralen grauen Substanz mit Ringblutung (SASAKI et al., 1978; Mikropal; Giemsa; ×1 100)

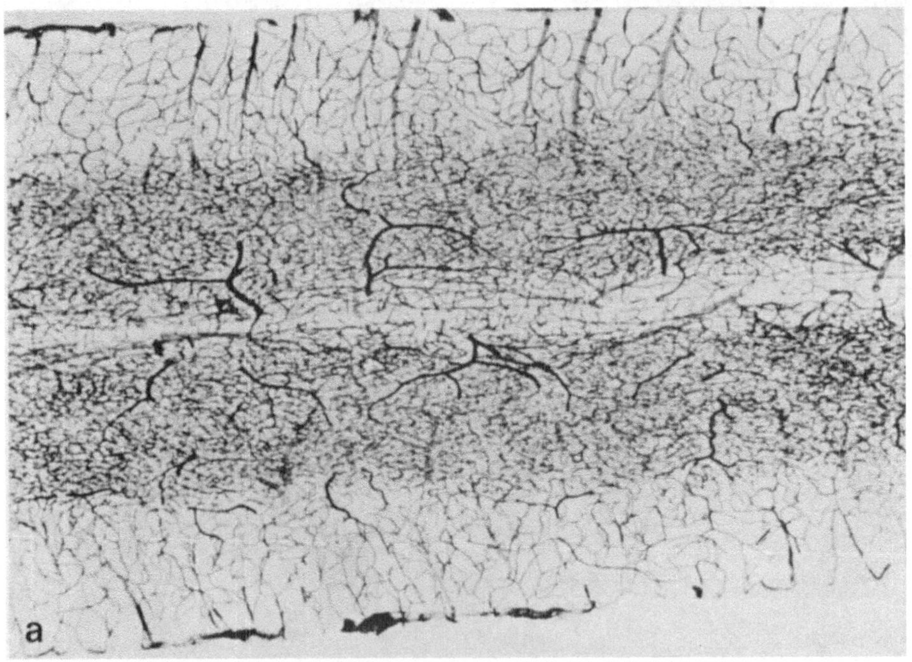

**Abb. 23a–c.** Kapillarmuster des Rückenmarks der Ratte nach experimenteller Kontusion
(frontaler Längsschnitt, Tuscheperfusion ×10). **a** Kontrolle; dicht kapillarisierte Grisea
mit eintretenden Kommissural-Arterien. **b** 60 min nach Trauma; außerhalb der Nekrosezone
zahlreiche minderperfundierte Bezirke und Blutungen. **c** 7 Tage nach Trauma; hochgradige
Rarefikation der terminalen Strombahn mit Dominieren weitlumiger, gewunden verlaufender Gefäße

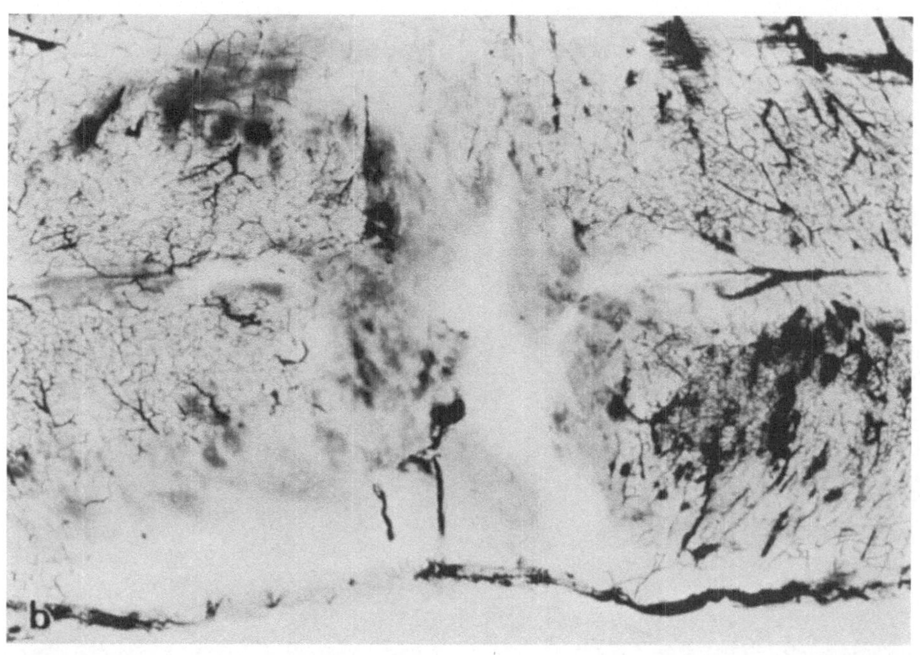

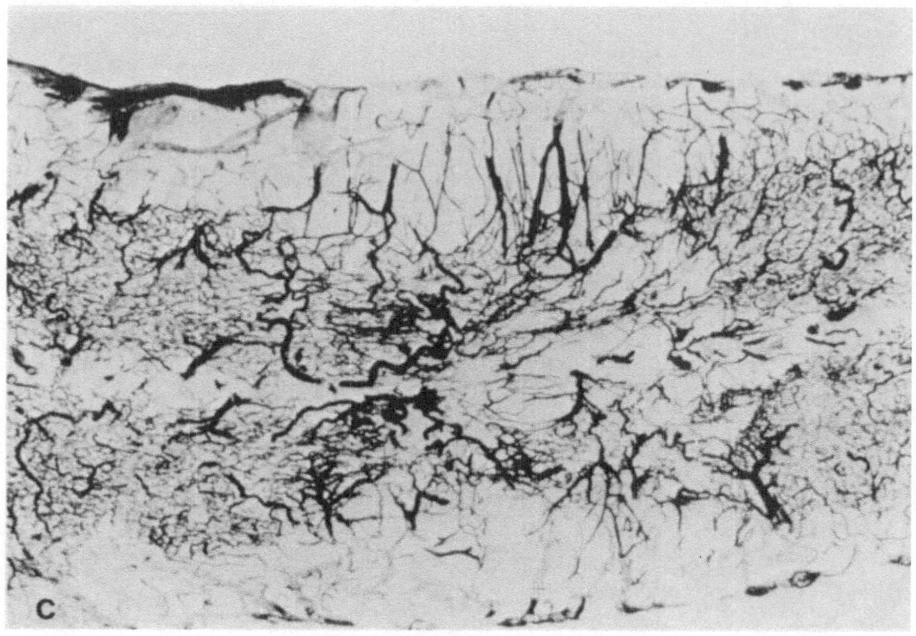

**Abb. 23b u. c**

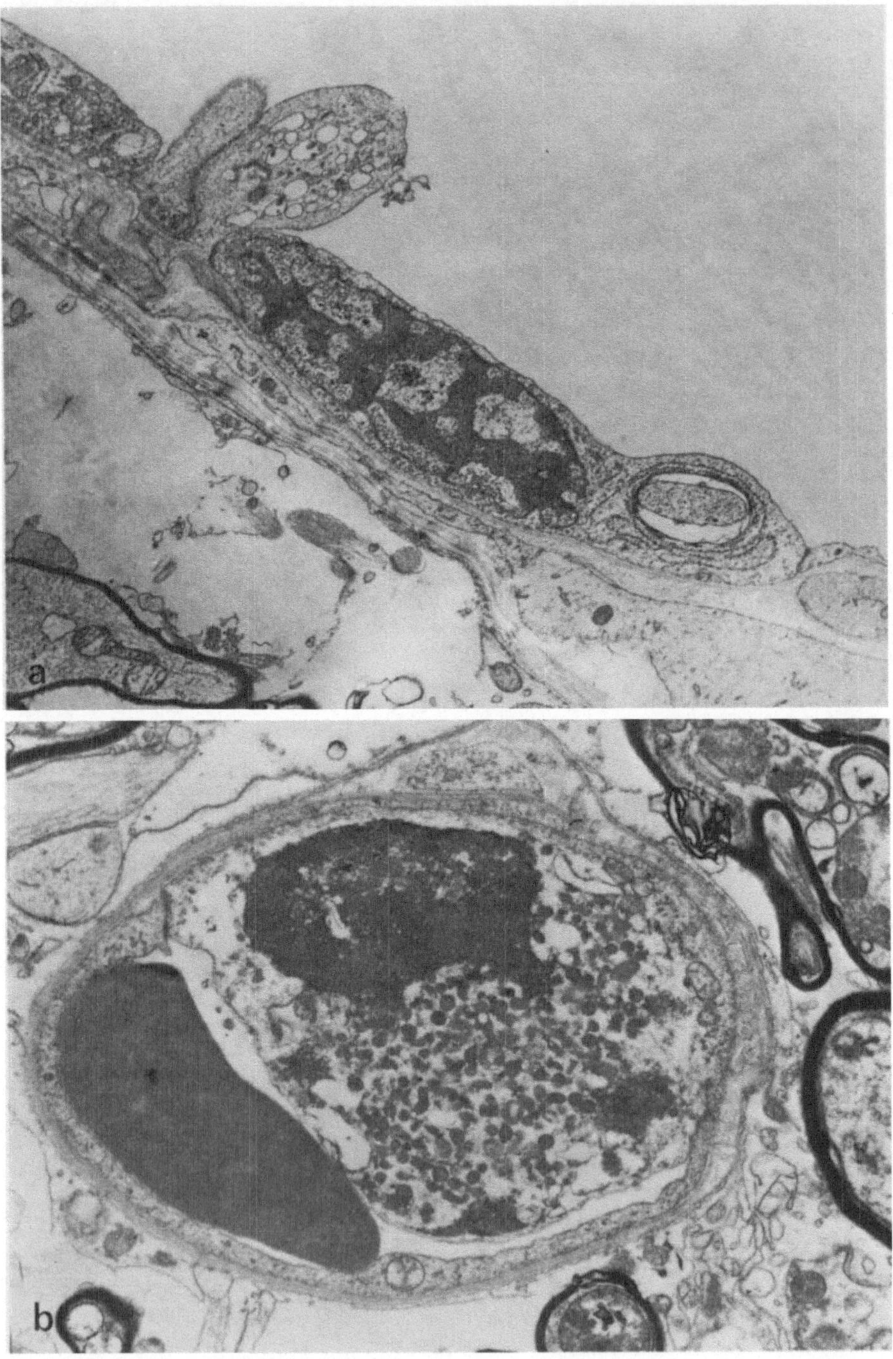

**Abb. 24a u. b.** Endothelläsionen spinaler Gefäße 4 Std nach intraaortaler Injektion von 2 ml/kg Na-acetrizoat (70%). **a** Interendotheliale Spaltbildung, die durch 2 Thrombozyten abgedichtet wird. Regressive Kernveränderung der Endothelzelle ($\times$ 15600), **b** Endothelzell-Nekrose mit partieller Obliteration des Kapillarlumens ($\times$ 13000) (s. Abb. 25 u. 26)

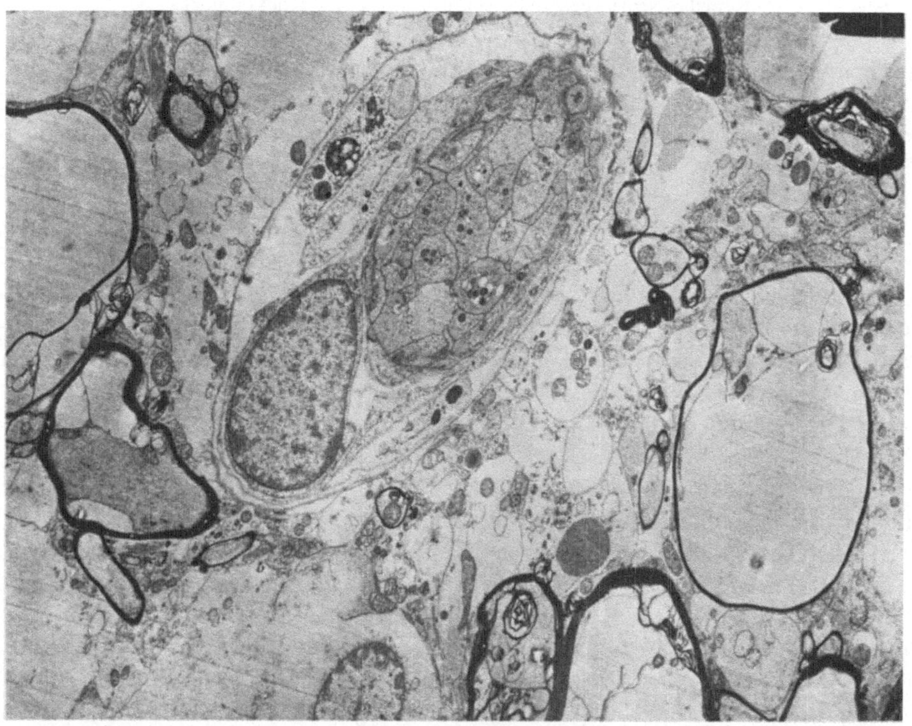

**Abb. 25.** Mikrozirkulationsstörungen bei Kontrastmittel-Myelopathie (Lumbalmark des Hundes, 24 Std nach intraaortaler Injektion von 2 ml/kg 70%iges Na-acetrizoat). Thrombozytenthrombus in einer Venole, Fehlen des Endothels. Hochgradiges Ödem und Desintegration des Neuropils ($\times$ 3600)

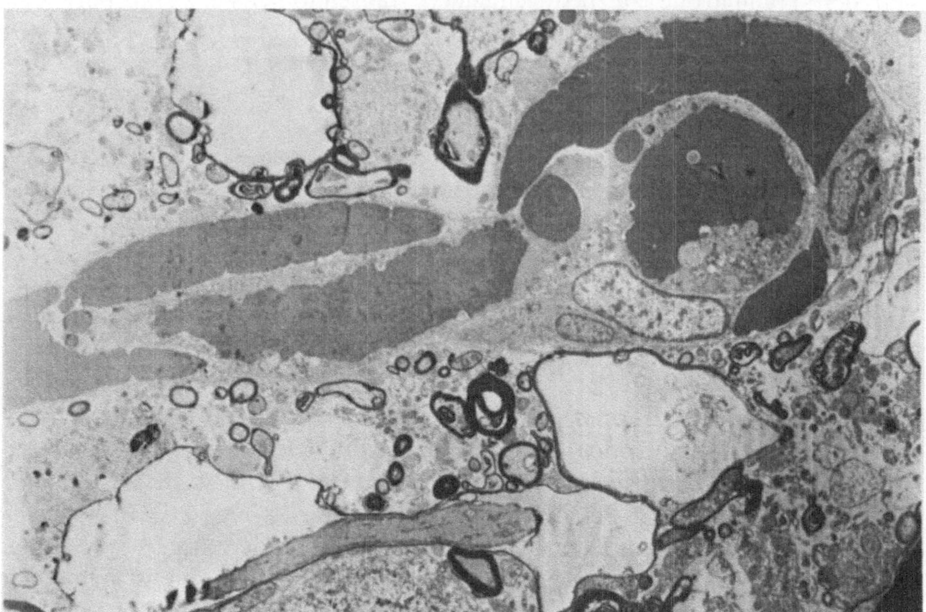

**Abb. 26.** Mikrozirkulationsstörung bei Kontrastmittel-Myelopathie (s. Abb. 24 u. 25). Mikrothrombose und Wandnekrose einer Venole ($\times$ 2800)

ähnliche Erweiterung des Extrazellulärraumes ist im Frühstadium der ischämischen Nekrose des Cortex zu beobachten (LITTLE et al., 1974). Die fortschreitende Nekrose ist gekennzeichnet durch den rapiden Schwund der „astroglialen Füllmasse" (WOLFF, 1965), zu der reziprok nun ein optisch leerer Extrazellulärraum sichtbar wird.

Bei der *Kontrastmittel-Myelopathie* lassen sich mehrere Formen des Ödems in der Grisea differenzieren:

1. Die hydropische Schwellung zytoplasmatischer Strukturen und der Markscheiden im Sinne eines zytotoxischen Ödems (Abb. 25). Die Volumenvermehrung der geschädigten Grisea führt zur kritischen Widerstandserhöhung in der terminalen Strombahn.

2. Die Dilatation des Extrazellulärraums im Verlauf des nekrotisierenden Prozesses.

3. Die Exsudation von Plasma durch die Wand geschädigter, aber noch durchströmter Gefäße.

Das Nebeneinander verschiedener Ödemformen findet sich auch nach *experimentellem Trauma*. Schon 90 sec nach stumpfem Trauma sind „tight junctions" kapillärer und größerer Gefäße geöffnet (GOODMAN et al., 1976). Die „gap junctions" der Astroglia scheinen der Ausbreitung des Ödems im Extrazellulärraum keinen Widerstand entgegenzusetzen. Beim leichteren Trauma (reversible Paraparese) sind Gefäßzerreißungen und Sprengung von tight junctions seltener. Hier kommt es jedoch zu einer protrahierten Permeabilitätsstörung, die in der grauen Substanz dominiert (BEGGS u. WAGGENER, 1976); sie ist durch eine verstärkte pinozytotische Aktivität der Endothelzelle erkennbar. Der longitudinalen Ausbreitung des Ödems über mehrere Segmente entspricht ein auch außerhalb der Traumazone zu beobachtender transendothelialer Transport von Plasma bzw. Tracern (NEMECEK et al., 1977). Auch vom Ort der Läsion aus scheint das Exsudat über den erweiterten Extrazellulärraum und die perivaskulären Räume in benachbarte Strukturen wandern zu können. Ein direkt in die Rückenmarkssubstanz injizierter Tracer breitet sich überwiegend im Extrazellulärraum der weißen Substanz aus (BEGGS u. WAGGENER, 1976). Eine weitere Form der Ödemausbreitung beobachteten wir bei der Ratte, wo die zunehmende Volumenzunahme der nekrotischen und kaum mehr perfundierten grauen Substanz durch Einstrom von Ödemflüssigkeit aus der benachbarten weißen Substanz herrührt (SASAKI et al., 1978).

## 4. Nekroseablauf

Die verschiedenen Formen und Stadien der Nekrose der spinalen Grisea entsprechen grundsätzlich den Abläufen im Gehirn. Der Nekroseablauf in der spinalen grauen Substanz ist anfangs unterschiedlich, je nach auslösender Noxe und Prozeßtempo. Bei der 6-AN-Intoxikation kommt es z.B. zu einer selektiven Schädigung der Neuroglia im zentralen Vorderhorn, wo Neurone z.T. persistieren (SCHNEIDER u. CERVÓS-NAVARRO, 1974). Bei der ischämischen Schädigung wird die gewebliche Nekrose im Lumbalmark der Ratte durch das Nebeneinander von Ganglienzellnekrose, Desintegration des Neuropils und Untergang der astroglialen Matrix bestimmt (SCHNEIDER u. DRALLE, 1973).

Die *Organisation* des malazischen Herdes ist abhängig von 1. der Lokalisation des Prozesses, 2. der Größe der Nekrose und 3. dem Verhalten des Mesenchyms.

Mit zunehmendem Umfang der Nekrose läßt die Kapazität zur Mobilisierung von Makrophagen, Kolliquation und Resorption deutlich nach. Plurisegmentale, den gesamten Querschnitt umfassende Myelomalazien werden relativ langsam abgebaut. Die Organisation geht von intakten Mesenchyminseln (Sulcus anterior) oder randständig von den Meningen aus (Abb. 31, 53).

Zwei Nekroseformen weichen von dem bekannten Bild ab:

1. Die schwelend verlaufende, durch spärliche oder ausbleibende Reaktionen gekennzeichnete Malazie im Rahmen des arteriovenösen Angioms — die sog. Foix-Alajouaninesche Krankheit (S. 621).

2. Die Rarefikationsnekrose bei der vaskulären Myelopathie des höheren Lebensalters, wo es zu einem fast reaktionslosen Schwund der Strukturen im zentralen Vorderhorn kommt, wahrscheinlich aufgrund von Mikroläsionen vaskulärer Genese (S. 589).

*Spätstadien* nekrotisierender Prozesse sind durch eine eindrucksvolle Rückbildung der terminalen Strombahn gekennzeichnet (SCHNEIDER u. STOLTENBURG, 1975). Das kapilläre Maschenwerk ist rarefiziert und vergröbert, teils durch Kapillarnekrosen, teils durch Retraktion des Kapillarnetzes nach Untergang des Neuropils. Abbildung 23c demonstriert die kapillare Rarefikation und das Auftreten stark verdickter, gewunden verlaufender Gefäße in der Nekrosezone 7 Tage nach Rückenmarkstrauma. Möglicherweise spielt eine derartige Transformation der terminalen Strombahn auch bei der Entstehung vaskulärer Myelopathien eine Rolle. (Zur postpoliomyelitischen Angiopathie s.S. 596).

## IV. Läsionen der weißen Substanz

Die pathologischen Reaktionen der spinalen weißen Substanz sind eintöniger, weil Neuropil und Nervenzellen fehlen, die Dichte von Kapillaren und Astroglia gering und die Oligodendroglia gegenüber Ischämie resistent ist. Eine spezifische Vulnerabilität gegenüber Ischämie besteht nicht.

Das Ödem als Folge gesteigerter Gefäßpermeabilität kann sich fast ungehindert im Extrazellulärraum ausbreiten. Die Druckentwicklung im Rückenmarkszylinder begünstigt die plurisegmentale Ausbreitung des Ödems in den langen Bahnen. Ödemflüssigkeit akkumuliert andererseits auch in zytoplasmatischen Strukturen, speziell im Axon-Markscheidenkomplex, entweder periaxonal oder innerhalb der Markscheide selbst, wodurch es zum „splitting" oder zum wabenförmigen Zerfall der Markscheide kommt. Axonale Schollenbildungen resultieren wahrscheinlich aus dem gestörten „axonal flow" durch mechanische Kompression (Abb. 27). Die axonalen Veränderungen nach Chordotomie sind von LAMPERT (1967) und KAO et al. (1977) eingehender beschrieben worden. Die hydropische Schwellung des Markscheiden-Axon-Komplexes und die Verbreiterung des Extrazellulärraumes entspricht dem lichtmikroskopischen Bild des *Lückenherdes* (Abb. 27, 28).

Ob die *Gefäße* der spinalen weißen Substanz aufgrund struktureller Gegebenheiten zur erhöhten Permeabilität neigen, bleibt offen. Möglicherweise spielen

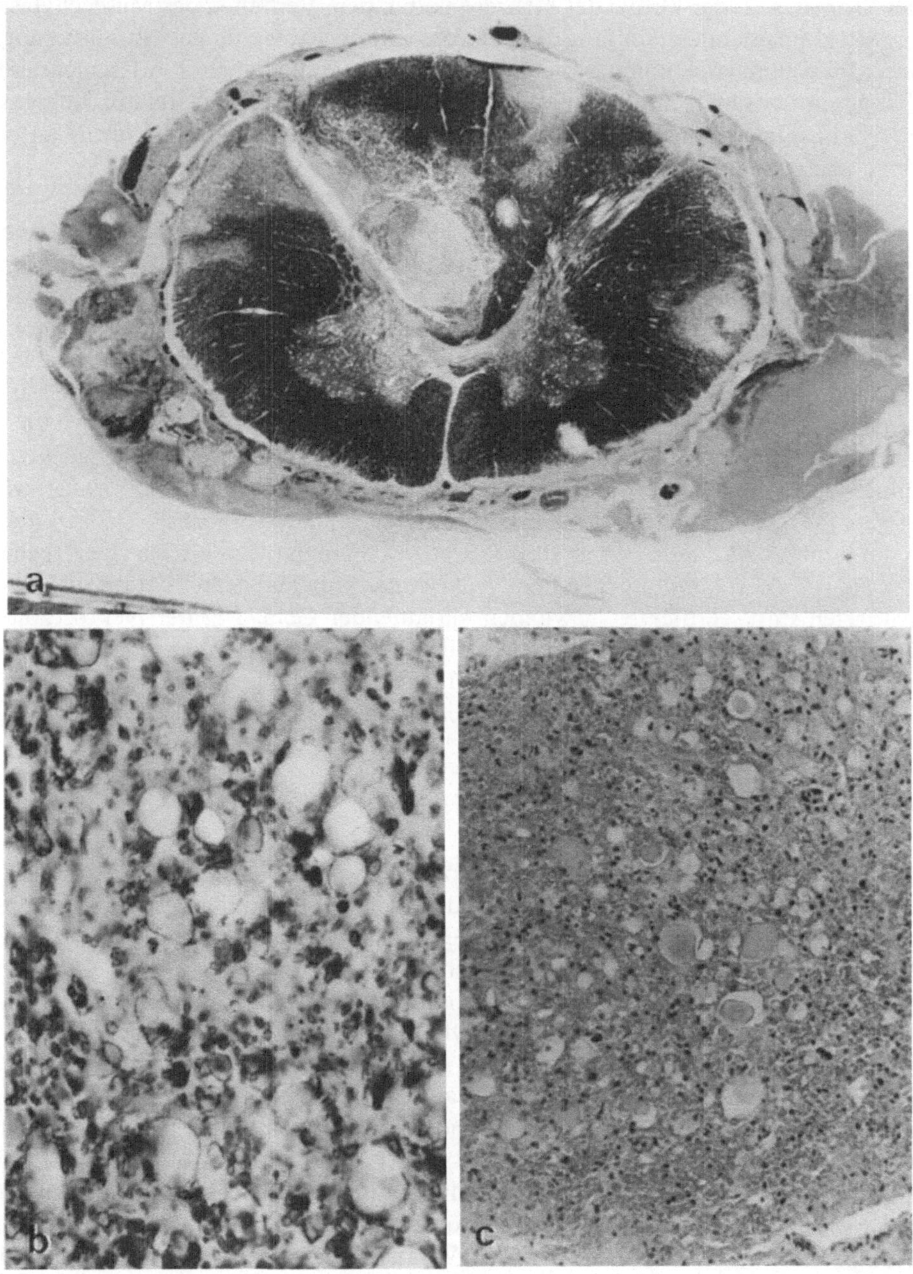

**Abb. 27 a–c.** Läsionsmuster der spinalen weißen Substanz. **a** Keilförmige Infarkte bzw. Lückenherde in der Randzone, frischere asymmetrische Stiftnekrosen im ventralen Hinterstrang bei Obstruktion des venösen Abflusses durch subarachnoidale Raumforderung, **b** und **c** Hydrops von Markscheiden und Axonschollen in frischerem Lückenherd: **b** Heidenhain × 270, **c** H.E.; × 110

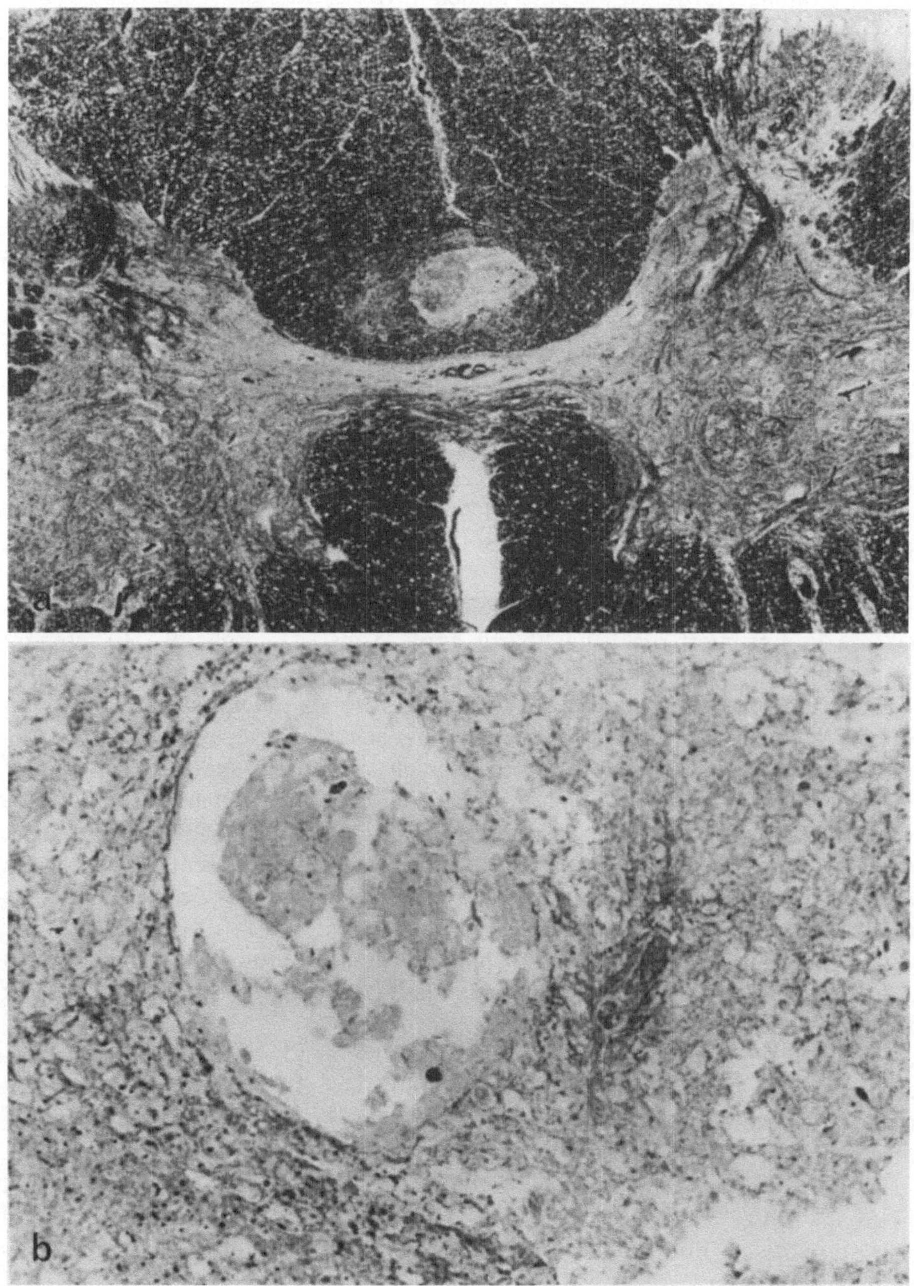

**Abb. 28a u. b.** Frühstadium einer Stiftnekrose im ventralen Hinterstrang. **a** Übersicht (Heidenhain; ×20), **b** Detail mit frischerer Nekrose mit benachbarter thrombosierter Vene (H.E.; ×110)

venöse Drainagestörungen die entscheidende Rolle, weil die Vene bzw. Venole der dominierende Gefäßtyp der weißen Substanz ist und das zentrifugale Abfluß-system gegenüber Druckanstieg bzw. Kompression besonders anfällig ist. Erfah-rungsgemäß ist zudem bei einer Schrankenstörung der venöse Schenkel bevor-zugt betroffen. Durch Ödem und intraspinale Drucksteigerung kommt es in den radiär zur Oberfläche ziehenden Venen infolge Widerstandserhöhung zur Strömungsverlangsamung, die vor allem im zentral gelegenen Hinterstranggebiet zu Ödem, Gefäßwandnekrosen und Blutungen führt (Abb. 27, 28). Diese Ent-wicklung wird wahrscheinlich durch die posttraumatisch einsetzende Hyperämie der spinalen weißen Substanz begünstigt (BINGHAM et al., 1975; KOBRINE et al., 1975). Eigene Untersuchungen zeigten, daß die posttraumatische Ödementwick-lung überwiegend in der weißen Substanz stattfindet, während die Mikrozirkula-tion in der nekrotischen Grisea zusammenbricht (SASAKI et al., 1978).

Die schon frühzeitig einsetzende Gefäßwandschädigung und Strömungsver-langsamung in der weißen Substanz erklärt die oft geringgradigen Abbauvor-gänge bei nekrobiotischen Prozessen. Es entwickelt sich die für die spinale weiße Substanz charakteristische stiftförmige *Ödemnekrose* (Abb. 27–29). Die zentrale Nekrose ist zunächst zellulär kaum demarkiert, später zwar schärfer abgegrenzt, aber nur z.T. kolliquiert. Die Umgebung ist von einer Ödemzone eingenommen, die zum weiteren Breiten- und Längenwachstum neigt. Die Stift-nekrose komprimiert die benachbarte graue Substanz (Abb. 29, 59). Venöse Blutungen und Gefäßnekrosen treten nicht selten hinzu (Abb. 28, 29). Nach zentraler Verflüssigung imponiert die Stiftnekrose als „Nekrosezyste", die von einem Wall piloider primitiver Gliazellen umgeben wird. Meist liegen die Stiftne-krosen im ventralen Hinterstrangfeld — nicht unbedingt symmetrisch —, wo sie, wie Abb. 29 zeigt, offenbar aus kleineren Herden entstehen. Stiftförmige Nekrosen können jedoch auch in Vorder- und Seitensträngen beobachtet werden. Formal ähnliche stiftförmige Nekrosen finden sich auch in zentralwachsenden Gliomen. Im Gegensatz zur primären Syringomyelie ist der Zentralkanal stets intakt und ventral der Zyste anzutreffen.

Die langsam progrediente intraspinale Raumforderung führt relativ früh zum Ödem in grauer und weißer Substanz und ist durch eine Steroidbehandlung beeinflußbar (USHIO et al., 1977a, b).

Von den zentralen stiftförmigen Marklagerschäden lassen sich die *vasozirku-latorisch bedingten Randschäden* der weißen Substanz abgrenzen, die teils arteriel-ler, teils venöser Genese sind. Verschlüsse pialer Arterien verursachen keilför-mige anämische Infarkte, die bis in die Grisea reichen können (Abb. 13h, 27a). Die radiären Blutungen in der Vasocorona bei Meningitis oder Hirntod sind offenbar venöser Natur (Abb. 15a), da die Obstruktion extramedullärer Venen oder Stase diesen Blutungen vorausgehen. Den Blutungen selbst liegen Gefäßne-krosen zugrunde.

Die *spinale Randentmarkung* ist nicht primär vaskulärer Natur. WECHSLER beschrieb sie als Begleiterscheinung einer spinalen Arteriitis. FRIEDE und ROESS-MANN (1969) interpretierten diese Randentmarkung als „destruction of peripheral white matter" in einem Fall von postoperativer Liquorfistel nach mehrfacher Liquorpunktion und verwiesen auf analoge Entmarkungsvorgänge in der Rük-

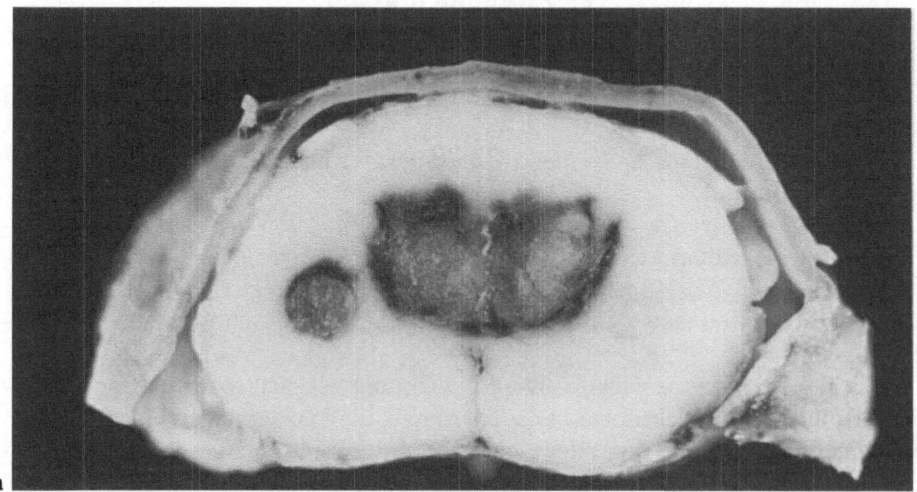

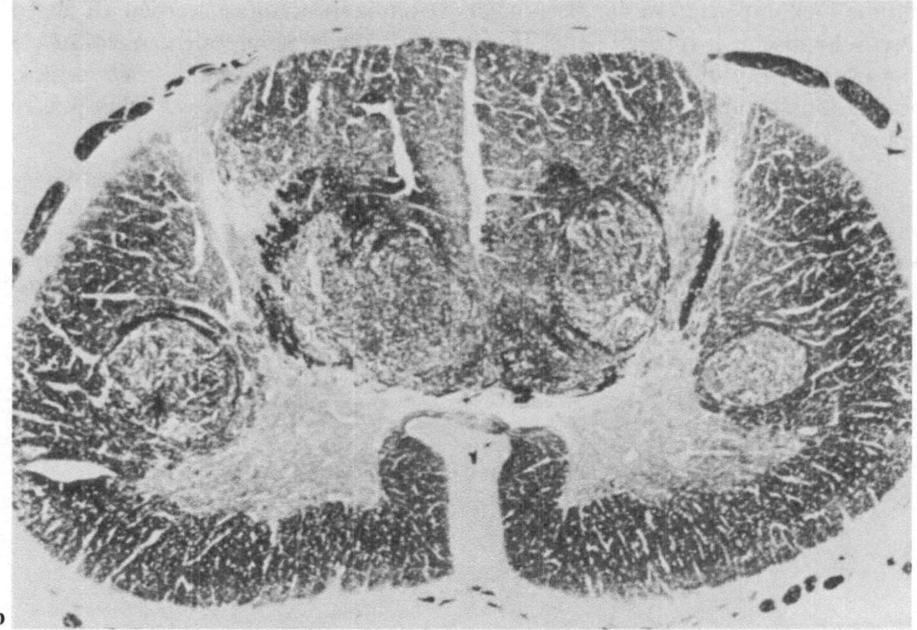

**Abb. 29a u. b.** Durch Konfluenz entstandene, z.T. hämorrhagische Stiftnekrosen in Hinter- und Seitensträngen des Halsmarkes, 2 Segmente oberhalb einer traumatischen Querschnittsläsion. Streifenförmige Blutung im Hinterhorn **a** nativ; **b** Heidenhain; ca. 8fach

kenmarksperipherie, die bei Katzen nach wiederholter Liquorentnahme und Liquorreinjektion zu beobachten sind (BUNGE u. SETTLAGE, 1957; BUNGE et al., 1960). Die Randentmarkung scheint ein sensibler Indikator für Milieuänderungen im Subarachnoidalraum zu sein und wird vor allem bei meningitischen Prozessen angetroffen (Abb. 15d).

## V. Zusammenfassung

Es lassen sich also

1. *ischämische Läsionen der Grisea* bei Perfusionsstörungen im arteriellen Sektor,

2. *hämorrhagische Schäden der grauen Substanz* als Folge von Mikrozirkulationsstörungen und

3. *Ödemnekrosen der weißen Substanz* als Ergebnis von venösen Drainagestörungen unterscheiden.

Ohne Zweifel überlappen sich diese Läsionstypen. Tiefgreifende Zirkulationsstörungen betreffen stets den arteriellen, kapillären und venösen Schenkel gleichermaßen.

Wichtig ist das *Prozeßtempo*. Die Entwicklung von Mikrozirkulationsstörungen erfolgt oft apoplektiform. Die Toleranz des Rückenmarks einer langsam zunehmenden Kompression oder einer Minderdurchblutung gegenüber ist einerseits groß, jenseits einer kritischen Schwelle bedarf es aber nur eines Anstoßes, um die Dekompensation der terminalen Strombahn manifest werden zu lassen. Der ischämische Insult des Rückenmarks setzt zwei Komponenten voraus: 1. Die arterielle Zuflußstörung, die das Niveau der Läsion bestimmt. 2. Die Mikrozirkulationsstörung, die die Art, Intensität und Schwere der geweblichen Läsion prägt.

Experimentell erzeugte vaskuläre Myelopathien führen bei den verschiedenen Spezies zu vergleichbaren Läsionsmustern, die auch humanpathologischen Befunden entsprechen. So stimmen Lokalisation, Ausdehnung und zeitliche Entwicklung der ischämischen oder auch traumatischen Rückenmarksschädigung bei Hund, Affe, Katze und Ratte prinzipiell überein. Wahrscheinlich korreliert die Vulnerabilität des zentralen Vorderhorns direkt mit seiner besonderen Disposition zu Mikrozirkulationsstörungen.

# D. Spezielle Pathologie vaskulärer Rückenmarksprozesse

## I. Häufigkeit

Rein vaskulär bedingte Myelopathien sind selten. Ihre klinische Manifestation ist dennoch vielgestaltig und bietet zahlreiche pathogenetisch ungelöste Probleme. Die oft zitierte Mitteilung BLACKWOODS (1958), daß sich unter 3737 Sektionsfällen des National Hospital for Nervous Diseases in London (zwischen 1909 und 1958) lediglich 9 „obstruktive" Gefäßprozesse und 2 spinale Blutungen fanden, ist sachlich nicht richtig. So sind wichtige Arbeiten aus dem National Hospital über spinale vaskuläre Prozesse, wie die von GREENFIELD und TURNER (1939) oder WYBURN-MASON (1943, 67 Fälle) in der Übersicht BLACKWOODS nicht enthalten. Ausgeklammert blieben ferner die so häufigen degenerativen und traumatischen Läsionen, auch die zahlreichen Myelopathien bei intraspinaler Raumforderung, bei denen die vaskuläre Komponente eine wesentliche Rolle spielt. Bei den obstruktiven Prozessen BLACKWOODS handelte es sich um Folgen eines zervikalen Bandscheibenvorfalles (3 Fälle), die Dislokation des Dens epistropheus (1 Fall), 4 Fälle von „subakut nekrotisierender Myelitis" und den Fall eines dissezierenden Aortenaneurysmas. Arteriosklerotische oder hypertonische Gefäßveränderungen wurden nicht beobachtet. Bei den Blutungen handelte es sich in einem Fall um ein „falsches Aneurysma" der A. spinalis anterior bei Aortenisthmusstenose, im anderen Fall um eine angiomatöse Fehlbildung.

KESCHNER und DAVISON (1933) sahen im Laufe von 6 Jahren unter etwa 200 Fällen von zerebraler Arteriosklerose nur 2 Myelopathien. Hingegen beobachtete JELLINGER (1962) in einem Gesamtmaterial von 1500 Fällen in 10 Jahren 89 vaskuläre und zirkulatorische Myelopathien, darunter allein 36 „progressive Myelopathien bei Arteriosklerose und Senium". Andere Übersichten wie die von CORBIN (1961, 67 Fälle), GRUNER und LAPRESLE (1962, 24 Fälle) und HUGHES (1978, 28 Fälle) zeigen, daß spinale Gefäßprozesse doch nicht so selten sind.

SLAGER und WEBB (1973) notierten in einem unausgesuchten Obduktionsgut von 200 konsekutiven Fällen neben 14,5% okkulten Rückenmarksläsionen in 6 Fällen Mikroinfarkte in der grauen Substanz (1 Fall von Kreislaufstillstand, 5 Fälle mit Diabetes mellitus). In 9% eines geriatrischen Obduktionsmaterials von 300 Fällen beobachtete MANNEN (1966) spinale vaskuläre Läsionen, und zwar Erweichungen in 25, Blutungen in 2 Fällen. Demgegenüber fanden sich in 51% dieser Fälle zerebrale vaskuläre Insulte.

Andererseits haben übereinstimmend viele Autoren (STAEMMLER, 1939; ARENDT u. SCHILDAUS, 1967; JELLINGER, 1962, 1967) (s.S. 585) auf die Seltenheit der arteriosklerotischen Gefäßerkrankung im Bereich der Rückenmarksarterien hingewiesen. In dem Material von GRUNER und LAPRESLE (1962) fand sich nur in $^2/_5$ der 58 Fälle von vaskulären Rückenmarksläsionen eine definierte arterielle Zuflußstörung (die $^9/_{10}$ aller vaskulären *Hirn*läsionen ausmacht).

## II. Zur Nomenklatur

Analog zum zerebralen Infarkt läßt sich auch vom Infarkt des Rückenmarks sprechen (GARLAND et al., 1966). Die Bezeichnungen nekrotisierende Myelitis, Myelopathie oder Myelomalazie umfaßten früher sehr heterogene Prozesse. Der Begriff Myelopathia necroticans geht auf GAGEL und MESZAROS (1948) zurück, die den von FOIX und ALAJOUANINE (1926) geprägten Begriff der Myelitis necroticans („myélite nécrotique subaigue") mit der Begründung korrigierten, daß es sich um einen primär vaskulären Prozeß handle. (Interessanterweise lagen den Beobachtungen von FOIX und ALAJOUANINE und GAGEL und MESZAROS jeweils Gefäßmißbildungen zugrunde.)

Wir sprechen im folgenden von *Myelomalazie* bei akuten nekrotisierenden Prozessen, von *Myelopathie* bei subakut-chronischen Prozessen. Zu unterscheiden sind ischämisch, vasotoxisch oder durch Kompression bedingte Myelomalazien. In der Gruppe der Myelopathien haben sich bereits einige Bezeichnungen eingebürgert, so die vaskuläre progressive Myelopathie des höheren Lebensalters (NEUMAYER, 1967; JELLINGER, 1962), die „angiodysgenetische nekrotisierende

Myelopathie" (SCHOLZ u. MANUELIDIS, 1951), die Strahlenmyelopathie (s.S. 596) oder die zervikale Myelopathie (S. 609).

In der Darstellung vaskulärer Rückenmarkssyndrome wurden bisher bevorzugt die arteriellen Zuflußstörungen abgehandelt. Wahrscheinlich sind jedoch die Störungen im venösen Sektor nicht nur häufiger, sondern auch wichtiger. Für die Überbewertung des arteriellen Sektors sind vor allem zwei Gründe maßgeblich:

1. Die Vielfalt pathologischer Konstellationen, die zu Minderdurchblutung und/oder Substratmangel führt, wird zu Unrecht als Ausdruck einer Zirkulationsstörung der Rückenmarksgefäße gewertet, obwohl die Störung in den vorgeschalteten Gefäßabschnitten lokalisiert oder systemischer Natur ist.

2. Die Zirkulationsstörungen im venösen Sektor und in der terminalen Strombahn sind bisher kaum eingehender untersucht worden.

Entscheidend für die Genese eines Rückenmarksinfarktes ist jedoch die zirkulatorische Insuffizienz der terminalen Strombahn, die erst nach dem Versagen kompensatorischer Mechanismen manifest wird, dann aber Ablauf und Intensität der geweblichen Alteration bestimmt.

## III. Ischämisch bedingte Myelomalazien

### 1. Die akute ischämische Myelomalazie

*Vorkommen:* Die akute, ischämische Myelomalazie ist relativ selten. GAGEL und REINER stellten 1943 9 Fälle von „Myelitis necroticans" einschließlich eines eigenen Falles zusammen. Eine Fallbeobachtung stammt von KLAUE (1951). MUMENTHALER und PROBST (1972) beobachteten 12 Fälle im Zeitraum von 8 Jahren, GARLAND et al. (1966) 6 Fälle während 15 Jahren, GRUNER und LAPRESLE (1962) 21 Fälle über 10 Jahre. Spinale Läsionen nach Herzstillstand oder Hypotension werden auf S. 580 behandelt.

*Klinik:* Myelomalazische Prozesse beginnen in der Regel akut, nicht selten sogar perakut, mit und ohne radikuläre Sensationen. Seltener gehen Prodromi voraus, oder es entwickelt sich eine schubförmige Progredienz bis zum definitiven Funktionsausfall.

Das Querschnittssyndrom mit schlaffer Paraplegie der unteren Extremitäten (MUMENTHALER u. PROBST, 1972) resultiert bei myelomalazischen Prozessen im unteren Thorakal- und Lumbosakralmark. Meist liegt eine Nekrose des Rückenmarksquerschnittes zugrunde. Eine schlaffe Lähmung kann jedoch auch Folge einer selektiven Nekrose der grauen Substanz bzw. der Vorderhörner sein. Spastische Paraparesen bzw. Tetraparesen finden sich nach kompletten oder inkompletten Querschnittsläsionen des oberen Thorakal- und Halsmarks, wenn der intakt gebliebene kaudale Rückenmarksabschnitt autonome Funktionen übernimmt. Die sensiblen und motorischen Niveaus der Ausfälle differieren oft. Die nicht selten dissoziierte Empfindungsstörung erklärt sich aus der Schädigung der vorderen Kommissur, der Beteilung des Hinterhorns oder des Tractus spinothalamicus.

*Pathologie:* WOLF (1969) hat 51 Beobachtungen von Myelomalazien aus der Literatur nach Ausdehnung und Niveau in der Längsrichtung zusammengestellt

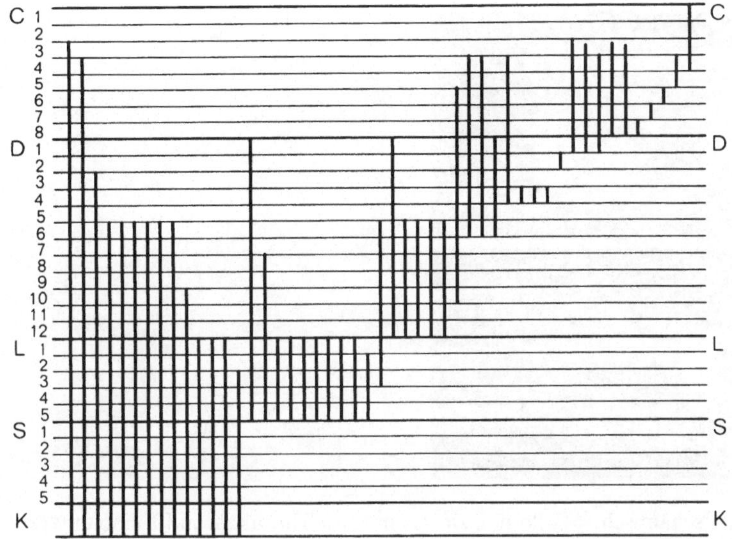

**Abb. 30.** Lokalisation und Ausdehnung der Myelomalazien in 51 Beobachtungen. (Nach
Wolf, 1969)

(Abb. 30). Die Übersicht zeigt, daß besonders die kaudalen Rückenmarksab-
schnitte ischämiegefährdet sind. Für thorako-lumbo-sakrale Myelomalazien sind
arteriosklerotische Veränderungen der Aorta und der davon abgehenden Inter-
kostal- und Lumbalarterien verantwortlich zu machen. Die Aussparung des
Sakralmarks weist auf dessen separate Gefäßversorgung hin (Abb. 1). Isolierte
Ausfälle im Thorakalmark resultieren oft aus der Unterbrechnung segmentaler
Zuflüsse. Zahlreiche Erweichungen des Halsmarks greifen auch auf das obere
Thorakalmark über. Eine besondere Gefährdung von T4 scheint weder nach
der Zusammenstellung von Wolf (Abb. 30) noch nach Angaben anderer Autoren vorzuliegen (s.S. 527). Ischämiegefährdet sind danach besonders die zervikale
und lumbale Intumeszenz des Rückenmarks.

Das akut erweichte Rückenmark ist volumenvermehrt, blaß, von verminder-
ter Konsistenz. Später wandelt sich bei einer kompletten Querschnittsnekrose
das Rückenmark in eine braun-gelbliche, weiche, beim Anschnitt krümelig-
breiige Struktur um (Abb. 31). Im Endstadium ist das Rückenmark in einen
atrophischen, bräunlichen Strang umgewandelt, obwohl die Organisation der
Nekrose oft nach Jahren noch nicht abgeschlossen ist.

Abbildung 31 zeigt das Lumbalmark einer 66 Jahre alten Frau mit jahrelan-
gem Hypertonus und Adipositas, die nach akut eintretenden heftigen Rückenschmerzen eine progrediente, schließlich schlaffe Paraplegie der Beine mit sensi-
blem Niveau bei T7/8 entwickelte, die 7 Wochen überlebt wurde. Die Sektion
ergab eine Myelomalazie des gesamten unteren Rückenmarksabschnittes ab T7,
im übrigen eine allgemeine schwere Atheromatose. Eine lokalisierte arterielle
Obstruktion war nicht nachweisbar; die extramedullären Gefäße in Höhe des
Querschnitts waren durchgängig und unauffällig.

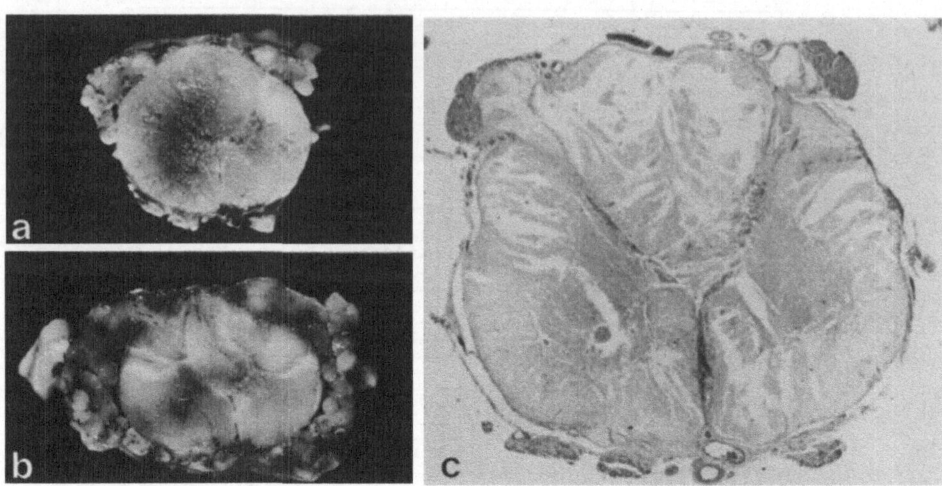

**Abb. 31 a–c.** Ischämische Myelomalazie des unteren Thorakal- und Lumbalmarks (66jährige Frau mit Hypertonus und schwerer allgemeiner Arteriosklerose). **a** und **b** Querschnittsnekrose mit älteren Blutungen, **c** intakte extramedulläre Arterien und Venen. Organisationsvorgänge laufen bevorzugt subpial und im Bereich bindegewebiger Septen ab. Sonst weitgehend reaktionslose Nekrose des Querschnitts. (Celloidin; H.E.; × 10)

Das Hinzutreten einer hämorrhagischen Komponente im myelomalazischen Prozeß spricht nicht gegen die primäre arterielle Zuflußstörung, unterstreicht andererseits die schon ausführlich dargestellte Situation, daß der Prozeß erst durch intramedulläre Mikrozirkulationsstörungen inszeniert und in seinem Ablauf bestimmt wird.

*Pathogenese:* Bei nicht wenigen Myelomalazien bleibt das auslösende Moment im Dunklen. Allerdings besteht oft eine Kombination mehrerer Grundleiden, wie Hypertonus, allgemeine Arteriosklerose, Diabetes mellitus, mittleres bis höheres Lebensalter. Für diese Form der Myelomalazie wird man zunächst eine globale Minderdurchblutung unterstellen können. Nach Ausdehnung und histologischem Bild bestehen keine prinzipiellen Unterschiede zwischen derartigen Myelomalazien ungeklärter Genese (z.B. Fälle von PISCOL u. REMAGEN, 1969; GARCIN et al., 1959; MUMENTHALER u. PROBST, 1972; GRUNER u. LAPRESLE, 1962) und Myelomalazien aufgrund definierter obstruktiver Prozesse in der Aorta und abgehenden Segmentgefäßen. Da es sich in der Regel um plurisegmentale Myelomalazien handelt, ist die Annahme einer Obstruktion in *größeren* vorgeschalteten Gefäßstämmen naheliegend. Der Verschluß der vorderen Längsanastomose ist hingegen eine ausgesprochene Rarität, jedenfalls wesentlich seltener als klinisch diagnostiziert.

Die ungeklärt bleibenden Myelomalazien, deren vaskuläre Genese augenfällig, aber nicht exakt rekonstruierbar ist, machen das Dilemma in der Deutung humanpathologischer Einzelfälle deutlich. Da bei der Obduktion in der Regel die mühselige Präparation der aortalen Segmentarterien unterbleibt, werden Veränderungen dieser Gefäßstrecke nicht erfaßt. Gerade die unbefriedigende pathologisch-anatomische Klärung von Myelomalazien hat die Entstehung von

Spekulationen begünstigt. Möglicherweise hätte aber auch die lückenlose Erfassung des Gefäßstatus die Ursache der Myelomalazie nicht aufgedeckt. Vielen vaskulären Myelomalazien liegt offenbar eine multifaktorielle Pathogenese zugrunde, wobei neben dem extramedullären und intramedullären Gefäßstatus Alter, Herzleistung, Hypertonus, Stoffwechselstörungen und Wirbelsäulenveränderungen berücksichtigt werden müssen. Vielleicht spielt die disseminierte Embolisierung atheromatösen Materials in die spinale Endstrombahn tatsächlich eine größere Rolle als initiale Ursache einer progredienten Myelomalazie (s.S. 574).

## 2. Ischämische Ausfälle im Territorium der A. spinalis anterior

*Vorbemerkung:* Ausfälle im Territorium der A. spin. ant. sind relativ häufig und werden daher gesondert besprochen. 14 von 21 Myelomalazien in dem Material von GRUNER und LAPRESLE (1962) hatten ihren Schwerpunkt in diesem Territorium. In keinem dieser Fälle war jedoch die A. spin. ant. verschlossen. Gefäßverschluß und Rückenmarksinfarkt sind daher zu trennen, d.h. der spinale Infarkt ist nicht einfach mit dem Verschluß einer bestimmten Rückenmarksarterie gleichzusetzen. Da dieser Fehler jedoch häufig begangen wurde, erscheint die Darstellung der Begriffsgeschichte des Syndroms der A. spin. ant. sinnvoll (s.u.).

*Klinik:* Es handelt sich um meist apoplektiform, selten schubförmig einsetzende Störungen mit Paraparese der Beine, Blasen-Mastdarm-Inkontinenz, dissoziierten Empfindungsstörungen mit Ausfall von Schmerz- und Temperaturwahrnehmung bei erhaltener Berührungs- und Tiefensensibilität.

*Pathologie:* Der Klinik entsprechend liegt eine Malazie in den ventralen zwei Drittel des Rückenmarks vor. Neben Vorderhorn und Teilen von Zona intermedia und Hinterhorn sind die Vorder- und Seitenstränge unter Einbeziehung von Pyramidenbahn und Tractus spinothalamicus in die Nekrose einbezogen. Hinterhorn und Hinterstränge bleiben hingegen meist verschont (Abb. 32).

*Gesicherte Fälle* eines Spinalis anterior-Verschlusses mit Rückenmarksinfarkt beschrieben u.a. VOGEL und MEYER (1937), HETZEL (1960), HENNEAUX (1960; Fall 1), LATERRE (1962), HUGHES und BROWNELL (1964), LAGUNA und CRAVIOTO (1973), BAHLMANN und OSSENKOPP (1963) und JELLINGER (1966a), REICH (1968), HUBERT et al. (1974), SLAVIN et al. (1975), HUGHES (1978). SLAVIN et al. konnten in einer systematischen Studie über die Embolisation atheromatösen Materials bei älteren Patienten in 11 von 28 Fällen einen Verschluß der vorderen Spinalarterie — meist im Niveau des Sakralmarks — nachweisen. Nur einer dieser Patienten bot klinisch die Zeichen der Myelomalazie; drei weitere Patienten wiesen histologisch ischämische Ganglienzellveränderungen auf.

Mehrfach wurden Verschlüsse der A. spin. ant. nach sog. Bagatellverletzungen der HWS mitgeteilt (HUGHES u. BROWNELL, 1964; HETZEL, 1960; BAHLMANN u. OSSENKOPP, 1963). HUGHES und BROWNELL sahen den Hauptfaktor in der Thromboseentstehung ihres Falles in der erheblichen Spondylarthrose der HWS, die an mehreren Stellen zur Kompression des Halsmarks geführt hatte. Bei HETZEL entwickelten sich die Beschwerden nach einem leichteren Flexionstrauma der HWS. Ein ähnlicher Mechanismus kann in der Beobachtung von BAHLMANN und OSSENKOPP angenommen werden.

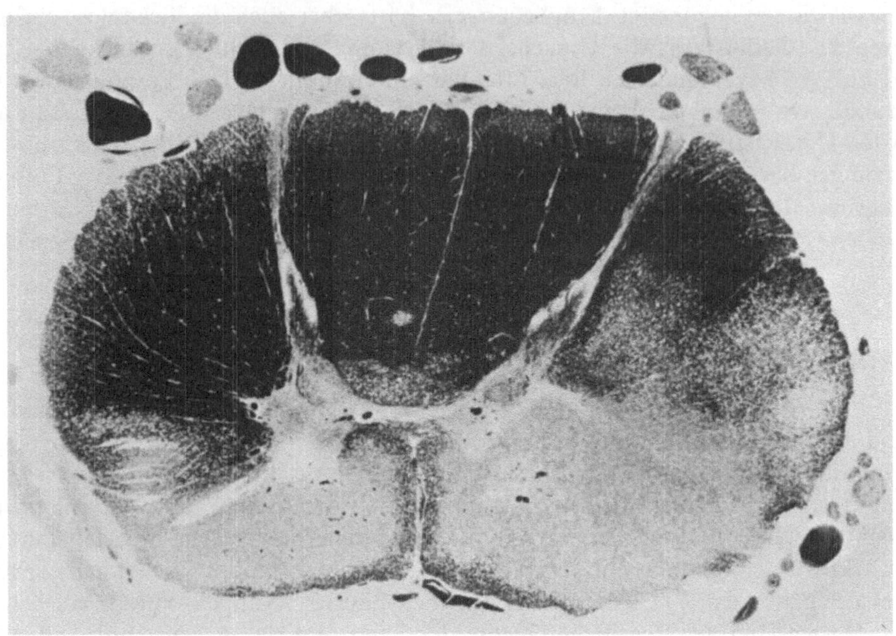

**Abb. 32.** Embolisch bedingte Ausfälle im Territorium der A. spin. ant. im unteren Halsmark (s. auch Abb. 39). (Heidenhain; × 8)

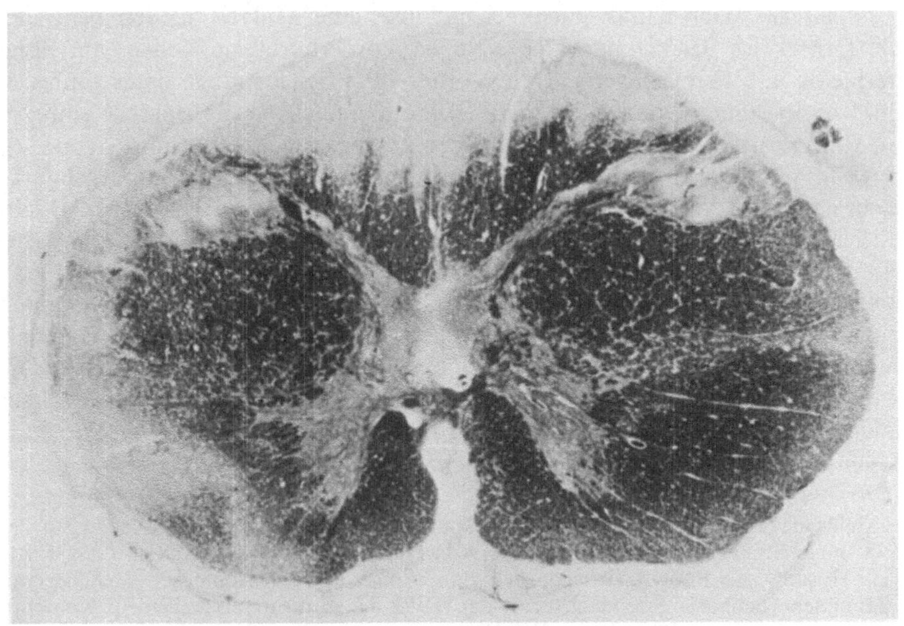

**Abb. 33.** Kreislaufstörung im dorsalen Drittel des Rückenmarksquerschnittes nach Chordotomie bei C1 (unauffällige Aa. spin. post.). (Heidenhain; × 8)

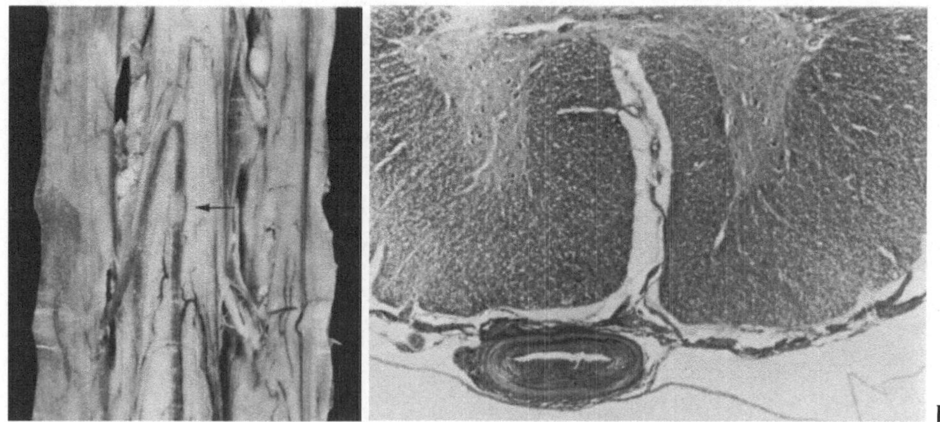

**Abb. 34. a** Umschriebener „Plaque" im deszendierenden Ast der A. radicularis magna (Nebenbefund!), **b** konzentrische Intimaproliferation mit spaltförmiger Lumeneinengung und Verlust der Lamina elastica interna. Sonst unauffälliges Rückenmark (T9). (El. v.G.; × 30)

Abbildung 34 zeigt den alten Verschluß der vorderen Spinalarterie im mittleren Thorakalmark *ohne* morphologische Ausfälle (Zufallsbefund am Rückenmark eines neurologisch unauffälligen Mannes im 10. Lebensjahrzehnt). Bei systematischen Untersuchungen sind derartige Gefäßverschlüsse gar nicht so selten (Abb. 35, 50).

Demgegenüber zeigt die Abb. 32 das Frühstadium eines „Syndroms der A. spin. ant.". Die Sequenz der Rückenmarksquerschnitte des unteren Halsmarks läßt eine von Niveau zu Niveau variierende Ausdehnung der Läsionen erkennen. Ursache des Infarktes war jedoch nicht der Verschluß der vorderen Spinalarterie, sondern der Verschluß *multipler intramedullärer Arterien* durch Mikroembolien von Nucleus pulposus-Material.

Prinzipiell muß beim Nachweis eines Spinalis anterior-Verschlusses bedacht werden, daß es sich auch um sekundär erfolgte Thrombosen bei primärer Myelomalazie handeln kann (CORBIN, 1961). In den meisten Arbeiten über den Verschluß der A. spin. ant. fehlen Angaben über die Ausdehnung des Arterienverschlusses. Nach den experimentellen Befunden von SHIMOMURA (1968) ist bekannt, daß erst ein Verschluß, der sich über 1–2 Segmente kontinuierlich ausbreitet, Veränderungen im Territorium der Spinalarterie erwarten läßt. Ein punktueller Verschluß der vorderen Längsanastomose wird also ohne Folgen bleiben, wenn kranial und kaudal davon die Sulcusarterien weiter durchströmt werden (SLAVIN et al., 1975).

*Pathogenese:* Die klinisch öfter gestellte Diagnose des Verschlußsyndroms der vorderen Spinalarterie kann in der Regel morphologisch nicht bestätigt werden (CORBIN, 1961; GARLAND et al., 1966; SCHNEIDER et al., 1973). Häufiger läßt sich jedoch klinisch eine Durchblutungsstörung im Territorium der ventralen Längsanastomose diagnostizieren (Vorderhornschädigung und dissoziierte Empfindungsstörung). So fehlen in Übersichtsarbeiten Fälle eines Verschlusses der A. spin. ant. ganz (JELLINGER, 1962; CORBIN, 1961; GRUNER u. LAPRESLE, 1962;

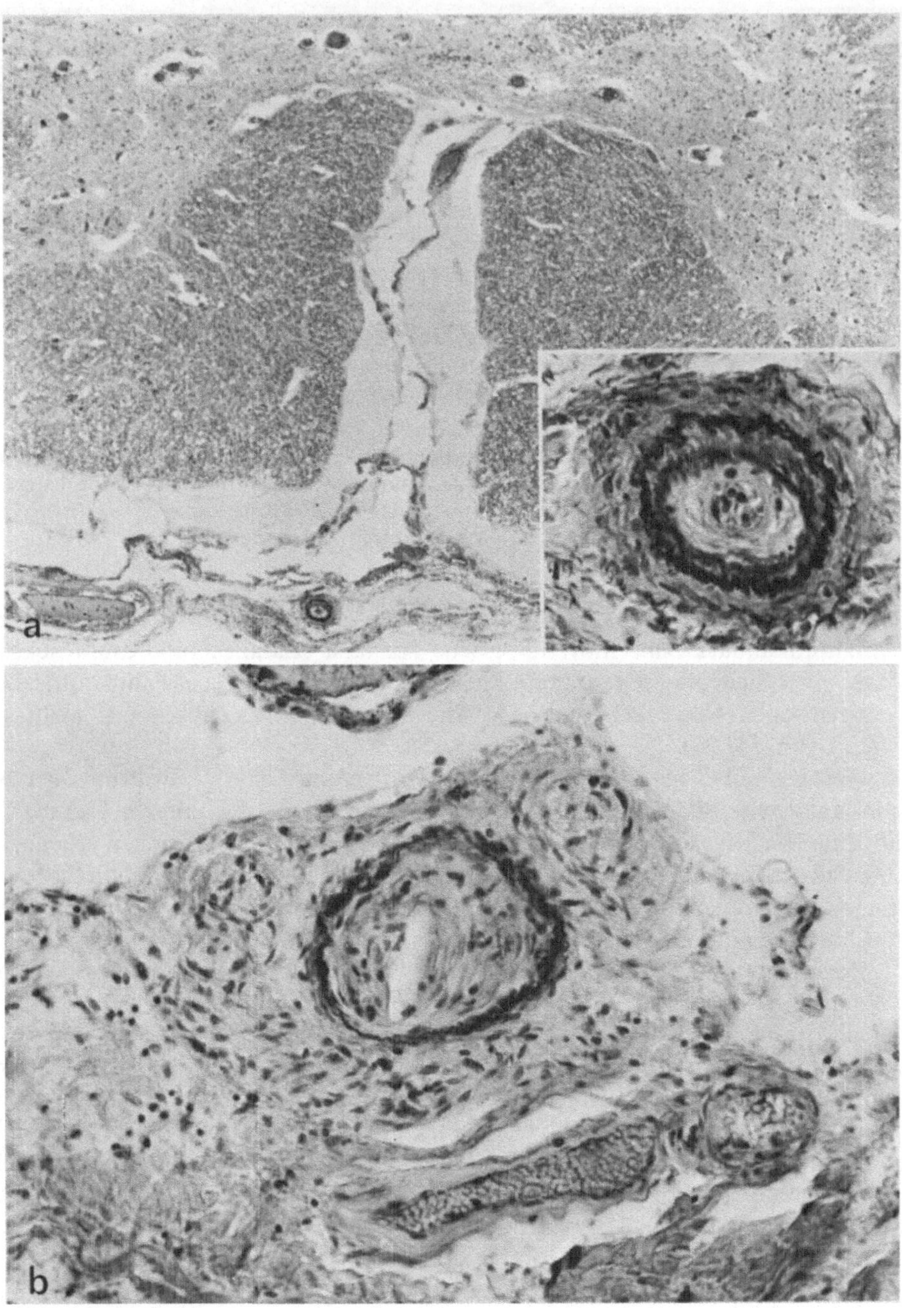

**Abb. 35a u. b.** Symptomlose Verschlüsse extramedullärer Arterien. **a** A. spinalis anterior
bei Th 7 als Nebenbefund bei 82jährigem Patienten ohne neurologische Ausfälle (El. v.G.;
Übersicht ×8; Ausschnitt ×270), **b** A. spinalis posterolateralis. Die Aussparung im Zentrum entspricht vielleicht einem herausgelösten Cholesterinkristall. Obliterierende intimale
Reaktion. (El. v.G.; ×270)

REZNIK, 1965; MUMENTHALER u. PROBST, 1972). Die Angabe von FAZIO et al. (1965), daß in 32 von 100 Fällen Verschlüsse von Rückenmarksarterien gefunden werden konnten, fällt völlig aus dem Rahmen und ist auch pathologisch-anatomisch nicht dokumentiert. Typisch für die etwas sorglose Handhabung pathologisch-anatomischer Begriffe ist z.B. die kasuistische Mitteilung von VAN WIERINGEN (1968) über ein Syndrom der vorderen Spinalarterie bei metastasierendem Prostatakarzinom, die ohne autoptische Bestätigung mit „an unusual cause of occlusion of the anterior spinal artery" überschrieben wird.

Mehrere Faktoren sind für die häufige Beteiligung des Territorium der A. spin. ant. verantwortlich zu machen:

1. Die beim Menschen fortgeschrittene Desegmentierung der ventralen Zuflüsse läßt die vordere Längsanastomose zur funktionellen Endarterie werden, wenn infolge Arteriosklerose oder Unterbrechung ventraler Zuflüsse der normalerweise ausreichende Kollateralkreislauf versagt.

2. Die Größe des Gefäßterritorium, das mit $^2/_3$ bis $^3/_4$ des Rückenmarksquerschnittes schon aufgrund der Wahrscheinlichkeit schwerpunktmäßig bei einer Minderdurchblutung des Rückenmarks betroffen sein muß (CORBIN, 1961).

3. Möglicherweise sind auch Durchflußvolumen und Flußgeschwindigkeit des Blutes in dem Territorium der A. spin. ant. gegenüber anderen Gefäßprovinzen erhöht. Dies gilt vor allem für Perioden erhöhter Aktivität, in denen der Blutfluß den metabolischen Verhältnissen entsprechend ansteigt (BLAU u. RUSHWORTH, 1958). So kommt es beim experimentellen einseitigen Tetanus infolge maximaler Aktivitätssteigerung der grauen Substanz zu Mikrozirkulationsstörungen (TARLOV u. YAMADA, 1973).

*Begriffsgeschichte:* Überprüft man die Arbeiten, in denen das Verschlußsyndrom der vorderen Spinalarterie inauguriert wurde, fällt auf, daß die pathologisch-anatomische Dokumentation of lückenhaft oder ihre Interpretation falsch war. In der Literatur-Zusammenstellung von CORBIN (1961) über Verschlüsse der A. spin. ant. finden sich unter den aufgeführten 13 Fällen mehrere, in denen der Verschluß der A. spin. ant. nicht gesichert war.

Bei den Erstbeschreibungen des Spinalis anterior-Syndroms von PREOBRASCHENSKI (1904) und SPILLER (1909) handelte es sich um Fälle von luischer spinaler Angiitis. PREOBRASCHENSKI berichtete „Über syphilitische Paraplegien mit dissoziierten Störungen der Sensibilität"[2]. In der Zusammenfassung der Arbeit, in der mehrere klinische Beobachtungen und ein pathologisch-anatomisch verifizierter Fall niedergelegt sind, kommt PREOBRASCHENSKI zu folgender Interpretation: „Pathologisch-anatomisch zeigt diese Erkrankung in den apoplektiformen Fällen eine Thrombose der A. spin. ant. *oder* (kursiv vom Ref.) ihrer Äste." In dem pathologisch verifizierten Fall führt PREOBRASCHENSKI aus: „Die A. und V. spin. ant., ebenso die Aa. sulco-commissurales sind in diesem Bereich hochgradig verändert mit Wandverdickung und Einengung des Lumens, Anreicherung von Exsudat und granulierten Zellen im Perivaskulärraum. Entsprechende Gefäßveränderungen finden sich auch im eigentlichen Herd."

Der Titel der Arbeit von SPILLER lautet "Thrombosis of the cervical anterior median spinal artery; syphilitic acute anterior poliomyelitis." Es handelte sich hier ebenfalls um eine typische Heubnersche Endarteriitis mit hochgradiger Stenose der Spinalis anterior *ohne* Nachweis eines Verschlusses. Hingegen fand SPILLER verschlossene Gefäße innerhalb der Erweichungen. Die pathologisch-anatomische Interpretation dieser Veränderungen als Thrombose der vorderen Spinalarterie wurde von späteren Autoren einfach übernommen. Zudem geriet in Vergessenheit, daß es sich hier um arteriitisch bedingte Gefäßveränderungen handelte. PREOBRASCHENSKI hat in einer späteren Arbeit (1908) die selektive nekrotisierende

---

[2] Die Übersetzung der russischen Arbeit von PREOBRASCHENSKI verdanke ich Herrn Prof. Dr. W. MÜLLER-DIETZ, FU Berlin.

Schädigung der grauen Substanz des Rückenmarks auf dem Boden eines luischen endangiitischen Prozesses bei einer 46jährigen Frau als „akute syphilitische Poliomyelitis" beschrieben.

Schließlich ist auch der häufig zitierte Fall von ZEITLIN und LICHTENSTEIN (1936) kein überzeugendes Beispiel eines Verschlusses der A. spin. ant.: Der pathologisch-anatomische Befund spricht von "severe atheroma of the branches of the anterior spinal artery". Die Autoren selbst nennen die extramedullären Rückenmarksgefäße "thin walled, patent and without gross changes". Hingegen fand sich eine thrombotisch verschlossene Sulcusarterie bei D2. Beeindruckt waren die Autoren auch von den Gefäßveränderungen innerhalb der Nekrosezone. Danach wird deutlich, daß der einzige objektivierte Gefäßverschluß im Fall von ZEITLIN und LICHTENSTEIN im Bereich einer oder mehrerer Sulcusarterien gefunden wurde (GARLAND et al., 1966; FRIED u. APARICIO, 1973; STEHBENS, 1972).

GARLAND et al. kommentierten hierzu: "The concept of occlusion or thrombosis of the anterior spinal artery was by then firmly established, largely on Zeitlin's and Lichtenstein's patient, although no one had seen a spinal cord in which the extent of the occlusion in the anterior spinal artery really explained the size of the softening with which it was associated."

Zusammenfassend erlaubt die Literatur-Übersicht folgende Schlüsse:

1. In der Mehrzahl myelomalazischer Prozesse in den ventralen $^2/_3$ des Rückenmarksquerschnittes läßt sich ein Verschluß der vorderen Spinalarterie nicht nachweisen.

2. Der Verschluß der A. spin. ant. ist sehr selten. Die Erstbeschreibungen durch PREOBRASCHENSKI und SPILLER betrafen Fälle mit spinaler luischer Arteriitis, wobei weniger die A. spin. ant., sondern vielmehr Sulcusarterien betroffen waren.

3. Die Ausfälle bei gesichertem Verschluß der A. spin. ant. variieren beträchtlich. Nur in einem Teil der Fälle sind die ventralen $^2/_3$ des Querschnittes betroffen (HUGHES u. BROWNELL, 1964; LAGUNA u. CRAVIOTO, 1973; BAHLMANN u. OSSENKOPP, 1963). In dem Fall von VOGEL und MEYER wurde der Verschluß der vorderen Spinalarterie von einer kompletten Querschnittserweichung des Lumbosakralmarks gefolgt. In anderen Fällen beschränken sich die Ausfälle auf die spinale graue Substanz allein (SLAVIN et al., 1975). Der Verschluß kann andererseits auch symptomlos bleiben (Abb. 34, 35, 50).

4. Die Manifestation vaskulärer Infarkte im Territorium der vorderen Spinalarterie läßt sich in vielen Fällen deuten als *inkomplette Querschnittsläsion,* bei der über die hinteren Spinalarterien und die Vasocorona noch eine Versorgung des dorsalen Drittels und der Randstrukturen möglich war.


### 3. Ausfälle im Territorium der A. spinalis posterior

Ein charakteristisches klinisches Syndrom für den Ausfall dieses Territorium wurde bisher nicht beschrieben. Außerdem ist die Zuordnung von Infarkt und Gefäßverschluß in der Regel nicht möglich. Die symmetrische Myelomalazie im Gebiet der dorsalen Spinalarterien würde den simultanen Verschluß beider Längsanastomosen voraussetzen, ein ganz unwahrscheinlicher Vorgang. Mehr oder weniger symmetrische Ausfälle im hinteren Drittel des Rückenmarksquerschnittes wurden u.a. von WILLIAMSON (1885), SCHOTT et al. (1959), PERIER et al. (1961), GRUNER und LAPRESLE (1962), SAMSON und FORTHOMME (1962), FEIGIN et al. (1965), HUGHES (1970), SHARR et al. (1978) u.a. beschrieben. Schwerpunktmäßig sind die Hinterstränge, die dorsolateralen Randpartien der Seitenstränge und Teile der Hinterhörner betroffen. Die Ausfälle greifen aber häufig nach ventral auf das Territorium der A. spin. ant. über.

Bei der vor allem im unteren Thorakalmark lokalisierten Erweichung im Falle von WILLIAMSON (1885) waren die dorsalen Arterien unauffällig, einige Venen jedoch frisch thrombosiert. Im Fall von SCHOTT et al. (1959) fand sich ein Plasmozytom im Wirbelkanal — die arterielle Genese des Rückenmarksinfarktes bleibt mehr als fraglich.

Im Fall 3 von PERIER et al. (1961) fand sich ein Aneurysma der unteren Brustaorta mit geschwüriger Atheromatose. In den dorsalen Arterien wurden vereinzelt Cholesterinkristalle mit Fremdkörperriesenzellen gefunden, ein Hinweis auf die wahrscheinlich embolische Genese dieses Verschlußsyndroms. Auch im Fall 2 von PERIER et al. wurden thrombosierte Gefäße in einer Hinterwurzel gefunden. FEIGIN et al. (1965) beobachteten eine asymmetrische Läsion im dorsalen Drittel des Rückenmarksquerschnittes in ihrem 2. Fall, dem eine Embolie kleiner Gefäße durch fibrokartilaginäres Material zugrunde lag (s.S. 575). HUGHES (1970) berichtete über eine entzündlich-toxische Schädigung der hinteren Spinalarterien nach intrathekaler Applikation von Phenol bei einem Karzinom-Patienten mit Schmerzzuständen. Bei T5 wurden 7 Wochen nach der Phenolgabe organisierte Thromben in den hinteren Spinalarterien nachgewiesen. Meist fehlt aber bei Infarkten des dorsalen Querschnittsdrittels ein definierter Gefäßverschluß. In den Beobachtungen von GRUNER und LAPRESLE (1962) war die Läsion des posterioren Territorium kombiniert mit einer kaudal davon gelegenen Querschnittsläsion.

Die Literaturübersicht macht deutlich, daß der Großteil der mitgeteilten Verschlußsyndrome der A. spin. post. weder pathogenetisch, noch vom Gefäßbefund her, noch von dem Ausmaß der Läsion auf einen Nenner zu bringen ist. In dem Beispiel von Abb. 33 handelte es sich um die Komplikation einer Chordotomie bei C1. Ein Gefäßverschluß konnte nicht gefunden werden; wahrscheinlich handelt es sich um eine kompressionsbedingte Myelomalazie. Hingegen liegt in Abb. 35b der — zufällig gefundene — Verschluß einer A. posterolateralis *ohne* Ausfälle vor.

Analog zur Deutung des A. spinalis anterior-Syndroms gilt auch hier, daß mit dem dorsalen Querschnittsdrittel ein *Strömungsgebiet* und nicht eine singuläre Arterie betroffen ist. Beim Vorliegen eines so lokalisierten Rückenmarksinfarktes ist daher von der Überlegung auszugehen, daß es sich um eine *inkomplette Querschnittsläsion* handelt, bei der infolge günstigerer Strömungsbedingungen in der ventralen Längsanastomose die komplette Querschnittsläsion verhindert werden konnte (s.S. 568).

## 4. Verschluß von Sulcus- und Zentralarterien

Verschlüsse einzelner Sulcus- bzw. Zentralarterien scheinen pathologisch-anatomisch nicht so selten zu sein. Beispiele stammen von ZEITLIN und LICHTENSTEIN (1936), VOGEL und MEYER (1937), BRAIN und RUSSEL (1937), STAEMMLER (1939), MARGULIS (1930), LATERRE (1962), JELLINGER (1966), NAIMAN et al. (1961), FEIGIN et al. (1965), HERRICK und MILLS (1971; Fall 2), HINRICHS (1928),

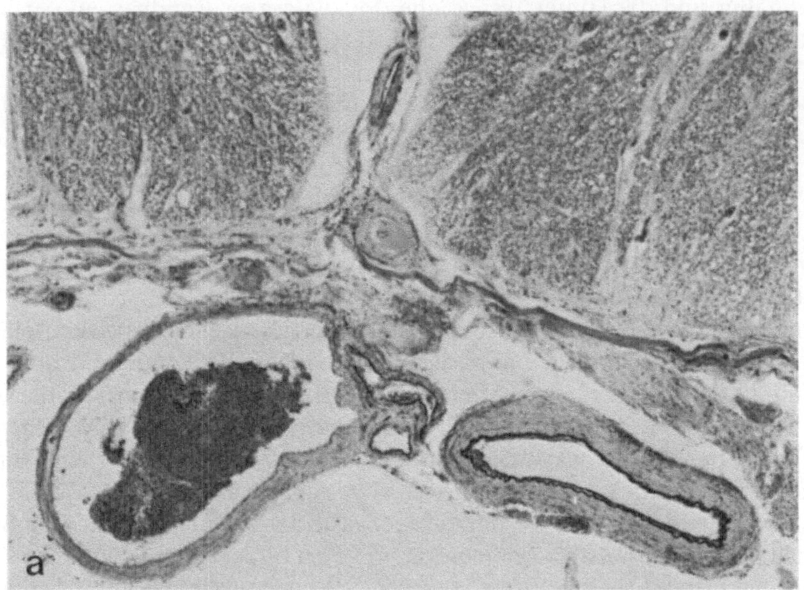

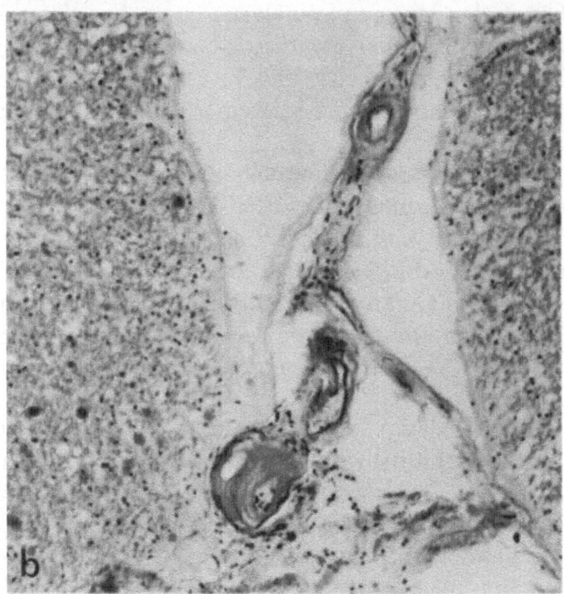

**Abb. 36a u. b.** Verschluß von Sulcusarterien ohne Ausfälle im Rückenmarksgrau. **a** El. v.G.; ×45; **b** El. v.G.; ×110

THILL (1923), KALM (1953). Eine (ätiologisch ungeklärt gebliebene) Beobachtung beim Hund wurde von INNES und SAUNDERS (1962) mitgeteilt.

Die Sulcusarterie und die in die Grisea einstrahlende Zentralarterie werden durch embolische Prozesse bevorzugt betroffen. Der Verschluß ist allerdings makroskopisch kaum zu diagnostizieren. Hält man sich vor Augen, daß histolo-

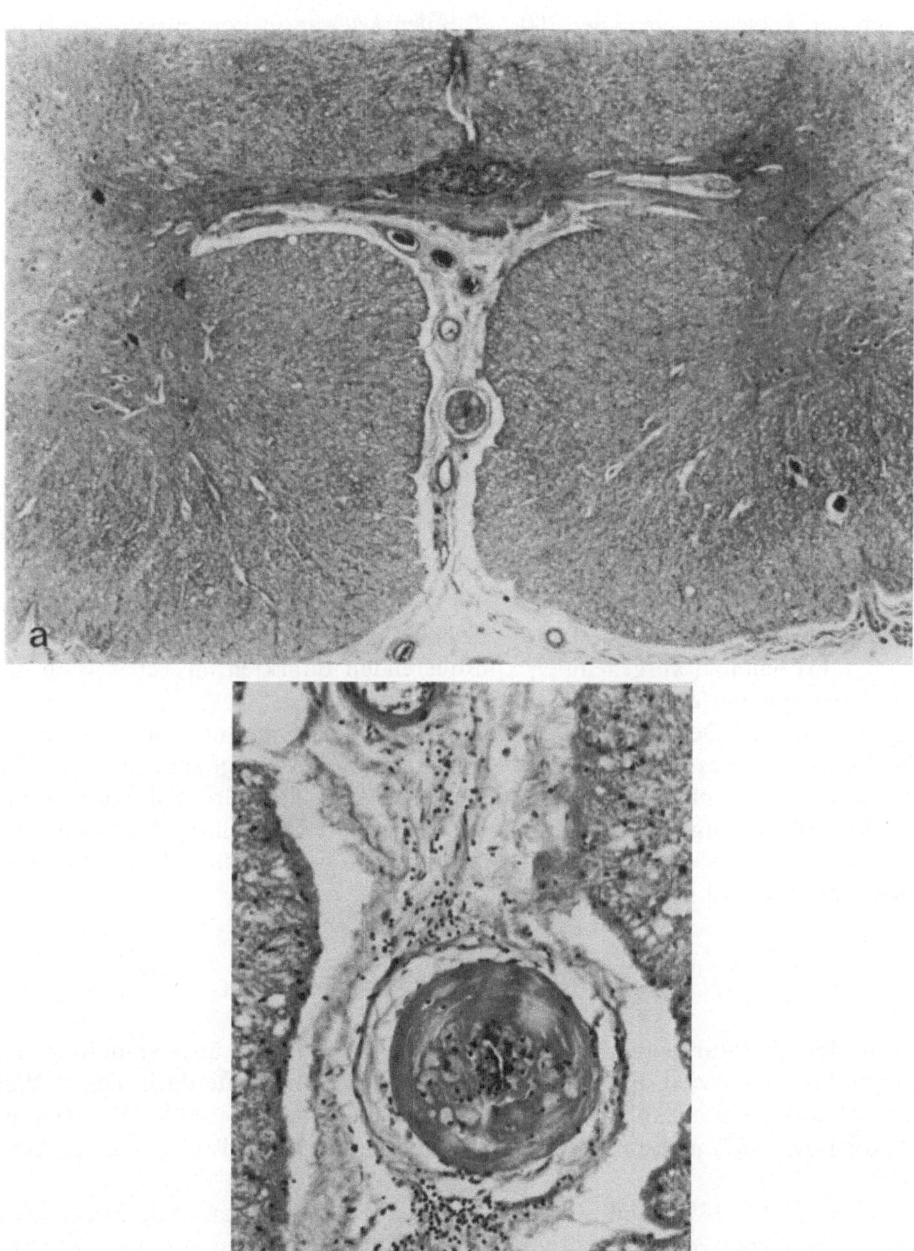

**Abb. 37a u. b.** Hyalinisierung und Verschluß einer Sulcusarterie zwischen unauffälliger A. spin. ant. und Kommissur. Begleitende vaskuläre Myelopathie mit symmetrischer Rarefikationsnekrose im zentralen Vorderhorn. **a** El. v.G.; ×30, **b** El. v.G., Detail; ×110)

gisch der Verschluß einer der 200–250 Sulcusarterien in konventionellen Horizontalschnitten des Rückenmarks nur durch einen glücklichen Zufall gefunden werden kann, liegt die Vermutung nahe, daß derartige Verschlüsse häufiger vorkommen als sie beschrieben worden sind.

Bei der systematischen Untersuchung des Rückenmarks bei älteren Patienten (in unserem Material vorwiegend 9. und 10. Lebensjahrzehnt) finden sich immer wieder teilweise oder komplette Verschlüsse von Sulcusarterien. In den meisten Fällen lagen Veränderungen im Sinne einer Arteriosklerose vor (Abb. 36, 37). Oft ist nicht mit Sicherheit zu entscheiden, ob es sich bei dem verschlossenen Gefäß um eine Arterie gehandelt hat (Abb. 36). Derartige Verschlüsse finden sich bevorzugt unmittelbar nach Abgang von der A. spin. ant. oder etwa in der Mitte zwischen Abgang und Eintritt in die vordere Kommissur.

Auch für den Verschluß der Sulcusarterie gilt, daß morphologische Läsionen keineswegs obligat dazugehören. Wahrscheinlich kann der Verschluß eines einzelnen Gefäßes durch die überlappenden Territorien der jeweils kranialen und kaudalen Sulcusarterie ausgeglichen werden. In einem Fall fand sich andererseits eine vaskuläre Myelopathie mit Rarefikationsnekrosen des zentralen Vorderhorns (Abb. 37).

Beim Verschluß multipler Sulcusarterien (z.B. durch Emboli) ist die Kompensationsfähigkeit allerdings endgültig erschöpft. Eine derartige massive Embolisierung führt dann zu ausgedehnten konfluierenden Infarkten im Territorium der vorderen Spinalarterie (Abb. 32, 39).

RAMSAY und DOPPMAN (1973) und DOPPMAN (1975) konnten angiographisch beobachten, daß es bei epiduraler Raumforderung bevorzugt zum funktionellen Verschluß der Sulcusarterien kommt. Ab einer kritischen Größe der intraspinalen Raumforderung gelingt mikroangiographisch die Darstellung der Sulcusarterien nicht mehr, während die ventrale Längsanastomose gefüllt bleibt und lediglich verlagert wird (s.S. 530, 534).


## 5. Embolisch bedingte Myelomalazien

In der Literatur finden sich nur spärliche Mitteilungen über embolisch bedingte Myelomalazien. Ein wesentlicher Grund hierfür dürfte darin liegen, daß eine charakteristische klinische Symptomatologie nicht besteht (WOLMAN u. BRADSHAW, 1967) und an diesen pathogenetischen Mechanismus nicht gedacht wird.

LAMY (1896, 1897) und HOCHE (1899) riefen durch intraaortale Injektionen von feinen dispersen Fremdkörpern, u.a. Lykopodiumsporen mit einem Durchmesser von 30–35 μ, hämorrhagische Nekrosen in der zentralen grauen Substanz hervor, die im Spätstadium z.T. zystisch organisiert wurden. Ausgedehnte Nekrosen griffen auch auf die umgebende weiße Substanz über. HOCHE betonte dabei, daß erst der embolische Verschluß *intra*medullärer Gefäße zu gesetzmäßigen Ausfällen führt (s.S. 530).

Die Methode von FINLAYSON et al. (1972) steht der Humanpathologie etwas näher: Bei Affen und Hunden wurden durch Implantation eines Aluminiumdrahtes in der deszendierenden Aorta Thromben der Gefäßwand erzeugt, nach deren

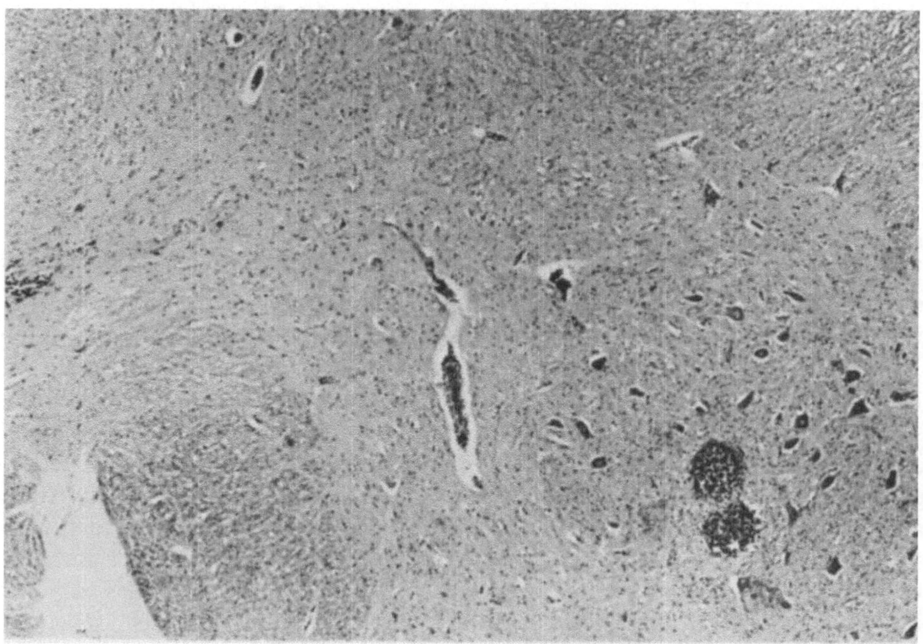

**Abb. 38.** Hämatogene Mikroabszesse bei Pyämie im zentralen Vorderhorn des Halsmarkes
(H.E.; × 110)

Ablösung es zu Mikroembolien und herdförmigen Nekrosen in der lumbalen grauen Substanz und in der angrenzenden weißen Substanz kam.

Es lassen sich verschiedene Formen embolischer Verschlüsse von Rückenmarksgefäßen unterscheiden:

1. Die infektiös-metastatische Myelitis. Hier tritt die spinale Beteiligung eindeutig hinter die Gehirnkomplikationen zurück (Verhältnis 1:13 — WINKELMAN u. ECKEL, 1930). Mikroabszesse sind jedoch bei gezielter Suche immer wieder nachweisbar, und zwar bevorzugt in der grauen Substanz (Abb. 38). Konfluierende Herde führen zur Querschnittsmyelitis bzw. Abszedierung.

In chronischen Verläufen imponiert der Abszeß als intraspinale Raumforderung. MENEZES et al. (1977) stellten insgesamt 55 Beobachtungen der Literatur zusammen. In den operablen Fällen scheint die Lokalisation im Hinterstrang häufig zu sein (KEENER, 1955; DUTTON u. ALEXANDER, 1954). In der Pathogenese dominieren Erkrankungen des Respirationstraktes (20%) bzw. Endokarditiden (9%). Die hämatogene Absiedlung scheint sowohl über den arteriellen wie den venösen Sektor zu erfolgen. Hals- und Thorakalmark sind bevorzugt betroffen. Erreger sind überwiegend Staphylokokken und Streptokokken.

2. Thrombembolische Gefäßverschlüsse sind selten beschrieben worden (z.B. von VOGEL u. MEYER, 1937). CASTAIGNE et al. (1968) schlossen aus dem Vorliegen embolischer Verschlüsse verschiedener Körperarterien und kleiner Infarkte in Nieren und Kleinhirn bei Endokarditis, daß die Myelomalazie ihrer Beobachtung

wohl auch das Ergebnis von Embolien sein müsse, die bei der Obduktion allerdings nicht mehr nachweisbar waren.

3. Die embolische Verschleppung atheromatösen und cholesterinhaltigen Materials aus der Wand der exulzerierten Aorta wird vor allem in Organen des Bauchraumes und in den unteren Extremitäten beobachtet, d.h. distal von den in der Regel am schwersten betroffenen Partien der Aorta.

Embolisch bedingte Infarkte finden sich in Niere, Milz, Pankreas, Mesenterialgefäßen, Darmwand, Haut und Muskulatur der unteren Extremitäten, sogar in den Vasa vasorum der Aorta selbst (ELIOT et al., 1964; ANDERSON u. RICHARDS, 1968; MAURIZI et al., 1968). Die Häufigkeit derartiger Embolien lag in dem Material von MAURIZI et al. (1968) bei 2,9% (846 Patienten über 50 Jahre). Embolien in Gehirn und Retina sind seltener (SOLOWAY u. ARONSON, 1964; ULE u. KOLKMANN, 1972; STEHBENS, 1972). SLAVIN et al. (1975) suchten systematisch atheromatöse Emboli im lumbo-sakralen Mark älterer Patienten, die schon Zeichen der peripheren atheromatösen Embolisation in den Bauchorganen aufwiesen oder bei denen wegen eines infrarenalen Aortenaneurysmas auf arteriosklerotischer Grundlage eine Gefäßplastik durchgeführt worden war. 12 von 28 Patienten wiesen atheromatöse Emboli in Spinalarterien des Lumbosakralmarks auf; jedoch bot nur ein Patient auch klinische Zeichen eines spinalen Infarktes. In dieser Studie wurde die Zahl der spinalen atheromatösen Gefäßverschlüsse nur von der Beteiligung der Nieren übertroffen. Schwerpunkt der Gefäßverschlüsse ist das Sakralmark, hier besonders die vordere Spinalarterie; lumbal sind überwiegend Sulcus- und Kommissuralarterien betroffen. Während frische atheromatöse Emboli das arterielle Lumen nur selten verschließen, kommt es während der Organisation zur stenosierenden Proliferation der Intima, zur Auffaserung und Unterbrechung der Elastica interna und zu einer Fremdkörperreaktion in der Umgebung der Cholesterinkristalle. Im periadventitiellen Gewebe findet sich nicht selten eine lymphozytäre entzündliche Reaktion. Rekanalisation des verschlossenen Gefäßes ist häufig. SLAVIN et al. (1975) fanden in allein 11 Fällen einen Verschluß der vorderen Spinalarterie. 9mal waren oberflächliche Piaarterien, 8mal die posterolaterale Spinalarterie, in 5 Fällen Sulcusarterien und in 3 Fällen intramedulläre Gefäße verschlossen.

Zu der häufig subklinisch verlaufenden Embolisation atheromatösen Materials sind die zwei Fälle von SOLOWAY und ARONSON (1964), eine Beobachtung von STAEMMLER (1939) und eine eigene (Abb. 35b) zu zählen. Die nadelförmige Aussparung im Lumen der A. posterolateralis läßt an Cholesterinnadeln denken.

In anderen Beobachtungen konnte jedoch ein Zusammenhang zwischen embolischem Gefäßverschluß und Myelomalazie hergestellt werden (MAURIZI et al., 1968 – A. spin. ant.; PERIER et al., 1961 – A. spin. post.; REICH, 1968 – A. spin. ant.; WOLMAN u. BRADSHAW, 1967 – piale und intramedulläre Gefäße; HERRICK u. MILLS, 1971 – Sulcus- und Piaarterien; HARRINGTON u. AMPLATZ, 1972 – intramedulläre Arterie). Schwerpunkt der Läsionen ist das Territorium der A. spin. ant. oder isoliert die spinale graue Substanz (SLAVIN et al., 1975; HERRICK u. MILLS, 1971), ganz selten das Versorgungsgebiet der A. spin. post. (PERIER et al., 1961). In der Beobachtung von WOLMAN und BRADSHAW (1967) fanden sich multifokale Ausfälle, u.a. auch in der weißen Substanz zwischen T2 und T10.

4. Im zweiten Fall von Wolman und Bradshaw (1967) handelte es sich um die Embolisierung von Fibrinmaterial, ausgehend von einem *Myxom des linken Vorhofs* mit herdförmigen, z.T. symmetrischen Herden, die kaudal von C4 das gesamte Rückenmark betrafen und im Bereich des Lumbalmarks symmetrisch im Territorium der A. spin. ant. lokalisiert waren. In den beiden Beobachtungen von Wolman und Bradshaw (1967) waren die spinalen Längsanastomosen unbeteiligt. Die spinale Beteiligung bei embolisierendem Vorhofmyxom wurde in der Übersichtsarbeit von Yufe et al. (1976) nicht in Betracht gezogen.

5. Eine Sonderform spinaler Gefäßverschlüsse entsteht durch die *embolische Verschleppung fibrokartilaginären Materials*. Wir übersehen bisher 11 kasuistische Mitteilungen (Naiman et al., 1961; Laterre, 1962; Feigin et al., 1965, 3 Fälle; Bodechtel, 1968; Kepes u. Reynard, 1973; Hubert et al., 1974; Jurkovic u. Eiben, 1970; Peiffer et al., 1976). Hinzu kommen 2 eigene Beobachtungen.

Betroffen sind häufig jüngere Individuen, vor allem Frauen, die eine rasch progrediente Myelopathie mit Parästhesien und Tetra- oder Paraparesen bieten. Auffallend ist die Bevorzugung des Hals- und oberen Thorakalmarks, wie auch in unserer Beobachtung (Abb. 39). Vereinzelt erstreckt sich die Embolisierung auch auf die Medulla oblongata (Naiman et al., 1961; Bodechtel, 1968; Kepes u. Reynard, 1973).

Griffiths et al. (1975a) beschrieben gleichartige embolische Gefäßverschlüsse bei drei Hunden mit wechselnder Höhenlokalisation. Das fibrokartilaginäre Material findet sich eingekeilt in extra- und intramedullären Rückenmarksgefäßen, meist in Arterien bzw. Arteriolen. Die Gefäßlumina sind prall gefüllt mit Komplexen von vitalen Knorpelzellen mit und ohne Grundsubstanz (Abb. 39c, d). Färberisch verhält sich das Material wie Faserknorpel. Im HE-Bild färbt sich die Grundsubstanz hell grau-blau, mit 1%ig gepuffertem Thionin metachromatisch purpurrot, grün mit Gomoris Trichromfärbung und PAS sowie Mucikarmin positiv.

Kreislaufstörungen finden sich vor allem im Territorium der A. spinalis anterior, die selbst jedoch nicht verschlossen zu sein braucht. In dem Fall 2 von Feigin et al. (1965) fand sich auch ein Infarkt im dorsalen Drittel des Rückenmarksquerschnittes. Es resultieren teils anämische, teils hämorrhagische Nekrosen mit Schwerpunkt in der grauen Substanz des Vorderhorns, übergreifend auf Seiten- und Vorderstränge der weißen Substanz.

Zur Pathogenese dieser eigenartigen Embolieform wurden verschiedene Interpretationen gegeben (s. Peiffer et al., 1976). Am plausibelsten erscheint die Verschleppung des Faserknorpelgewebes aus Schmorlschen Knötchen über die sinusoidalen Hohlräume des Wirbelkörpers in die Blutbahn. Völlig unklar ist jedoch, wie das Material in den arteriellen Schenkel gelangt. Die Mehrzahl der Autoren (Naiman et al., Laterre, Griffiths, eig. Beob.) fanden das Material in Arterien des Rückenmarks. Peiffer et al. (1976) sowie Kepes und Reynard (1973) beobachteten Emboli zusätzlich auch in Venen und Feigin et al. (1965), Bodechtel (1968) und Jurkovic und Eiben (1970) beschrieben das Material in Rückenmarksvenen. Dabei ist nicht ausgeschlossen, daß die z.T. erheblich aufgetriebenen und dilatierten Gefäße nicht mehr sicher zu klassifizieren waren. Es ist schwer vorstellbar, daß sich Nucleus pulposus-Material direkt in die

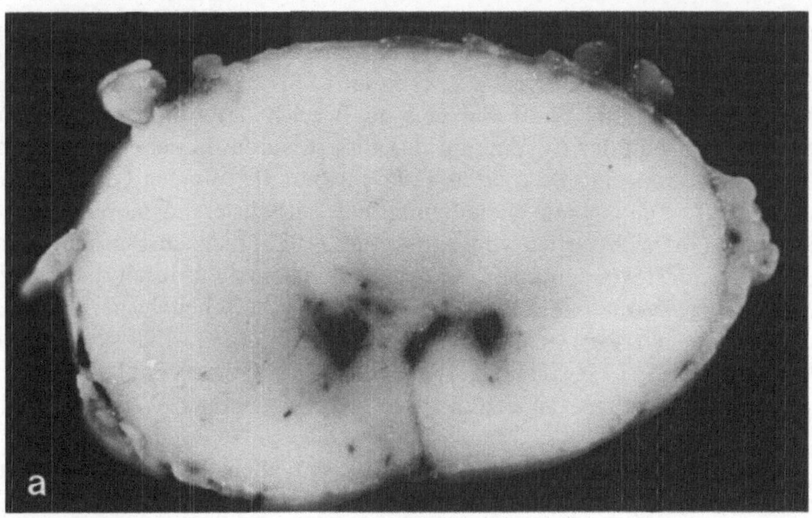


**Abb. 39a–d.** Hämorrhagische Nekrosen im Versorgungsgebiet der A. spin. ant. bei multiplen embolischen Arterienverschlüssen durch fibrokartilaginäres Material (T1; s. Abb. 32). **a** Übersicht ($\times$8), **b** Wandnekrose und umgebende Blutung einer embolisch verschlossenen Arteriole im Vorderhorn (H.E.; $\times$270), **c** und **d** typische Knorpelzellen mit geblähten vitalen Kernen. Dazwischen faserige Grundsubstanz. Komplette Obstruktion pialer Arterien. (NISSL; $\times$430)

arterielle Strombahn einschleusen könnte. Wahrscheinlicher ist der Einbruch in die venöse Strombahn und von hier aus retrograd in die arterielle Endstrombahn über arteriovenöse Anastomosen bei Erhöhung des intrathorakalen Drucks. Ein vorausgehendes Trauma scheint keine wesentliche Voraussetzung für diese Komplikation zu sein.

Der *Myelopathie im Rahmen der Dekompressionskrankheit* liegt offenbar keine primäre arteriell-embolische Obstruktion zugrunde. Nach den neueren Ergebnissen von HALLENBECK (1975) sind vor allem venöse Abflußstörungen für die spinalen Läsionen verantwortlich zu machen (s.S. 613). Tatsächlich differiert das Läsionsmuster deutlich von den Folgen arterieller Embolien.

Bei der *Kontrastmittelmyelopathie* resultieren zwar keine korpuskulär bedingten Gefäßverschlüsse, jedoch eine schwere toxische Gefäßwandschädigung mit Stase und sekundärer Mikrothrombose. Die Ausfälle sind bevorzugt in der grauen Substanz lokalisiert, greifen jedoch auch auf die weiße Substanz über (s.S. 552, 613).

Zusammenfassend kann also festgestellt werden, daß embolisch bedingte Verschlüsse in den äußeren Rückenmarksarterien selten, häufiger jedoch in kleinen Arterien und Arteriolen (Durchmesser unter 150 μ) gefunden wurden, vornehmlich in Sulcus-, Zentral- und Pia-Arterien. Ein Teil der Verschlüsse bleibt folgenlos. Ausfälle finden sich bevorzugt im Territorium der A. spinalis anterior; sie können symmetrisch sein, betreffen jedoch häufiger asymmetrisch und multilokulär graue und weiße Substanz gleichermaßen. Möglicherweise gehen den nekrotisierenden Myelomalazien multifokale embolische Gefäßverschlüsse voraus, die durch sekundäre gewebliche Reaktionen jedoch überdeckt werden.

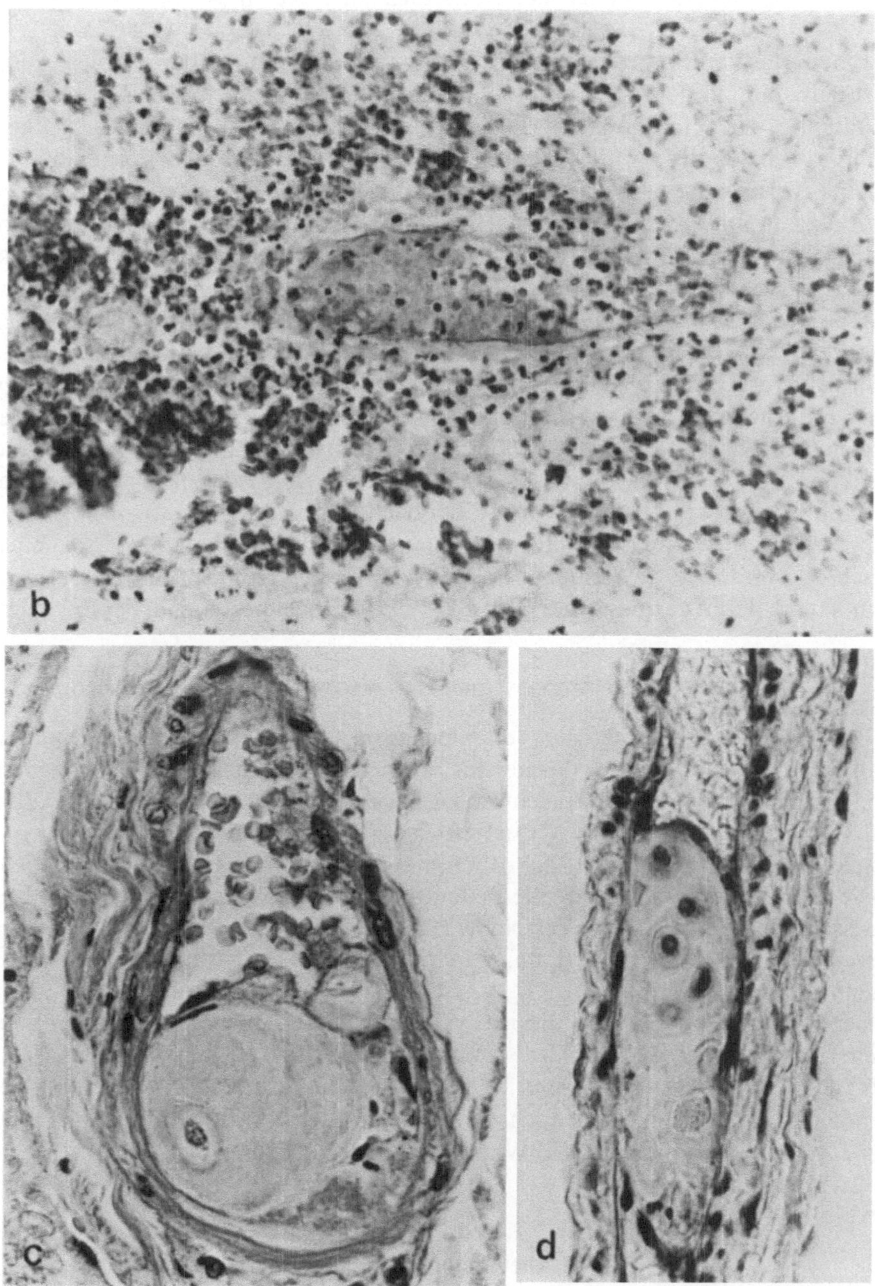

**Abb. 39b–d**

## 6. Myelomalazien bei Prozessen im Bereich der Aorta

Eine Reihe von Prozessen im Bereich der thorakalen und abdominalen Aorta führt teils spontan, teils im Anschluß an chirurgische Eingriffe zur ischämischen Schädigung des Rückenmarks. Die Rückenmarksschäden sind in der Regel lumbo-sakral lokalisiert mit unterschiedlicher Beteiligung des Thorakalmarks. Nur bei Aortenisthmusstenose manifestieren sich die plurisegmentalen Schäden bevorzugt im mittleren Thorakalmark. Spinale Ausfälle sind vor allem bei Eingriffen oberhalb des Abgangs der Nierenarterien zu erwarten (ADAMS u. GEERTRUYDEN, 1956). Die tolerierbare Verschlußzeit der Aorta beim Menschen wird auf 18–19 min geschätzt; vorausgesetzt, daß keine weiteren komplizierenden Faktoren, wie Hypotension, Gefäßanomalien, zusätzliche Gefäßunterbindungen, Arteriosklerose etc. vorliegen (BORST u. LEMBCKE, 1969). Die für den chirurgischen Eingriff notwendige Aortenokklusion führt zu einem Druckabfall in der distalen Aorta auf ein Viertel bis ein Drittel des Normaldruckes. ADAMS und GEERTRUYDEN fanden 1956 eine Komplikationsrate von 14% nach temporärem Verschluß der Aorta allein (7 von 51 Beobachtungen der Literatur), von 11% nach serienweiser Unterbindung von Interkostalarterien und von 28% nach Verschluß von Aorta *und* Interkostalarterien. Verbesserungen der Operationstechnik und der Anästhesie haben das Risiko jedoch bedeutend herabgesetzt.

### a) Arteriosklerose, Thrombose und embolischer Verschluß der Aorta

Die Relevanz atheromatöser Veränderungen der thorakalen und abdominalen Aorta bzw. die Stenose abgehender Segmentgefäße ist für die Pathogenese spinaler Läsionen naturgemäß schwer zu beurteilen. In einem Teil von Fällen (THILL, 1923; REZNIK, 1965; MUMENTHALER u. PROBST, 1972; GRUNER u. LAPRESLE, 1962) ist man geneigt, der atheromatös bedingten Stenose der abgehenden Segmentarterien entscheidende Bedeutung für die Rückenmarksschäden beizumessen, obwohl distalere Verschlüsse der Interkostal- und Lumbalarterien oder eine embolische Verschleppung atheromatösen Materials kaum auszuschließen sind.

Bei parietalen oder sogar komplett verschließenden Thromben (bzw. embolischen Verschlüssen) der distalen Aorta (RUDAR et al., 1962; HEILIGENTHAL, 1899; RATINOV u. JIMINEZ-PABAN, 1961), wo es nicht nur zum Verschluß der A. radicularis magna, sondern auch zur Verlegung der sakralen Zuflüsse (LAZORTHES et al., 1966) kommt, ist die Wahrscheinlichkeit einer kompletten Ischämie des Lumbosakralmarks groß.

### b) Aneurysma dissecans

Pathologisch-anatomisch dokumentierte Fälle von spinalen Läsionen bei Aneurysma dissecans stammen von REITTER (1916), SCOTT und SANCETTA (1949), WEISMAN und ADAMS (1944), SCHWARZ et al. (1950), KALM (1953), THOMPSON (1956), HILL und VASQUEZ (1962), GRUNER und LAPRESLE (1962), LANGE-COSACK und KÖHN (1962) MOERSCH und SAYRE (1950), KEPES (1965), GARLAND et al. (1966), SCHRAPPE (1967), HERRICK et al. (1971), STEHBENS (1972). Hier handelt es sich um spinale Kreislaufschäden im Anschluß an die Dissektion. In einzelnen Beobachtungen traten die spinalen Ausfälle erst in Verbindung mit der Ruptur eines Aneurysma dissecans auf (HERRICK, 1971, Fall 1; THOMPSON, 1956; FAZIO et al., 1965; KEPES, 1965), oder nach Resektion eines intrathorakalen oder abdominalen Aortenaneurysmas, bei HOGAN u. ROMANUL (1966), identisch mit Fall 1 von MEHREZ et al. (1962), REICH (1968), SKILLMAN et al. (1969), BATES (1971), FERGUSON et al. (1975).

In der Regel beginnt die Dissektion der Aortenwand bereits im Aortenbogen, z.T. unter Einschluß der A. subclavia links und reicht über den Abgang der Nierenarterien hinaus nach kaudal. Hierbei kommt es zur Abscherung oder zum thrombotischen Verschluß der Interkostal- und Lumbalarterien.

Klinisch werden schlaffe Lämungen der Beine und (z.T. reversible) Sensibilitätsstörungen beobachtet. Das obere Niveau der Schädigung liegt im mittleren bis unteren Thorakalmark (T5–T8). Teils betrifft die Nekrose den gesamten kaudalen Abschnitt des Rückenmarks, teils sind lumbo-sakrale Strukturen wieder besser erhalten.

Beim dissezierenden Aneurysma resultieren vor allem selektive Ausfälle der spinalen grauen Substanz, vereinzelt kombiniert mit Blutungen (SCHRAPPE, 1967; THOMPSON, 1956). Die weiße Substanz ist meist nur im Bereich der Grundbündel beteiligt (REITTER, 1916; SCHRAPPE, 1967). Im Falle von WEISMAN und ADAMS (1944, Fall 1) lag hingegen eine Nekrose der ventralen $^3/_4$ des Rückenmarksquerschnittes vor. Nach ausgedehnten Resektionen bzw. Rekonstruktionen kommt es häufiger zu kompletten Querschnittsnekrosen. ZUBER et al. (1970) beschrieben ein „Spinalis anterior-Syndrom" bei 5 überlebenden Patienten (s.S. 563). Zu erwähnen sind noch der Fall 3 von FERGUSON et al. (1975) und Fall 2 von SKILLMAN et al. (1969), wo es zu umschriebenen Nekrosen in den Hinterhörnern kam; im Fall von SKILLMAN war die Hinterhornläsion bei L4/5 lokalisiert, während sich im Niveau von T12/L1 eine komplette Querschnittsnekrose fand.

### c) Rückenmarksschäden bei Aortenisthmusstenose

Spinale Ausfälle in Zusammenhang mit der Aortenisthmusstenose sind immer wieder berichtet worden. Selten ist die direkte Kompression des Rückenmarks durch die als Kollaterale stark vergrößert und geschlängelt verlaufende vordere Spinalarterie (DOPPMAN et al., 1969). Gelegentliche funktionelle Ausfälle im Sinne einer Claudicatio spinalis intermittens sind als Steal-Effekt zu deuten, indem körperliche Anstrengungen bei hochgradiger Aortenstenose zum erhöhten Bluteinstrom in die unteren Extremitäten und zu einer relativen Ischämie des Thorakalmarks führen (CHRISTIAN u. NODER, 1954; TYLER u. CLARK, 1958; KENDALL u. ANDREW, 1972; JELLINGER u. NEUMAYER, 1972). Der Umgehungskreislauf erfolgt bei hoher thorakaler Stenose via Truncus thyreocervicalis, Truncus costocervicalis oder A. vertebralis über die vordere Spinalarterie und — rückläufig — über Interkostalarterien, die unterhalb der Aortenstenose mit der distalen Aorta kommunizieren. Gelegentlich kommen begleitende Gefäßmißbildungen, wie Angiome oder Aneurysmen, im Bereich des Thorakalmarks vor.

BORST und LEMBCKE (1969) haben darauf hingewiesen, daß nach operativer Korrektur der Isthmusstenose mit temporärer Abklemmung vor allem bei geringgradiger Stenose spinale Ausfälle zu befürchten sind. Bei hochgradiger Aorten-isthmusstenose garantiert die Ausbildung des Kollateralkreislaufs über die Spinal-arterien eine längere Abklemmzeit der proximalen Aorta. Das Risiko neurologi-scher Schäden wächst mit fallendem distalen Aortendruck. Die Ausfälle manife-stieren sich im unteren Thorakalmark, Lumbal- und Sakralmark in Form schlaf-fer oder spastischer Paresen der unteren Extremitäten. Histologisch findet sich eine bevorzugte Schädigung der grauen Substanz (BORST u. LEMBCKE, 1969; BEATTIE et al., 1953; CORBIN, 1961; BODECHTEL u. MITTELBACH, 1964). Dabei kann eine dissoziierte Empfindungsstörung beobachtet werden.

Die neurologische Komplikationsrate wird nach BORST und LEMBCKE auf 0,7–4,7% geschätzt. In einer größeren Umfrage hat BREWER (1972) insgesamt 12 532 Fälle operierter Isthmusstenosen erfaßt und bei den operativ korrigierten Fällen 51 bleibende oder passagere Rückenmarksschäden festgestellt. Dies ent-spricht einem Prozentsatz von 0,41. 8 Fälle mit spontan auftretenden spinalen Ausfällen ohne vorausgehende operative Korrektur wurden dem gegenüberge-stellt.

## 7. Myelomalazien nach Verschluß segmentaler Zuflüsse

Auf S. 528 wurde bereits auf die Resistenz des Rückenmarks gegenüber Unter-brechung von Interkostal- und Lumbalarterien hingewiesen, die bei intrathoraka-len und intraabdominellen Eingriffen (Sympathektomien, Pneumonektomien, Magenresektionen u.a.) oft serienweise vorgenommen wurde. Auch die Unter-brechung der A. radicularis magna allein muß nicht zur spinalen Ischämie führen, wenn über ventrale Längsanastomose, Kollateralen der hinteren Längs-anastomosen und die sakralen Zuflüsse eine ausreichende Versorgung des Lum-balmarks gewährleistet wird (LAZORTHES et al., 1960; FRIED et al., 1969).

So fand BASSETT (1948; zitiert nach FRIED et al., 1969) nach 1 500 Sympathek-tomien nur in 4 Fällen ischämische Rückenmarksschäden. Eine weitere Beobach-tung stammt von MOSBERG et al. (1954). HUGHES und McINTYRE (1963) beschrie-ben eine Myelomalazie bei einer Patientin, bei der 9 Jahre vor dem Tode im Rahmen einer Sympathektomie wegen Hochdrucks die Zuflüsse von T2–L2 links und T1–L2 rechts unterbrochen worden waren. Retrospektiv lagen die ventralen Zuflüsse bei C3 links, C8 rechts, T1 links und L2 links. Es fand sich ein Ausfall des ventralen Drittels des Rückenmarksquerschnittes bzw. der grauen Substanz mit fortgeschrittener Atrophie in den Segmenten T7–L1. Aus diesem Verteilungstyp kann geschlossen werden, daß ein für das Lumbosakral-mark ausreichender Kollateralkreislauf bestanden hatte.

## 8. Spinale Läsionen nach Kreislaufstillstand

Berichte über spinale Läsionen nach Kreislaufstillstand sind selten (GILLES u. NAGH, 1971; SCHNEIDER et al., 1973, 1975b; SILVER u. BUXTON, 1974; BERSCH et al., 1974), da in der Regel die zerebralen Ausfälle dominieren und die Prognose bestimmen. Klinisch werden bei tödlich endenden komatösen Verläufen spinale Funktionsausfälle kaum erfaßt. Das Rückenmark wird daher meist auch nicht untersucht. Vermutet wurden ischämische Rückenmarksschäden im Fall 5 von

GILLES und NAGH (1971) und in eigenen Beobachtungen (SCHNEIDER et al., 1975b). Myoklonien und Fibrillieren von Muskelgruppen oder die schlaffe Tetraplegie weisen auf die spinale Beteiligung hin.

Schwerpunkt der Schädigung ist die graue Substanz. Da die Überlebenszeit bei derartig schweren Verläufen oft nur kurz ist, finden sich in der spinalen Grisea relativ diskrete, leicht zu übersehende Veränderungen. In der Regel ist das Lumbosakralmark schwer, das Thorakalmark kaum und das Halsmark gering- bis mittelgradig betroffen. Das zentrale Vorderhorn, die Zone intermedia und die Basis des Hinterhorns (unter Einbeziehung der Clarkschen Säule) zeigen Ganglienzellnekrosen, Gliose oder inkomplette Gewebsnekrosen vor allem lumbal (Abb. 40). Motoneurone in den Randstrukturen können erhalten bleiben. Die z.T. eindrucksvollen Schäden der spinalen Grisea nach Kreislaufstillstand unterstreichen die Bedeutung der säulenartigen Schädigung des ZNS einschließlich Hirnstamm und Rückenmark nach perakuter Ischämie (SCHNEIDER et al., 1975b).

Es ist nicht geklärt, ob ischämische Läsionen des Rückenmarks im unreifen ZNS häufiger vorkommen, wie humanpathologische Beobachtungen (GILLES u. NAGH, 1971; SCHNEIDER et al., 1975) und experimentelle Befunde (MYERS, 1972) vermuten lassen. Von ADAMS und CAMERON (1965) stammt eine weitere Beobachtung einer zentralen Vorderhornnekrose im Halsmark bei einem Neugeborenen. In diesem Falle wurde eine Ischämie infolge Hyperextension der Halswirbelsäule während der Geburt bei Gesichtslage angenommen.

Die spinale Beteiligung nach Kreislaufstillstand ist auch im Experiment bei adulten Affen beobachtet worden (MILLER u. MYERS, 1972; MYERS, 1973). Die Vorderhornläsion nach einem kompletten Kreislaufstillstand über 14–20 min (durch Abklemmung der Aorta oder Herzstillstand durch KCl-Injektion) entspricht der des Menschen.

Mehrere Autoren haben über spinale Ausfälle nach überlebtem Kreislaufstillstand berichtet (MADOW u. ALPERS, 1949; HENSON u. PARSON, 1967, Fall 8; ALBERT et al., 1969; JENNINGS u. NEWTON, 1969; SILVER u. BUXTON, 1974). Es handelt sich um schlaffe, später spastische Paresen der unteren Extremitäten mit Blasen- und Mastdarmstörungen und dissoziierter Empfindungsstörung mit Niveau im unteren oder mittleren Thorakalmark und partieller Rückbildungstendenz. Bei den Patienten von HENSON und PARSON (1967) und ALBERT et al. (1969) waren in früheren Jahren intrathorakale Eingriffe vorausgegangen, bei denen vermutlich mehrere Interkostalarterien unterbrochen worden waren.

Die Frage, ob es transiente ischämische Attacken am Rückenmark gibt, ist prinzipiell zu bejahen (s.S. 530). Hier einzureihen sind die transitorischen Paraparesen bei kardialer Dekompensation, Cor pulmonale, Hypotension etc. (BARTSCH u. HOPF, 1963; BARTSCH u. SWANK, 1967; BODECHTEL u. MITTELBACH, 1964). Wiederholt sind flüchtige spinale Ausfälle auch im Zusammenhang mit Aortenisthmusstenose (TYLER u. CLARK, 1958) und Eingriffen an der Aorta oder bei arteriovenösem Angiom des Rückenmarks (TAYLOR et al., 1969, OLIVER et al., 1973) beschrieben worden. Möglicherweise spielt hierbei ein Steal-Effekt eine Rolle, wie er vom Gehirn her gut bekannt ist. Diese Myelopathien werden auch als spinale Form einer Claudicatio intermittens beschrieben (GARCIN et al., 1959, 1962; JELLINGER u. NEUMAYER, 1972).

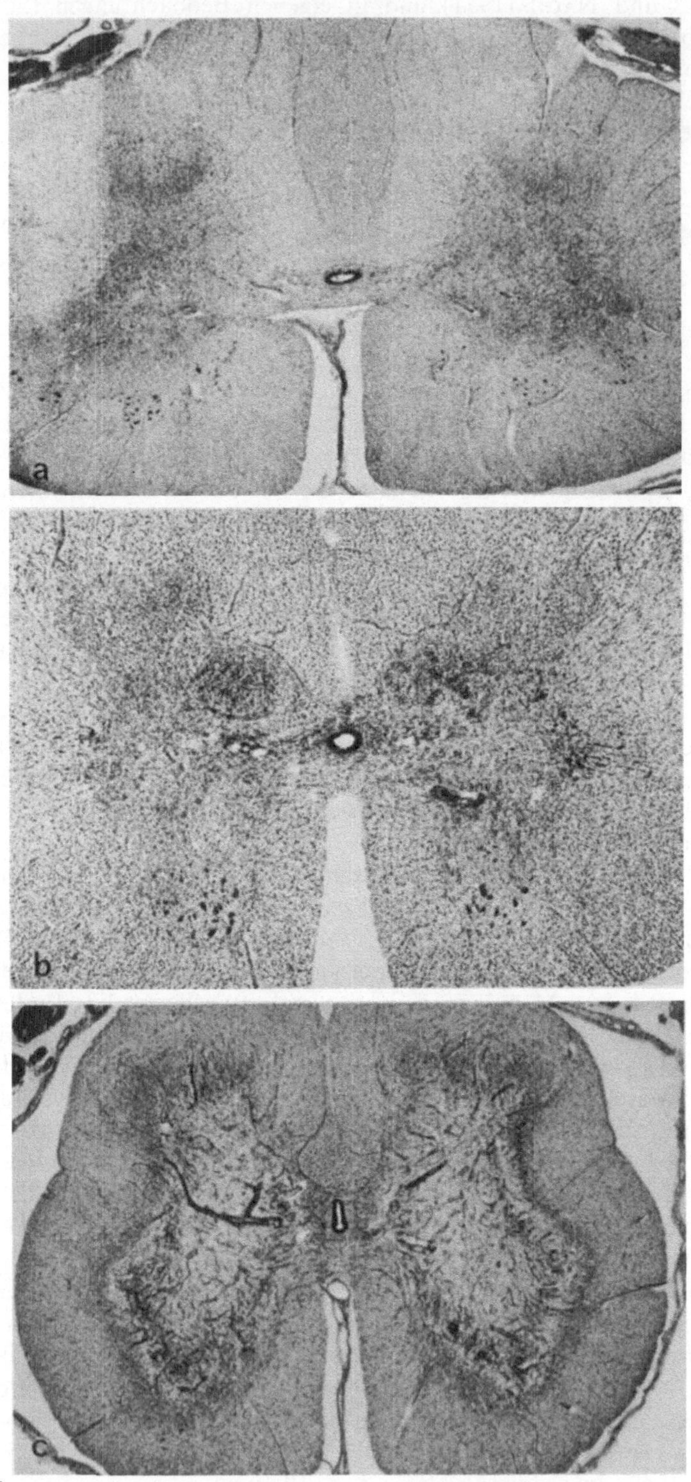

**Abb. 40a–c**

## Anoxie und Asphyxie

Ausfälle der Grisea werden auch nach asphyktischen bzw. anoxischen Zuständen beobachtet. Experimentell wurden spinale Läsionen bei Affenfeten in utero nach Abklemmung der Nabelschnur (MYERS, 1972) oder Placenta-Ablösung (RANCK u. WINDLE, 1959) erzeugt, die denen nach temporärer Aortenokklusion oder Kreislaufstillstand gleichen und wiederum das zentrale Vorderhorn bevorzugen.

In einem Fall einer CO-Intoxikation der Mutter zwei Wochen vor dem Termin fand sich bei dem Neugeborenen neben schweren zerebralen Läsionen eine subtotale Nekrose der spinalen grauen Substanz (COLMANT u. WEVER, 1963). Mehr auf die Zona intermedia beschränkt waren die von BANKL und JELLINGER (1967) beobachteten Ausfälle der spinalen Grisea bei einem lebensunfähigen Frühgeborenen (30. SSW). Sechs Wochen zuvor hatte die Mutter eine akzidentelle CO-Intoxikation mit $3^1/_2$stündiger Bewußtlosigkeit erlitten.

Hinzuweisen ist auf die Beteiligung des Rückenmarks bei Hyperbilirubinämie und Kernikterus (SCHMORL, 1903; BENECKE, 1907; JACOB, 1948; CHEN, 1964). Beim experimentellen Kernikterus asphyktischer Rhesusaffen, bei dem vor allem anoxisch geschädigte Strukturen der Grisea zur Bilirubinimbibition neigen, ist in einzelnen Fällen auch die graue Substanz des Lumbalmarks betroffen (LUCEY et al., 1964).

In der Studie von HAYMAKER et al. (1961) über 80 Fälle von Kernikterus und 7 Fälle von postikterischer Enzephalopathie wurden nur in 26 Fällen die obersten Halsmarksegmente untersucht. In 7 Fällen waren pathologische Veränderungen in Form von Ganglienzellnekrosen, Zellatrophien und Inkrustationen zu beobachten. Bei der postikterischen Enzephalopathie fielen im oberen Halsmark eine ausgeprägte Proliferation fibrillärer und monströser Astrogliazellen vor allem im Vorderhorn auf.

Ergänzend nachzutragen wäre noch die kasuistische Mitteilung von VAN BOGAERT und JANSSEN (1958) über einen 20 Monate alt gewordenen afrikanischen Jungen, der im Rahmen eines akuten Infektes erkrankte und nach 16 Tagen starb. Auffälligster Befund waren symmetrische Nekrosen der spinalen Vorderhörner und der Hirnstammhaube. Eine Poliomyelitis erschien den Autoren wenig plausibel. Eine Intoxikation durch Antimalariamittel (8-Amino-chinolinderivate) war hingegen nicht auszuschließen.

Auf die vaskuläre Komponente bei poliomyelitischen Prozessen wird auf S. 596 eingegangen.

Die Vulnerabilität des zentralen Vorderhorns und der dort lokalisierten Interneurone ist immer wieder herausgestellt worden (Van HARREVELD u. MARMONT, 1939; Van HARREVELD u. SCHADÉ, 1962; TUREEN, 1936; HÄGQVIST, 1938; KROGH, 1945, 1950; BLASIUS u. ZIMMERMANN, 1957; GELFAN u. TARLOV, 1959; FRIED u. APARICIO, 1973; SCHNEIDER, 1971; SCHNEIDER u. DRALLE, 1973). Im zentralen Vorderhorn (Lamina VI–VII nach REXED, 1954, 1964; s. Abb. 10b) finden sich vor allem Interneurone, die Flexor-Motoneurone erregen und Exten-

---

**Abb. 40a–c.** Anoxisch-ischämische Schädigung der spinalen Grisea nach Kreislaufstillstand (Neugeborenes mit schwerer intrapartaler Asphyxie und postnatalem Herzstillstand) (NISSL). **a** Zervikal ausgeprägte Gliose und subtotaler Ganglienzellausfall im Vorder- und Hinterhorn ($\times 20$), **b** Thorakalmark mit zentralem Ausfall der Neurone bei partieller Erhaltung ventraler und lateraler Neurone ($\times 45$), **c** Lumbalmark. Inkomplette Nekrose der spinalen Grisea, Stase und demarkierende Gliose in den Randgebieten ($\times 20$)

**Tabelle 1.** Die selektive Schädigung der spinalen grauen Substanz (Poliomyelomalazie)

| Ursache | Human-patho-logische Beobach-tungen | Experi-mentelle Myelo-pathie | Bemerkungen |
|---|---|---|---|
| Kreislaufstillstand | + | + | S. 580 |
| Gefäßobstruktion | | | |
| extramedullär | + | + | S. 528, 572 |
| intramedullär (Embolie) | + | + | S. 572 |
| Vaskuläre Myelopathie | + | + | S. 589 |
| Perinatale Asphyxie (Anoxie) | + | + | S. 581, 583 |
| Intrauterine CO-Intoxikation | + | | S. 583 |
| Hyperoxie (hyperbarer Sauerstoff) | | + | BALENTINE (1975a, b) Ratte, S. 584 |
| Colitoxinschock | | + | Schwein, S. 585 |
| Dysenterietoxin | | + | Kaninchen (LOTMAR, 1912) |
| 6-Aminonicotinamid | | + | verschiedene Spezies (SCHNEIDER u. CERVÓS-NAVARRO, 1974) |
| 5-Nitro-8-Hydroxychinolin | | + | Ratte (SCHNEIDER u. COPER, 1968) |
| „Focal poliomalacia of sheep" | | | Schaf (INNES u. PLOWRIGHT, 1955) |
| Poliomyelitis anterior acuta | + | + | S. 596 |

sor-Motoneurone hemmen. Mit dem Ausfall dieser Interneuronen-Population im zentralen Vorderhorn kommt es zum Übergewicht von Interneuronen, die Extensor-Motoneurone bahnen und im besser erhaltenen ventro-medialen Vorderhorn liegen (NYBERG-HANSEN, 1966). Dementsprechend resultiert eine Streckspastik der Hinterläufe bei den ischämisch geschädigten Tieren.

Pathogenetisch ungeklärt sind die von BALENTINE und GUTSCHE (1966) und BALENTINE (1975a) bei der Ratte durch hyperbaren Sauerstoff produzierten Vorderhornnekrosen. Auch hier weisen die begleitenden Blutungen darauf hin, daß es sich nicht nur um die Auswirkung der Sauerstofftoxizität auf das Neuron handelt, sondern zusätzlich Mikrozirkulationsstörungen induziert werden (s.S. 532ff.).

Tabelle 1 faßt nochmals die verschiedenen Ursachen und Manifestationsformen spinaler Poliomalazien zusammen.

## 9. Poliomalazien ungeklärter Genese

Abschließend sollen einige, z.T. für die Veterinärmedizin bedeutsame zentrale Vorderhornläsionen erwähnt werden. INNES und PLOWRIGHT (1955) beobachteten in Kenia bei Schafen das epidemische Auftreten herdförmiger symmetrischer Erweichungen im Vorderhorn („focal poliomalacia of sheep"). Morphologisch handelte es sich um bilaterale, relativ scharf abgegrenzte plurisegmentale Erweichungen im zentralen Vorderhorn von Hals- und/oder Lumbalmark, nur ausnahmsweise von Thorakalmark.

Neben einem Kupfermangel oder einer ungeklärt gebliebenen Intoxikation wurde auch eine Minderdurchblutung als Ursache der zentralen Vorderhornnekrose erwogen (s. auch INNES u. SAUNDERS, 1962).

SCHULZ (1956) und SCHULZ und BEHRENS (1958) beschrieben eine Poliomyelomalazie beim Schwein. Im Rahmen eines Schocksyndroms traten reaktionsarme Vorderhornnekrosen im unteren Hals- und oberen Brustmark der Tiere in Verbindung mit auffälligen degenerativen Wandveränderungen der Kommissuralarterien auf. DROMMER konnte ultrastrukturell sowohl bei der spontan auftretenden Colienterotoxämie (DROMMER, 1972a) als auch nach experimentell erzeugtem Colitoxinschock (DROMMER, 1972b) des Schweines eine Wandinsudation und Medianekrosen in Arteriolen des ZNS, u.a. in den Kommissuralgefäßen des Halsmarkes nachweisen. Endothelläsionen wurden nur an Arteriolen, nicht in Kapillaren und Venulen gefunden, obwohl auch in diesen Gefäßstrecken eine erhöhte Wandpermeabilität bestand.


# IV. Vaskuläre Myelopathien

## 1. Arteriosklerose und Altersveränderungen der Rückenmarksgefäße

Die extramedullären Rückenmarksgefäße bleiben — darin sind sich alle Autoren einig — von einer nennenswerten Arteriosklerose auch im hohen Alter verschont. Die A. spin. ant. zeigt nur geringgradige, selten stenosierende konzentrische oder sektorförmige Intimaverdickungen (Abb. 34, 41) und ganz selten eine typische Atheromatose mit Aufsplitterung der Elastica interna und Fibrose der Media. Intimale Veränderungen der Spinalarterien scheinen im Bereich des Halsmarkes häufiger vorzukommen (MANNEN, 1966; JELLINGER, 1967b).

KESCHNER und DAVISON (1933) fanden in einem Zeitraum von 6 Jahren unter ca. 200 Fällen mit zerebraler Arteriosklerose nur 2 mit Arteriosklerose der Spinalgefäße bzw. darauf zu beziehender Myelopathie. ARENDT und SCHILDAUS (1967) stellten anhand eines auslesefreien Materials von 250 Fällen (davon 205 Fälle älter als 51 Jahre) fest, daß sich die intra- und extramedullären Gefäße nicht an der arteriosklerotischen Gefäßerkrankung beteiligen. Unter den 250 Fällen fanden sich weder klinisch noch autoptisch vaskuläre Läsionen am Rückenmark.

STAEMMLER (1939) fand an nahezu 600 auslesefrei untersuchten Medullae spinales praktisch keine arteriosklerotischen Veränderungen der arteriellen Längsanastomosen. Gelegentlich wurden atheromatöse Veränderungen oder eine konzentrische Verdickung der Intima in pialen Arterien festgestellt. Intramedullär fanden sich hingegen etwas häufiger Wandveränderungen im Sinne einer Arteriosklerose, in einzelnen Fällen auch eine konzentrische Hyalinose der Arteriolenwand. Bei nahezu 50 Fällen mit schwerer allgemeiner Arteriosklerose und

Hypertonus stellten solche Beobachtungen jedoch auch Seltenheitswert dar. STAEMMLER machte vor allem das Fehlen mechanischer Belastungen für das Ausbleiben sklerosierender Wandveränderungen der Rückenmarksarterien verantwortlich. Vaskuläre Insulte wurden nicht vermerkt.

An einem Material von insgesamt 1057 Fällen fand JELLINGER (1967) sklerotische Wandveränderungen der extramedullären Gefäße in 12,4%. Die Veränderungen nehmen im höheren Lebensalter zu und betragen 22,2% in der Gruppe der über 41jährigen, bzw. 27,1% in der Gruppe der über 61jährigen. Der Arteriosklerosegrad war allerdings meist leichterer Natur und beschränkte sich auf eine geringe Intimafibrose. Bei 1,8% der Patienten war der Arteriosklerosegrad stärker ausgeprägt (zusätzliche Aufsplitterung der Elastica interna), bei 0,4% (4 Fälle) fand sich eine stenosierende Sklerose. MANNEN (1966) stellte bei sehr alten Menschen sklerotische Veränderungen der A. spin. ant. in 2,6% fest. Bei Hypertonie sind diese stärker ausgeprägt.

Über die Arteriosklerose der *Interkostal- und Lumbalarterien* liegen keine genauen Angaben vor. In eigenen Untersuchungen fanden wir nur gelegentlich z.T. stenosierende exzentrische Intimapolster großkalibriger Wurzelarterien. Auch KUTTNER (1928, Fall 4), FIESCHI et al. (1970) und JELLINGER (1967b) erwähnen derartige Veränderungen; JELLINGER (1967) hält die Beteiligung der Wurzelarterien für selten und nicht ausschlaggebend.

Die schwere ulzeröse Atheromatose der thorakalen und abdominalen *Aorta* ist häufig verbunden mit einer aneurysmatischen Ausweitung des Aortenlumens und partieller Verlegung der segmentalen Abgänge. Neben der Verschleppung atheromatösen Materials ist vor allem mit einem poststenotischen Blutdruckabfall in den Segmentarterien zu rechnen. Im vorangehenden Abschnitt wurde auf diese Prozesse im einzelnen schon eingegangen.

Mit der selektiven spinalen Angiographie gelingt es teilweise, arteriosklerotische Gefäßveränderungen der Zubringerarterien darzustellen (DI CHIRO, 1971; DJINDJIAN et al., 1969a). Als Hauptbefund bei vaskulären Myelopathien fand DJINDJIAN arteriosklerotische und stenosierende Prozesse im Bereich der interkostalen und Lumbalarterien; DI CHIRO beschrieb eine gewundene Verlaufsform der A. spin. ant. und die Entwicklung einer kollateralen Zirkulation.

Wir fanden bei der Durchuntersuchung von 50 Medullae spinales von über 90jährigen keine mit anderen Gefäßprovinzen vergleichbare Arteriosklerose der Rückenmarksarterien. In einem Fall lag eine umschriebene Auftreibung des deszendierenden Astes der A. radicularis magna bei T11 vor, der histologisch eine konzentrische Intimaproliferation mit Stenose des Lumens *ohne* Rückenmarksschädigung entsprach (Abb. 34, 41b). Selten sind atheromatöse Wandveränderungen. Stenosierende konzentrische Intimareaktionen finden sich nicht selten bei produktiven meningitischen Prozessen. Auf die manchmal zufällig gefundenen Verschlüsse extramedullärer Arterien wurde bereits eingegangen.

Alle derartigen Gefäßveränderungen sind *diskontinuierlich*, beschränken sich oft auf eine intimale Reaktion und weichen daher grundsätzlich vom Bild einer systematischen Arteriosklerose ab. Da Stenosen entweder durch Gefäßektasie ausgeglichen werden oder klinisch stumm bleiben, ist der Schluß wohl berechtigt, daß es eine typische Arteriosklerose der äußeren Rückenmarksgefäße nicht gibt, bzw. daß die seltenen Veränderungen für die Rückenmarkspathologie keine

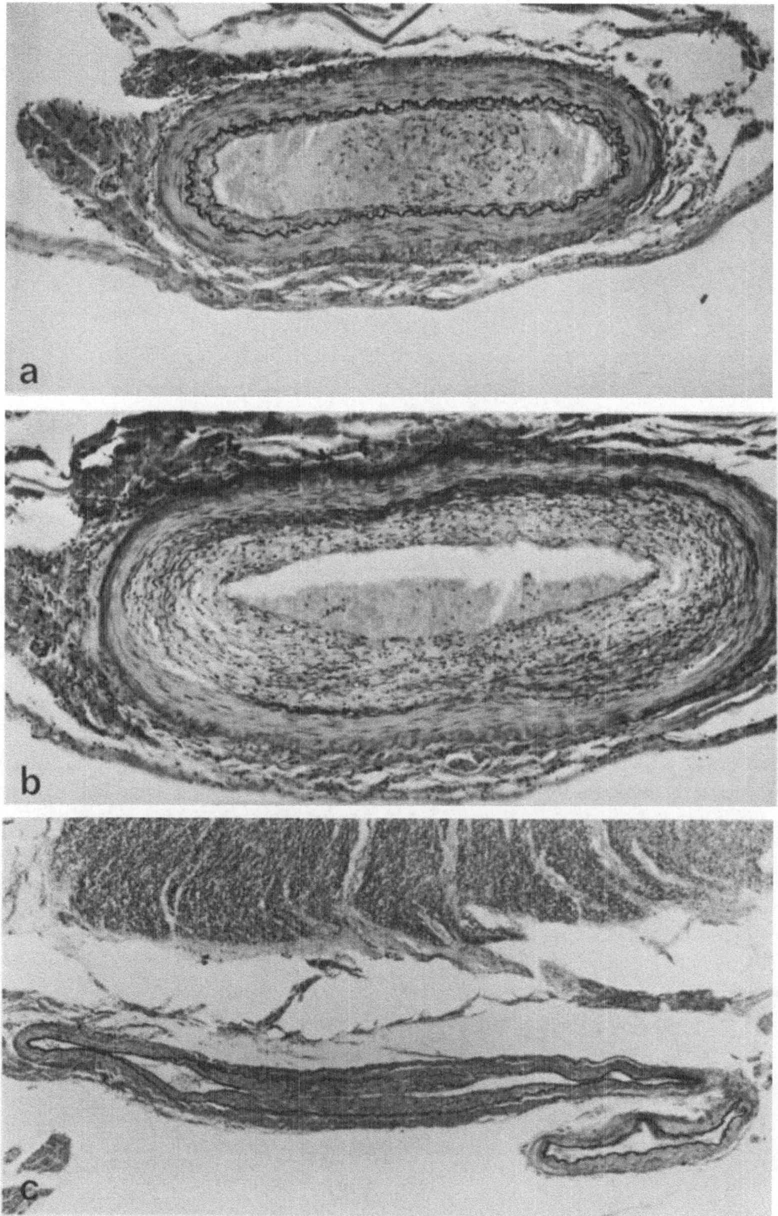

**Abb. 41 a–c.** Formen arteriosklerotischer Veränderungen der A. spin. ant. **a** Geringgradige beetförmige Verdickung der Intima (El. v.G.; ×85). **b** Stenosierende konzentrische Intima-proliferation mit teilweisem Untergang der Elastica interna und Übergreifen des Prozesses auf die Media (Zustand nach Thrombose, Endarteriitis?) (El. v.G.; ×85). **c** Ventrale Wurzel-arterie und A. spin. ant. mit beetförmiger stenosierender Verbreiterung der Intima bei intakter Elastica interna und Media (El. v.G.; ×35)

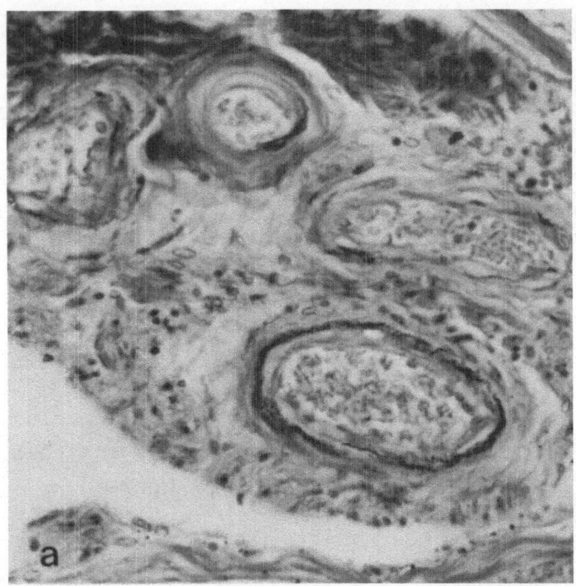

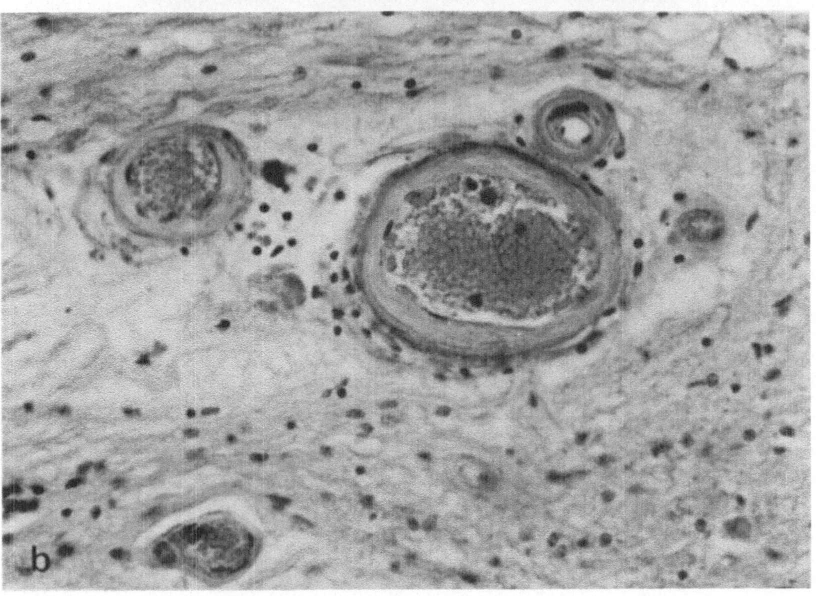

**Abb. 42. a** Mehrere Arterienanschnitte im Sulcus anterior mit Hyalinisierung der Wand und teilweisem Verlust der Elastica interna (El. v.G.; ×270), **b** Zentralarterien (Übergang von vorderer Kommissur zum Vorderhorn). Dilatation des Gefäßquerschnittes, Fehlen der typischen Wandschichten bei teilweiser Erhaltung der Elastica interna (El. v.G.; ×270)

wesentliche Rolle spielen. Die lokalen Stenosen können durchaus auch aus thromboembolischen oder entzündlichen Prozessen entstanden sein.

Die bereits erwähnten, häufig als Nebenbefunde erhobenen sklerosierenden Veränderungen der *Sulcus- und Zentralarterien* spielen sich in einer Übergangsstrecke zwischen Arterie und Arteriole ab. Abbildung 42a zeigt mehrere Arterien und Arteriolen im Bereich des Sulcus anterior mit partieller Hyalinisierung der Wand und Untergang der elastischen Fasern. Gleichartige Veränderungen werden auch im Bereich der Zentralarterien in der vorderen Kommissur bzw. im Vorderhorn angetroffen (Abb. 42b). Arteriosklerotisch bedingte stenosierende Veränderungen im Bereich der intramedullären Arteriolen sind m.W. bisher nicht beschrieben worden.

*Die intramedullären Gefäße im Rückenmark* zeigen eine charakteristische Wandalteration im höheren Alter. Was von einigen Autoren auch als Gefäßhyalinose beschrieben wurde, ist in erster Linie als Gefäßwandfibrose zu deuten, die sich zunächst in der Adventitia der Arteriolen (später auch in Kapillaren und Venen) entwickelt und schließlich auf die Media übergreift. Die Unterscheidung zwischen Arteriole und Venole fällt zunehmend schwer (Abb. 43, 47). Durch die vermehrte Schlängelung der Gefäße kommt es zum Eindruck vermehrter, dickwandiger und fibrosierter Gefäßprofile auf dem Rückenmarksquerschnitt (Abb. 43).

Es scheint keine Korrelation zwischen der intramedullären Gefäßwandfibrose und der Arteriosklerose anderer Organe zu bestehen. Typische hypertonische Veränderungen intramedullärer Gefäße oder die kongophile Angiopathie wurden im Rückenmark bisher nicht beschrieben. MANNEN (1966) fand in 2 Fällen eine fibrinoide Degeneration intramedullärer Gefäße. Fibrinoide Angionekrosen werden häufiger im Bereich nekrotisierender Prozesse gefunden. Hier sind sie nicht ohne weiteres als Ursache der Myelomalazie zu deuten, sondern können auch deren Folge sein.

Die intramedulläre Gefäßwandfibrose muß als eine unspezifische Altersveränderung angesehen werden und hat, für sich allein genommen, noch keinen Krankheitswert. Gleichartige Homogenisierungen und Verdickungen der Gefäßwand sind auch bei anderen atrophierenden Prozessen zu finden, so z.B. in alten Herden einer Encephalomyelitis disseminata oder bei Strangdegenerationen. Die „altersphysiologische" intramedulläre Gefäßwandfibrose und -sklerose bedeutet jedoch eine stark reduzierte Anpassungsfähigkeit des Gefäßbettes gegenüber Blutdruckschwankungen oder mechanischen Belastungen bei Spondylarthrose usw.

Im höheren Lebensalter findet sich auch eine auffällige Fibrose in der Adventitia der Rückenmarksvenen (STAEMMLER, 1939) (Abb. 44). Die kernlose Verdickung der Venenwand korreliert zur Fibrose der Pia. Im Lumbalmark liegt hingegen oft eine ausgeprägte Ektasie von Venen vor (Abb. 44). Diese Venen sind in ihrem regulären Wandaufbau eindeutig von den Gefäßen des arteriovenösen Angioms zu unterscheiden. Die Venektasien entsprechen einer Art „Varicosis spinalis" und haben m.E. keine pathologische Bedeutung.

## 2. Die vaskuläre Myelopathie des höheren Lebensalters

„Die progressive vaskuläre Myelopathie des höheren Lebensalters" (JELLINGER u. NEUMAYER, 1962; NEUMAYER, 1966; JELLINGER 1966a) stellt eine im klinischen und pathologisch-anatomischen Sinne besondere Erkrankung dar.

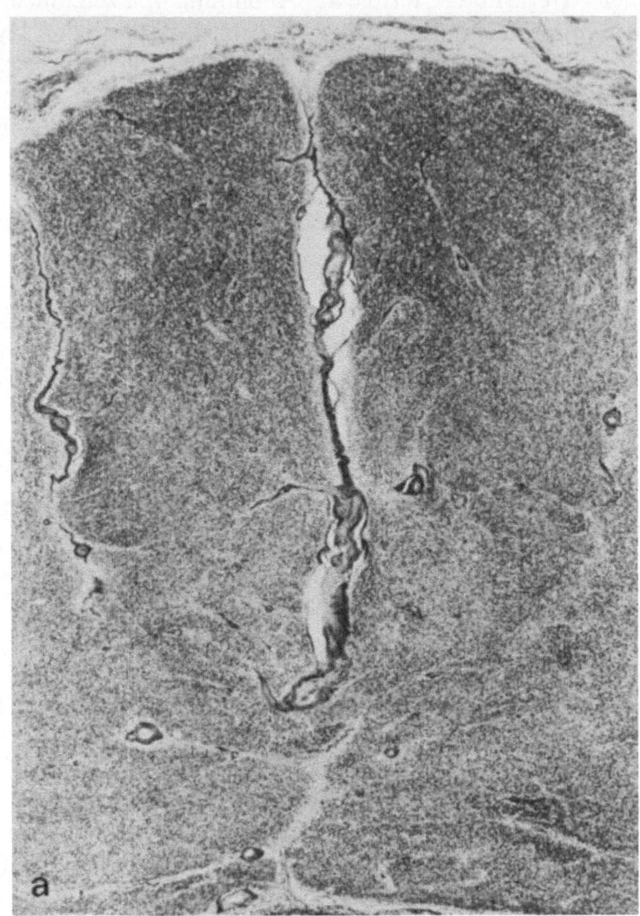

Abb. 43a–c. Wandfibrose und Schlängelung intramedullärer Gefäße im hohen Alter (10. Le-
bensjahrzehnt). a Hinterstränge (El. v.G.; × 30), b stark geschlängelt verlaufende Arterie
(El. v.G.; × 270), c Wandhyalinose und adventitielle Fibrose eines geschlängelt verlaufenden
Gefäßes (Vene, Arterie?). (El. v.G.; × 270)

Für das Krankheitsbild ist der torpide Verlauf und die Lokalisation reaktionsar-
mer Nekrosen im Vorderhorn charakteristisch.

SEITELBERGER und WANKO beschrieben 1952 eine nekrotisierende Vorder-
hornerkrankung, offensichtlich vaskulärer Genese, in einem Fall von Simmonds'
Kachexie, die GARCIN und GRUNER 1953 als „Nécrose cavitaire des cornes
antérieures de la moelle" charakterisierten. Hiermit wurde ein chronisches oder
schubförmig progredientes Gewebssyndrom abgegrenzt von den subakuten oder
akuten Myelomalazien. NEUMAYER (1955) verwies auf die Ähnlichkeit des Krankheitsbildes mit der amyotrophischen Lateralsklerose.

HUGHES und BROWNELL (1965) beschrieben bei 5 Patienten zwischen 65
und 82 Jahren ein chronisch-progredientes Krankheitsbild mit motorischer
Schwäche, Para- oder Tetraparesen, Muskelatrophien, Muskelfaszikulationen,

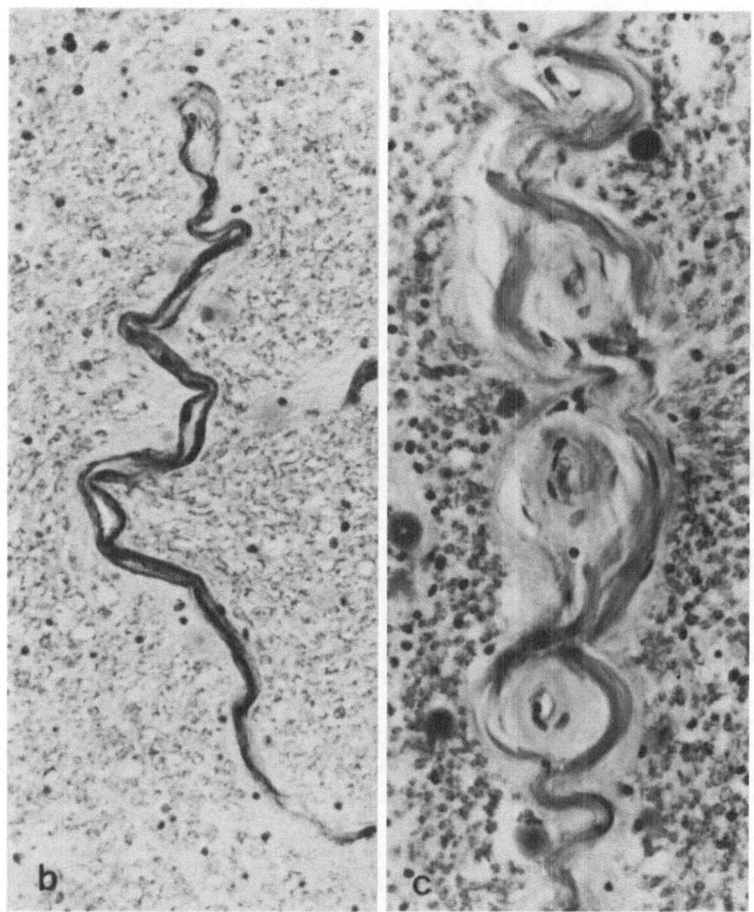

**Abb. 43b u. c**

Inkontinenzerscheinungen und Sensibilitätsstörungen. Neben diffusen Stranglichtungen und spongiösen Herden in der weißen Substanz wurden Ganglienzellausfälle und Vorderhorn-Nekrosen, ferner eine starke Fibrose und Hyalinose intramedullärer Gefäße gefunden. Stets standen der schweren Atheromatose der Aorta und der allgemeinen Arteriosklerose zarte Spinalarterien gegenüber. In der Übersichtsarbeit von GRUNER und LAPRESLE (1962) wurden isolierte Vorderhornläsionen dargestellt, aber nicht gesondert behandelt, sondern als Minimalvarianten von Myelomalazien arteriosklerotischer Genese eingeordnet.

Weitere Autoren (FIESCHI et al., 1970; MANNEN, 1966; SCHNEIDER u. FERSZT, 1971) beschrieben die nicht so seltene vaskuläre Myelopathie vor allem in einem geriatrischen Patientenmaterial.

Vom äußeren Aspekt ist das Rückenmark bei vaskulärer Myelopathie in den betroffenen Gebieten atrophisch. Selten kommt es im Bereich von größeren Infarkten zur makroskopisch sichtbaren Eindellung des Vorder-Seitenstranges. Schwerpunktmäßig betroffen sind das untere Hals- und obere Thorakalmark

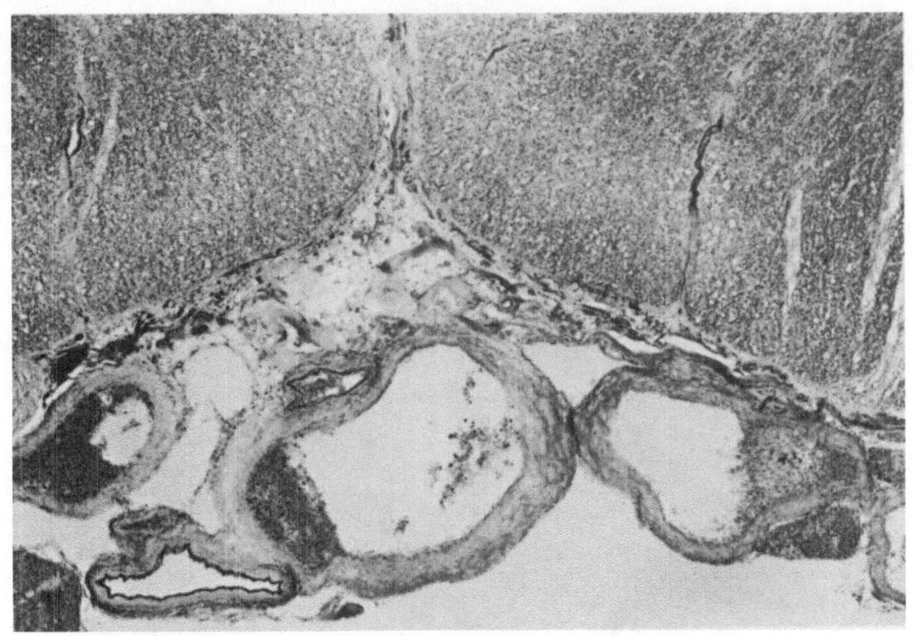

**Abb. 44.** Wandfibrose und Ektasie extramedullärer Venen des Lumbosakralmarks
(El. v.G.; ×45)

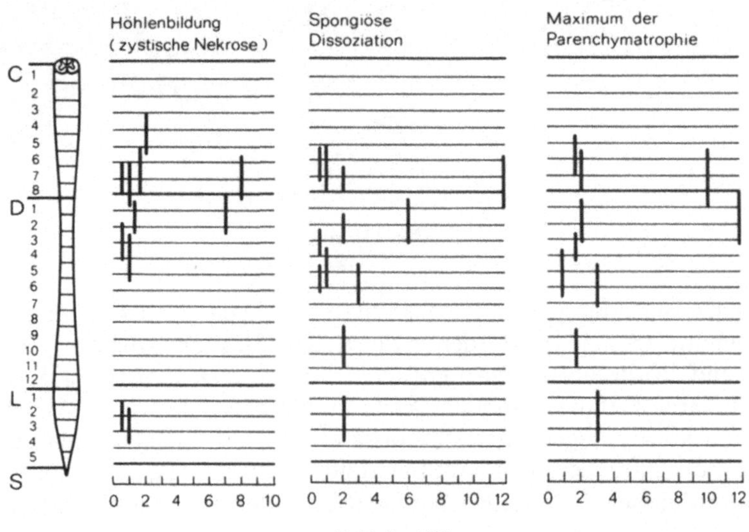


**Abb. 45.** Lokalisation und Ausdehnung der Vorderhornläsionen bei vaskulärer Myelopathie. (Nach JELLINGER, 1962)

(Abb. 45; JELLINGER, 1964). Hauptbefund sind sog. Rarefikationsnekrosen im zentralen Vorderhorn, die sich in ventrale Vorderhornareale und ins Hinterhorn ausdehnen können und in der Regel symmetrisch ausgebildet sind. Die Befunde von MANNEN (1966) sowie SCHNEIDER und FERSZT (1971) ergaben, daß der

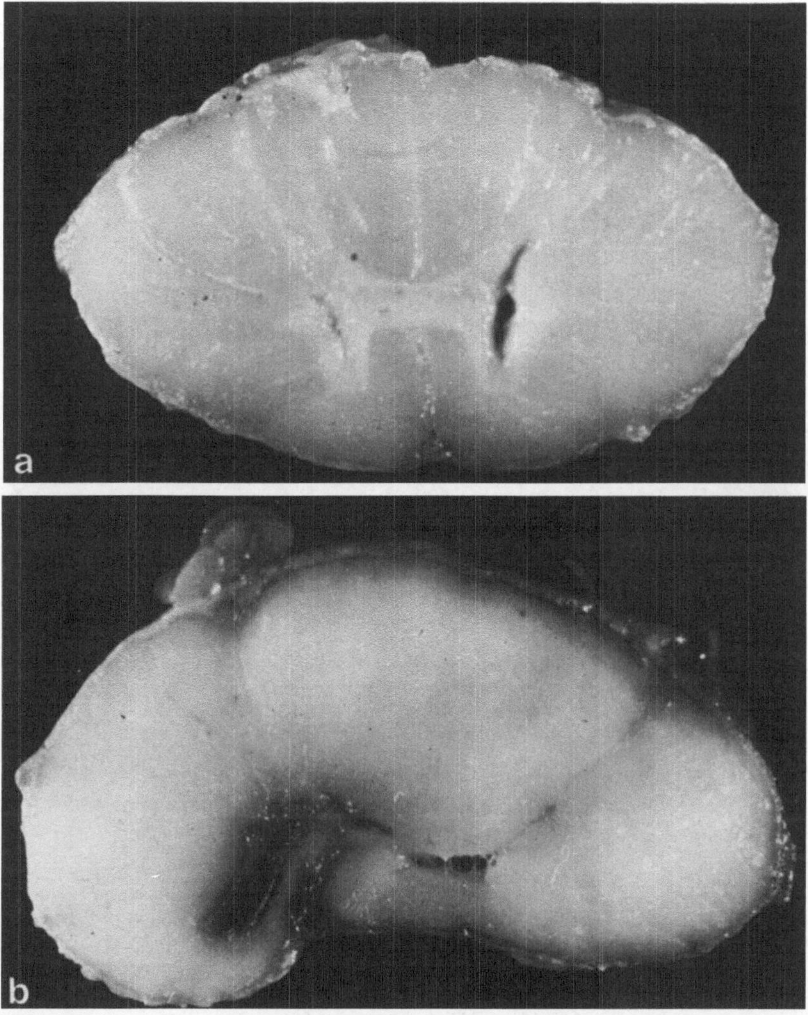

**Abb. 46a u. b.** Vaskuläre Myelopathie des höheren Lebensalters. **a** Spaltförmige symmetrische Rarefikationsnekrosen, **b** frischerer und älterer Infarkt in Vorderhorn und Vorderstrang

Schwerpunkt der Vorderhornläsion bevorzugt in Höhe der eintretenden Wurzelarterien, d.h. im Kerngebiet der arteriellen Versorgungsgebiete, liegt (Abb. 46). Teils treten sie als zentrale Defekte der grauen Substanz bei sonst unauffälligem Rückenmarksquerschnitt, teils als echte Infarkte mit und ohne Atrophie des Querschnittes in Erscheinung (Abb. 46b).

In der Regel liegt eine säulenartige oder bikonische Schädigung der grauen Substanz vor (Abb. 16a, b). Die Ausfälle können jedoch auch diskontinuierlich in Form von Mikroinfarkten auftreten, wo dann der Verdacht auf eine embolische Genese nicht von der Hand zu weisen ist.

Histologisch liegt im Zentrum des Vorderhorns eine inkomplette bis komplette Gewebsnekrose mit Untergang der Ganglienzellen und auffallend spär-

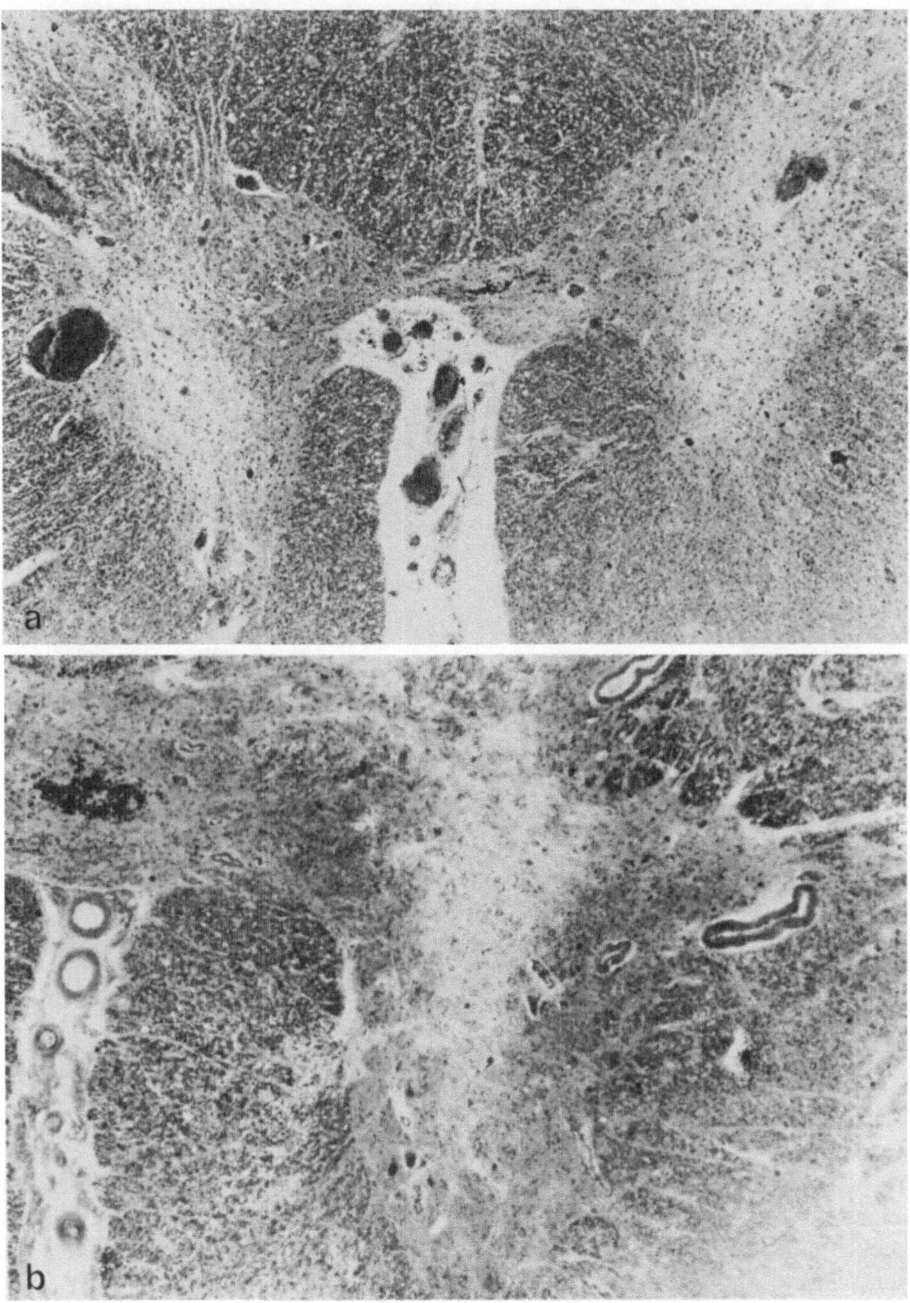

**Abb. 47a u. b.** Histologie der vaskulären Myelopathie. **a** Symmetrische Rarefikationsnekrose des zentralen Vorderhorns; weitgestellte Gefäße und fehlende Gliareaktion (El. v.G.; ×35), **b** fortgeschrittenes Stadium mit inkompletter Nekrose des zentralen Vorderhorns. In der Randzone fibrosierte Gefäße (El. v.G.; ×45)

lichen glialen Reaktionen vor. In der Umgebung der Nekrose fallen atrophische Ganglienzellen, eine spongiöse Gewebsauflockerung, ferner geschlängelte, fibrös verdickte, nicht mehr sicher zu klassifizierende Gefäße auf (Abb. 47). Blutungen kommen nicht vor. Die plurisegmentalen Ausfälle laufen ober- und unterhalb der maximalen Läsion in Minimalschäden aus, die von senil-atrophischen Veränderungen kaum abgrenzbar sind. Die Häufigkeit, mit der die vaskuläre Myelopathie im Obduktionsmaterial gefunden wird, ist naturgemäß von der Sorgfalt der Untersuchung abhängig. Systematische Arbeiten am Altersrückenmark der letzten Jahre haben gezeigt, daß Ganglienzellausfälle im Vorderhorn des über 90jährigen Menschen ein regelmäßiger Befund sind (Minimalschäden), daß ferner mit fokalen Rarefikationsnekrosen in 5–10% der Fälle zu rechnen ist (MANNEN, 1966; JELLINGER, 1967b; SCHNEIDER u. FERSZT, 1971). Bei unisegmentalen Nekrosen sind nukleäre Atrophien im Segmentniveau zu erwarten; bei plurisegmentalen Ausfällen kann sich die spastische Paraplegie des alten Menschen entwickeln, die in der Vergangenheit häufig zur Verwechslung der vaskulären Myelopathie mit sog. Spätformen der multiplen Sklerose oder einer amyotrophischen Lateralsklerose geführt hatte.

Vor allem von JELLINGER (1962, 1967) wurden die Beziehungen zwischen der progressiven vaskulären Myelopathie und dem Wandumbau intramedullärer Arteriolen untersucht. Die progressive vaskuläre Myelopathie korreliert oft mit einer überdurchschnittlich starken Atheromatose und Sklerose des gesamten arteriellen Gefäßbettes, während die extramedullären Rückenmarksgefäße keine nennenswerten Veränderungen aufweisen. Die Vorderhornläsionen sind daher zunächst als eine Fernwirkung einer aortennahe bedingten Minderperfusion zu deuten.

In der Pathogenese der vaskulären Myelopathie dürfte neben der allgemeinen Arteriosklerose auch die Fibrose intraspinaler Arterien und Kapillaren im Sinne einer Anpassungsstarre und Widerstandserhöhung der terminalen Strombahn eine Rolle spielen. Hypotensive Phasen infolge Herzinsuffizienz oder Herzinfarkt können hierbei leicht zu kritischen Reduktionen der spinalen Zirkulation führen, wobei das zentrale Vorderhorn der Locus minoris resistentiae ist.

Die Vorderhornnekrose stellt nicht die einzige pathologische Gewebsalteration im Rückenmark des alten Menschen dar, kann aber als das typische Ergebnis einer zirkulatorischen Insuffizienz angesehen werden. Weitere im hohen Alter anzutreffende Veränderungen sind unsystematische Entmarkungen und Stranglichtungen, vor allem in den Hintersträngen, Lückenherde und Gliosen, bei denen die vaskuläre Genese nicht gesichert ist (s. SCHNEIDER u. FERSZT, 1971).

### 3. Zur Frage der Vaskulopathie bei Diabetes mellitus

Trotz der Bedeutung der Gefäßveränderungen bei langdauerndem Diabetes mellitus ist eine spezifische Form einer zerebralen oder spinalen Gefäßerkrankung nicht bekannt (RESKE-NIELSEN et al., 1966, 1968; STEHBENS, 1972). Wiederholt sind Rückenmark und Wurzeln einer eingehenden Untersuchung unterzogen worden mit der Fragestellung, ob bei der diabetischen Neuropathie ursächliche oder begleitende Veränderungen im Vorderhorn vorliegen. In der Studie von DOLMAN (1963) an 63 Patienten wurden als häufigste Befunde Hinterstrangdegenerationen und Entmarkungen von Hinterwurzeln gefunden, in zweiter Linie Zellausfälle im Vorderhorn (bei 3 Patienten), hingegen keine charakteristischen Gefäßveränderungen, auch nicht bei Vorliegen eines Hypertonus. RESKE-NIELSEN und LUNDBAECK (1968), OLSSON et al. (1968) und BISCHOFF und LÜTHY (1963) bestätigten die teils primär degenerativen, teils retrograden Ganglienzellveränderungen bei Diabetes mellitus im Vorderhorn, ohne daß auffällige Gefäßveränderungen vorlagen.

## 4. Der Gefäßfaktor bei der Strahlenmyelopathie

Seit langem werden in der Pathogenese der Strahlenmyelopathie immunologische, gliale und vaskuläre Mechanismen diskutiert (GÄNSHIRT, 1975). Die spezifische Schädigung der unreifen Oligodendroglia mit Störung des Markscheidenaufbaues wurde von GILMORE (1963, 1964, 1965) beschrieben. Für die nach einer Latenz sich entwickelnden Radionekrosen müssen jedoch vaskuläre Faktoren ursächlich herangezogen werden (JELLINGER u. STURM, 1971; BURNS et al., 1972; NOETZEL u. WEBER, 1974; GODWIN-AUSTEN et al., 1975).

Die „frühe" Strahlenschädigung scheint zunächst zu einer überwiegenden Schädigung der Glia mit Untergang der Oligodendroglia und Proliferation der Astroglia zu führen (GILMORE, 1963a, b, 1966). Später entwickeln sich Teleangiektasien, eine anhaltende Permeabilitätsstörung der Gefäße in grauer und weißer Substanz und schließlich reaktionsarme Nekrosen. Aus ultrastruktureller Sicht wurde die verstärkte Pinozytose der kapillären Endothelzelle betont (CERVÓS-NAVARRO, 1963). Vor allem in der weißen Substanz finden sich abnorme Gefäße, umgeben von nekrobiotisch verändertem Gewebe (Abb. 48). Adventitia und Media werden von kollagenem verbreiterten Bindegewebe eingenommen, nicht selten kommt es zum Untergang des Endothels und zur Thrombose. Teleangiektatisch ausgeweitete Gefäßkonvolute mit hyalinisierter strukturloser Wand bestimmen die Spätstadien der strahleninduzierten Nekrose. Die Veränderungen betreffen vor allem die weiße Substanz, Nervenzellen zeigen häufig eine bemerkenswerte Resistenz gegenüber der Ödemnekrose.

Das extramedulläre Gefäßnetz bleibt fast unbeteiligt (GODWIN-AUSTEN et al., 1975). Die Schwellung des betroffenen Rückenmarksabschnittes ist eine wesentliche Folge des Ödems. Der Rückenmarksquerschnitt zeigt teils sektorförmige, teils marginal betonte Markscheidenläsionen oder Querschnittsläsionen unter Einbeziehung der grauen Substanz. In der Deutung der Strahlenmyelopathie wird von klinischer Seite vor allem der vaskuläre Faktor wegen der progredienten und z.T. schubförmig eintretenden Ausfälle in den Vordergrund gestellt (GÄNSHIRT, 1975). Eine erschöpfende Übersicht findet sich in dem Beitrag von H.P. SCHMITT in Band 13/II dieser Reihe.

## 5. Die postpoliomyelitische Angiopathie (JACOB, 1953)

Der schon erwähnte Gefäßwandumbau im Rahmen nekrotisierender Prozesse spielt möglicherweise in den seltenen Fällen von Poliomyelitis eine Rolle, in denen es nach kürzerer oder längerer Latenz zum Fortschreiten des Vorderhornprozesses kommt (ALAJOUANINE, 1934; HADDENBROCK, 1944; BODECHTEL, 1948;

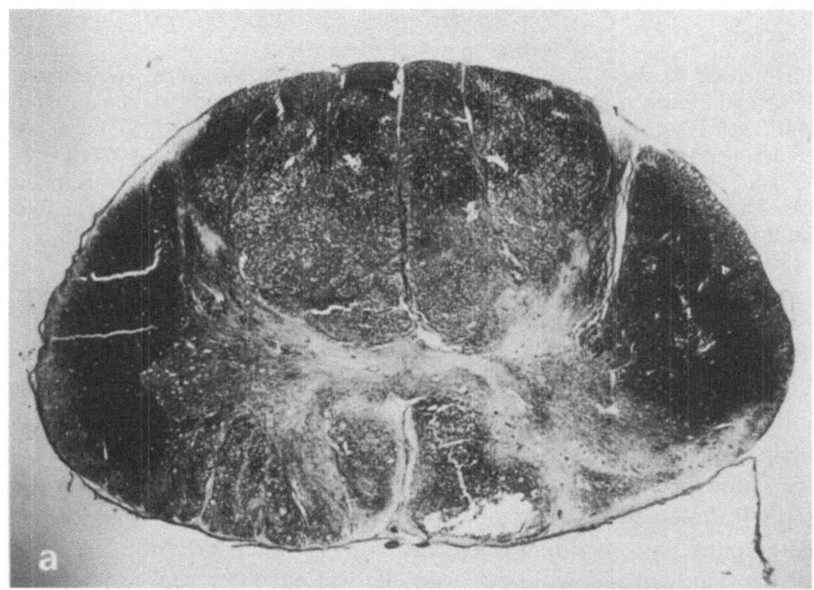

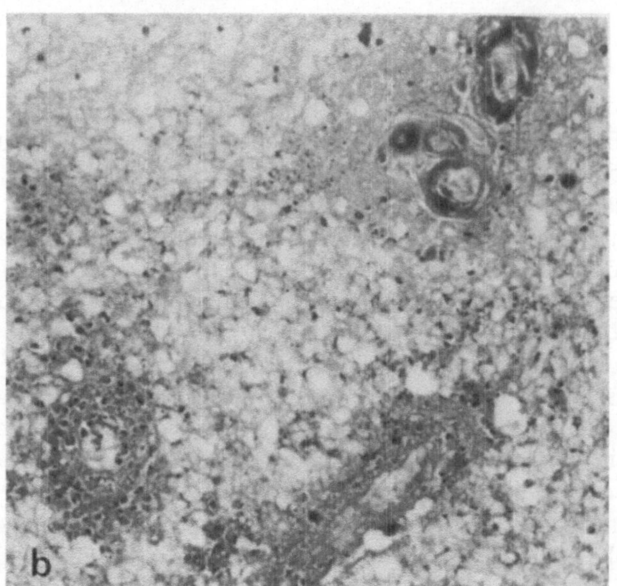

**Abb. 48a u. b.** Spätformen der Strahlen-Myelopathie. **a** Ventral betonte Infarkte der weißen Substanz, **b** fibrinoide Verquellung und Nekrosen intramedullärer Gefäße; hochgradiger Status spongiosus. (H.E.; × 100.) (Die Aufnahmen wurden freundlicherweise durch Herrn JELLINGER, Wien, zur Verfügung gestellt)

HALLEN et al., 1969). JACOB hat von einer postpoliomyelitischen Angiopathie gesprochen, die geprägt ist durch Wandfibrose, Hyalinose und Knäuelbildung der Rückenmarksgefäße und eine Verschlechterung der Hämodynamik im vorgeschädigten Gebiet. Die zystischen Vorderhornnekrosen nach Poliomyelitis, wie sie SCHARENBERG (1955) dargestellt hat, verdeutlichen diesen zusätzlichen vaskulären Faktor.

Von Interesse ist diese Rarefikation der Endstrombahn vor allem für leichtere oder unterschwellige Läsionen, weil die gestörte Mikrozirkulation zur langsam progredienten zirkulatorischen Insuffizienz der betroffenen Struktur führen kann (s.S. 553).

Gerade die vaskuläre Myelopathie des höheren Lebensalters ist eigentlich nur durch Interdependenz von vaskulären Mikroläsionen und einer Rarefikation des Kapillarnetzes erklärbar. Die Rückbildung der terminalen Strombahn erklärt auch die Reaktionsarmut der zentralen Vorderhornnekrose.

# V. Entzündliche Erkrankungen spinaler Gefäße

Die entzündlichen Veränderungen an Arterien und Venen des Rückenmarks werden hier zusammenhängend und ohne den Versuch einer Systematisierung dargestellt. (Zur Systematik der Arteriitiden s. ULE u. KOLKMANN, 1972; STEHBENS, 1972 und CERVÓS-NAVARRO, in diesem Band.) Die Beteiligung des Rückenmarks im Rahmen generalisierter Arteriitiden ist selten. Häufiger findet sich eine Beteiligung extramedullärer Gefäße bei chronisch-produktiven meningitischen Prozessen, wobei sowohl der arterielle wie auch der venöse Sektor betroffen ist.

## 1. Nekrotisierende Angiitiden

Die *Polyarteriitis nodosa* befällt Rückenmarksgefäße seltener als Hirngefäße. Einschlägige Beobachtungen und Zusammenstellungen aus der Literatur stammen von WECHSLER (1959), CORBIN (1961), GRUNER und LAPRESLE (1962) und JELLINGER (1963).

In dem Material von 600 untersuchten Medullae spinales fand M. STAEMMLER (1939) keine Arteriitis mit Rückenmarksschädigung; an einer pialen Arterie wurden isolierte endangitische Veränderungen beobachtet. MARTIN und NOETZEL (1959) sahen bei den 7 Fällen von Panarteriitis nodosa, in denen das Rückenmark untersucht wurde, nur zweimal geringgradige Gefäßveränderungen ohne Rückenmarksschädigung. Hingegen war in 9 Fällen das Gehirn betroffen, in 10 Fällen das periphere Nervensystem.

*Klinisch* tritt die spinale Beteiligung bei Panarteriitis selten in den Vordergrund. In 3 von 4 Fällen JELLINGERS (1963) verdeckten zerebrale Insulte und die periphere neuromuskuläre Beteiligung die spinale Symptomatik weitgehend. Hingegen beobachteten PATZOLD und HALLER (1975) ein Querschnittssyndrom in Höhe von T10 mit schlaffer Paraparese bei einer 59jährigen Frau. THENABADU et al. (1970) beschrieben eine isolierte spinale Manifestation einer Panarteriitis, die klinisch den Verlauf einer akuten aufsteigenden Myelopathie zeigte.

*Pathologisch-anatomisch* sind die Befunde bei spinaler Polyarteriitis uneinheitlich. JELLINGER fand nur in Fall 1 eine Querschnittsnekrose und in Fall 3 symmetrische Nekrosezysten des zentralen Vorderhorns, jeweils im oberen Thorakalmark. Häufiger sind herdförmige Schäden der weißen Substanz oder diffuse Entmarkungen in der subpialen Randzone (GRUNER u. LAPRESLE, 1962). JELLINGER hob hervor, daß sich nur in der Hälfte der Fälle Gewebsveränderungen finden, die mit der Arteriitis direkt in Zusammenhang gebracht werden können.

Nicht selten fehlen relevante Läsionen bei manifester spinaler Arteriitis. Die Diskrepanz zwischen Gefäßalteration und Rückenmarksläsion erklärt sich aus der seltenen Beteiligung *intramedullärer* Gefäße.

Myelopathien im Rahmen eines *Erythematodes* sind ebenfalls selten. In der Beobachtung von ORTHNER und ROSSNER (1965) lag ein Querschnittssyndrom vor. PENN und ROWAN haben 1968 vier Beobachtungen mitgeteilt und einen Überblick über die wenigen pathologisch-anatomischen Beobachtungen am Rückenmark gegeben. Der arteriitische Prozeß war im Bereich des Rückenmarks nur schwer nachzuweisen. APRIL und VANSONNENBERG (1976) teilten eine Beobachtung von Neuromyelitis optica (Devic-Syndrom) bei systematischem Lupus erythematodes mit. Im Bereich des Rückenmarks fand sich eine nekrotisierende und demyelinisierende Myelopathie mit z.T. zystischen Ausfällen der Grisea. Gefäßveränderungen wurden nicht mitgeteilt.

*Die granulomatöse Angiitis des ZNS* (Riesenzellarteriitis) stellt nach KOLODNY et al. (1968), NURICK et al. (1972) und JELLINGER (1977) ein von anderen Angiitiden abgrenzbares klinisch-pathologisches Krankheitsbild dar, bei dem auch eine spinale Beteiligung gefunden werden kann. Nicht selten liegt eine chronisch-entzündliche Beteiligung der Meningen vor. Zudem sind neben Arterien auch Venen betroffen. In der Beobachtung von WECHSLER (1959), die wohl dieser Gefäßerkrankung zuzurechnen ist, und in Fall 3 von KOLODNY et al. (1968) war schwerpunktmäßig das Rückenmark betroffen. Trotz der Obliteration der vorderen Spinalarterie im oberen Brustmark fand WECHSLER (1959) in diesem Niveau nur leichtere Läsionen in der grauen Substanz. Hiermit ist der Fall 2 von JELLINGER (1977) vergleichbar, wo die hochgradige Stenose der A. spinalis anterior nur zur partiellen Entmarkung der Vorderstränge führte. In der Beobachtung von KOLODNY et al. (1968) lagen der Querschnittsläsion zwischen T10 und L2 arteriitische Veränderungen auch im Rückenmarksgewebe zugrunde.

Bei der *Sarkoidose* können angiitische Veränderungen der Rückenmarksgefäße ähnliche Veränderungen hervorrufen (CAMP u. FRIERSON, 1962).

Die von HUGHES (1978) mitgeteilte Myelopathie bei Herpes zoster durch Verschluß einer Radikular-Arterie stellt sicher eine extreme Seltenheit dar.

## 2. Die Endangiitis syphilitica der Rückenmarksgefäße

Die zu Beginn des Jahrhunderts offenbar häufiger beobachtete Beteiligung von Rückenmarksgefäßen im Rahmen einer luischen Meningitis wurde schon auf S. 563 bei der Besprechung des Spinalis anterior-Syndroms erwähnt. Bei diesem Krankheitsbild finden sich Verschlüsse und Stenosen in Längsanastomosen und in intramedullären Arteriolen im Sinne der Heubner' Endarteriitis (HEUBNER, 1874). Es resultieren Myelomalazien verschiedenen Schweregrades und verschiedener Ausdehnung. Einschlägige Beobachtungen wurden von PREOBRASCHENSKI (1904, 1908), SPILLER (1909), NONNE (1913), HENNEBERG (1920), CHUNG (1926), HINRICHS (1928), MARGULIS (1930), KESCHNER und DAVISON (1933, 5 Fälle), KALM (1953), HENNEAUX (1960, Fall 2) u.a. mitgeteilt. Die Beteiligung intramedullärer Gefäße erklärt die relativ häufigen Myelomalazien, besonders auch die symmetrischen Nekrosen der grauen Substanz bei Befall der Sulcusarterien (s.S. 569). Es überrascht nicht, daß neben arteriitischen auch phlebitische

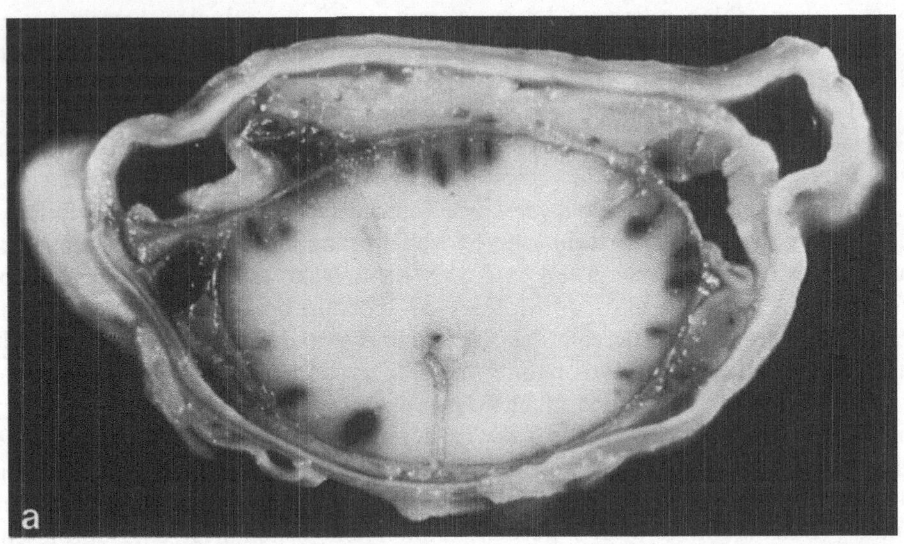

**Abb. 49a–c.** Strichförmige radiäre Blutungen in der Vasocorona bei eitriger Meningitis.
**a** Übersicht, **b** frischere Blutungen mit Gefäßnekrosen bei massiver entzündlicher Infiltration
des Subarachnoidalraumes und spongiöser Auflockerung des Vorder-Seitenstranges (H.E.;
×45), **c** Peri- und Endophlebitis des gleichen Falles (H.E.; ×110)

Veränderungen im Rahmen der chronisch-produktiven Meningitis gefunden werden (CHUNG, 1926; eigene Beobachtung).

## 3. Spinale Thrombophlebitis

Phlebitische Prozesse des Rückenmarks sind sehr selten und klinisch von anderen vaskulären Erkrankungen des Rückenmarks kaum abzugrenzen (NEUMAYER, 1966). Neben der kombinierten entzündlichen Erkrankung von Arterien und Venen, wie von MARGULIS (1930), CHUNG (1926) und KALM (1953) bei der Lues beschrieben, ist auch eine selektive Phlebitis mehrmals beobachtet worden (NEUMAYER, 1966; KULENKAMPFF u. MATHEIS, 1961; HUGHES, 1971).

Ausgangspunkte scheinen Phlebothrombosen und entzündliche Prozesse im kleinen Becken oder im Bauchraum zu sein, die sich retrograd in Richtung Wirbelsäule ausbreiten. In der Beobachtung von HUGHES (1971) wurde diese Pathogenese der spinalen Thrombophlebitis bestätigt: Nach Laminektomie der in toto fixierten Wirbelsäule wurde ein Zusammenhang zwischen den thrombosierten Venen des Epidural- und Subarachnoidalraums und den Thrombosen in der V. cava und den Vv. iliacae bei Adenokarzinom des Pankreas gefunden. Die Sektion des Rückenmarks ergab eine subtotale Querschnittsnekrose bei T11–12 und eine stiftförmige Blutung im Hinterstrang ober- und unterhalb davon (T1–10 bzw. T12–L3).

Zwei Befunde weisen auf die venöse Beteiligung hin: 1. Der hämorrhagische Charakter der Nekrosen, 2. sektor- oder keilförmige Infarkte der weißen Substanz. Im Fall von KULENKAMPFF und MATHEIS (1961) fand sich eine Quer-

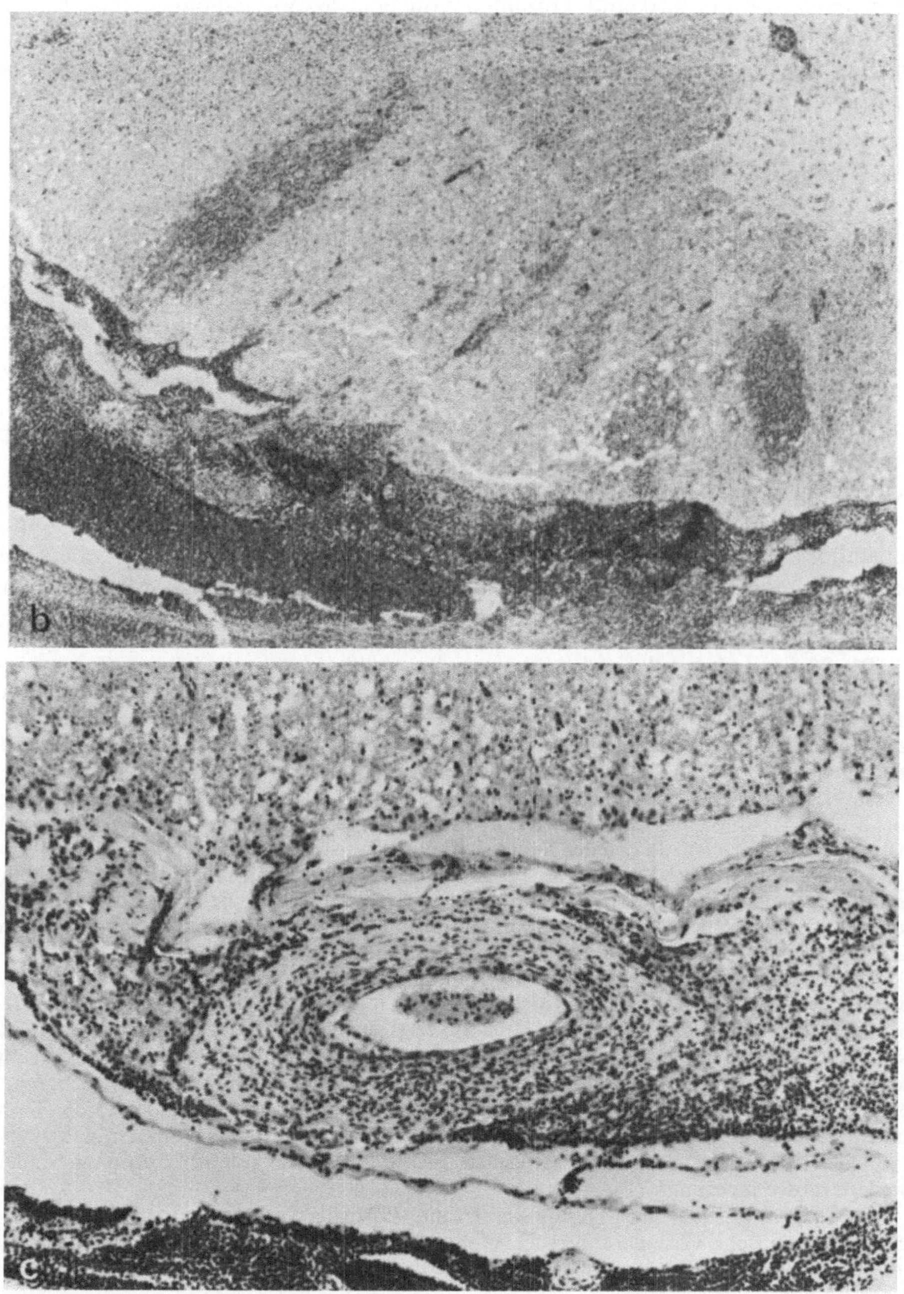

**Abb. 49b u. c**

schnittsnekrose bei T10 und kranial davon eine hämorrhagische Nekrose, die Seitenstrang und Teile von Hinter- und Vorderstrang einer Seite ergriffen hatte. Phlebitische Veränderungen waren sowohl in den Rückenmarksvenen als auch in Wurzeln und epiduralen Venen nachweisbar.

In der ersten Beobachtung von Neumayer (1966) mit „Phlebitis chronica universalis migrans" mit besonderer Beteiligung des Darmes und der spinalen Venen wurden überwiegend spongiöse Markschäden im unteren Hals- und oberen Brustmark gefunden. Die zweite Beobachtung bot neben phlebitischen auch arteriitische und meningitische Veränderungen bei einer kompletten, z.T. hämorrhagischen Myelomalazie des oberen Brustmarks. Eine weitere Beobachtung von spinaler Thrombophlebitis mit hämorrhagischer Infarzierung des Rückenmarks stammt von Gruner und Lapresle (1962, Fall 52).

Häufiger als diese ausgesucht seltenen Erkrankungen ist die Affektion der meningealen Venen bei eitrigen spinalen Meningitiden. Abbildung 49 zeigt eine derartige Peri- und Endophlebitis, die von charakteristischen radiären Einblutungen aus Venen der Vasocorona gefolgt sein kann.

Diese Beispiele von spinaler Thrombophlebitis sind von der „subacute spinal thrombophlebitis" zu trennen, ein Begriff, der nur noch historische Bedeutung hat und hinter dem sich eine bestimmte Verlaufsform des arteriovenösen Rankenangioms verbirgt (s.S. 621).

*Die Rückenmarksbeteiligung bei Schistosomiasis (Bilharziose)* soll in diesem Zusammenhang erwähnt werden, weil die Infektionsausbreitung über die venösen Verbindungen zwischen Bauchraum und Wirbelsäule erfolgt. Die ZNS-Beteiligung in Gebieten mit endemischer Bilharziose (Schistosoma haematobium, Schistosoma mansoni und Schistosoma japonicum) beträgt etwa 2–4%. Heute muß auch mit der Erkrankung von Touristen gerechnet werden (Lechtenberg u. Vaida, 1977). Herskowitz (1972) fand 104 Fälle in der Literatur, von denen 29 isoliert das Rückenmark betrafen; 25 dieser Beobachtungen wurden auch histologisch verifiziert. Als Erreger findet sich meist Schistosoma mansoni.

Klinisch stehen Rückenschmerzen, radikuläre Erscheinungen, Schwäche und Sensibilitätsstörungen der Beine und Sphincterstörungen im Vordergrund. Die Myelopathie entwikkelt sich mehrere Wochen nach der Erstinfektion und kann bis zur kompletten Paraplegie führen, manchmal unter den Zeichen einer intraspinalen Raumforderung.

Die Myelopathie manifestiert sich als granulomatöse Raumforderung, akute hämorrhagische Myelitis oder Radiculomyelitis mit Arachnitis (Bird, 1965; Herskowitz, 1972; Ghaly u. El-Banhawy, 1973). Betroffen ist fast ausschließlich das Lumbosakralmark. Nicht selten wurde die Diagnose bioptisch gestellt, wenn die intraspinale Raumforderung den operativen Eingriff notwendig machte (Ross et al., 1952; Bird, 1965; Herskowitz, 1972; Lechtenberg u. Vaida, 1977). Im nektrotischen Zentrum der granulomatösen Herde finden sich intakte oder verkalkte Eier von Schistosoma, umgeben von Granulozyten, Lymphozyten, Plasmazellen und Riesenzellen. In älteren Herden kommt es zur umgebenden Bindegewebsvermehrung.

Bei der nekrotisierenden Myelitis werden die Wurmeier vor allem in Venen gefunden, die endophlebitische Veränderungen, Thrombosen und auch Rekanalisation zeigen. Infolge der venösen Obstruktion kommt es zur hämorrhagischen Nekrose (Maciel et al., 1954; Bird, 1965).

Fast alle Autoren gehen davon aus, daß der Befall des Rückenmarks durch retrograde Wanderung weiblicher Trematoden oder druckpassive Verschleppung von Eiern aus Venen des kleinen Beckens und Mesenterialvenen in den Plexus vertebralis internus erfolgt. Dies würde die fast ausschließliche Lokalisation des Prozesses im Lumbo-Sakralmark erklären. Zu erwägen ist auch die arterielle Embolisierung der Eier nach Befall der Lungenstrombahn. Die experimentellen Befunde von Jane et al. (1970) bei intravasaler Applikation von Eiern lassen allerdings vermuten, daß erst nach Ingangkommen einer Sensibilisierungsphase die entzündliche Reaktion der Gefäße einsetzt. Dafür sprechen auch die Befunde von BUDZILO- VICH et al. (1964) von reaktionslos in den Rückenmarksgefäßen liegenden Eiern.

## 4. Vaskuläre Veränderungen bei chronisch-produktiver Meningitis

Die spinale adhäsive Arachnitis entwickelt sich u.a. nach fibrinös eitrigen Meningitiden (SCHALTENBRAND u. TÖBEL, 1948; WECHSLER, 1961), intrathekaler Verabreichung von Medikamenten (KRAMER, 1956), spinaler Anästhesie (BRAIN u. RUSSELL, 1937; MACKEN u. MARIN, 1950; GREENFIELD et al., 1955; SCHWARZ u. BEVILACQUA, 1964) und Pantopaque-Myelographie (MAYHER et al., 1971). In letzter Zeit sind derartige Komplikationen seltener geworden. Nach SHAW et al. (1978) kommt es heute bevorzugt nach Bandscheibenvorfällen mit und ohne Kontrastmittel-Diagnostik bzw. Operation zur adhäsiven spinalen Arachni- tis im Bereich des Lumbo-Sakralmarks. Bei der chronisch-produktiven Menin- gitis mit progredienter Veródung des Subarachnoidalraumes, sind Arterien und Venen in den Entzündungsprozeß einbezogen. Dieser Prozeß ist wiederholt auch experimentell untersucht worden (CAMUS u. ROUSSY, 1914; MCLAURIN et al., 1954; HURST, 1955; DOHRMANN, 1972; HALL et al., 1975). Endangiitische Ver- änderungen der extramedullären Arterien sind relativ häufig (Abb. 50).

Im akuten Stadium werden fibrinoide Wandnekrosen pialer Arterien, später kollagene Substitution der Media, Fibrose der Adventitia und Intimaprolifera- tion im Sinne einer Endangiitis beobachtet (BRAIN u. RUSSELL, 1937; GREENFIELD et al., 1955; HURST, 1955). Es resultieren z.T. hochgradig stenosierte Arterien

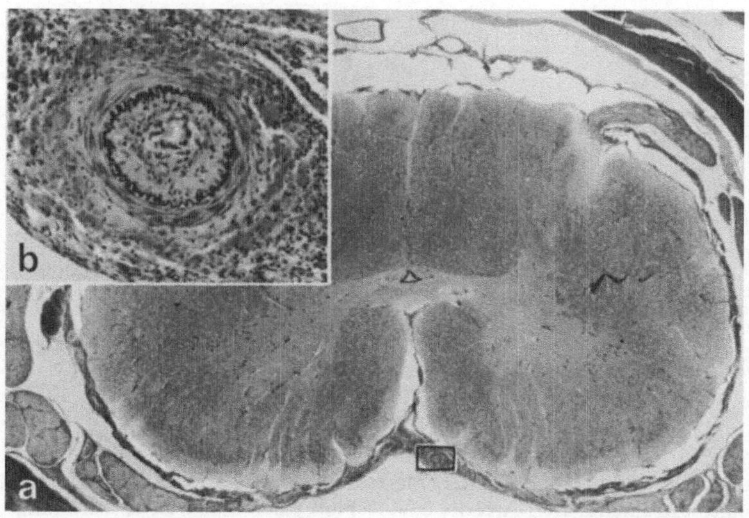

**Abb. 50a u. b.** Chronisch-eitrige Meningitis nach Operation eines Hirnabszesses. Nicht mehr frische Endarteriitis im Bereich der vorderen Längsanastomose mit subtotalem Ver- schluß des Lumens, jedoch noch gut erhaltenen Wandschichten. **a** Übersicht (H.E.; ×8), **b** Ausschnitt mit A. spin. ant. (El. v.G., ×110)

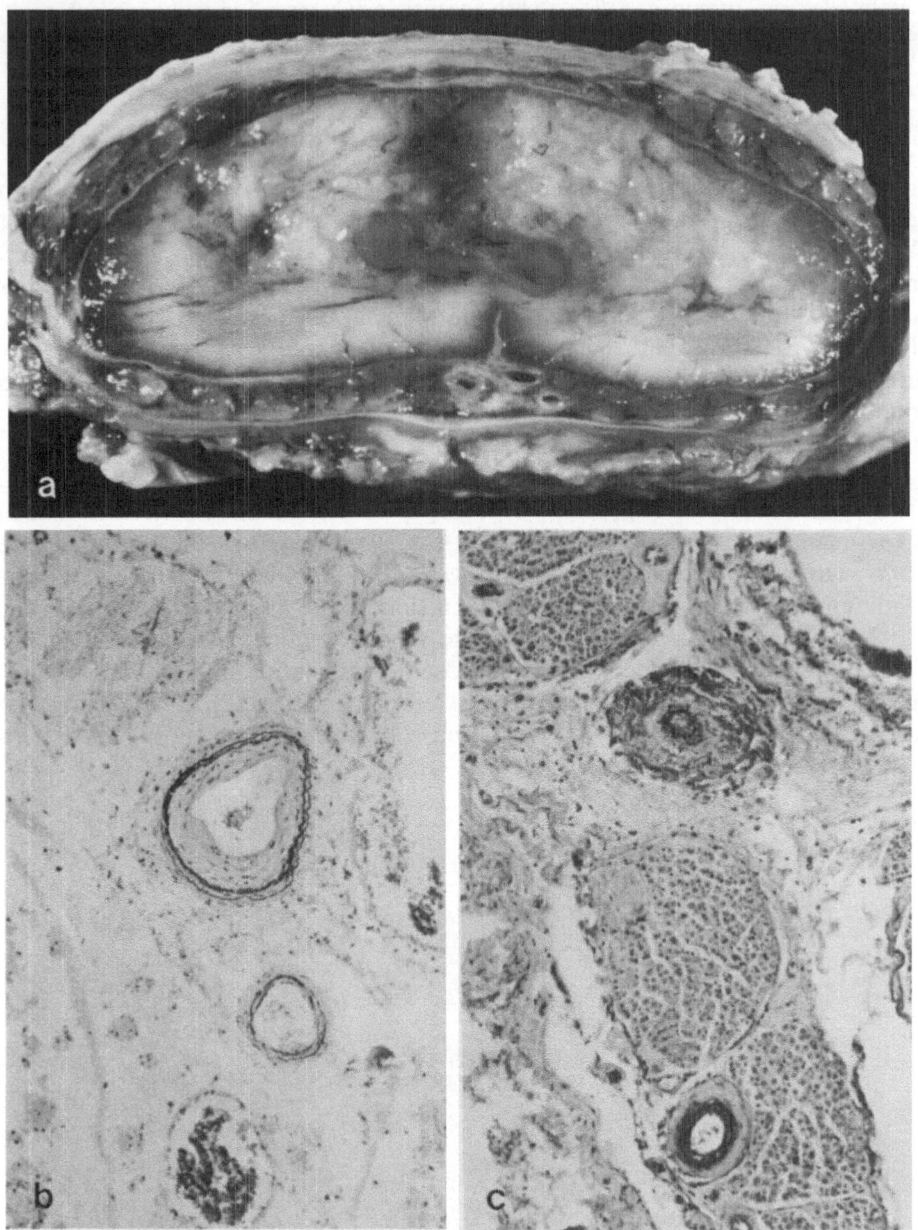

**Abb. 51 a–c.** Chronisch-adhäsive Arachnopathie nach tuberkulöser Meningitis vor 16 Jahren. **a** Zervikalmark mit Randentmarkung, Hinterstrangdegeneration, **b** konzentrische Intimawucherung einer extramedullären Arterie, **c** Verschluß einer Pia-Arterie, Verödung des Subarachnoidalraumes und partielle Fibrose der Wurzeln. (**b u. c** El. v.G., ×100)

und Venen mit konzentrischer Intimaverdickung und Fibrosierung der Media. BRAIN und RUSSELL fanden dabei vor allem die kleinen pialen Gefäße der Vasocorona geschädigt.

SCHWARZ und BEVILACQUA (1964) haben 31 pathologisch-anatomisch nachuntersuchte Zwischenfälle nach spinaler Anästhesie aus der Literatur zusammengestellt. Während nekrotisierende Querschnittsläsionen und hämorrhagische Nekrosen selten sind, dominiert die Schädigung der weißen Substanz (21 Fälle). Zystische Nekrosen der Hinter- und Seitenstränge wurden regelmäßig bei der experimentellen Kaolin-Arachnitis beschrieben (MCLAURIN et al., 1964; DOHRMANN, 1972).

Die Endangiitis bei adhäsiver Arachnitis ist nach SCHALTENBRAND und TÖBEL (1948) von einer luischen Vaskulopathie nicht zu unterscheiden. Dennoch werden die akuten, infarktähnlichen Bilder der luischen Endarteriitis bei der chronisch adhäsiven Arachnitis vermißt. Neben dem angiitischen Prozeß sind auch die gestörte Liquordynamik, die zunehmende Kompression von Rückenmark und Gefäßen und die entzündlich-toxische Alteration der Rückenmarksoberfläche als pathogenetische Faktoren zu berücksichtigen.

Ein typisches Endstadium zeigt Abb. 51. Hier handelt es sich um eine über 12 Jahre hinziehende progrediente Myelopathie einer 36 Jahre alt gewordenen Frau nach tuberkulöser Meningitis vor 18 Jahren. Der Subarachnoidalraum ist weitgehend verödet. Gefäße und Wurzeln sind in ein fibröses Bindegewebe, das noch einzelne rundzellige Infiltrate und nur wenig freie Liquorräume enthält, eingemauert. Es finden sich konzentrische Intimaverdickungen und Verschlüsse extramedullärer Arterien (Abb. 51 b, c) und eine adventitielle Fibrose der Venen. Im Halsmark fallen die entmarkten Gebiete als grau-glasige Zonen auf: die marginale weiße Substanz, der Gollsche Strang und eine ovoide, stiftförmig sich über viele Segmente ausdehnende Stiftnekrose im ventralen Hinterstrangfeld.

Obwohl fast alle Autoren den eindrucksvollen Veränderungen der meningealen Arterien für die Myelopathie bei Arachnitis größere Bedeutung beimessen, imponieren die Randentmarkungen und die zystischen Nekrosen in Hinter- und Seitensträngen doch eher als Ausdruck venöser Abflußstörungen. Drainagestörungen sind bei den abnormen Druck- und Zirkulationsverhältnissen im verödeten Subarachnoidalraum auch dann zu erwarten, wenn schwerwiegende Alterationen der Venenwand vermißt werden.

## VI. Kreislaufstörungen bei kompressionsbedingten Myelomalazien

Auf S. 532 und S. 552 wurde bereits auf die Mikrozirkulationsstörungen und die Strukturschäden beim stumpfen Rückenmarktrauma eingegangen, das hier nicht näher behandelt wird (s. Artikel UNTERHARNSCHEIDT, Bd. 13/III dieser Reihe). Im folgenden sollen die wichtigsten Kreislaufstörungen bei subakuter intraspinaler Raumforderung dargestellt werden. Hierbei spielen der Sitz und die Art der Raumforderung eine eher untergeordnete Rolle. Wesentlich ist vor allem die Dynamik der Raumforderung. Von praktischer Bedeutung sind besonders die epiduralen

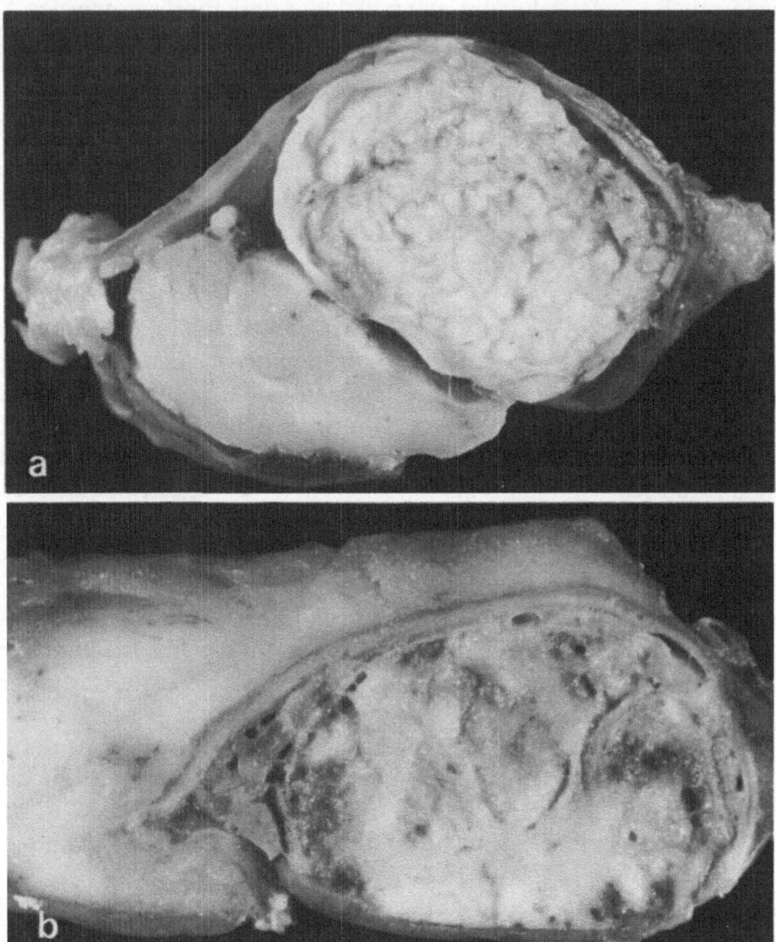

**Abb. 52a u. b.** Verhalten des Rückenmarks bei intraspinaler Raumforderung. **a** Langsam wachsendes Meningiom bei Th 9 mit hochgradiger Kompression des Rückenmarks, jedoch ohne Strangdegeneration oder vaskulär bedingte Ausfälle, **b** epidurales Plasmozytom mit mäßiger Einengung des Rückenmarksquerschnittes, jedoch schnellem Wachstum; kompletter, z.T. hämorrhagischer Querschnitt

Prozesse wie Metastasen, Blutungen oder Abszesse. Intradurale Prozesse können infiltrativ und/oder komprimierend (Abb. 52, 54, 55) das Rückenmark beeinträchtigen. Es resultieren teils ischämische, teils hämorrhagische Querschnittsnekrosen, ischämische Läsionen der Grisea, Ödemnekrosen mit Schwerpunkt im dorsalen Querschnittsdrittel oder scharf abgegrenzte Stiftnekrosen im ventralen Hinterstrang.

Abbildung 52 unterstreicht die Bedeutung der Prozeßdynamik für die Entstehung von Kreislaufstörungen: Im Fall des langsam wachsenden Meningioms können selbst bei hochgradiger Rückenmarkskompression nennenswerte Kreislaufstörungen und Strangdegenerationen ausbleiben, während bei der raschen epiduralen Aussaat eines Plasmozytoms oder eines Karzinoms eine (hämorrhagische) Ödemnekrose des gesamten Querschnitts resultiert.

## 1. Epidurale Raumforderungen

Die Myelomalazie bei epiduraler metastatischer Raumforderung wurde u.a. von KLAUE (1951), ZÜLCH (1954), SCHOTT et al. (1959), MCALHANY und NETSKY (1955), FLAMENT-DURANT et al. (1961) sowie GRUNER und LAPRESLE (1962) behandelt. Auch wenn an der Bedeutung der ausgelösten Kreislaufstörungen kein Zweifel besteht, ist die Art der vaskulären Beteiligung keineswegs klar. Nicht selten fehlt eine eindeutige Kompression des Rückenmarks bei Wirbelmetastasen (GRUNER u. LAPRESLE, 1962). Bei epiduralen Metastasen ist das Thorakalmark zu 65–85% betroffen. Wesentlich seltener finden sich die Nekrosen im unteren Halsmark bzw. oberen Lumbalmark (MCALHANY u. NETSKY, 1955; GRUNER u. LAPRESLE, 1962; BARRON et al., 1959). Das Niveau der Läsion entspricht in der Regel dem Sitz der Metastase bzw. dem Zentrum der Raumforderung (Abb. 53).

Es handelt sich meist um pauci-segmentale Myelomalazien, wobei die dorsalen zwei Drittel bevorzugt betroffen sind. GRUNER und LAPRESLE nennen als Läsionstypen die Querschnittsnekrose, die Nekrose von Hinterstrang und Hinterhörnern und die Stiftnekrose im ventralen Hinterstrang. Streifige Lückenfelder in der weißen Substanz stellen einen 4. Läsionstyp dar. Nicht selten schließt sich der Querschnittsnekrose die bikonische Stiftnekrose des ventralen Hinterstranges nach oben und unten an.

Der kompressionsbedingten Ödemnekrose entspricht makroskopisch die Volumenvermehrung und verwaschene Zeichnung des Querschnitts und histologisch die überwiegende Schädigung der weißen Substanz. Die graue Substanz kann lange Zeit unbeteiligt bleiben. Nicht selten findet sich eine hämorrhagische Komponente. Die relativ geringen Abbauvorgänge erklären sich aus der gedrosselten Zirkulation und der Gefäßwandschädigung.

Schon der oft brüske Beginn der medullären Ausfälle bei epiduralen Raumforderungen läßt eine vaskuläre Genese vermuten. Gefäßverschlüsse sind jedoch weder intra- noch extramedullär zu finden. Offensichtlich stehen am Anfang der kompressionsbedingten Myelomalazie funktionelle Kreislaufstörungen, die, wie auf S. 532 und 546 dargelegt, von einem bestimmten Schweregrad an den nekrobiotischen Prozeß einleiten. Die mikroangiographischen Studien von RAMSAY und DOPPMAN (1973) bei experimenteller epiduraler Raumforderung stellen einen wichtigen Teilaspekt in der Aufklärung der intramedullären Kreislaufstörungen dar: Während bis zuletzt die arterielle Perfusion ungestört oder nur gering eingeschränkt ist, ist der venöse Abfluß, erkennbar an dem Füllungszustand der dorsalen Vene, schon hochgradig behindert, ein Vorgang, der sich mit den neurologischen Ausfällen der Versuchstiere korrelieren läßt.

ZÜLCH (1954) stützte seine Überlegungen zur Pathophysiologie der Rückenmarksblutung auf Myelomalazien bei epiduraler Raumforderung in 2 seiner 4 Falldarstellungen. Zwei Befunde schienen ihn in seiner Annahme von Durchblutungsstörungen in Grenzgebieten zu bestätigen: die Bevorzugung des mittleren und oberen Brustmarks und das Auftreten

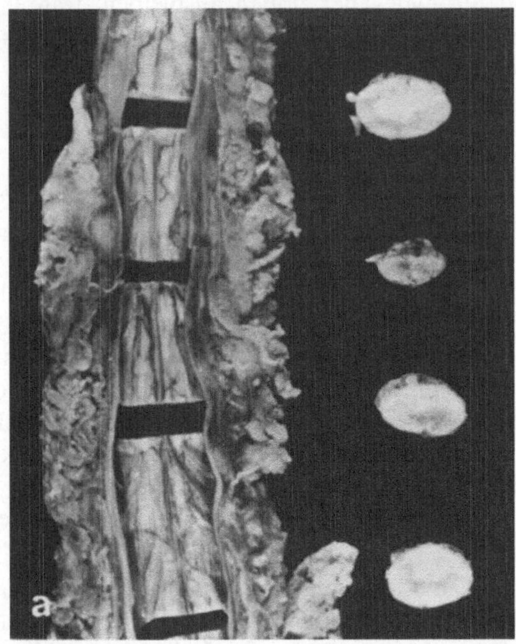

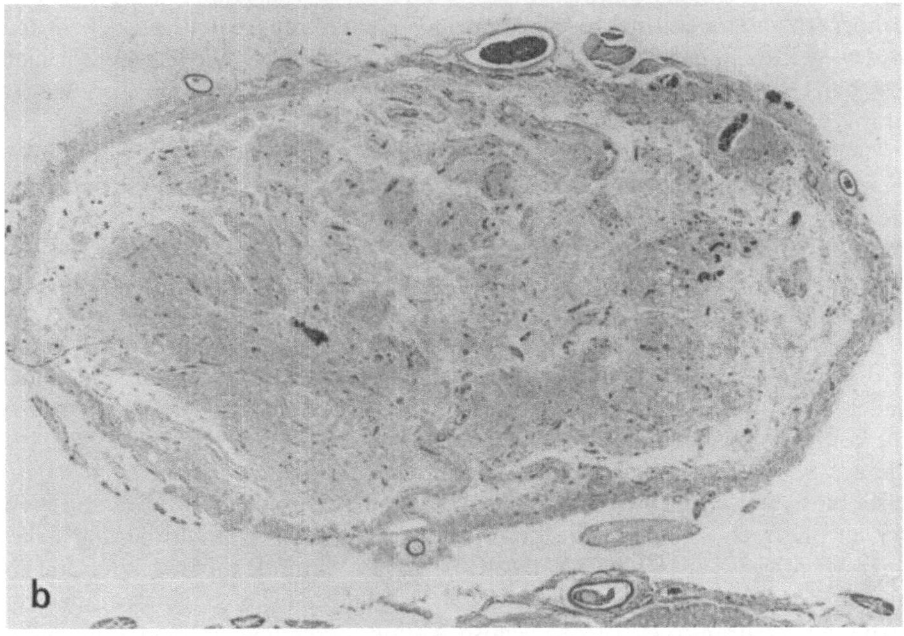

**Abb. 53a u. b.** Myelomalazie im mittleren Thorakalmark bei epiduraler Karzinommetastase. Ischämische Querschnittsläsion bei T5. **a** Übersicht, **b** T5: inkomplette Nekrose des Querschnitts. Beachte die intakten extramedullären Gefäße (H.E.; × 11)

einer sog. zentromedullären stiftförmigen Nekrose. Auch der 3. Fall von ZÜLCH, ein inkomplettes Querschnittssyndrom traumatischer Genese, bot autoptisch eine Stiftnekrose im ventralen Hinterstrang.

## 2. Intradurale Raumforderungen

Rückenmarksläsionen bei intraduraler Raumforderung variieren, je nachdem ob Tumoren, Blutungen, entzündliche Prozesse, eine adhäsive Arachnitis oder Veränderungen wie bei Hirntod vorliegen. Abbildung 54 zeigt das Nebeneinander von Querschnittsnekrose und Stiftnekrose des Hinterstranges bei multiplen Metastasen eines malignen Glioms des Frontalhirns. Die massive Ausmauerung des Subarachnoidalraumes durch ein schnell wachsendes Arachnoidalzellsarkom kann zu einer anämischen Nekrose des Querschnitts bzw. der Grisea führen (Abb. 55). Auch bei den seltenen, meist durch eine Lumbalpunktion ausgelösten Blutungen werden Querschnitts- und Stiftnekrosen gefunden. Der anämische Charakter der Rückenmarkserweichung ist wohl durch die abrupte Druckerhöhung im Subarachnoidalraum zu erklären. Deshalb unterbleiben sogar die so charakteristischen radiären perivenösen Blutungen in der Vasocorona. Bei all diesen kompressionsbedingten Myelomalazien werden definierte Gefäßverschlüsse, Thrombosen etc. vermißt.

## 3. Intramedulläre Raumforderungen

Häufigste Ursache der intramedullären Raumforderung ist das Ödem, das wiederum in der Regel durch Kreislaufstörungen verursacht wird. Auf die allgemeine Pathologie der Ödemschäden ist auf S. 546 eingegangen worden. Die raumfordernde Stiftnekrose im ventralen Hinterstrangfeld stellt wohl die charakteristischste Ödemfolge dar und wird bei ganz verschiedenen Prozessen beobachtet. Die Stiftnekrose der Hinterstränge ist von der zentralen hämorrhagischen Nekrose bei Trauma (Abb. 20, 21) oder Hirntod (Abb. 58) zu unterscheiden. Letztere betrifft primär die Grisea um den Zentralkanal. Die stiftförmigen Nekrosen oder Nekrosezysten sind typische Sekundärläsionen, die sich ober- und unterhalb traumatisch-, ischämisch- oder tumorbedingter Querschnittsläsionen plurisegmental ausdehnen. Als isolierte Läsionen finden sie sich vor allem bei einer Obstruktion der Venen im Subarachnoidal- oder Epiduralraum. Die Stiftnekrose scheint sich dabei im Zentrum eines „venösen Sumpfes" zu entwickeln.

Über die Zusammenhänge zwischen Stiftnekrosen, Stiftgliomen und Syringomyelie im Rahmen des dysrhaphischen Symptomenkomplexes existiert eine ausgedehnte Literatur; verwiesen sei hier vor allem auf die Monographie von STAEMMLER (1942) und den Handbuchbeitrag von ANTONI (1936).

## 4. Der vaskuläre Faktor bei der zervikalen Myelopathie

Die vor allem bei schwer körperlich arbeitenden Männern im 5. und 6. Lebensjahrzehnt auftretende zervikale Myelopathie mit radikulären und Vorderhorn-Ausfällen im Schulter-Armbereich und progredienter Paraparese der unteren Extremitäten scheint im wesentlichen das Ergebnis biomechanischer Faktoren zu sein. Halsmark und Zervikalwurzeln erleiden eine Kompression

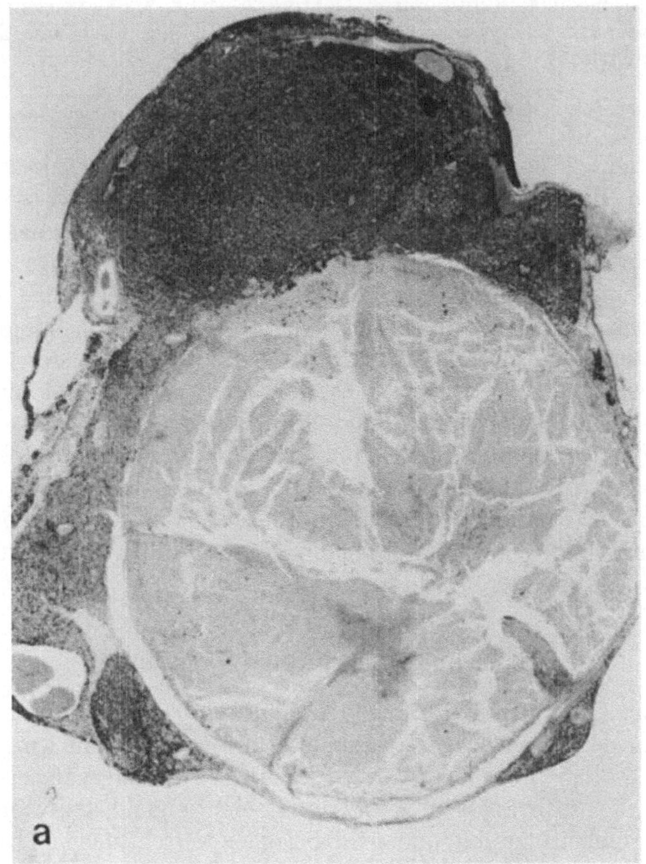



**Abb. 54a u. b.** Multiple Metastasen eines fronto-parietal anoperierten malignen Glioms im Subarachnoidalraum. (Nach NISSL). **a** Anämische Querschnittsnekrose des unteren Lumbalmarks (×8), **b** Stiftnekrose bei S1 (×8)

durch Diskusprotrusionen, Spondylarthrose, Spondylose und Mikrotraumen. Die bei zervikaler Myelopathie oft anzutreffende anlagebedingte Enge des Wirbelkanals spielt eine zusätzliche Rolle (PAYNE u. SPILLANE, 1957; KESSLER, 1975; LURATI u. MERTENS, 1971; HUGHES, 1978). Der kleinste anteroposteriore Durchmesser betrug bei den Kontrollen von HUGHES 14,3 mm, in Fällen mit zervikaler Myelopathie nur 11,3 mm. Myelographisch läßt sich die multilokuläre Deformierung und Stenosierung des spinalen Subarachnoidalraumes nachweisen.

PAYNE und SPILLANE (1957) hielten die an der Ventralfläche des Halsmarks zu beobachtenden querverlaufenden Eindellungen durch protrusionierte Bandscheiben z.T. für Artefakte und konnten nur in 2 von 30 Fällen einer zervikalen Myelopathie dazu korrespondierende Halsmarkläsionen feststellen.

MAIR und DRUCKMAN (1953) diskutierten die Kompression von vorderer Spinalarterie und intramedullären Ästen als wesentlichen Faktor. Zusätzlich wurde die Kompression der Wurzelarterien im eingeengten Foramen interverte-

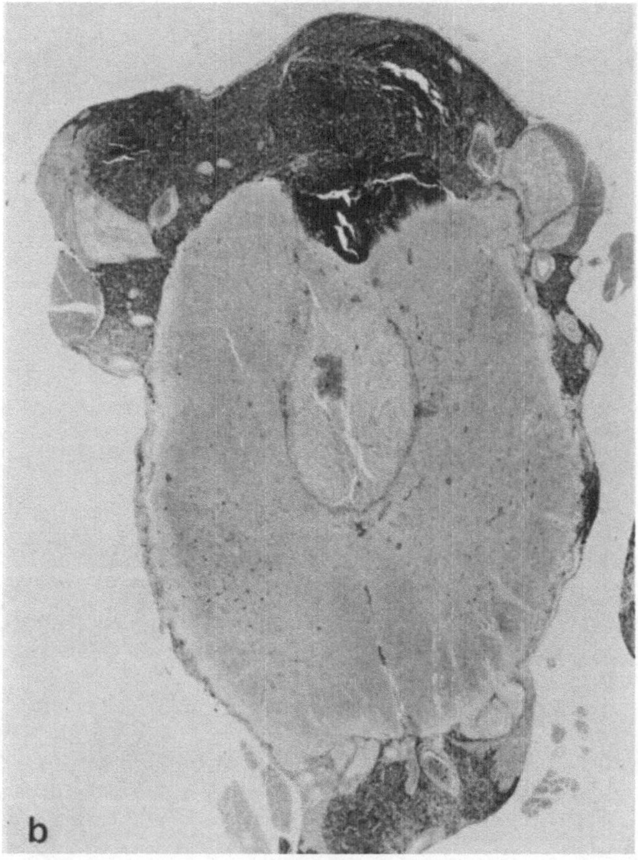

**Abb. 54 b**

brale erwogen. Diese Autoren fanden vornehmlich Ausfälle in den Seitensträngen unter Einbeziehung des lateralen Vorderhorns, wobei sich nekrotisierende Schäden der grauen Substanz aber nur in einem der 4 Fälle fanden. WILKINSON (1960) konnte bei 12 von 17 Patienten mit ausgeprägter zervikaler Spondylose und Spondylarthrose histologische Veränderungen im Halsmark feststellen. Neben der Verformung und Eindellung des Halsmarks in Höhe von Diskusprotrusionen oder spondylotischen Randleisten fand WILKINSON vor allem Markscheidenlichtungen oder Entmarkungen, bevorzugt in den Seitensträngen. Seltener sind Randentmarkungen, Ganglienzellausfälle oder Erweichungen. Morphologisch faßbare Veränderungen im Bereich der extramedullären Gefäße, insbesondere der A. spinalis anterior, wurden nicht beobachtet. Zu betonen ist, daß die zervikale Myelopathie und die vaskuläre Myelopathie des höheren Lebensalters klinisch und morphologisch unterschiedliche Krankheitsbilder sind.

Nach Tierexperimenten (WILSON et al., 1969; HUKUDA u. WILSON, 1972) entwickelt sich die zervikale Myelopathie aus der Kombination von chronisch vaskulärer Insuffizienz und mechanischer Kompression. BREIG et al. (1966) ha-

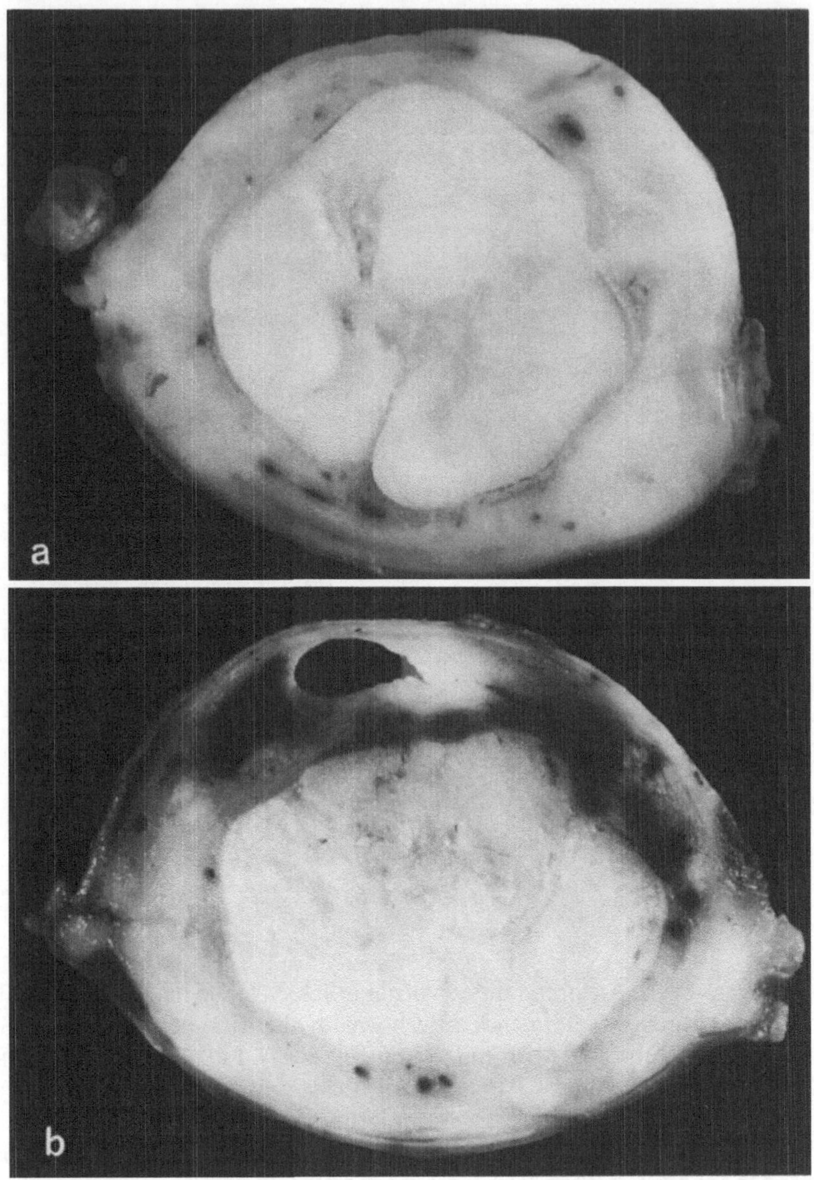

**Abb. 55a u. b.** Rapide wachsendes Spindelzellsarkom im Subarachnoidalraum; hochgradige Anämie des komprimierten Rückenmarksquerschnittes. **a** Beginnende Nekrose der grauen Substanz, **b** Querschnittsnekrose, frischere Blutungen im Subarachnoidalraum

ben an der Leiche mikroangiographisch die Gefäßfüllung im Bereich des Halsmarks bei Flexion, Extension und Normallage des Kopfes untersucht und eine besondere Gefährdung der lateralen Äste der Vasocorona gefunden.

Ungewöhnlich ist die Beobachtung eines akuten Querschnittssyndrom bei einer 70jährigen Frau (Hughes u. Brownell, 1964). Autoptisch fand sich die Kombination erheblicher spondylotischer HWS-Veränderungen und eines frischen thrombotischen Verschlusses der A. spinalis anterior im unteren Halsmarkbereich.

Auch die Beobachtung von ADAMS und CAMERON (1965) von umschriebenen, symmetrischen Vorderhornnekrosen bei einem 10 Tage alt gewordenen Kind weicht vom Bild der zervikalen Myelopathie ab. Die Autoren nahmen eine ischämische Schädigung an, die das Kind während der Austreibungsperiode in Gesichtslage mit extremer Hyperextension der HWS erlitten haben soll.

## VII. Die spinale Beteiligung bei der Dekompressionskrankheit

Nach HAYMAKER (1957) ist das Rückenmark der Prädilektionsort der Dekompressionskrankheit, bei der es bei zu rascher Ausschleusung zur intravasalen Bläschenbildung des im Überdruck gelösten Stickstoffs kommt. Die Tatsache, daß das sonst von arteriell-embolischen Prozessen bevorzugt betroffene Gehirn bei der Dekompressionskrankheit fast ausgespart bleibt, weist darauf hin, daß es sich nicht um eine einfache Embolisierung arterieller und kapillärer Gefäße handeln kann (HALLENBECK, 1976). Die Kreislaufschäden finden sich schwerpunktmäßig in der weißen Substanz des Rückenmarks, hier meist radiär in den Hinter- und Seitensträngen, wobei unteres Zervikalmark, Thorakalmark und oberes Lumbalmark bevorzugt betroffen sind (LIE, 1904; HAYMAKER, 1957). Eine ausführliche Darstellung der bis heute nicht abgeschlossenen Diskussion um die Pathogenese der Dekompressionskrankheit und der mit ihr verbundenen Rückenmarksschäden erfolgt bei H.P. SCHMITT in Band 13/II dieser Reihe.

## VIII. Myelopathien nach Angiographie

In der Literaturübersicht von KILLEN und FOSTER (1960, 1966) finden sich 60 spinale Läsionen nach translumbaler oder retrograder Injektion eines wasserlöslichen Kontrastmittels in die Aorta. Nur etwa 17% der betroffenen Patienten zeigten eine Restitutio ad integrum. Bei 27% blieb die Paraplegie (bzw. Tetraplegie) komplett, bei 32% persistierte eine motorische Schwäche, meist eine spastische Paraparese der unteren Extremitäten. Auch nach Einführung von Kontrastmitteln mit wesentlich geringerer Toxizität wurden immer wieder Kontrastmittelzwischenfälle bei Aortographien oder Vertebralisangiographien mit teils passageren, teils bleibenden Rückenmarksläsionen beobachtet (ABESHOUSE u. TIONGSON, 1956; FEIGELSON u. RAWIN, 1965; CORNELL, 1969; DJINDJIAN et al., 1969b; BROY, 1971; LYON, 1971; MUMENTHALER u. PROBST, 1972; HAERTEL et al., 1975; RAMIREZ-LASSEPAS et al., 1977). Meist war dabei eine Überdosis von Kontrastmittel — evtl. wiederholt — in eine versehentlich sondierte Segmentarterie injiziert worden.

Es liegen nur wenige pathologisch-anatomische Untersuchungen der Kontrastmittel-Myelopathie beim Menschen vor (McCORMACK, 1956; BRUST et al., 1959; HUGHES u. BROWNELL, 1965; FLAMENT-DURANT et al., 1970; EDERLI et al., 1962). In der Beobachtung von FLAMENT-DURANT resultierte eine herdförmig, die graue und weiße Substanz betreffende Myelomalazie zwischen T7 und L2 mit Schwerpunkt im Territorium der A. spinalis anterior. Eine komplette Querschnittsne-

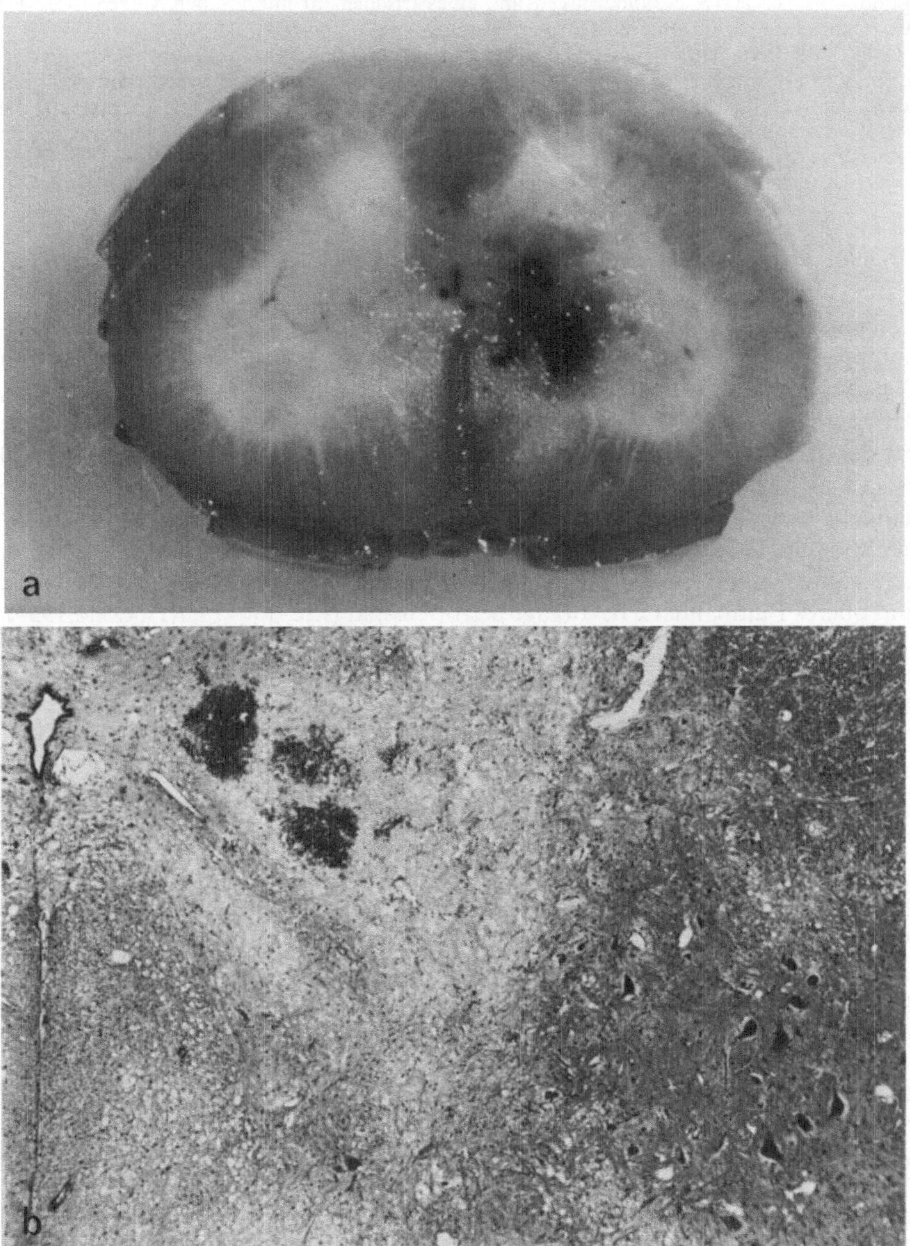

**Abb. 56a u. b.** Kontrastmittel-Myelopathie im Lumbalmark des Hundes nach Aortographie: Ödem, anämische und hämorrhagische Nekrosen in der zentralen grauen Substanz. **a** Übersicht, **b** Vorderhorn mit Erhaltung der lateralen Motoneurone. (H.E.; ×110) (vgl. auch Abb. 24–26 u. 57)

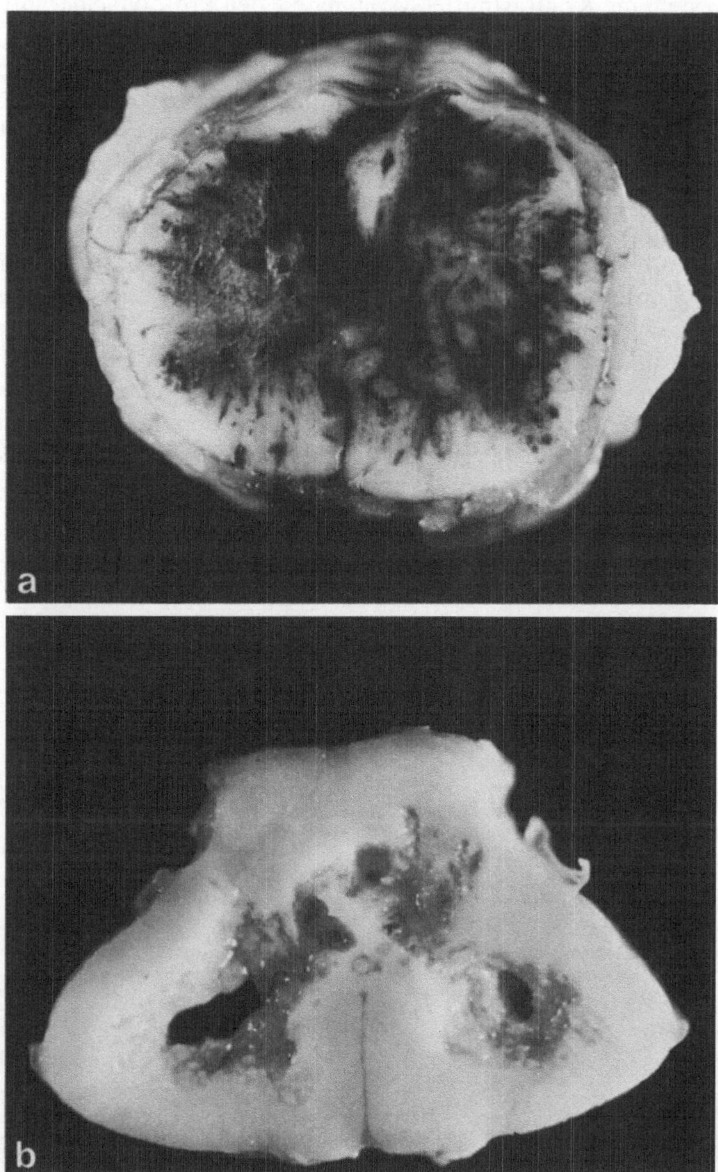

**Abb. 57a u. b.** Kontrastmittel-Myelopathie; Lumbalmark des Hundes. **a** Vollbild der zentralen hämorrhagischen Nekrose, **b** Endstadium 3 Monate nach intraaortaler Applikation von Natriumacetrizoat

krose lag in der Beobachtung von HUGHES und BROWNELL (1965) ab T9 vor; während im akuten Stadium die Myelographie einen Stop ergab — wohl aufgrund der Rückenmarksschwellung —, war das Rückenmark 4 Jahre nach dem Zwischenfall hochgradig atrophisch.

Formal stellt die Kontrastmittel-Myelopathie den Prototyp einer intramedullären Mikrozirkulationsstörung durch toxische Gefäßwandalteration, Ödembildung und Mikrothromben in Kapillaren und Venolen dar (MARGOLIS, 1956; Abb. 24–26). Die Permeabilitätsstörung wurde lichtmikroskopisch von BROMAN et al. (1950) eingehend dargestellt. Nach elektronenmikroskopischen Befunden (MURPHY, 1973; SCHNEIDER et al., 1974; STERRETT et al., 1976) steht die vasotoxische Aktion der Kontrastmittel, vor allem die frühe Läsion der Endothelzelle im Vordergrund. Die leichte Form der Myelopathie beim Hund nach Aortographie besteht in fokalen anämischen und hämorrhagischen Nekrosen der grauen Substanz in Vorder- und Hinterhorn (Abb. 56). Die massivere Schädigung besteht in einer zentral betonten hämorrhagischen Nekrose (Abb. 57a). Manchmal wird blutiger Liquor beobachtet (RAMIREZ-LASSEPAS et al., 1977). Blutungen sind zu erwarten, wenn es zur Reperfusion in die geschädigte terminale Strombahn kommt. Im Endstadium der Kontrastmittel-Myelopathie des Hundes findet sich eine zystische Nekrose der grauen Substanz und umgebenden Marksubstanz (Abb. 57 b).

## IX. Spinale Veränderungen bei Hirntod

Bei dem im Rahmen der Intensivbehandlung zu beobachtenden dissoziierten Tod des Gehirns (Hirntod, „Totalinfarkt des Gehirns" — SCHNEIDER et al., 1967, 1969) kommt es im Bereich des Rückenmarks zu einer Reihe von Kreislaufstörungen (SCHNEIDER u. MATAKAS, 1971):

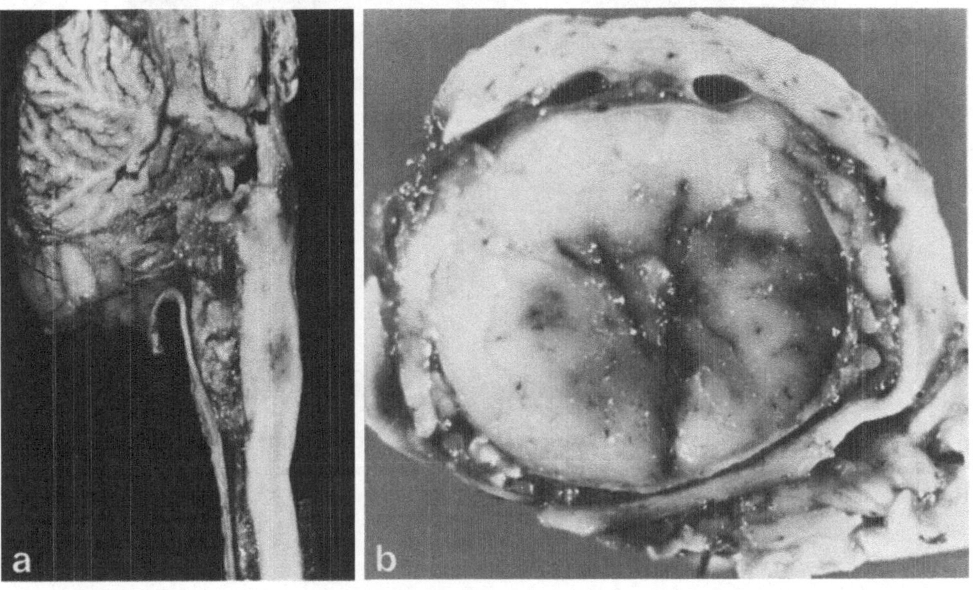

**Abb. 58a u. b.** Demarkierungszone im oberen Halsmark bei Hirntod. **a** Sagittaler Längsschnitt durch Hirnstamm, Kleinhirn und Halsmark mit Darstellung des herabgesinterten nekrotischen Kleinhirngewebes, diffusem Ödem und umschriebener hämorrhagischer Nekrose bei C2/3, **b** Querschnitt bei C3 mit zentraler hämorrhagischer Nekrose

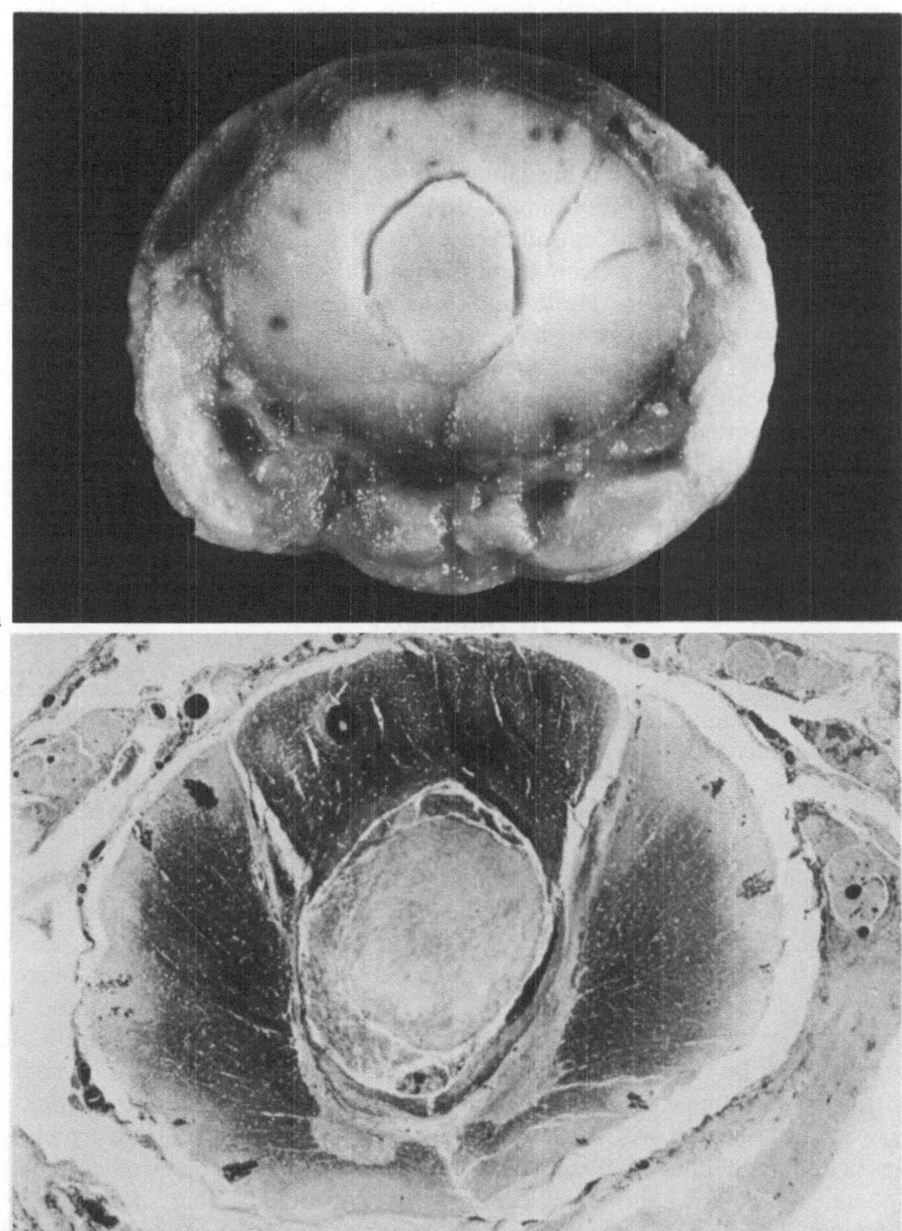

**Abb. 59. a** Sekundäre venöse Abflußstörungen in der Rückenmarksperipherie bei Hirntod: Der Subarachnoidalraum bei T3 ist prall ausgefüllt mit nekrotischem Kleinhirnmaterial. Raumfordernde Ödemnekrose im Hinterstrang; Blutungen und Ödem in der Vasocorona, **b** Heidenhain; × 7

1. Nach einer vorangehenden Anoxie, die auch zum Totalinfarkt des Gehirns geführt hat, finden sich begleitende anoxische Schäden der spinalen grauen Substanz.

2. Wird der zerebrale Tod um ca. 12–18 Std durch Intensivmaßnahmen überbrückt, bildet sich in den oberen 4 Halsmarksegmenten eine hämorrhagische Demarkierungszone aus, die die Grenze zwischen dem infarzierten Hirn und dem noch durchbluteten Rückenmark dokumentiert (Abb. 58). Es handelt sich um eine hämorrhagische Zentralnekrose der Grisea (Abb. 14a). In späteren Stadien kommt es zur Erweichung der oberen Halsmarksegmente.

3. Das im Bereich des Hinterhauptsloches abgescherte nekrotische Kleinhirngewebe wird in den spinalen Subarachnoidalraum verlagert und kann hier venöse Abflußstörungen, manchmal auch eine entzündliche Reaktion der Meningen hervorrufen (SCHNEIDER u. MATAKAS, 1971; HERRICK u. AGAMANOLIS, 1975). In ausgeprägten Fällen finden sich radiäre Blutungen in der Vasocorona, Ödem und Entmarkung der Randzone und Stiftnekrosen im ventralen Hinterstrangfeld — Kreislaufstörungen, wie sie von der kompressionsbedingten Myelopathie des Rückenmarks bereits bekannt sind (Abb. 59).

## X. Blutungen

Spontan in Erscheinung tretende Blutungen im Bereich des Rückenmarks oder des Wirbelkanals sind selten. Zu unterscheiden sind intramedulläre Blutungen (Hämatomyelie), ferner subarachnoidale, subdurale und epidurale Blutungen.

### 1. Die spontane intramedulläre Blutung

Die spontane plurisegmentale Hämatomyelie ist selten und muß von hämorrhagischen Nekrosen (z.B. bei Trauma) unterschieden werden. Häufigste Ursache sind angiomatöse Fehlbildungen (ANSARI, 1965; ODOM et al., 1957; KOOS u. BÖCK, 1970). Bei umschriebenen Angiomen oder arteriovenösen Fehlbildungen entwickelt sich die Hämatomyelie meist in Höhe des Hals- und oberen Thorakalmarks. In der Beobachtung von KOOS und BÖCK (1970) fanden sich multiple intramedulläre Blutungen aufgrund von Mikroangiomen im Lumbalmarkbereich. Stiftförmige Blutungen wurden ferner bei Aneurysmen (BRÄUTIGAM, 1960), Tumormetastasen (KAWAKAMI u. MAIR, 1973), Abszessen oder in der Umgebung intramedullärer Gliome beobachtet, wobei die Unterscheidung zwischen reiner Blutung und hämorrhagischer Ödemnekrose schwerfallen kann. WINKELMAN und ECKEL (1932) beschrieben eine den ganzen Querschnitt einnehmende und sich über 2 Segmente des Thorakalmarks ausdehnende Massenblutung bei einem 32jährigen Mann, der das Ereignis um 2 Jahre überlebte. Ein vorausgehendes Trauma und eine Heubnersche Endarteriitis wurden als mögliche Ursachen diskutiert.

Immer wieder wurden intramedulläre Blutungen bei Syringomyelie beschrieben (HENNEBERG u. KOCH, 1922; GOWERS, 1904, zit. nach PEROT et al., 1966; OSTERTAG, 1956; SCHENK, 1963). Die fibrosierten und vermehrten Gefäße, die bei der Syringomyelie teils in der Wand, teils im Lumen der Höhlenbildung gefunden werden, dürften Ausgangspunkt der Blutung sein. OSTERTAG (1956) ordnete die abnormen Gefäße bei Syringomyelie als Ausdruck einer Fehlvaskularisation ein. NETSKY (1970) hingegen versuchte den Nachweis zu führen, daß die Syringomyelie auf dem Boden einer intramedullären Gefäßanomalie entstehe.

Die Ausbreitung der Blutung ist zunächst von dem Ort der Malformation abhängig, liegt dann besonders häufig im Bereich der Hinterstränge und kann sich, wie im Fall von ANSARI (1965), von der unteren Medulla oblongata bis in das mittlere Thorakalmark erstrecken. KAWAKAMI und MAIR (1973) beschrieben eine sich zwischen C2–T1 erstreckende stiftförmige Blutung bei intra- und extramedullärer Metastasierung eines Nierenkarzinoms. Da Tumorgewebe auch in spinalen Venen gefunden wurde, war die in Hinter- und Seitenstrang lokalisierte Blutung wahrscheinlich Folge einer venösen Abflußstörung. Auch die von HUGHES (1971) beschriebene stiftförmige intramedulläre Blutung erfolgte im Rahmen einer venös bedingten Kreislaufstörung.

## 2. Die spinale Subarachnoidalblutung

Als Ursache von Subarachnoidalblutungen stehen die Angiome bzw. angiomatösen Fehlbildungen an erster Stelle. Kongenitale Aneurysmen sind im Bereich des Rückenmarks Raritäten. Die Genese von Aneurysmen auf degenerativer Grundlage ist bei der Seltenheit arteriosklerotischer Veränderungen spinaler Gefäße nicht zu erwarten und bisher auch nicht beschrieben worden. Die Kombination eines Aneurysma mit einem arteriovenösen Angiom wird hingegen häufiger beobachtet (s.S. 622). Die Blutungen bei Angiomen erfolgen aus Gefäßwandaussackungen dilatierter und fehlgebildeter Gefäße, wahrscheinlich aus arterialisierten Venen. Zu Blutungen kommt es in 2–10% der arteriovenösen Angiome, selten apoplektiform und massiv, häufiger schubförmig und rezidivierend. Die Blutungen scheinen für die adhäsive Arachnopathie bei arteriovenösen Angiomen verantwortlich zu sein.

Je nach der Lage der Aneurysmen kommt es zur intramedullären oder subarachnoidalen Blutung. In der Mitteilung von BRÄUTIGAM (1960) führte die Ruptur des von der A. spinalis dorsalis ausgehenden „etwa 1 cm großen, schlangenförmigen Aneurysma serpentineum" zur Hämatomyelie und Querschnittslähmung. Im Fall von KINAL und SEJANOVICH (1957) bestand ein inkompletter Querschnitt, wobei an eine Syringomyelie oder einen intramedullären Tumor gedacht wurde. Die Operation ergab eine ältere intramedulläre Blutung bei C7 und Reste eines ebenfalls intramedullär gelegenen Aneurysma.

LEECH et al. (1976) berichteten über ein nicht rupturiertes Aneurysma der vorderen Spinalarterie, das eine Paraparese verursacht hatte. Clippung der zuführenden Wurzelarterie und Resektion des Aneurysmasacks führten zur weitgehenden Rückbildung der Ausfälle. Der Wandaufbau derartiger Aneurysmen entspricht weitgehend dem zerebraler Aneurysmen.

Gelegentlich kommt es in der Umgebung von intramedullären Gliomen oder extramedullären Neurofibromen zu spontanen Subarachnoidalblutungen (RUNNELS u. HANBERRY, 1974; BHANDARI, 1969). Blutungsquellen sind entweder tumoreigene Gefäße oder durch den Tumor verursachte Zirkulationsstörungen.

Aus der Übersicht von PRIETO und CANTU (1967) über 17 Fälle geht hervor, daß Prädilektionsort der Blutungen das Lumbo-Sakralmark bzw. die Cauda equina ist, also dort wo Tumoren wie Neurofibrome und Ependymome meist lokalisiert sind. PLOTKIN et al. (1966) berichteten über 3 spontan aufgetretene spinale Subarachnoidalblutungen, die klinisch nicht befriedigend geklärt werden konnten. In dem 3. Fall lag eine operativ nicht korrigierte Aortenisthmusstenose vor.

Seltene, aber gravierende Vorkommnisse sind Subarachnoidalblutungen im Bereich der Cauda equina nach *Lumbalpunktion*. Als raumfordernde Hämatome können sie zum Conus-Cauda-Syndrom führen (KING u. GLAS, 1960; KIRKPAT-RIK u. GOODMAN, 1975; RENGACHARY u. MURPHY, 1974; COLLMAN u. RIMPAU, 1978). RICE et al. (1978) beobachteten ein Cauda-Syndrom nach Myelographie bei einem Neurofibrom bei T12–L1, verursacht wahrscheinlich durch Abscherung von Kapselvenen. Die Prognose ist quoad sanationem schlecht, wenn nicht sofort interveniert wird. Es resultieren (oft komplette) Myelomalazien mit aufsteigenden Stiftnekrosen im ventralen Hinterstrangfeld (eigene Beobachtung).

### 3. Subdurale Blutungen

Subdurale Blutungen kommen wesentlich seltener vor als epidurale Blutungen. EDELSON et al. (1974) berichteten über 8 Patienten mit spinalen subduralen Hämatomen nach Lumbalpunktion. In 3 der Fälle kam es zu motorischen Ausfällen; in den anderen 5 Fällen deckte erst die Autopsie die subdurale Blutung auf. Die Autoren betonten, daß ausschließlich bei Thrombozytopenie derartige Hämatome zu beobachten sind, speziell bei Patienten mit neoplastischen Prozessen nach wiederholten Lumbalpunktionen. Die Blutungsquelle bleibt meist ungeklärt. Eine retrograde Blutung aus dem Subarachnoidalraum ist wenig wahrscheinlich. Andererseits finden sich in der Dura keine größerkalibrigen Gefäße. STEWART et al. (1969) beschrieben ein chronisches subdurales Hämatom mit Rückenmarkskompression bei einer 77 Jahre alten Frau, das sich nach einem Bagatellunfall bemerkbar machte. Die Myelographie ergab einen Stop bei T4; bei der Operation dehnte sich das Hämatom bis T12 aus. Ungeklärt ist, wie weit Beziehungen zwischen dem subduralen Hämatom und der Pachymeningiosis cervicalis hypertrophicans bestehen.

Traumatisch bedingte subdurale Hämatome sind in der Regel nicht als isolierte intraspinale Raumforderungen anzutreffen (JELLINGER, 1972). Eine einzelne derartige Beobachtung wurde von ZILKHA und NICOLETTI (1974) gemacht. Auch hier war ein leichtes Rückenmarkstrauma vorausgegangen, dem in den folgenden 2 Wochen zunehmende Sensibilitäts- und motorische Ausfälle folgten.

### 4. Epidurale Blutungen

In den letzten Jahren findet sich eine zunehmende Zahl von Fallberichten einer früher als selten angesehenen spinalen Erkrankung, die rasche Diagnose und chirurgische Intervention erfordert (Übersichten LÉVY u. KLINGLER, 1964; PENDL et al., 1971; BRUYN u. BOSMA, 1975; TSAI et al., 1975). BRUYN und BOSMA übersahen etwa 180 Fälle und vermuteten eine erhebliche Dunkelziffer. Das spinale epidurale Hämatom kommt in allen Lebensaltern vor. Beim Neugeborenen führt es — geburtstraumatisch bedingt — nicht selten zum Tode. Sonst scheint das Auftreten bei über 50jährigen häufiger zu sein.

Epidurale Blutungen finden sich bevorzugt in Höhe des Thorakal- und Zervikalmarks, wo das Rückenmark wegen der Enge des Spinalkanals auch stärker gefährdet ist (Lévy u. Klingler, 1964). Die Hämatome liegen fast immer dorsal.

Die traumatisch bedingten epiduralen Hämatome stehen an Häufigkeit an erster Stelle. Wichtig ist das Vorkommen unter Antikoagulantien-Therapie oder bei Punktionen. Weiterhin tritt die epidurale Blutung bei hämorrhagischen Diathesen, Hämophilie, anderen Blut-Dyskrasien, Hypertonus, ferner bei Gefäßmißbildungen des epiduralen Venenplexus (Kunft u. Schliack, 1972), schließlich auch „spontan" auf (Vapalahti u. Kuurne, 1975). Pathologisch-anatomisch resultieren Querschnittsläsionen wie bei anderen epiduralen Raumforderungen, wobei die Dynamik der Ausfälle, die Dauer und das Ausmaß der Kompression die entscheidenden Faktoren darstellen. Eindeutig ist die Prognose um so günstiger, je früher das Hämatom entfernt wird. Nach Verstreichen von 36 Std ist die Wahrscheinlichkeit einer Erholung des Rückenmarks weniger als 50% (McQuarrie, 1978). Nach Lévy und Klingler (1964) können die Blutungen rezidivierend auftreten.


## XI. Myelopathien bei spinalen arteriovenösen Fehlbildungen

Es kann heute als gesichert gelten, daß das von Foix und Alajouanine 1926 beschriebene Bild der „myélite nécrotique subaigue" und die „angiodysgenetische nekrotisierende Myelopathie" (Scholz u. Manuelidis, 1951; Scholz u. Wechsler, 1959; Wechsler, 1964; Bodechtel u. Erbslöh, 1957) Spätkomplikationen einer spinalen arteriovenösen Fehlbildung darstellen. Auch ein dritter Krankheitsbegriff, die „subacute spinal thrombophlebitis" (Greenfield u. Turner, 1939; Mair u. Folkerts, 1953; Blackwood, 1963) ist in diesen pathologisch-anatomischen Komplex einzugliedern.

Spinale Rankenangiome wurden zwar bereits von Gaupp (1888), Brasch (1900) und Lindemann (1912) als solche beschrieben, dennoch galt lange die bei derartigen Gefäßfehlbildungen zu beobachtende Myelopathie als ein eigenständiges Krankheitsbild. Wyburn-Mason hatte dann 1943 in einer monographischen Darstellung herausgearbeitet, daß es sich primär um eine vaskuläre Malformation handelt, die durch eine nekrotisierende Myelopathie kompliziert wird. Dieser Interpretation haben sich später die meisten Autoren angeschlossen (Stolze, 1950; Scholz u. Manuelidis, 1951; Brion et al., 1952; Bodechtel u. Erbslöh, 1957; Schliack u. Fölsch, 1965; Scholz u. Wechsler, 1959; Antoni, 1962; Bergstrand et al., 1964; Wechsler, 1964; Bredemann, 1965; Lange-Cosack u. Peisken, 1965; Jellinger, 1968; Aminoff et al., 1974b; Hughes, 1978). Von klinischer Seite (Pia u. Vogelsang, 1965; Pia, 1973; Djindjian, 1969; Di Chiro u. Wener, 1973) wurde gezeigt, daß die Myelopathie durch Exzision des Rankenangioms bzw. Ausschaltung der Zu- und Abflüsse zum Stillstand gebracht werden kann.

Die Foix-Alajouaninesche Krankheit muß daher als eigenständiges Krankheitsbild aufgegeben werden und ist als nekrotisierende Myelopathie bei arteriovenösem oder venösem Rankenangiom zu verstehen. Wie unterschiedlich das arteriovenöse Angiom noch heute interpretiert wird, zeigt die Mitteilung von KOEPPEN et al. (1974) über 2 Fälle mit „Foix-Alajouanine-Syndrom". Der eine Fall ist identisch mit Fall 9 von STEHBENS (1975), der dieses Bild als typisches arteriovenöses Angiom des mittleren Brustmarks klassifiziert hatte.

Es werden hier nur die intraduralen arteriovenösen Mißbildungen des Rückenmarks besprochen. Die intramedullären, epiduralen und vertebralen Gefäßtumoren bleiben ausgespart (Übersichten s. PIA u. VOGELSANG, 1965; UMBACH u. KUNFT, 1976). In 15–25% findet sich allerdings die Kombination eines intraduralen und extraduralen Angioms. Nicht selten ist auch ein arteriovenöses Angiom mit einem Angioblastom vergesellschaftet (DI CHIRO u. WENER, 1973; PIA, 1973). Die extraduralen Angiome spielen als Ursache raumfordernder Blutungen im Wirbelkanal eine gewisse Rolle (s.S. 620). Lumbosakrale Gefäßanomalien, meist venöser Art, als Ursache von Ischialgien wurden von GÜMBEL et al. (1969) beschrieben.

## 1. Häufigkeit

Intradurale arteriovenöse Fehlbildungen des Rückenmarkes stellen in klinischen Statistiken zwischen 4,5% (YASARGIL, 1976) und 11% (PIA u. VOGELSANG, 1965) der spinalen Raumforderungen bzw. Tumoren dar. Durch Verbesserung von Diagnostik und Therapiemöglichkeiten hat das Krankheitsbild zunehmendes Interesse gefunden. KRAYENBÜHL und YASARGIL übersahen 1963 insgesamt 326 Fälle der Literatur einschließlich 19 eigener Patienten und zählten 18 Synonyma dieser Erkrankung auf. DJINDJIAN berichtete 1969 über 42, DI CHIRO 1972 über 70 angiographisch nachgewiesene arteriovenöse Fehlbildungen.

Klinische und prognostische Details finden sich bei AMINOFF und LOGUE (1974a, 1974b, 60 Fälle). Die spinalen vaskulären Malformationen manifestieren sich zu ca. 75% im 5., 6. und 7. Lebensjahrzehnt, gelegentlich auch im früheren Alter, sogar im Kindesalter (YASARGIL, 1976). Das männliche Geschlecht ist in 60–80% bevorzugt betroffen. Bei den Beobachtungen von WYBURN-MASON (1943) war das Verhältnis männlich: weiblich 50:14.

Unter den 67 Beobachtungen von WYBURN-MASON (1943) fanden sich nach der damals gültigen Klassifikation 16 arteriovenöse Angiome, 14 venöse razemöse Angiome, 4 arterielle Aneurysmen (im Rahmen einer Aortenisthmusstenose mit Kollateralkreislauf über die vordere Spinalarterie), 7 „intramedulläre Teleangiektasien", 6 spontane Hämatomyelien (bei Gefäßanomalien), 14 intradurale und 4 extradurale Hämangioblastome.

In den 16 Beobachtungen BERGSTRANDS et al. (1964) fanden sich 12 eigentliche arteriovenöse Angiome, 2 umschriebene kavernöse Angiome und 2 kapilläre Angiome („Angio-Retikulome"). In den 5 Beobachtungen von ANTONI (1962) handelte es sich um 3 arteriovenöse Angiome, 1 umschriebenes intramedulläres Angiom und eine nicht exakt zu definierende Gefäßanomalie mit begleitender Meningomyelitis. BRION et al. (1952) waren überrascht, unter 31 Beobachtungen mit dem klinischen Bild einer „transverse or diffuse myelitis" 9 Gefäßanomalien des Rückenmarks zu finden. In 5 Fällen handelte es sich um ausgedehnte Malformationen der Gefäße, in 4 Fällen um herdförmige angiomatöse Fehlbildungen. BRION et al. interpretierten die Myelopathie als Folge der Gefäßanomalie und benutzten die Begriffe „subacute necrotic myelopathy" bzw. „myelitis" nebeneinander. In mehreren Arbeiten über myelomalazische Prozesse finden sich Beobachtungen von arteriovenösen Angiomen (Reznik, 1965; Mumenthaler u. Probst, 1972, Fall 10; Wells, 1966; Garland, 1966; Gruner u. Lapresle, 1962). Bergstrand et al. (1964) haben auf die Schwierigkeit aufmerksam gemacht, morphologisch zwischen arteriellem und venösem Rankenangiom zu unterscheiden. Möglicherweise ist diese Trennung auch nicht sinnvoll, da diese Angiome durch ihre arteriovenösen Verbindungen charakterisiert sind, die ja auch zur Progredienz dieser Mißbildungskrankheit beitragen. Den Begriff arteriovenöses Aneurysma lehnten Bergstrand et al. als mißverständlich ab.

Aneurysmen werden bei den arteriovenösen Fehlbildungen in unterschiedlicher Häufigkeit gefunden (6% Herdt et al., 1971; bis 10% Yasargil, 1976; 2,2% Vogelsang u. Dietz, 1975). Sie sind in der Regel für die Blutungen bei arteriovenösen Angiomen verantwortlich (Herdt et al., 1971; Vogelsang u. Dietz, 1975).

## 2. Lokalisation und Ausdehnung

Jede Lokalisation ist möglich, jedoch sind Thorakal- und Thorako-Lumbalmark bevorzugt betroffen (Tabelle 2).

Die Malformation erstreckt sich in der Regel über 4–6 Segmente. In ca. 3,5% der Fälle ist sie über der gesamten Rückenmarksoberfläche zu finden. Logue fand, daß ca. 80% der arteriovenösen Angiome an der Dorsalfläche des thorako-lumbalen Rückenmarks lokalisiert sind. Die Zuflüsse erfolgen in der Regel über dorsale Wurzelarterien (Logue et al., 1974; Pia, 1973), die dilatiert und angiographisch gut nachweisbar sind. Meist liegt die Malformation unterhalb des Zuflusses. Es können jedoch auch multiple Zuflüsse existieren, ein für die Therapie wichtiger Gesichtspunkt. Eine seltene Gruppe stellen die extramedullären arteriovenösen Fehlbildungen dar, die von der A. spinalis anterior gespeist werden und der Ventralseite des Rückenmarks aufliegen (Djindjian et al., 1977).

## 3. Morphologie

Es handelt sich um ein schon makroskopisch eindrucksvolles Bild mit vor allem dorsal oder dorsolateral dem Rückenmark aufliegenden Knäueln großkalibriger, dickwandiger Gefäße. Nicht selten sind es aber nur einzelne abnorme Ge-

**Tabelle 2.** Lokalisation intraduraler arteriovenöser Mißbildungen
(318 Fälle; Yasargil, 1976)

| Lokalisation | Fälle | % |
|---|---|---|
| Zervikal | 43 | 13,5 |
| Zerviko-thorakal | 21 | 6,5 |
| Thorakal | 133 | 42,0 |
| Thorako-lumbal | 80 | 25,2 |
| Lumbal | 22 | 6,8 |
| Lumbo-sakral | 8 | 2,5 |
| Alle Segmente | 11 | 3,5 |

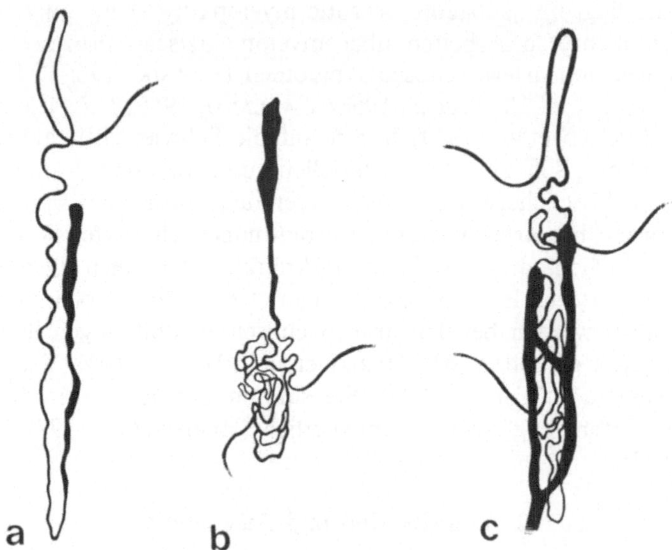

**Abb. 60 a–c.** Schematische Darstellung der angiographisch nachweisbaren Typen spinaler arteriovenöser Fehlbildungen (DI CHIRO u. WENER, 1973). **a** Typ I: einfache arteriovenöse Fistel, **b** Typ II: „Glomus", **c** Typ III: juveniler Typ

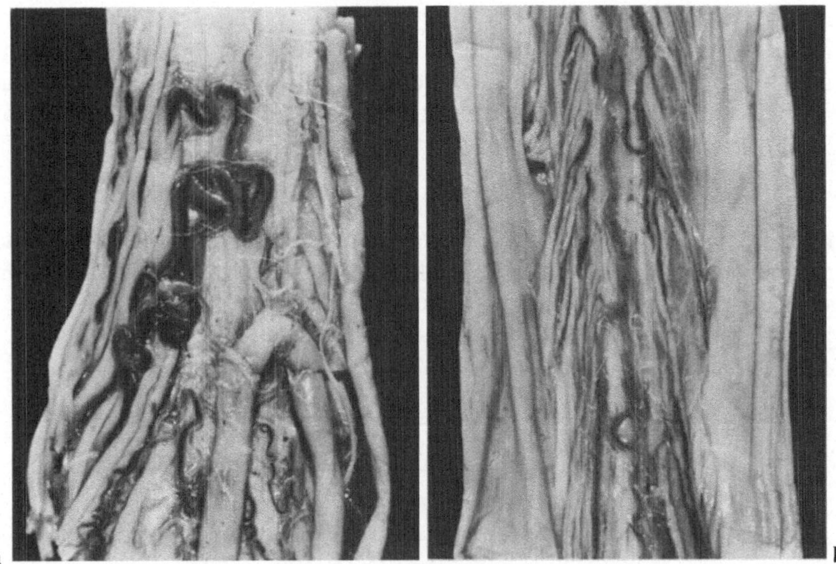

**Abb. 61 a u. b.** Arteriovenöse Fehlbildung des Thorakal- und Lumbalmarks. **a** Venöse Gefäßknäuel an der Dorsalfläche des Thorako-Lumbalmarks, auf die Wurzeln übergreifend. Rechts abnorme großkalibrige Venen, **b** Arachnopathie, vermehrte atypische Gefäße an der Dorsalfläche des atrophierten Rückenmarks

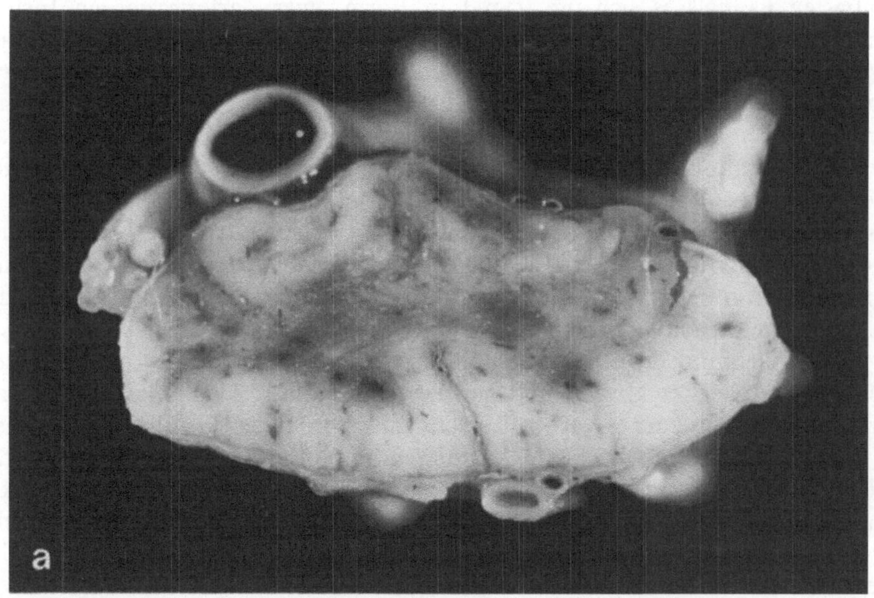

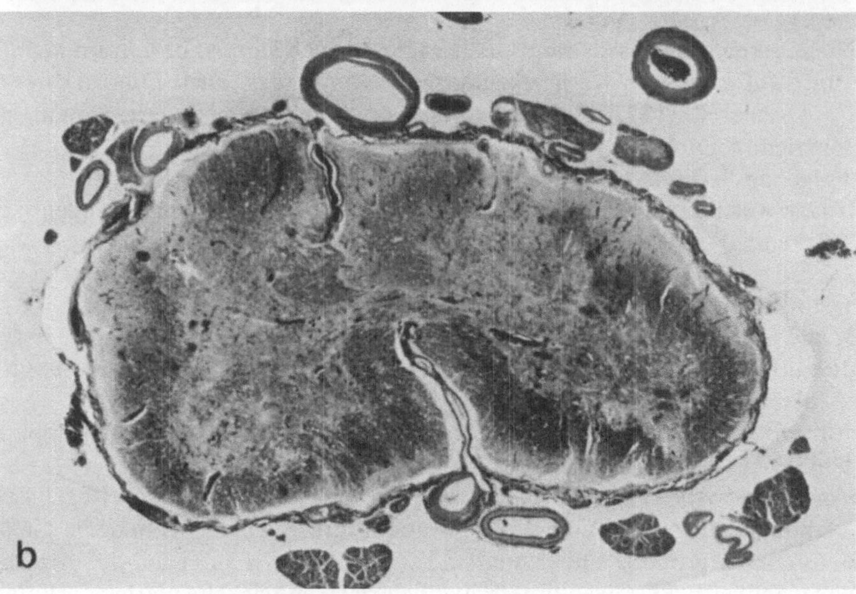

**Abb. 62a u. b.** Unteres Thorakalmark bei arteriovenösem Angiom. Großkalibrige vordere Spinalarterie mit dilatierter Begleitvene. Mehrere dilatierte dickwandige Venen an der Dorsalfläche. Fortgeschrittene Myelopathie. **a** und **b** × 10

fäße, die infolge einer adhäsiven Arachnopathie fest der Rückenmarksoberfläche anliegen und Druckfurchen hervorrufen (Abb. 61, 62).

Der Aufbau des Rankenangioms wird erst durch die Angiographie deutlich. Abbildung 60 zeigt den Versuch einer Typisierung des arteriovenösen Angioms (OMMAYA et al., 1969; DOPPMAN et al., 1969; DI CHIRO u. WENER, 1973). Am häufigsten handelt es sich um Typ I in Form einer „arteriovenösen Fistel" mit meist nur einem Zufluß und einer großkalibrigen, in der Regel kaudokranial geschlängelt verlaufenden Vene („single coiled vessel"). Typ II ist charakterisiert durch ein glomusartiges Gefäßknäuel, das durch ein oder zwei Zuflüsse gespeist wird und ebenfalls einen in Längsrichtung verlaufenden venösen Abfluß hat. Der Blutdurchfluß ist in Typ I und II deutlich verzögert. Der Typ III wird überwiegend bei Jugendlichen und Kindern gefunden und besteht aus einem ausgedehnten, das Rückenmark umspinnenden Geflecht arterieller, venöser und arteriovenöser Gefäßstrecken. Meist finden sich mehrere Zuflüsse. Der Blutdurchfluß ist in Typ III beschleunigt. Bei der Serienangiographie kommen die Vv. azygos und cava inferior zur Darstellung.

Die Ausdehnung des Rankenangioms und die begleitende Myelopathie haben nicht immer gleiches Niveau und gleiche Ausdehnung. Das Sakralmark kann verschont bleiben oder — trotz Fehlens entsprechender Gefäßveränderungen — insgesamt erweicht sein. Dem aszendierenden Verlauf der klinischen Ausfälle entspricht die Progression der Myelopathie von kaudal nach kranial. Intakte kraniale Segmente können vermehrte und ektatische Venen oder kapilläre Angiektasien enthalten. Entsprechend der häufigen Lage des Angioms an der Dorsalfläche des Rückenmarks sind die Hinterstränge und Hinterhörner bevorzugt betroffen.

Nicht selten breiten sich die Rankenangiome auch subpial bzw. intramedullär aus, u.U. auf eine Seite des Rückenmarks beschränkt (s. auch DJINDJIAN et al., 1977). DEEB et al. (1977) beschrieben ein verkaltes intramedulläres Aneurysma bei spinalem Angiom.

Folgende Befunde sind regelmäßig anzutreffen:

1. Das Auftreten dickwandiger, undifferenzierter Gefäße an der Außenfläche des Rückenmarks, die teils dilatiert, teils stenosiert sind (Abb. 61, 62).

2. Eine adhäsive Arachnopathie als Folge rezidivierender Blutungen und Permeabilitätsstörungen der abnormen Gefäße.

3. Die regelmäßige Beteiligung der Spinalwurzeln — wahrscheinlich Ursache für die zu Beginn des Krankheitsbildes oft dominierenden radikulären Sensationen (Abb. 64).

4. In fortgeschrittenen Fällen die chronisch nekrotisierende Myelopathie (Abb. 63).

Von den *extramedullären Gefäßen* zeigen die Arterien in der Regel keine Wandanomalien bzw. nur eine diskrete Intimafibrose. Die fehlgebildeten Gefäße fallen durch ihr großes Kaliber auf, sind wahrscheinlich aufgrund der Arterialisierung wandverdickt, zeigen unterschiedlich reich entwickelte glatte Muskulatur und elastische Fasern (Abb. 64). Diese konzentrischen Intimaproliferationen hatten frühere Autoren veranlaßt, an einen primären thrombophlebitischen Prozeß zu denken („Endo-Meso-Vaskulitis" — FOIX-ALAJOUANINE; „subacute spinal thrombophlebitis" — GREENFIELD u. TURNER, 1939; MAIR u. FOLKERTS, 1953; BLACKWOOD, 1963). Zu dem Eindruck eines entzündlichen Prozesses tragen auch die gelegentlich anzutreffenden perivenösen Infiltrate und die mit Eiweißerhöhung im Liquor einhergehende Arachnopathie bei. Diese Veränderungen sind jedoch als Reaktionen auf rezidivierende Blutungen und Exsudationen, nicht als eine genuine Entzündung zu interpretieren. BODECHTEL und ERBSLÖH (1967) unterschieden bei den abnorm aufgebauten Venen einen dilatativ-ektatischen Typ, bei dem es auch zur Ausbildung von Aneurysmen kommen kann, und den hypertrophischen Typ, der in der Publikation von FOIX und ALAJOUANINE (1926) so hervorgehoben worden war.

Die *intramedullären Gefäße* sind vermehrt in den betroffenen Segmenten, im Kaliber vergrößert und im Wandaufbau pathologisch. Dabei kommen Gefäßkonvolute im Sinne von angiomatösen Fehlbildungen ebenso vor wie stark hyalinisierte, stenosierte oder thrombosierte Gefäßstrecken. BODECHTEL und ERBSLÖH (1957) und JELLINGER et al. (1968) haben auf die Parallele zu den Angiektasien bei Strahlenspätschäden hingewiesen. In fortgeschrittenen Stadien ist es oft nicht mehr möglich zwischen primären angiomatösen Dysgenesien und reaktiven Umbauvorgängen der terminalen Strombahn zu unterscheiden. Kapillaren sind nur noch selten anzutreffen. Die Unterscheidung von Arteriole und Venole ist bei dem abnormen Wandaufbau meist nicht mehr möglich. Die Gefäße zeigen kernarme oder kernlose, z.T. grotesk verdickte Wände, aneurysmaartige Aussackungen oder Obliteration. Einzelne Gefäßstrukturen können verkalkt sein. Häufig finden sich frischere Blutaustritte oder perivaskuläre Hämosiderinablagerungen. Ein Flüssigkeitsaustausch scheint bei den stark hyalinisierten Gefäßen nicht mehr stattzufinden.

Die plasmatische Exsudation geht von Gefäßen mit fibrinoider Infiltration oder Nekrose der Wand aus. Plasma- und Blutaustritte sind in der grauen Substanz häufiger, wahrscheinlich wegen der dort höheren Gefäßdichte. Eine bevorzugte Schädigung der grauen oder weißen Substanz durch den myelomalazischen Prozeß ist eigentlich nicht festzustellen. Die Läsionen sind stets gefäßgebunden.

Die histologische Eigenart des myelopathischen Prozesses haben vor allem FOIX und ALAJOUANINE (1926), SCHOLZ und MANUELIDIS (1951), SCHOLZ und WECHSLER (1959), BODECHTEL und ERBSLÖH (1957) herausgearbeitet. Nach SCHOLZ handelt es sich um eine plasmatische Infiltrationsnekrose von grauer und weißer Substanz. Ganglienzellen des Vorderhorns können persistieren, Hinweis dafür, daß die ischämische bzw. anoxische Schädigung nicht im Vordergrund steht. Auffallend ist die geringe mesenchymale und gliale Reaktion auf die Nekrose. Die Schädigung der Gefäßwand ist wohl auch für die verzögerte oder ausbleibende Mobilisierung von Abräumzellen verantwortlich zu machen.

Das arteriovenöse Rankenangiom und seine Komplikation, die subakut nekrotisierende Myelopathie, bilden eine nosologische Einheit im Sinne einer Mißbildungskrankheit (WECHSLER, 1964). Bei dem Foix-Alajouanineschen Syndrom handelt es sich um die Verlaufsform des unbehandelt gebliebenen arteriovenösen Angioms. Die Umwege, die die morphologische Forschung bei diesem Krankheitsbild gegangen ist, machen deutlich, daß die reine Beschreibung geweblicher Alterationen der Dynamik dieses Prozesses nicht gerecht wird. Die Rekonstruktion der arteriovenösen Mißbildung ist praktisch nur durch intravitale oder postmortale Angiographie möglich. M.W. existieren noch keine pathologisch-anatomischen Befunde *nach* Exstirpation des Angioms bzw. Ausschaltung von Zu- und Abflüssen, die in der Regel zum Stillstand des myelomalazischen Prozesses führen. Man darf deshalb erwarten, daß die Morphologie anbehandelter Fälle sich von der klassischen angiodysgenetischen Myelopathie unterscheidet.

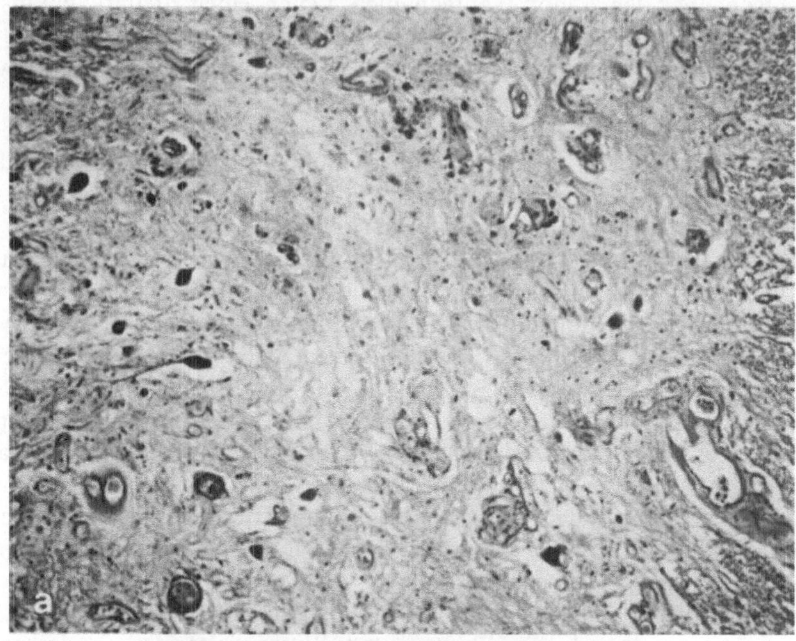

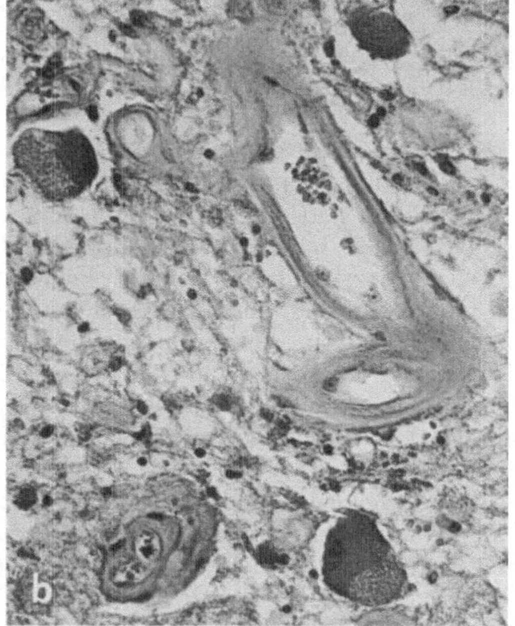

**Abb. 63a u. b.** Zahlreiche abnorm aufgebaute Gefäße und Gefäßkonvolute im Vorderhorn mit fortgeschrittener Desintegration des Neuropils und Residuen kleiner Blutungen. Ganglienzellen relativ gut erhalten (H.E.; **a** ×110, **b** ×270)

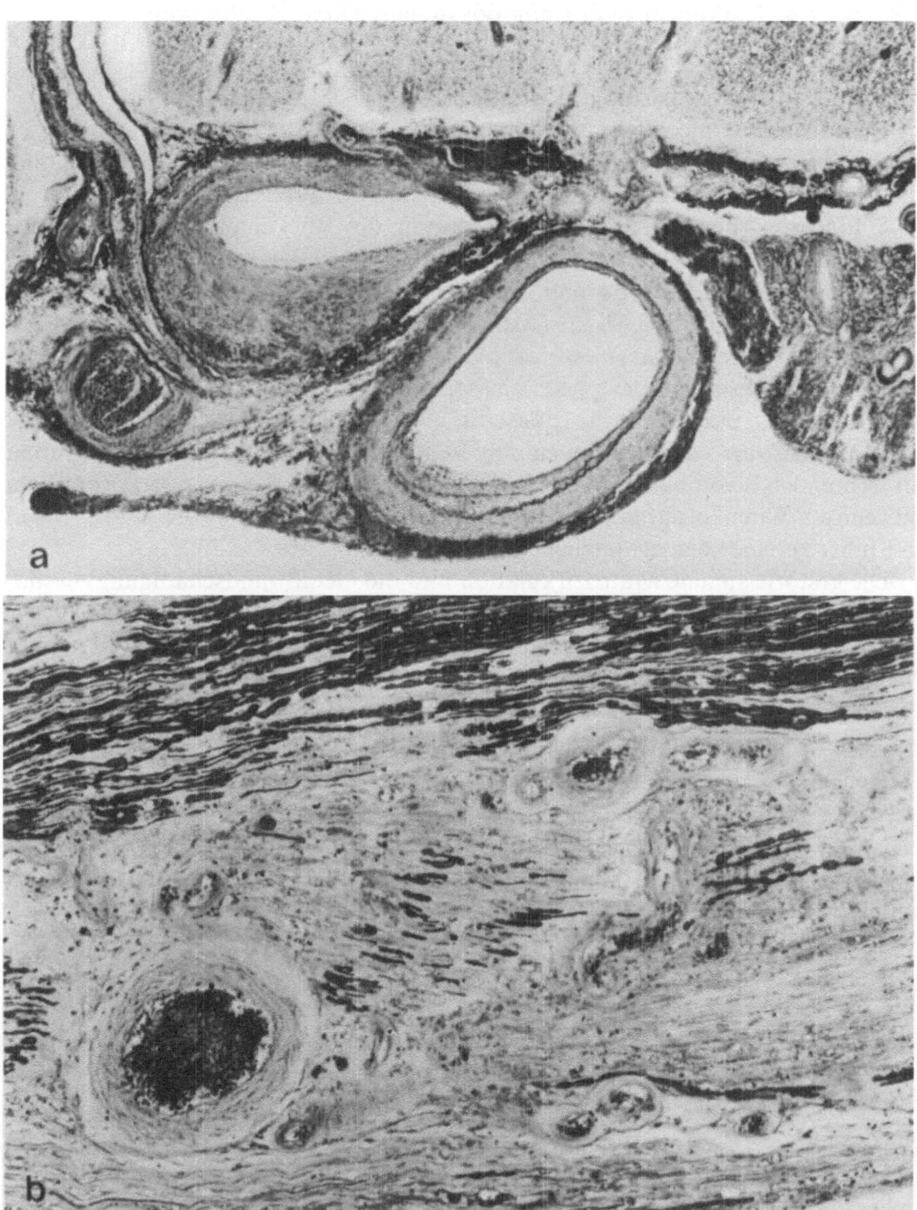

**Abb. 64a u. b.** Abnorme extramedulläre und Wurzelgefäße bei arteriovenöser Fehlbildung. **a** Undifferenziertes, wandverdicktes und stenosiertes Gefäß (Vene?) neben der dilatierten A. spin. ant. Fibrose des Subarachnoidalraumes (El. v.G.; × 40), **b** ausgedehnte Entmarkung einer Hinterwurzel mit vermehrten atypischen Gefäßen und diskreten Hämosiderinablagerungen (Sudan Schwarz B; × 110)

## 4. Pathogenese der angiodysgenetischen Myelopathie

Mehrere pathogenetische Faktoren werden in der Entwicklung der Myelopathie bei arteriovenösem Angiom wirksam:

1. Die direkte mechanische Kompression durch die Gefäßknäuel. Dieser Mechanismus spielt in der Mehrzahl der Fälle wohl keine entscheidende Rolle. Die Laminektomie verhindert das Fortschreiten des Prozesses nicht.

2. Eine Steal-bedingte Minderdurchblutung des Rückenmarks durch arteriovenöse Shunts.

3. Venöse Abflußstörung und erhöhter Venendruck in der Corona radiata durch den arteriovenösen Shunt (AMINOFF et al., 1974c).

4. Die dysorische Schrankenstörung der fehlgebildeten intramedullären Gefäße mit dem Resultat einer plasmatischen Infiltrationsnekrose (SCHOLZ u. MANUELIDIS, 1951; BODECHTEL u. ERBSLÖH, 1957).

5. „Wachstum" der arteriovenösen Fehlbildung und progredienter Umbau der terminalen Strombahn (s.S. 553). Die gestörte Hämodynamik setzt vor allem am venösen Schenkel der intramedullären Strombahn ein (AMINOFF et al., 1974c) und führt zu einer eigengesetzlichen Transformation des Gefäßbettes.

Die gestörte spinale Mikrozirkulation und die Gefäßwandschädigung — charakterisiert durch eine chronische Schrankenstörung und verzögerte Abbauvorgänge — bestimmen im wesentlichen die Histologie dieser progressiven Myelopathie.

## Literatur


Abeshouse, B.S., Tiongson, A.T.: Paraplegia, a rare complication of translumbar aortography. J. Urol. **75**, 348–355 (1956)

Adamkiewicz, A.: Die Blutgefäße des menschlichen Rückenmarkes. I. Die Gefäße der Rückenmarkssubstanz. S.-B. Akad. Wiss. Wien, Math.-Nat. Kl. Abt. 3, **84**, 469–502 (1881)

Adamkiewicz, A.: Die Blutgefäße des menschlichen Rückenmarkes. II. Die Gefäße der Rückenmarksoberfläche. S.-B. Akad. Wiss. Wien, Math.-Nat. Kl., Abt. 3, 101–130 (1882)

Adams, H.D., Geertruyden, H. van: Neurologic complications of aortic surgery. Ann. Surg. **144**, 574–610 (1956)

Adams, J.H., Cameron, H.M.: Obstetrical paralysis due to ischaemia of the spinal cord. Arch. Dis. Child. **40**, 93–96 (1965)

Alajouanine, T.: La poliomyélite antérieure subaigue progressive Rev. Neurol. Paris **2**, 225–265 (1934)

Albert, M.L., Greer, W.E.R., Kantrowitz, W.: Paraplegia secondary to hypotension and cardiac arrest in a patient who has had previous thoracic surgery. Neurology (Minneap.) **19**, 915–918 (1969)

Albin, M.S., White, R.J., Acosta-Rua, G., Yashon, D.: Study of functional recovery produced by delayed localized cooling after spinal cord injury in primates. J. Neurosurg. **29**, 113–120 (1968)

Aminoff, M.J., Barnard, R.O., Logue, V.: The pathophysiology of spinal vascular malformations. J. Neurol. Sci. **23**, 255–263 (1974c)

Aminoff, M.J., Logue, V.: Clinical features of spinal vascular malformations. Brain **97**, 197–210 (1974a)

Aminoff, M.J., Logue, V.: The prognosis of patients with spinal vascular malformations. Brain **97**, 211–218 (1974b)

Anderson, D.K., Nicolosi, G., Means, E., Hartley, E.: Effects of laminectomy on spinal cord blood flow. J. Neurosurg. **48**, 232–238 (1978)

Anderson, W.R., Richards, A.M.: Evaluation of lower extremity muscle biopsies in the diagnosis of athero embolism. Arch. Pathol. **86**, 535–541 (1968)

Ansari, F.: Hämatomyelie bei arteriovenösem Hämangiom des Rückenmarks. Ein Beitrag zur Pathogenese der Foix-Alajouanineschen Krankheit. Beitr. Pathol. Anat. **131**, 137–161 (1965)

Antoni, N.: Tumoren des Rückenmarks, seiner Wurzeln und Häute. In: Handbuch der Neurologie. Bumke, O., Foerster, O. (Hrsg.), Bd. 14, S.1–130. Berlin: Springer 1936

Antoni, N.: Spinal vascular malformations (angiomas) and myelomalacia. Neurology (Minneap.) **12**, 795–804 (1962)

April, R.S., Vansonnenberg, E.: A case of neuromyelitis optica (Devic's syndrome) in systemic lupus erythematodes. Neurology (Minneap.) **26**, 1066–1070 (1976)

Arendt, A., Schildaus, J.: Zur Pathologie der Rückenmarksarterien. Fortschr. Neurol. Psychiatr. **35**, 430–436 (1967)

Assenmacher, D.R., Ducker, T.B.: Experimental traumatic paraplegia. The vascular and pathological changes seen in reversible and irreversible spinal cord lesions. J. Bone Jt. Surg. **53**, 671–680 (1971)

Bahlmann, H., Ossenkopp, G.: Thrombotischer Verschluß der Arteria spinalis anterior nach Bagatelltrauma. Dtsch. Z. Nervenheilkd. **184**, 308–315 (1963)

Balentine, J.D.: Central necrosis of the spinal cord induced by hyperbaric oxygen exposure. J. Neurosurg. **43**, 150–155 (1975a)

Balentine, J.D.: Dendritic degeneration following hyperbaric oxygen exposure. Adv. Neurol. **12**, 471–481 (1975b)

Balentine, J.D., Gutsche, B.B.: Central nervous system lesions in rats exposed to oxygen at high pressure. Am. J. Pathol. **48**, 107–128 (1966)

Bankl, H., Dellinger, R.: Zentralnervöse Schäden nach fetaler Kohlenoxydvergiftung. Beitr. Pathol. Anat. **135**, 350–376 (1967)

Barron, K.D., Hirano, A., Araki, S., Terry, R.D.: Experiences with metastatic neoplasms involving the spinal cord. Neurology (Minneap.) **9**, 91–106 (1959)

Bartsch, W., Hopf, H.C.: Neue Beobachtungen über die Beziehungen zwischen Herzleistung und Rückenmarkskreislauf. Dtsch. Z. Nervenheilkd. **184**, 288–307 (1963)

Bartsch, W., Swank, R.L.: Der Effekt von Herzleistung und Blutdruck auf die Hämodynamik der spinalen Durchblutung. Verh. Dtsch. Ges. Inn. Med. **72**, 1105–1110 (1967)

Bates, T.: Paraplegia following resection of abdominal aortic aneurysm. Br. J. Surg. **58**, 913–916 (1971)

Batson, O.V.: The function of the vertebral veins and their role in the spread of metastases. Ann. Surg. **112**, 138–149 (1940)

Batson, O.V.: The vertebral vein system. Am. J. Roentgenol. **78**, 195–212 (1957)

Beattie, E.J., Nolan, J., Howe, J.S.: Paralysis following surgical correction of coarctation of the aorta. Surgery **33**, 754–760 (1953)

Beggs, J.L., Waggener, J.D.: Transendothelial vesicular transport of protein following compression injury to the spinal cord. Lab. Invest. **34**, 428–439 (1976)

Beneke, R.: Über den Kernikterus der Neugeborenen. Münch. Med. Wochenschr. **54**, 2023–2027 (1907)

Benoist, G.: Change of local spinal cord blood flow in acute ischaemia. Acta Neurochir. **35**, 57–64 (1976)

Bergstrand, A., Höök, O., Lidvall, H.: Vascular malformations of the spinal cord. Acta Neurol. Scand. **40**, 169–183 (1964)

Bersch, W., Meinhof, U., Ule, G., Berlet, H., Thiess, A.M.: Pathomorphologische und pathochemische Befunde bei akuter $H_2S$-Vergiftung des Menschen. Verh. Dtsch. Ges. Pathol. **58**, 502 (1974)

Bhandari, Y.S.: Subarachnoid hemorrhage due to cervical cord tumor in a child. J. Neurosurg. **30**, 749–751 (1969)

Bingham, W.G., Goldman, H., Friedman, S.J., Murphy, S., Yashon, D., Hunt, W.E.: Blood flow in normal and injured monkey spinal cord. J. Neurosurg. **43**, 162–171 (1975)

Bird, A.V.: Acute spinal schistosomiasis. Neurology (Minneap.) **14**, 647–656 (1965)

Bischoff, A., Lüthy, F.: Betrachtungen zur pathologischen Anatomie motorischer Lähmungen bei Diabetes mellitus. Dtsch. Z. Nervenheilkd. **185**, 252–264 (1963)

Blackwood, W.: Discussion on vascular disease of the spinal cord. Proc. R. Sec. Med. **51**, 543–547 (1958)

Blackwood, W.: Vascular disease of the central nervous system. In: Greenfield's neuropathology, Blackwood, W. (Hrsg.), 2. Aufl. S. 98–101. London: Arnold 1963

Blaisdell, F.W., Cooley, D.A.: The mechanism of paraplegia after temporary thoracic aortic occlusion and its relationship to spinal fluid pressure. Surgery **51**, 351–355 (1962)

Blasiüs, W., Zimmermann, H.: Vergleichende Untersuchungen über die funktionellen, strukturellen und histochemischen Veränderungen an den Vorderhornganglienzellen des Kaninchenrückenmarks bei zeitlich abgestufter Ischämie. Pflügers Arch. Ges. Physiol. **264**, 618–650 (1957)

Blau, J.N., Rushworth, G.: Observations on the blood vessels of the spinal cord and their responses to motor activity. Brain **81**, 354–365 (1958)

Bodechtel, G.: Die nucleären Atrophien — ein postpoliomyelitisches Zustandsbild? Dtsch. Z. Nervenheilkd. **158**, 439 (1948)

Bodechtel, G.: Über differentialdiagnostische Schwierigkeiten auf den Grenzgebieten der inneren Medizin zur Neurologie. Münch. Med. Wochenschr. **110**, 967–980 (1968)

Bodechtel, G., Erbslöh, F.: Die Foix-Alajouaninesche Krankheit (Myélite nécrotique subaigue — Angiodysgenetische Myelomalazie). In: Handbuch der speziellen pathologischen Anatomie und Histologie, Scholz, W. (Hrsg.), Bd. **13**/1B, S. 1576–1599. Berlin, Göttingen, Heidelberg: Springer 1957

Bodechtel, G., Mittelbach, F.: Zur Differentialdiagnose einiger seltener Querschnittsaffektionen des Rückenmarks. Dtsch. Z. Nervenheilkd. **186**, 41–57 (1964)

Bogaert, L. van, Janssen, P.: Sur des nécroses symmétriques multiples au cours d'une infection indéterminée, chez un enfant noir. Dtsch. Z. Nervenheilkd. **178**, 385–393 (1958)

Bolton, B.: The blood supply of the human spinal cord. J. Neurol. Psychiatry (Chic.) **2**, 137–148 (1939)

Borst, H.G., Lembcke, M.L.: Rückenmarksschädigung nach Operationen an der thorakalen Aorta descendens. Ärztl. Forsch. **23**, 285–299 (1969)

Bräutigam, W.: Über eine spontane Hämatomyelie durch Ruptur eines durch angeborene Gefäßwandschwäche entstandenen Aneurysmas der Arteria spinalis dorsalis. Dtsch. Z. Nervenheilkd. **181**, 119–129 (1960)

Brain, R., Russell, D.: Myelomalacia following spinal anaesthesia. Proc. R. Soc. Med. **30**, 1024–1030 (1937)

Brasch, F.: Über einen schweren spinalen Symptomenkomplex bedingt durch eine aneurysma-serpentinum-artige Veränderung eines Teils der Rückenmarksgefäße. Berl. Klin. Wochenschr. **37**, 1210–1213, 1239–1241 (1900)

Bredemann, W.: Über die nosologische Stellung der angiodysgenetischen nekrotisierenden Myelopathie (Foix-Alajouaninesche Krankheit). Arch. Psychiatr. Nervenkr. **207**, 234–246 (1965)

Breig, A., Turnbull, I., Hassler, O.: Effects of mechanical stresses on the spinal cord in cervical spondylosis. J. Neurosurg. **25**, 45–56 (1966)

Brewer, L.A., Fosburg, R.G., Mulder, G.A., Verska, J.J.: Spinal cord complications following surgery for coarctation of the aorta. J. Thorac. Cardiovasc. Surg. **64**, 368–379 (1972)

Brion, S., Netsky, M.G., Zimmermann, H.M.: Vascular malformations of the spinal cord. Arch. Neurol. Psychiatry (Chic.) **68**, 339–361 (1952)

Broman, T., Forssman, B., Olsson, O.: Further experimental investigations of injuries of contrast media in cerebral angiography. Acta Radiol. (Stockh.) **33**, 135–143 (1950)

Broy, H.: Die Querschnittslähmung, eine fatale angiographische Komplikation, Kasuistik und Übersicht. Fortschr. Röntgenstr. **114**, 353–366 (1971)

Brust, A., Howard, J.M., Bryant, M.R.: Coarctation of the abdominal aorta with stenosis of the renal arteries and hypertension. Am. J. Med. **27**, 793–802 (1959)

Bruyn, G.W., Bosma, N.J.: Spinal extradural haematoma. In: Handbook of Clinical Neurology, Vinken, P., Bruyn, G.W. (Hrsg.), Bd. 26, S. 1–30. Amsterdam, Oxford: North-Holland 1975

Budzilovich, G.N., Most, H., Feigin, L.: Pathogenesis and latency of spinal cord schistosomiasis. Arch. Pathol. **77**, 383–388 (1964)

Bunge, R.P., Settlage, P.H.: Neurological lesions in cats following cerebrospinal fluid manipulation. J. Neuropathol. Exp. Neurol. 16, 471–491 (1957)

Bunge, R.P., Bartlett, M., Ris, H.: Electron microscopic study of demyelination in an experimentally induced lesion in adult cat spinal cord. J. Biophys. Biochem. Cytol. 7, 685–696 (1960)

Burns, R.J., Jones, A.N., Robertson, J.S.: Pathology of radiation myelopathy. J. Neurol. Neurosurg. Psychiatry 35, 888–898 (1972)

Camp, W.A., Frierson, J.G.: Sarcoidosis of the central nervous system. Arch. Neurol. 7, 432–441 (1962)

Camus, J., Roussy, G.: Mémoires originaux. I. Cavités médullaires et méningites cervicales. Rev. Neurol. (Paris) 27, 213–225 (1914)

Castaigne, P., Laplane, D., Escourolle, R., Augustin, P.: Un cas de ramollissement médullaire par embolie. Rev. Neurol. (Paris) 118, 290–293 (1968)

Cervós-Navarro, J.: Elektronenmikroskopische Befunde an den Kapillaren der Hirnrinde. Arch. Psychiatr. Nervenkr. 204, 484–504 (1963)

Cervós-Navarro, J.: Brain edema due to ionizing radiation. In: Brain edema. Klatzo, J., Seitelberger, F. (Hrsg.), S. 632–638. Wien, New York: Springer 1967

Cervós-Navarro, J., Ferszt, R.: Connective tissue in pericapillary spaces of the human spinal cord. Acta Neuropathol. (Berl.) 24, 178–183 (1973)

Cervós-Navarro, J., Matakas, F.: Electron microscopic evidence for innervation of intracerebral arterioles in the cat. Neurology (Minneap.), 24, 282–286 (1974)

Chen, H.: Kernicterus in the Chinese newborn. J. Neuropathol. Exp. Neurol. 23, 527–549 (1964)

Christian, P., Noder, W.: Akute Rückenmarkssyndrome bei Isthmusstenose der Aorta als Folge eines pathologischen Kollateralkreislaufs über die A. spinalis ant. Z. Kreislaufforsch. 125–131 (1954)

Chung, M.-F.: Thrombosis of the spinal vessels in sudden syphilitic paraplegia. Arch. Neurol. Psychiatry (Chic.) 16, 761–771 (1926)

Clemens, H.J.: Die Venensysteme der menschlichen Wirbelsäule. Berlin: de Gruyter 1961

Clemens, H.J.: Beitrag des Morphologen zum Problem der spinalen Mangeldurchblutung. Verh. Dtsch. Ges. Inn. Med. 72, 1059–1080 (1967)

Collewijn, H., Van Harreveld, A.: Intracellular recording from spinal motoneurones in cats with post-asphyxial rigidity. J. Physiol. (Lond.) 185, 30–41 (1966)

Collmann, H., Rimpau, W.: Raumforderndes spinales subarachnoidales Hämatom nach Lumbalpunktion. Nervenarzt 49, 605–608 (1978)

Collmann, H., Wüllenweber, R., Sprung, C., Duisberg, R.: Spinal cord blood flow after experimental trauma in the dog. II. Early changes of spinal cord blood flow in the surrounding area of a traumatic lesion. Adv. Neurol. 20, 443–450 (1978)

Colmant, H.J., Wever, H.: Pränatale Kohlenoxydvergiftung mit „Organtod" des Zentralnervensystems. Arch. Psychiatr. Nervenkr. 204, 271–287 (1963)

Cornell, S.H.: Spasticity of the lower extremities following abdominal aortography. Radiology 93, 377–383 (1969)

Cossa, P., Martin, E., Darcourt, G., Cazac, M.: Le syndrome de l'artère du renflement lombaire de la moelle. Presse Med. 70, 2400–2402 (1962)

Craigie, E.H.: On the relative vascularity of various parts of the central nervous system of the albino rat. J. Comp. Neurol. 31, 429–464 (1920)

Craigie, E.H.: The vascularity of parts of the spinal cord, brain stem and cerebellum of the wild Norway rat (Rattus norvegicus) in comparison with that in the domesticated Albino. J. Comp. Neurol. 53, 309–318 (1931)

Crock, H.V., Yoshizawa, H.: The blood supply of the vertebral column and spinal cord in man. New York, Wien: Springer 1977

Decker, R.E., Stein, H.L., Epstein, J.A.: Complete embolization of artery of Adamkiewicz to obliterate an intramedullary arteriovenous aneurysm. J. Neurosurg. 43, 486–489 (1975)

Deeb, Z., Rosenbaum, A., Bensy, J., Scarff, T.: Calcified intramedullary aneurysm in spinal angioma. Neuroradiology 14, 1–3 (1977)

Déjérine, J.: Sur la claudication intermittente de la moelle épinière. Rev. Neurol. (Paris) 14, 341–350 (1906)

Di Chiro, G.: Angiography of obstructive vascular disease of the spinal cord. Radiology **100**, 607–614 (1971)

Di Chiro, G.: Recent successes and failures in radiographic and radioisotopic angiography of the spinal cord. Br. J. Radiol. **45**, 553–560 (1972)

Di Chiro, G., Fried, L.C.: Blood flow currents in spinal cord arteries. Neurology (Minneap.) **21**, 1088–1096 (1971)

Di Chiro, G., Harrington, T., Fried, L.C.: Microangiography of human fetal spinal cord. Am. J. Roentgenol. **118**, 193–199 (1973)

Di Chiro, G., Wener, L.: Angiography of the spinal cord. A review of contemporary techniques and applications. J. Neurosurg. **39**, 1–29 (1973)

Djindjian, M., Djindjian, R., Rey, A., Hurth, M., Houdart, R.: Intradural extramedullary spinal arterio-venous malformations fed by the anterior spinal artery. Surg. Neurol. **8**, 85–93 (1977)

Djindjian, R.: Arteriography of the spinal cord. Am. J. Roentgenol. **107**, 461–477 (1969)

Djindjian, R., Houdart, R., Laborit, G., Julian, H., Mamo, H.: Angiography of the spinal cord. Paris: Masson, Baltimore: University Press 1970

Djindjian, R., Hurth, N., Julian, H., Houdart, R.: Artériographie de l'ischémie médullaire par lésions athéromateuses ou discales. II. Artériographie pathologique. Presse Méd. **77**, 471–474 (1969a)

Djindjian, R., Mamo, H., Saimot, G., Houdart, R.: Contractures tétaniformes paroxystiques au cours de l'artériographie sélective de l'artère d'Adamkiewicz. Presse Méd. **77**, 1311–1314 (1969b)

Dohrmann, G.J.: Cervical spinal cord in experimental hydrocephalus. J. Neurosurg. **37**, 538–542 (1972)

Dohrmann, G.J., Wagner, F.C., Jr., Bucy, P.C.: The microvasculature in transitory traumatic paraplegia. An electron microscopic study in the monkey. J. Neurosurg. **35**, 263–271 (1971)

Dohrmann, G.J., Wick, K.M., Bucy, P.C.: Spinal cord blood flow patterns in experimental traumatic paraplegia. J. Neurosurg. **38**, 52–58 (1973)

Dolman, C.L.: The morbid anatomy of diabetic neuropathy. Neurology **13**, 135–142 (1963)

Dommisse, G.F.: The arteries and veins of the human spinal cord from birth. Edinburgh, London, New York: Churchill Livingstone 1975

Doppman, J.L.: Arteriography of the spinal cord. Semin. Roentgenol. **7**, 231–239 (1972)

Doppman, J.L.: The mechanism of ischemia in anteroposterior compression of the spinal cord. Invest. Radiol. **10**, 543–551 (1975)

Doppman, J.L., Di Chiro, G., Glancy, D.L.: Collateral circulation through dilated spinal cord arteries in aortic coarctation and extraspinal arteriovenous shunts. An arteriographic study. Clin. Radiol. **20**, 192–197 (1969)

Doppman, J.L., Girton, M.: Angiographic study of the effect of laminectomy in the presence of acute anterior epidural masses. J. Neurosurg. **45**, 195–202 (1976)

Doppman, J.L., Girton, M.: Absence of vasospastic response of the anterior spinal artery to subarachnoid blood. J. Neurosurg. **47**, 64–67 (1977)

Doppman, J.L., Ramsey, R.: Selective arteriography of the lumbar spinal cord in dogs. Neuroradiology **3**, 64–67 (1971)

Drommer, W.: Permeabilitätsstörungen im zentralen Nervensystem des Schweines. Zur Feinstruktur der cerebrospinalen Angiopathie. Acta Neuropathol. (Berl.) **20**, 299–315 (1972a)

Drommer, W.: Feinstrukturelle Alterationen an den Capillaren und Venulen im zentralen Nervensystem des Schweines nach experimentellem Colitoxinschock. Acta Neuropathol. (Berl.) **22**, 13–28 (1972b)

Drommer, W.: Feinstruktur der normalen Arteriolen und ihre Alterationen nach experimentellem Colitoxinschock im zentralen Nervensystem des Schweines. Acta Neuropathol. (Berl.) **22**, 29–41 (1972c)

Drommer, W., Schulz, L.-C.: Feinstruktur der normalen Kapillaren und Venulen im Rükkenmark des Schweines. Anat. Anz. **128**, 232–247 (1971)

Ducker, T.: Experimental injury of the spinal cord. In: Injuries of the spine and spinal cord. In: Handbook of clin. neurology, Bd. 25, S. 9–26. Amsterdam, Oxford, New York: North-Holland 1976

Ducker, T., Kindt, G., Kempe, G.: Pathological findings in acute experimental spinal cord trauma. J. Neurosurg. **25**, 700–707 (1971)

Ducker, T.B., Perot, P.L., Jr.: Spinal cord oxygen and blood flow in trauma. Surg. Forum **22**, 413–415 (1971)

Dutton, J.E., Alexander, G.L.: Intramedullary spinal abscess. J. Neurol. Neurosurg. Psychiatry **17**, 303–307 (1954)

Edelson, R.N., Chernik, N.L., Posner, J.B.: Spinal subdural hematomas complicating lumbar puncture. Arch. Neurol. **31**, 134–137 (1974)

Ederli, A., Sassaroli, S., Spaccarelli, G.: Vertebral angiography as a cause of necrosis of the cervical cord. Br. J. Radiol. **35**, 261–264 (1962)

Ehrlich, P., Brieger: Über die Ausschaltung des Lendenmarkgrau. Z. Klin. Med. [Suppl.] **7**, 155–164 (1884)

Eliot, R.S., Kanjuh, V.L., Edwards, J.E.: Atheromatous embolism. Circulation **30**, 611–618 (1964)

Fairholm, D.J., Turnbull, I.M.: Microangiographic study of experimental spinal cord injuries. J. Neurosurg. **35**, 277–286 (1971)

Fazio, C., Fieschi, C., Agnoli, A.: Insuffisance vasculaire dans la moelle épinière. Presentation d'un cas anatomo-clinique et considérations sur la pathogénèse des ramollissements médullaires. Rev. Neurol. (Paris) **113**, 133–146 (1965)

Feigelson, H.H., Ravin, H.A.: Transverse myelitis following selective bronchial arteriography. Radiology **85**, 663–665 (1965)

Feigin, I., Popoff, N., Adachi, A.: Fibrocartilagenous venous emboli to the spinal cord with necrotic myelopathy. J. Neuropathol. Exp. Neurol. **24**, 63–74 (1965)

Ferguson, L.R.J., Bergan, J.J., Conn, J., Jr., Yao, J.S.T.: Spinal ischemia following abdominal aortic surgery. Ann. Surg. **181**, 267–269 (1975)

Fieschi, C., Gottlieb, A., Carolis, V. de: Ischaemic lacunae in the spinal cord of arteriosclerotic subjects. J. Neurol. Neurosurg. Psychiatry **33**, 138–146 (1970)

Finlayson, M.H., Mersereau, W.A., Moore, S.: Spinal cord emboli in dogs and monkeys and their relevance to aortic atheroma in man. J. Neuropathol. Exp. Neurol. **31**, 535–547 (1972)

Flament-Durand, J., Brihaye, J., Perier, O.J.: Les ramollisements symptomatiques de la moelle épinière. Acta Neurol. Psychiatr. Belg. **61**, 265–280 (1961)

Flament-Durand, J., Malaisse-Lagae, F., Flamand, J.P., Kocheleff, P.: Etude anatomoclinique d'un cas de parablégie survenue après une aortographie abdominale. Acta Neurol. Belg. **70**, 523–531 (1970)

Flohr, H., Brock, M., Pöll, W.: Spinal cord blood flow. Progr. Brain Res. **35**, 245–262 (1972)

Foix, C., Alajouanine, T.: La myélite nécrotique subaigue. Myélite centrale angio-hypertrophique à évolution progressive. Paraplégie amyotrophique lentement ascendante, d'abord spasmodique, puis flasque, s'accompagnant de dissociation albumino-cytologique. Rev. Neurol. (Paris) **33**, 1–42 (1926)

Fried, L.C., Aparicio, O.: Experimental ischemia of the spinal cord. Histologic studies after anterior spinal artery occlusion. Neurology (Minneap.) **23**, 289–293 (1973)

Fried, L.C., Di Chiro, G., Doppman, J.L.: Ligation of major thoracolumbar spinal cord arteries in monkeys. J. Neurosurg. **31**, 608–615 (1969)

Fried, L.C., Doppman, J.L., Di Chiro, G.: Direction of blood flow in the primate cervical spinal cord. J. Neurosurg. **33**, 325–329 (1970)

Fried, L.C., Goodkin, R.: Microangiographic observations of the experimentally traumatized spinal cord. J. Neurosurg. **35**, 709–714 (1971)

Friede, R., Roessmann, U.: Destruction of peripheral white matter of the spinal cord, brain stem and optic tracts. J. Neurol. Neurosurg. Psychiatry **32**, 38–42 (1969)

Gänshirt, H.: Strahlenmyelopathie. Nervenarzt **46**, 562–568 (1975)

Gagel, O., Mészaros, A.: Zur Frage der Myelopathia necroticans. Arch. Psychiatr. Nervenkr. **179**, 423–429 (1948)

Gagel, O., Reiner, E.: Zur Myelitis necroticans und Pathogenese des Ulcus ventriculi. Z. Ges. Neurol. Psychiatr. **175**, 333–357 (1943)

Garcin, R.: Pathologie vasculaire de la moelle. Rev. Neurol. (Paris) **106**, 531–534 (1962)

Garcin, R., Godlewski, S., Lapresle, J., Fardeau, M.: Syndromes vasculaires de la partie inférieure de la moelle chez des sujets porteurs de lésions discarthrosiques du rachis dorso-lombaire. Rev. Neurol. (Paris) **100**, 212–229 (1959)

Garcin, R., Gruner, J.: Nécrose cavitaire des cornes antérieures de la moelle au cours d'un syndrome réalisant une forme pseudo-polynevritique de sclérose latérale amyotrophique. Presse Méd. **61**, 1723–1724 (1953)

Garland, H., Greenberg, J., Harriman, D.G.F.: Infarction of the spinal cord. Brain **89**, 645–671 (1966)

Gaupp, J.: Casuistische Beiträge zur pathologischen Anatomie des Rückenmarks und seiner Häute. Beitr. Pathol. Anat. **2**, 510–524 (1888)

Gelfan, S., Field, T.H., Pappas, G.D.: The receptive surface and axonal terminals in severely denervated neurons within the lumbosacral cord of the dog. Exp. Neurol. **43**, 162–191 (1974)

Gelfan, S., Kao, G., Ling, H.: The dendritic tree of spinal neurons in dogs with experimental hind-limb rigidity. J. Comp. Neurol. **146**, 143–174 (1972)

Gelfan, S., Tarlov, J.M.: Interneurones and rigidity of spinal origin. J. Physiol. (Lond.) **146**, 594–617 (1959)

Ghaly, A.F., El-Banhawy, A.: Schistosomiasis of the spinal cord. J. Pathol. **111**, 57–60 (1973)

Gilles, F.H., Nagh, D.: Vulnerability of human spinal cord in transient cardiac arrest. Neurology (Minneap.) **21**, 833–839 (1971)

Gillilan, L.A.: The arterial blood supply of the human spinal cord. J. Comp. Neurol. **110**, 75–103 (1958)

Gillilan, L.A.: Veins of the spinal cord. Neurology (Minneap.) **20**, 860–868 (1970)

Gilmore, S.A.: The effects of X-irradiation on the spinal cords of neonatal rats. I. Neurological observations. J. Neuropathol. Exp. Neurol. **22**, 285–293 (1963a)

Gilmore, S.A.: The effects of X-irradiation on the spinal cords of neonatal rats. II. Histological observations. J. Neuropathol. Exp. Neurol. **22**, 294–301 (1963b)

Gilmore, S.A.: Delayed myelination of neonatal rat spinal cord induced by X-irradiation. Neurology (Minneap.) **16**, 749–753 (1966)

Godwin-Austen, R.B., Howell, D.A., Worthington, B.: Observations on radiation myelopathy. Brain **98**, 557–568 (1975)

Gooding, M.R., Wilson, C.B., Hoff, J.T.: Experimental cervical myelopathy. Effects of ischemia and compression of the canine cervical spinal cord. J. Neurosurg. **43**, 9–17 (1975)

Goodman, J.H., Bingham, W.G., Jr., Hunt, W.E.: Ultrastructural blood-brain barrier alterations and edema formation in acute spinal cord trauma. J. Neurosurg. **44**, 418–423 (1976)

Greenfield, J.G., Rickards, A.G., Manning, G.B.: The pathology of paraplegia occurring as a delayed sequela of spinal anaesthesia, with special reference to the vascular changes. J. Pathol. **69**, 95–107 (1955)

Greenfield, J.G., Turner, J.W.A.: Acute and subacute necrotic myelitis. Brain **62**, 227–252 (1939)

Griffiths, I.R.: Spinal cord blood flow in dogs: 1. The "normal" flow. J. Neurol. Neurosurg. Psychiatry **36**, 34–41 (1973a)

Griffiths, I.R.: Spinal cord blood flow in dogs: 2. The effect of the blood gases. J. Neurol. Neurosurg. Psychiatry **36**, 42–49 (1973b)

Griffiths, I.R.: Spinal cord blood flow in dogs: The effect of pressure. J. Neurol. Neurosurg. Psychiatry **36**, 914–920 (1973c)

Griffiths, I.R.: Spinal cord blood flow after acute experimental cord injury in dogs. J. Neurol. Sci. **27**, 247–259 (1976)

Griffiths, I.R., Barker, J., Palmer, A.C.: Cholesterol masses in association with spinal cord infarction due to intervertebral disc emboli. Acta Neuropathol. (Berl.) **33**, 85–88 (1975a)

Griffiths, I.R., Burns, N., Crawford, A.R.: Early vascular changes in the spinal gray matter following impact injury. Acta Neuropathol. (Berl.) **41**, 33–39 (1978)

Griffiths, I.R., Rowan, J.O., Crawford, R.A.: Spinal cord blood flow measured by a hydrogen clearance technique. J. Neurol. Sci. **26**, 529–544 (1975)

Gruner, J., Lapresle, J.: Etude anatomo-pathologique des medullopathies d'origine vasculaire. Rev. Neurol. (Paris) **107**, 592–631 (1962)

Gümbel, U., Pia, H.W., Vogelsang, H.: Lumbosacrale Gefäßanomalien als Ursache von Ischialgien. Acta Neurochir. (Wien) **20**, 131–151 (1969)

Haddenbrock, S.: Über schubweise verlaufende „chronische Poliomyelitis". Z. Neurol. Psychiatr. Nervenkr. **178**, 80–135 (1944)

Häggqvist, G.: Die tonische Innervation der Skeletmuskeln. Z. Mikrosk. Anat. Forsch. **44**, 169–186 (1938)

Haertel, M., Zaunbauer, W., Fuchs, W.A.: Neurologische Komplikationen der abdominellen Angiographie. Fortschr. Röntgenstr. **123**, 52–55 (1975)

Hager, H.: Allgemeine morphologische Pathologie des Nervengewebes. Handbuch der Allgemeinen Pathologie, Bd. 3/3, S. 1–385. Berlin, Heidelberg, New York: Springer 1968

Hall, P.V., Muller, J., Campbell, R.L.: Experimental hydrosyringomyelia, ischemic myelopathy, and syringomyelia. J. Neurosurg. **43**, 464–470 (1975)

Hallen, O., Brusis, T., Pfisterer, H.: Die Myatrophia spinalis postpoliomyelitica chronica. Dtsch. Z. Nervenheilkd. **195**, 333–343 (1969)

Hallenbeck, J.M.: Cinephotomicrography of dog spinal vessels during cord-damaging decompression sickness. Neurology (Minneap.) **26**, 190–199 (1976)

Hallenbeck, J.M., Bove, A.A., Elliott, D.H.: Mechanisms underlying spinal cord damage in decompression sickness. Neurology (Minneap.) **25**, 308–316 (1975)

Harrington, D., Amplatz, K.: Cholesterol embolization and spinal infarction following aortic catheterization. Am. J. Roentgenol. **115**, 171–174 (1972)

Hassler, O.: Blood supply to human spinal cord. Arch. Neurol. **15**, 302–307 (1966)

Haymaker, W.: Decompression sickness. Handbuch der speziellen pathologischen Anatomie und Histologie. Scholz, W. (Hrsg.), Bd. 13/IB, S. 1600–1672. Berlin, Göttingen, Heidelberg: Springer 1957

Haymaker, W., Margoles, G., Pentschew, A., Jacob, H., Lindenberg, R., Arroyo, L.S., Stochdorph, O.: Pathology of Kernicterus and posticteric encephalopathy. In: Kernicterus and its importance in cerebral palsy, S. 21–228. Springfield, Ill.: Thomas 1961

Heiligenthal: Rückenmarksveränderung bei Embolie der Aorta abdominalis und Verschluß einer Centralarterie des Rückenmarks. Berl. Klin. Wochenschr. **36**, 164–168 (1899)

Henneaux, J.: Étude clinique et anatomo-pathologique de deux cas de thrombose de l'artère spinale antérieure. Rev. Neurol. (Paris) **102**, 44–60 (1960)

Henneberg: Reine, vaskuläre, spinale Lues. Berl. Klin. Wochenschr. **57**, 1026 (1920)

Henneberg, Koch, M.: Hämatomyelie bei Syringomyelie und zur Pathogenese der Syringomyelie. Zentralbl. Gesamte Neurol. Psychiatr. **30**, 126–127 (1922)

Henson, A., Parsons, M.: Ischemic lesions of the spinal cord. Q. J. Med. **36**, 205–222 (1967)

Herdt, J., Di Chiro, G., Doppman, J.L.: Combined arterial and arteriovenous aneurysms of the spinal cord. Radiology **99**, 589–593 (1971)

Herrick, M.K., Agamanolis, D.P.: Displacement of cerebellar tissue into spinal canal. Arch. Pathol. **99**, 565–571 (1975)

Herrick, M.K., Mills, P.E., Jr.: Infarction of spinal cord. Two cases of selective gray matter involvement secondary to asymptomatic aortic disease. Arch. Neurol. **24**, 228–241 (1971)

Herskowitz, A.: Spinal cord involvement with schistosoma mansoni. J. Neurosurg. **36**, 494–498 (1972)

Hetzel, H.: Der thrombotische Verschluß der Arteria radicularis ventralis, der Arteria spinalis anterior und der Arteria spinalis posterior. Dtsch. Z. Nervenheilkd. **180**, 301–316 (1960)

Heubner, O.J.L.: Die luetische Erkrankung der Hirnarterien nebst allgemeinen Erörterungen zur normalen und pathologischen Histologie der Arterien. Leipzig: Vogel 1874

Hill, C.S., Jr., Vasquez, J.M.: Massive infarction of spinal cord and vertebral bodies as a complication of dissecting aneurysm of the aorta. Circulation **25**, 997–1000 (1962)

Hinrichs, U.: Myelodegeneratio non specifica bei Luikern. Dtsch. Z. Nervenheilkd. **106**, 1–12 (1928)

Hoche, A.: Experimentelle Beiträge zur Pathologie des Rückenmarkes. I. Die Veränderungen im Rückenmark nach aseptischer Embolie. Arch. Psychiat. Nervenkr. **32**, 210–249 (1899)

Hogan, E.L., Romanul, F.C.A.: Spinal cord infarction occurring during insertion of aortic graft. Neurology (Minneap.) **16**, 67–74 (1966)

Hol, R., Skjerven, O.: Spinal cord damage in abdominal aortography. Acta Radiol. (Stockh.) **42**, 276–284 (1954)

Hossmann, K.-A., Sato, K.: The effect of ischemia on sensorimotor cortex of cat. Z. Neurol. **198**, 33–45 (1970)

Hubert, J.-P., Ectors, M., Ketelbant-Balasse, P., Flament-Durand, J.: Fibrocartilaginous venous and arterial emboli from the nucleus pulposus in the anterior spinal system. Eur. Neurol. **11**, 164–171 (1974)

Hughes, J.T.: Thrombosis of the posterior spinal arteries. A complication of an intrathecal injection of phenol. Neurology (Minneap.) **20**, 559–664 (1970)

Hughes, J.T.: Venous infarction of the spinal cord. Neurology (Minneap.) **21**, 794–800 (1971)

Hughes, J.T.: Pathology of the spinal cord. London: Lloyd-Luke 1978

Hughes, J.T., Brownell, B.: Cervical spondylosis complicated by anterior spinal artery thrombosis. Neurology (Minneap.) **14**, 1073–1077 (1964)

Hughes, J.T., Brownell, B.: Paraplegia following retrograde abdominal aortography. An example of toxic myelitis. Arch. Neurol. **12**, 650–657 (1965)

Hughes, J.T., Brownell, B.: Spinal cord ischemia due to arteriosclerosis. Arch. Neurol. **15**, 189–202 (1966)

Hughes, J.T., Macintyre, A.G.: Spinal cord infarction occurring during thoraco-lumbar sympathectomy. J. Neurol. Neurosurg. Psychiatry **26**, 418–421 (1963)

Hukuda, S., Wilson, C.B.: Experimental cervical myelopathy: Effects of compression and ischemia on the canine cervical cord. J. Neurosurg. **37**, 631–652 (1972)

Hurst, E.W.: Adhesive arachnoiditis and vascular blockage caused by detergents and other chemical irritants: An experimental study. J. Pathol. **70**, 167–178 (1955)

Innes, J.R.M., Plowright, W.: Focal symmetrical poliomalacia of sheep in Kenya. J. Neuropathol. Exp. Neurol. **14**, 185–197 (1955)

Innes, J.R.M., Saunders, L.Z.: Comparative neuropathology. New York, London: Academic Press 1962

Jacob, H.: Über die Hirnschäden bei Icterus neonatorum gravis (Kernikterus). Arch. Psychiatr. Nervenkr. **180**, 1–22 (1948)

Jacob, H.: Poliomyelitisstudien. I. Die postpoliomyelitischen Angiopathien als mögliche Grundlage „postpoliomyelitischer Zustandsbilder" und Nachkrankheiten. Dtsch. Z. Nervenheilkd. **169**, 340–357 (1953)

Jane, J.A., Warren, K.S., Van den Noort, S.: Experimental cerebral schistosomiasis japonica in primates. J. Neurol. Neuosurg. Psychiatry **33**, 426–430 (1970)

Jellinger, K.: Zur Frage der progressiven vaskulären Myelopathien. Wien. Klin. Wochenschr. **74**, 721–727 (1962)

Jellinger, K.: Zur Rückenmarksbeteiligung bei Panarteriitis nodosa. Beitr. pathol. Anat. **129**, 1–30 (1963)

Jellinger, K.: Zur Morphologie und Pathogenese arterieller Durchblutungsstörungen des Rückenmarks. Wiener Klin. Wochenschr. **76**, 109–114 (1964)

Jellinger, K.: Zur Orthologie und Pathologie der Rückenmarksdurchblutung. Wien, New York: Springer 1966a

Jellinger, K.: Experimentelle Untersuchungen zur Frage der arteriellen Versorgungsgebiete des Rückenmarks. Acta Neuropathol. (Berl.) **6**, 200–207 (1966b)

Jellinger, K.: Morphologische und pathogenetische Probleme der spinalen Mangeldurchblutung. Verh. Dtsch. Ges. Inn. Med. **72**, 1080–1091 (1967a)

Jellinger, K.: Spinal cord arteriosclerosis and progressive vascular myelopathy. J. Neurol. Neurosurg. Psychiatry **30**, 195–206 (1967b)

Jellinger, K.: Traumatic vascular disease of the spinal cord. Handbook Clinical Neurology. Vinken, P., Bruyn, G.W. (Hrsg.), Bd. 12, S. 556–630. Amsterdam, Oxford, New York: North Holland 1972

Jellinger, K.: Giant cell granulomatous angiitis of the central nervous system. J. Neurol. **215**, 175–190 (1977)

Jellinger, K., Minauf, M., Garzuly, F., Neumayer, E.: Angiodysgenetische nekrotisierende Myelopathie (Bericht über 7 Fälle). Arch. Psychiatr. Nervenkr. **211**, 377–404 (1968)

Jellinger, K., Neumayer, E.: Myelopathies progressives d'origine vasculaire. Rev. Neurol. (Paris) **106**, 666–669 (1962)

Jellinger, K., Neumayer, E.: Claudication of the spinal cord and cauda equina. Handbook of Clinical Neurology. Vinken, P., Bruyn, G.W. (Hrsg.), Bd. 12, S. 507–547. Amsterdam, Oxford, New York: North Holland 1972

Jellinger, K., Sturm, K.W.: Delayed radiation myelopathy in man. Report of twelve necropsy cases. J. Neurol. Sci. **14**, 389–408 (1971)

Jennings, G.H., Newton, M.A.: Persistent paraplegia after repeated cardiac arrest. Br. Med. J. **1969 III**, 572–573

Jurkovic, I., Eiben, E.: Fatal myelomalacia caused by massive fibrocartilaginous venous emboli from nucleus pulposus. Acta Neuropathol. (Berl.) **15**, 284–287 (1970)

Kadyi, H.: Über die Blutgefäße des menschlichen Rückenmarkes. Lemberg: Gubrynowicz und Schmidt 1889

Kalm, H.: Über Entstehung und Lokalisation der Querschnittslähmung. Dtsch. Z. Nervenheilkd. **170**, 261–273 (1953)

Kao, C.C., Chang, L.W., Bloodworth, J.M.B.: Electron microscopic observations of the mechanisms of terminal club formation in transsected spinal cord axons. J. Neuropathol. Exp. Neurol. **36**, 140–156 (1977)

Karasawa, J., Kikuchi, H., Furuse, S., Sakaki, T., Makita, Y.: Enlarged anterior spinal artery as collateral circulation. J. Neurosurg. **41**, 356–359 (1974)

Kawakami, Y., Mair, W.G.P.: Haematomyelia due to secondary renal carcinoma. Acta Neuropathol. (Berl.) **26**, 85–92 (1973)

Keener, E.B.: Abscess formation in the spinal cord. Brain **78**, 394–400 (1955)

Kelly, D.L., Jr., Lassiter, K.R.L., Calogero, J.A., Alexander, E., Jr.: Effects of local hypothermia and tissue oxygen studies in experimental paraplegia. J. Neurosurg. **33**, 554–563 (1970)

Kelly, D.L., Jr., Lassiter, K.R.L., Vongsvivut, A., Smith, J.M.: Effects of hyperbaric oxygenation and tissue oxygen studies in experimental paraplegia. J. Neurosurg. **36**, 425–429 (1972)

Kendall, B.E., Andrew, J.: Neurogenic intermittent claudication associated with aortic steal from the anterior spinal artery complicating coarctation of the aorta. J. Neurosurg. **37**, 89–94 (1972)

Kepes, J.J.: Selective necrosis of spinal cord gray matter. A complication of dissecting aneurysm of the aorta. Acta Neuropathol. (Berl.) **4**, 293–298 (1965)

Kepes, J.J., Reynard, J.D.: Infarction of spinal cord and medulla oblongata caused by fibrocartilagenous emboli. Virchows Arch. [Zellpathol.] **361**, 185–193 (1973)

Keschner, M., Davison, C.: Myelitic and myelopathic lesions. III. Arteriosclerotic and arteritic myelopathy. Arch. Neurol. Psychiatry (Chic.) **29**, 702–725 (1933)

Kessler, J.T.: Congenital narrowing of the cervical spinal canal. J. Neurol. Neurosurg. Psychiatry **38**, 1218–1224 (1975)

Killen, D.A.: Paraplegia in the dog following mobilization of the abdominal and lower thoracic aorta from the posterior parietes. Surgery **57**, 542–548 (1965)

Killen, D.A., Adkins, R.: Studies of spinal arterial bed pressure following extensive mobilisation of the aorta from the posterior parietes. J. Thorac. Cardiovasc. Surg. **49**, 231–240 (1965)

Killen, D.A., Foster, J.H.: Spinal cord injury as a complication of aortography. Ann. Surg. **152**, 211–230 (1960)

Killen, D.A., Foster, J.H.: Spinal cord injury as a complication of contrast angiography. Surgery **59**, 969–981 (1966)

Killen, D.A., Lance, E.M.: Significance of repeat injection of contrast medium in the genesis of kidney and spinal cord damage resulting from abdominal aortography. Ann. Surg. **152**, 231–239 (1960)

Killen, D.A., Lance, E.M.: Investigation of means to prevent spinal cord and renal damage incident to Urokon aortography. Surgery **51**, 338–346 (1962)

Kinal, M.E., Sejanovich, C.: Spinal cord compression by an intramedullary aneurysm. Case report and review of the literature. J. Neurosurg. **14**, 561–565 (1957)

King, O., Glas, W.: Spinal subarachnoid hemorrhage following lumbar puncture. Arch. Surg. **80**, 574–577 (1960)

Kirkpatrick, D., Goodman, S.J.: Combined subarachnoid and subdural spinal hematoma following spinal puncture. Surg. Neurol. **3**, 109–111 (1975)

Klaue, R.: Beitrag zum Krankheitsbild der Myelopathia necroticans. Dtsch. Z. Nervenheilkd. **166**, 137–145 (1951)

Kobrine, A.I., Doyle, T.F., Martins, A.N.: Local spinal cord blood flow in experimental traumatic myelopathy. J. Neurosurg. **42**, 144–149 (1975)

Kobrine, A.P., Doyle, T.F., Newby, N.: Preserved autoregulation in the rhesus spinal cord after high cervical cord section. J. Neurosurg. **44**, 425–428 (1976b)

Kobrine, A.I., Doyle, T.F., Rizzoli, H.V.: Spinal cord blood flow as affected by changes in systemic arterial blood pressure. J. Neurosurg. **44**, 12–21 (1976a)

Kobrine, A.I., Evans, D.E., Rizzoli, H.V.: The effects of beta adrenergic blockade on spinal cord autoregulation in the monkey. J. Neurosurg. **47**, 57–63 (1977)

Koeppen, A.H., Barron, K.D., Cox, J.F.: Foix-Alajouanine-Syndrome. Acta Neuropathol. (Berl.) **29**, 187–197 (1974)

Kolodny, E.H., Rebeiz, J.J., Caviness, V.S., Jr., Richardson, E.P., Jr.: Granulomatous angiitis of the central nervous system. Arch. Neurol. **19**, 510–523 (1968)

Koos, W.T., Böck, F.: Spontaneous multiple intramedullary hemorrhages. Case report. J. Neurosurg. **32**, 581–584 (1970)

Kramer, W.: Multilocular myelomalacia following adhesive arachnoiditis. Neurology (Minneap.) **6**, 594–600 (1956)

Krayenbühl, H., Yasargil, M.G.: Die Varicosis spinalis und ihre Behandlung. Schweiz. Arch. Neurol. Psychiatr. **92**, 74–92 (1963)

Krogh, E.: Studies on the blood supply to certain regions in the lumbar part of the spinal cord. Acta Physiol. Scand. **10**, 271–281 (1945)

Krogh, E.: The effect of acute hypoxia on the motor cells of the spinal cord. Acta Physiol. Scand. **20**, 263–292 (1950)

Kulenkampff, C., Matheis, H.: Zur Problematik der spinalen Gefäßprozesse. Spinale Thrombophlebitis. Acta Neurochir. [Suppl.] Wien **7**, 379–385 (1961)

Kunft, H.-D., Schliack, H.: Epidurale Angiomblutung als Ursache einer Querschnittslähmung. Nervenarzt **43**, 543–545 (1972)

Kuttner, H.P.: Senile Myelopathien auf vaskulärer Basis. Arb. Neurol. Inst. Univ. Wien **30**, 247–270 (1928)

Labauge, R., Péguret, C., Torrès, F., Grimmaud, B.: Les réseaux cervicaux de suppléance au cours des obstructions athéromateuses de l'artère vertébrale. Rev. Neurol. (Paris) **121**, 467–481 (1969)

Laguna, J., Cravioto, H.: Spinal cord infarction secondary to occlusion of the anterior spinal artery. Arch. Neurol. **28**, 134–136 (1973)

Lam, C.R., Aram, H.H.: Resection of the descending thoracic aorta for aneurysm. Ann. Surg. **134**, 743–752 (1951)

Lampert, P.W.: A comparative electron microscopic study of reactive degenerating, regenerating and dystrophic axons. J. Neuropathol. Exp. Neurol. **26**, 345–368 (1967)

Lamy, H.: Lésions de la moelle épinière produites expérimentalement par embolies aseptiques. C. R. Soc. Biol. **48**, 832–834 (1896)

Lamy, H.: Lésions médullaires expérimentales produites par les embolies aseptiques. Arch. Physiol. Pathol. **9**, 184–199 (1897)

Landau, W.M., Freygang, W.H., Jr., Roland, L.P., Sokoloff, L., Kety, S.S.: The local circulation of the living brain; values in the unanesthetized and anesthetized cat. Trans. Am. Neurol. Assoc. **80**, 125–127 (1955)

Lange-Cosack, H., Köhn, K.: Ischämische Rückenmarkschädigung bei Aneurysma dissecans der Aorta. Münch. Med. Wochenschr. **104**, 410–413 (1962)

Lange-Cosack, H., Peisker, R.: Kasuistischer Beitrag zur Frage der angiodysgenetischen nekrotisierenden Myelopathie (Foix-Alajouaninesche Krankheit). Arch. Psychiatr. Nervenkr. **206**, 543–558 (1965)

Laterre, E.C.: Syndrome spinal antérieure par embolies multiples de tissue fibro-cartilagineux. Rev. Neurol. (Paris) **106**, 685–690 (1962)

Lazorthes, G.: Pathology, classification and clinical aspects of vascular diseases of the spinal cord. In: Handbook of Clinical Neurology. Vinken, P. Bruyn, G.W. (Hrsg.), S. 492–506. Amsterdam: North-Holland 1972

Lazorthes, G., Gouazé, A., Bastide, G., Soutoul, J.-H., Zadeh, O., Santini, J.: La vascularisation artérielle du renflement lombaire. Étude des variations et des suppléances. Rev. Neurol. (Paris) **114**, 109–122 (1966)

Lazorthes, G., Gouazé, A., Zadeh, J.O., Santini, J.J., Lazorthes, Y., Burdin, P.: Arterial vascularization of the spinal cord. Recent studies of the anastomotoc substitution pathways. J. Neurosurg. **35**, 253–262 (1971)

Lazorthes, G., Poulhes, J., Bastide, G., Chancholle, A.R., Zadeh, O.: La vascularisation de la moelle épinière. Rev. Neurol. (Paris) **106**, 535–556 (1962)

Lechtenberg, R., Vaida, G.A.: Schistosomiasis of the spinal cord. Neurology (Minneap.) **27**, 55–59 (1977)

Leech, P.J., Stokes, B.A.R., Apsimon, T., Harper, C.: Unruptured aneurysm of the anterior spinal artery presenting as paraparesis. J. Neurosurg. **45**, 331–333 (1976)

Lévy, A., Klingler, M.: Das spontane spinale epidurale Hämatom. Acta Neurochir. (Wien) **11**, 530–544 (1964)

Lie, H.P.: Veränderungen in dem Nervensystem beim plötzlichen Übergang vom hohen zum normalen Barometerdruck. Virchows Arch. Pathol. Anat. **178**, 142–156 (1904)

Lindemann, A.: Varicenbildung der Gefäße der Pia mater spinalis und des Rückenmarks als Ursache einer totalen Querschnittsläsion. Z. Gesamte Neurol. Psychiatr. **12**, 522–529 (1912)

Little, J.R., Sundt, T.M., Jr., Kerr, F.W.L.: Neuronal alterations in developing cortical infarction. J. Neurosurg. **40**, 186–198 (1974)

Locke, G.E., Yashon, D., Feldman, R.A., Hunt, W.E.: Ischemia in primate spinal cord injury. J. Neurosurg. **34**, 614–617 (1971)

Logue, V., Aminoff, M.J., Kendall, B.E.: Results of surgical treatment for patients with a spinal angioma. J. Neurol. Neurosurg. Psychiatry **37**, 1074–1081 (1974)

Lotmar, F.: Zur Wirkung des Dysenterietoxins auf das Zentralnervensystem. Z. Gesamte Neurol. Psychiatr. **8**, 345–351 (1912)

Lucey, J.F., Hibbard, E., Behrman, R.E., Esquivel de Gallardo, F.O., Windle, W.F.: Kernicterus in asphyxiated newborn rhesus monkeys. Exp. Neurol. **9**, 43–58 (1964)

Lurati, M., Mertens, H.G.: Die Bedeutung der anlagebedingten Enge des Cervicalkanals für die cervicale Myelopathie. Z. Neurol. **199**, 46–66 (1971)

Lyon, L.W.: Transfemoral vertebral angiography as a cause of an anterior spinal artery syndrome. Case report. J. Neurosurg. **35**, 328–330 (1971)

Maciel, Z., Coetho, B., Abath, G.: Myelite schistosomique due au S. mansoni. Rev. Neurol. (Paris) **91**, 241–259 (1954)

Macken, J., Marin, F.: Analyse d'une myelopathie après rachianésthésie avec une endartérite hypertrophique spéciale. Psychiatr. Neurol. **119**, 129–140 (1950)

Madow, L., Alpers, B.J.: Involvement of the spinal cord in occlusion of the coronary vessels. Arch. Neurol. Psychiatry (Chic.) **61**, 430–440 (1949)

Mair, W.G.P., Druckman, R.: The pathology of spinal cord lesions and their relation to the clinical features in protrusion of cervical intervertebral discs. Brain **76**, 70–91 (1953)

Mair, W.G.P., Folkerts, J.F.: Necrosis of the spinal cord due to thrombophlebitis (subacute necrotic myelitis). Brain **76**, 563–575 (1953)

Mannen, T.: Vascular lesions in the spinal cord in the aged. Geriatrics **21**, 151–160 (1966)

Marburg, O.: Die traumatischen Erkrankungen des Gehirns und Rückenmarks. In: Handbuch der Neurologie. Bumke, O., Foerster, O. (Hrsg.), Bd. 11, S. 1–177. Berlin: Springer 1936

Margolis, G., Griffin, A.T., Kenan, P.D., Tindall, G., Laughlin, E.H., Phillips, R.L.: Circulatory dynamics of the canine spinal cord. Temporal phases of blood flow measured by fluorescein and serioroentgenographic methods. J. Neurosurg. **14**, 506–514 (1957)

Margolis, G., Griffin, A.T., Kenan, P.D., Tindall, G.T., Riggins, R., Fort, L.: Contrast-medium injury to the spinal cord. The role of altered circulatory dynamics. J. Neurosurg. 16, 390–406 (1959)

Margolis, G., Mills, L.R., Naitove, A.: Augmentation of neurotoxic effects of experimental aortography by the vascular reflexes induced during simulated diving. J. Neurosurg. 37, 332–338 (1972)

Margolis, G., Tarazi, A.K., Grimson, K.S.: Contrast medium injury to the spinal cord produced by aortography. J. Neurosurg. 13, 261–277 (1956)

Margolis, G., Yerasimides, T.G.: Vasopressor potentiation of neurotoxicity in experimental aortography. Acta Radiol. (Stockh.) 5, 388–412 (1966)

Margulis, M.S.: Pathologische Anatomie und Klinik der akuten thrombotischen Erweichungen bei spinaler Lues. Dtsch. Z. Nervenheilkd. 113, 113–145 (1930)

Marinesko, M.G.: Lésions de la moelle épinière consécutives à la ligature de l'aorte abdominale. C. R. Soc. Biol. (Paris) 48, 230–233 (1896)

Martin, H., Noetzel, H.: Die Gehirnbeteiligung bei generalisierter Panarteriitis nodosa. Beitr. pathol. Anat. 121, 347–374 (1959)

Maurizi, C.P., Barker, A.E., Trucheart, R.E.: Atheromatous emboli. Arch. Pathol. 86, 528–534 (1968)

Mayher, W.E. III, Daniell, E.F., Jr., Allen, M.B., Jr.: Acute meningeal reaction following pantopaque myelography. J. Neurosurg. 34, 396–404 (1971)

McAlhany, H.J., Netsky, M.G.: Compression of the spinal cord by extramedullary neoplasms. J. Neuropathol. Exp. Neurol. 14, 276–287 (1955)

McCormack, J.G.: Paraplegia secondary to abdominal aortography. J.A.M.A. 161, 860–862 (1956)

McLaurin, R.L., Bailey, O.T., Schurr, P.H., Ingraham, F.D.: Myelomalacia and multiple cavitations of spinal cord secondary to adhesive arachnoiditis. Arch. Pathol. 57, 138–146 (1954)

McQuarrie, J.: Recovery from paraplegia caused by spontaneous spinal epidural hematoma. Neurology (Minneap.) 28, 224–228 (1978)

Mehrez, I.O., Nabseth, D.C., Hogan, E.L., Deterling, R.A., Jr.: Paraplegia following resection of abdominal aortic aneurysm. Ann. Surg. 156, 890–898 (1962)

Menezes, A.H., Graf, C.J., Perret, G.E.: Spinal cord abscess. A review. Surg. Neurol. 8, 461–467 (1977)

Merker, G.: Ultrastrukturveränderungen motorischer Vorderhornzellen des Kaninchens unter abgestufter Ischämie. Z. Zellforsch. 95, 568–593 (1969)

Miller, J.R., Myers, R.E.: Neuropathology of systemic circulatory arrest in adult monkeys. Neurology (Minneap.) 22, 888–904 (1972)

Miyamoto, K., Ueno, A., Wada, T., Kimoto, S.: A new and simple method of preventing spinal cord damage following temporary occlusion of the thoracic aorta by draining the cerebrospinal fluid. J. Cardiovasc. Surg. 1, 188–197 (1960)

Moersch, F.P., Sayre, G.: Neurologic manifestations associated with dissecting aneurysm of the aorta. J.A.M.A. 144, 1141–1148 (1950)

Mosberg, W.H., Voris, H.C., Duffy, J.: Paraplegia as a complication of sympathectomy for hypertension. Surgery 139, 330–334 (1954)

Münzer, E., Wiener, H.: Über die Ausschaltung des Lendenmarkgrau. Arch. Exp. Pathol. Pharmakol. 35, 113–128 (1895)

Mumenthaler, M., Probst, C.: Das Querschnittssyndrom mit schlaffer Paraplegie. Beitrag zu den vasculären Rückenmarksläsionen an Hand von 12 eigenen Beobachtungen. Z. Neurol. 201, 6–23 (1972)

Murphy, D.J.: Cerebrovascular permeability after meglumine iothalamate administration. Neurology (Minneap.) 23, 926–936 (1973)

Myers, R.E.: Two patterns of perinatal brain damage and their conditions of occurrence. Am. J. Obstet. Gynecol. 112, 246–276 (1972)

Myers, R.E.: Two classes of dysergic brain abnormality and their conditions of occurrence. Arch. Neurol. 29, 394–399 (1973)

Naiman, J.L., Donohue, L.W., Prichard, J.S.: Fatal nucleus pulposus embolism of spinal cord after trauma. Neurology (Minneap.) 11, 83–87 (1961)

Nemecek, S., Petr, R., Suba, P., Rozsival, V., Melka, O.: Longitudinal extension of oedema in experimental spinal cord injury. Acta Neurochir. (Wien) 37, 7–16 (1977)

Netsky, M.G.: Syringomyelia. Arch. Neurol. Psychiatry (Chic.) 70, 741–777 (1970)

Neumayer, E.: Veränderungen am Rückenmark im Senium bei einem der amyotrophischen Lateralsklerose ähnlichen klinischen Bild. Wien. Z. Nervenheilkd. 11, 196–206 (1955)

Neumayer, E.: Spinale Phlebitis. Dtsch. Z. Nervenheilkd. 189, 87–103 (1966)

Neumayer, E.: Die vaskuläre Myelopathie. Wien, New York: Springer 1967

Nissl, F.: Über experimentell erzeugte Veränderungen an den Vorderhornzellen des Kaninchenrückenmarks. Allg. Z. Psychiatr. 48, 675–882 (1892)

Nix, W., Capra, N.F., Erdmann, W., Halsey, J.H.: Comparison of vascular reactivity in spinal cord and brain. Stroke 7, 560–563 (1977)

Noetzel, H., Weber, M.: Querschnittslähmung als Folge einer Strahlenspätschädigung des Rückenmarks. Med. Welt 25, 189–192 (1974)

Nonne, M.: Weitere Erfahrungen zum Kapitel der Diagnose von komprimierenden Rückenmarkstumoren. Dtsch. Z. Nervenheilkd. 47/48, 436–503 (1913)

Nurick, S., Blackwood, W., Mair, W.G.P.: Giant cell granulomatous angiitis of the central nervous system. Brain 95, 133–142 (1972)

Nyberg-Hansen, R.: Functional organization of descending supraspinal fibre systems to the spinal cord. Anatomical observations and physiological correlations. Ergeb. Anat. Entwicklungsgesch. 39, 1–48 (1966)

Odom, G.L., Woodhall, B., Margolis, G.: Spontaneous hematomyelia and angiomas of the spinal cord. J. Neurosurg. 14, 192–202 (1957)

Ogata, J., Feigin, J.: Arteriovenous communications in the human brain. J. Neuropathol. Exp. Neurol. 31, 519–525 (1972)

Oliver, A.D., Wilson, C.B., Boldrey, E.B.: Transient postprandial paresis associated with arteriovenous malformations of the spinal cord. J. Neurosurg. 39, 652–655 (1973)

Olsson, Y., Säve-Söderbergh, J., Sourander, P., Angervall, L.: A patho-anatomical study of the central and peripheral nervous system in diabetes of early onset and long duration. Pathol. Eur. 3, 62–79 (1968)

Ommaya, A.K., DiChiro, G., Doppman, J.: Ligation of arterial supply in the treatment of spinal cord arteriovenous malformations. J. Neurosurg. 30, 679–692 (1969)

Orthner, H., Rossner, R.: Chronisch rezidivierender Lupus erythematodes visceralis mit akut tödlicher zentralnervöser Exacerbation. Dtsch. Z. Nervenheilkd. 187, 1–24 (1965)

Osterholm, J.L.: The pathophysiological response to spinal cord injury. The current status of related research. J. Neurosurg. 40, 5–33 (1974)

Ostertag, B.: Die Einzelformen der Verbildungen des ZNS (einschließlich Syringomyelie). In: Handbuch der speziellen pathologischen Anatomie und Histologie. Scholz, W. (Hrsg.), Bd. 13/4, S. 363–601. Berlin, Göttingen, Heidelberg: Springer 1956

Palleske, H.: Experimental investigations on the regulation of the blood circulation of the spinal cord. II. The influence of vasoactive substances on the haemodynamics of the spinal cord under physiological conditions. Acta Neurochir. (Wien) 19, 217–232 (1968)

Palleske, H.: Experimental investigations on the regulation of the spinal cord circulation. III. The regulation of the blood flow in the spinal cord altered by oedema. Acta Neurochir. (Wien) 21, 319–327 (1969)

Palleske, H., Herrmann, H.-D.: Experimental investigations on the regulation of the blood flow of the spinal cord. I. Comparative study of the cerebral and spinal cordblood flow with heat clearance probes in pigs. Acta Neurochir. (Wien) 19, 73–80 (1968)

Palleske, H., Kivelitz, R., Loew, F.: Experimental investigation on the control of spinal cord circulation. IV. The effect of spinal or cerebral compression on the blood flow of the spinal cord. Acta Neurochir. (Wien) 22, 29–41 (1970)

Patzold, U., Haller, P.: Motorische Polyneuropathie vom Landry-Typ und Querschnittssyndrom mit schlaffer Paraplegie. Seltene neurologische Syndrome bei der Panarteriitis nodosa. Dtsch. Med. Wochenschr. 100, 477–479 (1975)

Payne, E., Spillane, J.D.: The cervical spine. An anatomico-pathological study of 70 specimens with particular reference to the problem of cervical spondylosis. Brain 80, 571–597 (1957)

Peiffer, J., Wenig, C., Mäusle, E.: Akutes Querschnittssyndrom durch Embolien von Nucleus-pulposus-Gewebe. Dtsch. Med. Wochenschr. 101, 583–586 (1976)

Pendl, G., Ganglberger, J.A., Horcajada, J.: Das spinale epidurale Hämatom. Acta Neurochir. (Wien) **24**, 207–217 (1971)

Penn, A.S., Rowan, A.J.: Myelopathy in systemic lupus erythematosus. Arch. Neurol. **18**, 337–349 (1968)

Perier, O., Dhaene, R., Nunes Vicente, A.: Ramollisements de la moelle dans le domaine des artères spinales postérieures. Acta Neurol. Psychiat. Belg. **61**, 240–249 (1961)

Pia, H.W.: Diagnosis and treatment of spinal angiomas. Acta Neurochir. (Wien) **28**, 1–12 (1973)

Pia, H.W., Vogelsang, H.: Diagnose und Therapie spinaler Angiome. Dtsch. Z. Nervenheilkd. **187**, 74–96 (1965)

Piscol, K.: Die Blutversorgung des Rückenmarks und ihre klinische Relevanz. Berlin, Heidelberg, New York: Springer 1972

Piscol, K., Remagen, W.: Beitrag zum Problem der ischämischen Rückenmarkschädigung. Dtsch. Z. Nervenheilkd. **196**, 190–205 (1969)

Plotkin, D., Ronthal, M., Froman, C.: Spontaneous spinal subarachnoid hemorrhage. J. Neurosurg. **25**, 443–446 (1966)

Preobraschenskij, A.: Über syphilitische Paraplegien mit dissoziierten Störungen der Sensibilität (Russisch). Z. Nevropatol. Psichiatr. Moskva **4**, 394–433 (1904)

Preobraschenskij, K.A.: Ein Beitrag zur Lehre von der akuten syphilitischen Poliomyelitis. Neurol. Zentralbl. **27**, 1069–1074 (1908)

Prieto, A., Cantu, R.C.: Spinal subarachnoid hemorrhage associated with neurofibroma of the cauda equina. J. Neurosurg. **27**, 63–69 (1967)

Ramirez-Lassepas, M., McClelland, R., Snyder, B.D.: Cervical myelopathy complicating cerebral angiography. Neurology (Minneap.) **27**, 834–837 (1977)

Ramsey, R., Doppman, J.L.: The effects of epidural masses on spinal cord blood flow. Radiology **107**, 99–103 (1973)

Ranck, J.B., Jr., Windle, W.F.: Brain damage in the monkey, macaca mulatta, by asphyxia neonatorum. Exp. Neurol. **1**, 130–154 (1959)

Ratinov, G., Jimenez-Pabon, E.: Intermittent spinal ischemia. Neurology (Minneap.) **11**, 546–549 (1961)

Rawe, St., Lee, W., Perot, Ph.: The histopathology of experimental spinal cord trauma. J. Neurosurg. **48**, 1002–1007 (1978)

Reich, M.P.: Paraplegia following resection of an abdominal aortic aneurysm. Vasc. Surg. **2**, 230–234 (1968)

Reitter, K.: Aneurysma dissecans und Paraplegie, zugleich ein Beitrag zur Pathologie der Blutzirkulation im Rückenmark. Dtsch. Arch. Klin. Med. **119**, 561–574 (1916)

Rengachary, S., Murphy, D.: Subarachnoid hematoma following lumbar puncture causing compression of the cauda equina. J. Neurosurg. **41**, 252–254 (1974)

Reske-Nielsen, E., Lundbaek, K.: Pathological changes in the central and peripheral nervous system of young long-term diabetics. II. The spinal cord and peripheral nerves. Diabetologia **4**, 34–43 (1968)

Reske-Nielsen, E., Lundbaek, K., Rafaelsen, O.J.: Pathological changes in the central and peripheral nervous system of young long-term diabetics. I. Diabetic encephalopathy. Diabetologia **1**, 233–241 (1966)

Rexed, B.: The cytoarchitectonic organization of the spinal cord in the cat. J. Comp. Neurol. **96**, 415–496 (1952)

Rexed, B.: A cytoarchitectonic atlas of the spinal cord in the cat. J. Comp. Neurol. **100**, 297–379 (1954)

Rexed, B.: Some aspects of the cytoarchitectonics and synaptology of the spinal cord. Progr. Brain Res. **11**, 58–92 (1964)

Rexed, H.: Some observations on the effect of compression of short duration of the abdominal aorta in the rabbit. Acta Psychiatr. Neurol. **15**, 365–371 (1940)

Reznik, M.: Le ramollissement médullaire. Étude anatomique de 9 cas. Acta Neurol. Psychiatr. Belg. **65**, 294–317 (1965)

Rice, J., Shields, C., Morris, C., Neely, B.: Spinal subarachnoid hemorrhage during myelography. J. Neurosurg. **48**, 645–648 (1978)

Ross, G.L., Norcross, J.W., Horrax, G.: Spinal cord involvement by schistosomiasis mansoni. N. Engl. J. Med. **246**, 823–825 (1952)

Rothmann, M.: Über Rückenmarksveränderungen nach Abklemmung der Aorta abdominalis beim Hunde. Neurol. Zentralbl. **18**, 2–9, 61–69 (1899)

Rudar, M., Urbanke, A., Radonić, M.: Occlusion of the abdominal aorta with dysfunction of the spinal cord. Ann. Intern. Med. **56**, 490–494 (1962)

Runnels, J.B., Hanbery, J.W.: Spontaneous subarachnoid hemorrhage associated with spinal cord tumor. J. Neurosurg. **39**, 252–254 (1974)

Sahs, A.L.: Vascular supply of the monkey's spinal cord. J. Comp. Neurol. **76**, 403–415 (1942)

Samson, M., Forthomme, J.: Observation anatomo-clinique d'un ramollissement médullaire, cervical dans le territoire spinal postérieur. Rev. Neurol. (Paris) **107**, 371–375 (1962)

Sandler, A.N., Tator, C.H.: Review of the effect of spinal cord trauma on the vessels and blood flow in the spinal cord. J. Neurosurg. **45**, 638–646 (1976a)

Sandler, A.N., Tator, G.H.: Regional spinal cord blood flow in primates J. Neurosurg. **45**, 647–659 (1976b)

Sandler, A.N., Tator, C.H.: Effect of acute spinal cord compression injury on regional spinal cord blood flow in primates. J. Neurosurg. **45**, 660–676 (1976c)

Sasaki, S., Schneider, H., Renz, S.: Microcirculatory disturbances during the early phase following experimental spinal cord trauma in the rat. Adv. Neurol. **20**, 423–431 (1978)

Schaltenbrand, G., Töbel, F.: Serofibrinöse Meningopathie des Spinalkanals nach einer infizierten Hirnverletzung. Arch. Psychiatr. Nervenkr. **180**, 592–615 (1948)

Scharenberg, K.: Pathology of poliomyelitis treated in respirator. J. Neuropathol. Exp. Neurol. **14**, 297–304 (1955)

Schenk, V.W.: Haemorrhages in spinal cord with syringomyelia in a patient with haemophilia. Acta Neuropathol. (Berl.) **2**, 306–308 (1963)

Schliack, H., Fölsch, E.: Über die angiodysgenetische Myelomalacie. Nervenarzt **29**, 392–400 (1965)

Schmaus, H., Sacki, S. Vorlesungen über die pathologische Anatomie des Rückenmarks. Wiesbaden: Bergmann 1901

Schmitt, H.P.: Strahlenschäden des ZNS. In: Spezielle pathologische Anatomie, Bd. 13/2, Ule, G. (Hrsg.), S.   . Berlin, Heidelberg, New York: Springer

Schmorl, H.: Zur Kenntnis des Ikterus neonatorum, insbesondere der dabei auftretenden Gehirnveränderungen. Verh. Dtsch. Ges. Pathol. **6**, 109–115 (1903)

Schneider, H.: Ultrastrukturelle Untersuchungen zur Vulnerabilität der spinalen Grisea. Habilitationsschrift, Berlin 1971

Schneider, H., Ballowitz, L., Schachinger, H., Hanefeld, F., Dröszus, J.-U.: Anoxic encephalopathy with predominant involvement of basal ganglia, brain stem and spinal cord in the perinatal period. Report on seven newborns. Acta Neuropathol. (Berl.) **32**, 287–298 (1975b)

Schneider, H., Cervós-Navarro, J.: Acute gliopathy in spinal cord and brain stem induced by 6-Aminonicotinamide. Acta Neuropathol. (Berl.) **27**, 11–23 (1974)

Schneider H., Coper H.: Morphologische Befunde am Zentralnervensystem der Ratte nach Vergiftung mit Antimetaboliten des Nikotinamids und einem Chinolinderivat. Arch. Psychiat. Nervenkr. **211**, 138–154 (1968)

Schneider, H., Dralle, J.: Ultrastructural changes in the rat spinal cord after temporary occlusion of the thoracic aorta. Acta Neuropathol. (Berl.) **26**, 301–315 (1973)

Schneider, H., Dralle, J., Ebhardt, G.: Läsionen des Rückenmarks nach temporärem Kreislaufstillstand. Z. Neurol. **204**, 165–178 (1973)

Schneider, H., Ferszt, R.: Morphologische Veränderungen des Rückenmarks im hohen Alter. Z. Gerontol. **4**, 71–90 (1971)

Schneider, H., Masshoff, W., Neuhaus, G.A.: Zerebraler Tod und Reanimation. (Ein Beitrag zur Pathogenese.) Wiederbeleb. Organersatz **4**, 88–107 (1967)

Schneider, H., Masshoff, W., Neuhaus, G.A.: Klinische und morphologische Aspekte des Hirntodes. Klin. Wochenschr. **47**, 844–859 (1969)

Schneider, H., Matakas, F.: Pathological changes of the spinal cord after brain death. Acta Neuropathol. (Berl.) **18**, 234–247 (1971)

Schneider, H., Renz, S., Stoltenburg, G., Cervós-Navarro, J., Sasaki, S., Gadow, M.: Models of contrast medium injury in the central nervous system. In: Proc. VIIth Int.

Congr. Neuropathol. Bd. 2, S. 655–658. Amsterdam: Excerpta Medica, Budapest: Akademiai Kiado 1975a

Schneider, H., Renz, S., Stoltenburg, G., Sasaki, S.: Microcirculatory disturbances in the canine spinal cord produced by contrast media in aortography. In: Pathology of cerebral microcirculation. Cervós-Navarro, J. (Hrsg.), S. 256–266. Berlin: De Gruyter 1974

Schneider, H., Stoltenburg, G.: Umbau der terminalen Strombahn in Nekrosen der grauen Substanz. Zentralbl. Pathol. **119**, 223–224 (1975)

Scholz, W.: Für die allgemeine Histopathologie degenerativer Prozesse bedeutsame morphologische, histochemische und strukturphysiologische Daten. In: Handbuch der speziellen pathologischen Anatomie, Bd. 13/1, S. 42–264. Berlin, Göttingen, Heidelberg: Springer 1957

Scholz, W., Manuelidis, E.E.: Myélite nécrotique (Foix-Alajouanine) – Angiodysgenetische nekrotisierende Myelopathie. Dtsch. Z. Nervenheilkd. **165**, 56–71 (1951)

Scholz, W., Wechsler, W.: Ein weiterer Beitrag zur angiodysgenetischen nekrotisierenden Myelopathie (Foix-Alajouaninesche Krankheit). Arch. Psychiatr. Nervenkr. **199**, 609–629 (1959)

Schott, B., Cotte, L., Tommasi, M.: Ramollissement spinal postérieur en D 7–D 8 par myélome osseux plasmocytaire. Rev. Neurol. (Paris) **101**, 16–27 (1959)

Schrappe, O.: Kreislaufstörungen am Rückenmark bei Patienten mit posttraumatischem apallischen Syndrom. Verh. Dtsch. Ges. Inn. Med. **72**, 1111–1119 (1967)

Schulz, L.-C.: Partielle Rückenmarkserweichung und Paralyse der Schulterextremitäten bei einem Schwein. Dtsch. Tierärztl. Wochenschr. **63**, 89–92 (1956)

Schulz, L.-C., Behrens, H.: Schocksyndrom und seine pathogenetische Bedeutung bei Poliomyelomalazie und anderen Erkrankungen des Schweines. Zentralbl. Veterinärmed. **5**, 977–1008 (1958)

Schwarz, G.A., Bevilacqua, J.E.: Paraplegia following spinal anesthesia. Arch. Neurol. **10**, 308–318 (1964)

Schwarz, G.A., Shorey, W.K., Anderson, N.S.: Myelomalacia secondary to dissecting aneurysm of the aorta. Arch. Neurol. Psychiatry (Chic.) **64**, 401–416 (1950)

Scott, R.W., Sancetta, S.M.: Dissecting aneurysm of aorta with hemorrhagic infarction of the spinal cord and complete paraplegia. Am. Heart J. **38**, 747–756 (1949)

Seitelberger, F., Wanko, T.: Histologische Befunde am Zentralnervensystem bei einem Fall von Simmondsscher Kachexie. Wien. Z. Nervenheilkd. **5**, 131–135 (1952)

Shapiro, K., Shulman, K., Marmarou, A., Poll, W.: Tissue pressure gradients in spinal cord injury. Surg. Neurol. **7**, 275–279 (1977)

Sharr, M., Weller, R.O., Brice, J.: Spinal cord necrosis after intrathecal injection of methylene blue. J. Neurol. Neurosurg. Psychiatry **41**, 384–386 (1978)

Shaw, M., Russell, J.A., Grossart, K.W.: The changing pattern of spinal arachnoiditis. J. Neurol. Neurosurg. Psychiatry **41**, 97–107 (1978)

Shimomura, Y., Hukuda, S., Mizuno, S.: Experimental study of ischemic damage to the cervical spinal cord. J. Neurosurg. **28**, 565–581 (1968)

Silver, J.R., Buxton, P.H.: Spinal stroke. Brain **97**, 539–550 (1974)

Skillman, J.J., Zervas, N.T., Weintraub, R.M., Mayman, C.I.: Paraplegia after resection of aneurysms of the abdominal aorta. N. Engl. J. Med. **281**, 422–425 (1969)

Slager, U.T., Webb, A.T.: Pathologic findings in the spinal cord. Arch. Pathol. **96**, 387–394 (1973)

Slavin, R.E., Gonzalez-Vitale, J.C., Marin, O.S.: Atheromatous emboli to the lumbosacral spinal cord. Stroke **6**, 411–416 (1975)

Soloway, H.B., Aronson, S.M.: Atheromatous emboli to central nervous system. Arch. Neurol. **11**, 657–667 (1964)

Spiller, W.G.: Thrombosis of the cervical anterior median spinal artery; syphilitic acute anterior poliomyelitis. J. Nerv. Ment. Dis. **36**, 601–613 (1909)

Staemmler, M.: Beiträge zur normalen und pathologischen Anatomie des Rückenmarkes. I. Zur Pathologie der Blutgefäße des Rückenmarks. Z. Gesamte Neurol. Psychiatr. **164**, 179–194 (1939)

Staemmler, M.: Hydromyelie, Syringomyelie und Gliose. Berlin: Springer 1942

Stehbens, W.E.: Pathology of the cerebral blood vessels. Saint Louis: Mosby 1972

Stehbens, W.E.: Ultrastructure of aneurysms. Arch. Neurol. **32**, 798–807 (1975)

Sterrett, P., Bradley, J., Kitten, G., Janssen, H., Holloway, L.: Cerebrovasculature permeability changes following experimental cerebral angiography. J. Neurol. Sci. **30**, 385–403 (1976)

Stewart, D.H., Jr., Watkins, E.S.: Spinal cord compression by chronic subdural hematoma. Case report. J. Neurosurg. **31**, 80–82 (1969)

Stochdorph, O.: Pathologie des Rückenmarkes. In: Handbuch der Neurochirurgie. Krenkel, W., Olivecrona, H., Tönnis, W. (Hrsg.), Bd. VII/1, S. 238–304. Berlin, Heidelberg, New York: Springer 1970

Stolze, H.: Anlageanomalien der Rückenmarksvenen und Foix-Alajouanine-Syndrom. Arch. Psychiatr. Nervenkr. **185**, 370–394 (1950)

Suh, T.H., Alexander, L.: Vascular system of the human spinal cord. Arch. Neurol. Psychiatry (Chic.) **41**, 4, 659–677 (1939)

Tarazi, A.K., Margolis, G., Grimson, K.S.: Spinal cord lesions produced by aortography in dogs. Arch. Surg. **72**, 38–47 (1956)

Tarlov, I.M., Klinger, H.: Spinal cord compression studies. II. Time limits for recovery after acute compression in dogs. Arch. Neurol. Psychiatry (Chic) **71**, 271–290 (1954)

Tarlov, I.M., Ling, H., Yamada, H.: Neuronal pathology in experimental local tetanus. Neurology (Minneap.) **23**, 580–591 (1973)

Tator, C., Deecke, L.: Value of normothermic perfusion, hypothermic perfusion, and durotomy in the treatment of experimental acute spinal cord trauma. J. Neurosurg. **39**, 52–64 (1973)

Taylor, J.R., Van Allen, M.W.: Vascular malformation of the cord with transient ischemic attacks. J. Neurosurg. **31**, 576–578 (1969)

Thenabadu, P.N., Wickremashinghe, H.R., Rajasurija, K.: Acute ascending ischemic myelopathy in polyarteriitis nodosa. Br. Med. J. **1970 I**, 734

Thill, O.: Über anämische Erweichung des Rückenmarkes. Virchows Arch. Pathol. Anat. **253**, 108–115 (1923)

Thompson, G.B.: Dissecting aortic aneurysm with infarction of the spinal cord. Brain **79**, 111–117 (1956)

Tönnis, D.: Mangeldurchblutung als Ursache von Rückenmarksschädigungen. Münch. Med. Wochenschr. **103**, 1338–1343, 1370–1372 (1961)

Tönnis, D.: Rückenmarkstrauma und Mangeldurchblutung. Leipzig: Barth (1963)

Törnell, G.: Spinal cord tolerance to roentgen contrast media particularly during aortography with temporary occlusion of the aorta. An experimental investigation in dogs. Acta Radiol. [Diagn.] (Stockh.) **8**, 257–279 (1969)

Tsai, F., Popp, A., Waldman, J.: Spontaneous spinal epidural hematoma. Neuroradiology **10**, 15–30 (1975)

Tureen, L.: Effect of experimental temporary vascular occlusion on the spinal cord. Arch. Neurol. Psychiatry (Chic.) **35**, 789–807 (1936)

Turnbull, I.M.: Microvasculature of the human spinal cord. J. Neurosurg. **35**, 141–147 (1971)

Turnbull, I.M.: Blood supply of the spinal cord. Handbook of Clinical Neurology. Vinken, P.J., Bruyn, G.W. (Hrsg.), Bd. 12, S. 478–491. Amsterdam, Oxford, New York: Elsevier 1972

Turnbull, I.M., Brieg, A., Hassler, O.: Blood supply of cervical spinal cord in man. J. Neurosurg. **24**, 951–965 (1966)

Tveten, L.: Spinal cord vascularity. I. Extraspinal sources of spinal cord arteries in man. Acta Radiol. [Diagn.] (Stockh.), **17**, 1–16 (1976a)

Tveten, L.: Spinal cord vascularity. II. Extraspinal sources of spinal cord arteries in the rat. Acta Radiol. [Diagn.] (Stockh.) **17**, 167–179 (1976b)

Tveten, L.: Spinal cord vascularity. III. The spinal cord arteries in man. Acta Radiol. [Diagn.] (Stockh.) **17**, 257–273 (1976c)

Tveten, L.: Spinal cord vascularity. IV. The spinal cord arteries in the rat. Acta Radiol. [Diagn.] (Stockh.) **17**, 385–398 (1976d)

Tveten, L.: Spinal cord vascularity. V. The venous drainage of the spinal cord in the rat. Acta Radiol. [Diagn.] (Stockh.) **17**, 653–662 (1976e)

Tveten, L., Løken, A.C.: Spinal cord vascularity. A histopathological and angiographic study of the effects of thoracic-lumbar aortic mobilization in the rat. Neuropathol. Appl. Neurobiol. 1, 379–395 (1975)

Tyler, H.R., Clark, D.B.: Neurologic complications in patients with coarctation of aorta. Neurology (Minneap.) 8, 712–717 (1958)

Ule, G., Kolkmann, F.-W.: Pathologische Anatomie. In: Der Hirnkreislauf. Gänshirt, H. (Hrsg.), S. 47–160. Stuttgart: Thieme 1972

Umbach, W., Kunft, H.-D.: Vascular tumors of the spinal cord. Handbook of Clinical Neurology. Vinken, P., Bruyn, G. (Hrsg.), Bd. 20, S. 435–480. Amsterdam, Oxford, New York: Elsevier 1976

Ushio, Y., Posner, R., Kim, J., Shapiro, W.R., Posner, J.: Treatment of experimental spinal cord compression caused by extradural neoplasms. J. Neurosurg. 47, 380–390 (1977b)

Ushio, Y., Posner, R., Posner, J.B., Shapiro, W.R.: Experimental spinal cord compression by epidural neoplasms. Neurology (Chic.) 27, 422–429 (1977a)

Van Harreveld, A.: The resistance of central synaptic conduction to asphyxiation. Am. J. Physiol. 133, 572–581 (1941)

Van Harreveld, A., Khattab, F.J.: Electron microscopy of asphyxiated spinal cords of cats. J. Neuropathol. Exp. Neurol. 26, 521–536 (1967)

Van Harreveld, A., Marmont, G.: The course of recovery of the spinal cord from asphyxia. J. Neurophysiol. 2, 101–111 (1939)

Van Harreveld, A., Schadé, J.P.: Nerve cell destruction by asphyxiation of the spinal cord. J. Neuropathol. Exp. Neurol. 21, 410–423 (1962)

Van Harreveld, A., Tyler, D.B.: The influence of temperature on spinal cord damage caused by asphyxiation. Am. J. Physiol. 142, 32–39 (1944)

Van Wieringen, A.: An unusual cause of occlusion of the anterior spinal artery. Eur. Neurol. 1, 363–374 (1968)

Vapalahti, M., Kuurne, T.: Acute paraplegia caused by a spontaneous extradural haematoma of the conus medullaris area. Acta Chir. Scand. 141, 484–487 (1975)

Vogel, P., Meyer, H.-H.: Über eine akute Querlähmung des Rückenmarks und ihre anatomische Grundlage (Verschluß der vorderen Spinalarterie). Dtsch. Z. Nervenheilkd. 143, 217–228 (1937)

Vogelsang, H.: Die spinale Ossovenographie. Berlin: de Gruyter 1969

Vogelsang, H., Dietz, H.: Cervical spinal angioma combined with arterial aneurysm. Neuroradiology 8, 223–228 (1975)

Vuia, O., Alexianu, H.: Arteriovenous shunts in the spinal cord circulation. Acta Neurol. Sc45, 216–223 (1969)

Wagner, F.C., Dohrman, G., Bucy, P.: Histopathology of transitory traumatic paraplegia in the monkey. J. Neurosurg. 35, 272–276 (1971)

Wechsler, W.: Beitrag zur Pathogenese cerebraler und spinaler Gewebsschäden bei Panarteriitis nodosa (P.n.). Klinische und pathologisch-anatomische Studie. Arch. Psychiatr. Nervenkr. 198, 331–364 (1959)

Wechsler, W.: Progressive Myelopathien auf der Grundlage chronisch-meningitischer Angitiden. Acta Neurochir. [Suppl.] 7, 534–538 (1961)

Wechsler, W.: Ist die angiodysgenetische nekrotisierende Myelopathie (Foix-Alajouaninesche Krankheit) eine Mißbildung oder eine Mißbildungskrankheit? Arch. Psychiatr. Nervenkr. 206, 131–145 (1964)

Weisman, A.D., Adams, R.D.: The neurological complications of dissecting aortic aneurysm. Brain 67, 69–92 (1944)

Wells, C.E.C.: Clinical aspects of spinovascular disease. Proc. R. Soc. Med. 59, 790–796 (1966)

Wilkinson, M.: The morbid anatomy of cervical spondylosis and myelopathy. Brain 83, 589–621 (1960)

Williamson, R.T.: Spinal softening limited to the parts supplied by the posterior arterial system of the cord. Lancet 1895, 520–521

Wilson, C.B., Bertan, V., Norell, H.A., Jr., Hukuda, S.: Experimental cervical myelopathy. II. Acute ischemic myelopathy. Arch. Neurol. 21, 571–589 (1969)

Winkelmann, N.W., Eckel, J.L.: The brain in bacterial endocarditis. Arch. Neurol. Psychiatry (Chic.) **23**, 1161–1182 (1930)

Winkelmann, N.W., Eckel, J.L.: Focal lesions of the spinal cord due to vascular disease. J.A.M.A. **99**, 1919–1926 (1932)

Wolf, G.: Die klinische Diagnose der Myelomalazie. Verh. Dtsch. Ges. Inn. Med. **72**, 1991–1926 (1967)

Wolf, G.: Probleme der Rückenmarksdurchblutung. Med. Welt **20**, 1611–1618 (1969)

Wolff, J.: Elektronenmikroskopische Untersuchungen über Struktur und Gestalt von Astrozytenfortsätzen. Z. Zellforsch. **66**, 811–828 (1965)

Wolman, L., Bradshaw, P.: Spinal cord embolism. J. Neurol. Neurosurg. Psychiatry **30**, 446–455 (1967)

Woodard, J.S., Freeman, L.W.: Ischemia of the spinal cord. An experimental study. J. Neurosurg. **13**, 63–72 (1956)

Woollam, D.H.M., Millen, J.W.: The arterial supply of the spinal cord and its significance. J. Neurol. Neurosurg. Psychiatry **18**, 97–102 (1955)

Wüllenweber, R.: Untersuchungen der spinalen Durchblutung mit Thermosonden beim Menschen. Dtsch. Z. Nervenheilkd. **195**, 33–41 (1969)

Wüllenweber, R., Ebhardt, G., Collmann, H., Duisberg, R.: Spinal cord blood flow after experimental trauma in the dog. I. Morphological findings after standardized trauma. Adv. Neurol. **20**, 407–414 (1978)

Wyburn-Mason, R.: The vascular abnormalities and tumors of the spinal cord and its membranes. London: Kimpton 1943

Yasargil, M.G.: Intradural spinal arteriovenous malformations. In: Handbook of Clinical Neurology. Vinken, P.J., Bruyn, G.W. (Hrsg.), Bd. 20, S. 481–523. Amsterdam, Oxford, New York: Elsevier 1976

Yufe, R., Karpati, G., Carpenter, S.: Cardiac myxoma: a diagnostic challenge for the neurologist. Neurology (Minneap.) **26**, 1060–1065 (1976)

Zeitlin, H., Lichtenstein, B.W.: Occlusion of the anterior spinal artery. Arch. Neurol. Psychiatry (Chic.) **36**, 96–111 (1936)

Zilkha, A., Nicoletti, J.M.: Acute spinal subdural hematoma. J. Neurosurg. **41**, 627–630 (1974)

Zivin, J., Doppman, J., Reid, J., Tappaz, M., Saavedra, J., Kopin, J., Jacobowitz, D.: Biochemical and histochemical studies of biogenic amines in spinal cord trauma. Neurology (Minneap.) **26**, 99–107 (1976)

Zuber, W.F., Gaspar, H.R., Rothschild, P.D.: The anterior spinal artery syndrome — a complication of abdominal aortic surgery: Report of five cases and review of the literature. Ann. Surg. **172**, 909–915 (1970)

Zülch, K.J.: Mangeldurchblutung an der Grenzzone zweier Gefäßgebiete als Ursache bisher ungeklärter Rückenmarksschädigungen. Dtsch. Z. Nervenheilkd. **172**, 81–101 (1954)

Zülch, K.J.: Réflexions sur la physiopathologie des troubles vasculaires médullaires. Rev. Neurol. (Paris) **106**, 632–645 (1962)

Zülch, K.J.: Die spinale Mangeldurchblutung und ihre Folgen. Verh. Dtsch. Ges. inn. Med. **72**, 1007–1127 (1967)

Zülch, K.J.: Pathogenetic and clinical observations in spinovascular insufficiency. Zentralbl. Neurochir. **37**, 1–13 (1976)

# Sachverzeichnis

Die *kursiven* Seitenzahlen verweisen auf die Seiten, auf denen das betreffende Stichwort
ausführlich behandelt wird

**Handbuch der mikroskopischen Anatomie des Menschen**

Begründet von
W. v. Möllendorff

Fortgeführt von
W. Bargmann

Herausgegeben von
A. Oksche, L. Vollrath

Band 4
**Nervensystem**

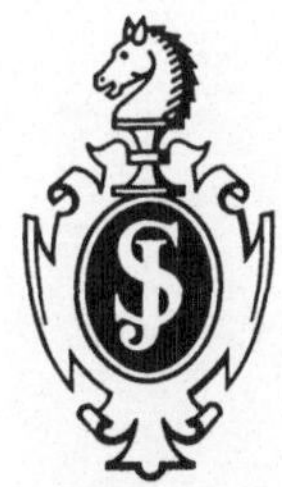

# Springer-Verlag
# Berlin
# Heidelberg
# New York

Teil 10

# Neuroglia I

Herausgeber: A. Oksche

Bearbeitet von H. Leonhardt, K. Niessing, A. Oksche,
E. Scharrer, B. Scharrer, M. Weitzman, W. Wittkowski

1980. 278 Abbildungen in 607 Teilbildern. XIV, 840 Seiten
ISBN 3-540-09430-X

**Inhaltsübersicht:** Die Neuroglia: Historischer Überblick: Entdeckung, Erforschung und Problemgeschichte der Neuroglia, Materialquelle, Entwicklung und Differenzierung der Neuroglia. Vergleichende Histologie der Glia. Anmerkungen zum historischen Überblick. – Die Glia der wirbellosen Tiere. – Ependym und circumventriculäre Organe: Einleitung. Ependymzellen: Neuronale Elemente des Ependyms. Subependymale Gewebeplatte. Circumventriculäre Organe. – Glia der Neurohypophyse: Einleitung. Zur Morphologie der Glia in der Neurohypophyse. Die Glia der Neurohypophyse im Experiment. Zur Funktion der neurohypophysären Glia. – Namensverzeichnis. – Sachverzeichnis.

Die Funktion der Nervenzellen hängt wesentlich von ihrer Leistungsgemeinschaft mit der Neuroglia ab. Um 1960 begann eine neue Ära der Gliaforschung, begünstigt durch moderne Untersuchungsmethoden und durch fortschrittliche, die Grenzen der einzelnen Disziplinen überwindende Konzepte der Neurobiologie. Bei dem heutigen Stand der Forschung können einzelne Teilgebiete der Neuroglia nur noch von besonders qualifizierten Spezialisten adäquat bearbeitet werden. Die Fülle des Materials machte eine Gliederung des Stoffes in zwei Bände notwendig.

Der vorliegende erste Band wird eingeleitet durch einen historischen Überblick, der die Entdeckung der Glia und die Problemgeschichte der klassischen Gliaforschung schildert. Es folgen dem neuesten Stand entsprechende Beiträge über die Glia der Wirbellosen, das Ependym, die Circumventriculären Organe und die Glia der Neurohypophyse.

Das von Spezialisten verfaßte, reichhaltig illustrierte und mit einem umfassenden Literaturverzeichnis versehene Buch, das vergleichende Gesichtspunkte berücksichtigt, ist eine fundamentale Referenzquelle für Neurobiologen, Zellbiologen, Neuropathologen, Neurologen, Neurochirurgen und Neuroendokrinologen.

# Handbuch der mikroskopischen Anatomie des Menschen

Bearbeitet von zahlreichen Fachgelehrten
Herausgeber: A. Oksche, L. Vollrath

Band 4

## Nervensystem

### Teil 1

**Nervengewebe. Das peripherische Nervensystem. Das Zentralnervensystem**

Reprint der Erstauflage Berlin 1928.
1978. 880 zum Teil farbige Abbildungen.
(4) X, 1093 Seiten
ISBN 3-540-07846-0

### Teil 2

**Plexus und Meningen.
Saccus vasculosus**

1955. 176 zum Teil farbige Abbildungen.
VI, 195 Seiten
ISBN 3-540-01912-X

### Teil 3

**Sensible Ganglien**

(Ergänzung zu Band 4/1)
1958 298 zum Teil farbige Abbildungen
VIII, 485 Seiten
ISBN 3-540-02282-1

### Teil 4

**Das Neuron. Die Nervenzelle.
Die Nervenfaser**

(Ergänzung zu Band 4/1)
1959. 374 zum Teil farbige Abbildungen.
XII, 763 Seiten
ISBN 3-540-02406-9

### Teil 5

**Mikroskopische Anatomie des vegetativen Nervensystems**

(Ergänzung zu Band 4/1)
1957. 501 zum Teil farbige Abbildungen.
XII, 678 Seiten
ISBN 3-540-02161-2

### Teil 7

**Hypothalamus**

(Ergänzung zu Band 4/1)
1962. 287 zum Teil farbige Abbildungen.
XII, 525 Seiten
ISBN 3-540-02837-4

### Teil 8

**Das Kleinhirn**

(Ergänzung zu Band 4/1)
1958. 197 zum Teil farbige Abbildungen
VIII, 323 Seiten
ISBN 3-540-02283-X

### Teil 9

**Allocortex**

1975. 465 zum Teil farbige Abbildungen.
X, 998 Seiten
ISBN 3-540-07037-0

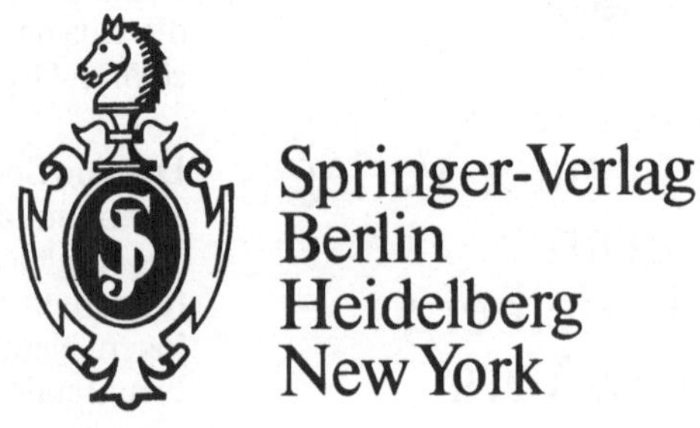

Springer-Verlag
Berlin
Heidelberg
New York